Wolf ■ Calabrese

Stressmedizin und Stresspsychologie

Alfred Wolf ■ Pasquale Calabrese

Stressmedizin und Stresspsychologie

Epidemiologie, Neurobiologie, Prävention und praktische Lösungsansätze

Unter Mitarbeit von K. Müller, U. Nixdorff, S. Renninger & F. Wolf

Schattauer

Bibliografische Information der Deutschen Nationalbibliothek
Die Deutsche Nationalbibliothek verzeichnet diese Publikation in der Deutschen Nationalbibliografie; detaillierte bibliografische Daten sind im Internet über http://dnb.d-nb.de abrufbar.

Besonderer Hinweis
Die Medizin unterliegt einem fortwährenden Entwicklungsprozess, sodass alle Angaben, insbesondere zu diagnostischen und therapeutischen Verfahren, immer nur dem Wissensstand zum Zeitpunkt der Drucklegung des Buches entsprechen können. Hinsichtlich der angegebenen Empfehlungen zur Therapie und der Auswahl sowie Dosierung von Medikamenten wurde die größtmögliche Sorgfalt beachtet. Gleichwohl werden die Benutzer aufgefordert, die Beipackzettel und Fachinformationen der Hersteller zur Kontrolle heranzuziehen und im Zweifelsfall einen Spezialisten zu konsultieren. Fragliche Unstimmigkeiten sollten bitte im allgemeinen Interesse dem Verlag mitgeteilt werden. Der Benutzer selbst bleibt verantwortlich für jede diagnostische oder therapeutische Applikation, Medikation und Dosierung.
In diesem Buch sind eingetragene Warenzeichen (geschützte Warennamen) nicht besonders kenntlich gemacht. Es kann also aus dem Fehlen eines entsprechenden Hinweises nicht geschlossen werden, dass es sich um einen freien Warennamen handelt.

Schattauer
www.schattauer.de
J. G. Cotta'sche Buchhandlung Nachfolger GmbH
Rotebühlstraße 77, 70178 Stuttgart
Fragen zur Produktsicherheit: produktsicherheit@klett-cotta.de

Cover unter Verwendung eines Fotos von © shutterstock/Gajus
Gesetzt von Eberl & Koesel Studio, Kempten
Gedruckt und gebunden von Esser printSolutions GmbH, Bretten
Lektorat: Barbara Buchter
Projektmanagement: Dr. Nadja Urbani
ISBN 978-3-608-43207-7

1. Nachdruck, 2025

Auch als E-Book erhältlich

Vorwort

Anregung und Idee für dieses Fachbuch entstanden im Verlauf von mehreren »Stress-Seminaren«, bei denen die Autoren gemeinsam mit den Koautoren neuestes Wissen zu Stress und seinen Auswirkungen für die praktisch-medizinische und -psychologische Arbeit vermittelt haben. Mit diesem Wissenstransfer sollen ärztliche und psychologisch ausgerichtete Praktiker neue Informationen zur Neurobiologie von Stress, seinen Auswirkungen sowie neueren Methoden zu Diagnostik und Stressmanagement erfahren.

Dieses Buch beschäftigt sich mit dem Phänomen Stress. Entsprechend seinem Facettenreichtum wird Stress in diesem vorliegenden Werk auf unterschiedlichen Ebenen und aus verschiedenen Perspektiven beleuchtet. Stress wird sowohl als Ergebnis eines negativen Zusammenwirkens ungünstiger Anlage-Umwelt-Konstellationen als auch als Ausdruck einer übersteuerten Schutzreaktion angesehen. Mit dem Ergebnis der Beförderung sowohl mittelbarer als auch unmittelbarer Folgewirkungen auf unsere mentale und körperliche Gesundheit. Dementsprechend haben wir uns bemüht, eine Zusammenschau möglichst aktueller Befunde und Annahmen aus verschiedenen Gebieten zusammenzutragen. Hierbei ist es für das Gesamtverständnis des Phänomens Stress essenziell, sowohl die biologische als auch die psychologische Ebene zu betrachten und diese zu den sozialen Auswirkungen (insbesondere auf die Aspekte der mentalen Gesundheit, des Lebensstils und der Arbeitswelt) in Beziehung zu setzen. Insofern folgt das Buch dem biopsychosozialen Modell. Hierbei wird menschliches Erleben und Verhalten als Wechselspiel gemeinsam agierender, neurobiologischer, endokrinologischer und immunologischer Vorgänge im Gehirn und anderer Organsystemen verstanden und Gesundheit bzw. Krankheit als Resultat eines funktionierenden oder eben gestörten Wechselspiels zwischen diesen Komponenten interpretiert. Diesem Ansatz folgend haben wir uns um eine möglichst panoramaartige Darstellung des Themenbereiches »Stress« bemüht – von der Genetik über die Klinik zu den sozialen Auswirkungen, um sowohl praktisch tätige Kolleginnen und Kollegen aus dem Bereich der Medizin als auch Psychologinnen und Psychologen sowie Coaches mit diesem Werk anzusprechen.

Wie jede Wissenschaft ist gerade die Stressmedizin einer kontinuierlichen Entwicklung unterworfen. Dementsprechend darf die Leserschaft davon ausgehen, dass die in diesem Buch empfohlenen Dosierungen, diagnostischen Verfahren und Prozeduren von Seiten der Autoren mit großer Sorgfalt ausgewählt wurden. Für Angaben bei Applikations- und Dosierungsanweisungen kann dennoch keine Gewähr übernommen werden, sodass jede(r) Benutzer(in) angehalten ist, die angegebenen Empfehlungen einer sorgfältigen Prüfung von Kontraindikationen zu unterziehen.

Im Wissen, dass Arbeitsteilung im Resultat zu mehr führen kann als die Summe unserer individuellen Anstrengungen, möchten wir uns an dieser Stelle für die wertvollen Beiträge unsere Gastautorinnen und -autoren, Frau Sarah Renninger, MSc (Medical School Hamburg), Herrn Dr. Kurt Müller (Kempten), Herrn Prof. Dr. Uwe Nixdorff (European Prevention Center, Düsseldorf) und Herrn Florian Wolf (Yourprevention, Stuttgart), recht herzlich bedanken.

Unser Dank gilt auch dem Schattauer Verlag – und hier insbesondere Frau Dr. Nadja Urbani und Herrn Dr. Wulf Bertram für die stete Unterstützung bei der Umsetzung des Werkes. Schließlich, aber nicht zuletzt, sei Frau Barbara Buchter (Fa. Extratour, Freiburg) für die sorgfältige Lektorierung gedankt.

Basel und Ulm, im Mai 2020

Inhalt

I Grundlagen

1 Epidemiologie von Stress und stressabhängigen Erkrankungen

Einführend sollen zur Klärung der Bedeutung von Stress als wesentlichem Motor stressabhängiger Erkrankungen die Häufigkeit subjektiver Stressbelastung in der Gesellschaft sowie deren Konsequenzen für die Gesundheit und die Arbeitswelt dargestellt werden.

Laut einer von der Techniker Krankenkasse beauftragten Studie empfinden acht von zehn Deutschen ihr Leben als stressbelastet, jeder Dritte leidet unter Dauerstress.

Übersteigen Häufigkeit und Intensität von Stressbelastungen die vorhandenen persönlichen Ressourcen oder die individuelle Belastungsgrenze, kommt es zu einer chronischen Überforderung. Diese zeigt sich durch Auswirkungen auf das Immunsystem, die Schlafregulierung, die Lern-, Gedächtnis- und Aufmerksamkeitsprozesse sowie auf das Herz-Kreislauf-System und scheint ein Faktor bei der Entwicklung einer Reihe von körperlichen und psychischen Erkrankungen zu sein (TK, 2013a). Trotz des sozialpolitischen Gewichtes und der damit verbundenen gesundheitsökonomischen Folgen liegen zur Quantifizierung der Stressbelastung in Deutschland nur wenige Untersuchungen vor. In strukturierten Telefoninterviews wurden zwischen 100 und 1200 Personen im Alter zwischen 18 und 65 Jahren als repräsentativer Querschnitt der erwachsenen Bevölkerung in den Jahren 2013 und 2016 in sämtlichen Regionen Deutschlands zu ihrer Stressbelastung befragt. Dabei wurden auch Bildungsstatus, Haushaltsgröße und Nettoeinkommen mitberücksichtigt (TK, 2013a, 2016). Die wichtigsten Ergebnisse waren:

- Mehr als jeder Zweite fühlt sich unter Druck und Stress, mit deutlich höheren Werten bei der Stadt- im Vergleich zur Landbevölkerung.
- Im Vergleich der Jahre 2016 versus 2013 war die subjektive Stressbelastung »häufig oder manchmal« gegenüber »selten und nie« um 4 % angestiegen (TK 2013a, 2016).
- Deutlich höher belastet über dem mittleren Stressniveau finden sich Frauen und die »Sandwich«-Generation (Alter 36–45 Jahre).
- Regional aufgegliedert, findet sich eine deutlich geringere Stressbelastung in Norddeutschland (Niedersachsen, Schleswig-Holstein, Hamburg, Bremen) im Vergleich zu den südlichen Bundesländern, wo vor allem in Baden-Württemberg die höchsten Belastungswerte angegeben werden.
  Dies steht im Gegensatz zum Verteilungsmuster von Depressionen, die in Norddeutschland eine höhere Prävalenz aufweisen (TK, 2013b).
- Bei der Analyse der bedeutsamsten einzelnen Stressursachen steht die Stressbelastung durch Beruf oder Schule/Studium an oberster Stelle (bei 51–52 % der beteiligten Männer und Frauen).

- Persönliche und familiäre Stressoren wurden in nahezu gleicher Häufigkeit genannt.
- Ungeachtet der hohen Stressbelastungen geben dennoch 71 % der Befragten eine ungeteilte Freude an der beruflichen Tätigkeit an.
- Frauen fühlen sich subjektiv deutlich stärker gestresst als Männer (TK, 2013a).

1.1 Studie zur Gesundheit Erwachsener in Deutschland (DEGS 1)

In dieser umfassenderen Fragebogenstudie wurde unter der Federführung des Robert-Koch-Instituts, Berlin (RKI), eine weitreichende Erhebung zur allgemeinen Gesundheit in Deutschland durchgeführt. Die ermittelten und statistisch ausgewerteten Befunde wurden in mehreren Pblikationen zu unterschiedlichen Kernthemen dargestellt (Hapke et al., 2013).

Zur Fragestellung Stressbelastung wurden mithilfe der **Screening-Skala des Trierer Inventars zum chronischen Stress (TICS-SSCS)** 5850 Männern und Frauen unterschiedlicher Altersgruppen bis einschließlich 64 Jahre befragt. Die Fragen zielten auf die erlebten Stressbelastungen in fünf Stressbereichen innerhalb der letzten drei Monate. Zusätzlich wurden der **Patient Health Questionnaire (PHQ)** zur Erkennung von psychischen Erkrankungen und die **Oslo-3-Social-Scale** zur psychosozialen Charakterisierung der Befragten angewendet.

Die unterschiedliche Stressbelastung mit nachfolgenden psychischen und somatischen Beeinträchtigungen wie Depression, Burnout und Schlafstörungen zeigte sich dabei abhängig von

- Stressintensität,
- Geschlecht,
- Alter,
- sozioökonomischem Status und
- sozialer Unterstützung.

Sowohl die subjektiv empfundene Stressbelastung als auch die hieraus resultierenden psychischen Beeinträchtigungen waren in dieser Studie bei Frauen deutlich häufiger und ausgeprägter.

Insgesamt gilt der Grundsatz: **Je stärker die subjektive Stressbelastung, desto häufiger sind psychische Folgestörungen** (► Tab. 1-1).

Stress stellt damit ein Vulnerabilitätsphänomen dar, welches die Entwicklung psychischer und somatischer Beeinträchtigungen und Erkrankungen wie Depression, Burnout und Schlafstörungen begünstigt. Die geschlechtsdifferente Angabe von Stressfolgen und der subjektiven Empfindung einer starken Stressbelastung zwischen Männern und Frauen kann entweder durch eine grundsätzlich höhere Stressempfindlichkeit und/oder Stresswahrnehmung mit stärkeren Stressfolgen bei den weiblichen Befragten oder über eine entsprechend dem traditionellen männlichen Selbstbild geringere Auskunftsbereitschaft hinsichtlich der Belastungsangabe bei den männlichen Befragten erklärt werden. Details zu ge-

Tab. 1-1 Psychische Beeinträchtigung durch Stress bei Männern und Frauen (nach Hapke et al., 2013)

	Psychische Beeinträchtigung	Stressbelastung		
		normal	deutlich	stark
Männer	0	86,1	71,3	40,5
	1–3	13,9	28,7	59,5
Frauen	0	80,5	65,0	37,9
	1–3	19,5	35,0	62,1

0 = keine, 1–3 = Anzahl psychischer Erkrankungen der Einzelnen im Bezug zur subjektiven Stressbelastung (gemessen mit den TICS = Trierer Inventar zum Chronischen Stress)

schlechtsspezifischen Unterschieden in der Stressantwort werden in ► Kap. 1.8.3 differenzierter dargestellt. Eine weitere Erkenntnis dieser Studie war, dass der sozioökonomische Status und der soziale Support die Auswirkungen und Folgen von Stress zum Teil erheblich beeinflussen. Die negativen Auswirkungen der chronischen Stressbelastungen sind bei den jüngeren Kohorten (18- bis 29-Jährige) deutlich stärker ausgeprägt als in den höheren Altersklassen (Hapke et al., 2013).

Betrachtet man den **Arbeitsstress** isoliert, so sind unter den angegebenen Hauptstressoren im Arbeitsleben insbesondere die folgenden Belastungsfaktoren wirksam (Hapke et al., 2013; Lohmann-Haislah, 2012):

- Arbeitsmenge, gleichzeitige Betreuung verschiedener Arbeiten (58–65 %),
- Termin- und Leistungsdruck (52–62 %)
- ständig wiederkehrende Arbeitsvorgänge (50–52 %)
- Störungen während der Arbeit (44–54 %) u. Umgebungsbedingungen (Lärm, Hitze, Kälte)
- Anforderungen an das Arbeitstempo (39–45 %)
- Informationsflut
- ungenaue bzw. unklare Arbeitsvorgaben
- mangelnde oder als unangemessen empfundene Bezahlung.

Diese beruflichen Stressfaktoren haben gegenüber Vergleichsuntersuchungen aus dem Jahr 2008 deutlich zugenommen.

1.2 Epidemiologie der Stressfolgen

In einer Studie der Techniker Krankenkasse »Kundenkompass Stress« waren Rückenschmerzen und Muskelverspannung, Schlafstörungen, Nervosität und Depression die am häufigsten genannten gesundheitlichen Störungen, die mit der Angabe hoher Stresswerte einhergingen (TK, 2009).

Im Zusammenhang mit Stress ist vor allem die Zahl von psychischen Erkrankungen, allen voran von affektiven Störungen, in den vergangenen Jahren erheblich angestiegen. Depression wird heute als weltweite Epidemie beschrieben und führt in Deutschland immerhin zu 12 % der Krankschreibungen. Etwa ein Drittel der Bevölkerung fühlt sich psychisch beeinträchtigt, Burnout wird bei 25 – 45 % der Betroffenen diagnostiziert. Insgesamt leiden aktuell zwischen 5 – 7 % der deutschen Gesamtbevölkerung, d. h. vier Millionen Bundesbürger, an Depressionen. Mittel- und schwergradige Depressionen werden bei 10 – 18 % diagnostiziert, bei 25 – 30 % bleibt die Depression unerkannt. Insgesamt belasten psychische Erkrankungen mit etwa 10 000 Suiziden pro Jahr allein in Deutschland die Gesellschaft beträchtlich (Spießl et al., 2009). Die beschriebene deutliche Zunahme von Depressionen wird jedoch auch skeptisch kommentiert: So sehen Kritiker in der Veränderung der Depressionskriterien eine damit verbundene Überdiagnostik, aber auch eine stärkere Akzeptanz von psychischen Erkrankungen in der Gesellschaft, insbesondere durch die größere Öffentlichkeitsarbeit und das Outing bekannter Persönlichkeiten, die eine Depression durchgemacht haben. Insgesamt ist die Fähigkeit, sich als psychisch krank zu zeigen, auch durch die Anti-Stigma-Kampagnen erleichtert worden, was somit sowohl die Diagnosefindung als auch die Krankschreibung begünstigen mag.

Die steigende Tendenz von psychischen Erkrankungen wird ebenso durch europaweite Analysen tendenziell bestätigt. Auf der Basis von Daten europaweiter Studien (Wittchen & Jacobi, 2005; Wittchen et al., 2011) kann eine Zunahme der Diagnose psychischer Erkrankungen sowohl in Deutschland als auch in der EU angenommen werden:

Während 1980 nur 3,1 % der Einwohner in Deutschland und der EU als psychisch krank gemeldet wurden, waren es 1995 bereits 7,0 %; hierbei sind jedoch die unterschiedlichen Kriterien und Instrumentarien zur Diagnostik zu berücksichtigen.

Insgesamt lässt sich, zumindest für die Arbeitswelt, hinsichtlich der depressiven Erkrankungen formulieren: »immer früher und jünger«. Dies wird auch bei Erhebungen durch die deutlich höhere subjektive Stressbelastung bei jüngeren gegenüber älteren Arbeitnehmern reflektiert. Der Zusammenhang zwischen chronischer Stressbelastung und psychischer Beeinträchtigung gilt heute als evident (Hammen, 2005).

Die Zusammenhänge bestätigen sich auch in den Daten der Gesundheitsuntersuchung (DEGS1) des Robert-Koch-Instituts, Berlin (Hapke et al., 2013). Tatsächlich zeigte sich ein deutlicher Zusammenhang zwischen der Höhe der Stressbelastung und der Angabe von Mehrfacherkrankungen (Burnout, Schlafstörungen, Depression). Bei dieser Studie wurden zwischen 47,4 % der befragten Männer und 57,7 % der befragten Frauen aktuell als depressiv eingeschätzt, wobei sich auch hier der depressionstypische Geschlechterunterschied zeigte. Weiterhin hatten 45,9 % der Befragten ein Burnout-Syndrom innerhalb der letzten 12 Monate durchlebt, 22,1 % litten an aktuellen Einschlaf- und Durchschlafproblemen.

Auffallend bei dieser Studie ist, dass unter leitenden Angestellten und Führungspersonen der Anteil von subjektivem Stressempfinden (80 %) und beruflichem Stress (70 %) zusätzlich erhöht war. In dieser Gruppe mit hoher Verantwortung, gesteigerter Stresslast und Einschränkungen des Privatlebens sind affektive Störungen, Schlafstörungen und somatische Stressfolgen wie Erkrankungen des Herz-Kreislauf-Systems, des Zentralnervensystems und metabolisches Syndrom besonders häufig.

1.2.1 Folgen für die Arbeitswelt: Absentismus und Präsentismus

Der Begriff des Absentismus wird in der Arbeitswelt unterschiedlich definiert: Während eine Definition unter Absentismus das Fernbleiben von der Arbeitsstelle aus jedwedem Anlass versteht, wird Absentismus auch als die Tendenz verstanden, als Betriebsangehöriger/Mitarbeiter seinen Verpflichtungen oder Vereinbarungen gegenüber dem beschäftigenden Unternehmen ohne besondere Angabe von Gründen der Verhinderung nicht nachzukommen. Diese Form der Abwesenheit ist durch wiederholte Fehlzeiten gekennzeichnet. Das bedeutet, dass krankheitsbedingte Abwesenheiten nicht als Absentismus angesehen werden; vielmehr beruht der betriebliche Absentismus oftmals auf fehlender Arbeitsmotivation.

Gleichwohl ist unabhängig von der sozialwissenschaftlichen Perspektive zu beobachten, dass sich der Absentismus zusammen mit einer zunehmenden Leistungsanforderung und der damit steigenden Stresslast entwickelt. Dementsprechend werden für Absentismus unterschiedliche Ursachenmodelle diskutiert. Währende bei einem Erklärungsmodell das Rückzugsverhalten als Bewältigungsversuch gesehen wird, durch das Fernbleiben unzufrieden machende, belastende oder unangenehme Tätigkeiten zu vermeiden (sog. »Rückzugsmodell«), dient die Abwesenheit im »medizinischen Modell« als primäre Stressbewältigung zur Vermeidung gesundheitsbeeinträchtigender Arbeitseinflüsse. Schließlich werden im sog. »Verhaltens-Abweichungs-Modell« insbesondere Persönlichkeits- und Sozialisationsaspekte als Triebfeder für einen absentistischen Bewältigungsstil hervorgehoben. Unabhängig von den verschiedenen Erklärungsmodellen zeigt sich in systematischen Untersuchungen aus der Arbeitswelt, dass insbesondere eine fehlende Arbeitsmotivation und mangelnde Arbeitszufriedenheit zusammen mit persönlichen (familiären) Problemen als gängigste Ursachen des Absentismus zu gelten haben.

Ein nahezu spiegelbildliches Verhalten, d. h. die Neigung eines Mitarbeiters, auch in Krankheitsfällen oder trotz gesundheitlicher Beeinträchtigungen am Arbeitsplatz zu erscheinen, wird als »Präsentismus« bezeichnet. Auch in diesem Falle sind die Nachteile sowohl für den Mitarbeiter als auch für den Betrieb offensichtlich, da einerseits der Arbeitnehmer durch seine Präsenz am Arbeitsplatz entgegen dem Schonungsgebot unter Vernachlässigung seines Zustandes einen schwelenden Krankheitsprozess weiter vorantreibt und dadurch schwerwiegendere Gesundheitsprobleme mit langfristigen Folgen riskiert, andererseits der Betrieb aufgrund quantitativer und qualitativer Leistungsminderung die gesetzten Produktivitätsstandards nicht erreichen kann.

Eine langfristige Stressexposition erhöht das Risiko sowohl für **Absentismus** als auch für **Präsentismus** und führt damit zu einer Reduktion der Wertschöpfung (Steinke & Badura, 2011).

Stress bei leitenden Angestellten und Führungskräften ist häufig Folge einer starken beruflichen Belastung, verbunden mit hoher Verantwortung und hohem Erfolgsdruck bei mangelhafter Regeneration und fehlender Work-Life-Balance. Im Vergleich zu anderen Berufstätigen (aB) fühlen sich 80 % der Führungskräfte (versus 57 % aB) »gestresst«, 38 % (versus 28 % aB) »erschöpft und ausgebrannt«. Hierbei fühlen sich 70 % der Führungskräfte vor allem durch den Beruf gestresst, wobei 37 % eine deutlich geringere Zuwendung zur Familie (37 %) angeben. Häufig potenzieren gleichzeitige bestehende persönliche und/oder familiäre Probleme das berufliche Stressgeschehen (TK, 2013a). In einer Studie mit ca. 500 weiblichen und männlichen Führungskräften des mittleren und oberen Managements war trotz der höheren Belastung durch Arbeit, soziale Aufgaben und Erfolgsdruck die physische Gesundheit im Vergleich zur Allgemeinbevölkerung besser, dafür die Anfälligkeit für Erschöpfung und Burnout deutlich höher (Kromm et al., 2009).

In vielen Fällen sind affektive Störungen, Angsterkrankungen, Schlafstörungen oder andere stressbezogene somatische Folgekrankheiten wie Hypertonie, Koronare Herzkrankheit, metabolisches Syndrom und Schlaganfall als Stresserkrankung eingetreten (TK, 2013a).

Häufige Folgen von chronischem (Arbeits-)Stress sind:

- Somatische Erkrankungen
  - Lumbalgien, HWS-Syndrom
  - Hypertonie
  - metabolisches Syndrom
  - Diabetes-Typ-2-Arteriosklerose
  - KHK, Myokardinfarkt
  - Schlaganfall
  - Hautatopien
  - Spastische Atemwegserkrankungen
  - Reizdarm
  - Sterilität
  - Erschöpfungssyndrome
- Psychische und andere Erkrankungen
  - Depression
  - Burnout
  - Angststörungen
  - Schlafstörungen
  - Essstörungen
  - Tinnitus
  - Somatoforme Syndrome
  - Suchterkrankungen
- Soziale Folgen
  - Absentismus
  - Präsentismus

- Posttraumatische Verbitterungsstörung
- vorzeitige Berentung

1.2.2 Volkswirtschaftliche Kosten von chronischem Stress

Die volkswirtschaftlichen Auswirkungen von Stress sind nur indirekt abzuschätzen. Modellrechnungen, welche Absentismus, Präsentismus und Gesamtverlust sowie auch beispielsweise die Berechnung der Minderung von Wertschöpfung einbeziehen, sind aus den USA und mit Bezug zu volkswirtschaftlichen Daten zu Burnout aus Österreich bekannt (Schneider & Dreer, 2013). Unter Berücksichtigung der oben beschriebenen Rechengrundlagen ermittelten Schneider und Dreer (2013) in einer Analyse geschätzter Kosten für Therapie und Folgekosten (durch Medikamente, Arztbesuche, Krankenstand) pro an Burnout erkrankter Person die Gesamtkosten bei einer Frühdiagnose von 1523 – 2329 Euro, bei zeitverzögerter Diagnose 12 439 – 17 668 Euro, bei später Diagnose 93 758 – 130 689 Euro.

Die Gesamtkosten stressbedingter Gesundheitseffekte wurden approximativ für sämtliche stressassoziierte Erkrankungen ermittelt. Die direkten Kosten, bedingt durch diagnostische Maßnahmen, Therapien einschließlich Psychopharmaka-Verordnung und Absentismus, sowie die indirekten Kosten durch Präsentismus, Frühberentung und ökonomischer Gesamtverlust werden allein für Deutschland auf 74 Milliarden Euro pro Jahr geschätzt (Maar et al., 2013).

Gesamteuropäisch verursachten 2010 psychische Störungen und neurologische Erkrankungen für die gesamte Europäische Union totale Kosten in Höhe von 800 Milliarden Euro. Davon sind 60 % direkte medizinische sowie direkte nicht-medizinische Kosten (z. B. Pflegeheime) und 40 % indirekte Kosten, wie z. B. krankheitsbedingte Arbeitsausfälle (Olesen et al., 2012). Damit sind diese Kosten höher als jene für Herz-Kreislauf-Erkrankungen, Krebs und Diabetes zusammen (Gustavsson et al., 2011). Weltweit gesehen belaufen sich die durch Produktivitätsausfall bedingten ökonomischen Kosten, welche alleine durch Depression und Angststörungen verursacht werden, auf über eine Billion US-Dollar pro Jahr (Chisholm et al., 2016). In der Schweiz beliefen sich 2010 die totalen Kosten psychischer und neurologischer Störungen auf umgerechnet rund 14,5 Milliarden Euro, womit die Schweiz mit jährlichen Kosten von 1900 Euro pro capita deutlich über dem europäischen Durchschnitt (1550 Euro) liegt und damit im europäischen Ranking den siebten Rang unmittelbar hinter Deutschland belegt (Maercker et al., 2013).

Zusammengenommen belegen sowohl die nationalen als auch die internationalen Statistiken die Notwendigkeit der Entwicklung einer möglichst frühzeitig anzuwendenden Stressdiagnostik mit dem Ziel, sowohl Präventivmaßnahmen zu entwickeln als auch die Erkrankungsfolgen zu reduzieren, um damit erhebliche Kosteneinsparungen zu ermöglichen.

Literatur

Chisholm D, Sweeny K, Sheehan P, Rasmussen B, Smit F, Cuijpers P et al. (2016). Scaling-up treatment of depression and anxiety: a global return on investment analysis. The Lancet Psychiatry, 3(5):415 – 424.

Hammen C (2005). Stress and depression. Annu Rev Clin Psychol; 1:293 – 319.

Hapke U et al. (2013). Chronischer Stress bei Erwachsenen in Deutschland. Bundesgesundheitsbl; 56:749 – 54.

Kromm F, Frank G, Gadinger M (2009). Sich tot arbeiten – und dabei gesund bleiben. In: Kromm W, Frank G (Hrsg). Unternehmensressource Gesundheit. Weshalb die Folgen schlechter Führung kein Arzt heilen kann. Symposium Publishing GmbH, Düsseldorf.

Lohmann-Haislah A (2012). Stressreport Deutschland 2012. Psychische Anforderungen, Ressourcen und Befinden. Bundesanstalt für Arbeitsschutz und Arbeitsmedizin.

Maar C, Hildebrandt N, Drechsler M (2011). Vorteil Vorsorge – Die Rolle der betrieblichen Gesundheitsvorsorge für die Zukunftsfähigkeit des Wirtschaftsstandortes Deutschland. Durchgeführt von Booz & Company für die Felix Burda Stiftung.

Maercker A, Perkonigg A, Preisig M, Schaller K, Weller M (2013). The costs of disorders of the brain in Switzerland: an update from the European Brain Council Study for 2010. Swiss Med Wkly, 143(w13751).

Schneider F, Dreer E (2013). Volkswirtschaftliche Analyse eines rechtzeitigen Erkennens von Burnout. Institut Wirtschaftsstandort OÖ, Johannes Kepler Universität Linz. http://download.opwz.com/wai/Studie_UNI_Linz_Burnout_Volkswirtschaft_041213.pdf

Schulz P, Schlotz W (1999). Das Trierer Inventar zur Erfassung von chronischem Stress (TICS): Skalenkonstruktion, teststatistische Überprüfung und Validierung der Skala Arbeitsüberlastung. Diagnostica, 1999; 45: 8 – 19.

Spießl H, Hübner-Liebermann B, Neuner T, Hegerl U, Klein HE, Hajak G (2009). Senkung der Suizide durch das »Bündnis gegen Depression«. Nervenheilkunde; 28:205 – 10.

Steinke M, Badura B (2011). Präsentismus – Ein Review zum Stand der Forschung. Bundesanstalt für Arbeitsschutz und Arbeitsmedizin, Dortmund. Online verfügbar unter: https://www.baua.de/DE/Angebote/Publikationen/Berichte/Gd60.pdf?__blob=publicationFile

TK Techniker-Krankenkasse (2009). Kundenkompass Stress. Aktuelle Bevölkerungsbefragung: Ausmaß, Ursachen und Auswirkungen von Stress in Deutschland. In: FAZ-Institut für Management-, Markt- und Medieninformationen GmbH & Techniker Krankenkasse, Pressestelle Hamburg. Online verfügbar unter: http://www.tk-online.de/

TK Techniker-Krankenkasse (2013a). Bleib locker, Deutschland. TK-Studie zur Stresslage der Nation. TK-Pressestelle Hamburg. Online verfügbar unter: http://www.tk-online.de/

TK Techniker Krankenkasse (Hrsg) (2013b). Depressionsatlas. Arbeitsunfähigkeit und Arzneiverordnungen. TK-Pressestelle Hamburg.

TK Techniker Krankenkasse (2016). Entspann dich Deutschland. TK-Stressstudie.

Wittchen HU, Jacobi F (2005). Size and burden of mental disorders in Europe – a critical review and appraisal of 27 studies. European Neuro-psychopharmacology; 15:357 – 76.

Wittchen HU, Jacobi F et al. (2011). The size and burden of mental disorders and other disorders of the brain in Europe 2010. European Neuropsychopharmacology; 21:655 – 79.

1.3 Strukturelle und funktionelle Neuroanatomie

Stressassoziierte Erkrankungen entstehen immer als Ergebnis eines gestörten Wechselspiels zwischen persönlicher Wahrnehmung, psychosozialen Komponenten und Umweltvariablen und äußern sich im Form von sowohl körperlichen als auch psychischen Beschwerden. Dementsprechend kommt dem Gehirn als

Organ, welches sowohl sensomotorische, emotionale als auch kognitive Prozesse steuert, eine besondere Bedeutung zu. Da in weiteren Kapiteln dieses Buches immer wieder auf die besondere Verflechtung zwischen Zentralnervensystem, Hormonsystem und Immunsystem bei der Entstehung von stressassoziierten Erkrankungen Bezug genommen wird, sollen in diesem Kapitel grundlegende Aspekte sowohl der strukturellen als auch der funktionellen Neuroanatomie dargestellt werden. Da grundlegende Kenntnisse über den Aufbau und die Funktion des Nervensystems sowohl für das Verständnis von klinisch relevanten, stressassoziierten Erscheinungsbildern als auch für die Erarbeitung von Modellvorstellungen für seine generelle Funktionsweise sowie seine Interaktion mit anderen stressrelevanten Systemen unerlässlich sind, sollen in diesem Kapitel zunächst der allgemeine Aufbau und die Funktionsprinzipien des Gehirns dargestellt werden.

1.3.1 Bedeutung der Neuroanatomie

Die Neuroanatomie beschäftigt sich mit dem Aufbau des Nervensystems. Hierbei werden Größe und Lage sowie die Beschaffenheit und zelluläre Zusammensetzung verschiedener Strukturen des menschlichen Nervensystems beschrieben. Durch die vergleichende Darstellung der Beziehungen zwischen verschiedenen Strukturen des Gehirns und des Rückenmarks bei verschiedenen Tierarten ermöglicht sie auch Aussagen über die Evolution des Nervensystems. Ihre klinische Anwendung findet die Neuroanatomie in der Darstellung struktureller Veränderungen im Rahmen von krankhaften Prozessen in Form der Neuropathologie.

Da die wesentliche Aufgabe des Nervensystems in der Aufnahme, Verarbeitung und adäquaten Beantwortung von Informationen aus der Umwelt oder dem Organismus selbst besteht, kommt neben den Besonderheiten der strukturellen und topografischen Beschreibung seiner geweblichen Elemente auch der Frage nach der Bedeutung einzelner Komponenten und dem Funktionszusammenhang verschiedener Strukturen sowohl bei der Regelung basaler, lebenserhaltender Vorgänge (Homöostase) als auch bei der Realisierung einfacher und komplexer Wahrnehmungs-, Reaktions- und Verhaltensprozesse eine besondere Bedeutung zu. Letzteres bildet den Betrachtungsgegenstand der funktionellen Neuroanatomie.

Grundlegende Kenntnisse über den Aufbau und die Funktionen der einzelnen Komponenten des Zentralen und Peripheren Nervensystems sind für das Verständnis von verhaltensneurologischen Defiziten, wie sie klinisch entweder nach einer distinkten Hirnschädigung in Erscheinung treten oder durch homöostatische Veränderungen zustande kommen, unerlässlich.

1.3.2 Allgemeine Einteilung des Nervensystems

Das Nervensystem von Wirbeltieren wird unterteilt in das Zentralnervensystem (ZNS) und das Periphere Nervensystem (PNS). Unter ZNS wird derjenige Teil des

Nervensystems verstanden, welcher vom Schädel umschlossen wird und als Rückenmark seine Fortsetzung im Wirbelkanal der Wirbelsäule findet. Beide Anteile werden von den bindegewebigen Meningen (Hirn- und Rückenmarkshäute) umschlossen. Das *Rückenmark* (Medulla spinalis) wird in Rückenmarkssegmente unterteilt, an welchen jeweils paarig Vorder- und Hinterwurzeln der zur Peripherie ziehenden Nerven austreten.

Zum Peripheren Nervensystem (PNS) zählen alle Teile des Nervensystems außerhalb des ZNS. Das PNS besteht aus Nerven und Ganglien, die jeweils neuronale Anteile und Gliazellen umfassen. Bei den *Nerven* (weiße Substanz des PNS) unterscheidet man solche, die mit dem Rückenmark in Verbindung stehen (31 Spinalnervenpaare), von den 12 Hirnnervenpaaren. Ein *Ganglion* (graue Substanz des PNS) ist eine Ansammlung von Nervenzellkörpern mit entsprechend typischen Gliazellen außerhalb des ZNS.

Das *somatische* (auch als »animalisches« bezeichnete) *Nervensystem* umfasst alle Teile des ZNS und des PNS, die der Verbindung zwischen dem Organismus und der Umwelt dienen (bewusste Wahrnehmung und Willkürbewegungen). Über seinen somatischen Anteil interagiert das Periphere Nervensystem mit der Umwelt, indem es über afferente (zuleitende) Nervenfasern Informationen aus der Umwelt erhält und mittels efferenter (ableitende) Nervenfasern diese Reize beantwortet. Die Afferenzen des animalischen Nervensystems kommen von Rezeptorzellen (bes. den Sinnesorganen), seine Efferenzen ziehen zu den Skelettmuskeln.

Das *vegetative (autonome) Nervensystem* reguliert mittels afferenter Fasern von den inneren Organen zum ZNS und über efferente Fasern vom ZNS zu den inneren Organen unbewusst und unwillkürlich lebensnotwendige Funktionen (z. B. Kreislauf, Blutdruck, Atmung und Verdauung). Es ist somit verantwortlich für die Aufrechterhaltung des »inneren Milieus« (Homöostase) und beeinflusst eigenständig die Organfunktionen entsprechend den jeweiligen Anforderungen. Hierbei werden sympathische von parasympathischen Nervenfasern unterschieden. Die Afferenzen des autonomen Nervensystems kommen z. B. aus den inneren Organen, die Efferenzen ziehen beispielsweise zu den glatten Muskelzellen (des Verdauungstraktes oder der Gefäße) und zu Drüsenzellen. Während die sympathischen Anteile einen stimulierenden Einfluss haben und Energieressourcen (z. B. für Fluchtverhalten etc.) aktivieren, trägt der parasympathische Anteil zum Aufbau von Energiereserven bei. Der *Sympathikus* ist also aktiv in »Stresssituationen« (Herzrate und Atemfrequenz steigen). Dagegen dient der *Parasympathikus* der »Erholung« des Körpers (Herzrate und Atemfrequenz nehmen ab, Verdauung wird aktiviert). Insgesamt kann das PNS als Rezeptions- und Ausführungsorgan des ZNS aufgefasst werden.

1.3.3 Das Gehirn: Neuronen, Botenstoffe und Kernstrukturen

Das Gehirn des Menschen wiegt im Durchschnitt 1,35 Kilogramm und besteht, wie alle anderen Elemente des menschlichen Körpers, aus Zellen. Hierbei werden Nervenzellen (Neurone) von Gliazellen unterschieden. Das menschliche Gehirn enthält schätzungsweise ca. 86 Milliarden Nervenzellen und etwa zehnmal so viele Gliazellen, wobei beide Zelltypen sowohl im ZNS als auch im PNS vorkommen. Während die Neurone die strukturelle und funktionelle Einheit des Nervensystems bilden, zwischen denen die Informationsverarbeitung im Nervensystem und damit letztlich die Verhaltenskontrolle stattfindet, haben die Gliazellen Stütz- und Versorgungsfunktion. Grundsätzlich sind beide Zelltypen spezialisierte Körperzellen und entsprechen in Aufbau und Struktur im Wesentlichen allen anderen Zellen unseres Körpers. Allerdings besitzen sie im Unterschied zu anderen Körperzellen wichtige Eigenschaften der Signalübertragung (siehe unten), welche sie zur Informationsübermittlung befähigen.

Die Nervenzelle (Neuron)

Das unterschiedliche Aussehen verschiedener Nervenzellen führte zu einer Vielzahl von Namen (z. B. Stern-, Korb-, Körner-, Armleuchter-, Pyramidenzellen). Gemeinsam ist nahezu allen, dass sie sich aus drei Regionen und einem Zellkern zusammensetzen. Die Regionen sind der *Zellkörper* (Soma, Perikaryon), die *signalaufnehmende (dendritische)* und die *signalweiterleitende (axonale) Region*. Im Zellkörper befinden sich Strukturen, die der Energiegewinnung dienen. Der Zellkern beherbergt das genetische Material, welches dicht gepackt im sog. Nucleolus eingelagert ist, die zweischichtige Zellmembran grenzt die Zelle vom Außenmilieu ab. Obwohl Signale anderer Neurone grundsätzlich an allen Stellen auf die Zelle einwirken können, tun sie dies vor allem an den Dendriten, welche mit dornenartigen Fortsätzen ausgestattet sind.

Die meisten Neurone des ZNS enthalten Aufschaltungen von Hunderten bis Tausenden anderer Neurone und geben über ihre Synapsen (Telodendria) Information an mehrere andere Nervenzellen weiter. Als Synapsen werden die Kontaktstellen zwischen den Nervenzellen bzw. zwischen einer Nervenzelle und einem Muskel oder einer Drüse bezeichnet.

Die Signalverarbeitung in der Nervenzelle

Die Signalverarbeitung erfolgt im Säugetier-ZNS in der Regel über bioelektrische Prozesse, die entweder gradueller Natur sind oder nach dem »Alles-oder-nichts-Prinzip« ablaufen. Sie entstehen dadurch, dass im Normalfall (= Ruhezustand der Zelle) außerhalb des Neurons vor allem Na^+- und Cl^--Ionen und im Zellinneren vor allem K^+-Ionen und große, negativ geladene Proteine vorliegen. Die graduellen Prozesse (oder Potenzialänderungen) entstehen dadurch, dass an der Aufschaltstelle eintreffende Signale zu einem erhöhten Einstrom von Ionen führen, was eine Änderung des Zellpotenzials nach sich zieht. Der Einstrom positiv geladener Ionen führt dabei zu einer Depolarisierung (wodurch dann ein Aktionspotenzial entstehen kann), strömen negativ geladene Ionen ein, resultiert dies in eine Hyperpolarisierung, also einer Negativitätserhöhung und damit zu einer Hemmung oder Inhibition.

Wird also eine Präsynapse – der Ort am Ende des Axons, an welchem zahlreiche, mit Neurotransmittern gefüllte Vesikel lokalisiert sind – depolarisiert, kommt es zu einer Verschmelzung der Vesikel mit der Zellmembran und die Botenstoffe werden in den synaptischen Spalt freigesetzt. Dieser wird von den Neurotransmitter-Molekülen überquert und die Botenstoffe binden dann nach dem Schlüssel-Schloss-Prinzip an der Postsynapse an ionotrope oder metabotrope Rezeptoren. Während die Bindung an einen ionotropen Rezeptor die Öffnung eines Ionenkanals und damit eine De- oder Hyperpolarisation von lokaler Wirkung verursacht (sog. exzitatorische oder inhibitorische postsynaptische Potenziale von mehreren Millisekunden Dauer und Potenzialschwankungen im Bereich von bis zu ca. 30 mV), kommt es bei der Aktivierung eines metabotropen Rezeptors zu einer Reaktionskaskade, an deren Anfang eine G-Protein-vermittelte Öffnung des Ionenkanals steht. Anschließend kommt es zur Abspaltung einer alpha-Untereinheit des G-Proteins, wodurch wiederum ein Enzym aktiviert wird, welches einen »second messenger« (z. B. das cyklische Adenosinmonophosphat [cAMP]) synthetisiert. Dieser sekundäre Botenstoff kann dann seinerseits sowohl kurzfristige Effekte (z. B. das Öffnen von Ionenkanälen) als auch langfristige Wirkungen ausüben, indem er durch biochemische Zwischenschritte in das Genom eingreift und damit die Synthese von bestimmten Proteinen stimuliert.

Eine zeitliche und räumliche Summation eintreffender Signale führt zu einer Summation dieser Vorgänge und resultiert im Falle einer Erregung zu einem oder mehreren Aktionspotenzialen, die nach Erreichen eines Schwellenwerts nach dem Alles-oder-nichts-Gesetz zu einer explosionsartigen Entladung führen. Das Aktionspotenzial stellt damit den grundsätzlichen Kommunikationsvorgang einer Nervenzelle zu ihren Partnerzellen dar. Seine Fortleitung erfolgt nur bei nicht-myelinisierten Axonen (d. h., bei Nervenzellen ohne die umhüllenden Gliazellen) graduell, ansonsten saltatorisch (durch Springen von einem Gliazellzwischenraum [Nodium] zum nächsten und damit wesentlich schneller).

Gliazellen

Wie der griechische Name (Glia = Leim) verrät, handelt es sich bei Gliazellen um Zellen, die eine verbindende und damit unterstützende Funktion erfüllen und in allen Lebewesen vorkommen, die ein Nervensystem besitzen. Allerdings nimmt ihre Anzahl mit zunehmender Komplexität eines Nervensystems zu, weswegen sie beim Menschen ungefähr 90 % der gesamten Masse des Nervensystems ausmachen. Gegenüber den Neuronen sind sie zahlreicher und in ihrer Funktion vielfältiger. Darüber hinaus können sie sich im Gegensatz zu den allermeisten Nervenzellen regenerieren.

Gliazellen lassen sich auf der Basis ihres Aussehens (ihrer Morphologie) und ihrer Funktion in drei Hauptgruppen unterteilen: *Astro-*, *Oligodendro-* und *Mikrogliazellen*. Die Aufteilung in diese drei erfolgt hauptsächlich aufgrund ihrer Gestalt und ihrer Funktion, wobei die Mikroglia der häufigste und am weitesten verbreitete Typ im Zentralnervensystem ist.

Mikrogliazellen

Ihre Aufgabe ist es, im ZNS zu patrouillieren und Erreger zu detektieren sowie die Reste der abgestorbenen Nervenzellen zu verdauen, weswegen sie zu den Gewebsmakrophagen gezählt werden. Zur Erfüllung dieser Aufgaben tasten sie mit ihren Ausläufern die Oberfläche der Neuronen und anderer Gliazellen ab und sorgen bei einer Infektion für eine schnelle erste Abwehr, indem ihre Mustererkennungsrezeptoren (Pattern Recognition Receptors, PRR) Pathogene erkennen und zu einer Aktivierung der Mikroglia führen. Aktivierte Mikroglia nehmen dann eine veränderte, amöboide Gestalt an (um auch entfernte Pathogene durch Phagozytose zu erreichen) und wandern zum Infektionsort, wo pro- oder anti-inflammatorische Zytokine, Chemokine, Wachstumsfaktoren, Komplementproteine und reaktive Sauerstoffspezies ausgeschüttet werden. Durch ihre Oberflächenkomplexe (MHC-Klasse-I- und -Klasse-II-Komplexe) können Antigene präsentiert und damit weitere Immunzellen angelockt werden, um auf diesem Wege die spezifische Immunabwehr zu aktivieren. Somit stellen sie das Bindeglied zwischen Immunsystem und ZNS dar.

Über Zytokine und kurzkettige Fettsäuren, die aus dem Blut in das Gehirn transportiert werden können, steht die Mikroglia auch mit der Peripherie in Kontakt. Da Mikroglia auch Wachstumsfaktoren (z. B. IGF1 und BDNF) sezernieren kann, wird hierdurch in der Hirnrinde und im Zwischenhirn sowie insbesondere in der hippokampalen Zone die neuronale Plastizität unterstützt. In Regionen, in denen neuronale Stammzellen vorkommen, wird die Neurogenese unterstützt. Bei chronischem Stress schütten Mikroglia-Zellen vermehrt proinflammatorische Zytokine aus, wodurch bestimmte Symptome von Autoimmunerkrankungen (z. B. Fatigue bei Multipler Sklerose) befördert werden.

Astrogliazellen

Ein weiterer Gliatyp sind die Astrogliazellen (oder Astrozyten). Diese sternförmigen Zellen verleihen den Nervenzellen ihre Struktur und tragen zur Aufrechterhaltung des biochemischen Milieus der Nervenzellen bei. So wandern Astrozyten bei Hirnverletzungen in das geschädigte Gebiet ein, teilen sich dort und füllen die durch die Schädigung entstandene Lücke aus (Gliose). Ausdrücke wie »Gliom« machen des Weiteren deutlich, dass Gliazellen durch unkontrolliertes Wuchern auch die Ursache mancher Hirntumore darstellen.

Astrozyten spielen auch bei der Blutversorgung des Gehirns eine wichtige Rolle, indem sie die Brücke zwischen Neuronen und Kapillaren bilden. Hierüber werden einerseits die Nervenzellen mit Nährstoffen aus dem Blut versorgt, andererseits Giftstoffe aus dem Gehirn in die Peripherie entsorgt. Hierfür bedecken ihre Endfüßchen die Oberfläche der Kapillaren und modulieren durch die Ausschüttung von Botenstoffen deren Durchlässigkeit. Somit haben diese Zellen eine »Schrankenfunktion« (Blut-Hirn-Schranke).

Oligodendrozyten

Schließlich sind als dritter Zelltyp die Oligodendrozyten zu nennen. Sie kommen nur im ZNS vor, umhüllen mit ihren Fortsätzen die Axone der Nervenzellen und bilden somit die Myelinscheide, welche sowohl diesen Ausläufer der Nervenzelle schützt, als auch die Signalübertragung im ZNS erheblich beschleunigt. Nur eine Minderheit der Nervenzellen ist hier mit einer Myelinschicht ausgestattet. Dementsprechend nehmen die Oligodendrogliazellen des ZNS die Umhüllung von Axonen mehrerer Neurone wahr, während ihr Pendant im PNS, die sog. Schwann-Zellen, jeweils nur Teile eines Axons umhüllen. Da periphere Axone oftmals große Strecken zurücklegen müssen, sind sie alle myelinisiert. Ein weiterer Unterschied zum ZNS liegt darin, dass die Schwann-Zellen bei Verletzungen von peripheren Axonen das Nachwachsen von neuen axonalen Fortsätzen anregen können, weswegen auch nach einer peripheren Nervenschädigung Empfindungen und muskuläre Innervationen wieder möglich werden können.

Ependymzellen

Schließlich sei auch die Gruppe der Ependymzellen erwähnt, die die Hohlräume (Rückenmarkskanal, Hirnventrikel) auskleiden und damit eine Art Abdichtung oder Trennschicht zwischen Neuronen und Zerebrospinalflüssigkeit (Liquor) darstellen.

Botenstoffe: Neurotransmitter und Neuromodulatoren

Wie oben bereits geschildert, erfolgt die Übertragung von einer Nervenzelle auf die nächste durch Botenstoffe (Neurotransmitter), die in Bläschen (Vesikeln) der Synapsen gespeichert sind. Neurotransmitter werden durch Enzyme synthetisiert und abgebaut. Botenstoffe lassen sich in drei Hauptgruppen unterteilen: Aminosäuren, Amine und Peptide, wobei jeder dieser Transmitter zumeist mehrere Rezeptortypen besitzt.

Zu den biogenen Aminen gehören das Acetylcholin, die Katecholamine und die Indolamine. Die *adrenergen Katecholamine* sind Adrenalin (internat.: Epinephrin), Noradrenalin (internat.: Norepinephrin) und Dopamin. Die *Indolamine* werden in Serotonin (5-HT = 5-Hydroxytryptamin) und Histamin unterteilt. Mit Ausnahme von Acetylcholin sind alle Monoamine und wirken mit Ausnahme von Serotonin erregend. Hinzu kommen Opioide, eine Reihe von Peptiden und Hormonen, die als Transmitter oder Neuromodulatoren wirken können. (Neuromodulatoren beeinflussen den Ausstoß und die Wirkweise von Transmittern bzw. bewirken langsame, langanhaltende Effekte.) Neben diesen Transmittern existieren noch die Aminosäuren Glutamat, Aspartat, Gammaaminobuttersäure (= GABA) und Glycin, wobei GABA der wesentlichste der hemmenden Transmitter des ZNS ist. Im Folgenden sollen einige der wichtigsten Botenstoffe genauer dargestellt werden.

GABA (Gamaaminobuttersäure)

GABA ist der wichtigste inhibitorische Neurotransmitter in unserem Gehirn. Er entsteht durch die Decarboxylierung der Glutaminsäure und wirkt an zwei verschiedenen Rezeptoren: den ionotropen $GABA_A$- und den metabotropen $GABA_B$-Rezeptoren. Die Aktivierung von $GABA_A$-Rezeptoren macht die Zelle für Chloridionen permeabel und führt dazu, dass Neurone nicht mehr effektiv depolarisiert werden können. Der dämpfende Effekt von Alkohol, aber auch verschiedener Medikamente (z. B. Barbiturate, Benzodiazepine, bestimmte Antiepileptika) wird durch deren Bindung an den $GABA_A$-Rezeptor erreicht. Dagegen bewirkt die Aktivierung von (sowohl prä- als auch postsynaptisch lokalisierten) $GABA_B$-Rezeptoren eine G-Protein-vermittelte Aktivierung von Kaliumkanälen und führt somit zu einer Inhibition. Bestimmte Muskelrelaxantien, die zur Behandlung von Spastiken infolge von Rückenmarksverletzungen eingesetzt werden, sind $GABA_B$-Rezeptor-Agonisten.

Glutamat

Glutamat findet sich nicht nur als häufiger Lebensmittelzusatzstoff, sondern ist auch der im Gehirn am häufigsten vorkommende, exzitatorische Botenstoff, der an vier verschiedene Rezeptoren bindet (AMPA-, Kainat-, NMDA- und metabotrope Glutamatrezeptoren). Unter den verschiedenen Rezeptortypen sind der AMPA- und der Kainatrezeptor ubiquitär verbreitet. Eine Bindung von Glutamat an diese Rezeptoren bewirkt eine Durchlässigkeit für Natriumionen in die Zelle und führt damit zu einer Erregung. Durch das schnelle Herausfließen von Kaliumionen an denselben Rezeptoren wird eine rasche Repolarisierung wiederhergestellt, womit kurze Erregungsimpulse ermöglicht werden. Dementsprechend finden sich diese Rezeptortypen insbesondere in Sinneszellen, wo es auf eine rasche und kurzfristige Erregung ankommt. Dagegen werden NMDA-Rezeptoren nur bei gleichzeitiger Membrandepolarisation und Bindung von Glutamat aktiviert. Diese Koinzidenz führt ihrerseits zur Aktivierung bestimmter Enzyme (CaM-KII), welche wiederum den Einbau von AMPA-Rezeptoren in die Nervenzelle befördern und damit die Signalempfindlichkeit der Zelle stärken. Dementsprechend finden sich NMDA-Rezeptoren insbesondere in solchen Hirnregionen, welche für Lernen und Gedächtnisbildung wichtig sind (z. B. Präfrontaler Kortex und Hippocampus).

Acetylcholin

Neben seiner Rolle in der Peripherie, wo das Acetylcholin an der muskulären Endplatte die Erregungsübertragung zwischen Nerv und Muskel vermittelt, ist das Acetylcholin auch im ZNS als Botenstoff an zahlreichen sensomotorischen und kognitiven Prozessen beteiligt. Tatsächlich finden sich sowohl in der Hirnrinde als auch in verschiedenen subkortikalen Kerngebieten cholinerge Interneurone, welche die Funktionsweise der mit ihnen verschalteten Nervenzellen modulieren. Daneben finden sich zwei subkortikale Kerne (der sog. Nukleus basalis von Meynert im basalen Vorderhirn und der ponto-mesencephalo-tegmentale Komplex im Stammhirn), die weitreichende kortikale Projektionen haben und somit in weiten Teilen der Hirnrinde durch ihre Aktivität zur Stabilisierung von Lernereignissen sowie zur Allokation von Aufmerksamkeitsressourcen beitragen. Dementsprechend kann die Wirkung von Acetylcholin – je nachdem, in welchem Netzwerk es eingebunden ist und welcher Rezeptortyp stimuliert wird – hemmend oder erregend sein. Hierbei lassen sich ionotrop wirkende nikotinerge und metabotrop wirkende muskarinerge Acetylcholin-Rezeptoren unterscheiden. Die toxische Wirkung verschiedener tierischer Giftstoffe, Nervengifte sowie pflanzlicher Alkaloide wird durch deren Bindung an den nikotinischen Acetylcholin-Rezeptor und der hierdurch veränderten Übertragung an der neuromuskulären Endplatte verursacht. Auch bei der Entwicklung von Suchtverhalten spielen nikotinerge Acetylcholin-Rezeptoren im Zusammenspiel mit Glutamat- und GABA-Rezeptoren in der ventralen tegmentalen Area (VTA) eine wichtige Rolle.

Muskarinergen Rezeptoren kommen in fünf unterschiedlichen Isoformen vor, die als M_1 bis M_5 bezeichnet werden. M_1 wird an striatalen Neuronen des Gehirns exprimiert, während M_2 an parasympathischen Fasern exprimiert wird und dort die Herzkontraktilität und Frequenz des Herzens senkt. An der glatten Gefäßmuskulatur und an den Drüsen finden sich M_3-Rezeptoren. Schließlich werden M_4- und M_5-Rezeptoren im Gehirn exprimiert und sind vermutlich an der Vasodilatation der cerebralen Arteriolen sowie der Dopaminfreisetzung beteiligt.

Dopamin

Das zu den Katecholaminen gehörende Dopamin ist ein biogenes Amin und strukturell eng mit dem Noradrenalin und dem Adrenalin verwandt. Die Biosynthese geht von der Aminosäure Tyrosin aus, welche durch das Enzym Tyrosinhydroxylase zunächst zu Levodopa und dann durch Decarboxylierung zu Dopamin umgewandelt wird. Dopamin kann in einem einzigen Schritt zu Noradrenalin hydroxyliert werden, aus welchem wiederum durch Methylierung Adrenalin entstehen kann. Das Dopamin wird in postganglionären sympathischen Nervenendigungen und im Nebennierenmark gebildet und wirkt im ZNS je nach Rezeptortyp (es gibt fünf verschiedene Dopaminrezeptoren, die mit D_1 bis D_5 bezeichnet werden) entweder erregend oder hemmend. Im Gehirn selbst finden sich relativ wenig dopaminerge Neurone. Diese konzentrieren sich insbesondere in zwei Zellansammlungen des Mittelhirns, nämlich der Substantia nigra und dem ventralen tegmentalen Areal (VTA). Von hier ausgehend steigen wichtige dopaminerge Bahnen ins Zwischenhirn und ins Endhirn. Hierbei sind insbesondere vier Projektionsbahnen von besonderem Interesse:

1. Die nigrostriatale Bahn (auch mesostriatales System genannt) projiziert ausgehend von der Substantia nigra insbesondere zu den Basalganglien und beeinflusst auf diese Weise die Bewegungssteuerung. So werden die bei der Parkinson-Erkrankung entstehenden Bewegungsstörungen durch eine Degeneration der dopaminergen Neurone der Substantia nigra verursacht.
2. Die mesolombische Bahn hat ihren Ursprung im VTA und projiziert insbesondere zu Strukturen des limbischen Systems (bes. Hippocampus, Amygdala, Mammillarkörper u. a.) und hat hierdurch modulierenden Einfluss auf lern- und emotionsbezogene Verarbeitungsnetzwerke. Sucht und Belohnung (»Belohnungssystem«), aber auch Neugierverhalten und Gedächtnisbildung werden hier wesentlich beeinflusst. Bei dem psychiatrischen Störungsbild der Schizophrenie wird von einer gestörten dopaminergen Übertragung in diesem System ausgegangen.

3. Die mesocorticale Bahn hat ihren Ursprung in der VTA und verläuft von hier zum Frontallappen, wodurch Handlungsplanung sowie Handlungsumsetzung (Motorkortex) beeinflusst werden.
4. Schließlich ist noch die tuberoinfundibuläre Bahn zu nennen, die ihren Ursprung im Nucleus arcuatus hat, von dort zum Hypophysenvorderlappen zieht und dort die Hemmung der Prolactin-Ausschüttung bewirkt. Dieses Hormon stimuliert die Milchproduktion und hemmt die Hormonsekretion aus den Keimdrüsen (Ovarien, Testes). Dass die Dopamin-Rezeptoren in dieser Region auch Ziel bestimmter Neuroleptika sind, erklärt, weshalb Frauen bei einer bestimmten Neuroleptikabehandlung unter Amenorrhoe und Männer unter Libidoverlust leiden.

Peptide

Schließlich sei noch auf die Bedeutung von Neuropeptiden und Neurohormonen eingegangen. Diese kleinen, als Botenstoffe genutzten Proteine werden ebenfalls vesikulär verpackt und nach einer Depolarisation in den synaptischen Spalt ausgeschüttet, wo sie an bestimmte Rezeptoren binden. Im Gegensatz zu den oben genannten Neurotransmittern, welche nach der Ausschüttung über ein Wiederaufnahmesystem in die Präsynapse »recycelt« werden und schließlich nach einer weiteren Depolarisation wieder zur Verfügung stehen, werden diese Peptide im präsynaptischen Zellsoma synthetisiert und dann bis zur Endigung transportiert. Dort werden sie dann gemeinsam mit anderen Neurotransmittern freigesetzt, d. h. sie können an der Präsynapse mit anderen Botenstoffen ko-lokalisiert sein. Da sie nicht »recycelt« werden, kann unter Umständen viel Zeit vergehen, bis sie vom Soma in ausreichender Menge produziert und dann axonal bis zur präsynaptischen Endigung transportiert werden, um dort bei einer Depolarisation ausgeschüttet werden zu können.

Ein wichtiges Neurohormon ist das aus nur neun Aminosäuren bestehende und im Hypothalamus produzierte *Oxytocin*. Dieses, wie der Name verrät, »geburtserleichternde« Peptid bewirkt die Kontraktion der Gebärmutter und löst beim Geburtsvorgang die Wehen aus. Daneben stimuliert es die Milchproduktion und beeinflusst die Mutter-Kind-Bindung sowie die Paarbindung zwischen Geschlechtspartnern. In neuerer Zeit wird auch zunehmend seine Rolle bei der Modulierung von Sozialverhalten diskutiert. So konnte in verschiedenen Studien nachgewiesen werden, dass die Oxytocingabe in sozialen Situationen das Vertrauen und die Kooperativität erhöht.

Kernstrukturen, Kortexareale und die weiße Masse

Neurone gleichen Typs (und z. T. auch gleicher Funktion) ballen sich häufig zu sog. Kernen zusammen. Diese finden sich in ganz unterschiedlicher Größe meist im Innern der Hirnmasse und können sich – insbesondere, wenn sie größer sind – wieder aus mehreren Teilkernen zusammensetzen, die durch unterschiedliche Lage und Morphologie ihrer Zellen abgrenzbar sind. Der Außenbereich unseres Gehirns, die Hirnrinde (= zerebraler Kortex) wiederum ist durch das

Vorkommen verschiedenartiger Neuronentypen unterteilbar. Am bekanntesten ist die sog. zytoarchitektonische Hirnkarte, die vom deutschen Hirnanatomen Korbinian Brodmann (1914) erarbeitet wurde und die auf der Verteilung und dem Aussehen (der Struktur) von Nervenzellen basiert. Innerhalb des zerebralen Kortex sind unterschiedliche Neuronentypen in horizontalen Schichten angeordnet. Fasern bündeln sich schließlich als Verbindungen zwischen Neuronen oft zu Fasersträngen zusammen und können beträchtliche Längen, Aufzweigungen und Bündelstärken erreichen. Zum Teil kommunizieren sie zwischen benachbarten Arealen, z.T. aber auch – wie Neurone innerhalb der Formatio reticularis – vom tiefen Hirnstamm bis zum Endhirn. Im Folgenden sollen zunächst die einzelnen Komponenten des Gehirns in ihrem Grundaufbau dargestellt werden.

1.3.4 Grundaufbau des Gehirns

Wie bei allen Wirbeltieren kommt es ausgehend von einem einfachen Neuralrohr zu einer Bläschenbildung, woraus sich dann schließlich unser Gehirn entwickelt. Das Gehirn selbst ist umgeben von drei Hirnhäuten. Diese sind (von innen nach außen) die Pia mater, die Arachnoidea und die Dura mater. Der Raum zwischen Arachnoidea und Pia heißt Subarachnoidalraum. Er ist mit der Cerebrospinalflüssigkeit (= Liquor) gefüllt und enthält die größeren Blutgefäße. Die Wände des Neuralrohrs werden von der Hirnmasse gebildet, diese lässt sich in fünf verschiedene Bereiche einteilen, die sich im Laufe der Embryogenese durch Ausweitungen, Verdickungen und Einschnürungen ergeben und aus denen unser Gehirn besteht. Es sind dies:

1. das Endhirn, oder auch **Großhirn (Telencephalon)** genannt, welches im Wesentlichen aus der Hirnrinde sowie einigen großen, unter der Hirnrinde liegenden Nervenzellansammlungen (telencephalen Kernen) und dem limbischen System besteht,
2. das **Zwischenhirn (Diencephalon)**, welches aus Thalamus und Hypothalamus zusammengesetzt ist,
3. das **Mittelhirn (Mesencephalon)**, welches aus dem Tectum (Mittelhirndach, für optische Reflexhandlungen) und dem Tegmentum (Umschaltstation für die Hörbahn) gebildet wird,
4. das **Kleinhirn (Cerebellum)**, welches für die geordnete Koordination von Bewegungen, aber auch von Denkvorgängen zuständig ist und gemeinsam mit der Brücke (Pons), welche als wichtige Umschaltstation für Bahnen aus der Großhirnrinde zum Kleinhirn fungiert, als Metencephalon (oder Hinterhirn) bezeichnet werden, sowie
5. das **verlängerte Rückenmark (Medulla oblongata oder Myelencephalon)** als Fortsetzung des Rückenmarks, durch welches Fasersysteme vom und zum Großhirn ziehen und in welchem auch verschiedene Kerne der Hirnnerven lokalisiert sind. Die Medulla oblongata bildet gemeinsam mit dem Mittelhirn und der Pons den Hirnstamm.

Der zerebrale Kortex

Die Hirnrinde (Kortex) stellt die »Umhüllung« des Gehirns dar, ist zwischen etwas über einem und etwas über vier Millimetern dick und nimmt eine Fläche von ungefähr 2400 cm^2 ein. Sie besteht im Wesentlichen aus Nervenzellen (Neuronen), die ihr aufgrund ihrer Farbe bei anatomischen Präparaten auch den Namen »graue Substanz« eingebracht hat. Beim Menschen weisen die evolutionsgeschichtlich jüngeren Bereiche des Kortex einen sechsschichtigen Aufbau auf, während die evolutionär älteren Anteile nur drei bis fünf Schichten enthalten. Innerhalb der Säugetiere und insbesondere bei den Primaten hat er seine größte Ausweitung und Differenzierung erreicht. Zwar verfügen manche Delfinarten unter den Walartigen z. T. proportional zum Körpergewicht über noch mehr Kortex als der Mensch, jedoch ist dieser im Aufbau von »primitiverer« Struktur.

Das **Großhirn** (Telencephalon oder Cerebrum) besteht aus zwei Hemisphären, die durch eine tiefe Spalte (die sog. Fissura longitudinalis) getrennt und durch einen mittig gelegenen Faserstrang (Corpus callosum) sowie kleinere Faserverbindungen (Commissura anterior und Commissura posterior) miteinander verbunden sind. Grundsätzlich gibt es verschiedene Faserverbindungen, mit denen die einzelnen Gehirnregionen miteinander verknüpft werden. Während die Kommissurenfasern, wie oben beschrieben, die Hemisphären miteinander verbinden, stellen die sogenannten Assoziationsfasern die Verbindung zwischen Regionen innerhalb einer Hemisphäre her. Schließlich stellen die Projektionsfasern die Verbindung zwischen dem Großhirn und dem Rückenmark her. Da diese Leitungsbahnen überwiegend aus Nervenzellfortsätzen bestehen und diese wiederum durch die sie umschließenden Gliazellen (siehe oben) makroskopisch weiß erscheinen, werden diese Anteile des ZNS als »weiße Substanz« bezeichnet und der vornehmlich Nervenzellkerne enthaltenden grauen Substanz gegenübergestellt.

Die Auswölbungen der **Großhirnrinde** werden als *Gyri* (Windungen) und ihre Windungstäler als *Sulci* (Furchen) bezeichnet. Besonders tiefe Falten werden als Fissuren bezeichnet. Die Hirnrinde wird in vier Lappen unterteilt, den Frontal- (Stirnhirn-), den Temporal- (Schläfen-), den Parietal- (Scheitel-) und den Okzipitallappen (Hinterhauptslappen), welche wiederum durch Fissuren und Sulci voneinander getrennt sind. Die wichtigsten Fissuren und Sulci sind die oben genannte Fissura longitudinalis, die den Hemisphärenspalt bildet, der Sulcus centralis (Zentralfurche), welcher den Frontallappen vom Parietallappen trennt, der Sulcus lateralis (die Sylvische Fissur), die den Temporallappen vom Frontallappen und vom Parietallappen abgrenzt, der Sulcus parietooccipitalis, welcher Parietallappen und Okzipitallappen trennt, sowie die Fissura calcarina, welche innerhalb des Okzipitallappens (in welchem unser Sehsystem repräsentiert ist) die Begrenzung zwischen unterem und oberem Anteil der Sehrinde bildet.

Die menschliche Hirnrinde zeichnet sich durch eine starke Faltung ihrer Oberfläche aus, wobei sich circa zwei Drittel ihrer Fläche in den Rindenfalten befindet. Hierdurch wird es möglich, viel Masse auf relativ engem Raum unterzubringen. Tatsächlich macht die Hirnrinde ungefähr die Hälfte des gesamten menschlichen Hirnvolumens aus. Etwas vereinfacht dargestellt, ist der Kortexbereich vor der Zentralfurche für die Organisation der aktiven, abgebenden, Handlungen signalisierenden, motorischen Funktionen und der Teil hinter der Zentralfurche für die aufnehmenden, rezipierenden, sensorischen Anteile zuständig. Die linke und die rechte Großhirnhälfte (= Hemisphären) gelten beim Menschen als funktional ungleichwertig: Bei den allermeisten Menschen ist die linke die sprachgebundene und Detailanalysen vornehmende, die rechte die nicht-verbale, ganzheitlich integrative Hemisphäre. Üblicherweise werden die Kortexfelder in primäre, sekundäre und tertiäre Felder aufgeteilt (wobei die Letztgenannten auch als Assoziations- oder Integrationsgebiete bezeichnet werden). Während die primären Felder die Hauptrepräsentationsgebiete darstellen und nur eine Sinnesmodalität repräsentieren, sind die sekundären Felder zwiebelschalenartig um die primären Felder angeordnet und verarbeiten (immer noch unimodal) die Information eingehender. Die tertiären Felder stellen schließlich die Verknüpfungen (Assoziationen) zwischen den Sinnen her, nehmen somit integrative Funktionen wahr und werden deshalb als Assoziationsfelder bezeichnet. Hier finden unsere Denkprozesse statt.

Wenngleich die innerhalb des Kortex durch die Fissuren und Sulci getrennten und in vier Lappen aufgeteilten Regionen eine topografische Verteilung bezeichnen, lässt sich dennoch sagen, dass es regionale Verarbeitungsschwerpunkte gibt. So werden sprachbezogene, insbesondere syntaktisch-semantische Prozesse überwiegend in den linkshirnigen Regionen des Temporal- und Frontallappens und prosodische rechtshirnig verarbeitet, während für visuelle Verarbeitungsprozesse okzipitale bzw. okzipitotemporale Regionen von besonderer Bedeutung sind. Für die Raumverarbeitung ist wiederum die Parietalregion besonders wichtig, und schließlich ist der Frontallappen insbesondere für die Handlungsplanung, die koordinierte Handlungsausführung und -umsetzung, kurzum für die umfängliche Handlungsüberwachung mentaler Verarbeitungsprozesse sowie auch für die soziale Kognition (emotionale Bewertung und zwischenmenschliche Interaktion) von besonderer Bedeutung. Wichtig ist hierbei, dass diese Hirnregionen ihre Arbeit in enger Verknüpfung zueinander bewerkstelligen, weswegen die Aussage, man nutze nur einen bestimmten Prozentsatz seines Gehirns, grundsätzlich falsch ist. Neben diesen Regionen der Hirnrinde gibt es eine Reihe von Nervenzellenansammlungen, die unterhalb der Hirnrinde liegen und als subkortikale Kernregionen bezeichnet werden. Im Folgenden sollen einige Schlüsselregionen näher beschrieben werden.

Die Basalganglien

Die Basalganglien bilden eine wichtige subkortikale Kernregion, die sich aus verschiedenen neuronalen Kerngruppen zusammensetzt. Sie bestehen aus dem wegen seiner Schweifform als *Nucleus caudatus* bezeichneten Region und aus dem *Putamen*, einer schalenartig angelegten Kernstruktur. Da sie in der Embryonalentwicklung aus derselben Struktur hervorgegangen sind und im weiteren Entwicklungsverlauf zwar durch das Durchwachsen einer langen Projektionsbahn (Capsula interna) getrennt wurden, jedoch durch ein dichtes Netz aus zahlreichen Nervenzellen »streifenartig« miteinander verbunden sind, werden Nucleus caudatus und Putamen gemeinsam als *Striatum* (Streifenkörper) bezeichnet. Gemeinsam erhalten Sie Informationen aus zahlreichen Kortexarealen und geben selbst absteigende Projektionen zum *Globus pallidus*, einer kugelartig angelegten, bleich erscheinenden Kerngruppe. Von dort steigen wiederum axonale Verbindungen zum Hirnstamm, wodurch die motorische Rumpfkontrolle realisiert wird. Der weitaus größere Anteil der axonalen Verknüpfungen des Globus pallidus steigt zum Thalamus (siehe unten) auf, um dort auf die zwischen Thalamus und sensomotorischer Hirnrinde bestehenden Verbindungen Einfluss zu nehmen.

Aus funktioneller Sicht gehören auch weitere Mittelhirnstrukturen zu den Basalganglien. Hier sind insbesondere die *Substantia nigra* und der *Nucleus subthalamicus* zu nennen. Beide Kerngebiete sind direkt bzw. indirekt mit dem Striatum verbunden und nehmen über den Globus pallidus als Ausgangspunkt über den dazwischen geschalteten Thalamus Einfluss auf die motorischen Bereiche der Großhirnrinde. Durch diesen Verschaltungskreislauf (Kortex → Striatum → Globus pallidus → Thalamus → motorischer Kortex) werden die in unseren Basalganglien gespeicherten, motorischen und nicht-motorischen Handlungsroutinen zu Zielhandlungen zusammengefasst und als koordinierte Handlungsausführungen im Verhalten realisiert. Dementsprechend führen Schädigungen in den Basalganglien zu Störungen der komplexen Bewegungsabfolgen. So führt eine vorzeitige Degeneration der dopaminergen Zellen der Pars compacta der Substantia nigra zu den Symptomen der Parkinson-Erkrankung.

Die Amygdala

In einem parallel zum Gesicht geführten Schnitt durch das Gehirn liegt im vorderen Anteil beider Temporallappen eine Kerngruppe, die aufgrund ihrer mandelförmigen Erscheinung auch als Amygdala (Corpus amygdaloideum) bezeichnet wird. Topografisch liegt sie vor dem Hippocampus und grenzt von vorne an das Unterhorn des Seitenventrikels an. Die Amygdala besteht aus verschiedenen Nuclei, wobei basale, mediale, zentrale und laterale Kerngruppen unterschieden werden.

Die einzelnen Kerne sind sowohl untereinander als auch mit anderen kortikalen Arealen und subkortikalen Kernregionen komplex verschaltet. Während der corticomediale Anteil der Amygdala Zuflüsse aus dem olfaktorischen System erhält und (auch sozial relevante) Geruchsinformationen verarbeitet sowie durch seine reziproke Verschaltung mit dem Hypothalamus auch das Sexual- und Aggressionsverhalten kontrolliert, stehen die zentralen Anteile durch zahlreiche Projektionen mit dem Hypothalamus und dem Hirnstamm in Verbindung und nehmen auf diesem Wege Einfluss auf die Modulierung der Stressantwort. Die laterale Kerngruppe, die intern mit den basalen Anteilen zum basolateralen Kern verbunden ist, erhält Zuflüsse vom sensorischen Thalamus und kann somit eine primäre, grobe auditorische, visuelle, somatosensorische und olfaktorische Reizverarbeitung vornehmen. Durch die reziproke Verbindung mit zahlreichen Hirnrindengebieten, den Basalganglien und dem Hippocampus ist dieser Teil der Amygdala damit sowohl in der Aktivierung grundlegender, rasch ablaufender, angeborener Reaktionsmuster (wie sie beispielsweise bei Furchtreaktionen gefordert sind) eingebunden, als auch an der Ausbildung emotionaler Lernprozesse beteiligt.

Letztlich kommt der Amygdala durch ihre zahlreichen, reziproken Verbindungen zu verschiedenen Hirnarealen und anderen subkortikalen Strukturen sowie durch ihre komplexe Binnenverschaltung eine Schlüsselrolle als emotionsverarbeitende Struktur zu. Hierfür muss sie zunächst die handlungsrelevanten Reizkomponenten rasch erkennen (sensorische Informationen aus dem Thalamus), die Aufmerksamkeitsressourcen bündeln (Projektionen zur Hirnrinde) und die für eine Reaktion nötigen Reaktionsmuster (Starre, Kampf oder Flucht) auslösen sowie die hiermit einhergehenden physiologischen Veränderungen (z. B. Ausschüttung von Stresshormonen) befördern.

Der Hippocampus

In der Tiefe der Temporallappen liegt der Hippocampus. Seinen Namen (hippocampus = Seepferdchen) erhielt er durch das Seepferdchen-artige Aussehen im Querschnitt. Diese Struktur besteht aus dem von Körnerzellen gebildeten *Gyrus dentatus*, dem zahlreiche Pyramidenzellen beinhaltenden und in drei Subregionen (CA1 – CA3) unterteilten *Cornu ammonis* (Ammonshorn) und dem *Subiculum* (einem Übergangsgebiet zwischen Ammonshorn und dem angrenzenden entorhinalen Kortex). Obwohl sie ein Teil des Kortex ist, verfügt sie nur über drei Zellschichten, die komplex miteinander verschaltet sind und die Grundlage unserer Gedächtnisbildung darstellen.

Gemeinsam mit umliegenden Regionen, wie dem entorhinalen Kortex (ein am medialen Rand des Temporallappen gelegenes Rindenfeld), wird dieses Areal als »Hippocampusformation« zusammengefasst. Die Eingangssignale stammen aus den Assoziationsregionen der Großhirnrinde und stellen bereits vorverarbeitete Informationen aus allen Sinnesmodalitäten dar. Diese konvergieren im entorhinalen Kortex, werden im sog. Tractus perforans gebündelt und ziehen durch das Subiculum zu den Körnerzellen des Gyrus dentatus. Dort werden die Körnerzellen aktiviert, welche dann ihrerseits über sog. Moosfasern die Pyramidenzellen der CA3-Region anregen. Schließlich verzweigen sich Zellen der CA3-Region; während ein Teil der Projektionen den Hippocampus über den Fornix verlässt, bildet ein anderer Teil über sog. Schaffer-Kollaterale rückläufige Verbindungen mit den Pyramidenzellen der CA1-Region. Dieser hippocampale Mikrokreislauf wird auch als trisynaptischer Verarbeitungsweg bezeichnet und stellt das morphologische Korrelat der Gedächtnisverarbeitung dar. Mit den ihn umgebenden kortikalen und subkortikalen Strukturen bildet der Hippocampus eine zentrale Kernstruktur in einem ausgedehnten System zur dynamischen Verknüpfung und langfristigen Speicherung von Erlebnisinhalten. In allen drei Abschnitten (CA1 – CA3) wird die Erregungsleitung GABAerg kontrolliert.

Das limbische System

Unter »limbisches System« werden bestimmte, miteinander in Verbindung stehende sowohl kortikale als auch subkortikale Hirnstrukturen zusammengefasst, die funktionell miteinander verbunden sind und deren Teilkomponenten in ihrem Zusammenwirken wesentlich an der emotionalen und motivationalen sowie mnestischen Informationsverarbeitung beteiligt sind. Der Name leitet sich aus der Tatsache ab, dass viele dieser Strukturen topografisch saumartig beidseitig um die mittlere Hemisphärenwände lokalisiert sind (limbus = Saum). Hierbei sind zwei Schaltkreise von besonderer Bedeutung:

Der *Papez'sche Schaltkreis* geht von der hippocampalen Formation aus und erreicht über ein subkortikales, bogenförmig angelegtes Fasersystem (den Fornix) die im Zwischenhirn gelegenen Mammillarkörper. Von dort führen dann Faserverbindungen (mammillothalamischer Trakt) zum anterioren Thalamus. Hier angelangt wird entweder über rückwärtige Verbindungen das Subiculum (als Teil der hippocampalen Formation) angesteuert oder über indirekte, über den cingulären Kortex und das Cingulum verlaufende Bahnen die hippocampale Formation erreicht, womit der Schaltkreis dann »geschlossen« wird. Dieser auch als »mediale limbische Schleife« bezeichnete funktionelle Schaltkreis ist für die Übertragung von Information in das Langzeitgedächtnis von besonderer Bedeutung.

Der *zweite limbische Schaltkreis* ist bei der emotionalen Bewertung aufgenommener Informationen eingebunden und an deren Übertragung in das Langzeitgedächtnis beteiligt. Hierbei ist die Amygdala die zentrale Kernstruktur. Diese ist über Fasersysteme mit dem mediodorsalen Thalamuskern und mit medialen Anteilen des Stirnhirns (Area subcallosa) verbunden. Gemeinsam bilden diese drei Komponenten die »basolaterale limbische Schleife«. Sowohl Amnesien (Gedächtnisstörungen) als auch Störungen der Emotionsregulation treten häufig nach limbischen Schädigungen auf.

Das Zwischenhirn (Diencephalon)

Das Zwischenhirn (Diencephalon) bildet gemeinsam mit dem Endhirn (Telencephalon) das Vorderhirn (Prosencephalon) und besteht aus drei Komponenten: dem *Epithalamus*, dem *Thalamus* und dem *Hypothalamus*. Der Epithalamus ist die hinten gelegene Komponente und beinhaltet die Dachstruktur des Zwischenhirns, die Habenula, sowie die Epiphyse (Zirbeldrüse). Indem die Nervenzellen der Habenula insbesondere bei negativem Feedback aktiviert werden und eine Hemmung der Dopaminfreisetzung bewirken, kommt ihr eine wichtige Rolle beim Belohnungsverhalten zu. Oberhalb der Habenula sitzt die mit ihr stielartig verbundene Epiphyse, eine Melatonin produzierende, endokrine Drüse. Dieses nachts bei Dunkelheit gebildete Neurohormon spielt für den Schlaf-Wach-Rhythmus sowie für andere circadiane Rhythmen eine wichtige Rolle.

Thalamus

Der Thalamus macht den größten Teil des Zwischenhirns aus und kann noch weiter in einen dorsalen und einen ventralen Anteil untergliedert werden. Er besteht aus einer Vielzahl von Nervenzellansammlungen (sog. Kernen). Im ventralen Anteil enden sensorische Bahnen, die von den Sinnessystemen, den Muskeln, der Haut und den Eingeweiden kommen und von hier zur Hirnrinde umgeschaltet werden. Umgekehrt werden hier von der Hirnrinde ankommende Signale über absteigende Bahnen zum Hirnstamm und zum Rückenmark umgeschaltet. Somit ist der ventrale Thalamus die Umschaltstelle für nahezu alle sensorischen Systeme (außer dem Geruchssinn), bevor diese von hier aus in ganz bestimmte Regionen der Hirnrinde bzw. in die Peripherie projiziert bzw. umgeschaltet werden. Hierzu ist er über Milliarden von auf- und absteigenden Nervenfasern (thalamo-corticales System) mit der Hirnrinde verbunden. Durch die direkte Zuordnung zwischen sog. »spezifischen« Thalamuskernen und bestimmten sensorischen Arealen entsteht eine genaue topografische Korrespondenz zwischen Thalamus und Kortex.

Daneben gibt es im Thalamus eine Reihe von sog. »unspezifischen« Kernen, die letztlich Zuflüssen aus verschiedenen Regionen der Peripherie entstammen und zu verschiedenen Hirnregionen projizieren, womit der Hirnrinde eine allgemeine Information über die externe Welt zur Verfügung gestellt wird. Damit ist der Thalamus in sowohl sensorische als auch motorische und kognitive sowie affektiv-emotionale Funktionen eingebunden und ist das »Tor zum Bewusstsein«. Die zum Kortex ziehenden thalamischen Neurone werden durch hemmende Interneurone, die unter dem Einfluss kortikaler Projektionen stehen, kontrolliert. Hierdurch wird es dem Kortex möglich, den thalamischen Informationseinstrom zu »filtern«, wodurch wiederum eine spezifische Aufmerksamkeitszuwendung möglich wird.

Hypothalamus

Am bauchwärtigen Ende des Thalamus liegt eine Reihe von Zellansammlungen, die den Hypothalamus konstituieren. Über das Zusammenspiel dieser Kerne, deren Funktionsweise im Sinne einer Rückkoppelungsschleife organisiert ist und die verschiedene Rezeptoren für Insulin, Glukose sowie für Sexual- und Schilddrüsenhormone besitzen, werden Hunger, Durst, Temperaturempfinden und Sexualverhalten kontrolliert. Somit regeln die hypothalamischen Kerne die meisten homöostatischen Regelkreise unseres Körpers.

Hypophyse

Schließlich findet sich am unteren Ende des Zwischenhirns die durch einen Stiel (Infundibulum) mit dem Hypothalamus verbundene Hypophyse (Hirnanhangsdrüse). Diese aus einem Nervenzellkomplex bestehende Struktur ist für die Produktion und Sekretion bestimmter Hormone verantwortlich und setzt sich aus einem vorderen (sog. Adenohypophyse) und einem rückwärtigen Anteil (sog. Neurohypophyse) zusammen, die unterschiedlich organisiert sind. Während in der Adenohypophyse endokrine Drüsenzellen vorkommen und Hormone (unter

Kontrolle des Hypothalamus) hier selbst gebildet werden, ist die Neurohypophyse für die Speicherung und Sekretion von Hormonen, die im Hypothalamus gebildet werden und über ein hypophyseales Pfortadersystem zu ihr gelangen, zuständig.

Das Mittelhirn (Mesencephalon)

Das Mittelhirn besteht aus einem oberen Ende, dem *Tectum*, durch welches es sich vom Zwischenhirn abgrenzt, und einem unteren Ende, dem *Tegmentum*. Die Hirnnervenkerne zur Kontrolle der Augenbewegungen haben im Mittelhirn ihren Ursprung. Das obere Ende des Mittelhirns besteht im Wesentlichen aus der sog. Vierhügelplatte. Während die oberen Hügel (Colliculi superiores) Eingänge aus der Netzhaut erhalten und die Reflexbewegungen der Augen und deren Koordination mit den Armbewegungen kontrollieren (z. B. das schnelle, reflexartige Greifen nach einem Ball, der uns unerwartet zugeworfen wird), erhält das untere Hügelpaar (Colliculi inferiores) Zuflüsse aus dem auditorischen System und erlaubt uns durch eine Verrechnung der zeitlichen Differenz und der unterschiedlichen Lautheit des binauralen Informationseingangs Rückschlüsse auf die Position der Schallquelle.

Im Tegmentum kommen viele vom Rückenmark zum Großhirn aufsteigende und vom Großhirn zum Rückenmark absteigende Bahnen zusammen sowie Ausläufer eines als Formatio reticularis bezeichneten Netzwerkes. Durch ihre strategische Lage im Tegmentum erhalten die Neurone der Formatio reticularis im Nebenschluss zahlreiche Eingänge der verschiedenen hier durchziehenden auf- und absteigenden Bahnen und können ihrerseits bei Aktivierung (aufsteigendes reticuläres Aktivierungssystem oder kurz ARAS) weite Regionen der Hirnrinde erregen, womit eine allgemeine Wachheit erzeugt und damit der Schlaf-Wach-Rhythmus reguliert wird. Dementsprechend kommt es bei einer Reduktion dieser neuralen Aktivität zu einer allgemeinen Vigilanzminderung bzw. zum Schlaf. Eine Schädigung dieser Neuronengruppe führt im Extremfall zum Koma.

Schließlich liegt am vorderen Rand des Tegmentums eine Ansammlung dopaminerger Zellen, die durch ihr dunkles Aussehen als Substantia nigra bezeichnet wird und funktionell mit den Basalganglien verschalten ist (siehe oben).

Das Hinterhirn (Metencephalon)

Die Brücke (Pons) und das Kleinhirn (Cerebellum) werden zum Hinterhirn zusammengefasst. Während in der Ponsregion neben der oben besprochenen Formatio reticularis vor allem Fasertrakte des Kleinhirns und die meisten Hirnkerne angesiedelt sind und somit eine wichtige Verbindung zwischen Groß- und Kleinhirn hergestellt wird, sorgt das Kleinhirn, welches zwar nur ein Zehntel unseres Gehirns ausmacht, in welchem jedoch mehr als die Hälfte unserer Neurone dicht verpackt sind, für einen glatten und reibungslosen Ablauf unserer Bewegungen. Hierfür projizieren spezialisierte Nervenzellen (sog. Purkinje-Zellen) zu den Kleinhirnkernen, von welchem aus Projektionen zum Thalamus entsendet werden, die dort wiederum zu den motorischen Arealen der Großhirnrinde umgeschaltet werden. Dies ermöglicht dem Kleinhirn Einfluss auf Bewegungen zu nehmen und beispielsweise den Muskeltonus zu kalibrieren oder überschießende Bewegungen zu hemmen, weswegen es bei Schädigung des Kleinhirns zu überschießenden Bewegungen bzw. zu Koordinationsschwierigkeiten bei alternierenden Bewegungsmustern kommt. In jüngster Zeit wird neben der Bedeutung des Kleinhirns für die Koordinierung und zeitliche Strukturierung der Willkürmotorik auch dessen Rolle in der Modulierung kognitiver Prozesse hervorgehoben. Gerade bei Schädigungen der kortikalen Anteile des Kleinhirns lassen sich Störungen der zeitlichen Koordinierung kognitiver Prozesse (kognitive Dysmetrie), aber auch der emotionalen Kontrolle beobachten (Schmahmann, 1997).

Das verlängerte Rückenmark (Myelencephalon)

Mit dem Begriff des verlängerten Rückenmarks wird der Übergangsbereich zwischen Gehirn und Rückenmark bezeichnet, aus welchem die Hirnnerven 5 bis 12 austreten und das Gehirn mit dem Kopf- und Halsbereich verbinden. Hierbei stellt der 10. Hirnnerv (Nervus vagus) als Träger des parasympathischen Nervensystems die Verbindung mit den Eingeweiden her und bildet somit die Hauptachse unseres »viszeralen Nervensystems« (► Kap. 2.16 »Stress und Darm«). Durch das verlängerte Rückenmark ziehen alle vom Gehirn kommenden oder zum Gehirn projizierenden Fasersysteme durch. Es enthält Anteile der Formatio reticularis, die sich netzwerkartig von hier über die Pons bis zum vorderen Anteil des Mittelhirns erstreckt und für die Regelung verschiedener Vitalfunktionen (Blutdruck, Herzschlag, Schluckreflex) und Aufmerksamkeitsprozesse zuständig ist. Daneben finden sich hier andere, wichtige neuronale Netzwerke, wie der Locus coeruleus, der den Hauptproduktionsort des Noradrenalins darstellt, sowie die Raphe-Kerne, in welchen das Serotonin hergestellt wird.

1.4 Die Stressachsen – eine neurofunktionelle Betrachtung

Die Stressantwort verläuft über zwei exzitatorische und drei inhibitorische Stressachsen, die sowohl Anteile des limbischen Systems und des Zwischenhirns als auch des Hirnstamms einschließen.

Funktionell **exzitatorisch** wirksam sind:

- Locus coeruleus und Sympathikus
- Paraventrikulärer Nukleus (PVN) und Hypothalamus-Hypophysen-Nebennierenrinden-Achse (HHN-Achse)

Funktionell **inhibitorisch** wirken:

- Nucleus ambiguus und zentraler Nucleus vagus mit Parasympathikus
- Dorsale Raphe-Nuclei
- Systeme von Endocannabinoiden, endogenen Opiaten, endogenen Morphinen und Neuropeptid Y

Zusätzlich beteiligt sind das Immunsystem und das intestinale Mikrobiom.

Die Regulation der Stressantwort auf psychosozialen und physischen Stress verläuft entlang unterschiedlicher Achsen:

- *Psychosozialer Stress* wird zunächst auf Bedrohung, Neuigkeit und Unsicherheit überprüft, mit gespeicherten Stresserfahrungswerten und Denkmustern abgeglichen und, wenn das Ergebnis als belastend bewertet wird, über Strukturen des limbischen Systems verarbeitet.
- *Physische und molekulare Stressoren* unterliegen im Wesentlichen nicht der kognitiven Bewertung, sondern werden direkt zur weiteren Prozessierung an diencephale Strukturen weitergeleitet.

Verschiedene, stressverarbeitungsrelevante Gehirnregionen wurden in Tierversuchen mittels markierter Antikörper gegen stressassoziierte Neurotransmitter und Neuropeptide lokalisiert. Dadurch konnten die wesentlichen zentralnervösen Stressverarbeitungsstrukturen als sog. »Hotspots« lokalisiert und charakterisiert werden. Die wichtigsten stressrelevanten Lokalisationen sind in ▶ Abb. 1-1 dargestellt (vgl. Joels & Baram, 2009).

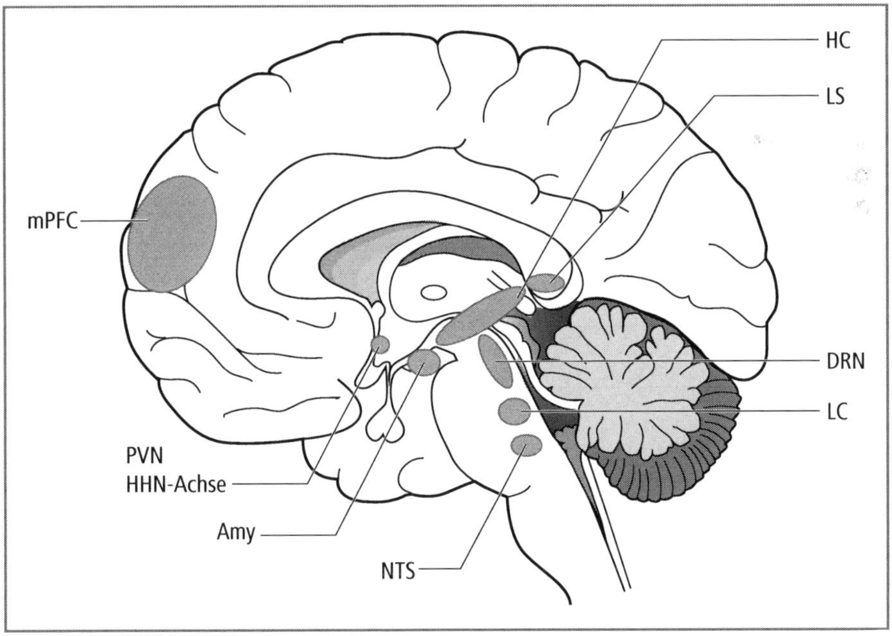

Abb. 1-1 Darstellung der sog. »Stress-Hotspots«: Es sind diejenigen Regionen, welche die stärkste lokale Bindung der Stresssubstrate Noradrenalin (am β1-Rezeptor), CRH (an CRHR1 und CRHR2), Cortisol (Mineralocorticoid-Rezeptor MR, Glucocorticoid-Rezeptor GR) im Tierversuch aufweisen (Adaptation nach Joels & Baram, 2005); mPFC = medialer Präfrontaler Kortex; PVN = paraventrikulärer Nukleus; Amy = Amygdala (zentraler Kern), LS = Laterales Septum, HC = Hippocampus; LC = Locus coeruleus; DRN = dorsale Raphe-Nuclei; NTS = Nucleus tractus solitarii.

Die Interaktion der am Stressgeschehen beteiligten Systeme ist in ►Abb. 1-2 schematisch dargestellt: Die psychosoziale Einordnung und Bedeutungszuweisung des Stressgeschehens erfolgt im Wechselspiel zwischen subkortikalen und neokortikalen Regionen, welche ihrerseits eine neuronale (Sympathikus, Parasympathikus) und endokrine Antwort generieren. Die beiden bedeutsamsten Stresssubstrate Noradrenalin und Cortisol haben starke Einflüsse auf das Immunsystem und die Darmfunktion. Die Kommunikation der Systeme untereinander erfolgt entweder durch Nervenfasern (Projektionen), über das arterielle und venöse Gefäßsystem (neurohumoral) oder mittels Neuropeptide durch neurokrine Verbindungen.

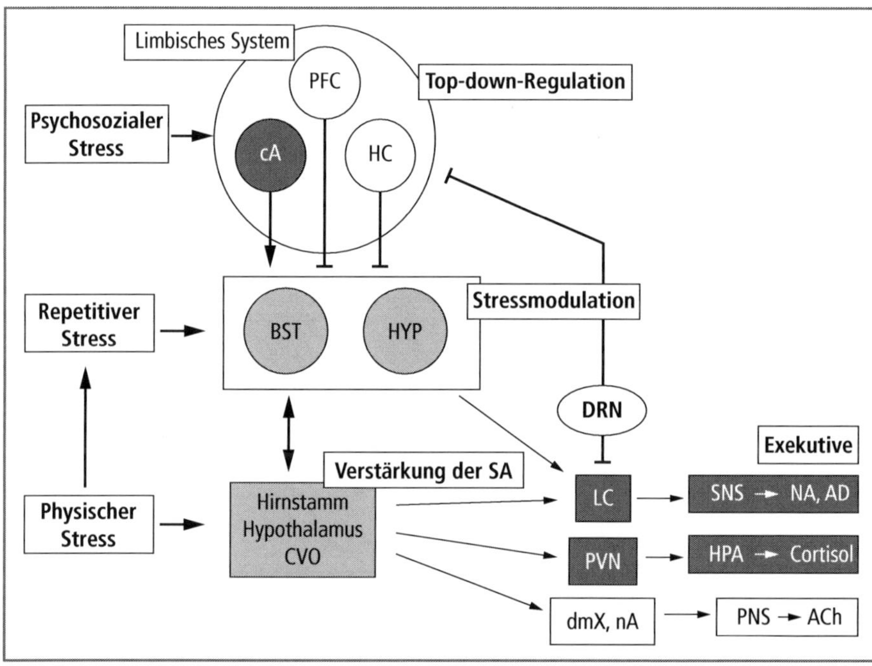

Abb. 1-2 Darstellung der hierarchisch geordneten Etagen der Stress-Regulation: Limbisches System (= Top-down-Regulation), BST, und Hypothalamus (= Stressmodulation und -Management), Hirnstamm, Hypothalamus und CVO (= Verstärkung der Stressantwort), sowie LC, PVN, und Vaguskerne (dmX, nA) (= exekutive Zentren der Stressantwort).
Oberste Regulation erfolgt durch das limbische System: Die zentrale Amygdala (cA) wirkt stressverstärkend, medialer präfrontaler Kortex (mPFC) samt Insula und Hippocampus (HC) wirken stressinhibitorisch. Zentren im Diencephalon wie dorsomedialer Hypothalamus (dmHyp) und Bed Nucleus stria terminalis (BST) modulieren die Signale, während Zentren im Hirnstamm, Hypothalamus und CVO die Stressantwort triggern und verstärken und die Stressexekutive in Hypothalamus und den pontinen Regionen des Hirnstamms stimulieren. Exzitatorisch wirksam sind LC und Sympathikus, PVN und die HHN-Achse; inhibitorisch wirken dorsale Raphe-Nuclei (DRN) und zentrale Kerne des Parasympathikus wie Nucleus ambiguus (NA) und der dorsale motorische Kern des Nervus vagus (DMX).
Dunkelgrau = exzitatorische, weiss = inhibitorische Funktion, mittelgrau = sowohl exzitatorisch als auch partiell inhibitorisch wirksam.

Entsprechend den anatomischen, genetischen, epigenetischen, situativen und individuell erfahrungsbezogenen Programmen wird die Stressantwort generiert.

Die Stressachsen umfassen bedeutsame Gehirnregionen und -systeme, welche sowohl neokortikale als auch subkortikale Regionen beinhalten:

- Medialer Präfrontaler Kortex (mPFC = kognitive Kontrolle)
- Limbisches System (bes. Hippocampus, zentrale Amygdala), welches die Stressantwort entweder befördert oder hemmt und die emotionale Antwort moduliert
- Limbische Anteile des Diencephalons zur Koordination und Organisation der Stressantwort
- »Stressexekutive« (im Hypothalamus und den pontinen Anteilen des Hirnstamms), welche für die eigentliche neurobiologische Stressantwort in Richtung HHN-Achse, Sympathikus und Parasympathikus verantwortlich ist

Das Zusammenspiel ist allerdings subtil durch ein fein verzweigtes Netzwerk von Projektionen organisiert, wobei jeder einzelnen neuronalen Region wichtige prozessuale Funktionen obliegen:

- **Kortex:** Die wesentliche Aufgabe besteht in der kognitiven Überprüfung, Bewertung und Kontrolle von Stressoren und Stressantwort und wird primär bei psychosozialem Stress aktiviert.
- **Limbisches System:** Die zentralen Kerne der Amygdala verstärken emotionale, angstassoziierte Stressreaktionen und verstärken allgemein die Stressantwort. Vom ventromedialen Präfrontalen Kortex (vmPFC) bestehen direkte, hemmende Projektionen zur Amygdala, welche durch Wachstumsfaktoren, wie z. B. BDNF (Brain-derived neurotrophic factor) und Serotonin, in ihrer Entwicklung und Funktion befördert werden (Pezawas et al., 2014).
- **Hippocampus:** Über den Hippocampus werden wichtige positive und negative Stresserfahrungen gespeichert, die für die Stressbewertung aus Erfahrungswerten notwendig sind. Neuronen des Subiculums besitzen direkte Afferenzen zum Nucleus ambiguus, zur Amygdala, zum PFC und zum Hypothalamus. Stressinhibitorische Signale des Hippocampus werden über den mPFC zum NTS (zentrale Steuerung des ANS) und zum Nucleus paraventricularis gesendet, wobei GABA als Überträgerstoff dient (Herman et al., 2003)
- **Präfrontaler Kortex:** Der Präfrontale Kortex (PFC) dämpft bzw. inhibiert die neurobiologische Stressantwort. Allerdings kann diese »top-down«-Regulation durch dauerhafte Sekretion und Wirkung von Noradrenalin (und Adrenalin) in »bottom-up« umgekehrt werden (Arnsten, 2009). Die deutliche Reaktivität gegenüber Katecholaminen liegt am starken Stressinput durch den Locus coeruleus. Der PFC reagiert hochsensibel gegenüber Katecholaminen innerhalb bestimmter Grenzkonzentrationen, wobei sowohl niedrige als auch hohe Katecholamin-Konzentrationen die optimale Funktion des PFC beeinträchtigen (Arnsten, 2011). Chronischer Stress kann durch Störung der Dendriten-Architektur auch zu akuten bis chronischen kognitiven Dysfunktionen führen, wobei ebenfalls die Konzentration der Katecholamine eine ursächliche Rolle zu spielen scheint (Ziegler et al., 1999)

- **Diencephalon:** Im Diencephalon (Zwischenhirn) werden die aus den verschiedenen Regionen wie Nucleus striae terminalis (engl.: bed nucleus of the stria terminalis, kurz: BST), dorsomedialer Hyopthalamus (DMH) und Nucleus tractus solitarii (NTS) einlaufenden Impulse gesammelt und über neuronale Projektionen an die stressexekutiven Zentren zur finalen Stressantwort weitergeleitet.

Die **exekutiven Zentren** der Stressantwort sind:

- **Locus coeruleus (LC),** mit Freisetzung von Noradrenalin, Stimulation der ventrolateralen Medulla (VLM) und damit des *Sympathikus.* Hier werden peripher sowohl in den Grenzstrang-Ganglien als auch in der adrenalen Medulla Noradrenalin und Adrenalin freigesetzt, welche für die Aktivierung des Herz-Kreislauf-Systems und der kognitiv-attentionalen Prozesse benötigt werden.
- Eine weitere Stressachse verläuft über den **Hypothalamus** und den dort lokalisierten paraventrikulären Nucleus (**PVN**), welcher in enger gegenseitig stimulierender Beziehung zum LC steht. Dort wird CRH (Corticotropin-Releasing-Hormon) freigesetzt, ein Vorgang, welcher durch Hormone aus dem Hypophysen-Hinterlappen (HHL) wie Vasopressin gefördert und durch Oxytocin vermindert wird.
- Die **stressinhibitorische parasympathische Achse** steht unter der Kontrolle des paralimbischen Kortex (PL), welcher die Basisaktivität der beiden Parasympathikus-Kerngruppen Nucleus ambiguus (NA) und dorsaler Motor-Nucleus des Nervus vagus (DMX) moduliert.
- Die **dorsalen Raphe-Nuclei (DRN)** haben ebenfalls stressinhibitorische Funktion. Ausgehend von neun Nuclei im Bereich von Pons und Mittelhirn spannt sich ein feines Netzwerk zu den wichtigen Stresszentren mit stressdämpfender Funktion. Abhängig vom Rezeptortypus 5-HT_{1A} (autoinhibitorischer Rezeptor) oder 5-HT_{2A} (stimulatorischer Rezeptor) dient das DRN-System vorwiegend der Eindämmung einer »overshooting response« der Stresssysteme. Neben dieser wichtigen Partialfunktion werden Angst, Panik, Appetit, Emesis, Suchtverhalten und Impulsivität inhibiert und Stimmung, Perzeption, Sexualität, Schlaf, Regeneration, Gefäßtonus, Atmung und Körpertemperatur stimuliert (Berger et al., 2009; Amat et al., 2005).

Allerdings ist der Metabolismus des DRN-spezifischen Neurotransmitters Serotonin zahlreichen endogenen und exogenen Einflüssen ausgesetzt: Die Resorption des Vorläufermoleküls L-Tryptophan benötigt Insulin für die Aktivierung des Serotonin-Transporters (SERT). Estradiol wird für die Aktivierung des Enzyms Tryptophan-Decarboxylase zur Umwandlung von 5-OH-Tryptophan in Serotonin benötigt. Gleichzeitig hemmt Estradiol die Wirkung der Monoaminooxidase (MAO) zum Abbau von Serotonin, sodass bei Estrogenmangelzuständen im Rahmen von hypoöstrogener Amenorrhoe und/oder Postmenopause die Bildung des Serotonins meist drastisch abfällt, mit den bekannten Begleitphänomenen wie Stimmungstief (bis hin zur Depression), Schlafstörungen und Reizzuständen.

Bei systemischer Inflammation wird die Indolamin-2,3-dioxigenase (IDO) durch proinflammatorische Zytokine wie IFN-Y, TNF, IL-6 und IL-1 aktiviert und der natürliche Präkursor L-Tryptophan mehrheitlich (bis zu 98,5 %) in Kynurenine metabolisiert, sodass die Serotoninbiosynthese stark beeinträchtigt wird (Myint & Kim, 2003). Bei Kynureninen handelt es sich um ein heterogenes Gemisch von neurotropen (Kynurensäure) und neurotoxischen Substraten (3-Hydroxykynurenin, Quinolinsäure), deren zentralnervöse Wirkung man bei bestehender Inflammation berücksichtigen muss (Miura et al., 2008). Der metabole Abbau von Kynurenine ist wegen der unterschiedlichen enzymatischen Ausstattung von Astrozyten und Microglia/Makrophagen verschieden. In der Mikroglia und in Makrophagen werden dieselben Kynurenine in die neurotoxischen 3-Hydroxykynurenin, 3-Hydroxyanthralinsäure und Quinolinsäure metabolisiert (Dantzer et al., 2011).

Bei stressassoziierter Depression werden als Folge einer systemischen Inflammation verstärkt Kynurenine gebildet, welche die Blut-Hirn-Schranke überwinden, im ZNS in Astrozyten zu Kynurensäure abgebaut werden und auf die glutamaterge Signalübertragung wirken. Da es die Eigenschaften eines NMDA-Rezeptor-Antagonisten besitzt, verringert es den Glutamatspiegel und befördert somit die depressogene Wirkung des Dopaminmangels (Dantzer et al., 2011). Andererseits kommt es bei sportlicher Aktivität zu einer Hochregulation von Genen, die unter anderem den Energiestoffwechsel steuern, indem auch vermehrt Kynurenin-Aminotransferasen gebildet werden, welche Kynurenin außerhalb des ZNS zu Kynurensäure umbauen. Da Letztere nicht schrankengängig ist, wird sie im Skelettmuskel verstoffwechselt und wirkt somit nicht auf die synaptische Übertragung im Gehirn, wodurch sich der antidepressive Effekt des Ausdauersports erklären lässt. Allerdings werden durch die neurotoxischen Effekte die Entstehung von neurodegenerativen Erkrankungen befördert (Tan et al., 2012).

Weitere Stressachsen

Diese drei wesentlichen Stressachsen bestimmen die Funktion der akuten und chronischen Stressantwort. Bei wiederholtem Stressreiz kann allerdings die kortikale Kontrolle umgangen und die Stressantwort auf direktem Wege eingeleitet werden. Dies ist insofern von Bedeutung, als bei identischem, uniformem (homotypischem) Stressreiz eine Adaptation durch Aktivierung von Endocannabinoiden (ECB), endogenen Opiaten (EOP), endogenen Morphinen (EMO) und Neuropeptid Y die Stressantwort reduzieren kann.

Bei heterotypischem chronischem Stressreiz mit ständig wechselnden Stressoren wird bei jedem neuen Stressreiz die gesamte akute Stressantwort aktiviert, wobei sowohl Noradrenalin als auch der Sympathikus die Stressantwort hochregulieren können.

Neben den neuroregulativen Stresssystemen bestehen zusätzliche Verbindungen zu weiteren stressassoziierten funktionellen Systemen wie

- Immunsystem und
- Darm bzw. Mikrobiom.

Diese zusätzlich beteiligten Kompartimente können die Stressantwort zum Teil primär erheblich verstärken oder auch blockieren, sodass eine jeweils isolierte Betrachtung der Teilwirkung aus klinischer Sicht erforderlich ist.

Literatur

Amat J, Baratta MV, Paul E, Bland ST, Watkins LR, Maier SF (2005). Medial prefrontal cortex determines how stressor controllability affects behavior and dorsal raphe nucleus. Nat Neurosci; 8:365 – 71Arnsten AFT (2009). Stress signalling pathways that impair prefrontal cortex structure and function. Nature Rev Neurosci; 10:410 – 22.

Arnsten AFT (2011). Catecholamine influences on dorsolateral cortical networks. Biol Psych; e89 – 99.

Berger M, Gray JA, Roth BI (2009). The expanded biology of serotonin. Ann Rev Med; 60:355 – 66.

Brodmann K (1914). Physiologie des Gehirns. In: Von Bruns P (ed), Neue Deutsche Chirurgie, vol. 11. Enke, Stuttgart, pp. 85 – 42.

Dantzer R, O'Connor JC, Lawson MA, Kelley KW (2011). Inflammation-associated depression: From serotonin to kynurenine. Psychoneuroendocrinol; 36:426 – 36.

Herman JP, Figuelredo H, Mueller NK, Ulrich-Lai Y, Ostrander MM, Choi DC, Cullinan WE (2003). Central mechanisms of stress integration: hierarchical circuitry controlling hypothalamo-pituitary-adrenocortical responsiveness. Front Neuroendocrinol; 24:151 – 80.

Joels M, Baram TZ (2009). The neuro-symphony of stress. Nature Rev Neuroscience; 10:459 – 66.

Miura H, Ozaki N, Sawada M, Isobe K, Ohta T, Nagatsu T (2008). A link between stress and depression: Shifts in the balance between the kynurenine and serotonin pathways of tryptophan metabolism and the etiology and pathophysiology of depression. Stress; 11:198 – 209.

Myint AM, Kim YK (2003). Cytokine-serotonin interaction through IDO: a neurodegeneration hypthesis of depression. Medical Hypotheses; 61:519 – 25.

Pezawas L, Meyer-Lindenberg A, Drabant EM et al. (2005). 5-HTTLPR polymorphism impacts human cingulate-amygdala interactions: a genetic susceptibility mechanism for depression. Nature Neurosci; 8:828 – 34.

Schmahmann JD, Pandya DN (1997). The cerebrocerebellar system. Int Rev Neurobiol; 41:31 – 60

Tan L, Yu J-T, Tan L (2012). The kynurenine pathway in neurodegenerative diseases. Mechanistic and therapeutic considerations. J Neurological Sci 323:1 – 8.

Ziegler DR, Cass WA, Herman JP (1999). Excitatory influence of the Locus Coeruleus in Hypothalamic-Pituitary-Adrenocortical axis responses to stress. J Neuroendocrinol; 11:361 – 9.

1.5 Das Psycho-Neuro-Endokrino-Immunologische Netzwerk

Mit dem Nachweis der direkten Kommunikation zwischen Immunsystem und Gehirnfunktion durch Ader und Cohen (1975) wurde ein wichtiger gemeinsamer und systemübergreifender funktioneller Wirkmechanismus der simultanen Aktivierung von Gehirnfunktion und Immunsystem erschlossen. Besedovsky und Mitarbeiter (Besedovsky et al., 1977; Besedovsky & del Rey, 2007) fanden zusätzliche endokrine Regulatoren innerhalb dieses innaten Systems, was schließlich die Psycho-Neuro-Endokrino-Immunologie (PNEI) begründete. Ein weiterer Pionier bei der Erforschung des PNEI-Systems war Blalock (1984), der die besonderen sensorischen Eigenschaften des Immunsystem beschrieb.

Das Netzwerk des Psycho-Neuro-Endokrino-Immun-Systems (PNEIS) besteht aus unterschiedlichen Komponenten, die insbesondere bei Belastungen und Stresssituationen eine gemeinsam orchestrierte Antwort ermöglichen. Jede Komponente ist für sich zwar autonom wirksam, doch sind speziell bei akuten und chronischen Belastungen komplexe Reaktionen die Folge. Zum besseren Verständnis sollen die einzelnen Bereiche in ihrer Anatomie und grundsätzlichen Funktionen separat beschrieben werden.

Grundlage bildet das Netzwerk der einzelnen Funktionseinheiten, die eng miteinander verknüpft sind und deren Funktionen sich z. T. gegenseitig bedingen (► Abb. 1-3).

Die wichtigsten funktionellen Wirksubstrate und Einzelkomponenten der Systeme sind in ► Tab. 1-2. Dargestellt.

Tab. 1-2 Funktionelle Wirksubstrate und Einzelkomponenten des Psycho-Neuro-Endokrino-Immun-Systems

Psycho-Neuro	Endokrin	Immun
• CRH • Noradrenalin (NA) • Dopamin • Glutamat • Serotonin • GABA • Glycin	• CRH, Cortisol, DHEAS • Adrenalin (AD) • Vasopressin, Oxytocin • ECB, EOP, EMO • Estradiol, Testosteron	• TH-Zell-Repertoire – TH1: zytotoxisch – TH2: humoral • Proinflammatorische Zytokine – TNF, IL-6, IL-1β • Immunolog. Plastizität – von TZ, BZ, Mastzellen
Autonomes Nervensystem (ANS) • Sympathikus (SNS – NA, AD) • Parasympathikus (PNS – Acetylcholin) • Enterisches Nervensystem (ENS)		

1.5.1 Das psycho-neuronale System

Die Anatomie der neuronalen Substrate, welche an der Stressantwort beteiligt sind, werden ausführlich in ► Kap. 1.4 besprochen. Die psychologische Perzeption und situative Bewertung obliegt den Kortexstrukturen, die Reaktion auf die Bewertung dem limbischen System. Physische Stressreize (Schmerz, akute Homöostase-Signale und andere) werden unmittelbar und ohne kognitive Bewertung zur Stressexekutive umgeschaltet.

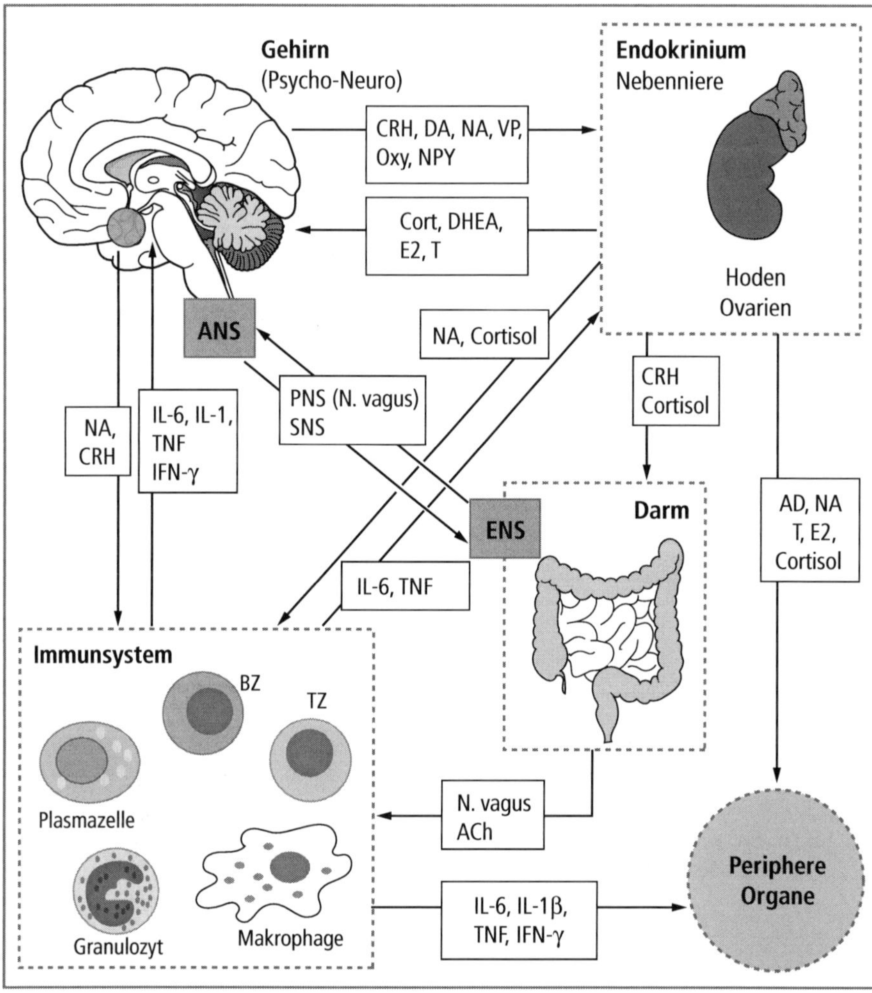

Abb. 1-3 Schema über die Zusammenhänge der unterschiedlichen Komponenten des Psycho-Neuro-Endokrino-Immun-Systems (PNEIS). Neu ist die nahezu ubiquitäre Beteiligung von Darm und Mikrobiom. Die funktionelle Verknüpfung erfolgt über Neurotransmitter, Zytokine, Hormone und nervale Verbindungen (PNS und SNS). Aus der intensiven funktionellen Verknüpfung der unterschiedlichen Systeme kann man stressbedingte Organerkrankungen besser verstehen.
NA = Noradrenalin; IL = Interleukine; DHEA = Dehydroepiandrosteron; AD = Adrenalin; TNF-α = Tumornekrosefaktor α; E2 = Estradiol; DA = Dopamin; IFN-γ = Interferon γ; T = Testosteron; CRH = Corticotropin-Releasing-Hormon; ANS = Autonomes Nervensystem; VP = Vasopressin; ENS = Enterisches Nervensystem; Oxy = Oxytocin; PNS = Parasympathisches NS; NPY = Neuropeptid Y; SNS = Sympathisches NS; ACh = Acetylcholin.

1.5.2 Das Endokrine System

Die wesentlichen aktiven, in Stressreaktionen einbezogenen Systeme sind die Hypothalamus-Hypophysen-Nebennierenrinden-Achse (HHN-Achse) und die Hypothalamus-Hypophysen-Gonaden-Achse (HHG-Achse) sowie die hypothalamischen Peptide und Regulatoren Vasopressin (VPN), Oxytocin und die Appetit und Hunger regulierenden Botenstoffe Orexin und Leptin.

Die HHN-Achse

Schlüsselhormon ist das Corticotropin-Releasing-Hormon (CRH), welches im PVN produziert und freigesetzt wird. CRH erreicht über den Pfortaderkreislauf die Hypophyse, um dort die Neubildung und Sekretion von adreno-corticotropem Hormon ACTH zu stimulieren, welches in die Blutbahn freigesetzt wird, um in den Adrenales (Nebennierenrinden-) Cortisol, DHEA (Dehydroepiandrosteron) und Aldosteron freizusetzen. Dabei handelt es sich um eine durch zusätzliche Aktivierung des Locus coeruleus und Noradrenalin hochgeregelte Akutreaktion, die jedoch auch repetitiv stimuliert bis chronisch (über-)aktiviert werden kann. CRH hat jedoch nicht allein Signalgeberfunktion, sondern auch eine Eigenwirkung: Erhöhte CRH-Werte hemmen den Schlaf und wirken peripher an der Haut durch Bindung an eigene CRH-Rezeptoren.

Das in der Nebennierenrinde freigesetzte Cortisol bindet im Hypothalamus an Corticosteroid-Rezeptoren (CR), welche die Bildung und Freisetzung von CRH bremsen (negative Feedback-Reaktion). Allerdings kann das Gehirn auch selbst Neurosteroide wie z. B. Progesteron, DHEA und Allo-Pregnenolon synthetisieren, welche am GABA-A-Rezeptor andocken und GABAerge Funktionen bewirken.

Die Bildung und Freisetzung des Adrenalins aus dem Nebennierenmark wird durch den Sympathikus über den Grenzstrang geregelt.

Deutlich verlaufen auch Auswirkungen der HHN-Achse auf das HHG-System: Cortisol und Testosteron werden antagonistisch freigesetzt – hohe Konzentrationen von Cortisol (z. B. durch dauerhaften Stress) inhibieren die HHG-Achse mit deutlicher Reduktion der Testosteron-Freisetzung. Dies hat wiederum Bedeutung für die Bildung von Neurosteroiden in den Gliazellen.

1.5.3 Das Immunsystem

Obwohl das Immunsystem mit einer Masse von 2 – 3 Kilogramm zu den großen Organen zählt, ist es kaum organisch wahrnehmbar, verfügt jedoch über ein ausgedehntes, überall im Körper fein verzweigtes Netzwerk. Es besteht aus feinen lymphatischen Gangsystemen (Lymphsystem) und einer zellulären Matrix, die meist dem Knochenmark entstammt.

Es ist anatomisch und funktionell differenziert, wie ▸ Tab. 1-3 und ▸ Abb. 1-4 zeigen.

Tab. 1-3 Übersicht und Gliederung der wesentlichen zellulären und humoralen Systeme des Immunsystems (IS)

Innates, unspezifisches IS	Erworbenes, (adaptives) klonospezifisches IS
Humorale Abwehr:	**Humorale Abwehr:**
• Komplementsystem nach Aktivierung durch: – Lysozym – Interferone – Zytokine – Akute-Phase-Proteine	**B-Zellen:** Antikörper-Bildung (Immunglobuline) gegen Antigene (= Fremdmoleküle, Bakterien, Viren, Protozoen, Fungi) gerichtet
Unspezifische zelluläre Abwehr:	**Spezifische zelluläre Abwehr:**
• Granulozyten – Neutrophile – Eosinophile – Basophile • Monozyten, Makrophagen • Natürliche Killerzellen (NKZ) • Mastzellen	**T-Zellen:** zytotoxische TZ und T-Helferzellen (TH)

Innates, unspezifisches Immunsystem

Die **innate humorale Abwehr** besteht aus dem Komplementsystem, einem aus ca. 30 unterschiedlichen Proteinen bestehenden primären Abwehrsystem, wobei sich die Proteine an die äußere Membran von Mikroorgansimen binden und an deren Lyse beteiligen. Zusätzlich können Lysine, Interferone und Akute-Phase-Proteine (Gerinnungsfaktoren, Komplementfaktoren, Opsonine, Kallikrein-Kinin-System, Proteinaseinhibitoren und Transporter) diese unspezifische Funktion verstärken.

Die **unspezifische zelluläre Abwehr** besteht aus einer Reihe unterschiedlicher Zellsysteme, die zum »innaten, unspezifischen Immunsystem« gehören, u. a.:

- Granulozyten (Neutrophile, Eosinophile, Basophile)
- Monozyten und Makrophagen (als Dendritische Zellen)
- Natürliche Killerzellen (NKZ)
- Mastzellen
- Interdigitierende dendritische Zellen (DCs)
- Follikuläre dendritische Zellen (FDCs)

Monozyten und Makrophagen

Monozyten gehören überwiegend zum innaten System, sind Vorläufer der im Gewebe patroullierenden Makrophagen und Teil des Systems der Dendritischen Zellen als Antigen präsentierende Zellen (APC = antigen presenting cells). Sie kommen durch die Wirkung des Monozytenkolonien-stimulierenden Faktors

M-CSF, auch CSF-1 genannt (macrophage-colony-stimulating factor) aus dem Knochenmark, von wo sie in die Zirkulation entlassen werden. Ihre Aufgabe ist einerseits die Phagozytose, Reifung zu Makrophagen und Aktivierung der T-Zellen durch AG-Präsentation. Sie werden bei einer Lebensdauer von ein bis drei Tagen vorwiegend in der Milz gespeichert, differenzieren dort aus und migrieren als Makrophagen ins Gewebe.

Sie sind mit Toll-Like-Rezeptoren (TLR) ausgestattet, die an spezifische Antigene wie LPS, einsträngige DNA und weitere bakterielle oder virale Antigene (AG) binden und transmembranös die Signale an den NF-kB (Nuklearfaktor-kappa-B) zur Initiation der Inflammationskaskade weiterleiten.

Makrophagen (»Fresszellen«) können bereits im Knochenmark (KM) aus Monozyten ausdifferenzieren und in das Gefäßsystem einwandern, von wo sie infektiöse Bereiche erreichen oder in anderen Geweben patrouillieren, um Fremdantigene aufzunehmen, zu eliminieren oder dem T-Zell-System zu präsentieren.

Bei der Phagozytose werden Fremdantigene entweder inkorporiert oder plasmoid umflossen und intrazellulär verarbeitet. Chemokine (zusammen mit Granulozyten gebildet) und Zytokine unterstützen den Abwehrprozess, indem sie T-Zellen (TZ) dazu aktivieren, das mit einem MHC-II-Molekül aufbereitete AG zu eliminieren (in der Funktion als Dendritische Zelle) (Janeway & Murphy, 2009).

Natürliche Killerzellen (NKZ)

Es handelt sich um relativ große Zellen des angeborenen Immunsystems (entstammend aus dem Knochenmark), die zur Elimination von virusinfizierten oder malignen Zellen dienen. Sie sind – anders als CD8-Lymphozyten – nicht an den MHC-Komplex gebunden und bei Aktivierung durch Zytokine (IL-12, IL-2, IFN-γ) wirksam. Ihre zytotoxischen Wirkungen bestehen aus der Anbindung an ihre Zielzelle durch Adhäsionsmoleküle und Apoptose-Induktion der Zielzelle durch Perforation und Injektion von Granzymen (»Missing Self«) (Vivier et al., 2012). Dabei unterscheiden NKZ Mikroorganismen oder Tumorzellen von zu tolerierenden Körperzellen anhand spezifischer Rezeptoren, die mit MHC-Komplexen auf ihrer Oberfläche reagieren. Tumorzellen und virusbeladene Zielzellen prägen keine MHC-Komplexe aus (missing-self) und werden so von den NKZ erkannt und apoptotisch behandelt (Moretta et al., 2008). NKZ werden durch Zytokine wie IL-12 und IFN-α und -β stark angeregt, um ihrerseits große Mengen an IFN-γ zu bilden.

NKZ erfüllen eine wichtige Funktion im »Niemandsland« der Infektabwehr zwischen angeborener und erworbener Immunität (Brilot et al., 2008). Eine Besonderheit der NKZ stellt die Differenzierung von CD57+-Zellen dar. Sie dokumentieren einerseits das hochaktive differenzierte Endstadium der NKZ, welche insbesondere bei chronischer viraler Infektion mit Cytomegalievirus deutlich zunimmt, andererseits durch chronisch bakterielle Infektion stark dezimiert werden (Nielsen et al., 2013).

Im Altersverlauf nehmen NKZ zwar zahlenmäßig zu, jedoch unter Minderung ihrer Partialfunktionen wie Lyse, Aktivierbarkeit, Expansion und Liberation von Zytokinen und Chemokinen.

Spezifisches, erworbenes Immunsystem

In der Evolution hat sich ein weiteres klonospezifisches, hochselektiv arbeitendes Abwehrsystem entwickelt, das **spezifische, erworbene Immunsystem.** Dies ist wiederum in verschiedene funktionelle Subklassen differenziert:

- **Humoral funktionierende B-Zellen** (kommen aus dem Knochenmark = »Bone marrow«). Sie wirken durch Bildung und Sekretion von Antikörpern (Ak) gegen spezifische Antigene (AG) und werden durch T-Zellen aktiviert. Die Ak sind gegen AG in Form von Viren, Bakterien und Fremdantigenen gerichtet.
- **Zellulär wirksame T-Zellen (TZ), T-Helferzellen (TH)** und spezifische funktionelle Subgruppen, die durch ihre Oberflächenantigene (CD = Cluster of differentiation) qualifiziert und quantifiziert werden können.

B-Zell-System

B-Lymphozyten entstammen dem Knochenmark aus hämatopoetischen Stammzellen, was in mehreren Etappen durch Umordnen der DNA und Veränderung der Immunglobulinketten erfolgt, bis das Stadium der unreifen B-Zelle erreicht ist mit Ausbildung von IgM-Oberflächenrezeptoren. B-Zellen (BZ) erkennen Antigene (AG) und reagieren mit der Bildung von Antikörpern (Ak). Naive BZ zirkulieren im Blut und den lymphatischen Organen (Thymus, Milz, Lymphknoten, Knochenmark). Bei Kontakt mit einem AG benötigt eine BZ ein kostimulatorisches Signal von T-Helferzellen, welche ebenfalls das AG erkannt haben, um in ein Keimzentrum zu wandern und sich dort schnell und vielfach zu teilen und zu proliferieren sowie in Plasmazellen zu differenzieren, um Ak (Immunglobuline) zu sezernieren. BZ tragen Oberflächenmarker zur Identifikation, wie membranständige Immunglobuline sowie CD19, CD20 und CD21.

Der Unterschied zur T-Zelle liegt im Erkennen ihrer AG: BZ binden lösliche AG am membrangebundenen BZ-Rezeptor, TZ binden Peptidfragmente des AG am TZ-Rezeptor nach primärer Prozessierung des AG durch eine Antigen-präsentierende Zelle (APC) mit Vermittlung des MHC-Komplexes.

Das T-Zell-System (TZ)

T-Zellen bestehen aus einer Vielfalt unterschiedlicher funktioneller Zellsysteme, die sich in der Funktion, Aktivität (Bildung unterschiedlicher Arten von Zytokinen und Adhäsionsmolekülen) und verschiedener spezifischer Oberflächen-Rezeptoren unterscheiden. Wie der Name es bereits ausdrückt, durchlaufen T-Zellen eine Thymuspassage, was die Anzahl der frisch thymus-derivierten TZ (CD31+-Zellen) mit zunehmendem Alter vermindert. Der Anteil naiver TZ sinkt im Alter auf nur noch 30 – 70 % der Werte junger Menschen. Ein weiteres Charakteristikum im Alter ist der Verlust von Proliferationskapazität und -spezifität, Minderung der mitogen induzierten Stimulation und vor allem der Verlust der effektiven zytotoxisch wirksamen CD8+CD28+-TZ (zytotoxische TZ) und der Anstieg der T_{reg}-Zellen (= regulatorische TZ), welche für die Immuntoleranz Bedeutung haben.

Unterschiedliche Zelltypen und funktionelle Zellsysteme:

- T-Helferzelle (TH) (CD 4)
- Zytotoxische TZ (CD8+CD28) = »Killerzelle«
- Suppressor-TZ (CD8+CD28-)
- Regulatorische TZ (T_{reg})
- Bildung von unterschiedlichen Zytokinen (IFN, IL etc.)
- Entwicklung von spezifischen TZ-Rezeptoren
  - TCR (T-cell receptor)
  - CD (cluster of differentiation)
  - MHC-Moleküle (major histocompatibility complex)
  - Homing-Rezeptoren
- Bildung von ICAM (= interzellulären Adhäsionsmolekülen)

T-Helferzellen (TH)

Die T-Helferzellen sind T-Lymphozyten mit Helferfunktion, welche das spezifische T- und B-Zellsystem bei ihren spezifischen Aufgaben unterstützen: Sie werden entsprechend ihrer Zytokinproduktion und Funktion bzw. Aktivität zunächst in zwei bedeutsame Untergruppen TH1- und TH2-Reaktivität unterteilt, zusätzlich werden noch spezifischere Untergruppen wie TH17 und T_{reg} differenziert.

- **TH1-Aktivität:** Charakterisiert die zellvermittelte, zytotoxische T-Zell-Funktion. Durch Aktivierung von TZ und Makrophagen durch bestimmte AG werden spezifische Reaktionen mit Ausschüttung der Markerzytokine IFN-γ, IL-2 und TNF-α initiiert. Diese Reaktion fördert einerseits die Phagozytose der Makrophagen, andererseits die Aktivierung zytotoxischer CD8+CD28+-TZ zur Abtötung extrazellulärer Pathogene.
- **TH2-Aktivität:** Eingeleitet durch den Basisbestand an spezifischen Zytokinen IL-4, IL-5, IL-6, IL-10, IL-13 und entsprechend dem aktuellen immunologischen Milieu werden präferentiell B-Zellen aktiviert. TH2-Zellen mit dem bestimmten Zytokinmuster hemmen eine Typ-TH1-Antwort, wobei insbesondere TH-10 die Makrophagen-Aktivität stark bremst. Die Aktivierung mit Differenzierung der B-Zellen führt erst zur Produktion und Freisetzung von neutralisierenden Ak-Klassen wie IgA, IgG und IgE. IL-4 löst die TH2-Reaktion aus, die durch IL-6 verstärkt wird, IL-4 hemmt die Aktivität von Makrophagen, IL-10 mindert die Produktion von IFN in T-Zellen und Makrophagen.
- **TH17-Aktivität:** IL-6 und TNF-β aktivieren und differenzieren CD4-T-Zellen zu TH17-Zellen, welche das Markerzytokin IL-17, jedoch auch TNF-α und IL-6 bilden. Ihre Funktion beruht auf der Aktivierung von neutrophilen Granulozyten, Expression der proinflammatorischen Proteine PGE2, Cyclooxygenase 2 und Matrixmetalloproteinasen, sie haben damit bei der Entstehung von chronischen Entzündungen eine Bedeutung. Darüber hinaus mindern sie die zelluläre TH1-Reaktion. Ziel ist die Abwehr von extrazellulären Bakterien durch Interaktion mit Neutrophilen.

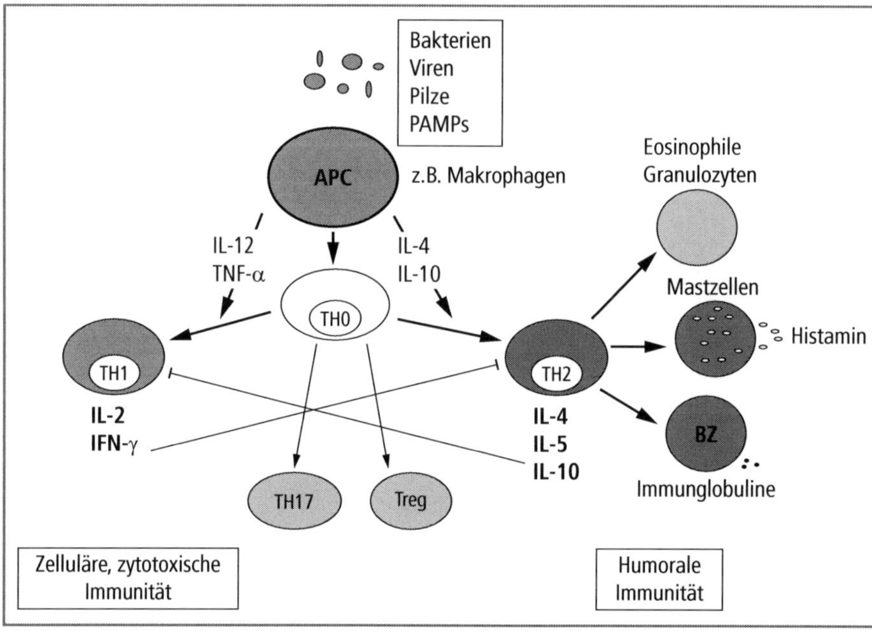

Abb. 1-4 Aktivierung von zytotoxisch-zellulärer und humoraler Immunaktivität durch T-Helferzellen (TH): Antigen-Präsentierende-Zellen (APC) wie z. B. Dendritische Zellen oder Makrophagen setzen je nach aufgenommenen Antigenen (Bakterien, Viren, Pilze, Pathogene Molekulare Moleküle = PMP) Zytokine frei, die je nach ihrem Zytokinmuster die spezifische Entwicklung von T-Helferzellen (TH) aus naiven TH0 entweder in TH1- oder TH2-Zellen anregen. TH1-Zellen sezernieren die Zytokine IL-2 und IFN-γ, welche die Proliferation und Expansion von zytotoxischen T- und NK-Zellen anregen. TH2-Zellen sezernieren dagegen IL-4, IL-5 und IL-10, welche das humorale System von B-Zellen (BZ) zur Antikörperbildung (Immunglobuline), von Mastzellen zur Freisetzung von Histamin und/oder Eosinophilen Granulozyten aktivieren. TH17-Zellen produzieren IL-17, was insbesondere chronisch-entzündliche Immunprozesse unterhält und die TH-1 Antwort von IFN- unterdrückt. Erreger oder Antigene persistieren und chronifizieren den Entzündungsprozess (bei chron. Infektion, Autoimmunerkrankung).
T_{reg} bilden IL-10 zur Induktion von Immuntoleranz.

- T_{reg} (regulatorische T-Zellen) sind TH mit der Funktion der Immunsuppression und Immuntoleranz, um z. B. das Entstehen von Autoimmunprozessen zu verhindern. Das TH-System wird sehr stark durch humorale Faktoren beeinflusst: Verlust von Estradiol, Testosteron, DHEA und DHEAS sowie Anstieg von Cortisol beschleunigen den Shift von der zellulären, zytotoxischen Abwehr des TH1 zur humoralen Defense des TH2. Auch CRH sowie Sympathikus und damit Noradrenalin und Adrenalin haben ähnliche Effekte (Elenkov & Chrousos, 1999).

Basisfunktionen des Immunsystems

Das Immunsystem ist an der Koordination der organischen Reaktion auf körperliche Verletzungen und Infektionen beteiligt und besteht aus einem komplexen Zusammenwirken verschiedener Zellen und Signalpeptiden, wobei die Abwehr von fremden Antigenen auf unterschiedlichen Ebenen stattfindet. So werden potenzielle Erreger bereits im Mundraum durch den Speichel und die Schleimhäute neutralisiert. Gelingt ihnen trotz dieser primären Barriere dennoch ein weiteres Vordringen, stellen sich den Erregern hoch spezialisierte Abwehrzellen entgegen. Je nachdem, welche Bestandteile der Immunabwehr hierbei aktiviert werden, spricht man von einer unspezifischen oder spezifischen Immunabwehr.

Der evolutionär ältere Zweig, die unspezifische Immunabwehr, stellt die erste Verteidigungslinie des Körpers gegen Gewebeschädigung und mikrobielle Infektion dar und wird als angeborene Immunität bezeichnet. Sie besteht aus Immunzellen wie Monozyten bzw. Makrophagen und Dendritischen Zellen, die im Körper ständig zirkulieren und invariante Rezeptoren verwenden, um eine Vielzahl von Pathogenen aufzuspüren. Bei Kontakt mit selbigen wird eine Entzündungskaskade in Gang gesetzt, welche eine Infektionsausbreitung begrenzt.

Wenn diese angeborene Antwort des Immunsystems unzureichend ist, aktivieren diese Zellen den zweiten Zweig des Immunsystems, die sogenannte adaptive Immunität. Im Gegensatz zur angeborenen Immunität, die unspezifisch ist und dem infizierten Organismus keinen langfristigen Schutz verleiht, beinhaltet die adaptive Immunität die Proliferation von spezifischen Blutzellen (Lymphozyten), welche die Pathogene, basierend auf einem in der Vergangenheit stattgehabten Kontakt mit dem Erreger (immunologisches Gedächtnis), erkennen und diesen mithilfe spezialisierter Zellen neutralisieren oder eliminieren. Während die angeborene Immunantwort schnell verläuft und innerhalb von Minuten oder Stunden erfolgt, benötigt die adaptive Immunantwort Tage, um sich vollständig zu entwickeln.

Die anfängliche Aktivierung des angeborenen Immunsystems wird als Akutphasenreaktion bezeichnet. Hierbei erfolgt eine lokale oder systemische Zunahme der entzündlichen Aktivität. Ausgelöst wird diese Reaktion, indem Rezeptoren von angeborenen Immunzellen bestimmte invariante Merkmale von bakteriellen Erregern erkennen. Letztere weisen auf ihrer Oberfläche charakteristische molekulare Muster auf, die sich in bestimmten Intervallen wiederholen. Diese als PAMPs (pathogen-associated molecular patterns) bezeichneten Oberflächenmerkmale wurden im Zuge der Evolution konserviert. Die häufigsten PAMPS sind mannosereiche Oligosaccharide, Peptidoglykane, Lipopolysaccharide (LPS) und nicht methylierte CpG-DNA (CpG-Inseln).

Die Möglichkeit des Immunsystem, eine breite Palette von Pathogenen zu erkennen und darauf zu reagieren, wird als Mustererkennung bezeichnet, und die angeborenen Immunrezeptoren, auf welche diese Strategie basiert, werden als Mustererkennungsrezeptoren bezeichnet (sog. pattern recognition receptors oder PRRs). Hierbei handelt es sich um spezielle Rezeptoren, die sich auf der Oberfläche von Makrophagen, Mastzellen, Dendritischen Zellen und neutrophilen Granulozyten befinden und an diese Strukturen und Molekülmuster binden. Eine der am besten charakterisierten Familien dieser Rezeptoren sind die sogenannte »Toll-Like-Rezeptoren« (TLR). Sie finden sich bei Makrophagen, Neutrophilen und Dendritischen Zellen, die eine Entzündung antreiben, sowie bei Bakterien, Viren und Pilzen und aktivieren wiederum die angeborene Immunantwort. Da sich die hochgradig konservierte Struktur von Toll-Like-Rezeptoren sowohl im Tier- als auch im Pflanzenreich findet, müssen sie bereits früh in der Evolution entstanden sein.

Es sind verschiedene Varianten der Toll-Like-Rezeptoren (TLR1 –TLR13) bekannt, die alle eine identische, leucinreiche terminale Endsequenz aufweisen. Je nach TLR-Typ werden verschiedene Erreger erkannt und unterschiedliche Reaktionen ausgelöst. Dazu gehören beispielsweise die Bildung von Interferonen und die Aktivierung von B- und T-Lymphozyten in Abwehrzellen. Beispiele für diese Familie von TLRs umfassen Typen, die an spezifische Liganden wie LPS (TLR4), doppelsträngige RNA (TLR3) und einzelsträngige RNA (TLR7 und TLR8) binden und dadurch aktiviert werden. Wenn einer dieser TLR aktiviert wird, wird eine Signalkaskade eingeleitet, die zur Aktivierung von sequenzspezifischen DNA-Bindungsproteinen führt, welche ihrerseits die Geschwindigkeit der Transkription genetischer Informationen in Messenger-RNA kontrollieren. Hierbei sind intrazelluläre Transkriptionsfaktoren wie der Nuklearfaktor-kappa-B (NF-kB) und der Interferon regulatorische Faktor (IRF) relevant, da sie die Expression von proinflammatorischen Zytokinen TNF-α und Interleukin-1 (IL-1) als wichtigste Effektoren der entzündlichen Reaktion befördern (▶ Abb. 1-5).

Zytokine spielen bei entzündlichen Reaktionen eine zentrale Rolle im Immunsystem. Neben der Koordination der Zell-zu-Zell-Kommunikation können sie neurochemische und neuroendokrine Prozesse modulieren, die weitreichende Auswirkungen auf Physiologie und Verhalten haben. Sie werden von Immunzellen wie Monozyten und Makrophagen, Dendritischen Zellen und neutrophilen Granulozyten freigesetzt und wirken in ähnlicher Weise wie Neurotransmitter und Hormone, indem sie über Rezeptor-Ligand-Wechselwirkungen autokrine, parakrine und endokrine Effekte haben. Hierbei werden *proinflammatorisch und anti-inflammatorisch wirkende Zytokine* unterschieden.

Im Folgenden wird insbesondere auf bestimmte Zytokine eingegangen, welche Entzündungen stimulieren und verstärken (Interleukin 1 [IL-1], Interleukin-6 [IL-6] und TNF). Zum Beispiel fördern IL-1, IL-6 und TNF die Differenzierung bestimmter Lymphozyten (zytotoxische T-Zellen), welche ihrerseits infizierte Körperzellen anhand von erregertypischen Antigenen erkennen und eliminieren können. Daneben sind sie auch in der Lage, entartete Zellen zu erkennen. Proinflammatorische Zytokine fördern auch die vaskuläre Permeabilität und die zelluläre Adhäsion, wodurch Immunzellen die Blutgefäße verlassen und in das Gewebe einwandern können, um dort Pathogene zu neutralisieren oder zu eliminieren. So aktiviert IL-1 die Expression des interzellulären Adhäsionsmoleküls 1 des endothelialen Adhäsionsmoleküls, welches bei Bindung an das passend konformierte Integrin (z. B. LFA-1) an der Oberfläche von Immunzellen eine feste Adhäsion an Endothelzellen fördert und damit eine Extravasation von Zellen aus

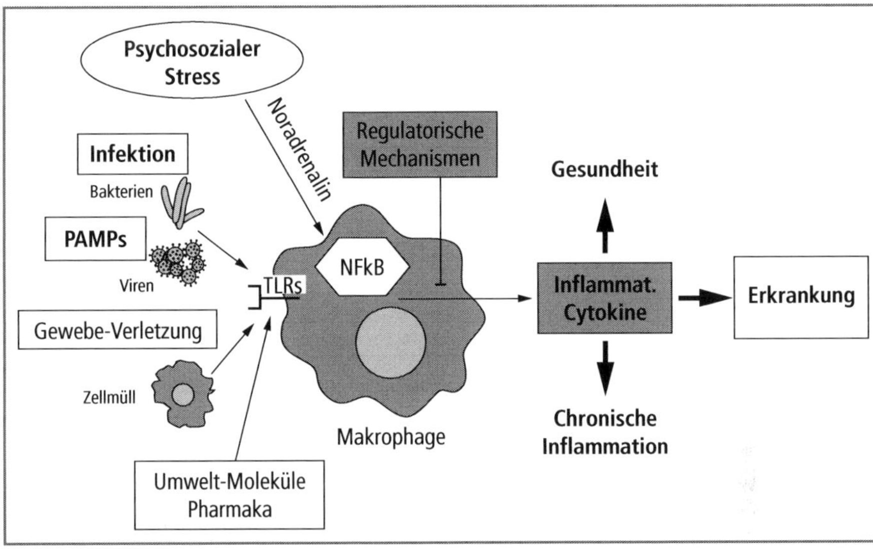

Abb. 1-5 Darstellung der immunologischen proinflammatorischen Effekte von physischem und psychosozialem Stress: Ausgelöst wird der proinflammatorische Zellmechanismus durch Bindung von pathogenen membranständigen Erreger-Molekülen (Pathogen Associated Molecular Pattern = PAMPs) an spezifischen Toll-Like-Rezeptoren (TLR) von Immunzellen (z. B. Makrophagen). Nachgeschaltete zelluläre Signale führen zur Aktivierung des Nukleären Transkriptionsfaktors-kappa-B (NF-kB). Dieser wandert in den Zellkern und aktiviert DNA-Bezirke zur Bildung und Freisetzung von Zytokinen sowie weiteren Entzündungssubstraten, was zur akuten oder chronischen Inflammation führt. Psychosozialer Stress kann ohne Vermittlung des TLR proinflammatorische Effekte in der Zelle durch direkte Wirkung (z. B. von Noradrenalin) auf den NF-kB auslösen.

der Zirkulation zum Gewebe begünstigt. In ähnlicher Weise fördert TNF durch die Stimulierung der Produktion des endothelialen Adhäsionsmoleküls E-Selectin auf dem Endothel, welches an Adhäsionsmoleküle von neutrophilen Granulozyten bindet (Hubbard & Rothlein, 2000).

Der Prozess der Umverteilung von Zellen des angeborenen Immunsystems an ihren Wirkorten wird durch Chemokine unterstützt. Diese kleinen Polypeptide werden durch die proinflammatorischen Zytokine TNF, IL-6 und IL-1 aktiviert und patrouillieren im Organismus ständig nach Pathogenen (Immunosurveillance). Sobald ein Pathogen oder eine Infektion identifiziert wird, können Chemokine als Chemoattraktanten wirken und andere Immunzellen an die Stelle der entzündlichen Aktivität lotsen. Die von den Zytokinen ausgelösten Wirkungen treten im Allgemeinen als Entzündungszeichen in Erscheinung (Rötungen, Hitze, Schwellungen und Schmerzen). Auf systemischer Ebene induzieren bestimmte Zytokine (IL-6) die Produktion des C-reaktiven Proteins (CRP), ein Akutphasenprotein und Schlüsselbiomarker der akuten Entzündung, welcher zusammen mit Zytokinen zu einer erhöhten Körpertemperatur sowie einer gesteigerten Herz- und Atemfrequenz führt. Somit wird einerseits die Wundheilung beschleunigt und andererseits die Ausbreitung der Infektion im Wirt begrenzt.

Auf Verhaltensebene ist dieses Zusammenwirken von einem sozialen Rückzug begleitet (»Sickness Behavior«), welcher dem Organismus hilft, sich zu erholen und zugleich die Wahrscheinlichkeit einer Infektionsausbreitung zu reduzieren. Wenngleich diese Immunkaskade die rasche und unspezifische Wirkung des angeborenen Immunsystems und die hierdurch ausgelöste entzündliche Reaktion auf einen spezifischen Auslöser für die Bekämpfung von Infektionen sowie für die Reparatur von Gewebeschäden und damit für den Erhalt der Homöostase entscheidend ist, kann eine prolongierte Aktivierung der entzündlichen Reaktion schließlich mehr Schaden an einem Wirt verursachen als der Erreger selbst. Tatsächlich zeigt sich, dass verschiedenen Erkrankungen wie Diabetes und Atherosklerose sowie verschiedene neurodegenerative Erkrankungen mit chronischen Entzündungsprozessen einhergehen (Couzin-Frankel, 2010). Dass insbesondere bei den stressassoziierten Erkrankungen die Immunantwort sowohl quantitativ als auch qualitativ verändert zu sein scheint, lässt sich am Beispiel des Zusammenhangs zwischen der Depression und der damit verbundenen, an der Steuerung der Inflammation beteiligten Prozesse zeigen. Hierbei spielt die Kommunikation zwischen der Peripherie und dem Gehirn eine besondere Rolle.

Zusammenspiel von Gehirn, Endokrinium und Immunsystem

Die Wechselwirkung von HHN-Achse und Immunsystem wird vor allem durch die Einzelwirkungen von Noradrenalin (wirkt stark proinflammatorisch), Cortisol (deutlich anti-inflammatorisch) und dem Parasympathikus (Nervus vagus) bestimmt. In Kombination mit der Gehirnfunktion bestehen starke gegenseitige Einflüsse, die in Abhängigkeit vom Stressor (psychosozialer oder physischer Stress), subjektiv empfundener Intensität, einmaliger, repetitiver oder dauerhafter, chronischer Stressbelastung zu unterschiedlichen Einflüssen auf die Immunfunktion führen.

Eine Metaanalyse von mehr als 300 empirischen Studien zu dem Thema Stresseinflüsse und Immunwirkung erbrachte einen Überblick über die möglichen Auswirkungen (Segerstrom & Miller, 2004):

- **Akuter Stress:** Akute, kurzfristig wirksame psychosoziale und physische Stressoren mit Wirkungszeiten zwischen Minuten bis einige Stunden aktivieren zunächst das innate und adaptive IS im Sinne eines »Immun-Enhancement« durch Stimulation von Dendritischen Zellen (Makrophagen) und Neutrophilen, gesteigertes Lymphozyten-Trafficking, Steigerung der lokalen und systemischen Zytokinproduktion und wirken deshalb immunprotektiv mit Steigerung von Impf-Effekten und Wundheilung. Bei Überschreiten einer individuellen Grenze wird zunächst die zelluläre Immunität (gegen virale Erreger) abgeschwächt, während die humorale Abwehr (gegen Parasiten und Bakterien) weitgehend unverändert bleibt (Dhabar, 2014).
- **Chronischer Stress:** Langzeitig und/oder repetitiv auftretende Stressoren verändern langfristig die TH1/TH2-Immunbalance zugunsten der TH2-Wirk-

samkeit. Dabei wird zunächst das innate IS stärker supprimiert, mit zunehmender Dauer und/oder stärkerer Stressintensität ist auch das humorale IS betroffen. Diese Entwicklung erkennt man am Auftreten von chronischen Low-grade-Inflammationen, Suppression von Zahl, Mobilität und Funktion der immunprotektiven T-Zellen und damit einer gesteigerten Prävalenz von pathologischer Immunantwort (Dhabar, 2014). Diese führen zu einer erhöhten Anfälligkeit gegenüber infektiösen und autoimmunologischen Erkrankungen mit messbar verlangsamter Immunaktivierung und Wundheilung nach Verletzungen. Die genannten zeitlichen Muster zur Entfaltung immunpathogener Stresseffekte wurden auch von anderen Autoren in ähnlicher Weise beschrieben (Chrousos, 2009).

Diese Effekte können in Abhängigkeit der Art und Anzahl der auftretenden psychosozialen und physischen Stressoren die Immunantwort im Sinne eines Dosis-Wirkungs-Prinzips modulieren (► Abb. 1-6).

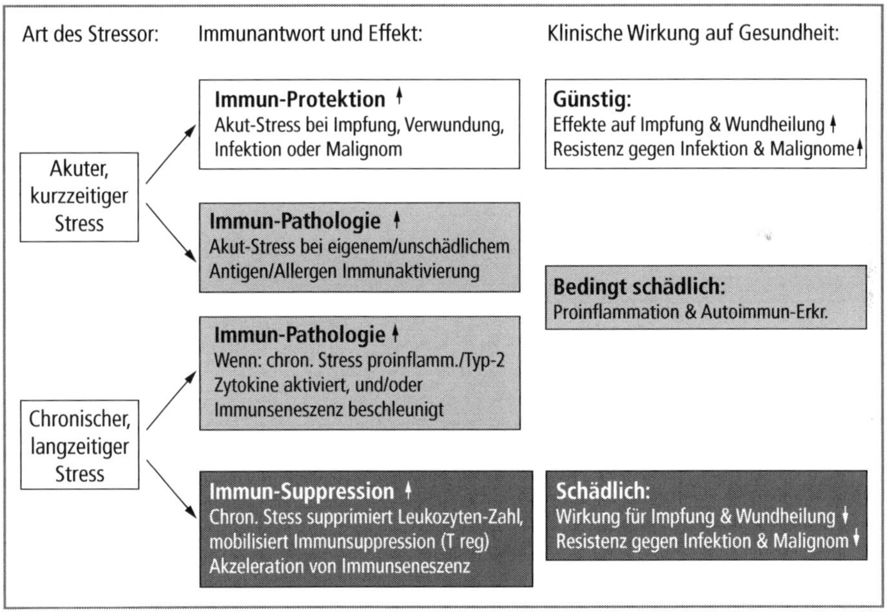

Abb. 1-6 Auswirkungen von akutem, kurzzeitigem Stress und chronisch, langzeitigem Stress auf die Immunfunktion. Die Effekte sind durch die Intensität, Zeitdauer und individuelle Immun-Resilienz bedingt und können entweder immun-protektiv oder immun-pathologisch bzw. gar immun-suppressiv wirken (nach Dhabar, 2014).

Immunsystem und Energieressourcen

Für die Funktion des Immunsystems spielt die Energieallokation eine große Rolle: Das Immunsystem gehört neben dem Gehirn (ZNS) und der Muskulatur zum wichtigsten Energiekonsumenten. Um eine Verknappung an verfügbarer

Energie zu vermeiden, ist die Energiebeschaffung der unterschiedlichen Systeme circadian verteilt:

Am Tag benötigen Gehirn (ca. 2000 kJ/Tg) und Muskulatur (3400 kJ/Tg), nachts das Immunsystem (1600 kJ/Tg, bei Aktivierung 1750 – 2080 kJ/Tg) sowie Reparatur- und Wachstumsfunktionen die meiste Energie (Straub et al., 2010). Dies hat für chronischen Stress eine enorme Bedeutung, da bei psychosozialer Stressbelastung eine gleichzeitige molekulare und/oder infektiologische Ursache schnell die Organsysteme in Katabolismus und systemische Erschöpfung treiben. Das Gehirn mit seiner hierarchischen Glukoseallokation und das vor allem nachtaktive Immunsystem besetzen somit die Schlüsselpositionen bei Erschöpfungsformen jeglicher Art.

Die enge Verflechtung zwischen Stress, Endokrinium und Immunsystem hat für zahlreiche organische und psychische Erkrankungen wie Autoimmunerkrankungen, Malignome, Infektdisposition und viele andere eine herausragende Bedeutung. Insbesondere chronisch inflammatorische Erkrankungen zeigen unter Belastung auf Dauer Folgesymptome, welche nur durch die enge Verzahnung erklär- und verstehbar werden. Symptome wie Depression, Fatigue, Anorexie, Sarkopenie, Insulinresistenz usw. sind erst durch die Wechselwirkung zwischen stoffwechselspezifischen Effekten und simultanen stressorischen Reaktionen mit Aktivierung des Sympathikus und Minderung des Parasympathikus verständlich (Straub, 2011). Vor diesem Hintergrund ist eine differenzierte Betrachtung der möglichen Zusammenhänge in jedem Einzelfall sinnvoll und für die Therapie ausgesprochen nützlich.

Literatur

Ader R, Cohen N (1975). Behaviorally conditioned immunosuppression. Psychosomatic Medicine; 37:333 – 40.

Besedovsky H, del Rey A (2007). Physiology of psychoneuroimmunology: a personal view. Brain, Behavior and immunity; 21:34 – 44.

Besedovsky H, Sorkin E, Felix D, Haas H (1977). Hypothalamic changes during immune response. Europ J of Immunology; 7:323 – 5.

Blalock JE (1984). The Immune System as a sensory organ. J Immunol; 132:1067 – 70.

Brilot F, Strowig T, Munz C (2008). NK cells interactions with dendritic cells shape innate and adaptive immunity. Frontiers in Bioscience; 13:6443 – 54.

Chrousos GP (2009). Stress and disorders of the stress system. Nat Rev Endocrinol; 5:374 – 81.

Couzin-Frankel J (2010). Inflammation bares a dark side. Science. 2010 Dec 17; 330:1621.

Dhabar FS (2014). Effects of stress on immune function: the good, the bad, and the beautiful. Immunol Res; 58:193 – 210.

Elenkov IJ, Chrousos GP (1999). Stress Hormones, TH1/TH2 patterns, Pro/Anti-Inflammatory cytokines and susceptibility to disease. Trends in Endocrinol and Metabol; 10:359 – 68.

Hubbard AK, Rothlein R (2000). Intercellular adhesion molecule-1 (ICAM-1) expression and cell signaling cascades. Free Radical Biology and Medicine; 28:1379 – 1386.

Janeway C, Murphy KP (2009). Janeway Immunologie, Spektrum Verlag, Heidelberg.

Moretta A, Marcenaro E, Parolino S, Ferlazzo G, Moretta L (2008). NK cells at the interface between innate and adaptive immunity. Cell Death and Differentiation; 15:226 – 33.

Nielsen CM, White MJ, Goodier MR, Riley EM (2013). Functional significance of CD57 expression on human NK cells and relevant diseases. Frontiers in Immunology; 4:2 – 8.

Segerstrom SC, Miller GE (2004). Psychological stress and the Human Immune System: A meta-analysisc study of 30 years inquiry. Psychol Bull; 130:601 – 30.
Straub RH (2011). Concepts of evolutionary medicine and energy regulation contribute to the etiology of systemic chronic inflammatory diseases. Brain Behav Immun; 25:1 – 5.
Straub RH (2011). Neuroendokrinimmunologie. Neue Aspekte zur Pathogenese und klinischen Anwendung. Z Rheumatol; 70:767 – 74.
Straub RH, Cutolo M, Buttgereit F, Pongratz G (2010). Energy regulation and neuroendocrine-immune control in chronic inflammatory diseases. J Int Med; 267:543 – 60.
Vivier E, Ugolini S, Blasie D, Chabannon C, Brossay L (2012). Targeting natural killer cells and natural killer T cells in cancer. Nat Rev Immunol; 12:239 – 52.

1.6 Was ist Stress? – Stressoren, Stressverarbeitung und Stresserleben

Der Begriff »Stress« ist aus dem Englischen hergeleitet zur Beschreibung von »Druck und Spannung«. Ursprünglich wurden damit im technischen Sinne Belastbarkeiten für Metalle und Glas beschrieben. Hans Selye (1907 – 1982) führte diesen Terminus in die Psychologie und Medizin ein, indem er bei größerer Umweltbelastung von Hitze- und Kälteeinwirkung unspezifische endokrine Alarmreaktionen des Organismus feststellte. Im weiteren Sinne versteht man heute unter Stress die Summe physisch und/oder psychisch belastender Situationen, welche eine besondere Herausforderung darstellen.

Stress hat sowohl positive, fördernde (Eustress) als auch negative, schädigende Auswirkungen (Distress). Dementsprechend kann der Zusammenhang zwischen Stressbelastung und Leistungsfähigkeit anhand einer umgekehrten U-Kurve dargestellt werden. Eine individuelle Mindestmenge an stressorischer Stimulation (Stressinokulation) ist demnach für die Entwicklung einer Stressbelastbarkeit notwendig.

Die übliche und häufigste Konnotation von Stress geht in Richtung Angst und Frustration, wobei zahlreiche unterschiedliche Stressoren wie z. B. Zeitdruck, die täglichen Lasten bei der Arbeit und im persönlichen Leben, wirtschaftliche Unsicherheit, schlechter Gesundheitszustand und interpersonelle Konflikte, lebensbedrohliche Situationen, wie Unfälle, Naturkatastrophen, Gewalt, aber auch zahlreiche andere physische und/oder psychische Injurien auslösend wirken.

Aber auch Dauerstress kann ähnliche biologische Antworten auslösen, hervorgerufen durch unvorhersehbare Lebensereignisse, Unkalkulierbarkeit von Auswirkungen auf Alltagsgestaltung und Lebensvollzug (z. B. Quarantänisierung infolge Conora-Virus-Pandaemie) unbestimmte Ängste als Folge beunruhigender psychosozialer Veränderungen (kriegerische Konflikte, Klimakatastrophen, Flüchtlingswellen, politische Umwälzungen) sowie pessimistische Zukunftsszenarien, die zu allererst junge Menschen betreffen, deren Zukunftssorgen besonders groß sind, weil sie »Zeitzeugen der prognostizierten Katastrophe sein könnten« (Holsboer, 2009).

1.6.1 Stressoren

Stressauslöser sind sog. Stressoren (Kaluza, 2011), die im Körper Anforderungen und Bedrohungen gleichermaßen auslösen können. Diese Stressoren werden unterteilt in (Herman et al., 2003; Dedovic et al., 2009):

- physische Stressoren
- psychosoziale Stressoren

Physische Stressoren

Kälte, Hitze, Lärm, Temperaturschwankungen, Luftdruckänderungen, Hunger, physische Verletzungen (durch Unfall oder Operation), Infektionen, körperlicher Misshandlung, schwere körperliche Arbeit, Reizüberflutung (durch Lärm, Lichtsmog, u. a. Strahlungsquellen), körperliche Gewaltanwendung (insbes. sexuelle Gewalt) und körperlicher Schmerz (an Gelenken, Knochen usw.) sowie Störung der Homöostase (z. B. durch Blutdruckabfall).

Zu den physischen, auf Organsysteme wirkenden Stressoren gehören auch molekulare Wirkstoffe wie bestimmte Pharmaka (z. B. Onkologika, Antibiotika), Schwermetalle, Xenobiotika und sämtliche Umweltfaktoren wie Exotoxine (Lösungsmittel, Insekten- und Pflanzenschutzmittel sowie auch Nitratverbindungen und Feinstaub).

Psychosoziale Stressoren

Allgemein kann man die unterschiedlichen psychosozialen Stressoren oder Belastungen einteilen in:

- **Innates Programm**
  - Bedrohung
  - Ungewohntes/Unerwartetes
  - Unsicherheit
  - Vernachlässigung, Ausgrenzung
- **Programme des Stressgedächtnis**
  - Persönliche Denkmuster (= Stressverstärker)
  - Ereigniswiederholung
  - Negative Verstärkung (aus der individuellen Lerngeschichte)

Persönliche Stressoren

Entsprechend diesem grundsätzlichen Schema kann man jedes Stressereignis, welches sich in unterschiedlicher Art, zeitlichem Ablauf und Intensität ereignet, einem spezifischen, ursächlichen Faktor von individuellem Stress zuordnen:

- **Personen- und persönlichkeitsbezogene Aspekte** (Holsboer, 2009; Brosschot et al., 2010): Überforderung, Versagensängste, Kontrollverlust (bei Prüfungen jeglicher Art), Zeitmangel, Schlafentzug, Versagensangst, Neigung zur Besorgnis, Grübelneigung, mangelnde Abgrenzungsfähigkeit, Unterforderung,

chronische zwischenmenschliche Konflikte, Partnerschaftsprobleme, Vereinsamung, negative Lebensereignisse (z. B. Missbrauch, Tod eines nahen Mitmenschen, Trennung und Ehescheidung, Wohnungseinbruch).
- **Psychosoziale Ursachen:** Vernachlässigung, Fremdbestimmung, Urbanisierung, globale Konflikte, Armut, Geldmangel, Schulden und Überschuldung, Arbeitslosigkeit, Obdachlosigkeit, Gefangenschaft, Folter, Terrorismusgefahr, Stalking, Mobbing, soziale Isolation, Haft, Ablehnung, Vandalismus, Naturkatastrophen (z. B. Erdbeben).

In einer britischen Studie von 2017 waren Tod eines nahestehenden Menschen, Gefängnisstrafe, Verlust des Zuhauses durch Flut oder Feuer, ernsthafte Erkrankung, Verlust der Arbeitsstelle, Scheidung/Trennung, Identitätsdiebstahl, unerwartete finanzielle Probleme, neue Arbeitsstelle und Planen einer Hochzeit die bedeutendsten Stressoren (in der Reihenfolge der Häufigkeit), mit deutlich geringerer allgemeiner Stresswahrnehmung von Männern im Vergleich zu Frauen. Gegenüber der vorangegangenen Analyse im Jahr 1967 war zwar »Tod eines Nahestehenden« weiterhin am häufigsten genannt worden, doch ist der Faktor »Scheidung/Trennung« vom zweiten auf den sechsten Platz der Nennungshäufigkeit gerutscht und damit als deutlich weniger belastend beurteilt worden, möglicherweise wegen der höheren Verbreitung in der Gesellschaft und damit größerer Toleranz und Anpassung an dieses Lebensereignis. Diese Studie zeigt auch themenbezogen regionale Unterschiede bei der Einschätzung von Stressereignisse wie z. B. des »Brexit« mit deutlich höherer Stressbelastung im Süden im Vergleich zum Norden Englands (The Psychological Society, 2017). Diese Erhebung dokumentiert, dass Stressoren mit innergesellschaftlichen Entwicklungen neu entstehen, sich verändern und ein dynamisches, meist vom Individuum und seinen Wertesystemen abhängiges Auslösemuster darstellen können.

Weitere, wichtige Stressverursacher entstammen der Berufs- und Arbeitswelt. Die bedeutsamsten Stressoren von gesundheitsschädlichem Arbeitsstress sind: hohe Arbeitsbelastung, Zeitmangel, Termindruck, fehlende betriebliche Gestaltungsmöglichkeiten, mangelndes Interesse am Beruf, große Verantwortung, Schichtarbeit, hohe Aufmerksamkeits- und Konzentrationsbelastung (zum Beispiel bei Fließbandarbeit), mangelnde Gratifikation, hoher Ehrgeiz, perfektionistische Eigenforderung im Beruf, Angst vor Ablehnung bzw. starkes Bedürfnis nach Anerkennung, mangelnde Delegationsfähigkeit, schlechtes Zeitmanagement, mangelnde Kritikfähigkeit, Misserfolgsorientierung, ständige Erreichbarkeit, Überforderung durch neue technische Entwicklungen, Verausgabung und Mobbing am Arbeitsplatz.

1.6.2 Stressverarbeitung

Psychosozialer Stress wird auf unterschiedlichen Ebenen funktionell verarbeitet:
- Kognitive Bewertung
- Emotionale Reaktion
- Verhaltensentäußerung

- Neuroendokrine Verarbeitung
- Auswirkungen auf den Organismus

Kognitive Bewertung

Im ersten Schritt wird der Stressreiz (Stressor) kognitiv bewertet, um eine geeignete Stressbewältigungsstrategie zu entwickeln, mit Einleitung unterschiedlicher Maßnahmen als geeignete Stressantwort (Perrez & Reicherts, 1992):
- *Situationsbedingte Bewältigung:* entweder aktive Einflussnahme, Flucht oder Rückzug; Passivität (mit der langfristigen Folge einer »erlernten Hilflosigkeit«)
- *Stressorbezogene Bewältigung:* Wahrnehmung des Stressors mittels Informationssuche und/oder Informationsunterdrückung über den Stressor
- *Evaluationsorientierte Bewältigung:* Änderung der Einstellung gegenüber dem Stressor mit Umbewertung, Sinngebung oder Änderung des Bewältigungsziels

Bewältigungsstrategien sind nicht von vorneherein positiv oder mangelhaft, die Wirksamkeit hängt von der stressauslösenden Gesamtsituation ab (Folkmann & Moskowitz, 2003). Hierbei bietet die kognitive Flexibilität die Möglichkeit, zwischen unterschiedlichen Bewältigungsstrategien zu selektieren bzw. das Stress-Coping bedarfsgerecht anzupassen (Litzcke & Schuh, 2010; vgl. ► Abb. 1-7).

Objektiv gleichstarke Stressoren werden von verschiedenen Individuen unterschiedlich empfunden, gewichtet und bewertet. Individuelle Stresskompetenzen, bestimmt durch Genetik, Epigenetik, vorangegangenen individuellen Stresserfahrungen und Einstellungen, aktuelle psychophysische Verfassung, Persönlichkeitsaspekte und individuelle Ressourcen, beeinflussen sowohl die Stresswahrnehmung als auch Stressverarbeitung und Stressantwort in den fünf Stressreaktionsebenen unterschiedlich.

Für die Qualität der Stressantwort sind in besonderem Maße bedeutsam (vgl. Atkinson et al., 2001; Peters et al., 2017):
- Kontrollierbarkeit bzw. Unkontrollierbarkeit des Stressors
- Vorhersagbarkeit der Situation bzw. Unsicherheit über das resultierende Ergebnis
- mögliche Überlastung durch Stressor
- Persönlichkeitsmerkmale
- Aufgabe oder aktive, zielgerichtete Entscheidung (Peters et al., 2017)

Diese Faktoren spielen für die gesamtheitlichen Stressauswirkungen insbesondere bei negativen Lebensereignissen eine wichtige Rolle (Litzcke & Schuh, 2010). Menschen mit fehlendem Optimismus, verbunden mit Neigung zu negativer Lösungserwartung, zum Grübeln, mangelnder Flexibilität, Passivität und vermindertem Selbstbewusstsein, vermindern ihre Selbstwirksamkeit und damit das Vertrauen in die eigenen Fähigkeiten, schwierige Lösungsansätze zur Bewältigung der Stresssituation zu verwirklichen, was wiederum Rückwirkungen auf Kognition, Emotion und Verhalten hat.

Langanhaltender, intensiver, chronischer Stress kann darüber hinaus die Verar-

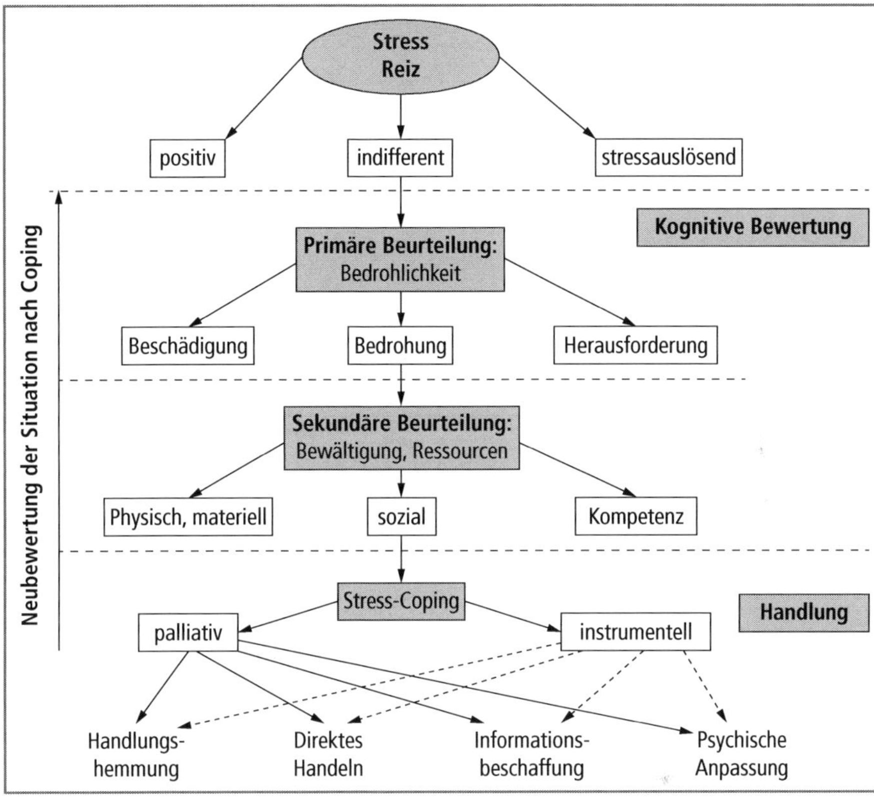

Abb. 1-7 Transaktionales Stressmodell (modifiziert nach Litzcke & Schuh, 2010; theoretische Basis von Monat & Lazarus, 1991, sowie Schild & Heeren, 2003).

beitungsstrategien zunehmend einengen. Diese Reduktion der kognitiven Bewältigungsstrategien und -funktionen werden bedingt durch (Litzcke & Schuh, 2010):

- Minderung des kognitiven Leistungsniveaus
- Einengung des kognitiven Reaktionsspektrums auf stressbezogene Inhalte
- Abnahme von Konzentration, Aufmerksamkeit, Gedächtnisleistung
- Reduktion von antizipierendem Denken, Realitätseinsicht und Introspektionsfähigkeit
- Abnahme von Kreativität

Emotionale Reaktion

Die häufigsten Gefühlsregungen bei akuter Stressbelastung sind *Angst*, bei massiver Bedrohung auch *Panik*, verbunden mit Ausdruck von *Aggression* (»Kampf«) oder *Rückzug* (»Flucht«). Grundsätzlich ist Angst als allgemeiner Ausdruck einer Verunsicherung zu verstehen und dementsprechend häufig mit drohenden Verlusten assoziiert (Leistungsangst, Versagensangst, Sozialangst, Verlust des Partners usw.).

Verhaltensebene

Die Summe der psychischen und somatischen Veränderungen durch Stress beeinflussen das Gesamtverhalten in Richtung einer wirksamen Elimination des Stressors mit dem Ziel,

- den Stressor zu kontrollieren,
- zu tolerieren oder
- zu resignieren,

häufig begleitet von zahlreichen negativen Verhaltensänderungen wie Aggression und Gereiztheit, hohe Grunderregung, Depression und Hilflosigkeit, Realitätsverlust, Ängstlichkeit, Vermeidungsverhalten, Absentismus, Suchtentwicklung (Drogen, Nikotin, Alkohol), Zynismus, sozialem Rückzug, ungerichtetem Aktivismus oder dauerhafter Anspannung (»Handeln vor Denken«).

Neuroendokrine Ebene

Auswirkungen auf die komplexen neuronalen und endokrinen Systeme werden in ▸ Kap. 1.7 »Die Stressantwort« detailliert beschrieben.

Organische Ebene

Dauerhaft hohes Erregungsniveau (insbesondere bei chronischem Stress) und mangelnde Entspannung beschädigen, meist über das Autonome Nervensystem (Sympathikus und Parasympathikus) gelenkt, die funktionellen Organsysteme Herz-Kreislauf, Muskulatur, Gleichgewichtsorgan, Haut und das Verdauungssystem. Bedingt durch die stressassoziierte Aktivierung des Immunsystems treten begleitend auch gehäuft Infekte und chronische Inflammation auf.

Meist resultieren daraus psychosomatische Beschwerden, häufig in Form von »somatoformen autonomen Funktionsstörungen« und Schmerzsyndromen (Rief & Hiller, 1992). Für diese Diagnose müssen Symptome eines oder mehrerer Organsysteme betroffen sein:

- Herz und kardiovaskuläres System
- Oberer und unterer Gastrointestinaltrakt
- Respiratorisches System (Lunge, Bronchien)
- Urogenitalsystem

Zudem das Zutreffen zweier oder mehrerer Symptome wie:

- Herzklopfen
- Schweißausbrüche (heiß, kalt)
- Mundtrockenheit
- Hitzewallungen oder Erröten
- Druckgefühl, Kribbeln oder Unruhe in der Magengegend

Weitere typische »organische Stresssymptome« sind:

- Schlafstörungen (Ein- und Durchschlafprobleme, nonregenerativer Schlaf)
- Erschöpfung
- Kopf-/Rückenschmerzen, Muskelverspannungen
- Dyspnoe bei geringer Belastung
- Herzklopfen
- Schwindel
- Schwitzen
- Verdauungsprobleme, Durchfälle, Magenprobleme
- Libidoverlust

Organische Auswirkungen von chronischem Stress sind:

- Hypertonie, Angina pectoris und Herzrhythmusstörungen
- Immunpathologien (Autoimmunerkrankungen, Immuninsuffizienz mit rezidivierenden Infekten)
- Hauterkrankungen (Neurodermitis, Rosacea)
- Diabetes mellitus Typ 2
- Metabolisches Syndrom
- Skelett-/Gelenkerkrankungen (Osteoarthritis)
- Darmerkrankungen (Reizdarm)

1.6.3 Stressantwort und Stresserleben

Die von Lebewesen auf die Stressauslösung erfolgende *Stressantwort* stellt zunächst ein evolutionär entwickeltes, lebenserhaltendes Regulationsprinzip des Körpers dar, auf bedrohliche Situationen mit einem geeigneten Reaktionsmuster vitale Erhaltungsvorgänge schnell zu aktivieren (Kaluza, 2011).

Für die Stressantwort bzw. das subjektive Stresserleben sind aktuell verfügbare emotionale Ressourcen und psychische Gesundheit neben den physischen Reserven ausschlaggebend. Bei einer repräsentativen Erhebung in der deutschen Bevölkerung (N = 2552 Teilnehmer) mit einem klinisch geläufigen Testsystem PSQ (Perceived Stress Questionnaire) gaben 14,5 % der Befragten ein moderates und 3,1 % ein hohes Stresserleben mit höchster Belastung im Alter von 41 bis 60 Jahren an. Insbesondere eine geringe Schulbildung, gefolgt von Erwerbslosigkeit und einem schlechten, subjektiv erlebten Gesundheitszustand waren mit den höchsten Raten eines erhöhten Stresserlebens assoziiert (Kocalevent et al., 2011).

Ähnliches fand sich in einer Schweizer Studie aus dem Jahre 2010, welche vom SECO (Staatssekretariat für Wirtschaft) in Auftrag gegeben wurde (Grebner et al., 2010). Hierbei wurde eine für alle Schweizer Landesteile, Altersgruppen, Geschlechter und Wirtschaftszweige repräsentative Stichprobe von 1006 Erwerbstätigen ab 15 Jahren, die sowohl im Angestelltenverhältnis als auch selbstständig erwerbend waren, per Telefoninterview untersucht. Die Kernfrage zur Erfassung des Stressempfindens lautete: »Wie häufig haben Sie sich in den letzten 12 Monaten gestresst gefühlt?«. Etwa ein Drittel der Schweizer Erwerbsbevölkerung (34 %)

gab in dieser Studie an, sich im Erhebungszeitraum häufig oder sehr häufig gestresst gefühlt zu haben. Im Vergleich hierzu waren es in einer Vorerhebung im Jahr 2000 deutlich weniger (27 %). Analog dazu wurde eine Abnahme derjenigen Personen beobachtet, die sich in der Vorerhebung nie oder nur manchmal gestresst gefühlt hatten. Teilnehmer aus der deutschsprachigen Schweiz fühlten sich mit 50 % überdurchschnittlich oft »häufig oder sehr häufig« gestresst gegenüber jeweils 29 % in den anderen beiden Sprachregionen. Auch stellte sich in dieser Studie eine altersabhängige Variation heraus: während ältere Befragte, d. h. die Gruppe der 55- bis 64-jährigen Erwerbstätigen häufiger als der Durchschnitt angab, sich nie gestresst gefühlt zu haben, berichteten die jüngsten Erwerbstätigen (15- bis 24-Jährige) hingegen überdurchschnittlich oft, sich häufig gestresst gefühlt zu haben, und diejenigen im Alter von 25 bis 34 Jahren gaben überdurchschnittlich oft an, sich sehr häufig gestresst gefühlt zu haben. Hierbei wurden keine Unterschiede des Stressempfindens je nach Wirtschaftszweig, Berufsgruppe, sozioökonomischem Status oder Geschlecht festgestellt. Jedoch korrelierte das Stressempfinden positiv mit dem Empfinden, sich bei der Arbeit emotional verbraucht zu fühlen, mit Unzufriedenheit mit den Arbeitsbedingungen und mit einem schlechteren allgemeinen Gesundheitszustand und stand dementsprechend in einem negativen Zusammenhang mit Gesundheitsproblemen (Rückenschmerzen und Herz-Kreislauf-Krankheiten).

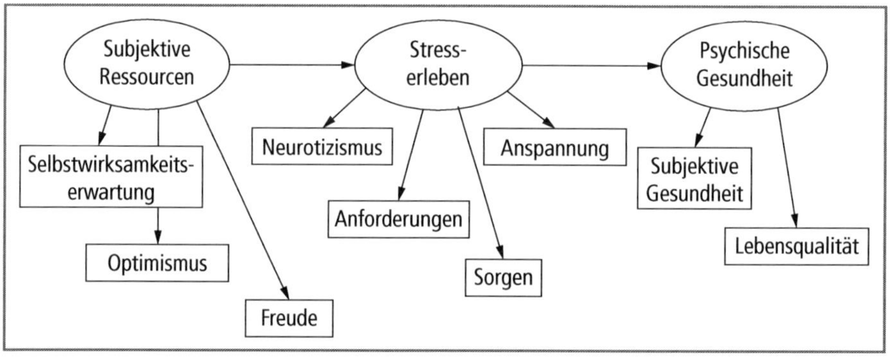

Abb. 1-8 Psychologisch-operationales Konzept von Ressourcen, Stresserleben und psychischer Gesundheit: Für die subjektive Stressantwort sind zunächst die subjektiven Ressourcen (Resilienzfaktoren) bedeutend, welche das Stresserleben prägen. Das Integral der Abläufe vermittelt das subjektive Gefühl von psychischer Gesundheit und Lebensqualität (nach Kocalevent et al., 2011).

Literatur

Atkinson RL, Atkinson RC, Smith EE, Bem DJ, Nolen-Hoeksema S (2001). Hilgards Einführung in die Psychologie. Herausgegeben von J. Grabowski und E. van der Meer. Heidelberg: Spektrum Akademischer Verlag.

Brosschot JF, Verkuil B, Thayer JF (2010). Conscious and unconscious perseverative cognition: Is a large part of prolonged physiological activity due to unconscious stress? J Psychosom Res; 69:407 – 16.

Dedovic K, Duchesne A, Andrews J et al. (2009). The brain and the stress axis: The neural correlates of cortisol regulation in response to stress. NeuroImage; 47:864 – 71.
Folkmann S, Moskovitz JT (2003). Coping: Pitfalls and promise. Ann Rev Psychol; 56:775 – 801.
Grebner S, Berlowitz I, Alvarado V, Cassina M (2011). Stress-Studie 2010. Stress bei Schweizer Erwerbstätigen. Zusammenhänge zwischen Arbeitsbedingungen, Personenmerkmalen, Befinden und Gesundheit. Bern: Staatssekretariat für Wirtschaft (Seco).
Hermann JP, Figueiredo H, Mueller NK et al. (2003). Central mechanisms of stress integration: hierarchical circuitry controlling hypothalamo-pituitary-adrenocortical responsiveness. Front Neuroendocrinol; 24:151 – 180.
Holsboer F (2009). Biologie für die Seele. CH Beck, S. 278 – 9.
Kaluza G (Hrsg) (2011). Stressbewältigung. 2. Aufl., Heidelberg, Springer.
Kocalevent RD, Levenstein S, Fliege H et al. (2007). Contribution to the construct of the Perceived Stress Questionnaire from a population-based survey. J Psychocom Res; 63:71 – 81.
Kocalevent RD, Hinz A, Brähler E, Klapp BF (2011). Regionale und individuelle Faktoren von Stresserleben in Deutschland: Ergebnisse einer repräsentativen Befragung mit dem Perceived Stress Questionnaire (PSQ). Gesundheitswesen; 73:829 – 34.
Litzcke SM, Schuh H (Hrsg) (2010). Stress, Mobbing und Burn-out am Arbeitsplatz. Berlin, Heidelberg, Springer, S. 6 – 12.
Monat A, Lazarus RS (1991). Stress and coping: an anthology. 3. Aufl., New York, Columbia University Press.
Pall ML (2007). Explaining unexplained illnesses. Informa Healthcare, Abingdon, Routledge
Perrez M, Reicherts M (1992). Stress, coping and health. A situation-behavior approach – theory, methods, application. Seattle, Hogrefe/Huber.
Peters A, McEwen BS, Friston K (2017). Uncertainty and stress: why it causes diseases and how it is mastered by the brain. Progress in Neurobiolgy; 156:164 – 88.
Rief W, Hiller W (Hrsg) (1992). Somatoforme Störungen. Bern, Huber.
Schild L, Heeren A (2003). Mobbing: Konflikteskalation am Arbeitsplatz. Möglichkeiten der Prävention und Intervention. 3. Aufl., München, Hampp.
The Physiological Society (2017). Stress in modern Britain. https://www.physoc.org/sites/default/files/press-release/4042-stress-modern-britain.pdf

1.7 Die Stressantwort

In der Frühzeit der Stressforschung lag der Fokus wissenschaftlicher Analysen vornehmlich auf den psychischen Formen der Stressreaktionen. Walter Cannon (1915) charakterisierte erstmals die Stressantwort als »Kampf oder Flucht« (»fight or flight«), Hans Selye (1936) erforschte dann als Erster die somatisch-biologischen Formen der Stressantwort und nannte diese »das allgemeine Anpassungssyndrom«. In der Folge von Selyes frühen Veröffentlichungen wurden einige der grundlegenden Aspekte seiner Theorien infrage gestellt. Eine von Selyes Behauptungen war, dass die übermäßige Sekretion von adrenocorticalen Hormonen Arthritis, Allergien und kollagenbedingte Störungen verursachen würde. Dagegen konnten Hench et al. (1949) zeigen, dass die Glucocorticoide (GCs) eine deutlich entzündungshemmende Wirkung hatten und therapeutisch zur Behandlung einiger dieser Erkrankungen eingesetzt werden konnten. Einer der Mitautoren dieser Studien war Edward Calvin Kendall, der 1950 zusammen mit Philip S. Hench und Tadeus Reichstein den Nobelpreis für Physiologie oder Medizin für die Bestimmung der Struktur der Steroidhormone erhielt. Diese Ergebnisse standen im Widerspruch zu dem, was Selye vorgeschlagen hatte. Dass es aber einen deutlichen Zusammenhang zwischen Stress und Folgekrankheiten gibt, ebenso wie der Zusammenhang zwischen Stress und GCs ist inzwischen hinlänglich belegt.

Die wesentlichen Erkenntnisse über die Anatomie und Neurobiologie der Stressantwort wurden in zahlreichen, in der Anfangszeit der Stressforschung überwiegend am Tiermodell durchgeführten Studien gewonnen.

John Mason (1968) wies als einer der Ersten darauf hin, dass die stärksten Stimuli zur Aktivierung des Hypophysen-Nebennierenrinden-Systems psychologischer Natur waren. Damit nahm er die direkte Antiposition zu den von Selye vorgelegten Hypothesen ein, welche vornehmlich organisch-physikalische Wirkfaktoren annahmen. Mason betonte die entscheidende Rolle der psychologischen Faktoren, die aus emotionalen Erregungsreaktionen auf bedrohliche oder unangenehme Reize entstehen. Er argumentierte, dass die »Unspezifität« der endokrinen Reaktionen auf Stress aufgrund der emotionalen Komponenten aufträten, welche mit der Erfahrung bzw. mit der Exposition gegenüber stressinduzierenden Reizen verbunden seien. Dementsprechend, so Mason, seien die von Selye beschriebenen unspezifischen Reaktionen in erster Linie verhaltensbezogener oder psychologischer Natur und die Interpretationsprozesse, die den unspezifischen körperlichen Reaktionen zugrunde lägen, beinhalteten wahrscheinlich ein höheres Maß an ZNS-Funktion als von Selye angenommen. Für Mason gab es nur eine Art von Stress, nämlich denjenigen, der eine emotionale Komponente beinhaltete. Diese Lehre ist als »Mason-Prinzip« bekannt geworden.

Mit der Entwicklung verlässlicher analytischer Methoden zum Nachweis von Neurotransmittern, Neuropeptiden sowie peripheren Stresshormonen waren auch Stressuntersuchungen beim Menschen möglich. Mit bildgebenden Verfahren, wie z.B. funktioneller Magnetresonanztomografie (fMRT), Positronen-Emissions-Tomografie (PET), neurobiochemischen Analysen von Neurotransmittern, Neurohormonen und Nebennieren-Hormonen sowie neurophysiologischen Verfahren wie der Herzratenvariabilität (HRV) hat sich die Kenntnis über die psychosoziale und neurobiologische Stressantwort erheblich verbessert.

Jeglicher Stress führt nach heutiger Kenntnis zu emotionalen Reaktionen und psychischen Verhaltensänderungen, die von neurobiologischen Stresszeichen begleitet werden.

Die entsprechende eingeleitete Stressreaktion oder Stressantwort verläuft auf unterschiedlichen Ebenen und Achsen mit jeweils unterschiedlichen Dynamiken:

- **Immediate Aktivierung des sympatho-exzitatorischen Systems** mit Freisetzung von Noradrenalin, zur schnellen Mobilisierung von kognitiver und physischer Energie.
- Parallele Aktivierung des **Autonomen Nervensystems (ANS)** mit Modulation von Sympathikus und Parasympathikus.
- Die **Aktivierung von Hypothalamus, Hypophyse und Nebenniere (HHN-Achse)** zur Sekretion von Cortisol verläuft dagegen deutlich langsamer. Dies dient der Energieversorgung und Steigerung des Stoffwechsels. Dabei werden auch die adrenergen Stressreaktionen moduliert.

- **Adaptative Reaktion (Habituation)** von ZNS (Noradrenalin) und HHN-Achse (Cortisol) durch Aktivierung des Endocannabinoid-Systems, endogenen Opiaten (EOP) und endogenen Morphinen (EMO).
- Im weiteren Verlauf wird das **Immunsystem** in die Stresskaskade einbezogen.

Im Vordergrund der Stressantwort stehen die Effekte der initialen Ausschüttung von Katecholaminen und Cortisol (»primary effects«), welche wiederum sekundäre und tertiäre Folgeerscheinungen verursachen (»secondary and tertiary outcomes«), z.B. führt Noradrenalin zum Blutdruckanstieg, was eine Arteriosklerose fördert (»secondary outcome«) und zum Myokardinfarkt (»tertiary outcome«) führen kann (McEwen & Seeman, 1999).

1.7.1 Die psychische und emotionale Stressantwort (Stressverhalten)

Die subjektiv feststellbaren Stressreaktionen führen in unterschiedlichen Lebensaltern zu jeweils charakteristischen Stresssymptomen (= Phänotypen).

Stress bei Neugeborenen

Stresssymptome bei Neugeborenen sind persistierendes Schreien (»Schreikinder«) über den fünften Lebensmonat hinaus (bei ca. 8%) und ein gestörter Schlaf-Wach-Rhythmus (Maccari et al., 2003).

Stress bei Kindern

Häufigste Stresssymptome sind gruppiert nach Altersgruppen (Lohaus et al., 2004; Hampel & Petermann, 2003):

- **Alter von 1–5 Jahren:** Daumenlutschen, Bettnässen, Dunkelangst, Furcht, Klammern, Bettnässen, Verstopfung, Stottern/Stammeln, Appetitlosigkeit oder Heißhunger, Schwitzen.
- **Alter von 5–11 Jahren:** Jammern, Klammern, Aggressivität, Geschwisterrivalität, Albträume, Dunkelangst, Schulangst, Fingernägelkauen, sozialer Rückzug, Interesselosigkeit, Konzentrationsmangel, verstärktes Schwitzen.
- **Alter 11–14 Jahren:** Schlafstörungen, Essstörungen, Rebellion zu Hause, mangelndes Interesse an Aktivitäten Gleichaltriger, Schulprobleme (z.B. Gewaltneigung, oppositionelles Verhalten, Rückzug, Interesselosigkeit), physische Probleme (z.B. Kopfschmerz, undefinierbare Schmerzen, Hautprobleme, Verdauungsprobleme, sonstige psychosomatische Beschwerden, verstärktes Schwitzen, verzögerte und verspätete pubertäre Reifung, bei Mädchen Spätmenarche).
- **Alter 14–18 Jahre:** Psychosomatische Beschwerden, Störungen von Appetit und Schlaf, Oligo-Amenorrhoe, Dys- oder Hypermenorrhoe, abnorme Steigerung oder Senkung des Energielevels, Essstörungen, Übergewicht, Adipositas, Unlust, Erschöpfung, Desinteresse am anderen Geschlecht, Konzentrationsmangel, Schwitzen.

Besonderheit der Stressantwort: Stress pränatal, in der Kindheit, Pubertät und Adoleszenz

Stress während der frühen Gehirnentwicklung führt häufig zu individueller Vulnerabilität für die Entwicklung verschiedener späterer Erkrankungen. Der komplexe Prozess der Gehirnentwicklung ist durch Wachstum, subtile Differenzierung und neuroplastische Entwicklung und Vernetzung der Gehirnstrukturen untereinander zu neuronalen Schaltkreisen gekennzeichnet, die durch Anpassung an die Lebenswelt geprägt ist und als »frühe Gehirnprogrammierung« beschrieben wird. Dieser ontogenetische Vorgang des sich entwickelnden Gehirns ist ausgesprochen sensibel und daher sehr störbar (van den Bergh et al., 2018). Physiologischerweise frühzeitig werden Gehirn und andere Organsysteme plastisch den exogenen Anforderungen von Umwelt und Lebenswelt angepasst und programmiert. Positive, aber auch negative, aversive Erfahrungen können somit deutliche und langanhaltende Spätwirkungen entfalten. Stress pränatal bis zur Adoleszenz kann während dieser wichtigen Wachstums- und Reifungsphase des Gehirns die essenzielle Anpassungsfähigkeit an stressorische Herausforderungen entscheidend verändern und somit die Grundlage für die Entwicklung verschiedener Störungen und Erkrankungen werden, z. B. Posttraumatische Belastungsstörung, Depression, Angststörung, aber auch metabole Späterkrankungen wie Diabetes mellitus Typ 2, metabolisches Syndrom und Autoimmunerkrankungen (Entringer et al., 2016).

Während dieser unterschiedlichen Lebensphasen führen unabhängig vom Zeitpunkt aversive Einflüsse zu ähnlich gearteten, schädlichen Auswirkungen, wenngleich sie sich auch in ihrer grundlegenden Entwicklung und Pathophysiologie unterscheiden.

Der Zusammenhang zwischen pränatalem Stress und daraus resultierenden, späteren Hirnentwicklungs- und -funktionsstörungen wird von verschiedenen, miteinander verwobenen und komplexen biologischen Prozessen bestimmt. Die Hypothalamus-Hypophysen-Nebennierenrinden-Achse (HHN-Achse) wurde aufgrund ihrer grundlegenden Rolle bei der Aufrechterhaltung der Homöostase und der Stressreaktionen lange Zeit als wichtigster biologischer Mechanismus angesehen. Tatsächlich scheinen sich die über die HHN-Achse mediierten Signalwege auf vorgeburtlichen Stress über verschiedene Spezies hinweg evolutionär erhalten zu haben (Thayer et al., 2018). Eine große Anzahl von sowohl experimentellen Studien in Tiermodellen als auch klinische Beobachtungsdaten im Humanbereich legen den Schluss nahe, dass die Effekte dieser HHN-Signalwege in einem direkten Zusammenhang zwischen vorgeburtlichem Stress und neurologischen sowie verhaltensbezogenen Folgeerkrankungen des Gehirns stehen (Reynolds, 2013). Darüber hinaus konnte im Rahmen von Beobachtungsstudien an Kindern, die einer frühen Institutionalisierung und den Anpassungsreaktionen der Stressreaktionssysteme bei Säuglingen als Reaktion auf ein behütendes und unterstützendes Pflegeumfeld ausgesetzt waren, die zentrale Rolle der HHN-Achse bei der Vermittlung vorgeburtlicher Stresseffekte belegt werden (McLaughlin et al., 2015).

Allerdings wird aus solchen Studien nicht klar, inwieweit die beobachteten Änderungen kausal sind. Tatsächlich ist die Literatur nach wie vor inkonsistent. So werden insbesondere in Humanstudien sowohl Hypo- als auch eine Hyperreaktivität von Stressachsen als Folge früher Stressoren berichtet (Young-Southward et al., 2020). Zwar werden die unterschiedlichen Befunde der einzelnen Studien häufig auf Unterschiede in den untersuchten Studienpopulationen oder auf die unterschiedlichen methodischen Ansätze beispielsweise bei der Operationalisierung und Erfassung von Stressexpositionen zurückgeführt, jedoch rücken auch zunehmend andere biologische Pfade hinsichtlich einer direkten oder indirekten Rolle bei der Vermittlung der Auswirkungen von vorgeburtlichem Stress in den Vordergrund. Hier ist insbesondere die Rolle von Katecholaminen, Zytokinen, Serotonin, Tryptophan, freien Radikalen, des mütterlichen Mikrobioms sowie epigenetischer Prozesse und schließlich deren »crosstalk« untereinander von zunehmendem Interesse.

Auch ist noch unklar, welchen dieser Mechanismen und Systeme innerhalb welcher kritischen Zeitfenster eine Rolle zukommt. Unklar ist weiterhin, ob es geschlechtsspezifische Unterschiede in den grundlegenden Mechanismen sowie deren Auswirkungen von vorgeburtlichem Stress gibt. Ein besseres Verständnis der Wechselwirkungen dieser Prozesse ist jedoch wichtig, um Interventionsstrategien zu identifizieren und schließlich den besten Zeitpunkt für etwaige Therapien zu identifizieren.

Hierbei wird zunehmend deutlich, dass hierzu ein integrativer Ansatz erforderlich ist, um die Mechanismen zu verstehen, die den Auswirkungen von vorgeburtlichem Stress zugrunde liegen. Dementsprechend ist nicht nur die Analyse der Wechselwirkungen der genannten biologischen Systeme, sondern auch der Einfluss physischer, psychosozialer, kognitiver und ökologischer Aspekte zu berücksichtigen, welche in ihrer Gesamtheit das »Exposom« bilden (Vrijheid, 2014).

Pränataler Stress der Mutter

Kinder von gestressten Müttern zeigen nach Stressereignissen der Mutter insbesondere in der Frühschwangerschaft (wie z. B. Partnerschaftskrisen, Gewaltanwendung, persönliche Konflikte) häufiger spätere psychomotorische Auffälligkeiten. Die durch mütterlichen Stress ausgelösten späteren Gesundheitsprobleme durch frühkindliche Vulnerabilität werden als Folge der schädlichen Einwirkung auf die »frühe Programmierung« des Gehirns verstanden, welche sich insbesondere in der frühen Lebensphase abspielt (Entringer et al., 2016). Positive wie aversive Lebensereignisse können bereits pränatal die Anpassungsfähigkeit verschiedener stressassoziierter Schaltkreise verändern und damit langfristig die Reaktion auf Stressereignisse bestimmen. Sowohl pränatale mütterliche Stressereignisse als auch frühkindliche Trauma-Erfahrungen können somit langfristige Beschädigungen verursachen (Entringer et al., 2016). Neurofunktionell wurden bei pränatal gestressten Neugeborenen Veränderungen in den präfrontalen, parietalen und temporalen Kortexregionen sowie verminderte Konnektivität der Verbindung von Amygdala und Thalamus sowie wichtigen integrativen Netzwerken wie des Ruhenetzwerks (Default Mode Network) und des Aufmerksamkeitsnetzwerks gefunden (van den Bergh et al., 2018).

Mütterlicher Stress, insbesondere in den ersten drei bis vier Schwangerschaftsmonaten hat deutliche Langzeitwirkungen, da in dieser Schwangerschaftsperiode die Neurogenese erheblich sensibler ist und diese damit deutlicher beeinträchtigt werden kann. Der Fetus kann bis kurz vor der Geburt selbst kein Cortisol bilden und wird transplazentar von der Mutter versorgt. Allerdings werden 80–90 % des mütterlichen Cortisols durch die plazentare 11β-Hydroxylase inaktiviert, sodass nur 10–20 % des Steroids den Fetus erreichen. Bei mütterlichem Stress wird jedoch plazentares CRH durch Cortisol (Feed-forward-Mechanismus) aktiviert, welches ohne negative Rückkopplung beim Fetus zu deutlichem Hypercortisolismus führen kann. Ähnliche Effekte wurden bei der Behandlung der Frühgeburtlichkeit mit Betamethason zur Verbesserung der fetalen Lungenreife berichtet (Entringer et al., 2016)

Während die subjektive psychische Stressantwort der Mutter mit zunehmender Schwangerschaftsdauer graduell eher abnimmt, bleiben die neurobiologischen Stresszeichen unverändert bestehen (La Marca Ghaemmagami & Ehlert, 2015).

Die Folgen von Betamethason und stressbedingter CRH- und Cortisol-Steigerung sind Desensibilisierung der Corticosteroid-Rezeptoren (CR), was zur Herunterregulierung des physiologischen negativen Feedbacks des Cortisols an den CRH-Neuronen führt, sodass langfristig erhöhte Cortisolwerte resultieren (Entringer et al., 2010). Die Folge ist eine veränderte fetale neuronale Programmierung: Verstärkte postnatale Aktivität der Hypothalamus-Hypophysen-Nebennieren-(HHN-)Achse, verminderte Neurogenese und Neuroplastizität (BDNF vermindert) sowie Schädigung von Hippocampus-Neuronen (Gedächtnisleistung). Auf der psychischen Ebene findet man gesteigerte Vulnerabilität mit späterer Entwicklung von Depressionen, Angst-/Panik-Störungen, Kognitionsdefizite, gehäuften Aufmerksamkeitsdefizit-Hyperaktivitäts-Störungen (ADHS) und anderen Verhaltensstörungen (Glover, 2011), schwierigem Temperament mit Beeinträchtigung der Mutter-Kind-Beziehung, jedoch besserer motorischer Entwicklung (Haselbeck et al., 2013), und mit Auswirkungen auf die Neurotransmitter-Biogenese von Serotonin, Dopamin, Acetylcholin und GABA mit entsprechender Symptomatik. Auch die Prävalenz für metabole und Herz-Kreislauf-spezifische Erkrankungen ist gesteigert (Entringer et al., 2016).

Stress in der Kindheit

Die Lebensphase der Kindheit beginnt mit dem 2. bis 3. Lebensjahr (Kleinkind) und wird mit der Präpubertät, der beginnenden Geschlechtsreifung, beendet. Vom 3. Lebensjahr an beginnt das Gehirn nach einer relativen Ruhephase erneut zu wachsen und neuroplastisch zu differenzieren (Lee et al., 2014). Stressorische und traumatische negative Lebensereignisse (NLE) stellen in dieser Lebensphase gewichtige Risikofaktoren für die Entwicklung psychischer und organischer Erkrankungen im Erwachsenenalter dar (Heim& Binder, 2012). Solche negativen Lebensereignisse sind sexueller Missbrauch, Anwendung körperlicher und/oder seelischer Gewalt, Vernachlässigung und Verlust von wichtigen Bezugspersonen.

Allein die verfügbaren Zahlen von sexuellem Missbrauch liegen in Deutschland erschreckend hoch: Im Jahre 2017 wurden 11 547 Fälle von sexuellem Kindesmissbrauch, 990 Fälle von Missbrauch an Jugendlichen, 403 Fälle von Missbrauch an minderjährigen Schutzbefohlenen angezeigt, mit einer ungeklärten Dunkelziffer. Jeder siebte bis achte Erwachsene hat in seiner Jugend sexuelle Gewalterfahrungen gemacht, die WHO geht von einer Million betroffener Mädchen und Jungen aus, die sexuelle Gewalt erlebt haben oder noch erleben (Unabhängiger Beauftragter für Fragen des sexuellen Kindesmissbrauchs, 2019). Mädchen sind laut Polizeistatistik drei- bis viermal häufiger von sexuellem Missbrauch betroffen als Knaben (Statista, 2019). In einer früheren Studie gaben 27,7 % der befragten Erwachsenen an, in ihrer Kindheit mindestens eine Form von Misshandlung erlebt zu haben, 23,7 % über zwei, 16,6 % über drei und mehr (Hauser et al., 2011).

Zahlreiche klinische und epidemiologische Studien haben den Zusammenhang zwischen dem Stresserleben in der Kindheit und späteren Erkrankungen im Erwachsenenalter beschrieben, wie Depression, Angststörung, Suchterkrankung, Persönlichkeitsstörungen, aber auch organischen Erkrankungen von Herz-Kreislauf, Atemwegen, Adipositas, Diabetes mellitus Typ 2, Schmerzerkrankungen, chronische Erschöpfung und Autoimmunerkrankungen (Heim & Binder, 2012). Dabei steigern Stressexpositionen in der Kindheit infolge ihres intensiven Wirkgrades das Risiko und die Sensibilität für Folgestörungen erheblich (Entringer et al., 2016). Die Pathophysiologie der neurobiologischen Störungen wurde sowohl in tierexperimentellen Studien bei Nagern als auch bei Menschen aufgezeigt: Experimentell führte Separation der Neugeborenen von der Mutter oder mangelhaftes Pflegeverhalten zu strukturellen und funktionellen Veränderungen insbesondere derjenigen neuronalen Schaltkreise, die an der Stressantwort beteiligt sind. Später entwickelten die Tiere verstärkte Stressreaktionen, depressionsartige Verhaltensweisen und Angstverhalten (Weaver et al., 2004).

Kindliche Missbrauchserfahrungen führen beim Menschen zu einer dauerhaften Sensibilisierung der autonomen und neuroendokrinen HHN-Reaktion mit verringerter Feedback-Hemmung der HHN-Achse, erhöhter Ausschüttung von CRH und Glucocorticoid-Resistenz, verminderter Oxytocin-Ausschüttung sowie erhöhten proinflammatorischen Zytokinen und der Entwicklung von Depression (Danese et al., 2008; Heim et al., 2008). Neuroanatomisch führt kindliche Misshandlung zur Vergrößerung der Volumina der Amygdalae sowie Verminderung des Volumens von Hippocampus, von Anteilen des PFC und des Corpus callosum, welche gemeinsam für die emotionale Regulation zuständig sind (Heim & Binder, 2012). Neurofunktionell sprechen eine gesteigerte Reaktivität der Amygdala bei verminderter Konnektivität zwischen dieser und dem PFC für die erhebliche Beeinflussung von neuronaler Struktur und Funktionalität mit Deregulation der physiologischen Stressantwort durch frühkindliche Stresserfahrungen (Gee et al., 2013; Entringer et al., 2016).

Insbesondere für die Entwicklung psychischer Erkrankungen scheinen neben der Deregulation der HHN-Achse auch eine verminderte Expression neurotropher Faktoren sowie die veränderte Expression bestimmter Membranphospholipiden infolge frühkindlicher traumatogener Stresserfahrungen eine Rolle zu spielen. So kann eine verminderte Expression des neurotrophen Faktors BDNF, dem eine Schlüsselfunktion bei der Regulation mesolimbischer dopaminerger Projektionen zukommt und der die Dopaminfreisetzung im Nucleus accumbens reguliert, die spätere Entwicklung schizophrener Psychosen begünstigen (Berton et al., 2006). Im Zusammenhang mit der späteren Entwicklung einer Schizophrenie wird die veränderte Expression von Membranphospholipiden und deren neutralisierende Wirkung auf Stresshormone diskutiert. Tatsächlich konnte bei schizophrenen Patienten eine deutliche Erniedrigung von Apolipoprotein D (ApoD) im Serum nachgewiesen werden bei gleichzeitig erhöhter Expression im dorsolateralen Präfrontalen Kortex (DLPFC) und im Caudatum. Neben der neutralisierenden Wirkung auf Stresshormone durch Bindung an hydrophobe Liganden beeinflusst ApoD durch seine neurotrophe Wirkung auch die Zusammensetzung von Membranphospholipide und damit auch die synaptische Organisation (Thomas et al., 2011).

Stress in Pubertät und Adoleszenz

Als Pubertät wird die Phase der Geschlechtsreifung bezeichnet, die bei Mädchen vom 9. bis 18., bei Knaben vom 12. bis 21. Lebensjahr dauert. Allerdings ist die Grenzziehung zwischen Pubertät und Adoleszenz unscharf und mehr durch gesellschaftliche Rollenübergänge und kulturelle Standards als durch sexuelle Reife allein bedingt.

Kinder und Heranwachsende sind erheblichen Stresseinflüssen ausgesetzt. Lohaus et al. (2004) fanden bei 1699 Schülerinnen und Schülern mit einem Durchschnittsalter von 13,6 Jahren eine kumulative Zunahme von Stressbelastungen und -symptomen abhängig von steigender Klassenstufe und Geschlecht. Ca. 40 % der Schülerinnen und Schüler klagten über Erschöpfung, 20 % über Kopfschmerzen, Unkonzentriertheit, Schlafprobleme und Unruhe sowie 10 % über das Gefühl von Einsamkeit.

Die Entwicklung von Kindern und Jugendlichen betrifft sowohl Körper als auch Gehirn, welches vom 3. bis 11. Lebensalters stark wächst und reift und während dieser Phase gegenüber stressorischen, aversiven Ereignissen besonders empfindlich und vulnerabel ist (Lee et al., 2014; Gee & Casey, 2015). Die besondere pubertäre Problematik entsteht erst durch die zusätzlichen, prägenden endokrinen Effekte von Nebennierenrinde (DHEA, Cortisol) und Gonaden (Estradiol und Testosteron), welche im Gehirn zu erheblichen strukturellen und funktionellen Veränderungen und Umwälzungen führen, mit deutlicher Empfindlichkeitszunahme des limbischen Systems, in dem zahlreiche Stressreaktionen verarbeitet werden (Foilb et al., 2011). So führt die Ausreifung der HHN-Achse zu einem deutlich gesteigerten stressbedingten Anstieg von ACTH und NNR-Reaktion (Romeo & McEwen, 2006).

Stresseinflüsse werden während dieser umwälzenden Lebensphase wegen der mangelhaften Blockade der Amygdala durch PFC und Hippocampus häufig heftiger beantwortet, verbunden mit dem Risiko einer verstärkten Vulnerabilität der Gehirnfunktionen und der Entwicklung von psychischen Erkrankungen bereits während der Kindheit und Adoleszenz (Dahl, 2004). In zwei Studien zur Gesundheit von Kindern und Jugendlichen in Deutschland (KiGGS) waren zwischen 2003 und 2006 20,0 %, zwischen 2014 und 2017 noch 16,9 % der Kinder und Jugendlichen im Alter von 3 bis 17 Jahren psychisch krank, mit höherem Anteil in Familien mit niederem sozioökonomischen Status. Die beschriebene rückläufige Tendenz zeigte sich besonders bei Jungen im Alter von 9 bis 17 Jahren (Klipker et al., 2018). Die hohe Sensibilität der Gehirnstrukturen während der Pubertät hat aber auch den Vorteil, dass therapeutische, stressinhibitorische Interventionen, insbesondere in der postpubertären Adoleszenz, z. B. im Rahmen therapeutischer Interventionen erfolgreich sind (Entringer at al., 2016; Nemeroff et al., 2003).

Als die wichtigsten psychosozialen Stressoren bei pubertierenden Mädchen und Jungen gelten primär die Urheber des »innaten Stresses« wie Bedrohung, Unerwartetes/Neues, Unsicherheit und Schmerz, welche sich in typischen Pubertätskonflikten mit Eltern, Lehrern und Gleichaltrigen entladen. Aber auch niederer sozioökonomischer Status mit mangelnder Bildung und Teilhabe, Vernachlässigung, Armut, Verluste naher Menschen, Mobbing, Zeugschaft von Verbrechen, Unfällen, Naturkatastrophen und bei Migrationskindern Krieg und Flucht sind häufige Stressoren. »Aversive Lebensereignisse«, wie z. B. körperlicher, sexueller oder emotionaler Missbrauch, psychische Vernachlässigung, Missachtung und Zurückweisung, elterlicher Substanzmissbrauch, Gewalt an der Beziehungsperson, Trennung oder Scheidung der Eltern, Haftstrafe eines Familienmitgliedes, sind bei den meist körperlich gesunden jungen Menschen häufige zum Teil traumatische Stressursachen, die zu psychischen Erkrankungen wie z. B. einer Posttraumatischen Belastungsstörung führen können (Felitti et al., 1998).

Abhängig von der Anzahl und der subjektiv empfundenen Intensität von Stressereignissen können in gradueller Steigerung verschiedene typische Stresszeichen auftreten: Stresssymptome (z. B. Schlafstörungen, Unruhe, Leistungsdefizite) sowie stressassoziierte Erkrankungen (z. B. Oligo-Amenorrhoe, Reifungsverzögerungen, Essstörungen, Depression, Angst-/Panikstörung, PTBS).

Stresseinflüsse während der Adoleszenz verursachen eine verlängerte Aktivierung der HHN-Achse, die stressorspezifisch und geschlechtsabhängig das Abhängigkeitsverhalten und Kognitionsvermögen im Erwachsenenalter beeinflussen (McCormick & Mathews, 2007).

Aversive Ereignisse bei Kindern können schließlich durch weitere Stresserlebnisse während der Adoleszenz und dem Erwachsenenalter potenziert werden und zu erheblicher Stressvulnerabilität führen, verbunden mit deutlich gesteigerter Anfälligkeit für psychische Erkrankungen (Heim et al., 2002).

Stress bei Erwachsenen

Die häufigsten von betroffenen Erwachsenen genannten Stresssymptome (Stressphänotypen) sind (Kaluza, 2011):

- Nervosität
- Schlaflosigkeit/Schlafstörungen

- Energielosigkeit
- Müdigkeit
- Muskelverspannungen
- Kopfschmerzen
- Verdauungsbeschwerden
- Brustenge/Atembeschwerden
- Libidoverlust
- Gehäufte Infekte
- Ausgebranntsein
- Depression, Angstgefühle
- Verstärkter Appetit

Die psychischen Stressreaktionen werden simultan zur schnellen Freisetzung von Neurotransmittern wie Noradrenalin bei psychosozialem Stress ausgelöst, während die neuroendokrinen Stressparameter wie Cortisol mit einer Verzögerung von ca. 20 – 30 Minuten ansteigen (Schlotz et al., 2008). Die beschriebenen Symptome stellen nur einen Bruchteil möglicher stressassoziierter Phänotypen dar und sind stark von der subjektiven Selbstwahrnehmung und Stressbewertung des Einzelnen abhängig.

Eine Möglichkeit der subjektiven Stresserfassung stellen Skalen der wahrgenommenen Stressbelastung wie z. B. das »Perceived Stress Questionnaire« (Fliege et al., 2001) dar. Wahrgenommener Stress wie z. B. ein hoher Grad an Befürchtungen, sozialem Stress oder mangelnder sozialer Anerkennung sind mit deutlich höherem biologischem Stress verbunden (Wüst et al., 2000).

1.7.2 Die neurobiologische Stressantwort

Die häufigste Stressantwort »Kampf oder Flucht« besteht aus zwei unterschiedlichen Reaktionsformen, da Kampf eher Ausdruck einer aggressiven, Flucht einer eher resignativen Antwort darstellt. Jedenfalls scheint die Stressantwort sowohl vom Geschlecht, der genetischen bzw. epigenetischen Disposition, der biopsychischen Vorgeschichte und vom aktuellen, endokrinen Status als auch der Dauer, Intensität und Chronizität der Belastung moduliert zu sein (Details ▸ Kap. 1.8.3).

Die Gehirnfunktion in Ruhe und unter Stress

Um zu verstehen, wie das Gehirn auf hochakute stressorische Belastung reagiert, ist es zunächst wichtig zu wissen, wie das Gehirn im Ruhezustand funktioniert.

Raichle et al. (2001) untersuchte als Erster mithilfe einer Subtraktionsmethode des Sauerstoffverbrauchs (»brain oxygen extraction fraction«) das Verhältnis von Angebot und Verbrauch von Sauerstoff durch das Gehirn bei Männern und Frauen in Ruhe und bei Gehirnaktivität. Dabei wurde im wachen Zustand mit geschlossenen Augen der Sauerstoffverbrauch mit bildgebenden Methoden (PET und fMRT) aufgezeichnet und mit Werten der Gehirnaktivität durch passive Betrachtung von emotional anregenden Szenen verglichen.

Sie fanden in bestimmten Gehirnregionen deutliche Unterschiede zwischen Ruhe- und Aktivitätsphase des Gehirns und beschrieben die Ruhefunktion als **Default Mode Network Activity (DMN)** oder **Resting State Network (RSN)** (► Abb. 1-9).

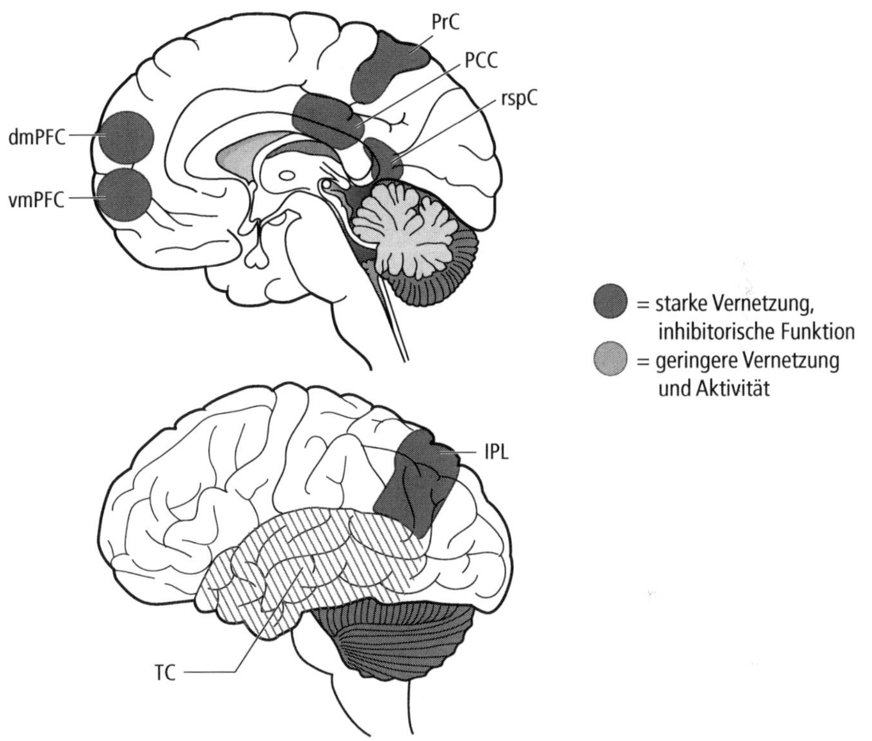

Abb. 1-9 Grafische Darstellung des Resting State Networks (RSN) oder Default Mode Network (DMN) zur Anzeige der Ruheaktivität des Gehirns; Ansicht von medial (oben) und laterale (unten). Die während der Gehirnruhe aktiven Bereiche sind z. T. auch an der Stressinhibition aktiv beteiligt.
Dunkelgraue Bezirke = stark vernetzte inhibitorisch wirkende Bereiche, weiße Areale = geringere Vernetzung und Aktivität.
IPL = inferiorer parietaler Lobulus, TC = temporaler Kortex, HF = Hippocampus-Formation, vMPFC = ventromedialer Präfrontaler Kortex, dMPFC = dorsomedialer PFC, PrC = Precuneus, PCC = posteriores Cingulum, rspC = retrosplenaler Kortex (adaptiert nach Otti et al., 2011).

Das Ruhenetzwerk des Gehirns wurde von verschiedenen Arbeitsgruppen mittels bildgebender Verfahren analysiert, mit großer Übereinstimmung der erhobenen Befunde.

Dieses »Ruhezustand-Netzwerk« bezeichnet eine Gruppe von Gehirnarealen, die in Ruhe, d. h. beim Nichtstun, aktiviert und bei funktioneller Gehirnaktivität, wie z. B. Lösen von Aufgaben oder visueller Wahrnehmung, deaktiviert werden. Es besteht einerseits aus Neuronenclustern, welche eng miteinander verbunden sind, sowie andererseits aus weiteren eher locker assoziierten Arealen mit geringer funktioneller Verflechtung.

Die wesentlichen Areale des DMN

Das DMN besteht aus einem medialen und einem lateralen Anteil, die wichtigsten Regionen (»Core regions«) sind (Buckner et al., 2008):

- ventromedialer Präfrontaler Kortex (vmPFC)
- posteriorer cingulärer/retrosplenialer Kortex
- inferiorer parietaler Lobulus (IPL)
- lateraler temporaler Kortex
- dorsomedialer Präfrontaler Kortex (dmPFC)
- Hippocampus

Dieses Netzwerk verfestigt sich im Laufe des Lebens funktionell und anatomisch zunehmend, mit wiederum abnehmender Tendenz mit zunehmendem Alter, vor allem im anterioren Bereich.

In funktioneller Hinsicht repräsentiert das aktivierte DMN eine Grundaktivität bei Tagträumen, unaufgeregtem Nachdenken, Introspektion, bei Empathie, dem Erkennen von Intentionen anderer Menschen sowie bei der Zukunftsplanung. Es sind also Aktivitäten des Individuums im Bezug zu seiner sozialen Umwelt oder seiner früheren Identität, also stark ich- oder selbstbezogen, was dem DMN auch die Bezeichnung des »neural self« eingebracht hat (Otti et al., 2012). In zahlreichen Studien waren bei neurodegenerativen Erkrankungen, Schizophrenie, Schmerzsyndromen, Posttraumatischer Belastungsstörung sowie bei ADHS und Autismus die Ruheaktivität verändert.

Die meisten der im DMN als aktiv beschriebenen Gehirnbereiche sind auch im Rahmen der autoinhibitorischen Stresshemmung von großer Bedeutung (mPFC, Hippocampus). Das DMN kann durch Meditation moduliert werden (Pizoli et al., 2011).

Stressareale des Gehirns (ZNS)

Die durch Stress ausgelösten Veränderungen von Verhalten, physischen Indikatoren (z. B. Blutdruckanstieg, Pulsanstieg) sowie der neurobiologischen Sekretionsmuster werden von regionalen Aktivitätsmustern unterschiedlicher Gehirnbereiche begleitet.

Die wichtigsten stressrelevanten Lokalisationen sind:

- medialer Präfrontaler Kortex (mPFC)
- zentrale Amygdala (cA)
- Hippocampus (HC)
- paraventrikulärer Nukleus (PVN)
- Gyrus dentatus
- dorsale Raphe-Nuclei (DRN)
- Locus coeruleus (LC)
- Nucleus tractus solitarius (NTS)

Die daraus resultierende neurobiologische Stressantwort besteht aus einer Sequenz unterschiedlicher biologischer Reaktionen:

- **Sympatho-exzitatorische, immediate Aktivierung des Sympathikus** durch schnelle Freisetzung von Noradrenalin und Adrenalin als Folge einer Aktivierung von Locus coeruleus, Grenzstrang und des sympatho-adrenal-medullären Systems (SAM = Nebennierenmark).
- Gleichzeitig erfolgt eine **autoinhibitorische »Dämpfungsreaktion«** zur Vermeidung eines »sympatho-exzitatorischen Overshoot«, durch Aktivierung der dorsalen Raphe-Nuclei mit Freisetzung der inhibitorisch wirksamen Neurotransmitter Serotonin und GABA.
- **Stimulation des paraventrikulären Nukleus (PVN) zur Freisetzung des Corticotropin-Releasing-Hormons (CRH)** begleitet von Vasopressin, welches die CRH-Wirkung intensiviert, und Oxytocin, welches diese Funktion abschwächt. CRH setzt in der Hypophyse adreno-corticotropes Hormon (ACTH) frei, welches wiederum peripher in der Nebennierenrinde die Bildung und Sekretion von Cortisol und DHEA stimuliert (HHN-Achse).
- **Simultane wechselseitige Aktivierung von Locus coeruleus und PVN** zur Maximierung der akuten Stressantwort. Diese wechselseitige Aktivierung wird durch direkte Projektionen zwischen LC und PVN realisiert.
- **Aktivierung des parasympathischen Nervensystems (PNS)** durch Transmission von inhibitorischen Signalen aus dem ventromedialen Präfrontalen Kortex (vmPFC), welche zu den parasympathischen Kerngruppen fortgeleitet werden (Hermann et al., 2003; Ulrich-Lai & Hermann, 2003).
- **Stress-adaptierende Aktivierung** von Endocannabinoiden, endogenen Opiaten und Endogenen Morphinen.

Literatur

Berton O, McClung CA, DiLeone RJ, Krishnan V, Renthal W, Russo SJ, Graham D, Tsankova NM, Bolanos CA, Rios M, Monteggia LM, Self DW, Nestler EJ (2006). Essential role of BDNF in the mesolimbic dopamine pathway in social defeat stress. Science; 311(5762):864 – 868.

Buckner RL, Andrews-Hanna JR, Schacter DL (2008). The brain's default network. Anatomy, function and relevance to disease. Ann NY Acad Sci; 1124:1 – 38.

Dahl RE (2004). Adolescent brain development: A period of vulnerabilities and opportunities. Ann NY Acad Sci; 1021:1 – 22.

Danese A, Moffit TE, Parlante CM, Ambler A, Poulton R, Caspi A (2008). Elevated inflammation levels in depressed adults with a history of childhood maltreatment. Arch Gen Pychiatry; 65:409 – 15.

Entringer S, Buss C, Wadhwa PD (2010). Prenatal stress and developmental programming of human health and disease risk: concepts and integration of empirical findings. Curr Opin Endocrinol Diabetes Obes; 17:507 – 16.

Entringer S, Buss C, Heim C (2016). Frühe Stresserfahrungen und Krankheitsvulnerabilität. Bundesgesundheitsbl, 591 255 – 61.

Felitti VJ, Anda RF, Nordenberg D, Williamson DF, Spitz AM, Edwards V, Koss MP, Marks JS (1998). Relationship of childhood abuse and household dysfunction to many of the leading causes of death in adults. The Adverse Childhood Experiences (ACE) Study. Am J Prev Med; 14:245 – 58.

Fliege H, Rose M, Arck P, Levenstein S, Klapp BF (2001). Validierung des Perceived Stress Questionnaire an einer deutschen Stichprobe. Diagnostica; 47:142–52.

Foilb AR, Lui P, Romeo RD (2011). The transformation of hormonal stress responses throughout puberty and adolescence. J Endocrinol; 210:391–8.

Gee DG, Gabard-Dumam LJ, Flannery J et al. (2013). Early developmental emergence of human amygdala-prefrontal connectivity after maternal deprivation; 110:15638–43.

Gee DG, Casey BJ (2015). The impact of developmental timing for stress and recovery. Neurobiology of Stress; 1:184–94.

Glover V (2011). Annual Research Review: Prenatal stress and the origins of psychopathology: an evolutionary perspective. J Child Psychology and Psychiatry; 52:356–67.

Hampel P, Petermann F (2003). Anti-Stress-Training für Kinder. Weinheim, Basel, Berlin, Beltz, S 3–6.

Haselbeck C, Kulle A, Niederberger U, Bergmann TO, Steinmann E, Holterhus P-M, Petermann F, Gerber W-D (2013). Fötale Programmierung. Einfluss von pränatalem mütterlichem Stress auf die Entwicklung und Temperament des Säuglings. Kindheit und Entwicklung; 22:224–31.

Hauser W, Schmutzer G, Brahler E, Glaesmer H (2011). Maltreatment in childhood and adolescence: Results from a survey of a representative sample of the German population. Dtsch Aerztebl; 108:287–94.

Heim C, Binder EB (2012). Current research trends in early life stress and depression: Review of human studies on sensitive periods, gene-environmental interactions and epigenetics. Exp Neurol; 233:102–11.

Heim C, Newport DF, Wagner D, Wilcox MM et al. (2002). The role of early adverse experience and adulthood stress in the prediction of neuroendocrine stress reactivity in women: a multiple regression analysis. Depression and Anxiety; 15:117–25.

Heim C, Newport DJ, Mletzko T, Miller AH, Nemeroff CB (2008). The link between childhood trauma and depression: Insights from HPA axis studies in humans. Psychoneuroendocrinology; 33:693–710.

Hermann JP, Figueiredo H, Mueller NK et al. (2003). Central mechanisms of stress integration: hierarchical circuitry controlling hypothalamo-pituitary-adrenocortical responsiveness. Front Neuroendocrinol; 24:151–180.

Joels M, Baram TZ (2009). The neuro-symphony of stress. Nature Rev Neuroscience; 10:459–66

Kaluza G (Hrsg) (2011). Stressbewältigung. Trainingsmanual zur psychologischen Gesundheitsförderung. Berlin, Heidelberg, New York, Springer.

Klipker K, Baumgarten F, Göbel K, Lampert T, Hölling H (2018). Psychische Auffälligkeiten bei Kindern und Jugendlichen in Deutschland – Querschnittergebnisse aus KiGGS Welle 2 und Trends. J Health Monitoring; 3:37–44.

La Marca Ghaemmagami P, Ehlert U (2015). Stress during pregnancy. Experienced Stress, stress hormones and protective factors. Eur Psychologist; 20:102–19.

Lee FS, Heimer H, Giedd JN, Lein ES, Sestan N, Weinberger DR, Casey BJ (2014). Mental health. Adolescent mental health – opportunity and obligation. Science; 346:547–9.

Lohaus A, Beyer A, Klein-Heßling J (2004). Stresserleben und Stresssymptomatik bei Kindern und Jugendlichen. Z Entwicklungspsychologie und Pädagogische Psychologie; 36:38–46.

Maccari S, Darnaudery M, Morley-Fletcher S, Zuema AR, Cinque C, van Reeth O (2003). Prenatal stress and long-term consequences: implications of glucocorticoid hormones. Neurosc Biobehac Rev 27:119–27.

Mason, JW (1968). A review of psychoendocrine research on the pituitary adrenal system. Psychosom Med, 30:576–607.

McCormick CM, Mathews IZ (2007). HPA function in adolescence: Role of sex hormones in its regulation and the enduring consequences of exposure to stressors. Pharmacology, Biochemistry and Behavior; 86:220–33.

McEwen BS, Seeman T (1999). Protective and damaging effects of mediators of stress. Elaborating and testing the concepts of allostasis and allostatic load. Ann NY Acad Sci; 896:30 – 47.
Nemeroff CB, Heim CM, Thase ME, Klein DN, Rush AJ, Schatzberg AF, Ninan PT, McCullough JP Jr, Weiss PM, Dunner DL, Rothbaum BO, Kornstein S, Keitner G, Keller MB (2003). Differential responses to psychotherapy versus pharmacotherapy in patients with chronic forms of major depression and childhood trauma. Proc Natl Acad Sci USA; 100:14293 – 6.
Ottl A, Gündel H, Wohlschläger A, Zimmer C, Sorg C, Noll-Hussong M (2012). »Default-mode«-Netzwerk des Gehirns. Nervenarzt; 83:16 – 24.
Pizoli CE, Shah MN, Snyder AZ, Shimony JS, Limbrick DD, Raichle ME, Schlaggar BL,Smyth MD (2011). Resting-state activity in development and maintenance of normal brain function. Proc Natl Acad Sci.; 108:11638 – 43.
Raichle ME, Mac Leod AM, Snyder AZ, Powers WJ et al. (2001). A default mode of brain function. PNAS; 98:676 – 82.
Romeo RD, McEwen BS (2006). Stress and the adolescent brain. Ann NY Acad Sci; 1094:202 – 14.
Schlotz W, Kumsta R, Layes I, Entringer S et al. (2008). Covariance between psychological and endocrine responses to pharmacological challenge and psychological stress: a question of timing. Psychosomatic Medicine; 70:787 – 96.
Selye H (1936). A syndrome produced by diverse nocuous agents. Nature; 138:32.
Statista (2019): https://de.statista.com/statistik/daten/studie/38415/umfrage/sexueller-missbrauch-von-kindern-seit-1999/.
Thomas EA, Dean B, Pavey G, Sutcliffe JG (2001). Increased CNS levels of apolipoprotein D in schizophrenic and bipolar subjects: Implications for the pathophysiology of psychiatric disorders. PNAS; 98(7):4066 – 4071.
Unabhängiger Beauftragter für Fragen des sexuellen Kindesmissbrauchs (2019). Zur Häufigkeit von sexuellem Missbrauch. https://beauftragter-missbrauch.de/praevention/was-ist-sexueller-missbrauch/zur-haeufigkeit-von-sexuellem-missbrauch.
Ulrich-Lai YM, Hermann JP (2009). Neural regulation of endocrine and autonomic stress responses. Neture Rev Neuroscience; 10:397 – 409.
Van den Bergh BRH, Dahnke R, Mennes M (2018). Prenatal stress and the developing brain: Risks for neurodevelopmental disorders. Development and Psychopathology; 30:743 – 62.
Weaver IC, Cervoni N, Champagne FA, d'Alessio AC, Sharmna S, Seckl JR, Dymov S, Szyf M, Meaney MJ (2004). Epigenetic programming by maternal behavior. Nat Neurosci; 7:847 – 54.
Wüst S, Federenko I, Hellhammer DH, Kirschbaum C (2000). Genetic factors, perceived stress and the free cortisol response to awakening. Psychoneuroendocrinology; 25:707 – 20.

1.7.3 Stress und Autonomes Nervensystem (ANS)

Bei belastenden Lebenssituationen ist die ultraschnelle Aktivierung von afferenten (vorwiegend sensorischen) und efferenten Impulsen lebenswichtig, was in erster Linie durch das bestehende Netzwerk des Autonome Nervensystem (ANS) realisiert wird.

Das ANS ist ein komplexes Nervengeflecht, welches sowohl zur Anpassung (Adaptation) als auch zur Wiederherstellung der organischen Homöostase oder Allostase, insbesondere bei Stress, entwickelt wurde. Das ANS stellt ein bedeutendes Element der Gehirn-Körper-Interaktion dar (Cameron, 2009). Es besteht aus drei wichtigen Komponenten:

- Sympathisches Nervensystem (SNS)
- Parasympathisches Nervensystem (PNS)
- Enterisches Nervensystem des Gastrointestinaltrakts (ENS)

Die meisten Fasern sind dünn und unmyelinisiert, was mit einer im Vergleich zu anderen Nervenfasern relativ langsamen Leitungsgeschwindigkeit verbunden ist. Ausnahme ist der Nervus vagus, der deutlich höhergradig myelinisiert ist.

Sowohl das sympathische als auch das parasympathische Nervensystem ermöglichen schnellste Anpassung der Endorgane durch neuronale Signalübertragung. So wird z. B. das sympatho-adrenal-medulläre System innerhalb von Sekunden zum Anstieg von Puls und Blutdruck angeregte, wobei das parasympathische System den Prozess balanciert (Shields, 1993).

Während die Mechanismen des ANS innerhalb von Sekunden aktiviert werden, liegt die Reaktionszeit der neuroendokrinen HHN-Achse im Minutenbereich (Ulrich-Lai & Herman, 2009). Dabei werden keinesfalls ausschließlich efferente Signale abgegeben, sondern gleichzeitig afferente Impulse (z. B. olfaktorische, visuelle und auditive) zur schnellen Kontrollierbarkeit des Stressors aufgenommen.

Zu den afferenten Signalen gehören auch Signale von homöostatischen Störungen, wie z. B. Blutverlust, Atemstörung, somatischer oder viszeraler Schmerz sowie Inflammation.

Diese Signale gelangen ohne Kontrolle durch höhere Zentren zu den **Cirkumventrikulären Organen (CVO).** Dies sind Areale in der Wand des dritten und vierten Ventrikels, an dem die Blut-Liquor-Schranke unterbrochen ist und deshalb leicht Substrate aus dem Kreislauf in den Liquor übertreten können. Dort laufen neurale, endokrine und hämatogene Informationen zusammen und gelangen in das Gehirn.

Parallel dazu moduliert der Nervus vagus die Basisfunktion von Herz und Lunge durch Regulierung und Feinabstimmung von Intensität und Dauer der autonomen parasympathischen Antwort. Der vagale Tonus ist Folge der Stimulation des Nucleus ambiguus und des Hauptkerns des Nervus vagus (DMX), meist gespeist durch Informationen des Nucleus tractus solitarius (NTS). Parallel zum Autonomen Nervensystem wird die HHN-Achse via Paraventrikulärem Nukleus (PVN) stimuliert, in enger Rückkopplung mit dem Sympathikushauptkern Locus coeruleus (LC).

Die Regulation von Sympathikus und Parasympathikus erfolgt durch entsprechende Gehirnareale, die entweder jeweils einem oder auch beiden Systemen zugeordnet sind (▸ Abb. 1-10):

- **Wirkungen auf beide Systeme**: NTS (stimuliert SNS), PVN und DMH (inhibieren PNS).
- **Sympathikoton** wirken: Locus coeruleus, ventrolaterale Medulla (VLM), der zentrale Kern der Amygdala (CeA), welche die intermediolaterale Zellgruppe (IML) und damit den Grenzstrang stimulieren.
- **Parasympathikoton** wirken: Dorsaler Motor Nucleus des Nervus vagus (DMX) und Nucleus ambiguus (NA)
- Andere Kerngruppen wirken indirekt, wie BST (Bed Nucleus der Stria terminalis), die sowohl PVN als auch NTS inhibieren.

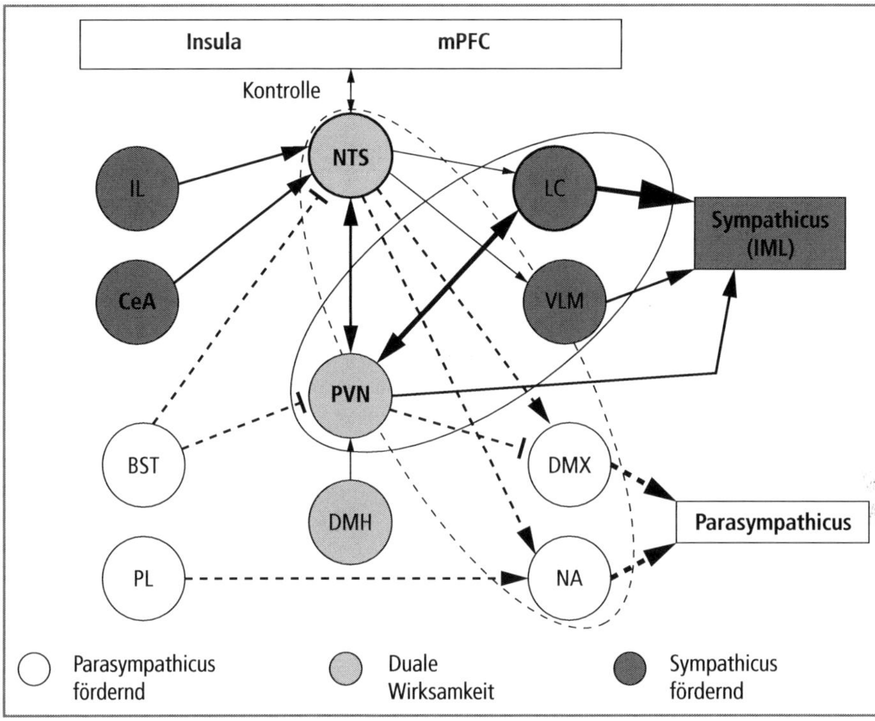

Abb. 1-10 Unterschiedliche Neuronengruppen sind für den basalen Tonus und die maximale Innervation von Sympathikus (dunkelgrau) und Parasympathikus (weiss) verantwortlich. Das komplexe Geflecht von Kerngruppen und Projektionen lassen drei wichtige Systeme erkennen: 1. Übergeordnete Kontrolle durch Insula und mPFC; 2. Sympathikus (solide Kreislinie); 3. Parasympathikus (gestrichelte Kreilinie).
NTS = Nucleus tractus solitarius, PVN = Paraventrikulärer Nukleus, DMH = dorsomedialer Hypothalamus (sympathische und parasympathische Impulse), IL = Infralimbischer Kortex, CeA = zentraler Nucleus der Amygdala, BST = Bed Nucleus striae terminalis (emotionelle autonome Expression), PL = Prälimbischer Kortex, DMX = dorsaler motorischer Nukleus des n. Vagus, NA = Nukleus ambiguus.

Sympathikus (SNS)

Im Gegensatz zum PNS sind die postganglionären Fasern des SNS deutlich länger als die präganglionären. Der wesentliche Input des Sympathikus erfolgt durch Freisetzung von Noradrenalin aus dem Locus coeruleus (LC) und der ventrolateralen Medulla (VLM). Die sympathische exzitatorische Reaktion wird zum präganglionären System der IML (einer medullanahen Zellgruppe) und in die präganglionären Neuronen prä- und paravertebral übertragen, die mit den sympathischen Endorganen (z. B. periphere Ganglien, adrenales Mark) eng verbunden sind. Bedingt durch die direkte Verbindung des LC zu IML und Grenzstrang findet eine schnelle Signalübertragung statt. Die freigesetzten Neurotransmitter wie Noradrenalin binden an α- und β-Rezeptoren (G-Protein-Rezeptoren), welche die Zellaktivierung für die primäre schnelle »Kampf oder Flucht«-Reaktion auslösen. Die schnelle Übertragung des Sympathikus ermöglicht eine ebenso schnelle Aktivierung der adrenalen Medulla mit Freisetzung von Noradrenalin und Adrenalin.

Die daraus resultierende Funktion besteht in der schnellen systemischen Hochregulierung der akuten Stressantwort im Hinblick auf:

- Kognition (verstärkte Wahrnehmung)
- Herz-Kreislauf-Anpassung: Steigerung von Puls, Blutdruck und Herz-Schlagvolumen
- Starke Verbindung zur Medulla adrenalis für die Freisetzung des kreislaufwirksamen Adrenalins (Samuels & Szabadi, 2008)

Parasympathikus (PNS)

Efferente parasympathische Fasern sind neben dem Nervus vagus (X) auch im Nervus oculomotorius (III), Nervus facialis (VII) und Nervus glossopharyngeus (IX) enthalten. Der Parasympathikus besteht zu 70 % aus dünnen C-Fasern (vorwiegend afferent-sensorisch) und stärker myelinisierten A- und B-Fasern, die vorwiegend afferent-viszeral arbeiten. Dies zeigt die große Bedeutung der Informationsvermittlung intestinaler Vorgänge durch den Nervus vagus. Der Neurotransmitter prä- und postganglionärer Fasern ist Acetylcholin.

Bedeutsamster zentraler Regulationsort des Parasympathikus ist der NTS, der die wichtigsten Ganglien des PNS (NA, DMX) stimuliert.

Der Parasympathikus fördert die Bildung von Energiedepots, vor allem die Glykogenbildung in der Leber, jedoch nicht in Muskulatur und Fettgewebe. Er stimuliert ferner die Insulinsekretion und wirkt anti-inflammatorisch.

Übergeordnete zentrale Regulation des ANS

Zahlreiche zentralnervöse Regionen sind an der Kontrolle des ANS beteiligt:

- **Insula, medialer Präfrontaler Kortex** (mPFC): Beide ZNS-Regionen vermitteln und kontrollieren eingehende Informationen von Schmerzsignalen, ihrer emotionalen Verarbeitung und integrieren viszerosensible Impulse (z. B. aus dem Einzugsbereich des Parasympathikus).
- **Zentralkern der Amygdala** (CeA) und basaler Kern der Stria terminalis (BST) sind an der autonomen Expression von Emotionen beteiligt.
- Im **Hypothalamus** sind vorwiegend der PVN (paraventrikuläre Nukleus) sowie vegetativ wirksame Areale (dorso- und mediolateraler Hypothalamus) beteiligt.
- **Mittelhirn** (Periaquäduktales Grau): Schmerzkontrolle, motorische Antwort auf stressabhängige aggressive Verhaltensweisen
- **Pons:** Bedeutsam ist der Locus coeruleus (LC), welcher die schnelle Stressantwort über den IML und den Grenzstrang ermöglicht.
- NTS, DMX und NA sind Relaisstationen der viszero-afferenten Fasern, vor allem des Nervus vagus und Nervus glossopharyngeus. Sie sind die wesentlichen Stationen zur Übertragung des »anti-inflammatorischen Reflexes« (Tracey, 2007).

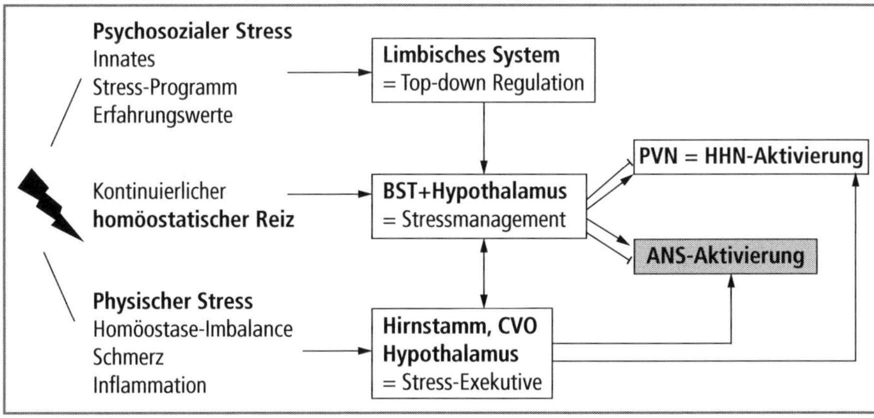

Abb. 1-11 Stellung des ANS im Rahmen der Stressantwort: Übergeordnet wird der jeweilige Stressreiz (psychosozial, physisch) über unterschiedliche Systeme primär verarbeitet: psychosozial via limbisches System mit starker »top-down«-Regulation; physischer Stress wie Homöostase-Imbalance (Blutdruckabfall, Hypovolämie, Hypoglykämie, reduzierte Elektrolyt-Wasser-Bilanz), Schmerz und Inflammation werden zentral vermittelt und bereits im Hirnstamm, Circumventrikulären Organ (CVO) und Hypothalamus direkt verarbeitet und zur weiteren Prozessierung entweder an den Bereich des Stressmanagements (BST, Hypothalamus) oder direkt an die Stressexekutive weitergeleitet. Die Folge ist je nach Art und Intensität des Stressors eine Aktivierung oder Abschwächung von Sympathikus/Parasympathikus (und der HHN-Achse).

Über das ANS werden auch Wachheit und schlafbezogene Regeneration koreguliert (Samuels & Szabadi, 2008). *Die gleichzeitige Stimulation von Sympathikus und Parasympathikus bei jeglicher Art von Stress bedingen sowohl den Grad als auch die Intensität der physischen und psychischen Stressantwort.* Nach Beendigung und Abflachung der akuten Stressantwort hat der Parasympathikus die Aufgabe der adäquaten Regeneration. Somit bewältigt das PNS wichtige Steuerungsaufgaben für

- Regeneration nach Stressbelastung,
- nächtliche Regeneration und Wiederherstellung von Ressourcen,
- Modulation der Stressantwort und
- anti-inflammatorische Funktion.

Diagnostik des ANS

Die Qualität und Intensität der Wirksamkeit des ANS kann näherungsweise analysiert werden durch:

- **Herzratenvariabilität (HRV):** Die Wirkungen von Sympathikus und Parasympathikus (vor allem des Nervus vagus) können mit der Methode der Herzratenvariabilität gemessen werden. Low Frequency ist der Messparameter des SNS. Für die Vaguswirkung stehen die Parameter HF, RMSSD und SDNN (Einzelheiten im ▶ Kap. 3.6 »Herzratenvariabilität«). Die besonders enge Verflechtung des ANS mit der Feinanatomie des cardialen Reizleitungssystems ist einerseits Grundlage für die schnelle Regulierung von Pulsfrequenz und Schlagvolumen, andererseits ermöglicht diese Interaktion durch die Beobachtung von Puls, Blutdruck und Herzratenvariabilität eine differenzierte biophysikalische Stressanalyse. Damit wird auch der zentralnervöse Einfluss der Gehirnfunktion auf die cardiale Regulation verständlich (Verberne et al., 1998)

- **Katecholamine im zweiten Morgenurin**: Die Aktivität der sympatho-exzitatorischen Stressantwort wird im zweiten Morgenurin durch die Bestimmung des Katecholamins Noradrenalin und des Hormons Adrenalin gemessen.
- Biochemisch lässt sich die PNS-Wirkung indirekt durch Bestimmung von **Cholinesterasen** im Serum (Acetylcholinesterase – AChE und Butyrylcholinesterase – BChE) in-vitro photometrisch bestimmen.

Autonomes Nervensystem und Inflammation

Bei akuten und insbesondere chronischen Stressreaktionen wird durch die enge Verschaltung von Stresssystem und angeborenem Immunsystem häufig eine inflammatorische Reaktion eingeleitet. Eine Inflammation, hervorgerufen durch proinflammatorische Effekte des Noradrenalins (Bierhaus et al., 2004) oder anderer Ursachen (Infekte, Stoffwechsel, Umwelt usw.), ist durch eine Immunreaktion mit Bildung von Zytokinen charakterisiert. Die daraus sich ergebenden Inflammationssignale werden aus dem Intestinaltrakt über den Nervus vagus oder aus der Mundhöhle durch den Nervus glossopharyngeus direkt an den NTS geleitet. Die Inflammationsinformation kann jedoch auch humoral an das ZNS geleitet werden: Ausgelöst wird der Prozess durch pathogen assoziierte molekulare Muster (PAMP = pathogen associated molecular patterns), welche zur Bildung von proinflammatorischen Zytokinen durch Makrophagen führen. An Stellen von fehlender Blut-Liquor-Schranke (BLS) wie z. B. im CVO oder Plexus choroideus oder bei beschädigter BLS können Immunzellen und Zytokine direkt das ZNS erreichen. Bei Akkumulation von Zytokinsignalen werden efferente anti-inflammatorische Vagussignale induziert. Das an den Nervenendigungen freigesetzte Acethylcholin wird an der α7-Untereinheit des nikotinischen Acethylcholinrezeptors (AChR) von Makrophagen oder anderen Immunzellen gebunden und blockiert die intrazelluläre Inflammationskaskade durch Hemmung des proinflammatorischen Transkriptionsfaktors NF-kB.

Vereinfachend kann man sagen, dass afferente Inflammationssignale des Parasympathikus die efferenten Signale zur Zytokininhibition auslösen, im Sinne eines »inflammatorischen Reflexbogens« (Tracy, 2002; 2007).

Diese Kenntnisse sind die Voraussetzung für neuere anti-inflammatorische Maßnahmen, z. B. mit der Vagus-Nerv-Stimulation (VNS), wobei der aurikuläre Ast des Nervus vagus mit feinen Kleinstelektroden elektrisch stimuliert und damit anti-inflammatorische und auch anti-epileptogene Impulse gesetzt werden (Beekwilder & Beems, 2010).

Das Autonome Nervensystem ist ein ultraschnell aktivierbares System eines weit verbreiteten Netzwerkes von feinsten Nervenverästelungen ubiquitär im

Körper und mit Beteiligung an lebenswichtigen organischen Funktionen wie Herz-Kreislauf-Regulation, Stoffwechsel, Verdauung und Immunfunktion. Aus diesem Grunde ist seine Diagnostik im Rahmen von Stressbelastungen so eminent bedeutsam.

Literatur

Beekwilder JP, Beems T (2010). Overview of the clinical applications of vagus nerve stimulation. J Clin Neurophysiol; 27:130–8.

Bierhaus A, Humpert PM, Nawroth PP (2004). NF-kB as a molecular link between psychosocial stress and organ dysfunction. Pediatr Nephrol; 19:1189–91.

Cameron OG (2009). Visceral brain-body information transfer. NeuroImage; 47:787–94.

Samuels ER, Szabadi E (2008). Functional Neuroanatomy of the Noradrenergic Locus Coeruleus: Its roles in the regulation of arousal and autonomic Function Part II: Physiological and pharmacological manipulations and pathological alterations of Locus Coeruleus activity in humans. Current Neuropharmacology; 6:254–85.

Shields Jr RW (1993). Functional anatomy of the Autonomic Nerve System. J Clin Neurophysiol; 10:2–13.

Tracey K (2002). The inflammatory reflex. Nature; 420:853–9.

Tracey K (2007). Physiology and immunology of the cholinergic antiinflammatory pathway. J Clin Invest; 117:289–96.

Ulrich-Lai YM, Herman JP (2009). Neural regulation of endocrine and autonomic stress responses. Nature Rev Neuroscience; 10:397–409.

Verberne AJM, Owens NC (1998). Cortical modulation of the cardiovascular system. Progress in Neurobiol; 54:149–68.

1.7.4 Stress und Hypothalamus-Hypophysen-Nebennierenrinden-Achse (HHN)

Neben dem instantanen Stressweg des sympatho-exzitatorischen Systems mit Aktivierung des Locus coeruleus und des autonomen sympathischen Nervensystems spielt die Hypothalamus-Hypophysen-Nebennierenrinden-Achse eine bedeutsame Rolle bei der physiologischen Stressantwort. Die HHN-Achse reagiert zeitverzögert auf physischen und psychosozialen Stress.

Der Signalweg beginnt mit der Freisetzung von CRH im Paraventrikulären Nukleus (PVN), welche durch negatives Feedback vermitelt durch Glucocorticoid-Rezeptoren (GR) im Hippocampus, Hypothalamus und in der Hypophyse sowie durch die inhibitorischen Systeme von Endocannabinoiden und endogene Opiate (EOP) kontrolliert wird. CRH gelangt über das Portalvenensystem in die Adenohypophyse, wo ACTH freigesetzt wird. Die Höhe des CRH-Spiegels wird durch Vasopressin gesteigert, durch Oxytocin reduziert.

ACTH erreicht nach seiner Sekretion über die Blutbahn die Nebennierenrinde (NNR), wo in der Zona fasciculata Cortisol gebildet und freigesetzt wird. Cortisol wird pulsatil und circadian freigesetzt, mit einem Anstieg etwa 10–15 Minuten nach Beginn des Stresssignals.

Cortisol bindet peripher an Mineralocorticoid-Rezeptoren (MR), die meist komplett abgesättigt werden, und Glucocorticoid-Rezeptoren (GR), die vor allem in den sensiblen Bereichen von Hippocampus, Locus coeruleus und lateralem Septum in höchster Konzentration auftreten. Für die Realisierung seiner Funktion wird Cortisol an den zytosolischen Glucocorticoid-Rezeptor gebunden und zum Nukleus transloziert, um die genomische Wirkung zu veranlassen. Die Effekte von Cortisol beginnen etwa eine Stunde nach seiner Freisetzung und können Tage anhalten.

Bei dauerhafter Beanspruchung kann die NNR nur über ca. drei Wochen ausreichende Konzentrationen von Cortisol produzieren und freisetzen und erst nach einer Erholungsphase die Produktion wiederaufnehmen (Straub et al., 2000). Neben der Erschöpfung der NNR-Sekretion können auch Endocannabinoide die Cortisol-Bildung und Freisetzung herabsetzen und eine aktive Stressadaptation bewirken.

Tagesverlauf des Cortisols

Der Tagesverlauf des Cortisols wird durch unterschiedliche funktionelle Stimulatoren reguliert (vgl. ► Abb. 1-12)

- **Diurnaler, biochronologischer endogener Rhythmus:** Anstieg des Cortisols in der zweiten Nachthälfte mit höchsten Werten am Morgen und tiefsten Werten am Abend (Mitternacht).

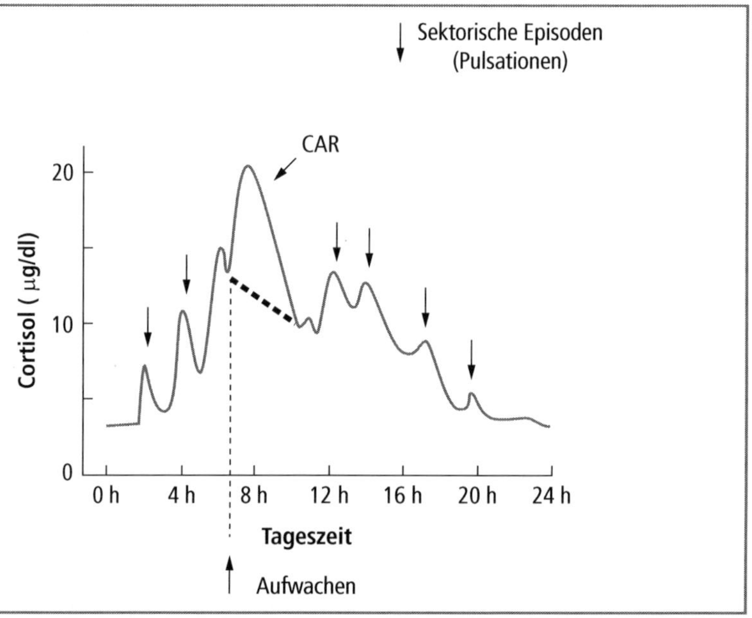

Abb. 1-12 Tagesverlauf des Cortisols (dargestellt am Serum-Cortisol): Die Grundlage bildet der diurnale, biochronologische Rhythmus als Basissekretion. Diese wird durch episodische, pulsatile Sekretionsmuster und die Cortisol-Awakening-Response (CAR; ca. 30 Minuten nach dem Aufwachen) überlagert.

- **Sekretionsepisoden**, ausgelöst durch ca. 15–18 pulsatile Sekretionsmuster von kurzer Dauer und hoher Amplitude von CRH und ACTH. Diese Pulsationen sistieren während der späten Nacht bis zum frühen Morgen.
- **Cortisol-Awakening-Response (CAR)** in Form eines deutlichen Cortisol-Anstiegs mit einem Maximum ca. 30–45 Minuten nach dem Aufwachen.

Der biochronologische Grundrhythmus wird durch die episodischen, pulsatilen Sekretionsmuster des Cortisols und der CAR überlagert (Wilhelm et al., 2007).

Die CAR ist ein Maß für die akute Reaktionsfähigkeit der HHN-Achse am Morgen und damit ein ausgezeichneter Indikator der HHN-Funktion. Die CAR ist allerdings bei ca. 10–15% der Personen nicht nachweisbar (Stalder et al., 2016). Das Fehlen der CAR bedarf deshalb einer intensiven zusätzlichen Überprüfung möglicher zentralnervöser organischer Ursachen.

Regulation der HHN-Achse

Die Aktivierung der HHN-Achse mit Freisetzung des Cortisols gehört zu den typischen stressexekutiven Funktionen. Dabei wird die adrenale Aktivität nicht nur durch CRH und ACTH, sondern auch durch präganglionäre sympathische Neuronen aktiviert.

Die Cortisol-Sekretion in Form der CAR oder auch eines 12-stündigen Tagesprofils zeigen an zwei aufeinander folgenden Tagen große Übereinstimmung (Pruessner et al., 1999), allerdings mit Veränderungen, abhängig vom subjektiv wahrgenommenen Stress, wobei die Stressqualität (Art des psychosozialen oder physischen Stresses) eine untergeordnete Rolle spielt.

Neben dem Steroidhormon Cortisol wird von der NNR auch DHEA produziert und sezerniert. Simultane Saliva-Untersuchungen der beiden Steroide lassen den typischen kräftigen Anstieg der Cortisol-Sekretion beim DHEA weitgehend vermissen. Das freie DHEA zeigte dabei über den Tag weitgehend gleichbleibende Werte. Insgesamt waren die Mittelwerte der beiden Steroidhormone positiv assoziiert. Das Sekretionsmuster von DHEA verläuft relativ uniform, während Cortisol eine Tag-zu-Tag-Variabilität mit markanten Anstiegen zeigt.

Die Aktivität der HHN-Achse wird durch spezifische limbische und neokortikale Gehirnregionen wie Amygdala, Präfrontaler Kortex und insbesondere dem Hippocampus koreguliert (Hermann et al., 2005). Im Hippocampus finden sich sowohl Mineralo- als auch Glucocorticoid-Rezeptoren in hoher Dichte. Bei uni- oder bilateraler Entfernung des Hippocampus bleibt der CAR aus. Umgekehrt sind größere Hippocampusvolumen mit einer höheren CAR assoziiert (Pruessner et al., 2007).

Zusätzliche Regulation erfährt die HHN-Achse durch Subregionen des Hypothalamus, BST (Bed Nucleus stria terminalis), NTS (Nucleus tractus solitarius) und die Raphe-Nuclei. Diese zentralnervösen Bereiche wirken durch direkte Projektionen zum PVN (Hermann et al., 2005), teilweise durch Vermittlung von Endocannabinoiden.

Projektionen zwischen LC und PVN bedingen eine ultraschnelle gemeinsame stressbedingte Aktivierung im Sinne einer Maximalresponse. Die Amygdalae weisen eine hohe Dichte von Mineralo- und Glucocorticoid-Rezeptoren auf, welche beträchtliche Mengen an Cortisol binden, um die CRH-Freisetzung weiter zu verstärken (Fries et al., 2009). Dagegen inhibieren und limitieren der Präfrontale Kortex und Hippocampus die stressbedingte HHN-Aktivität (Hermann et al., 2005).

Die CAR stellt die genuine Antwort der Aufwachaktivierung dar. Dabei überlagert die CAR den trägen diurnalen Biorhythmus des Cortisols durch das Zusammenspiel von SCN (diurnaler Rhythmus) und PVN (CRH, ACTH, Cortisol) unter Vermittlung von PFC, HC und Amygdala (Fries et al., 2009). Cortisol (im Rahmen der CAR) wird durch ACTH und Sympathikus stimuliert (Bornstein et al., 2008) und mit einer Verzögerung von ca. zehn Minuten (▶ Abb. 1-13; Smyth et al., 2013) und einem Anstieg von 58 – 156 % freigesetzt (Clow et al., 2010).

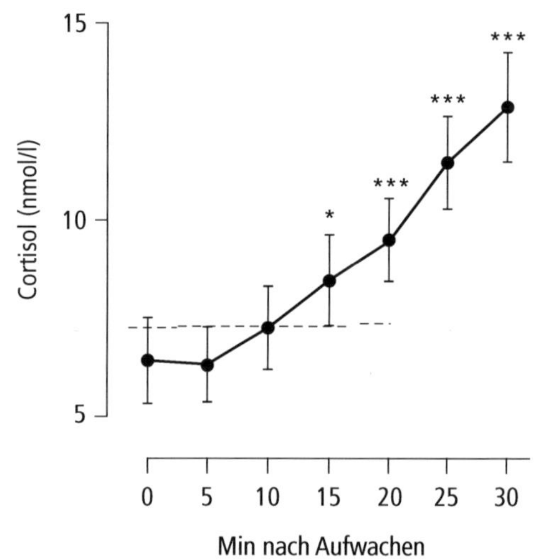

Abb. 1-13 Die Cortisol-Awakening-Response (CAR) ist die genuine Antwort des Aufwachens. Ausgelöst durch CRH und ACTH beginnt der Anstieg zehn Minuten nach dem Aufwachen und Öffnen der Augen (nach Smyth et al., 2012).

Zahlreiche Faktoren können Höhe und Dauer des morgendlichen Aufwachanstiegs von Cortisol beeinflussen:

- Lebensalter: 1 – 3 % nicht signifikant, Vorverlegung des morgendlichen Hochs (»shift-forward«) (Wüst et al., 2000).
- Mensueller Zyklus geringfügig, während orale Kontrazeptiva zu kleineren Anstiegen der CAR (Pruessner et al., 1999) oder unveränderten Werten (Wüst et al., 2000) führen.
- Zigarettenrauchen ist ein potenter Stimulator der HHN-Achse. Chronischer Rauchkonsum führt vermutlich über Desensibilisierung von Rezeptoren zu einem leichten Anstieg der CAR.

- Einflüsse von Schlafdauer, Schlafqualität, mögliche Schlafstörungen, Wachzeiten und Weckmodus sind unterschiedlich. Frühes Erwachen zwischen 4.00 und 5.30 Uhr am Morgen führt zu einer größeren und verlängerten CAR im Vergleich zur regulären Aufwachzeit zwischen 6.00 und 9.00 Uhr oder bei Nachtarbeit mit Weckzeiten zwischen 11.00 Uhr vormittags und 14.00 Uhr (Fedorenko et al., 2004). Schlafstörungen, wie z. B. nächtliches Erwachen, vor allem in der ersten Nachthälfte, vermindern und schwächen die morgendliche CAR (Backhaus et al., 2004). Lichtexposition während des Schlafes verstärkt, Lärm schwächt den Cortisol-Anstieg des CAR deutlich ab.

Physiologische Wirkungen von Cortisol

Die wesentlichen biologischen Wirkungen des Cortisols sind:

- Energiemobilisierung: Stimulation der Glykolyse in der Leber, Proteolyse
- Suppression des innaten Immunsystems: Hemmung der proinflammatorischen Wirkung in Makrophagen, Monozyten und T-Zellen durch Inhibition des NF-kB. Damit werden inflammatorische Reaktionen, die Produktion von Zytokinen (IL-6, TNF-α, IL-1β, IFN-γ) und der Akute-Phase-Proteine (CRPhs, Ferritin, Ceruloplasmin) als auch der Prostaglandine unterdrückt.
- Minderung der Sympathikusaktivität, sowohl in Ruhe als auch während und nach Stress
- Suppression der Hypothalamus-Hypophysen-Gonaden-Achse, mit deutlicher Minderung der Testosteronbildung in den Leydig-Zellen und damit Störung der männlichen Reproduktion
- Hemmung von Knochen- und Muskelwachstum
- Potenzierung von Vasokonstriktion
- Depressiogene Wirkung
- Insgesamt ist Cortisol ein wichtiges Substrat zur Wiederherstellung des Energiestoffwechsels nach stressbedingter Unterbrechung

Verlauf des Cortisols über Tag und unter Belastung

Cortisol wird durch direkte Stimulation der Zona fasciculata der NNR durch ACTH sowohl synthetisiert als auch freigesetzt. Innerhalb von 24 Stunden sind etwa 15 – 18 ACTH-Pulse unterschiedlicher Amplituden nachweisbar. Diese Pulse sistieren während der späten Nacht bis zum Aufwachen (»quiescent period«), gefolgt vom morgendlichen CRH- und ACTH-Anstieg, der für den endogenen Biorhythmus des Cortisols verantwortlich ist. Zusätzlich wird durch den ersten morgendlichen Lichteinfluss über die Retina ein weiterer Cortisol-Peak für die CAR ausgelöst.

Als Ursachen des morgendlichen Cortisol-Anstiegs gelten sowohl der endogene biochronologische Anstieg als auch das Erwachen und der damit erfolgte erste Stressimpuls (mit Öffnen der Augen, Einfall des Lichtes) zur Auslösung der CAR. Weitere Cortisol-Anstiege sind frühestens zehn Minuten nach Einsetzen eines neuen Stressreizes nachweisbar (Smyth et al., 2013).

Die wichtigsten Ursachen für den Cortisol-Anstieg am Tage sind physische und psychosoziale Stressoren. Dabei werden durch ein ultraschnelles CRH-Signal (verstärkt durch Noradrenalin) ACTH und Cortisol freigesetzt, unbeeinträchtigt durch hemmende Signale aus dem mPFC und Hippocampus.

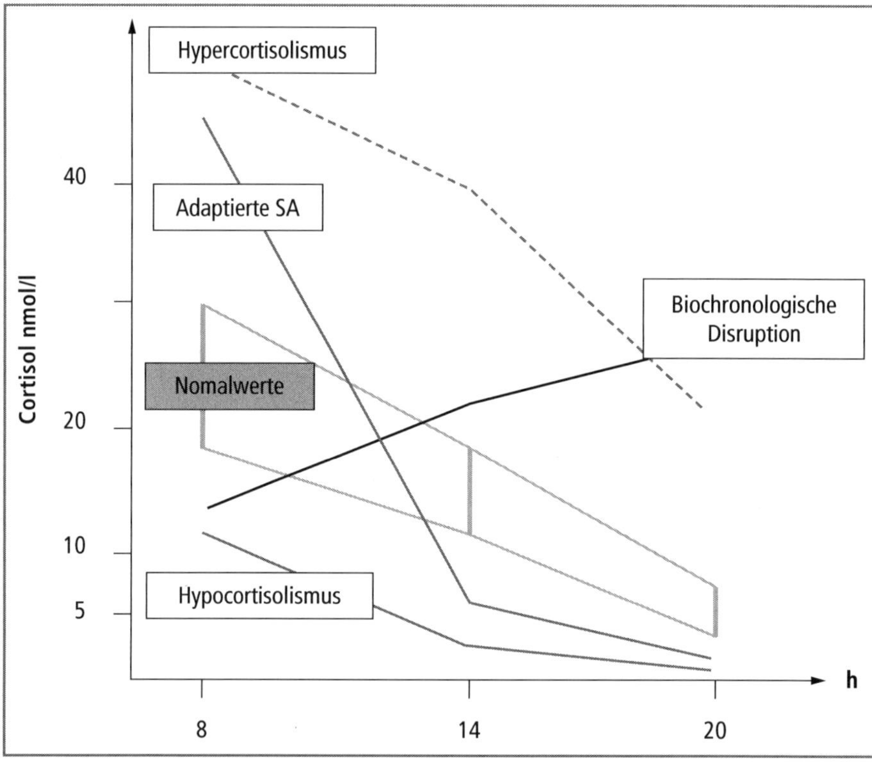

Abb. 1-14 Cortisol-Tagesprofil (im Speichel), gemessen um 8.00, 14.00 und 20.00 Uhr. Der Normalwertsbereich wurde auf der Basis von n = 3004 Probanden/-innen mit Komplettmessungen errechnet. Die pathologischen Verlaufsformen wie Hyper- und Hypocortisolismus sowie die biochronologische Disruption mit Inversion der diurnalen Rhythmik sind beispielhaft dargestellt.

Psychosoziale Stressoren durchlaufen eine kognitive Bewertung, welche je nachdem, ob die Situation oder der Stimulus neuartig, bedrohlich, unkontrollierbar, unvorhersagbar oder ambivalent bewertet wird oder vom Individuum negative organische oder psychische Konsequenzen antizipiert werden, die entsprechende Stressantwort auslöst.

Für die Testung der neurobiologischen Effekte von psychosozialen Ursachen hat sich der Trier Social Stress Test (TSST) bewährt. Kirschbaum et al. (1993, 1999) zeigten simultane stressbedingte Anstiege von Wachstumshormonen, Prolaktin, ACTH, Serum- und Speichel-Cortisol sowie der Herzfrequenz als Folge dieses Stressparadigmas. Während bei Männern die Replikation der Befunde relativ stabil ist, zeigen Frauen eine höhere Cortisol-Antwort auf den TSST, abhängig von der Höhe der Estradiol-Spiegel während der Follikelphase und/

oder der Einnahme von estrogenhaltigen Therapeutika (z. B. orale Kontrazeptiva) (Kirschbaum et al., 1999).

Zu diagnostischen Methoden der Cortisol-Sekretion ► Kap. 3.

Literatur

Backhaus J, Junghanns K, Hohagen F (2004). Sleep disturbances are correlated with decreased morning awakening salivary cortisol. Psychoneuroendocrinol; 29:1184 – 91.

Bornstein SR, Engelnad WC, Ehrhart-Bornstein M, Herman JP (2008). Dissociation of ACTH and glucocorticoids. Trends in Endocrinology & Metabolism; 19:175 – 80.

Clow A, Hucklebridge F, Stalder T, Evans P, Thorn L (2010). The cortisol awakening response: More than a measure of HPA axis function. Neurosci and Biobehav Rev; 35:97 – 103.

Federenko I, Wüst S, Hellhammer DH, Dechoux R, Kumsta R, Kirschbaum C (2004). Free cortisol awakening responses are influenced by awakening time. Psychoneuroendocrinology; 29:174 – 84.

Herman JP, Ostrander MM, Mueller NK, Figuiredo H (2005). Limbic system mechanisms of stress regulation: Hypothalamo-pituitary-adrenocortical axis. Progress in Neuro-Psychopharmacol & Biol Psychiatry; 29:2101 – 13.

Pruessner JC, Hellhammer DH, Kirschbaum C (1999). Burnout, perceived stress and cortisol responses to awakening. Psychosom Med; 61:197 – 204.

Pruessner M, Pruessner JC, Hellhammer DH, Pike GP, Lupien SJ (2007). The associations among hippocampal volume, cortisol reactivity, and memory performance in healthy young men. Psychiatry Res, Neuroimaging; 155:1 – 10.

Smyth N, Clow A, Thorn L, Hucklebridge F, Evans P (2013). Delays of 5 – 15 min between awakening and the start of saliva sampling matter in assessment of the cortisol awakening response. Psychoneuroendocrinology; 38:1476 – 83.

Stalder T, Kirschbaum C, Kudielka BM, Adam EK, Pruessner JC, Wüst S, Dockray S, Smyth N, Evans P, Hellhammer DH, Miller R, Wetherell MA, Lupien SJ, Clow A (2016). Assessment of the cortisol awakening response: Expert consensus guidlines. Psychneuroendocrinology; 63:414 – 32.

Straub RH, Schölmerich J, Zietz B (2)000. Replacement therapy with DHEA plus corticosteroids in patients with chronic inflammatory diseases – substitutesd of adrenal and sex hormones. Z Rheumatol; 59:Suppl 2 108 – 18.

Wilhelm I, Born J, Kudielka BM, Schlotz W, Wüst S (2007). Is the cortisol awakening rise a response to awakening? Psychoneuroendocrinology; 32:358 – 66.

Wüst S, Wolf J, Hellhammer DH, Federenko I, Schommer N, Kirschbaum C (2000). The cortisol awakening response – normal values and confounds. Noise & Health; 2:79 – 88.

1.7.5 Physiologische Stressinhibitoren: Endocannabinoide, endogene Opiate, Morphine und Neuropeptid Y

Stress und Endocannabinoide (ECB)

Die Regulation von Neurotransmittern und insbesondere der HHN-Achse erfolgt nicht nur durch ein negatives Feedback der Sekretionsprodukte (z. B. von Cortisol zur Downregulation von CRH), sondern vielmehr komplex durch weitere Systeme. Endocannabinoide (ECB) übernehmen dabei eine wichtige Funktion. Tatsächlich zeigt die Anwendung von Cannabis oder dem gereinigten Tetrahydrocannabinol (THC) eine deutliche Minderung von subjektivem Stressempfinden, Anspannung und Angstzuständen sowie anderen, mit PTBS assoziierten Symptomen (Passie et al., 2012). Im Gehirn werden ECB auf Bedarf gebildet und freigesetzt, inhibieren schwach die Freisetzung von Neurotransmittern (Noradrenalin, Glutamat, GABA, Acetylcholin und Serotonin) sowie in beträchtlichem Maße die Aktivität der HHN-Achse (Hill & McEwen, 2010; vgl. ▸ Abb. 1-15).

ECB und ihre Rezeptoren sind im gesamten Gehirn dicht exprimiert, insbesondere in und um die wichtigsten an der Stressantwort beteiligten Strukturen

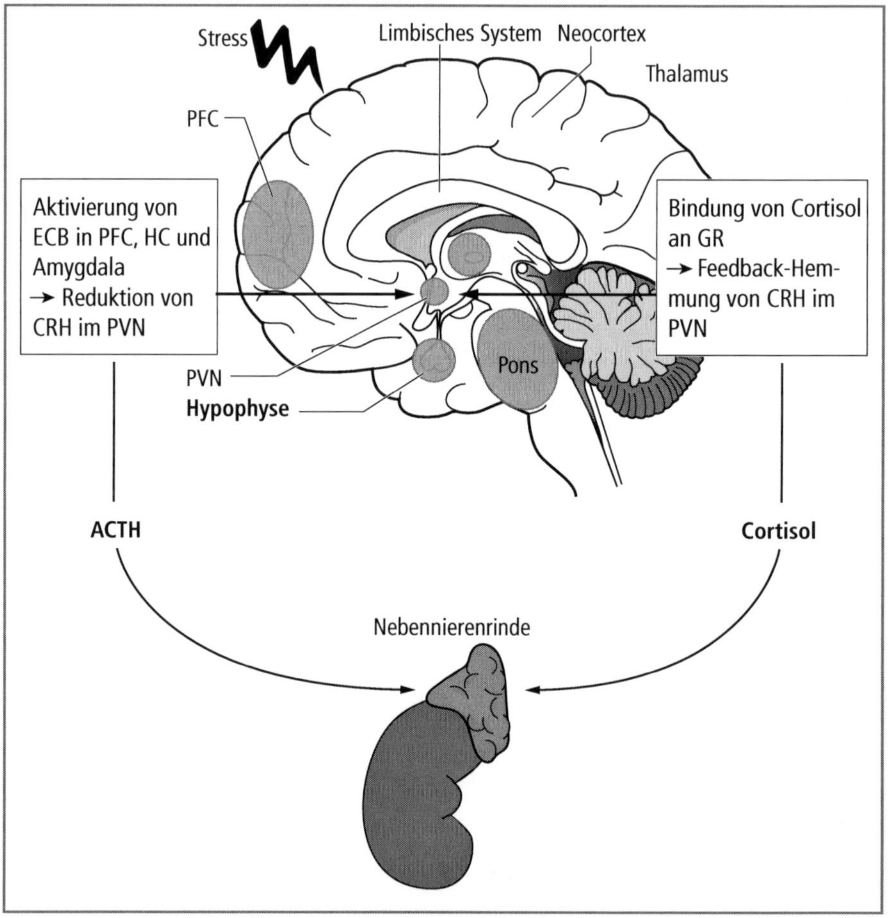

Abb. 1-15 Duale Steuerung der HHN-Aktivierung durch CRH, ACTH und Cortisol sowie Endocannabinoide (ECB):
1. Langsam aktivierte Feedback-Schleife mit Freisetzung von CRH, ACTH und Cortisol (innerhalb von 10 Min.) zur Bindung von Cortisol am GR mit nachfolgender langanhaltender negativer Feedback-Inhibition von CRH und der HHN-Achse.
2. Gleichzeitige und schnelle Aktivierung von Endocannabinoiden im Präfrontalen Kortex, Hippocampus und Amygdala, wo inhibitorische Effekte ausgelöst werden, um die Bildung und Freisetzung von CRH (und damit der HHN-Achse) zu reduzieren.

wie Hypothalamus, Amygdala, mPFC und Hippocampus. Die Signalübertragung besteht aus folgenden Elementen (vgl. ▶ Abb. 1-16):

- **Die Liganden** sind die lipophilen *Endocannabinoide*, im Wesentlichen *N-Arachidonyl-Glyzerol (AEA = Anandamid)* und *2-Arachidon-Glyzerol (2-AG)*, die auf einen Reiz hin durch spezifische Enzyme aus Phospholipiden relativ schnell (innerhalb von 10 Minuten) gebildet werden. Beide werden durch stressorische, exzitatorische Aktivität über einen Anstieg von Glutamat, Calciumeinstrom sowie Glucocorticoide in postsynaptischen Neuronen von PVN, PFC, Amygdala und Hippocampus gebildet, in die Synapsen transferiert, wo sie retrograd an präsynaptischen CB1-Rezeptoren binden, um die Freisetzung von Neuro-

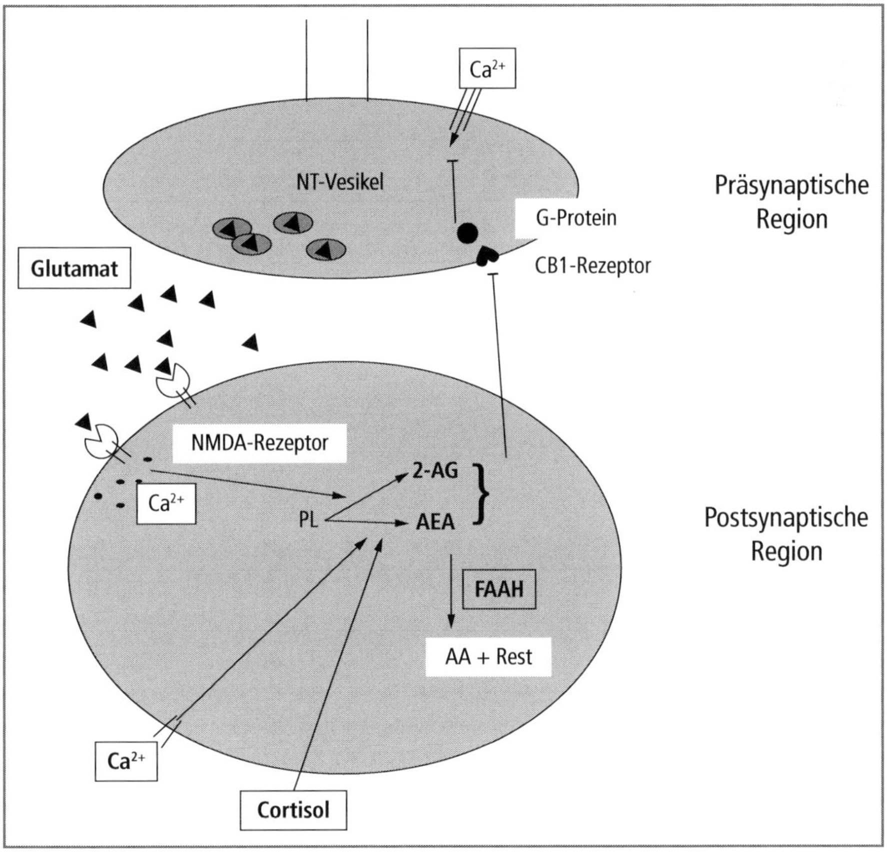

Abb. 1-16 Schematische Darstellung von Biogenese und retrograder Wirkung von Endocannabinoiden an der Synapse. Der Endocannabinoid-Stoffwechsel mit Bildung von 2-AG und AEA wird durch Glutamat (via $Ca2^+$-Ionen) und Cortisol stimuliert. 2-AG und AEA diffundieren retrograd zur präsynaptischen Ebene, um dort am CB1-Rezeptor zu binden und via G-Protein-bedingter Hemmung der Adenylatcyclase auf schnellstem Wege die Neurotransmitterwirkung von Glutamat und damit der HHN-Aktivierung zu unterbinden. Das katabole Enzym FAAH, welches AEA abbaut, hat eine große Bedeutung für die ECB-Regulation (PL = Phospholipide, AA = Arachidonsäure).

transmittern oder anderen stimulierenden Substraten zu blockieren und die Exzess-Exzitation zu kontrollieren und/oder zu blockieren (Freund et al., 2003). Beide Liganden sind hinsichtlich Bindungsverhalten, Pharmakokinetik und Signalwirkung sehr ähnlich. Das schwächere AEA wirkt »tonisch« durch Minderung der Neurotransmitterfunktion in Ruhe, während 2-AG ein robustes »phasisches« Signal bei länger anhaltender Stimulation wie Stress darstellt (Hill & Tasker, 2012). Dabei spielt die Dauer und Frequenz der Stresslast eine Rolle: Im Tierversuch wurde nach fünf identischen Stressexpositionen (z. B. chronischer »Restraint stress«) ein Anstieg von 2-AG in den wichtigen Bereichen wie mPFC, Amygdala und Hypothalamus, jedoch auch nach Glucocorticoid-Gabe gemessen (Patel & Hillard, 2008). Bei Menschen werden bereits nach einem einzigen psychosozialen Stressereignis (wie z. B. durch den TSST induziert) deutlich gesteigerte Werte von 2-AG, nicht aber von AEA im Blut gemessen (Hill et al., 2009).

- **Zwei Rezeptortypen**: Der *CB1-Rezeptor*, der nahezu ubiquitär im Gehirn an präsynaptischen Axonen und peripher (Immun-, Gefäßzellen und Adipozyten) nachweisbar ist, hat für die Stressantwort die größere Bedeutung. Der *CB2-Rezeptor* ist in Gehirnzellen deutlich geringer konzentriert, dafür vor allem an Immunzellen und Milz exprimiert. Beide sind G-Protein-Rezeptoren, welche die Adenylatcyclase und Calcium-Influx inhibieren (Hill & Tasker, 2012).
- **Die Endocannabinoide werden enzymatisch abgebaut**: Die *Fettsäureamid-Hydrolase (FAAH)* katabolisiert AEA in Ethanolamin und Arachidonsäure, eine *Lipase (MAGL)* spaltet 2-AG in Glycerol und AA (Patel & Hillard, 2008). Von sämtlichen katabolen Enzymen der ECB tritt FAAH nahezu überall nahe dem CB_1-R auf, mit hoher Dichte in Pyramidenzellen der basolateralen Kerngruppe der Amygdala (BLA), geringer in der zentralen Amygdala (Ahn et al., 2008). Die FAAH-Aktivität hat damit eine stark regulierende Funktion für die Wirksamkeit von AEA in der Amygdala und beeinflusst den Angstprozess. Damit ist dieses Enzym ein bedeutsames Ziel für die pharmakologische Beeinflussung der endogenen Stress- und Angstinhibition (Gunduz-Cinar et al., 2013).

Der biphasische Verlauf (► Abb. 1-17) der beiden Endocannabinoide 2-AG und AEA in Ruhe und nach Stresswirkung demonstriert die Dynamik und Wirkung der ECB: Durch Stress wird die Konzentration des Enzyms FAAH gesteigert und damit der enzymatische Abbau des AEA als tonischer Suppressor der HHN-Aktivität hochgeregelt. In dessen Folge fällt die Konzentration von AEA ab, wodurch die HHN-Funktion gesteigert wird, mit der Folge des raschen Anstiegs von Cortisol (durch Anstieg von CRH und Vasopressin) als Reaktion auf den aversiven Stimulus. Durch Cortisol und Ca^{2+}-Influx wird etwas verspätet 2-AG hochreguliert, bindet am CB1-Rezeptor, inhibiert die Glutamatwirkung und den Calcium-Einstrom und schaltet die exzitatorische Reaktion ab (Gorzalka et al., 2008).

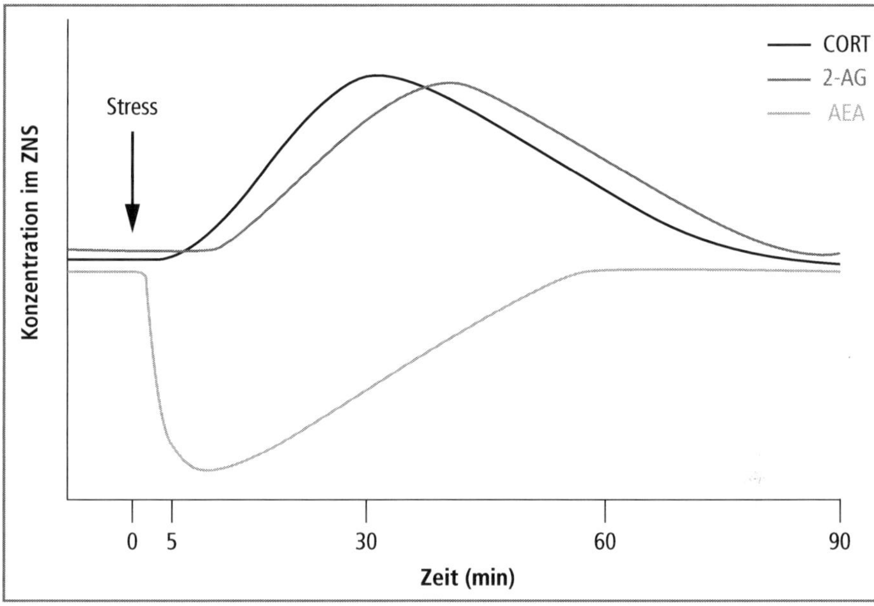

Abb. 1-17 Konzentrationsverlauf von Cortisol, 2-AG und AEA nach Stresseinwirkung: Schnelle Absenkung der tonischen Inhibition der HHN-Achse durch Aktivierung des abbauenden Enzyms FAAH als Stressfolge innerhalb von 5 Minuten. Dadurch Ermöglichung des Cortisolanstiegs nach ca. 10 Minuten. Etwas verspätet und ausgelöst durch Cortisol mit Anstieg des 2-AG, Bindung an CB1-Rezeptor und Blockade des Ca^{2+}-Einstroms wird die HHN-Antwort der Cortisol-Freisetzung beendet (nach Hill & Tasker, 2012).

Neben der durch Stress steil ansteigenden Konzentrationen von Noradrenalin ist vor allem die schnelle Freisetzung von CRH, ACTH und Cortisol für das Endocannabinoid-System bedeutsam: Die HHN-Achse steht zunächst unter einer einfachen Feedback-Kontrolle des Cortisols, welches in Hypothalamus, Hypophyse, Hippocampus und PFC an den Glucocorticoid-Rezeptor (GR) bindet und insbesondere bei psychosozialem, nicht-physischem Stress die CRF-Freisetzung im PVN hemmt. Dieser Effekt ist durch die schrittweise, zeitkonsumierende Signalkaskade (PVN, Hypophyse, Nebennierenrinde) und die notwendigen genomisch gesteuerten Stoffwechselschritte relativ langsam.

Eine deutlich schnellere Hemmung der HHN-Achse erfolgt durch Endocannabinoide, deren Sekretion durch Calcium-Einstrom (Glutamatfunktion) und Glucocorticoide initiiert wird (Tasker & Herman, 2011).

Dieser hochwirksame Effekt zur Blockierung der HHN-Aktivität hat hohe Priorität, während der Einfluss auf die Sekretion exzitatorischer Neurotransmitter wie Noradrenalin und Glutamat deutlich verspätet und geringgradiger verläuft.

Die bedeutsamste Wirkung von FAAH auf die Konzentration von AEA und insbesondere der AEA-CB_1-Bindung wird vor allem innerhalb der Amygdala (BLA) und des PVN realisiert. Im BLA mindern ECB die stressbedingte Angst und unterstützen die Extinktion. So sind bei Angststörungen und PTBS reduzierte periphere Werte von AEA messbar (Gunduz-Cinar et al., 2013). Im PVN wird die Freisetzung von CRH gemindert.

Die unterschiedlichen Verläufe von AEA und 2-AG beeinflussen die Stressantwort beträchtlich und sind wichtige Motoren der Stresserholung. Dieser stresshemmende Effekt wird klinisch als »Adaptation oder Habituation der Stressantwort« auf einen homotypischen, gleichförmigen psychosozialen Stressor beschrieben (► auch Kap. 1.8.2 »Stressadaptation«).

Stressantwort und endogene Opiate (EOP)

Die Stressantwort wird auch durch die stressaktivierte Freisetzung von endogenen Opiaten (EOP) beeinflusst. Die für die Stressantwort bedeutsamen EOP entstammen den Vorläufermolekülen Pro-Opio-Melanocortin (POMC) und Pro-Enkephalin, mit Bildung von β-Endorphin sowie Enkephalinen (Met- und Leu-Enkephalin), die durch die Wirkung von CRH im Hypothalamus produziert werden. POMC ist gleichzeitig Präkursor für das Adrenocorticotrope Hormon ACTH, sodass vermittelt durch die Aktivierung durch CRH parallel sowohl EOP als auch ACTH und Cortisol freigesetzt werden (► Abb. 1-18). Die genannten EOP binden an μ-Rezeptoren, die insbesondere in den bedeutsamen stressassoziierten Hirnbereichen von PVN, Locus coeruleus, mPFC und Amygdala in hoher Dichte ausgeprägt werden. Dort mindern sie die durch CRH und Noradrenalin (Sympathikus) bedingte hohe tonische Erregungsaktivität von Aufmerksamkeit und

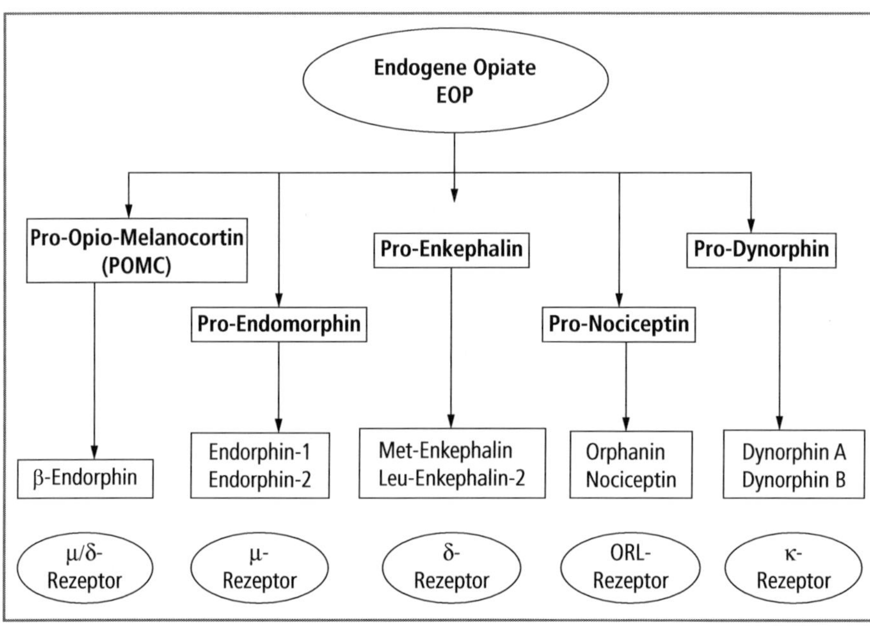

Abb. 1-18 Übersicht über endogene Opiate (EOP), Präkursor-Moleküle und entsprechende spezifische Rezeptoren.

kognitiver Flexibilität. Die Folgen der EOP-Wirkung sind hohe phasische Aktivität, Erregungsminderung und Initiation von Erholung (Valentino & von Bockstaele, 2015a). EOPs besitzen darüber hinaus analgetische Eigenschaften mit Minderung von schmerzassoziierten negativen Affekten, die auch Stressbelastungen in ähnlicher Weise begleiten. Die stresshemmende und analgesierende Wirkung von EOP kann auch mit Morphinen erreicht und durch den Opiatrezeptor-Antagonisten Naloxon antagonisiert werden. Wiederholter psychosozialer Stress setzt große Mengen an EOP frei, sodass bei gleichzeitiger Gabe von Naloxon Entzugserscheinungen auftreten (Valentino & von Bockstaele, 2015a). Neben β-Endorphin interferieren auch Enkephaline mit CRH in stressverarbeitenden Hirnregionen wie PVN, zentrale Amygdala, BST, parabrachialem Nucleus und Nucleus tractus solitarius. Die anatomisch bedingte Nähe und Überlappung der Regionen zur Bildung von CRH und EOP begründen die unterschiedlichen Effekte auf die Stressantwort durch ein fein abgestimmtes Konzept von CRH und Sympathikus einerseits und EOP andererseits, z. B. in Form einer konzertierten Aktivierung (CRH) und Hemmung (Enkephalin) der Aktivität des LC (vgl. ▶ Abb. 1-19). Diese antagonistische Funktion ist essenziell für den Basistonus von LC und Sympathikus und damit für die Regeneration und Erholung nach Stress und schließlich auch für Resilienz oder Vulnerabilität des Individuums (Valentino & von Bockstaele, 2001). Die höhere Prävalenz von Frauen für die

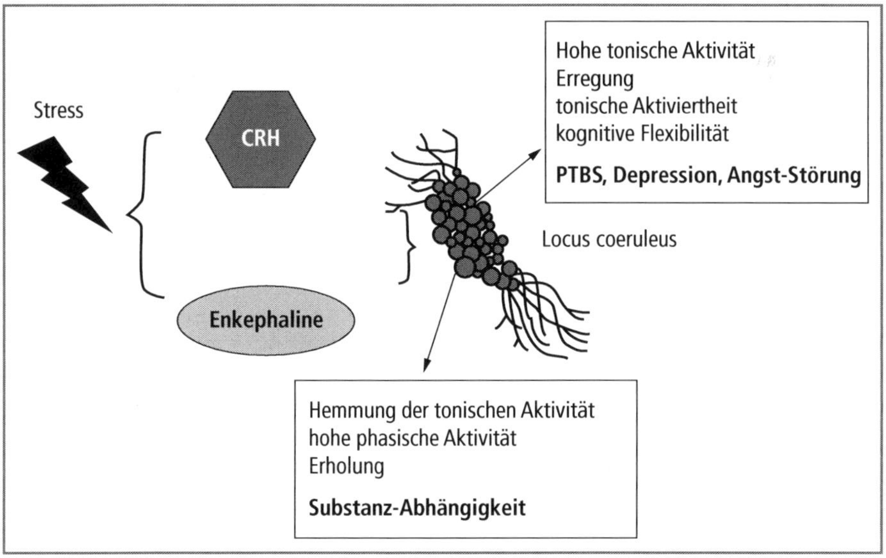

Abb. 1-19 Simultane Auswirkungen von Stress auf die Freisetzung von CRH (aus dem PVN) und Enkephalinen auf die Aktivität des Locus coeruleus, des Sympathikus und des Verhaltens. Eine Imbalance zugunsten von CRH verstärkt die Vulnerabilität in Richtung stressbezogene Erkrankungen wie PTBS, Depression und Angst-/Panik-Störungen. Eine Dominanz von EOP hingegen verstärkt das Risiko für Substanzabhängigkeit und -missbrauch (nach Valentino & van Bockstaele, 2015).

Entwicklung von stressabhängigen psychiatrischen Erkrankungen wird sowohl durch die stimulierenden Effekte von Estradiol auf das Enzym FAAH (geringere Konzentrationen von AEA) als auch durch eine verminderte EOP-Wirkung durch geringere Sensitivität des μ-Rezeptors bei Frauen begründet (Valentino & van Bockstaele, 2015b). EOP und insbesondere β-Endorphine hemmen auch die pulsatile Funktion der zentralen GnRH-Freisetzung im Nucleus arcuatus mit der Entwicklung von Zyklusstörungen bis hin zu Oligo-Amenorrhoe bei Frauen und Hypo-Androgenismus bei Männern (Genazzani et al., 1993).

Während der Anstieg von EOP zur Adaptation und Dämpfung der akuten Stresseffekte gewünscht ist, kann chronischer Stress die neuralen Regelkreise verändern und eine erhöhte Opiattoleranz und -abhängigkeit bewirken, welche ursächlich für den Zusammenhang zwischen Stress und Substanzabhängigkeit sind (Bali et al., 2015; ▸ Abb. 1-19). Im Tierversuch führte repetitiver sozialer Stress zu EOP-Dominanz sowie Opiatentzugserscheinungen und -abhängigkeit. Diese Dominanz kann bis > 10 Tage nach Stressbeendigung andauern. Anscheinend wird die vornehmlich CRH-gesteuerte Aktivierung des LC bei chronischem homotypischem Stress von einfacher Corticosteroid-Feedback-Funktion auf EOP- und ECB-Steuerung umgeschaltet, was andererseits das Risiko für Opiatmissbrauch und -abhängigkeit, aber auch anderen Abhängigkeiten, z. B. bei Menschen mit PTBS, fördert (Chaijale et al., 2013).

Sowohl Endocannabinoide als auch endogene Opiate sind wichtige stressdämpfende Systeme zur Modulierung kurz- und langfristiger Stressbelastungen. Sie sind die Grundlage für den Prozess der Adaptation der Stresssysteme bei gleichförmigem (homotypischem) psychosozialem Stress zur Vermeidung von Vulnerabilität und psychiatrischen Erkrankungen. Andererseits können dauerhaft hohe Konzentrationen insbesondere von EOP Suchtverhalten, Substanzmissbrauch und -abhängigkeit auslösen (Valentino & van Bockstaele, 2015b).

Stress und endogene Morphine (EMO)

Während EOP einheitlich aus Peptiden bestehen, sind endogene Morphine biochemisch gesehen Alkaloide, die vornehmlich aus Dopamin generiert werden. Die wichtigsten EMO-Substrate sind: Narcolarin, Reticulin, Salutaridin, Thebain, Codein, Morphin und Morphin-6-Glucuronid. EMO binden selektiv am µ3-Rezeptor (hochspezifisch für Bindung von Morphin-Alkaloiden, nicht jedoch für EOP) und unterstützen, abhängig von der jeweils aktuellen endogenen Situation, Exzitation oder Relaxation (Stefano et al., 2005; ▸ Abb. 1-20).

Bei bestehender Exzitation:

- Metabolisierung von Dopamin in Noradrenalin, Stimulation des Sympathikus und weitere Umwandlung in Adrenalin (vorwiegend in der adrenalen Medulla).
- Die Folgen für das Verhalten sind: hohe Aufmerksamkeit, Wachheit, hoher Energielevel.

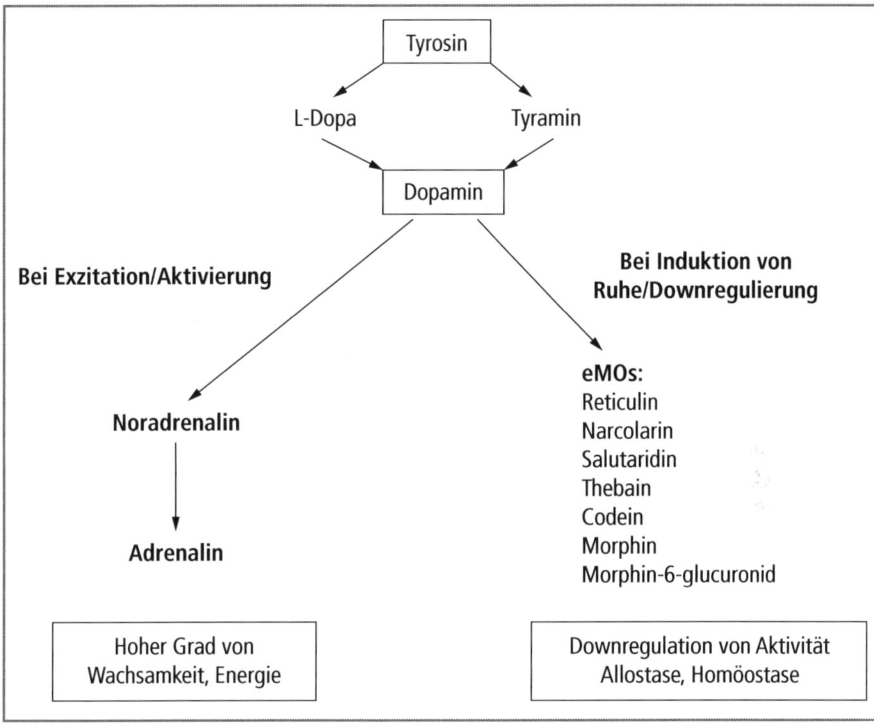

Abb. 1-20 Darstellung der Regulierung von Exzitation und Relaxation: Voraussetzung für die jeweilige Umwandlung von Dopamin ist die aktuelle Situation und Konstellation des Individuums: Bei Aktivität (physisch und/oder psychisch) wird das Exzitationssystem aktiviert, wobei Dopamin in Noradrenalin, und weiter in Adrenalin metabolisiert wird, verbunden mit einer Sympathikusaktivierung. Bei innerer Ruhe (z. B. durch Meditation oder Relaxation) wird Dopamin in endogene Morphine (EMO) umgewandelt, die am μ-Rezeptor binden, den weiteren Katecholamin-Metabolismus unterbinden und über Tetrahydrobiopterin (BH4) die weitere Bildung von Dopamin befördern (Stefano et al., 2006). Nach Kopplung an die constitutive Stickstoffmonoxid-Synthase (cNOS) wird Stickstoffmonoxid (NO) kontinuierlich freigesetzt, was für die zunehmende Gefasserweiterung mit Körpererwärmung insbesondere der Haut verantwortlich ist. Entscheidend ist das Verhalten des Einzelnen, durch Entspannung den Ruheprozess einzuleiten, um die volle Funktion der EMO zu initiieren.

Bei eingeleiteter Relaxation:

- Inhibition der exzitatorischen Funktion des LC und der sympatho-medullären Stressachse.
- Selektive Hemmung spezifischer Enzyme des Katecholamin-Stoffwechsels, wie z. B. der Dopamin-β-Hydroxylase zur Blockade der Umwandlung von Dopamin in Noradrenalin. Dies hat evolutionär zweierlei Vorteile: Downregulierung des Stresssubstrates Noradrenalin, welches im Übermaß die Stressreaktion hochtreibt. Zum anderen wird dadurch der Metabolismus zum Dopamin selektiv befördert, was zur dopaminabhängigen Beförderung kognitiver Prozesse wie Problemlösen, mentale Flexibilität, Aufrechterhaltung der Auf-

merksamkeit und Motivation beiträgt. Diese selektive Bevorzugung des Dopamins wird durch Katalysierung von Tetrahydrobiopterin (BH4) optimiert, welches für die Wirksamkeit der Tyrosinhydroxylase zur Bildung von L-Dopa und Dopamin essenzieller Kofaktor ist (Stefano et al., 2006).

- Propagierung der Synthese von Stickstoffmonoxid (NO), wobei EMO als Elektronengeber für die Biogenese von NO durch die constitutive NO-Synthetase (cNOS) fungiert. Die NO-Bildung kann dabei über einen längeren Zeitraum aufrechterhalten werden und ist für die Vasodilatation (Erwärmung der Haut, Minderung des Blutdrucks), Kontraktionshemmung der glatten Muskulatur, antibakterielle und antivirale Effekte, als Radikalenfänger (Scavenger) und als Neurotransmitter wirksam und ursächlich (► Abb. 1-21).

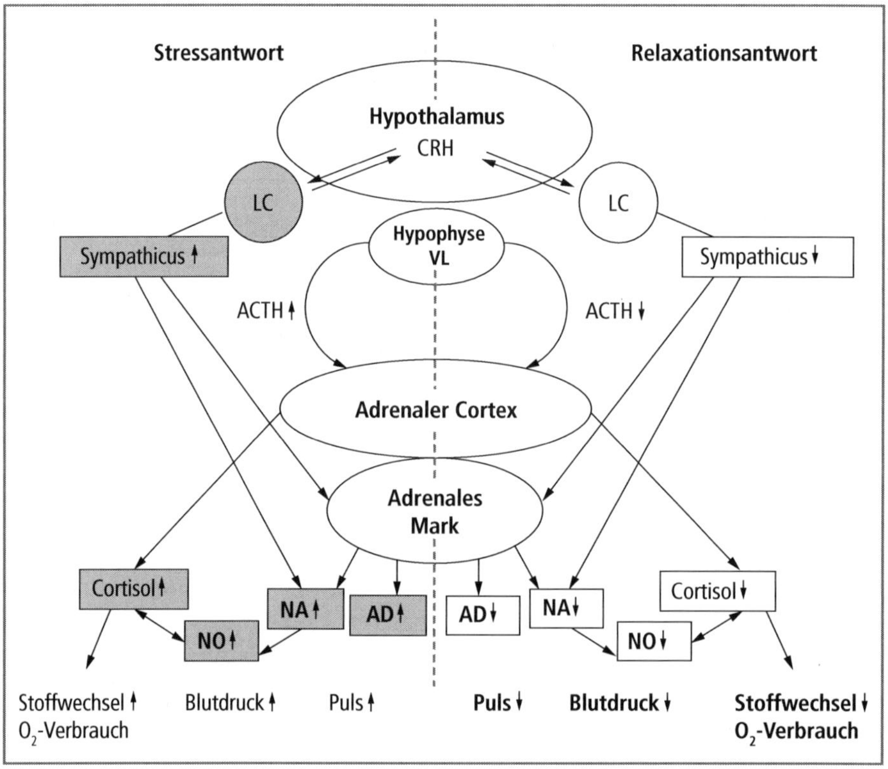

Abb. 1-21 Schematische Darstellung der beiden entgegengesetzten Reaktionen von Exzitation und Relaxation: Die Reaktionsabläufe sind weitgehend ähnlich, jedoch wird bei der Exzitation der Katecholaminstoffwechsel und damit die periphere globale Stressantwort hervorgerufen. Bei der Relaxation werden – eingeleitet durch den inneren Relax- oder Entspannungsprozess – aus Dopamin EMO gebildet, welche LC und Sympathikus hemmen und die cNOS zur Bildung von NO stimulieren, welches für die Kreislaufreaktion (Vasodilatation, Senkung von Blutdruck und Puls) und Minderung des Energie- und O_2-Verbrauchs, Minderung proinflammatorischer Reaktion, Hemmung der Immunzell-Adhärenz, Hemmung der Kontraktion der glatten Muskulatur, Aktivierung des Belohnungszentrums, innere Ruhe und Beruhigung nervöser Gewebereaktionen verantwortlich ist.

Stress und Neuropeptide

Für die Dämpfung von Stressreaktionen ist auch das Neuropeptid Y (NP-Y), ein Eiweiß aus 36 Aminosäuren, bedeutsam. Spezifische Rezeptoren Y_1 bis Y_6 sind zwar im gesamten Gehirn zu finden, aber besonders dicht in den stressrelevanten Regionen von LC (Sympathikus), Amygdala und PVN, um die Wirksamkeit von CRF in diesen Regionen zu mindern (Wood & Batnagar, 2015). NP-Y mindert die noradrenerge Feuerungsrate des LC auf Stimulation von CRF. Es wurden verminderte Konzentrationen des Neuropeptids Y im Gehirn, die im Laufe der Remission wieder ansteigen, im Zusammenhang mit Major Depression und Posttraumatischer Belastungsstörung beschrieben (Yehuda et al., 2006). Im Rattenmodell führte eine intranasale NP-Y-Applikation zu einer Reduktion stressbedingter Verhaltensweisen (Serova et al., 2014), dagegen waren normale bis erhöhte Werte von NP-Y in Humanstudien mit erhöhter Resilienz assoziiert (Morgan et al., 2000).

Literatur

Ahn K, McKinney MK, Cravatt BF (2008). Enzymatic pathways that regulate endocannabinoid signaling in the nervous system. Chem Rev; 108:1687 – 707.

Bali A, Randhawa PK, Jaggi AS (2015). Stress and opioids: Role of opioids in modulating stress-related behavior and effect of stress on morphine conditioned place preference. Neurosc and Biobehav Rev; 51:138 – 50.

Chaijale NN, Curtis AL, Wood SK, Zhang X-Y, Bhatnagar S, Reyes BAS, van Bockstaele EJ, Valentino RJ (2013). Social stress engages opioid regulation of locus coeruleus norepinephrine neurons and induces a state of cellular and physical opiate dependence. Neuropsychopharmacology; 38:1833 – 43.

Freund TF, Katona I, Piomelli D (2003). Role of endogenous cannabinoids in synaptic signaling. Physiol Rev; 83:1017 – 66.

Genazzani AR, Genazzani AD, Volpogni C, Pianazzi F, Li GA, Surico N, Petraglia F (1993). Opioid control of gonadotropin secretion in humans. Human Reproduction; 8 Suppl 2:151 – 3.

Gorzalka BB, Hill MN, Hillard CJ (2008). Regulation of endocannabinoid signaling by stress: implication for stress-related affective disorders. Neurosci and Biobehay Rev; 32:1152 – 60.

Gunduz-Cinar O, Hill MN, McEwen BS, Holmes A (2013). Amygdala FAAH and anandamide: mediating protection and recovery from stress. Trends in Pharmacol Sciencees; 34:637 – 44.

Hill MN, McEwen BS (2010). Involvement of the endocannabinoid system in the neurobehavioral effects of stress and glucocorticoids. Progress in Neuro-Psychopharmacology & Biological Psychiatry; 34:791 – 7.

Hill MN, Tasker JG (2012). Endocannabinoid signaling, glucocorticoid-mediated negative feedback, and regulation of the hypothalamic-pituitary-adrenal axis. Neuroscience; 204:5 – 16.

Hill MN; Miller GE, Carrier EJ, Gorzalka BB; Hillard CJ (2009). Circulating endocannabinoids and N-acyl ethanolamines are differentially regulated in major depression and following exposure to social stress. Psychoneuroendocrinology; 34:1257 – 62.

Morgan III CA, Wang S, Southwick SM, Rasmusson A, Hazlett G, Hauger RL, Charney DS (2000). Plasma neuropeptide-Y concentrations in humans exposed to military survival training. Biol Psychiatry; 47:902 – 9.

Passie T, Emrich HM, Karst M, Brandt SD, Halpern JH (2012). Mitigation of post-traumatic stress symptoms bycannabis resin: A review of the clinical and neurobiological evidence. Drug testing and Analysis; 4:649 – 659.

Patel S, Hillard CJ (2008). Adaptations in endocannabinoid signaling in response to repeated homotypic stress: a novel mechanism for stress habituation. Eur J Neurosci; 27:2821 – 29.

Serova LI, Laukova M, Alaluf LG, Pucillo L, Sabban EL (2014). Intranasal neuropeptide Y reverses anxiety and depressive-like behavior impaired by single prolonged stress PTSD model. Eur Neuropsychopharmacol; 24:142 – 7.

Stefano GB, Fricchione GL, Goumon Y, Esch T (2005). Pai, immunity, opiate and opioid compounds and health. Med Sci Monit; 11:47 – 53.

Stefano GB, Fricchione GL, Esch T (2006). Relaxation: Molecular and physiological significance. Med Sci Moni; 12:21 – 31.

Tasker JG, Herman JP (2011). Mechanisms of rapid clucocorticoid feedback inhibition of the hypothalamic-pituitary-adrenal axis. Stress; 14:398 – 406.

Tjoumakaris SI, Rudoy C, Peoples J, Valentino RJ, von Bockstaele EJ (2003). Cellular interactions between axon terminals containing endogenous opioid peptides or corticotropin-releasing factor in the rat locus coeruleus and surrounding pontine tegmentum. J Camp Neurol; 466:445 – 56.

Valentino RJ, van Bockstaele E (2015a). Endogenous opioids: The downside of opposing stress. Neurobiology of Stress; 1:23 – 32.

Valentino RJ, van Bockstaele E (2015b). Endogenous opioids: opposing stress with a cost. F1000 Prime Rep; 7:58.

Valentino RJ, von Bockstaele EJ (2001). Opposing regulation of the locus coeruleus by corticotropin-releasing factor and opioids. Potential for reciprocal interactions between stress and opioid sensitivity. Psychopharmacology; 158:331 – 42.

Wood SK, Bhatnagar S (2015). Resilience to the effects of social stress: Evidence from clinical and preclinical studies on the role of coping strategies. Neurobiology of Stress; 1:164 – 73.

Yehuda R, Brand S, Yang RK (2006). Plasma neuropeptide Y concentrations in combat exposed veterans: relationship to trauma exposure, recovery from PTSD and coping. Biol Psychiatry; 59:660 – 3.

1.8 Variable der Stressantwort

1.8.1 Akuter versus chronischer Stress

Die biologische Stressantwort resultiert aus einer zum Teil ultraschnellen Reaktion auf einen Stressor. Diese Reaktion wird allerdings durch zahlreiche individuelle und stressbedingte Ereignisfaktoren verändert. Von großer Bedeutung ist dabei, ob es sich um einen einmaligen, von anschließender Erholung gekennzeichneten oder um einen repetitiven, dauerhaften chronischen, einförmigen (= homotypischen) oder wechselnden (= heterotypischen) Stressor handelt.

Stressantwort bei einmaligem Akut-Stress

Die Stressantwort auf einmaligen oder einzeln wiederholten Stress ist charakterisiert durch ein schnelles Ansteigen zerebraler (Noradrenalin), autonomer (Sympathikus) und etwas verzögert endokriner Aktivitäten der HHN-Achse (CRF und Cortisol), welche nach Beendigung der kurzzeitigen Exposition gegenüber dem Stressor wieder aktiv herunterreguliert werden.

Stressantwort bei chronischem Stress

Chronisch repetitiver oder dauerhafter Stress führt ungeachtet der Qualität des Stressors zu einer individuellen Stressantwort. Diese wird durch zentralnervöse Regulatoren, in erster Linie Endocannabinoiden und endogenen Opiaten, sowie durch epigenetische Effekte moduliert. Die Stressantwort führt nicht zur ursprünglichen Homöostase zurück, sondern passt sich ständig der durch die Stresssituation veränderten Umwelt an (Allostase). Diese Modulation oder primäre Anpassungsreaktion verläuft in unterschiedlichen Formen, je nach Art und Frequenz der Stressoren und der genetisch, epigenetisch und durch Stresserfahrung geprägten Muster (vgl. ► Abb. 1-22). Bei chronischem Stress ist die Stressantwort abhängig von der Art (homo- versus heterotypisch), Dauer und Intensität des Stressors, unterschiedlicher Formen von Stress (psychosozial und physisch)

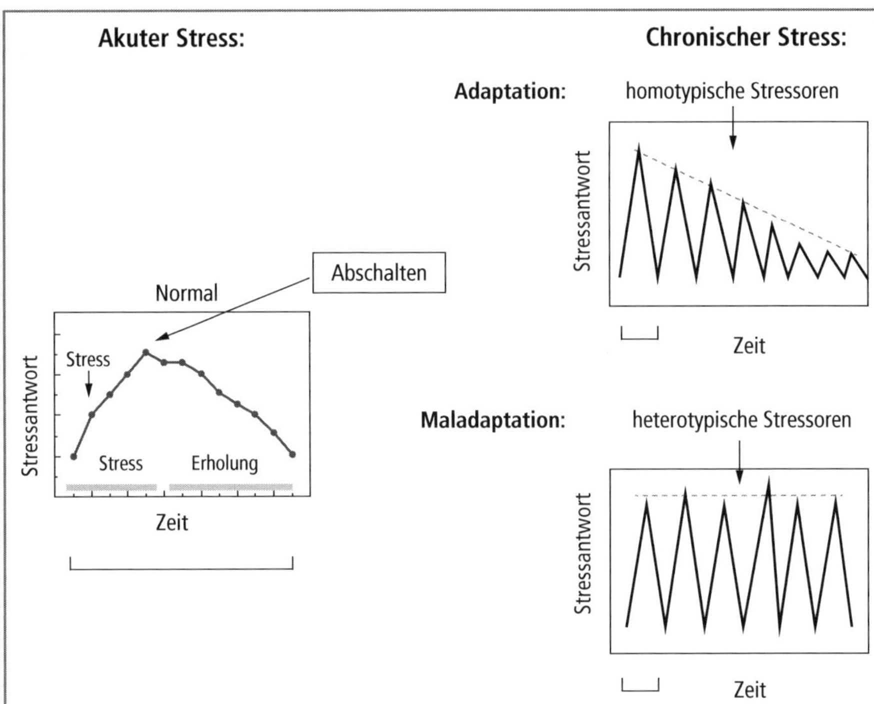

Abb. 1-22 Gegenüberstellung der Stressantworten bei akutem und chronischem Stress: Bei einmaligem, akutem Stress wird nach Ende des Stressereignisses die Stressantwort aktiv (durch Wirkung von Endocannabinoiden) abgeschaltet.
Bei chronischem Stress resultieren zwei unterschiedliche Verläufe:
Adaptation: meist ausgelöst durch gleichförmigen, homotypischen Stressor wird die Stressantwort durch ECB, EOP und EMO kontinuierlich abgeschwächt und reduziert.
Maladaptation (= Non-Adaptation): Bei unterschiedlichen und wechselnd auftretenden, heterotypischen Stressoren kann keine Adaptationstattfinden mit der Folge eines erhöhten stressorischen Dauertonus.

sowie der individuell ausgeprägten neurobiologischen Resilienz und Adaptationsleistung stressgegenregulierender Systeme.

1.8.2 Allostase, Allostatic Load und Stressadaptation (bzw. Maladaptation)

In der frühen Stressforschung (Cannon, 1914; Selye, 1946) war man davon ausgegangen, dass nach Überwindung einer Stresssituation sich im Organismus Homöostase, also die ursprüngliche Balance der funktionellen Organsysteme wieder einstellt. Während der Begriff *Homöostase* für Parameter stabiler Regulationssysteme wie pH-Wert, Körpertemperatur, O_2-Partialdruck durchaus Sinn macht, scheinen sich jedoch zahlreiche andere Organsysteme auf die durch Stress veränderten Umgebungsbedingungen einzustellen. Unterschiedliche, durch Stress betroffene Systeme können sich durch wiederholten oder chronischen Stress durch denselben Stressor an die jeweilige neue Situation anpassen. Dabei haben insbesondere die physiologischen Stressinhibitoren eine wesentliche Bedeutung (► Kap. 1.7.5).

Allostase

Bei ihren Untersuchungen fanden Sterling und Eyer (1988), dass chronischer Stress im kardiovaskulären Bereich die Sollwerte der kardialen Belastung und Situation ständig veränderte. Sie bezeichneten diesen Prozess als »Allostase«, d.h. Aufrechterhaltung der Stabilität durch Anpassung und Veränderung. Allostase betrifft vor allem diejenigen funktionellen Netzwerke, welche die Systemstabilität durch Änderung bzw. Anpassung (= Adaptation) an ihre aktuelle und zukünftige Aktivität erhalten (McEwen, 2003; 2004). *Allostase* stellt somit ein dynamisches Konzept einer Reaktion auf komplexe Anforderungen und gleichzeitig antizipatorische Einstellung auf künftige Belastungen dar (Schulz et al., 2005). Allostatische Reaktionen sind primär adaptiv und protektiv, jedoch abhängig von der Art und Intensität des Stressors. Anders als durch Homöostase, durch die sämtliche Funktionen innerhalb sog. »normaler physiologischer Werte« reguliert werden, funktioniert Allostase mit hoher Dynamik und außerhalb starrer und statischer biologischer Grenzen. Die Fähigkeit zur Allostase (dynamische Anpassung) ist in hohem Maß von den kognitiven und physischen Ressourcen abhängig (McEwen, 2003).

Allostatic Load

Unter »Allostatic Load« (= allostatische Belastung) wird die dauerhafte allostatische Aktivierung und Anpassung des Stresssystems verstanden (McEwen & Stellar, 1993). Durch kontinuierliche Last und ständige stressbezogene Anpassungsleistung wird der Organismus extrem gefordert, mit der Folge von Abnutzungserscheinungen (»wear and tear«), welche sich als kumulative, oft verborgene Kosten der chronischen Stresslast zeigen (McEwen, 2007; ► Abb. 1-23).

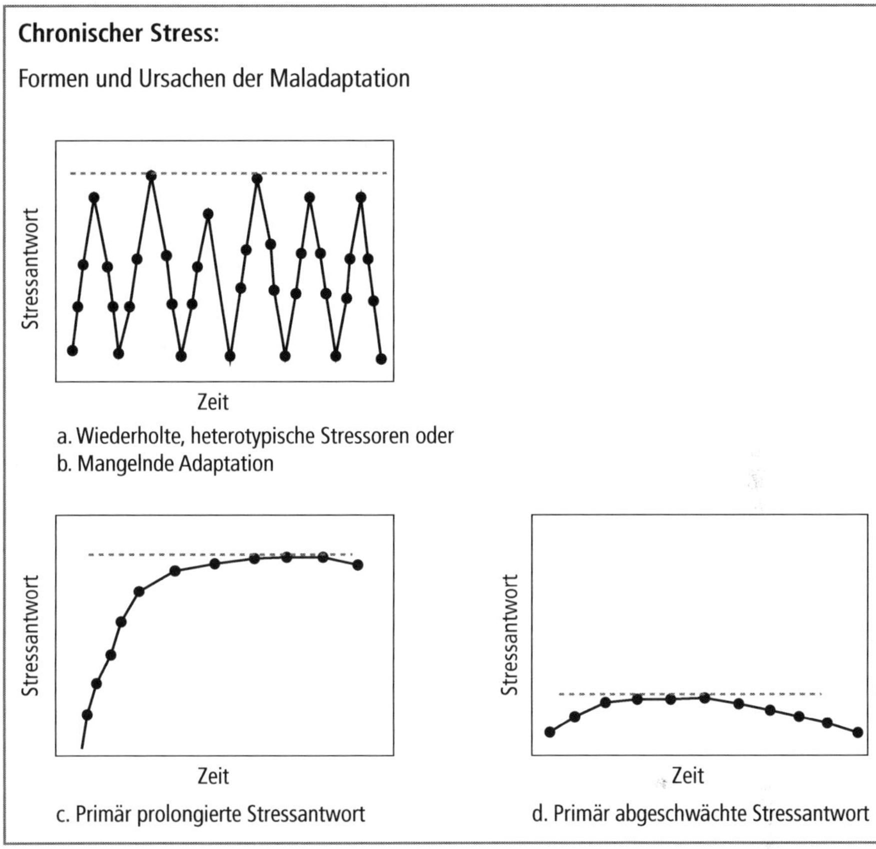

Abb. 1-23 Formen und Ursachen der Maladaptation bei chronischem Stress: Bei maladaptiver Stressantwort (auch beschrieben als Allostatic Load bis Overload) werden vier unterschiedliche Formen von Stressantworten unterschieden (McEwen 2007): a) wiederholte Exposition gegenüber unterschiedlichen, stets neuen (heterotypischen) Stressoren mit jeweils maximaler Stressantwort b) mangelhafte bis ausbleibende Adaptationsreaktion bei wiederholter Wirkung desselben Stressors, c) primär prolongierte Stressantwort (mit fehlender Abschaltung), d) primär abgeschwächte (hyporeaktive) Stressantwort (häufig genetisch oder epigenetisch verursacht).

Die allostatische Belastung (AL) aktiviert im »primären Schritt« sowohl die sympatho-adrenal-medulläre Achse (SAM) mit Freisetzung von Katecholaminen als auch das HHN-System mit Sekretion von Cortisol, was durch die Gehirnregionen von Hypothalamus, Hippocampus, Amygdala und PFC reguliert und koordiniert wird.

Werden diese Adaptationsleistungen zu häufig und/oder lange anhaltend aktiviert oder die Anpassung durch unangemessene dauerhafte oder zu geringe Adaptation fehlgesteuert, werden die regenerativen Ressourcen verbraucht und es entsteht ein **Allostatic State** (dauerhafter Abnutzungszustand). Der **Allostatic Overload** (z. B. mit dem Zeichen eines Hypocortisolismus oder adrenaler Insuffizienz) bezeichnet die Überlastung der Stresssysteme und das Ende von Adaptationsleistungen. Die Folgen sind gravierende pathophysiologische Veränderungen und die Entwicklung von Krankheiten (McEwen, 1993, 2004). Dabei sind vor allem die Aktivierung des Immunsystems mit chronischer Inflammation sowie Veränderungen des arteriellen Durchflusses mit erhöhtem Blutdruck und veränderten Schereffekten des arteriellen Blutflusses an den Gefäßwänden beteiligt. Die klinischen Folgen sind Atherosklerose, Änderung der cerebralen Energieversorgung sowie Begünstigung von viszeraler Adipositas, metabolischem Syndrom usw. (McEwen & Wingfield, 2003; Peters & McEwen, 2015).

Die wesentlichen Auslöser bzw. Mediatoren der Allostase werden drei Kategorien zugeordnet:

- **Primäre exzitatorische Mediatoren** sind die akuten Stresssubstrate des Nebennierenmarks Noradrenalin, Adrenalin, der aktivierte Sympathikus und der Mediator der Nebennierenrinde Cortisol. Zusätzlich wirksam sind Mediatoren wie oxidativer/nitrosativer Stress, inflammatorische Zytokine sowie der Mangel an gegenregulierenden Effekten von inhibitorischen Neurotransmittern (Serotonin, GABA), dem adrenalen DHEAS, anti-inflammatorischen Zytokinen und Parasympathikus.
- **Sekundäre Effektoren** betreffen die ZNS-Funktion (Kognition, Affekte, neurodegenerative Veränderungen und cerebrovaskuläre Wirkungen), kardiovaskuläre Funktion (Endothelschädigung, Atherosklerose, Hypertonie), Immunfunktion (Inflammationsinduktion, Immunstimulation und -suppression) sowie Stoffwechsel (Entwicklung von subcutaner/viszeraler Adipositas).
- **Tertiäre Mediatoren** sind die daraus entstehenden Erkrankungen wie z. B. Diabetes mellitus Typ 2, metabolisches Syndrom, Koronare Herzkrankheit usw. mit gesteigerter Morbidität und Mortalität.

Der sympatho-exzitatorische Exzess aktiviert bei *homotypischer (= gleichförmiger) Stresslast* im Rahmen der Stressadaptation das Endocannabinoid-System und den Parasympathikus (Nervus vagus) mit deutlicher Minderung der Aktivität von HHN-Achse und sympathischer Neurotransmitter-Sekretion (Patel & Hillard, 2008; Hill & McEwen, 2010). Bei *heterotypischen (= unterschiedlichen und wechselnden) Stressoren* reicht diese Gegenregulation meist nicht aus, sodass das sympatho-adrenale System dominiert, mit dauerhaft erhöhtem Tonus von Sympathikus und HHN-Achse (▸ auch in Kap. 1.7 »Stresssantwort«).

Die allostatische Belastung (Allostatic Load) als Summe sowohl der primären Mediatoren als auch der sekundären, nachgeordneten Systeme (ZNS-Funktion, Immunsystem, cardiovaskuläres System und Stoffwechsel) kann mit dem Allostatic Load Score (ALS) berechnet werden (vgl. ▸ Abb. 1-24; ▸ auch Kap. 3.5.3 »Allostatic Load-Score«). Dabei werden Biomarker von insgesamt sieben durch Stress betroffenen Organsysteme erfasst. Dadurch lassen sich einerseits systemische Stresswirkungen auf die Gesamtheit der Organkompartimente erfassen. Andererseits können auch gezielt Einzelstörungen von präferenziell betroffenen, stresssensiblen Organsystemen dargestellt werden. Auf der Basis statistischer Berechnungen wurde ein Zweifaktorenmodell zur Charakterisierung systemischer und partikulärer Stressschäden entwickelt (Wiley et al., 2016). Das Problem besteht in der großen Variabilität der einzelnen Parameter und im Fehlen von allgemein gültigen laborspezifischen Referenzwertbereichen. In Vereinfachung der Methodik kann jedes Labor auf der Basis seiner eigenen Referenzwertbereiche die Normbereiche des ALS auf Werte zwischen der 25. und 75. Perzentile reduzieren und im Einzelfall bei Zutreffen die Punktzahl 0 bzw. bei Nichtzutreffen 1 Punkt vergeben.

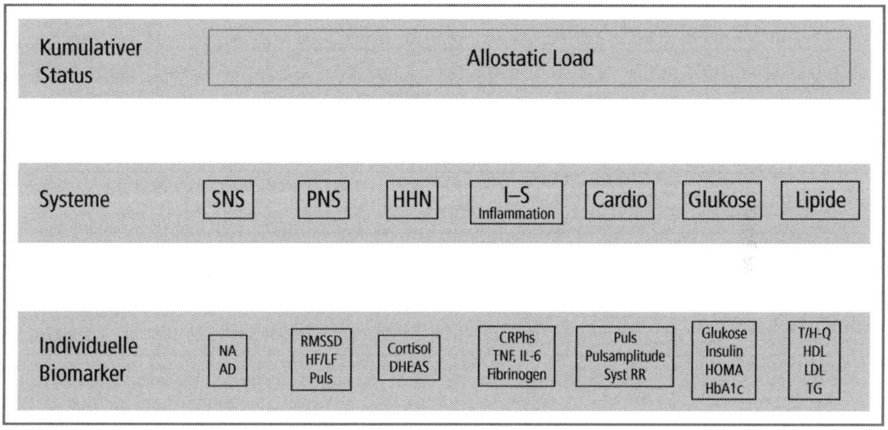

Abb. 1-24 Im ALS werden mittels 20–22 wissenschaftlich elaborierter Biomarker stressbedingte Beeinträchtigungen in 7 unterschiedlichen Kompartimenten ermittelt: Sympathisches Nervensystem (SNS), Parasympathisches NS (PNS), Hypothalamus-Hypophysen-Nebennierenrinden-Achse (HHN), Immunsystem (I-S), Kardiovaskuläres System (Cardio), Glukose- und Lipid-Stoffwechsel (nach Wiley et al., 2016). Biomarker sind: NA = Noradrenalin, AD = Adrenalin, RMSSD (Root Mean Square of Successive Differences) = Quadratwurzel der Mittelwerte der Standardabweichungen der jeweils nachfolgenden Pulsintervalle , HF= high frequency, LF= low frequency, DHEAS= Dehydroepiandrosteron-Sulfat, CRPhs= C-reaktives Protein hochsensitiv, TNF= Tumornekrose-Faktor, IL-6= Interleukin 6, Syst RR= systolischer Blutdruck, HOMA= homeostasis model assessment, HbA1c= Hämoglobin glykosiliert, T/H-Q= Taille/Hüft-Quotient (in cm), HDL= High-density-Cholesterin, LDL= Low-density-Cholesterin, TG= Triglyzeride.

Für die Berechnung des ALS sind die Parameter Noradrenalin, Inflammationsmarker IL-6 und TNF, Glukose- und Lipid-Werte im Hinblick auf die Darstellung einer Stressfolgeerkrankung aussagekräftig, wohingegen Adrenalin und Cortisol sich schwach signifikant zeigen (Wiley et al., 2016). Die ALS-Werte sind geeignete Indikatoren zur Beschreibung von stressbedingten Auswirkungen auf körperliche und geistige Gesundheit (Juster et al., 2010), vorzeitiger Alterung (Seeman et al., 2004), zur Beschreibung von stressinhibitorischen endogenen Ressourcen (Wiley et al., 2017), Auswirkungen auf das Entstehen von Autoimmunerkrankungen (Schulz et al., 2005) sowie von stressbedingt gesteigerter Morbidität und Mortalität (Karlamangla & Seeman, 2016; Gruenwald et al., 2006; Seeman et al., 2001; Gallo et al., 2014). Bei einer reduzierten Anzahl von Parametern ließen sich Korrelationen zwischen kindlicher Stressbelastung und späterem Risiko für chronische Erkrankungen beschreiben (Slopen et al., 2014). Die

Daten zeigen, dass durch die Einbeziehung heterogener Befunde aus unterschiedlichen stressassoziierten Dimensionen im Vergleich zu Messungen von einzelnen Organbereichen (z. B. nur Glukose- und/oder Fettstoffwechsel) eine reliable Aussage für die Entwicklung von späterer Morbidität und Mortalität möglich ist (Gallo et al., 2014; Karlamangla & Seeman, 2016).

1.8.3 Formen der Stressanpassung: Stressadaptation versus Maladaptation

Bei längerfristiger, chronischer Stressexposition verfügt der Organismus über unterschiedliche Reaktionsformen, die sich evolutionär als Schutzmaßnahmen gegen Stressbelastung entwickelt haben. Die beiden wichtigsten Formen der Stressantwort auf chronischen Stress sind

- **Primäre Anpassung** durch Allostase
- **Adaptation** (= Anpassung) bei homotypischem Stress und
- **Maladaptation** (= ausbleibende Adaptation), insbesondere bei heterotypischem Stress (= wechselnde und/oder unterschiedliche physische und/oder psychosoziale Stressoren), sowie bei primär gesteigerter oder unangemessener, abgeschwächter Stressantwort.

Stressadaptation

Man findet diese Form der Stressadaptation bei 50 – 65 % der gestressten Individuen (McEwen, 2007).

Dieses Phänomen – verminderte reaktive Cortisolwerte über den Tag bei gleichzeitig verminderter Ausschüttung von Noradrenalin – findet man häufig bei chronischem Stress und Allostatic Load, d. h. dauerhafter, uniformer stressbedingter Belastung des Individuums. Dabei geht die Minderung der Cortisol-Antwort zeitlich der Anpassung des Noradrenalins voraus (► Abb. 1-25).

Die **Stressadaption** (= angepasste, eingeschränkte Stressantwort) ist tagsüber durch niedrig normale oder erniedrigte Cortisolwerte charakterisiert, während bei Maladaptation (d. h. fehlender bzw. unangemessener Adaptation) derselbe Stressor weiterhin erhöhte Werte der Stresssubstrate Cortisol und Noradrenalin verursacht. Am Morgen wird durch den Weckreiz in der Regel noch eine normale bis erhöhte Cortisol-Konzentration emittiert, die dann durch homotypische berufliche und/oder persönliche Stressoren zur Deregulation des Cortisols führt und als »adaptierte oder habituierte Stressantwort« beschrieben wird (McEwen & Seeman, 1999). Die stressinhibitorischen Effekte der Adaptation oder Habituation werden für das HHN-System durch Endocannabinoide (Patel et al., 2008; Hill et al., 2010) vermittelt. Für die Adaptation und Dämpfung der ZNS-Exzitation sind Endogene Opiate (Valentino et al., 2001), Endogene Morphine (Stefano et al., 2006) und NP-Y bedeutsam.

Unter Stress-Adaptation versteht man somit die typische anpassende Downregulierung vor allem von HHN-Achse und Sympathikus bei wiederholter oder chronischer Exposition gegenüber demselben Stressor. Diese Adaptation ist eine evolutionär entwickelte Schutzfunktion, um den Organismus vor den negativen

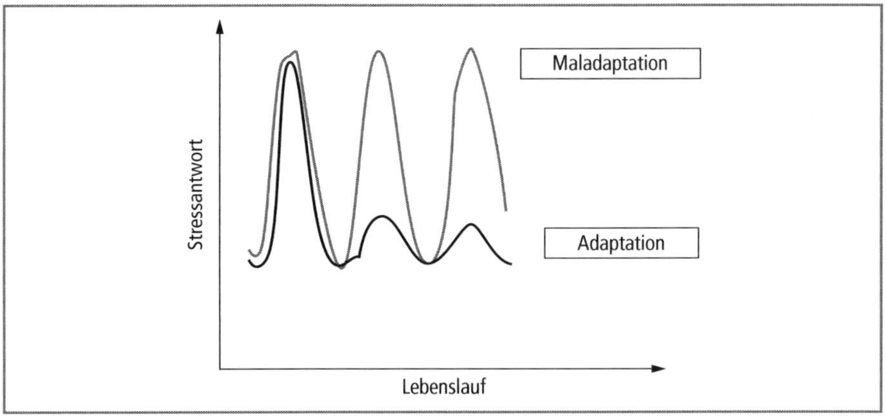

Abb. 1-25 Stress-Adaptation versus Maladaptation (= Non-Adaptation) durch Modifikation der Stressantwort. Bei wiederholt unterschiedlichen (heterotypischen) Stressoren resultiert eher Maladaptation, während bei Iteration desselben (homotypischen) Stressors eher Adaptation die Folge ist. Allerdings verläuft die Adaptation differenziert: zunächst Abklingen der HPA-Antwort (Cortisol), erst später auch Abklingen des stressorischen Neurotransmitters Noradrenalin.

und toxischen Auswirkungen der Stresssubstrate Noradrenalin und Cortisol zu schützen. Die Adaptation wiederum ist notwendig, damit sich das Individuum mit seiner genetischen Ausrüstung und Lebenserfahrung an die sich ändernden Umweltbedingungen anpassen kann, um das Überleben zu sichern (McEwen, 2004). Für diese starke Energieleistung von verstärkter Vigilanz und Erörterung von Lösungswahrscheinlichkeiten der augenblicklich und prospektiv zu bewältigenden Belastungssituation benötigt das Gehirn zusätzliche Energie. Darüber hinaus müssen bei chronischer Stressbelastung im Rahmen der Anpassung neuroendokrine, autonome (ANS), metabole und immunogene Reaktionen energetisch unterstützt werden (▶ Kap. 1.10).

Die Adaptationsleistung spielt auch für die Inhibition der Inflammation eine wichtige Rolle. Rohleder (2014) fand bei etwa der Hälfte von Probanden nach psychosozialem Stress (TSST = Trier Social Stress Test) keine Adaptation, sondern sogar eine Sensibilisierung mit ansteigender, höherer IL-6-Antwort gegenüber dem Primärreiz (bei insgesamt ein bis drei Stressreizen). Diese Sensibilisierung mit höherer IL-6-Antwort war abhängig von ungünstigen psychosozialen Umständen und Befunden, wie Übergewicht, niederem Sozialstatus und geringem Lebenssinn. Vorübergehend höhere Anstiege der systemischen Inflammation werden auch bei Personen unter krankhaften Rahmenbedingungen (z. B. Depression, vermindertes Selbstwertgefühl etc.) gefunden. Die Studiendaten zeigen, dass immunologische Kofaktoren die Adaptation hemmen und eine Maladaptation befördern können.

Individuen mit einer robusten HHN-Achse und/oder satten Cortisol-Reaktivität reagieren weniger sensibel, neigen eher zur Adaptation, verbunden mit geringerer Inflammationsreaktion, gemessen am IL-6 (Rohleder, 2012). Anscheinend wirkt die HHN-Achse modulierend auf die proinflammatorische IL-6-Freisetzung, denn bereits früher war bei ähnlichen Experimenten mit Messung von Cortisol und Noradrenalin (NA) die NA-Reaktion konstant, während die HHN-Antwort in Form des Cortisols bei etwa der Hälfte der Probanden adaptierte (Schommer et al., 2003). Dies bedeutet, dass im Rahmen der Adaptation zunächst die HHN-Achse reagiert, während die Sympathikusfunktion mit Noradrenalin und dem peripher wirksamen Adrenalin, weil im Stress lebenswichtiger, erst später abschwächt.

Psychosozialer Stress verursacht stets eine verstärkte Energiezufuhr und höheren Energieverbrauch des Gehirns, um die bestehenden Stressoren wie Unsicherheit, das Neue und/oder die Bedrohung abzuwenden, um physische, mentale und soziale Unversehrtheit zu bewahren und Lösungen zur Beseitigung der stressorischen Situation zu entwickeln. Dabei sind je nach Stressor und Ressourcen drei unterschiedliche Entwicklungen möglich (Peters & McEwen, 2015):

1. *Initialer »guter« Stress:* Wiederherstellung von Selbstsicherheit und Selbstwertgefühl (McEwen & Giannaros, 2010)
2. *Tolerabler Stress:* Die Unsicherheit kann nicht beseitigt werden, jedoch Pufferung und Stabilisierung der Bedrohung durch Adaptation, Copingstrategien oder unterstützende Verbindungen
3. *Toxischer Stress:* Versagen der Puffersysteme mit hohem Risiko für physische und mentale Erkrankungen sowie kardio-vaskulärer Exzessmortalität (McEwen, 2012)

Diese drei Möglichkeiten spiegeln die unterschiedlichen Lösungen von chronischem Stress wider: wirksame Lösungsstrategien (Stufe 1), Adaptation (Stufe 2) und Erschöpfung bzw. Versagen der Systeme im Sinne des Allostatic Overload und Maladaptation (Stufe 3).

Maladaptation

Darunter versteht man das Ausbleiben und Fehlen von dämpfenden Anpassungsfunktionen, die man bei ca. 30 – 50 % der stressbelasteten Bevölkerung findet und die unterschiedlichen Ursachen zugerechnet werden können:

- Dauerhafte Exposition ständig wechselnder, unterschiedlicher psychosozialer und/oder molekular-physischer Stressoren, sodass mit jedem neuen Stressor das komplette Stressrepertoire abgerufen wird und dauerhaft erhöhte Stresswerte resultieren.
- Inkongruente Reaktion der beiden wichtigsten Stressachsen: Downregulierung der HHN-Achse kombiniert mit unverändert heftiger Sympathikusreaktion. Diese Form findet man gehäuft im Zusammenhang mit Autoimmun- und stressbezogenen Hauterkrankungen.
- Fehlen, Insuffizienz oder Erschöpfung der Adaptationssysteme (Endocannabinoide, Endogene Opiate, Endogene Morphine, NP-Y) durch genetische/epigenetische Varianten von Effektoren oder Rezeptoren, endokrine Insuffizienz usw.
- Primär verstärkte und/oder verlängerte Stressantwort, häufig bedingt durch

gleichzeitige Aktivierung des Immunsystems, begleitet durch endokrine, genetische/epigenetische Einschränkungen von Stressinhibition und/oder Antiinflammation.
- Primär insuffiziente, abgeschwächte Stressantwort durch kongenitale oder erworbene Erschöpfung der Stressantwortsysteme (z. B. NNR-Insuffizienz).

Positiver, »gesunder« Stress (sog. Eustress)

Stress wird im Blick auf die subjektiven Auswirkungen von den meisten Menschen eher negativ bewertet (Kocalevent et al., 2011). Stress entwickelt durch die Exzitation des ZNS starke, subjektiv beeinträchtigende instantane Auswirkungen auf Puls, Blutdruck, Stoffwechsel und damit die Fähigkeit, die Homöostase zu deregulieren. Stress vermittelt somit den Eindruck, dass die selbst regulierte Homöostase von innerer Ausgeglichenheit, Blutdruck, Puls und damit die bewusste Eigenregulation beschädigt wird.

Dieser Eindruck von Stress wird insbesondere in den Medien verbreitet, wo dem Alltagsstress eine negative, zerstörerische und krankheitsfördernde Konnotation verordnet wird. Bedingt durch einen komplexen Alltag mit vielfältigen beruflichen, persönlichen und/oder familiären Belastungen befürchten viele Menschen, dass der damit zusammenhängende Stress gesundheitsschädigende Wirkungen entfaltet.

Stressorische Belastungen können jedoch in Abhängigkeit von individuellen psychosozialen Ressourcen, Denkmustern und Sichtweisen, gleichzeitigen physischen Stressoren und ihrer Dauer auch positive Wirkungen entfalten.

Die persönliche Beurteilung des Stressgeschehens spielt offenbar eine bedeutende Rolle: In einer Analyse wurden >30 000 Gesundheitsdaten des National Health Interviews Survey (USA) mit dem Mortalitäts-Register des National Death Index verlinkt. Gestresste Menschen, die zudem negative Auswirkungen des Stresses auf ihre Gesundheit vermuteten, hatten ein um 43 % höheres Risiko für nachfolgende Krankheiten und vorzeitigem Tod (Keller et al., 2011).

Das persönliche »mindset« zu Stress spielt demnach eine bedeutende Rolle für das positive oder negative subjektive Stresserleben (Crum et al., 2007): 113 männliche und weibliche Probanden wurden durch Videoclips in ihrer Einstellung zu Stress in Richtung »Stress ist Herausforderung bzw. Behinderung« manipuliert. Bei »»Stress ist Herausforderung« wurde eine Steigerung des positiven Affekts, gesteigerte Aufmerksamkeit gegenüber positiven Stimuli und verbesserte kognitive Flexibilität festegestellt.

Für ein positives Stresserleben wurden zahlreiche psychologische, psychosoziale und physische Faktoren beschrieben:
- **Psychologisch-psychosoziale Faktoren:**
  - Subjektive Stressbewertung (Mindset): Herausforderung statt Bedrohung (Crum et al., 2017)
  - Psychosoziale Ressourcen: Optimismus, Selbstwirksamkeit, Freude, soziale Kontakte und Support, Verpflichtungen, gesunde Lebensgewohnheiten wie Regeneration, Schlaf, Bewegung, gesunde ausgewogene Ernährung, Selbstwertgefühl, Fehlen von psychischen Vorerkrankungen, sozioökonomischer

Status, Bildung und Ausbildung (ohne Schulabschluss höchstes Stresserleben) (Kocalevent et al., 2014; Wiley et al., 2017)
  - Subjektiver Gesundheitsstatus
  - Resilienz (Kocalevent et al., 2014)
  - Dauer und Intensität der Stressbelastung (Dhabhar, 2018)
- **Physische Faktoren:**
  - Intakte Stressadaptation durch Endocannabinoide (ECB), endogene Opiate (EOP), endogene Morphine (eMO) und Neuropeptid Y (NPY) (Dhabhar, 2018)
  - Genetik (insbesondere Gene, welche den Metabolismus von Noradrenalin, Dopamin, Serotonin und der HHN-Achse regulieren bzw. codieren)
  - Hochnormale Werte von DHEAS und hoher DHEAS/Cortisol-Quotient (Crum et al., 2017)
  - Freisetzung von Oxytocin: Stresseinflüsse können durch Oxytocin die stressbedingte Reaktivität der HHN-Achse und damit die Konzentration von CRH, ACTH und Cortisol reduzieren (Winter & Jurek, 2019)
  - Immunreaktion: Kurzzeitiger Stress verbessert die Immunfunktion (Immunprotektion) durch Verbesserung der immunologischen Infekt- und Malignomresistenz sowie wirksamere Vakzination und Wundheilung. Chronischer Stress verschlechtert die Immunfunktion durch Anstieg proinflammatorischer und autoimmuner Erkrankungen sowie verminderte Wirksamkeit von Impfung und Infekt-Resistenz (Dhabhar & McEwen, 1997; Breen et al., 2016; Dhabhar 2018)

Mit jeder Stressantwort werden exzitatorische Stresssubstrate wie Noradrenalin, Adrenalin und Cortisol in großen Mengen freigesetzt, die neben ihren exzitatorischen Eigenwirkungen auch deutliche Effekte auf das Immunsystem inne haben: Die deutliche Stimulation der TH2-getriebenen Aktivierung begünstigt das Entstehen von Autoimmunprozessen, zusätzlich werden die proinflammatorischen Zytokine TNF, IL-6 und IL-1 aktiviert, wobei beide unterschiedliche krankheitsbegünstigende Wirkungen entfalten. Ist die Stressantwort primär verstärkt bzw. pathologisch gesteigert oder die Stressexposition deutlich verlängert, fehlt die Stressadaptation als endogene Schutzreaktion. Sind zudem die regenerativen Pausen verkürzt oder fehlen ganz, ist die Stressbelastung kumulativ zu groß im Sinne eines Allostatic Load bzw. Overload. Ist die Stressexposition primär dauerhaft und chronisch, kommt es zur allostatischen Überlastung (Allostatic Overload) und zum Zusammenbruch sowohl der Stressantwort als auch der regenerativen Aktivität. Die Stresssubstrate Noradrenalin, Adrenalin, Cortisol, die fehlenden stressinhibitorischen Neuromodulatoren wie Endocannabinoide (ECB), endogene Opiate (EOP) und endogene Morphine (EMO), der gestörte Glukose- und Fettstoffwechsel sowie vor allem die stressreaktive Immunaktivierung und später Immunsuppression sind die wesentlichen Motoren des negativen, zu stressbedingten Erkrankungen führenden, repetitiv-pathologischen und chronischen Stresses von Gehirnfunktion und Organleistung (Lupien et al., 2018; Peters et al., 2017; ► Abb. 1-26).

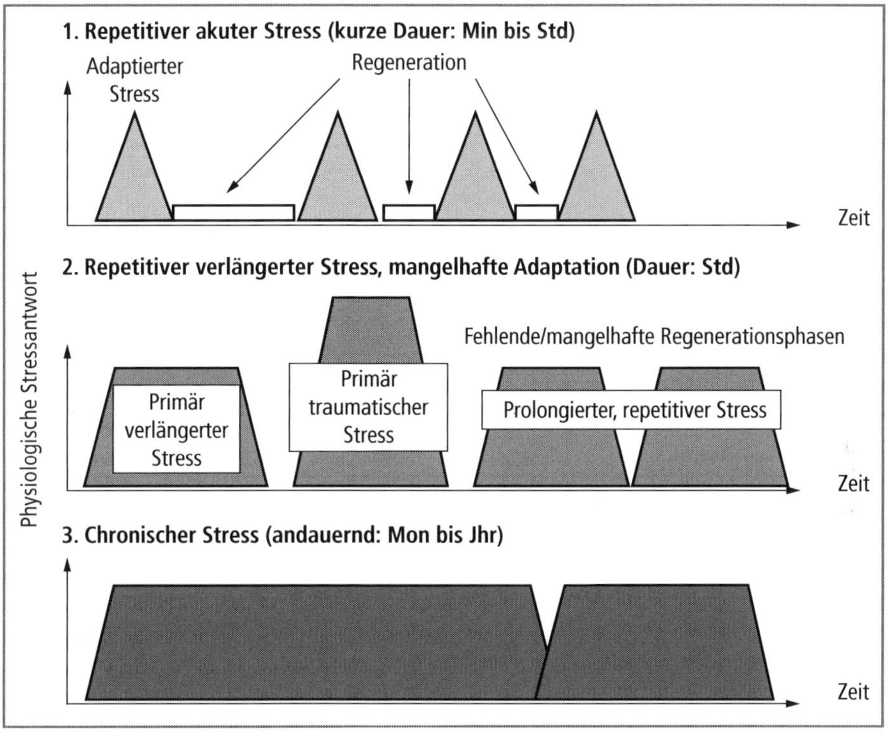

Abb. 1-26 Stressantwort bei: 1. Repetitiv, akutem Stress: Die reguläre Stressabpufferung durch Adaptation und die notwendigen Erholungsphasen (Regeneration) begünstigen ein positives Stresserleben. 2. Repetitiv-prolongiertem Stress: Die Stressbelastung ist primär verlängert oder verstärkt (traumatischer Stress) oder primär prolongiert-repetitiv, wobei die Regenerationsphasen stark eingeschränkt sind oder fehlen; deutliche Auswirkungen auf die Stresssysteme (ZNS, gesteigerter Sympathikus, reduzierter Parasympathikus, deutliche Immunpathologie (Anstieg der Proinflammation und Autoimmunaktivität). Folgen sind subjektiv wahrnehmbare Gesundheitsstörungen (Infekthäufigkeit, Gewichtsprobleme, Gelenkschmerzen durch Anstieg der proinflammatorischen Zytokine und der TH2-Antwort). 3. Chronischem Stress: Die neurobiologischen Folgen wie Exzess der Exzitation, verstärkte oder komplett eingeschränkte HHN-Funktion, Immunexzess oder Immunsuppression, Stoffwechselpathologien sind oft mit erheblichen krankheitsbedingten Einschränkungen, erhöhter Morbidität und Letalität assoziiert.
Die Grenze zwischen positivem (gesundem) und negativem Stresserleben verläuft zwischen den Stressantworten 1 und 2: Die subjektive Einschätzung, bei der Stress herausfordernd und proresilient erlebt wird, ist im Prinzip nur bei kurzfristigen, repetitiven Stressbelastungen mit entsprechender Regeneration zu erwarten. Dafür sind wiederum günstige Voraussetzungen wie positives Mindset, psychosoziale Ressourcen, gute körperliche Gesundheit und Resilienz erforderlich (erweitert nach Dhabar, 2018).

Literatur

Breen MS, Beliakova-Bethell N, Mujica-Parodi LR, Carlson JM, Ensign WY, Woelk CH, Rana BK (2016). Acute psychological stress induces short-term variable immune response. Brai, Behav and Immunity; 53:172–82.

Cannon WB (1914). The emergency function of the adrenal medulla in pain and major emotions. Am J Physiol; 33:356 – 72.
Crum AJ, Akinola M, Martin A, Fath S (2017). The role of stress mindset in shaping cognitive, emotional, and physiological responses to challenging and threatening stress. Anxiety, Stress & Coping; 30:379 – 95.
Dhabhar FS (2018). The short-term stress response – Mother nature's mechanism for enhancing protection and performance under conditions of threat, challenge, and opportunity. Frontiers in Neuroendocrinol; 49:175 – 92.
Dhabhar FS, McEwen BS (1997). Acute stress enhances while chronic stress suppresses cell-mediated immunity in vivo: a potential role for leukocyte trafficking. Brai, Behav and Immunity; 11:286 – 306.
Dhabhar FS (2014). Effects of stress on immune function: the good, the bad, and the beautiful. Immunol Res; 58:193 – 210.
Gallo LC, Fortmann AL, Mattei J (2014). Allostatic Load and the assessment of cumulative biological risk in Biobehavioral Medicine: challenges and opportunities. Psychosom Med; 76:478 – 80.
Gruenwald TL, Seeman TE, Ryff CD, Karlamangla AS, Singer BH (2006). Combinations of biomarkers of later life mortality. PNAS; 103:14158 – 63.
Hill MN, McEwen BS (2010). Involvement of the endocannabinoid system in neurobehavioral effects of stress and glucocorticoids. Progress in Neuro-Psychopharmacology & Biol Psychiatry; 34:791 – 7.
Hill MN, McLaughlin RJ, Bingham B, Shrestha L, Lee TTY, Gray JM, Hillard CJ, Gorzalka BB, Viau V (2010). Endogenous cannabinoid signaling is essential for stress adaptation. PNAS; 107:9406 – 11.
Juster R-P, McEwen BS, Lupien S (2010). Allostatic load biomarkers of chronic stress and impact on health and cognition. Neurosci Biobehav Rev; 35:2 – 16.
Karlamangla AS, Seeman TE (2016). The Authors reply: Pursuing the optimal operationalization of Allostatic Load. Psychosom Med; 79:119 – 121.
Keller A, Litzelman K, Wisk LE, Maddox T, Cheng ER, Creswell PD, Witt WP (2011). Does perception that stress affects health matter? The association with health and mortality. Health Psychol; 5:677 – 84.
Kocalevent R-D, Levenstein S, Fliege H, Schmid G, Hinz A, Brähler E, Klapp BF (2007). Contribution to the construct validity of the Perceived Stress Questionnaire from a population-based survey. J Psychosom Res; 63:71 – 81.
Kocalevent R-D, Hinz A, Brähler E, Klapp RF (2011). Regionale und individuelle Faktoren von Stresserleben in Deutschland: Ergebnisse einer repräsentativen Befragung mit dem Perceived Stress Questionnaire (PSQ). Gesundheitswesen; 73:829 – 34.
Kocalevent R-D, Mierke A, Danzer G, Klapp BF (2014). Adjustment disorders as a stress-related disorder: a longitudinal study of the associations among stress, resources, and mental health. PLoS ONE; 9:e97303.
Lupien SJ, Juster R-P, Raymond C, Marin M-F (2018) The effects of chronic stress on the human brain: From neurotoxicity, to vulnerability, to opportunity. Frontiers in Neuroendocrinol; 49:91 – 105.
McEwen BS (1998). Stress, adaptation and disease. Allostasis and Allostatic Load. Ann NY Acad Sci; 840:33 – 44.
McEwen BS (2003). Interacting mediators of allostasis and allostatic load: towards an understanding of resilience in aging. Metabolism; 52:10-6.
McEwen BS, Wingfield JC (2003). The concept of allostasis in biolgy and biomedicine. Horm Behav; 43:2 – 15.
McEwen BS, Stellar E (1993). Stress and the individual. Mechanisms leading to disease. Arch Int Med; 153:2093 – 101.

McEwen BS, Seeman T (1999). Protective and damaging effects of mediators of stress. Elaborating and testing allostasis and allostatic load. Ann NY Acad Sci; 896:30 – 47.

McEwen BS (2004). Protection and damage from acute and chronic stress. Allostasis and allostatic overload and relevance to the pathophysiology of psychiatric disorders. Ann NY Acad Sci; 1032: 1 – 7.

McEwen BS (2007). Physiology and neurobiology of stress and adaptation: central role of the brain. Physiol Rev; 87:873 – 904.

McEwen BS (2012). Brain on stress: how the social environment gets under the skin. Proc Natl Acad Sci USA; 109 (Suppl 2):17 180 – 5.

McEwen BS, Giannaros PJ (2010). Central role of the brain in stress and adaptation: links to socioeconomic status, health, and disease. Ann NY Acad Sci; 1186:190 – 222.

Patel S, Hillard CJ (2008). Adaptations in endocannabinoid signaling in response to repeated homotypic stress: a novel mechanism for stress habituation. Eur J of Neuroscience; 27:2821 – 29.

Peters A, McEwen BS (2015). Stress habituation, body shape and cardiovascular mortality. Neurosci Biobehav Rev; 56:139 – 50.

Peters A, McEwen BS, Friston K (2017). Uncertainty and stress: Why it causese diseases and how it is mastered by the brain. Progeress in Neurobiol; 156:164 – 88.

Rohleder N (2012). Acute and chronic stress induced changes in sensitivity of peripheral inflammatory pathways to the signals of multiple stress systems – 2011 Curt Richter Award Winner. Psychoneuroendocrinol; 37:307 – 16.

Rohleder N (2014). Stimulation of systemic low-grade inflammation by psychosocial stress. Psychosom Med; 76:181 – 9.

Schommer NC, Hellhammer DH, Kirschbaum C (2003). Dissociation between reactivity of the hypothalamus-pituitary-adrenal axis and the sympathetic-adrenal-medullary system to repeated psychosocial stress. Psychosom Med; 65:450 – 60.

Schulz K-H, Heesen C, Gold SM (2005). Das Stresskonzept von Allostase und Allostatic Load: Einordnung psychoneuroimmunologischer Forschungsbefunde an Beispielen zur Autoimmunität und Onkologie. Psychother Psych Med; 55:452 – 61.

Seeman TE, McEwen BS, Rowe JW, Singer BH (2001). Allostatic load as a marker of cumulative biological risk: MacArthur studies of successful aging. PNAS; 98:4770 – 5.

Seeman TE, Crimmins E, Huuang M-H, Singer B, Bucur A, Gruenewald T, Berkamn LF, Reuben DB (2004). Cumulative biological risk and socio-economic differences in mortality: MacArthur Studies of successful aging. Social Science & Medicine; 58:1985 – 97.

Selye H (1946). The general adaptation syndrome and the diseases of adaptation. J Clin Endocrinol; 6: 117 – 230.

Slopen N, Non A, Williams DR, Roberts AL, Albert MA (2014). Childhodd adversity, adult neighbourhood context, and cumulative biological risk for chronic diseases in adulthood. Psychosom Med; 76:481 – 9.

Stefano GB, Fricchione GL, Esch T (2006). Relaxation: Molecular and physiological significance. Med Sci Moni; 12:21 – 31.

Sterling P, Eyer J (1988). Allostasis: A new paradigm to explain arousal pathology. In: Fisher S, Reason J (eds). Handbook of life stress, cognition and health. New York: Wiley, S 629 – 49

Valentino RJ, van Bockstaele E (2015). Endogenous opioids: opposing stress with a cost. F1000 Prime Rep; 7:58.

Wiley JF, Gruenewald TL, Karlamangla AS, Seeman TE (2016). Modeling multisystem physiological dysregulation. Psychosom Med; 78:290 – 301.

Wiley JF, Bei B, Bower JE, Stanton AL (2017). Relationship of psychosocial resources with Allostatic Load: a systematic review. Psychosom Med; 79:283 – 92.

Winter J, Jurek B (2019). The interplay between oxytocin and the CRF system: regulation of the stress response. Cell and Tissue Research; 375(Pt 1):1 – 7.

1.8.4 Modulation der maximalen Stressantwort: Kampf (fight) oder Flucht (flight)

Walter Cannon (1915), ein Pionier der psychologischen Stressforschung, charakterisierte als Erster die Stressantwort auf eine Bedrohung als »Kampf oder Flucht« (»fight or flight«). Cannon hat dabei auf der Suche nach Ursachen der häufigen Posttraumatischen Belastungsstörungen von Veteranen des Ersten Weltkrieges diese Form der Stressreaktion entsprechend dem damaligen Wissen als eine allgemeine Form der Stressantwort beschrieben. Diese historische Formulierung wird auch heute noch als die bedeutsamste Reaktionsform auf Stress beschrieben. Cannon hatte bewusst eine Terminologie des »Entweder-oder« gewählt, wohlwissend, dass es sich um keine einheitliche Verhaltensform auf Stressreize handelt. Diese Formulierung erschien vielen Forschern jedoch zu wenig differenziert. Gray (1988) erweiterte deshalb die Formen von Stressantwort und formulierte die gedankliche Sequenz um in »freeze, flight, fight or fright« im Sinne von »Innehalten und Hypervigilanz, Flucht, Kampf oder Furcht in Kombination mit tonischer Immobilität«.

Diese Begriffssequenz wurde von Bracha (2004) erweitert zu »freeze, flight, fight, fright and faint«, wobei »faint« als finale Erschöpfung und Schwäche verstanden wird: Nach der Hypervigilanz wird die Möglichkeit zur Flucht erwogen und, falls unmöglich, die Kampfoption gewählt. Nach dem Kampf folgt die tonische Immobilität mit Aufgabe durch Schwäche und Erschöpfung. Beide Autoren betrachteten die Reaktionsformen als konsequente Abfolge und nicht als individuelle Option der Stressantwort. So wurde auch die »tonische Immobilität« als Stressantwort bei Opfern von Gewalt und sexuellem Missbrauch als neuro-psychisches Phänomen der Stressantwort beschrieben und erklärt (Bracha, 2004).

Jede der Reaktionsformen auf Stress beruht auf einem jeweils völlig andersartigen biopsychosozialen Hintergrund und führt somit zu unvergleichbaren und teilweise entgegengesetzten Verhaltensweisen der Konfliktlösung. Während »Kampf« (»fight«) eine aggressive Verhaltensstrategie beinhaltet, stellt »Flucht« (»flight«) eine eher defensive, selbstschützende Form der Stressantwort dar. Vor diesem Hintergrund ist es sicher interessant, die neurobiologischen und -psychologischen Hintergründe dieser beiden kontroversen Verhaltensweisen zu analysieren.

Für die maximale instantane Stressreaktion »fight or flight« sind vorwiegend Amygdala, mediolateraler PFC und Hippocampus verantwortlich, welche beeinflusst durch Neurohormone und Neurotransmitter eine entsprechende biologische Grundlage für das Verhalten entwickeln. Während die Amygdala vor allem über die Aktivierung des zentralen Kerngebietes (CeA) die sympatho-exzitatorische Reaktion befördern, wirken mPFC und Hippocampus eher dämpfend.

Die wesentlichen funktionellen Substrate, welche die Entscheidung der schnellen Stressantwort maßgeblich beeinflussen sind

- *Neurotransmitter*: Noradrenalin, Serotonin,
- *Hormone*: Testosteron, Cortisol und Adrenalin sowie
- *Neurohormone*: Vasopressin und Oxytocin.

Die Darstellungen der unterschiedlichen Formen von Stressantwort dokumentieren, dass genetische und epigenetische Faktoren, genderspezifische und vorwiegend endokrine Begleitkonstellationen, Basisfunktion des ANS und der Stressor selbst das Wesen der Stressantwort stark bedingen. Diese Faktoren müssen deshalb bei jeglicher Form von Stresstherapie berücksichtigt werden.

Kampf und Ärger (fight and anger) als aggressive Stressantwort

Neuroendokrin ist diese Reaktionsform begleitet durch
- hohe Wirkspiegel von Noradrenalin und Testosteron,
- niedrige Konzentrationen von Serotonin und Cortisol,
- niedrige Vagus-Aktivität.

Noradrenalin steigt instantan als Folge der Stresswirkung steil an, was mit Steigerung von Organleistungen wie kardiovaskulärer Funktion, Energie- und Gehirnstoffwechsels sowie Hypervigilanz, Flucht oder Kampf verbunden ist (Arun, 2004). In Abhängigkeit verfügbarer inhibitorischer, modulierender Signalgeber wie Serotonin und Vagus-Aktivität kann diese Stressantwort abgeschwächt oder gesteigert werden. Fehlende Inhibition durch reduzierte serotonerge Transmission bedeutet eingeschränkte Impulshemmung durch Minderung der Serotonin-Biogenese als Folge von
- Inflammation mit erheblicher Reduktion des Tryptophan-zu-Serotonin-Stoffwechsels,
- genetisch bzw. epigenetisch verursachte Pathologien des Serotonin-Transporters, wie z. B. der Serotonin-Wiederaufnahme (durch Polymorphismus des 5-HTPLRP-Gens), oder
- Rezeptorpathologien (insbesondere Schwächung des inhibitorisch wirksamen 5-HTR1A durch Polymorphismus).

Die Folgen sind Formen des Stressverhaltens mit hochgradiger Aggression und Impulsivität, Ärger und Feindseligkeit, mangelnder Gelassenheit, Kompetitionsverhalten und mangelnde Impulshemmung (bis Suizidalität). Der Zusammenhang zwischen aggressivem Verhalten und hohem Testosteron, verbunden mit niederem Serotonin ist sowohl im Tierversuch als auch in klinischen Studien gut belegt (Birger et al., 2003). Diese Konstellation wird durch eine zunehmend höhere noradrenerge Stressantwort (z. B. durch COMT-Polymorphismus) noch weiter befördert (Arun, 2004) und ist auch mit einer deutlich höheren Rate von Hypertonie, kardiovaskuläre Erkrankungen und Stoffwechselpathologien assoziiert. Beide Strategien sind für das Überleben der Art entwickelt, verbunden mit spezifischen Risiken für psychische Störungen (z. B. Depression, CFS oder Burnout, Angststörungen).

Flucht (flight) als defensive Stressantwort

Die neuroendokrine Besonderheit dieser Reaktionsform ist charakterisiert durch:
- hohe Wirkspiegel von Cortisol und Adrenalin,
- normal bis leicht erhöhte Konzentrationen von Noradrenalin,
- normale Serotonin-Werte und
- niedrig-normales bis erniedrigtes Testosteron

Mitentscheidend für das defensive Stressverhalten sind die niedrigen bis erniedrigten Testosteronwerte, die normalwertigen Cortisol-Konzentrationen sowie die reguläre Bioverfügbarkeit des impulshemmenden Serotonins.

»Tend-and-befriend«: Die schutzsuchende Stressantwort

Hohe stressbedingte Wirkspiegel von Oxytocin befördern eine weitere komplexe und soziale Konfliktlösung bei Stress auf der Grundlage von Großzügigkeit, Vertrauen, Minderung von Angst sowie starker sozialer Motivation (Churchland & Winkielman, 2011). Diese Form der Stressantwort ist als Schutzreaktion sowohl für das Individuum als auch aus der Phylogenese im Sinne eines Schutzes für die Nachkommen erklärbar, um soziale Netze zu erhalten und den Prozess des Selbsterhalts zu sichern (Taylor et al., 2000; Cannon, 1915).

Literatur

Arun CP (2004). Fight or flight, forbearance and fortitude: the spectrum of actions of the catechoilamines and their cousins. Ann NY Acad Sci; 1018:137–40.

Birger M, Swartz M, Cohen D, Alesh Y, Grishpan C, Kotelr M (2003). Aggression: The testosterone-serotonin link. IMAJ; 5:653–8.

Bracha HS (2004). Freeze, Flight, Fight, Fright, Faint: Adaptionist perspectives on the acute stress response spectrum. CNS Spectrum; 9:679–85.

Cannon WB (1915). Anger, hunger, anxiety and pain. In: Uexküll T (ed): Physiologie der Emotionen. U Schwarzenberg, München, Berlin, Wien.

Churchland PS, Winkielman P (2012). Modulating social behavior with oxytocin: How does it work? What does it mean? Hormones and Behavior; 61:392–9.

Gray JA (1988). The Psychology of Fear and Stress. 2nd ed. New York, NY: Cambridge University Press.

Taylor SE, Klein LC, Lewis BP et al. (2000). Behavioural responses to stress in females: Tend-and-befriend, not fight-or-flight. Psychological Rev; 107:411–29.

1.8.5 Stress in Abhängigkeit von Genetik und Epigenetik

Die neuronale Stressantwort durch Neurotransmitter, Neuropeptide, hypophysäre Hormone sowie die periphere adrenale Stressantwort werden durch spezifische Signalmoleküle charakterisiert. Quantität und Qualität dieser Substrate sind jedoch genetisch und epigenetisch reguliert. Für die Stressantwort sind zahlreiche genetische Faktoren analysiert worden, welche direkt die Qualität der neuronalen und peripheren Stressantwort bedingen. Eine genetisch bedingte

Steigerung oder Minderung von Enzymfunktionen kann durch Genveränderungen entweder in Form durch Single-Nucleotid-Polymorphismen (SNP) oder durch eine variable Anzahl von Tandem-Repeats (VNTR = variable number of tandem repeats) verursacht sein.

In den im Folgenden dargestellten Funktionsbereichen können die für die Stressantwort relevanten Gene betroffen und verändert sein.

Hypothalamus-Hypophysen-Nebennierenrinden-Achse (HHN)

CRH-Rezeptor-1-Gen (= CRH-R1)

Die Bindung von CRH an diesen Rezeptor balanciert die Stressreaktion durch Verstärkung des inhibitorischen GABA-Hemmmechanismus. Polymorphismen in diesem CRH-Rezeptor 1 sind mit Depression und Angstzuständen verbunden. Bei Patienten mit Depression wurden mehrere CRH-R1-Antagonisten untersucht, jedoch bislang ohne durchschlagenden Effekt für die klinische Anwendung.

FKBP-5 (= FK506-Bindungsprotein 5)

Polymorphismen dieses Gens, welcher die GR-(Glucocorticoid-Rezeptor-)Aktivität moduliert, wurden gehäuft bei PTBS gefunden, verbunden mit einer höheren Rate an Depressionen sowie einer erhöhten Rate an Rezidiven depressiver Episoden und rascheres Ansprechen auf antidepressive Therapie (Binder et al., 2004; 2008).

Katecholamin-Stoffwechsel (Noradrenalin und Dopamin)

Polymorphismen in den Genen COMT und MAO-A führen zu einer deutlichen Minderung der Enzymaktivität und damit Verzögerung des Abbaus von Dopamin und Noradrenalin. Problematisch ist dabei der deutlich erhöhte Spiegel von Noradrenalin für die Regulationsfähigkeit des Präfrontalen Kortex.

Catechol-O-Methyltransferase (COMT)

Das vorwiegend intrazellulär exprimierte Enzymprotein COMT degradiert Katecholamine wie Dopamin, Noradrenalin und Adrenalin zu inaktiven Folgesubstraten. Es wirkt durch Methylgruppen-Übertragung vom S-Adenosyl-Methionin (SAMe) auf die einzelnen Katecholamine, an die sich die Desaminierung durch die Monoaminooxidase (MAO) anschließt. Sämtliche Substrate mit Katecholstrukturen, wie z. B. Katechol-Östrogene oder katecholhaltige Flavonoide werden durch COMT degradiert. Die bedeutsamsten metabolen Effekte sind:

- Umwandlung von Dopamin in Methoxytyramin und Homovanillinsäure, Noradrenalin in Adrenalin und Vanillinmandelsäure, Adrenalin in Metanephrin. Es sind zwei Formen von COMT beschrieben: das wasserlösliche S-COMT im Zytoplasma des gesamten Organismus und das membrangebundene MB-COMT vor allem im Gehirn.
- Das COMT-Protein wird durch das COMT-Gen (Chromosom 22) codiert, von

dem es zahlreiche Allel-Varianten gibt. Am besten ist der *Val158Met-Polymorphismus (rs4680)* untersucht, bei dem eine Mutation an der Position 158 von Valin zu Methionin stattfindet. Die Valin-Variante hat eine vierfach höhere Metabolisierungspotenz von Dopamin als die Methionin-Form, die wiederum die funktionelle Kapazität des Enzyms deutlich reduziert (Chen et al., 2004). Das Val158-Allel ist mit höherer Dichte von Dopamin-D1-Rezeptoren (DA1-R), höheren Dopamin-Konzentrationen, stärkerer Aktivität der Dopamin-Degradation und damit einem höheren Dopamin-Turnover im Präfrontalen Kortex (PFC) assoziiert (Witte & Floel, 2012).

Der Met158-Polymorphismus hat unterschiedliche Auswirkungen auf den Stoffwechsel von Katecholaminen.

Der synaptisch wirksame **Dopamin-Spiegel** (DA-Spiegel) steigt durch eine Met-Variante mit mangelndem Abbau des Neurotransmitters an, verbunden mit verstärkter präfrontaler postsynaptischer Neuronenaktivität und damit Steigerung kognitiver Leistungen insbesondere exekutiver Funktionen (Reaktionsunterdrückung, Abstrahieren von Gedanken, Annahme von Regeln und Aufgabenstruktur), Arbeitsgedächtnis, fluider Intelligenz und Aufmerksamkeitskontrolle (Bruder et al., 2005; Dickinson & Elevag, 2009). Dieser Polymorphismus hat auch Einfluss auf die Belohnungserfahrung; Zusammenhänge mit Schizophrenie oder Suizidalität sind nicht bestätigt (Sanders et al., 2008; Calati et al., 2011). Dem COMT-Val158Met-Polymorphismus werden weniger direkte Assoziationen für psychische Erkrankungen, sondern eher komplexe und pleiotrope Effekte auf die Entwicklung von Suszeptibilität und Symptomatik beigemessen (Massat et al., 2005). Während Individuen hinsichtlich des Dopamins durch das Met158-Allel profitieren, ist dies für Noradrenalin anders.

Noradrenalin (NA) spielt im Rahmen der sympatho-exzitatorischen Stressantwort eine weitaus gewichtigere Rolle: Es wird im Nebennierenmark, in den Synapsen postganglionärer Nervenfasern und im Locus coeruleus in großen Mengen synthetisiert, aus Vesikeln freigesetzt und an metabotrope G-Protein-Rezeptoren (α1-, α2- und β-adrenerge Rezeptoren) gebunden zur Steigerung von Aufmerksamkeit und allgemeiner Leistungsaktivierung mit Anhebung von Blutdruck und Pulsfrequenz. Nach Freisetzung wird NA wieder aus dem synaptischen Spalt aufgenommen, was durch verschiedene Amine, trizyklische Antidepressiva, NSRI (Noradrenalin-Serotonin-Reuptake-Inhibitoren) gehemmt wird. Für die Stressantwort hat der COMT-Val158Met-Polymorphismus insbesondere bei Frauen eine besondere Bedeutung, indem bedingt durch die abgeschwächte Degradation des Noradrenalins höhere NA-Konzentrationen wirksam werden und die Stressreaktion verspätet abgeschaltet wird (Müller, 2007). Dies befördert ungünstige Merkmals- und Verhaltenskonstellationen (hohe Leistungsbereitschaft, mangelnde Teamfähigkeit, Aggressivität, niedriges Körpergewicht) sowie verminderte Detoxifikation von Xenobiotika durch mangelnde Methylierung in der Phase-II-Reaktion mit Beförderung neurotoxischer Wirkungen (Müller, 2007). Panikstörungen waren bei Kaukasierinnen mehrheitlich mit dem Val158-, bei Asiatinnen mit dem Met158-Allel assoziiert (Domschke et al., 2007).

Monoaminoxidase A-Gen (MAO-A)

MAO-A führt zum Abbau von Neurotransmittern wie Dopamin, Noradrenalin und Serotonin durch oxidative Desaminierung. Das Protein ist an der äußeren mitochondrialen Membran lokalisiert und in Neuronen und Herzmuskelzellen reichlich vorhanden. Das Enzym wird durch das MAO-A-Gen codiert, welches am kurzen Arm des X-Chromosoms lokalisiert ist. MAO-A baut auch bereits durch COMT methylierte Substrate zu Endprodukten um, wie z. B. Metanephrin oder Normetanephrin zu Vanillinmandelsäure, 3-Mitoxityramin zu Homovanillinsäure.

Durch MAO-A werden vorzugsweise Serotonin, Melatonin, Noradrenalin und Adrenalin abgebaut, durch MAO-B bevorzugt Phenylethylamin und Benzylamin, durch beide MAO-Typen Dopamin, Tyramin und Tryptamin.

Die Desaminierung der wesentlichen Neurotransmitter führt zu den entsprechenden Abbauprodukten, z. B. von Serotonin zu Hydroxindol-Allylacetat, von Adrenalin und Noradrenalin zu Dihydroxy-Mandelsäure und von Dopamin zu Dihydroxyphenylessigsäure.

Die häufigste und am meisten untersuchte genetische Veränderung des MAO-A-Gens besteht in einem VNTR-Polymorphismus des Promotors im MAO-A-Gen. Auf der Basis dieses VNTR im MAO-A-Gen werden zwei MAO-A-Aktivitäten definiert: MAO-A-h (high) und MAO-A-l (low).

Niedrige MAO-A-Aktivität ist mit erhöhtem Risiko für Gewalttätigkeit, gewaltbereite Fantasien und antisoziales Verhalten assoziiert (Caspi et al., 2002; Frazzetto et al., 2007). In anthropologischen Studien wurde in dieser MAO-A-Gen-Variante ein evolutionärer Vorteil im Sinne eines Krieger-Gens (»Warrior Gene«) spekulativ vermutet (Gibbons et al., 2004).

Die Tatsache, dass das MAO-A-Gen auf dem X-Chromosom lokalisiert ist und Männern nur der maternal vererbte Teil verfügbar ist, erschwert generell die Beurteilung. Zudem sind die Häufigkeiten von MAO-A-VNTR (z. B. 3-Repeat) in unterschiedlichen ethnischen Gruppen, von 34 % (Kaukasier) bis 77 % (Chinesen), unterschiedlich verteilt. Schließlich war der Begriff »Krieger-Gen« ursprünglich der ethnischen Gruppe der Maori zugedacht. Auf der Basis von nur 12 Fallstudien hatten Lea & Chambers (2007) für einen unberechtigten Verdacht der genetischen Wildheit dieser ethnischen Gruppe gesorgt, die ähnlich wie bei den australischen Aborigines und den Inuit eher durch die Kolonisation als durch genetische Faktoren bedingt ist (Hook, 2009).

Durch die enzymatische Minderfunktion von MAO-A wurden Assoziationen zu psychiatrischen Störungen wie Depression, Angststörung, Tabak- und Alkohol-Abhängigkeit im Zusammenhang mit höheren Dopamin-Spiegeln, höherer Risikobereitschaft und aggressivem Verhalten festgestellt (Caspi et al., 2002; Lea & Chambers et al., 2007; Buckholtz & Meyer-Lindenberg, 2008).

Genetik des Serotonins (5-HT)

Serotonin-Transporter-Gen (5-HTTLPR = SLC6A4)

Das ist am Chromosom 17 lokalisiert. Polymorphismen im Sinne des VNTR treten in der Promotorregion des Gens auf.

Der Serotonin-Transporter (SERT oder 5-HTT) transportiert Serotonin aus dem synaptischen Spalt in das präsynaptische Neuron. Damit wird die Serotonin-Funktion und dessen Wirkung beendet. Der Gen-Polymorphismus mit unterschiedlichen Wiederholungen führt zu unterschiedlichen Transportaktivitäten für Serotonin. Das l-Allel vermindert die Transporteraktivität und führt zu höheren Serotonin-Konzentrationen, das s-Allel entsprechend zu höherer Transporteraktivität und geringeren Serotonin-Konzentrationen im synaptischen Spalt. Von den unterschiedlichen genetischen Variationen des SLC6A4- oder 5-HTT-Gens ist der VNTR im Promotor die am häufigsten auftretende und am besten untersuchte Gen-Variante.

Neben der Änderung der Quantität von SERT-Protein und damit der Serotonin-Konzentration im synaptischen Spalt wurden auch beträchtliche anatomische Veränderungen festgestellt, wie z. B. eine Verminderung der grauen Substanz im perigenualen anterioren Cingulum und der Amygdala, die zu einer deutlichen Dominanz von Amygdala und entsprechenden häufigeren Angstreaktionen und Depressionen sowie suizidalem Verhalten führt (Pezawas et al., 2005).

Dieser Polymorphismus wurde in verschiedenen wissenschaftlichen Studien analysiert. Caspi et al. (2003) fanden in einer ersten größeren Analyse an einer

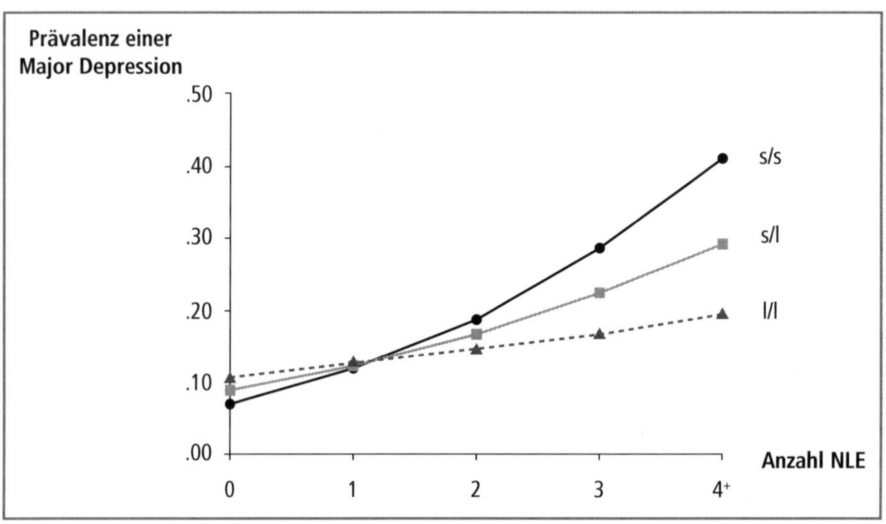

Abb. 1-27 Ansteigende Wahrscheinlichkeit der Entwicklung einer Major Depression in Abhängigkeit des genetischen Status des 5-HTTLPR-Gens (l/l, s/l, s/s) und der Anzahl von negativen Lebensereignissen (NLE): Ungeachtet eines Polymorphismus (SNIP) des 5-HTLPR-Gens sind mindestens zwei negative Lebensereignisse für die Manifestation einer Major Depression notwendig. Allerdings steigt das Risiko der Erkrankung deutlich stärker bei dem SNIP s/s im Vergleich zu s/l und l/l an (aus Caspi et al., 2003).

Geburtskohorte (N = 847) mit drei unterschiedlichen Genotypgruppen des 5-HTTLPR (s/s, s/l, l/l) eine deutlich höhere Stressvulnerabilität bei Genträgern des s-Allels. Dabei war nicht die genetische Prädisposition ausschlaggebend, sondern erst nach zwei negativen stressorischen Lebensereignissen (NLE) entstand eine höhere Prävalenz für Major Depression, Suizide und stärkere Sensibilität der Amygdala auf Angststimuli (Munafo et al., 2008; Risch et al., 2009).

Diese bedeutsame Gen-Umwelt-Interaktion stellte sich allerdings bei Replikationsstudien als weniger eindeutig heraus (Uher & Mc Guffin, 2008). Die wesentlichen Probleme in der Vergleichbarkeit der unterschiedlichen Studien mit diversen Ergebnissen wurden methodenkritisch diskutiert (Uher & Mc Guffin, 2008). Im Hinblick auf Stressereignisse ist es jedoch bedeutsam, dass die genetische Konstellation allein für die Manifestation von psychischen Erkrankungen (Depression, Angst-/Panik-Störung, Suizid) nicht ursächlich sind, sondern dass die Gen-Umwelt-Interaktion (GxE) ausschlaggebend zu sein scheint.

Eine erweiterte Metaanalyse (Karg et al., 2011) fand eine signifikante genetische Moderation bei Trägern des l-Allels für die Entwicklung psychischer Erkrankungen, allerdings mit einer ebenfalls nicht unbeträchtlichen anschließenden Methodenkritik (Duncan & Keller, 2011).

Ungeachtet der unterschiedlichen Studien und der dabei angewendeten Selektions- und Diagnosekriterien und -techniken, erscheinen die Ergebnisse von Caspi et al. (2003) die meisten konkreten Hinweise zu rechtfertigen: Genetische Ursachen sind lediglich die Prädisposition, die durch wiederholte oder chronische Stressbelastungen in Form von negativen Lebensereignissen oder einer Kombination aus physischem und psychosozialem Stress die Vulnerabilität des Individuum für die Entwicklung von Major Depression, Angststörungen, Panikattacken und Suizid erhöhen (Risch et al., 2009).

Noch schwieriger sind die Studien zu Assoziationen zwischen 5-HTTLPR und Persönlichkeitsfaktoren.

Serotonin-Rezeptor-1 A-Gen (HTR1A)

Das Rezeptor-Protein der Zellmembran, welches vorwiegend im Gehirn, aber auch in peripheren Nervenzellen exprimiert wird, gehört zur Familie der Serotonin-Rezeptoren.

Das entsprechende Gen HTR1A ist am Chromosom 5 lokalisiert. Dieser Rezeptor ist am weitesten im ZNS verbreitet und im Kortex, Hippocampus, Amygdala und Raphe-Kernen zu finden. Durch die Bindung des Serotonins am 5-HTR1A-Rezeptor wird über G-Protein-Kopplung und Minderung von zyklischem AMP die Freisetzung von Serotonin vermindert. Gleichzeitig wird auch die Freisetzung von Glutamat und Acetylcholin gehemmt, dagegen die Funktion des Präfrontalen Kortex und damit die Stresshemmung propagiert.

Durch die Aktivierung dieses Rezeptors werden verschiedene Hormonachsen (ACTH, Cortisol, Oxytocin, Prolaktin, hGH und Beta-Endorphin) stimuliert. Polymorphismus dieses Gens (SNP) führt vor allem im Zusammenwirken mit einem Polymorphismus des BDNF zu einer erhöhten Suszeptibilität für Depression und Suizidalität (Lemonde et al., 2003).

Dies bedeutet, dass Individuen mit diesem Polymorphismus in Belastungssituationen über eine erheblich geringere Serotonin-Wirkung verfügen.

Brain-Derived-Neurotrophic-Factor-Gen (BDNF)

BDNF (Brain-derived neurotrophic factor) ist ein Neurotrophin mit besonderer Aktivität im Hippocampus, Kortex und Frontalhirn. BDNF ist als Neurotrophin verantwortlich für die Neurogenese aus Stammzellen und für die Neuroplastizität (Synapsenbildung, dendritische Arborisation). Zusammen mit Serotonin bedient BDNF ähnliche Transkriptionsfaktoren der Zellsysteme und ist somit auch kofaktoriell zum Serotonin wirksam.

Der häufigste Polymorphismus ist der Val66Met-SNP des BDNF-Gens, welcher in mehreren Studien das Risiko für Gedächtnisminderung und neuropsychiatrische Erkrankungen wie Substanzabhängigkeit, Depression und Schizophrenie im Sinne der gesteigerten Suszeptibilität erhöhte (Bath & Lee, 2006; Colzato et al., 2011). Allerdings waren diese Effekte in Metaanalysen nicht signifikant (Gratacos et al., 2006). In anderen Studien führten Polymorphismen in diesem Gen zu einer Erhöhung der Suszeptibilität für Angststörungen und damit zu einer geringeren Stressresilienz (Chen et al., 2006).

Sowohl im Tierversuch als auch bei Humanstudien mit standardisierten Stresstests konnte gezeigt werden, dass der BDNF-Val66Met-Polymorphismus die HHN-Aktivität sowohl auf akuten als auch auf chronischen Stress deutlich steigert und mit einer verstärkten, stressbedingten Cortisol-Sekretion insbesondere bei Frauen einhergeht (Alexander et al., 2010; Shalev et al., 2009). Gleichzeitig wird die Hippocampusfunktion für Glucocorticoide sensibilisiert, was bei gleichzeitigem Anstieg von Glutamat den Zelluntergang im Hippocampus (Exzitotoxizität) fördert und zur Minderung des Hippocampusvolumens führt. Auf diesem Wege wird die Stresshemmung eingeschränkt und die Wirkung des Angstkreises gesteigert (Notaras et al., 2015; Harrisberger et al., 2015). Die erhöhte Angstsensibilität bleibt bei diesen Patienten bis zur Erwachsenenzeit erhalten, mit Verstärkung der Vulnerabilität gegenüber physischen und psychischen Traumen, gegenüber negativen/adversiven Einflüssen und einer Risikozunahme für psychiatrische Erkrankungen. Dies hat eine besondere Bedeutung für die Entwicklung posttraumatischer Belastungsstörung und Verminderung der Extinktionsfunktion von Angstinhalten.

Epistase- und Gen-Umwelt-Phänomene von Polymorphismen

Bei der Klärung inkonsistenter Ergebnisse genetischer Analysen als Ursache von psychischen Erkrankungen (z. B. Depression) zeigte sich, dass bei zahlreichen Studien nicht nur unterschiedliche Fragebogentests angewendet worden waren, sondern dass bei den untersuchten Individuen auch Polymorphismen mehrerer unterschiedlicher Gene zu entsprechend veränderter Gen-Gen- und/oder Gen-Umwelt-Reaktion führten. Insbesondere für die drei Gene der Degradation von Monoaminen (Serotonin und Katecholamine) wie MAO-A, COMT und 5-HTT zeigten sich additive oder epistatische Phänomene mit Änderung der emotionalen und neurobiologischen Stressantwort (Moffitt et al., 2005). Die Fokussierung auf jeweils einen Polymorphismus eines einzigen Gens ist somit die Ursache der zum Teil unterschiedlichen Ergebnisse von Studien und deren Replikation.

Darüber hinaus hat die Gen-Umwelt-Interaktion einen großen Einfluss auf die Entwicklung von Stressvulnerabilität und psychischen Erkrankungen: So sind Wirkungen der MAO-A auf die Stressantwort der COMT und der Stressmodulation der 5-HTT gesichert (Jaffee et al., 2005). In einer Kohorten-Studie von 1116 fünfjährigen Zwillingen führte die Misshandlung eines Zwillings bei niederem genetischem Risiko in 2 %, bei hohem genetischem Risiko in 24 % der Fälle zu Verhaltensstörungen (Jaffee et al., 2005). Je höher also das genetische Risiko, desto intensiver die stressbedingte Vulnerabilität, wobei den einzelnen Faktoren jeweils unterschiedliche Effekte unterlegt werden müssen (Rutter et al., 2006). Neben der additiven oder potenzierenden Wirkung unterschiedlicher Genpolymorphismen untereinander (Epistase) müssen auch epigenetische Wirkungen insbesondere der Gen-Umwelt-Interaktion, jedoch auch Gen-Umwelt-Effekte mit berücksichtigt werden (Rutter et al., 2006).

Epigenetische Faktoren

Epigenetische Veränderungen durch Methylierung können ebenfalls vererbt werden und die Stressantwort beträchtlich verändern. Meaney und Szyf (2005) führten an Ratten erstmals ein wegweisendes Experiment durch: Sie separierten die Nachkommen von Ratten unmittelbar nach der Geburt von der Mutter, sodass die Jungen weder Säugung, Brutpflege noch Zuwendung durch Lecken erfuhren. Dieser Verluststress führte biologisch zu einer starken epigenetischen Methylierung der DNA des Glucocorticoid-Rezeptor-Gens. Dadurch wiederum wurde die Wirkstärke des Cortisol-GR-Komplexes zur Autoinhibition des Stressfaktors CRH vermindert, verbunden mit deutlich höherer basaler und stressbezogener CRH- und Sympathikus-Antwort, stärkerem Angstverhalten, geringerem Pflegeaufkommen, welches bis in die dritte Generation anhielt. Insofern muss damit gerechnet werden, dass chronischer Stress über veränderte epigenetische Methylierungsmuster eine veränderte Stressantwort auch in der späteren Nachkommenschaft verursacht.

Literatur

Alexander N, Osinsky R, Schmitz A, Mueller E et al. (2010). The BDNF Val66Met polymorphism affects HPA-axis reactivity to acute stress. Psychoneuroendocrinology; 35:959 – 53.

Bath KG, Lee FS (2006). Variant BDNF (Val66Met) impact on brain structure and function. Cognitive, Affective & Behavioral Neuroscience; 6:79 – 85.

Binder EB, Salyakina D, Lichtner P, Wochnik GM, Ising M, Pütz B, Papiol S, Seaman S, Lucae S, Kohli MA, Nickel T, Künzel HE, Fuchs B, Majer M, Pfennig A, Kern N, Brunner J, Modell S, Baghai T, Deiml T, Zill P, Bondy B, Rupprecht R, Messer T, Köhnlein O, Dabitz H, Brückl T, Müller N, Pfister H, Lieb R, Mueller JC, Lõhmussaar E, Strom TM, Bettecken T, Meitinger T, Uhr M, Rein T, Holsboer F, Muller-Myhsok B (2004). Polymorphisms in FKBP5 are associated with increased recurrence of depressive episodes and rapid response to antidepressant treatment. Nat Genet; 36:1319 – 25.

Binder EB, Bradley RG, Liu W, Epstein MP, Deveau TC, Mercer KB, Tang Y, Gillespie CF, Heim CM, Nemeroff CB, Schwartz AC, Cubells JF, Ressler KJ (2008). Association of FKBP5 polymorphisms and childhood abuse with risk of posttraumatic stress disorder symptoms in adults. JAMA; 299:1291 – 305.

Bruder GE, Keilp JG, Xu H et al. (2005). Catechol-O-methyltransferase (COMT) genotypes and working memory: assocoiuatrions with differing cognitive operations. Biol Psychiatry; 58: 901 – 7.

Buckholtz JW, Meyer-Lindenberg A (2008). MAOA and the neurogenetic architecture of human aggression. Trend in Neuroscience; 31:120 – 9.

Calati R, Porcelli S, Giegling I, Hartmann AM et al. (2011). Catechol-O-methyltransferase gene modulation on suicidal behavior and personality traits: review, meta-analysis and association study. J Psychiatric research; 45:309 – 21.

Caspi A, McClay J, Moffitt TE et al. (2002). Role of genotype in the cycle of violence in maltreated children. Science; 297:851 – 4.

Caspi A, Sugden K, Moffitt TE, Taylor A et al. (2003). Influence of life stress on depression: Moderation by a polymorphism in the 5-HTT gene. Science; 301:386 – 9.

Chen J, Lipska BK, Halim N et al. (2004). Functional analysis of gentic variation in catechol-o-methyltransferase (COMT) effects on mRNA, protein and enzyme activity in postmortem human brain. Am J Human Genetics; 75:807 – 21.

Chen Z-Y, Jing D, Bath KG, Ieraci A et al. (2006). Genetic variant BDNF (Val66Met) polymorphism alters anxiety-related behavior. Science; 314:140 – 3.

Colzato LS, Van der Does AJW, Kouwenhoven C, Elzinga BM et al. (2011). BDNF Val66Met polymorphism is associated with higher anticipatory cortisol stress response, anxiety, and alcohol consumption in healthy adults. Psychoneuroendocrinol; 36:1562 – 9.

Dickinson D, Elevag B (2009). Genes, cognition and brain through a COMT lens. Neuroscience; 164:72 – 87.

Domschke K, Deckert J, O'Donovan MC, Glatt SJ (2007). Meta-analysis of COMT val158met in panic disorders. Am J Med Genetics Part B; 144B:667 – 73.

Duncan LE, Keller MC (2011). A critical review of the first 10 years of candidate gene-by-environment interaction research in psychiatry. Am J Psychiatry; 168:1041 – 9.

Frazzetto G, Di Lorenzo G, Carola V et al. (2007). Early trauma and incresed risk for physical aggression during adulthood: the moderationg role of MAOA genotype. PLoS One; 5:e486.

Gibbons A (2004). Tracking the evolutionary history of a »warrior« gene. Science; 304:818.

Gratacos M, Gonzalez JR, Mercader JM, de Cid R et al. (2007). Brain derived neurotrophic factor Val66Met and psychiatric disorder: meta-analysis of case-control studies confirm association to substance-related disorders, eating disorders, and schizophrenia. Biol Psychiatry; 61:911 – 2.

Harrisberger F, Smieskova R, Schmidt A, Lenz C et al. (2015). BDNF Val66Met polymorphism and hippocampal volume in neuropsychiatric disorders: A systematic review and meta-analysis. Neuroscience and Biobehavioral Reviews; 55:107 – 18.

Hook GR (2009). »Warrior genes« and the disease of being Maori. MAI Review; 2:1 – 11.

Jaffee SR, Caspi A, Moffitt TE, Dodge KA et al. (2005). Nature X nurture: Genetic vulnerabilities interact with physical maltreatment to promote conduct problems. Development and Psychopathology; 17:67 – 84.

Karg K, Burmeister M, Sheddan K, Sen S (2011). The serotonin transporter promoter variant (5-HTTLPR), stress, and depression meta-analysis revisited. Arch Gen Psychiatry; 68:444 – 54.

Lea R, Chambers G (2007). Monoamino Oxidase, addiction, and the »warrior« gene hypothesis. NZ Med J; 120:1 – 6.

Lemonde S, Turecki G, Bakish D, Du L et al. (2003). Impaired repression at a 5-hydroxytryptamine 1 A-receptor gene polymorphism associated with Major Depression and suicide. J of Neuroscience; 23:8788 – 99.

Massat I, Souery D, Del-Favero J, Nothen M, Blackwood D, Muir W, Kaneva R, Serretti A, Lorenzi C, Rietschel M, Milanova V, Papadimitriou GN, Dikeos D, Van Broekhoven C, Mendlewicz J (2005). Association between COMT (Val158Met) functional polymorphism and early onset in

patients with major depressive disorder in a European multicenter genetic association study. Mol Psychiatry; 10:598–605.
Meaney MJ, Szyf M (2005). Environmental programming of stress response through DNA methylation: life at the interface between a dynamic environment and a fixe genome. Dialogues in Clin Neuroscience; 7:103–23.
Moffitt TE, Caspi A, Rutter M (2005). Strategy for investigations between measured genes and measured environments. Arch Gen Psychiatry; 62:473–81.
Müller K (2007). Genetische Polymorphismen der Catechol-O-Methyltransferase (COMT). Umwelt-Medizin-Gesellschaft; 20:282–8.
Munafo NR, Freimer NB, Nig W, Ophoff R et al. (2008). 5-HTTLPR genotype and anxiety-related personality traits: A meta-analysis and new data. Am J Medical Genetics; 150b:271–81.
Notaras M, Hill R, Gogos JA, van de Buuse M (2015). BDNF Val66Met genotype determines hippocampus-dependant behavior via sensitivity to glucocorticoid signaling. Mol Psychiatry; 1–3. doi:10.1038/mp.2015152.
Pezawas L, Meyer-Lindenberg A, Drabant EM et al. (2005). 5-HTTLPR polymorphism impacts human cingulate-amygdala interactions: a genetic susceptibility mechanism for depression. Nature Neurosci; 8:828–34.
Risch N, Herrell R, Lehner T, Liang KY at al. (2009). Interaction between the serotonin transporter gene (5-HTTLPR), stressful life events, and risk of depression: a meta analysis. JAMA; 301:2462–71.
Rutter M, Moffitt TE, Caspi A (2006). Gene-environment interplay and psychopathology: multiple varieties but real effects. J Child Psychol and Psychiatry; 47:226–61.
Shalev I, Lerer E, Israel S, Uzefovsky F et al. (2009). BDNF Val66Met polymorphism is associated with HPA axis reactivity to psychological stress characterized by genotype and gender interactions. Psychoneuroendocrinology; 34:382–8.
Uher R, McGuffin P (2008). The moderation by the serotonin transporter gene of environmental adversity in the aetiology of mental illness: review and methodological analysis. Mol Psychiatry; 13:131–46.
Witte AV, Floel A (2012). Effects of COMT polymorphisms on brain function and behavior in health and disease. Brein Res Bull; 88:418–28.

1.9 Stress und mitochondriale Dysfunktion

Sowohl bakterielle, virale, fungoide Infektionen als auch physikalische, biochemisch-molekulare sowie psychosoziale Stressoren führen potenziell zu einer stufenweisen Entwicklung einer akuten bis chronischen erworbenen Zellpathologie, mit Entwicklung eines Circulus vitiosus bestehend aus vier wichtigen Komponenten (▸ Abb. 1-28):

- Akute/chronische Inflammation
- Oxidativer Stress
- Nitrosativer Stress
- Erworbene oder sekundäre Mitochondriopathie

Die Ursachen des zellulären Stresses können sechs unterschiedlichen Typologien zugeordnet werden (vgl. auch Müller, 2012):

- **Physikalische:** Kälte, Hitze, Lärm, ionisierende Strahlung, elektromagnetische Felder (EMF), ionisierende Strahlung

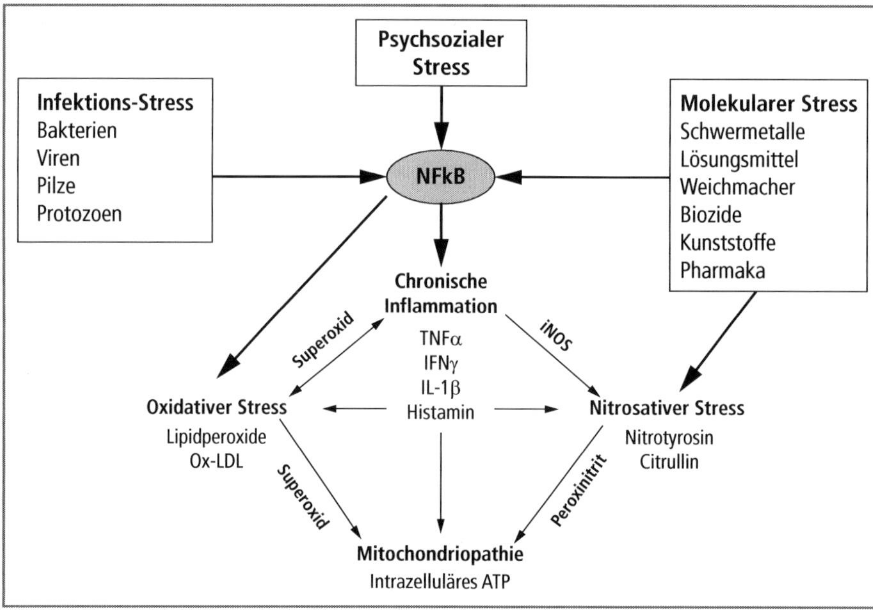

Abb. 1-28 Die Auswirkungen von Infektionsstress, psychosozialem und molekularem Stress verlaufen über die Initiation von chronischer Inflammation durch Aktivierung des Nukleären Faktors kB (NF-kB). Dadurch werden Folgereaktionen aktiviert mit Bildung und Freisetzung der Cytokine TNF, IL-6 und IL-1β, sowie bei TH-2-Dominanz Freisetzung z. B. von Histamin als Mediator der Mastzellen.
Simultan werden durch die Präsenz von Superoxid oxidativer Stress (erkennbar durch die Bioparameter Lipidperoxide oder oxLDL), sowie durch Stimulation der induzierbare NO-Synthase (iNOS) nitrosativer Stress (erkennbar an den Bioparametern Citrullin oder Nitrotyrosin) induziert. Sowohl die chronische Inflammation, als auch oxidativer und nitrosativer Stress führen zur funktionellen Mitochondriopathie mit Minderung der ATP-Biogenese (nach Pall, 2009).

- **Chemisch-molekular:** Herbizide, Pestizide, Lösungsmittel, Schwermetalle, Dentalmaterialien, Feinstaub, alloplastische Materialien in Zähnen und Gelenksprothesen
- **Biologische**: Bakterien, Viren, Schimmelpilze, Parasiten, Borrelien
- **Organisch-pathophysiologische:** chronische Schmerzen, Inflammation, Infektion, Diabetes mellitus T2, metabolisches Syndrom, Reizdarmsyndrom
- **Psychosoziale:** Arbeitsplatzprobleme, Partnerkonflikte, soziale Ausgrenzung
- **Lebensstilbezogene:** Schlafdefizit, exzessiver Sport, Allergien, Nahrungsmittelintoleranzen

1.9.1 Pathophysiologie des zellulären Stresses

In einem primären Schritt induzieren psychosoziale und/oder physisch induzierte Stresszustände die Bildung von Radikalenmolekülen. Diese freien Radikale in Form von Sauerstoffradikalen (ROS) oder Stickstoffradikalen (RNS) besitzen Signalgeberfunktion: Als unvollständige Moleküle mit ungesättigten Elektronenhüllen durch ungepaarte Elektronen besitzen sie eine starke biochemische Reagibilität mit allen Nachbarstrukturen wie Proteinen, Aminosäuren, DNA, RNA, Lipiden und auch Kohlenhydraten. Die Radikale unterscheiden sich durch ihre biochemische Stabilität und Halbwertszeit (HWZ): je kürzer die HWZ, desto reaktionsfreudiger.

Die wesentlichen Folgen sind (Müller, 2012):

- Punktmutationen von mitochondrialer und nukleärer DNA und RNA,
- Lipidoxidation von Zell- und Mitochondrien-Membranen und
- Enzymblockaden, vor allem der mitochondrialen Enzyme des Citronensäurezyklus,
- Auslösung von Inflammation durch Aktivierung des Nuklearfaktors kB (NFkB).

Sauerstoffradikale (ROS) stammen vor allem aus Mitochondrien, Granulozyten und Makrophagen (durch NADPH-Oxidase, Myeloperoxidase), im Rahmen der hepatischen Detoxifikation (via mitochondriale Cytochrom-p450), von Immunzellen (insbesondere von cytotoxischen NK- und T-Zellen) und von Neuronen und Gliazellen (im Rahmen von Neuroinflammation) (Armstrong & Whiteman, 2002).

Insbesondere das hochreaktive und aggressive **Stickoxidradikal (RNS)** Peroxinitrit (ONOO), welches durch Bindung von Stickstoffmonoxid (NO) (innerhalb des Inflammationsprozesses) an Superoxid-Anionen (OO*) entsteht, ist eine hochreaktive Spezies (Pall, 2009) mit zahlreichen zellulären Folgen (Maes & Twisk, 2010):

- Stimulation von akuter und chronischer Inflammation (via NF-kB)
- Minderung von Mikronutrienten durch extrem gesteigerten Verbrauch von Substraten des Glutathion-Thiol-Pools (reduziertes Glutathion, CoQ10, Vitamin B12, weitere Thiole)
- Membranschädigung
- Punktmutationen von RNA und nukleärer und mitochondrialer DNA
- Denaturierung und Fehlfaltung von Proteinen

Da die wesentlichen Beschädigungen durch Radikale zumeist die Mitochondrien betreffen, sollen im Folgenden kurz die wichtigsten Aufgaben der Mitochondrien dargestellt werden. Aufgaben von Mitochondrien sind:

- β-Oxidation von Fettsäuren (aus Fetten)
- Citratzyklus
- Generierung von $NAD^+/NADH^+$
- ATP-Biogenese
- Aminosäure- und Fettsäuren-Metabolismus
- Synthese von Eisen-Schwefel-Verbindungen (z. B. Häm)
- Steroid-Stoffwechsel (z. B. Pregnenolon)
- Rolle bei der Apoptose

Die wichtigste Funktion von Mitochondrien besteht in der *Bildung von Adenosintriphosphat (ATP)* durch eine geordnete Sequenz unterschiedlicher, abgestimmter biochemischer Funktionen: Das durch Glykolyse im Zytosol hergestellte Pyruvat wird zusammen mit freien Fettsäuren vom Zytoplasma in das Mitochondrium eingeschleust und schließlich dort zu Acetyl-CoA verstoffwechselt, dem Ausgangsprodukt für den Citratzyklus.

Die biochemischen Abläufe werden in der Atmungskette, einer Elektronentransportkette geregelt, an deren Ende die oxidative Phosphorylierung durch die ATPase steht. Die Gewinnung der Energie wird durch sinnvoll nacheinander kettenförmig angeordnete und abgestimmte Enzymkomplexe I – IV mittels aktiven Transports von Protonen (Oxidation) und Elektronen (Reduktion) ermöglicht, mit zunehmender Akkumulation von Protonen. Dieser elektrochemische Protonengradient, hergestellt durch die vorangeschalteten vier Komplexe der Atmungskette, erzeugt eine kontinuierliche Energie mit einem starken Protonenfluss, der durch einen passenden Kanal einer Untereinheit wie eine Turbine rotiert und diese Energie für die Phosphorylierung freigibt (Mulkidjanian et al., 2007). Die Schnelligkeit dieser Turbine ist stark von der Qualität des Zellwassers und dem durch Licht mitgegebenen Spin abhängig: So kann infrarotes Licht (670 nm) die Wasserzone (exclusion zone) mit Elektronen anreichern, den Spin des Protonenrotors durch die geringere Viskosität optimieren und damit die Funktion der ATPase und die Ausbeute an ATP verbessern. Für die Synthese von 1 Mol ATP aus ADP werden mindestens vier Protonen benötigt.

Mitochondrien sind ausgesprochen verletzlich, sowohl an ihrer mtDNA, ihren Lipidmembranen der unterschiedlichen Hüllen und den Cristae-Strukturen, an welchen komplexe Enzymstrukturen des Citronensäurezyklus (insbesondere die Aconitase) angeheftet sind (Mulkidjanian et al., 2009). Zusätzlich schleust ein sensibler Translokator (TL) in sterischer Genauigkeit die aktivierten Adenosin-Phosphate AMP in und ATP aus der Zelle. Dieser TL kann leicht durch locker kovalent gebundene freie DNA, Viren- und Bakterienresiduen, Schwermetalle, Xenobiotika, ROS, RNS, Enzyme wie SOD, GST und mitDNA blockiert werden. In diesem Falle ist der wechselseitige Transport von ADP in und ATP aus dem Mitochondrium gestört und die Zellenenergie vermindert.

Eine Minderung der mitochondrialen Leistung und Funktion ist vor allem in Organsystemen mit hohem Energieverbrauch kritisch zu sehen wie Nervengewebe und Gehirnregionen (Hirnstamm, Hypothalamus mit Neuronen, Glia), Muskulatur und Herzmuskel, Intestinum und akzessorische Drüsensysteme wie Pankreas und Leber, Immunzellen und Oozyten (besitzen mit 800 000 bis 1 Mio. die meisten Mitochondrien pro Zelle). Im Vergleich dazu besitzen Muskelzellen und Granulozyten nur 2 bis 7.000 Mitochondrien pro Zelle).

1.9.2 Stresswirkungen an Zelle und Mitochondrien: Die zentrale Bedeutung des NF-kB

Sowohl psychosozialer als auch physischer und molekularer Stress können gleichermaßen biologische Zellreaktionen auslösen, die zunächst evolutionär zur Abwehr der Ursachen und Heilung entwickelt waren und prinzipiell bei akuter Stressbelastung schnell abgeschaltet der Heilung dienen. Bei chronischem oder repetitiv akutem Stress persistieren jedoch diese Reaktionen und entwickeln damit schädliche Folgen. Im Mittelpunkt dieser Prozesse steht der Nukleäre Transkriptionsfaktor kB (NF-kB, welcher der bedeutendste zelluläre Induktor für Inflammation ist.

NF-kB besteht aus einer Familie von fünf unterschiedlichen Proteinen mit homologer Domäne, welche an der nukleären DNA andocken und die jeweiligen Immungene aktivieren. NF-kB kann innerhalb von Minuten aktiviert werden, was die nachfolgende immunogene Aktivierung instantan auslöst (Lawrence et al., 2009). NF-kB aktiviert ca. 400 verschiedene Gene, die proinflammatorische, proliferative und apoptose Signale auslösen (Zytokine, Adhäsionsmoleküle, Apoptosesignale Bcl-XL, Wachstumsfaktoren, Rezeptoren usw.; ▶ Abb. 1-29; vgl. Ahn & Aggarwal, 2005). Ein bedeutsamer Inhibitor von NF-kB ist neben den inhibitorischen Proteinen IF-kB, die durch Cortisol und Estradiol stabilisiert werden, auch SIRT1 (Serasanambati & Chilakapati, 2016).

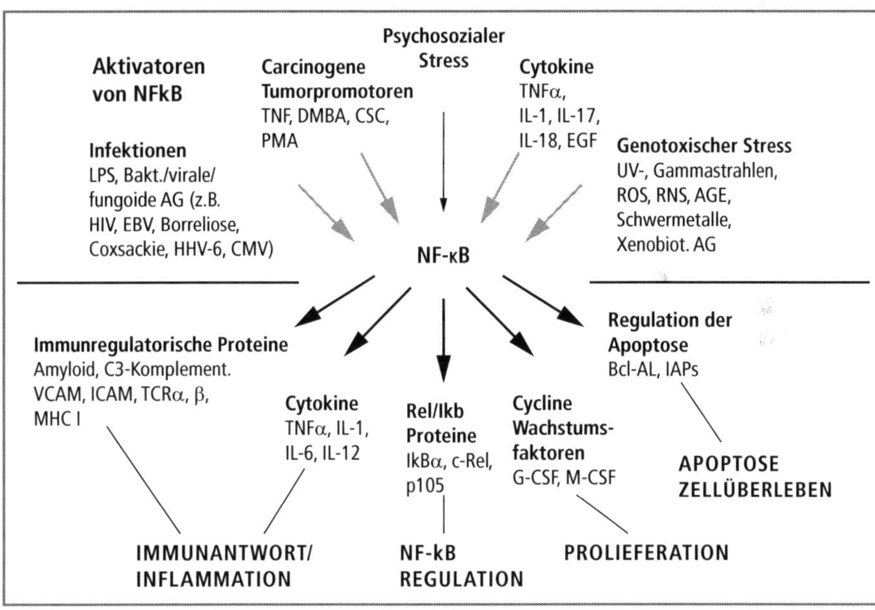

Abb. 1-29 Zusammenfassende Übersicht der klinischen und molekularen Aktivatoren des Nuklearfaktors kB (NF-kB): Infektionen, Tumorpromotoren, psychosozialer Stress, Zytokine und genotoxischer Stress. Darunter Darstellung der daraus entstehenden biologischen Folgereaktionen durch Stimulation von Bildung und Freisetzung immunregulatorischer Proteine und Zytokine als Immunantwort (vorwiegend Inflammation), NF-kB-Hemmproteine zur NF-kB- und Inflammationsregulation, Cycline und Wachstumsfaktoren zur Induktion von notwendiger Proliferation (und Zellexpansion) sowie Regulatoren der Apoptose (zur Einleitung von Apoptose oder Zellüberleben) (nach Oeckinghaus & Ghosh, 2009).

Durch psychosozialen und physisch-molekularen Stress werden zahlreiche Zellfunktionen sequenziell aktiviert, deren Hauptwirkung über den NF-kB verlaufen:

- Zunächst Freisetzung von Noradrenalin und in geringer Form auch Adrenalin, welche Makrophagen, viszerale Adipozyten und Endothel über den Toll-Like-Rezeptor (TLR) den Nukleären Transkriptionsfaktor (NF-kB) zur Initiation von Inflammation stimulieren (Bierhaus et al., 2003). Physisch-molekulare Stressoren können auch direkt den NF-kB stimulieren (vgl. ▸Abb. 1-30)
- Durch diesen Prozess wird eine Inflammationskaskade des innaten Systems als »Akute Phase«-Reaktion in Gang gesetzt, mit Freisetzung von Zytokinen (IL-6, TNF-α, IL-8, IL-1β) und Chemokinen (Oeckinghaus & Ghosh, 2009), Induktion von proinflammatorischen Enzymen (COX-2 und iNOS), Adhäsionsmolekülen, regulatorischen Zellzyklusproteinen (mit onkogener Potenz), viralen Proteinen und Angiogenesefaktoren (Serasanambati & Chilakapati, 2016).
- Darüber hinaus reduziert NF-kB die katabole Funktion der COMT (Catechol-O-Methyltransferase), was die Konzentration der partiell toxisch wirksamen Katecholamine Noradrenalin und Adrenalin weiter erhöht (Müller, 2013).
- Dieser Prozess führt zur Hochregulierung von zwei unabhängigen Systemen im Sinne eines Circulus vitiosus: Einerseits setzt NA Zytokine frei, welche den Sympathikus aktivieren. Der Sympathikus wiederum liberiert NF-kB und regelt NA hoch. Andererseits stimulieren ROS und RNS den NF-kB mit der Folge von Zytokinfreisetzung, welche die iNOS stimulieren, sodass mehr NO und damit RNS (Peroxinitrit) entstehen, die eine permanente Inflammation unterhalten.
- Bei Adaptation der NNR-Funktion werden bei chronischem Stress die Cortisol-Konzentrationen abfallen. Damit fehlt sowohl die inflammationshem-

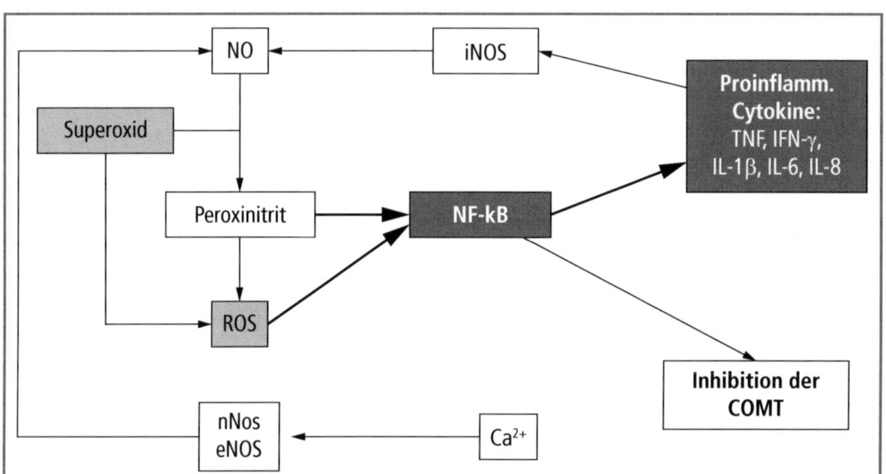

Abb. 1-30 »Circulus vitiosus« bestehend aus Inflammation mit Freisetzung von proinflammatorischen Zytokinen, Peroxinitrit (aus NO und Superoxidradikal) und Sauerstoffradikalen, welche NF-kB stimulieren und die COMT inhibieren (nach Pall ML, 2009 und Müller, 2012).

mende Wirkung von Cortisol als auch des Parasympathikus (Nervus vagus), dessen Funktion durch chronischen Stress ebenfalls deutlich gemindert wird.
- Chronischer Stress kann entweder durch Adaptation oder durch Erschöpfung zur Minderung der Sekretion von Noradrenalin führen.

Der proinflammatorische, durch Radikalenmoleküle ROS und RNS stark destruktive Prozess wirkt sich insbesondere an der sensiblen Anatomie der Mitochondrien, ihren Lipidmembranen und ihrer DNA und damit auf den komplexen Energiebildungsprozess aus. Die Folge sind Enzymblockaden des Zitronensäurestoffwechsels, zelluläre Hypoxie mit Blockade der Glykolyse und Stimulation des Vergärungsstoffwechsels (Lactat-Zunahme) sowie Verminderung der ATP-Biosynthese (Kuklinski, 2008).

Die wesentlichen Störfaktoren der mitochondrialen ATP-Biogenese sind (Ott et al., 2007):
- Destruktion von Phospholipid-Membranen der Außen- und Innenhülle und Cristae mitochondrionales
- Punktmutationen der mitochondrialen DNA
- Blockade des ADP/ATP-Translokators in der Mitochondrienmembran durch freie DNA (im Rahmen von Zellzerfall), durch virale und bakterielle Fragmente, Schwermetalle, Xenobiotika, Sauerstoffradikale, Stickstoffradikale, AGE-Produkte und Fragmente von mitochondrialer DNA.
- Mangel an energiereichem Zwischenprodukt NAD^+/$NADH^+$/FAD durch Vitamin-B3-Mangel (NAD-Mangel).
- Hemmung des Citratzyklus durch Atmungskettendefekte, Blockade von Enzymen des Citratzyklus (insbesondere Aconitase durch nitrosativen Stress), gestörte Pyruvat-Oxidation, Störung der β-Oxidation, Störung der Glykolyse mit vermindertem Angebot an Pyruvat, Fehlangebot durch Fehlernährung und Hypoxie.
- Störung der oxidativen Phosphorylierung (z. B. Oligomycin).

Die Summe der Störfaktoren führt zu einer Minderfunktion der Mitochondrien, die klinisch als erworbene Mitochondriopathie oder Mitochondrien-Dysfunktion bezeichnet werden kann. Unter *Mitochondriopathien* werden generell Erkrankungen mit Dysfunktion der Mitochondrien verstanden, d. h. Störung der Energieproduktion durch die Enzymsysteme der Atmungskette, der Pyruvat-Oxidation bzw. -Decarboxylierung und Störungen des Fett- und Citratstoffwechsels. Mitochondrien besitzen eine eigene DNA, die stets mütterlich vererbt wird, die ohne Histone freistrangig vorliegt und deutlich mutationsanfälliger ist als nukleäre DNA: mtDNA ist häufiger durch Punktmutation betroffen als die nukleäre DNA (Müller, 2012).

Für die Entstehung dieser sekundären Mitochondriopathie sind psychosozialer und physisch-molekularer Stress die Auslöser, welche über chronische Inflammation, oxidativen und nitrosativen Stress pathophysiologisch wirksam werden.

Dabei können sowohl *infektiöse Partikel* (Viren, Bakterien, Protozoen, Pilze), *Umwelttoxine* (Schwermetalle, Lösungsmittel, Weichmacher, Biozide, Kunststoffe und Pharmaka) als auch *psychosoziale Ursachen* gleichermaßen Ursache der chronischen Inflammation mit Hochregulierung des Transkriptionsfaktors NF-kB sein. Die Folge sind ausgeprägte Propagierung von ROS und RNS mit Beeinträchtigung der Mitochondrienfunktion (wie oben beschrieben).

Insbesondere psychosozialer Stress führt zum Anstieg bestimmter Überträgersubstrate wie Noradrenalin (und peripher Adrenalin), welche in Makrophagen, viszeralen Adipozyten und Endothel über Toll-Like-Rezeptoren (TLR) die Inflammationskaskade eröffnen mit Freisetzung der Zytokine TNF IL-6, IFN-γ (Bierhaus et al., 2003). Bei chronischem Stress fehlen durch die verminderte Cortisol-Produktion und Mikronährstoffmangel wichtige Faktoren zur Minderung der Inflammation.

Ein weiterer Faktor der Mitochondriopathie ist die Störung der initialen Stoffwechselschritte der Glykolyse mit stark reduziertem Angebot von Pyruvat. Offenbar wird ein großer Anteil des Pyruvats bei inflammatorischem Zellmilieu zur Vergärung in Lactat abgezweigt, mit dem Erfolg, dass aus diesem Schritt statt 36 Mol nur 2 Mol ATP aus 1 Mol Glukose entstehen.

1.9.3 Klinische Folgen: Chronic Fatigue Syndrom und andere Multisystemerkrankungen

Fatigue oder Erschöpfungserkrankungen sind ein in sämtlichen westlichen Gesellschaften weit verbreitetes Phänomen. Obwohl Fatigue auch häufig durch internistische, onkologische oder psychiatrische Erkrankungen bedingt ist, entwickeln viele Menschen Erschöpfungsformen unterschiedlicher Art ohne subjektiv erkennbare Ursache, häufig aus völliger Gesundheit (Bieger, 2011).

Empirische Bevölkerungsstudien zeigen, dass 15 – 25 % der Menschen mindestens einmal in ihrem Leben eine Fatigue von weniger als einem Monat Dauer erleiden. Eine Erschöpfung von weniger als drei Monaten Dauer wird als nichtpathologisch eingeschätzt und hat meistens eine einfache Erklärung, wie intensive körperliche sportliche Betätigung, physische Überforderung, nach akuten fieberhaften oder grippeähnlichen Erkrankungen oder Endokrinopathien (IOM, 2015).

Eine pathologische Fatigue, meist in Form eines Chronic Fatigue Syndrom (CFS), stellt eine ernsthafte Komplikation zahlreicher chronischer Erkrankungen dar. In der Literatur wird diese auch als Myalgic Encephalitis (ME) beschrieben, in Anlehnung an seine mögliche pathophysiologische entzündliche Genese (Carruthers et al., 2011; Jason et al., 2013). So entstand die Doppelbezeichnung ME/CFS, welches meist von längerer Dauer und mit schweren Funktionsminderungen und Schwächungen der individuellen funktionellen Aktivität und Lebensqualität assoziiert ist (Jason et al., 2015).

Das ME/CFS hat eine Prävalenz von 2,7 – 4,2 % in der Bevölkerung, länger anhaltend von 5,0 – 7,7 %, mit etwas höheren Raten in ländlicher (18 %) im Vergleich zu städtischer Bevölkerung (10,8 %). 65 – 75 % der Betroffenen suchen wegen einer Fatigue-Erkrankung medizinische Hilfe und Beistand (IOM, 2015).

Bei ME/CFS sind in der Regel mehrere Ursachen pathophysiologisch beteiligt:

- psychosozialer und physischer Stress: mit Anstieg von Noradrenalin und gesteigerter Sympathikusaktivität, bei gleichzeitigem Verlust von Serotonin und Vagus-Funktion sowie Schwächung der HHN-Achse (erst Anstieg, dann Abfall von Cortisol)
- bakterielle/virale Infektion mit Immunaktivierung oder Immunsuppression (mit Minderung von natürlichen Killerzellen)
- Umweltbelastung
- Stoffwechselpathologien, Darm-Dysbiose

Die Folgen sind (Pieczenik & Neustadt, 2007):
- Anstieg von Sauerstoff- und Stickstoffradikalen
- Stimulation von primär chronischer Inflammation mit Anstieg von NF-kB, iNOS, COX-2 und Prostaglandinen
- Minderung von Mikronutrienten und Antioxidantien durch Mehrverbrauch
- Schädigung von Mitochondrien-DNA, -Membranen und -Funktion (Maes & Twisk, 2010)
- Deutliche Reduktion der ATP-Bildung und -Verfügbarkeit (Myhill et al., 2009; Booth et al., 2012)

Weitere Details dazu sind im ► Kap. 2.14 »Stress und Multisystemerkrankungen« beschrieben.

Literatur

Ahn KS, Aggarwal BB (2005). Transcription Factor NF-kB. A sensor for smoke and stress signals. Ann NY Acad Sci; 1056:218 – 33.

Armstrong JS, Whiteman M (2002). Measurement of reactive oxygen species in cells and mitochondria. Methods Cell Biology; 80:355 – 77.

Bierhaus A, Wolf J, Andrassy M, Rohleder N, Humpert PM, Petrov D, Ferstl R, von Eynatten M, Wendt T, Rudofsky G, Joswig M, Morcos M, Schwaninger M, McEwen B, Kirschbaum C, Nawroth PP (2003). A mechanism converting psychosocial stress into mononuclear cell activation. PNAS; 18:1920 – 5.

Bieger W (2011). ME/CFS (Myalgic Encephalomyelitis) – aktuelle Praxis. OM & Ernährung; 134:F40 – 51.

Booth NE, Myhill S, McLaren-Hoeard J (2012). Mitochondrial dysfunction and the pathophysiology of Myalgic Encephalomyelitis/Chronic Fatigue Syndrome (ME/CFS). Int J Clin Exp Med; 5:208 – 20.

Carruthers BM, van de Sande MI, De Meirleir KL, Klimas NG, Broderick G, Mitchell T, et al. (2011). Myalgic encephalomyelitis: International Consensus Criteria. J Intern Med.; 270:327 – 38.

IOM Institute of Medicine (2015). Beyond Myalgic Encephalomyelitis/ Chronic Fatigue Syndrome Redefining an Illness. Washington, DC: National Academies Pr.

Jason LA, Kot B, Sunnquist M, Brown A, Evans M, Jantke R, Williams Y, Furst J, Vernon SD (2015). Chronic fatigue syndrome and myalgic encephalitis: towards an empirical case definition. Health Psychol a Behavioral Med; 3:82 – 93.

Jason LA, Brown A, Evans M, Sunnquist M, Newton JL (2013). Contrasting chronic fatigue syndrome versus myalgic encephalomyelitis/chronic fatigue syndrome. Fatigue; 1:168 – 183.

Kuklinski B (2008). Praxisrelevanz des nitrosativen Stresses. OM & Ernährung 124:2 – 19.

Lawrence T (2009). The Nuclear Factor NF-kB pathway in inflammation. Cold Spring Harb Perspect Biol; 1:a001651.
Maes M, Twisk FNM (2010). Chronic Fatigue syndrome: Harvey and Wessely's (bio)psychosocial model versus a bio(psychosocial) model based on inflammatory and oxidative and nitrosative stress pathways. BMC Medicine; 8:35.
Müller KE (2012). Erschöpfung aus Sicht der Klinischen Umweltmedizin. umwelt-medizin-gesellschaft; 25:28 – 33.
Myhill S, Booth NE, McLaren-Howard (2009). Chronic fatigue syndrome and mitochondrial dysfunction. Int J Clin Exp Med; 2:1 – 16.
Mulkidjanian AY, Galperin MY, Koonin EV (2009). Co-evolution of primordial membranes and membrane proteins. Trends in Biochem Sci; 34:206 – 15.
Mulkidjanian AY, Makarova KS, Galperin MY, Koonin EV (2007). Inventing the dynamo machine: the evolution of the F-type and V-type ATPases. Nature Rev Microbiol; 5:892 – 9.
Oeckinghaus A, Ghosh S (2009). The NF-kB family of transcription factors and its regulation. Cold Spring Harb Perspect Biol; 1:a000034.
Ott M, Gogvadze V, Orrenius S, Zhivotovsky B (2007). Mitochondria, oxidataive stress and cell death. Apoptosis; 12:913 – 22.
Pall ML (2000) Elevated, sustained peroxynitrite levels as the cause of chronic fatigue syndrome. Medical Hypotheses; 54: 115 – 25.
Pall ML (2009). Explaining »unexplained illnesses«. Informa healthcare, New York, London
Pieczenik SR, Neustadt J (2007). Mitochondrial dysfunction and molecular pathways of disease. Experimental Mol Pathology; 83:84 – 92.
Serasanambati M, Chilakapati SR (2016). Function of Nuclear factor kappa B (NF-kB) in human diseases- a review. South Indian J Biol Sciences; 2:368 – 87.

1.10 Stress und Steuerung von Energie, Stoffwechsel und Nahrungsaufnahme

Viele Menschen entwickeln während oder nach stressreichen Erlebnissen starken Appetit und Hunger auf fett- und kohlenhydratreiche Nahrungsmittel (Snacks), ohne direkt »Süßes« bevorzugt aufzunehmen (Zellner et al., 2006; Peters et al., 2011), sodass offenbar »Essen« eine Form von Stressbewältigung darstellen kann (APA, 2007). In einer Studie mit 457 normal- und übergewichtigen Frauen war verstärkter Stress mit einer deutlichen Zunahme von Essensdrang wie Hunger, Hungerattacken (Binge Eating), ineffektive Esskontrolle, Gefühl von uneingeschränktem Essen verbunden (Groesz et al., 2012). Dieses Verhalten deutet auf eine Kontrollgewalt des Gehirns zur Energieregulierung hin. Nach der sogenannten »Selfish-brain-Theorie« (Peters et al., 2004) hat das Gehirn, um sich während und nach einer Stressbelastung mit Energie zu versorgen, hierarchische Priorität für seinen wesentlichen Energieträger Glukose entwickelt. Das bedeutet, dass das Gehirn »selbstsüchtig und egoistisch« die Versorgung und Verteilung der Glukose regelt, indem es zuerst den Eigenbedarf regelt und erst dann die Verteilung an andere Organe zulässt. Das Gehirn macht zwar nur 2 % der Gesamtkörpermasse aus, beansprucht aber im Normalfall 50 – 75 %, im Stresszustand bis 90 % des gesamten Glukosebedarfs. (Im Vergleich: das Immunsystem benötigt nur ca. 15 %.) Diesen enormen Energiebedarf setzt das Gehirn auch in extremen Hungersituationen durch: Während im Hungerstatus Organe wie Herz, Leber, Niere, Muskulatur bis zu 40 % Gewicht verlieren, nimmt das Gehirngewicht nur um 2 % ab (Krieger, 1921). Periphere Organe können ihren Energiebedarf je nach Präferenz und Verfügbarkeit wahlweise über Kohlenhydrate, Fettsäuren und Proteine decken. Da freie Fettsäuren die Blut-Hirn-Schranke (BHS) nicht passieren können, kann das Gehirn nur bei Hyponutrition Ketone und Lactat als Energiesubstrate verstoffwechseln. Diese partikuläre Konstellation macht eine dominante Energieregulation für das Gehirn überlebenswichtig.

Das Gehirn benötigt für die zahlreichen Tätigkeiten während stressorischer Belastung große Mengen an ATP (Adenosintriphosphat), welches in engen Grenzen reguliert und exklusiv aus Glukose gewonnen wird. ATP-Konzentrationen werden im Gehirn über spezifische Sensoren erfasst, und bei Mangel wird Gehirnglukose durch aktive »Glukose-Allokation« (Glukoseumverteilung) beschafft. Zur Basisversorgung und bei höherem Bedarf werden niedrig-affine ATP-sensible Kaliumkanäle für die Regulierung der Gehirnglukose bedient.

Da Glukose nicht im ZNS gespeichert werden kann, ist eine kontinuierliche und instantane Regulation mit Glukoseentzug der Peripherie (= Pull-Prinzip für »Energy on demand«) zur Bereitstellung von Glukose und ATP erforderlich. Das Pull-Prinzip war zunächst für Phasen von Nahrungsknappheit vorgesehen, wird jedoch auch bei höherem Energiebedarf des Gehirns ausgelöst. Das »Brain-pull«-Prinzip, also der Entzug der peripheren Glukose zugunsten des ZNS ist der Schlüsselmechanismus der Energieregulierung (Peters & McEwen, 2015). Das Gehirn benützt dieses hierarchische Regulationsprinzip, um für seine Versorgung im Bedarfsfall Energie in Form von Glukose und ATP sicherzustellen. Diese »Brain-pull«-Regulation erfolgt über mehrere Schritte der Glukoseumverteilung (= Glukose-Allokation; vgl. Peters & McEwen, 2015):

- **ATP- und Glukose-Sensoren** im Kortex und ventromedialen Hypothalamus (VMH) eröffnen bei abfallenden ATP-Konzentrationen die Signalkette des *»Energy on demand«* (Energie auf Verlangen) und *»Brain-pull«* (Forderung des Gehirn) durch Stimulation glutamaterger Neurone und Astrozyten, welche die Öffnung der insulinunabhängigen Glut1-Transporter anregen und damit die Insulinsuppression und spätere -resistenz einleiten.
- **Cerebrale Insulinsuppression**: Das ZNS aktiviert simultan den Sympathikus (SNS; mit Freisetzung von Noradrenalin und Adrenalin) und die HHN-Achse, welche die pankreatische β-Zell-Insulin-Sekretion bremsen. Die gleichzeitige Minderung der Vagus-Aktivität verstärkt den Effekt.
- Durch Minderung des zirkulierenden Insulins wird die insulinabhängige Glukoseaufnahme peripher (Muskel-, Fett- und Leberzelle) über den Glut4-Mechanismus deutlich herabgesetzt.
- Glukose wird dann nahezu ausschließlich über den insulinunabhängigen Glut1-Transporter (Glut1-T) in die Zellen aufgenommen. Die Glukoseaufnahme via Glut1-Transporter ist eine exklusive, insulinunabhängige Energieversorgung von Gehirn- und Immunzellen sowie viszeraler Adipozyten, während Glut4-T die Kofunktion von Insulin benötigt, um verfügbare Energie und Energiedepots in Muskel-, Fett- und Leberzelle zu ermöglichen.

- Durch die **Deregulation von Glut4** kommt es zum Verlust von subcutanem Fett, während viszerale Adipozyten durch Glucocorticoid-aktivierte Glut1-Wirkung bei Minderung der Glut4-T an Fettmasse zunehmen. Dieser elementare Wechsel der viszeralen Adipozyten ist allein auf die Hochregulierung von SNS und HHN-Achse zurückzuführen.
- **Makrophagen** invadieren sodann in viszerales Fett und setzen TNF frei, was wiederum die Glut1-Aktivierung manifestiert.
- Reicht die angebotene Energie nicht aus, wird über Freisetzung von Orexin im lateralen Hypothalamus Hunger, Appetit und Nahrungsaufnahme angeregt im Sinne eines »Body-Pull«.
- Je höher und andauernder die Stressreaktion und -antwort ist, desto stärker ist – wie bei »maladaptiertem Stress« – die Entwicklung hin zum »Lean-but-wide-waisted«-Phänotyp (mager, aber großer Bauchumfang), was man am deutlich veränderten Taille-Hüft-Verhältnis messen kann. Über die viszerale Adipositas und Makrophagenaktivität wird die Inflammation aktiviert, welche eine wichtige Grundlage für die Entwicklung der Atherosklerose ist.

Die Folge ist eine Zunahme von viszeralem und Abnahme von subcutanem Fett (► Abb. 1-31).

Auf der Gehirnebene fällt im Laufe der Aktivierung der Stressachse von PVN, LC und Sympathikus der Glukosespiegel, wodurch ein starker Wunsch nach *»Energie auf Verlangen«* mit Erhöhung des Glukoseangebots an das Gehirn und Manifestation der Insulinresistenz entsteht. Dadurch werden Gehirn-Glukose-Sensoren im mediolateralen Hypothalamus aktiviert, welche durch hypothalamische Sekretion von Orexin Hunger, Appetit und damit die Nahrungsaufnahme anregen. Der grundlegende Prozess wird perpetuiert und verstärkt, mit der Folge von viszeraler Adipositas, Diabetes mellitus Typ 2, metabolischem Syndrom, aber auch Magersucht und Zunahme der kardiovaskulären Risiken.

»Energie auf Verlangen« kann durch Hungern, Sport, Ernährungsumstellung, Hormone, Drogen, Medikamente, endokrine Disruptoren und geeignetes Stress-Coping beeinflusst werden. Dabei wird die Aktivität des PVN durch hemmende Signale von PFC und Hippocampus reduziert.

Die Energieregulation ist eng an die zentrale Stressverarbeitung oder Stressantwort gekoppelt. Chronischer Stress führt zu einer Kumulation von stressbezogenen Veränderungen und eventuellen Schäden, die als »Allostatic Load« bezeichnet werden. Dabei werden zwei unterschiedliche Reaktionsformen unterschieden:

- *Maladaptation (= Non-Adaptation)* mit andauernd hoher Stressantwort
- *Adaptation,* Anpassung und Minderung der Stressantwort über die Zeit (durch Endocannabinoide; ► auch Kap. 1.8.1).

Für die Energieversorgung des Gehirns bedeutet dies:

- Stress-Adaptation: Aktivität des PVN und der HHN-Achse wird durch hemmende Signale von PFC und HC und insbesondere durch Endocannabinoide vermindert. Die Folgen sind:

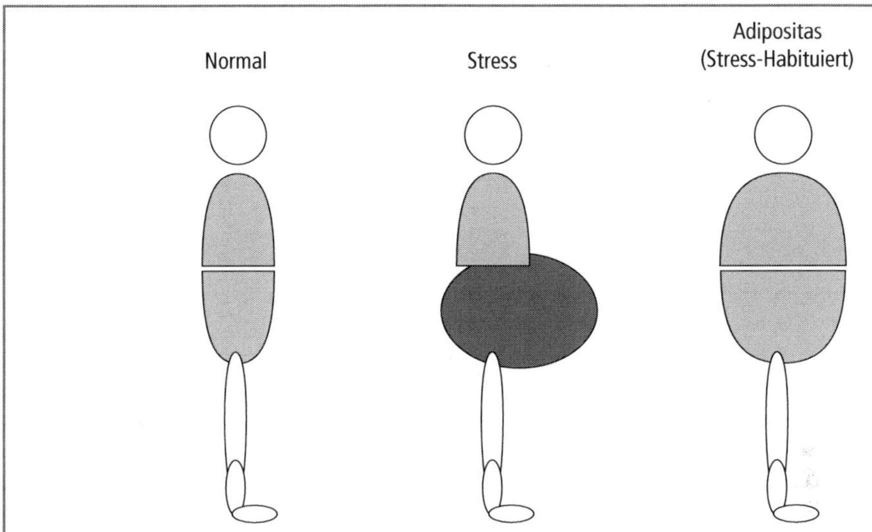

BMI	< 25	> 25	> 30
Taille (cm)			
Frau	< 80	> 88	> 80
Mann	< 94	> 102	> 94

Abb. 1-31 Auswirkungen der durch das Gehirn regulierten Energieverteilung: Durch die verstärkte Zufuhr von Energieträgern, insbesondere an glukose- und fruktosereichen Nahrungsmitteln kommt es zu einem deutlichen Gewichtszuwachs, mit präferentiell subcutaner (stressadaptierter) oder viszeraler Komponente (bei maladaptiertem Stress). Die charakteristischen Merkmale lassen sich meist einfach durch Messung des Taillenumfangs oder aus dem Quotienten Taille-/Hüftumfang berechnen. Die deutliche Steigerung des Gesundheitsrisikos besteht vor allem bei der viszeralen Adipositas mit einem BMI > 25 und einem Tailleumfang von > 88 cm bei Frauen und > 102 cm bei Männern.

  - Deutlich geringere reaktive Cortisolwerte, später auch vermindertes Noradrenalin
  - Veränderung von Ess- und Körperverhalten sowie Körpersilhouette
  - Gewichtsanstieg im subcutanen Fettgewebe (Anstieg BMI), Minderung viszerales Fett (Reduktion Bauchumfang), Minderung des kardiovaskulären Risikos
- Stress-Maladaptation: Unverändert hohe bis erhöhte Werte von Cortisol und Noradrenalin. Die Folgen sind:
  - Hypervigilanz, hoher arterieller Durchfluss mit Entwicklung arterieller Turbulenzen und Scherkräfte, mit Entwicklung einer Atherosklerose mit kardiovaskulären Folgekrankheiten und erhöhter Mortalität.
  - Veränderte Grundeinstellung (»set-point«) im Hypothalamus durch permanente Stressaktivierung des sympatho-adrenalen Stresssystems.

1.10.1 Regelung des Appetits durch »Body-pull«

Das Appetit- und Essverhalten wird durch »Body-pull«, d. h. verstärkten Glukosebedarf und -sog reguliert. Abfallende Werte der Körper- und Plasma-Glukose überwinden über den Glut1-Transporter die Blut-Hirn-Schranke und stimulieren Orexin-Rezeptoren im lateralen Hypothalamus, mit Anstieg von Hunger und Appetit, mit Präferenz für Kohlenhydrate (nicht für Süßes; Peters et al., 2011). Chronischer Stress führt zu Gewichtsverlust, wenn der Stresspegel hoch bleibt, und zu Gewichtsanstieg, sobald die Stressantwort adaptiert (»stress-eating paradox«).

Durch die Studien von Peters und McEwen (2015) wurden die Zusammenhänge zwischen chronischer Stressbelastung und einer individuelle differenzierten Stressantwort neu erarbeitet und dargestellt. Damit gelang auch, die von vielen Betroffenen subjektiv wahrgenommenen Zusammenhänge zwischen chronischem Stress und Nahrungsaufnahme nicht nur besser zu verstehen, sondern auch neue Konzepte zur Behandlung und Prävention von Diabetes mellitus Typ 2, Übergewicht und Adipositas, metabolischem Syndrom, chronischer Inflammation und erhöhten Risiken für die Enderkrankungen Myokardinfarkt und Schlaganfall zu entwickeln. Damit verbindet sich die Hoffnung, in der Zukunft möglicherweise auch die Entwicklung von neurodegenerativen Erkrankungen, die ebenfalls durch die beschriebenen biochemischen Prozesse zum Teil mitverursacht oder zumindest befördert werden können, positiv zu beeinflussen. Aus diesem Grunde sind für eine wirksame Prävention moderne, kombinierte diagnostische sowie therapeutische Verfahren unverzichtbar.

Literatur

American Psychological Association Press Release (2007). Stress a major health problem in the US, warns APA. (24.102 007). http://www.apa.org/news/press/releases/2007/10/stress.aspx

Groesz LM, McCoy S, Carl J, Saslow L, Stewart J, Adler N, Laraia B, Epel E (2012). What is eating you? Stress and the drive to eat. Appetite; 58:717 – 21.

Hill MN, McLaughlin RJ, Bingham B, Shrestha L, Lee TTY, Gray JM, Hillard CJ, Gorzalka BB, Viau V (2010). Endogenous cannabinoid signaling is essential for stress adaptation. PNAS; 107:9406 – 11.

Krieger M (1921). Über die Atrophie menschlicher Organe bei der Inanition. Z Angew Anat Konstitutionsl; 7:87 – 134.

Peters A, McEwen BS (2015). Stress habituation, body shape and cardiovascular mortality. Neurosci Biobehav Rev; 56:139 – 50.

Peters A, Kubera B, Hubold C, Langemann D (2011). The selfish brain: stress and eating behavior. Frontiers in Neuroscience; 5:1 – 10.

Peters A, Schweiger U, Pellerin L, Hubold C, Oltmanns KM, Conrad M, Schultes B, Born J, Fehm HL (2004). The selfish brain: competition for energy resources. Neurosc Biobehav Rev; 28:143 – 80.

Zellner DA, Loaiza S, Gonzalez Z, Pita J, Morales J, Pecora D, Wolf A (2006). Food selection under stress. Physiol & Behav; 87:789 – 93.

1.11 Stress, Immunreaktion und Inflammation

Das limbische System als wesentlicher Ort der zentralnervösen Stressregulation und das innate Immunsystem haben im Laufe der Evolution eine starke Partnerschaft entwickelt. Einerseits besitzen Immunzellen Rezeptoren nahezu sämtlicher Stresssubstrate (Neurotransmitter, CRH, Cortisol, GR), andrerseits entwickeln Zytokine hochreaktive Funktionen an Neuronen des Stresssystems. Besonders intensiv ist die Verbindung des Autonomen Nervensystems (ANS) mit Immunzellen, diese entfalten gemeinsam sowohl immunstimulierende als auch -inhibierende Funktionen. Diese wichtige Verknüpfung ist heute die wissenschaftliche Basis der Betrachtungsweise, dass jede Form von Belastung, wie physischer Stress und psychosoziale Urstressoren wie Bedrohung, Unsicherheit und Neues/Ungewohntes, durch eine komplexe Antwort neurohormonaler und inflammatorischer Signale beantwortet wird, in einer orchestrierten Funktion des Psycho-Neuro-Endokrino-Immun-Systems (PNEIS). Während in der Steinzeit meist eine robuste Bedrohung durch feindlich gesinnte Krieger oder Raubtiere vorherrschte, welche eine jeweils akute, kurzzeitige Stressantwort hervorriefen, sind heute die Belastungen eher dauerhaft, chronifiziert durch psychosozialen Stress im Arbeitsleben oder im persönlichen Umfeld bzw. durch gigantische Mengen an Umwelt-Fremdmolekülen und/oder bakteriell-viralen Einflüsse gegeben.

Die wichtigsten Spieler des PNEIS sind:

1. **ZNS:** limbisches System, Hirnstamm, Hypothalamus, PFC, Amygdala, mit den Exekutivfunktionen von
   - LC und Sympathikus: Freisetzung von Noradrenalin, Adrenalin,
   - PVN und HHN: Sekretion von Cortisol,
   - PFC und Parasympathikus (Nervus vagus): stress- und inflammationsinhibitorisch,
   - RAS-System: Freisetzung von Angiotensin.
2. **Innates Immunsystem:** Natürliche Killerzellen (NKZ), Monozyten/Makrophagen, Granulozyten und das Komplementsystem. Das Medium der Interaktion und Information sind die Zytokine TNF-α, IFN-γ, IL-6, IL-1β sowie die prothrombotische Aktivierung mit Stimulation der Migration von Makrophagen, T-Zellen, Thrombozyten und Bildung von Adhäsionsproteinen.

Der bedeutsamste Bestandteil des PNEIS sind die unterschiedlichen »neuronal-immunen Kreise« der »Neuroimmun-Achse«, die ausführlich in ▶ Abb. 1-32 beschrieben sind.

1.11.1 Psychosozialer Stress und Inflammation

Psychosoziale Stresstests mit dem Trier Social Stress Test (TSST) führte bei Personen mit Depressionen, geringem Selbstwert und hohem Selbstmitleid zu einem deutlich höheren Anstieg von IL-6 im Vergleich zu psychisch Unauffälligen. Neben den differenzierten Formen des psychosozialen Stress (wie z. B. beim

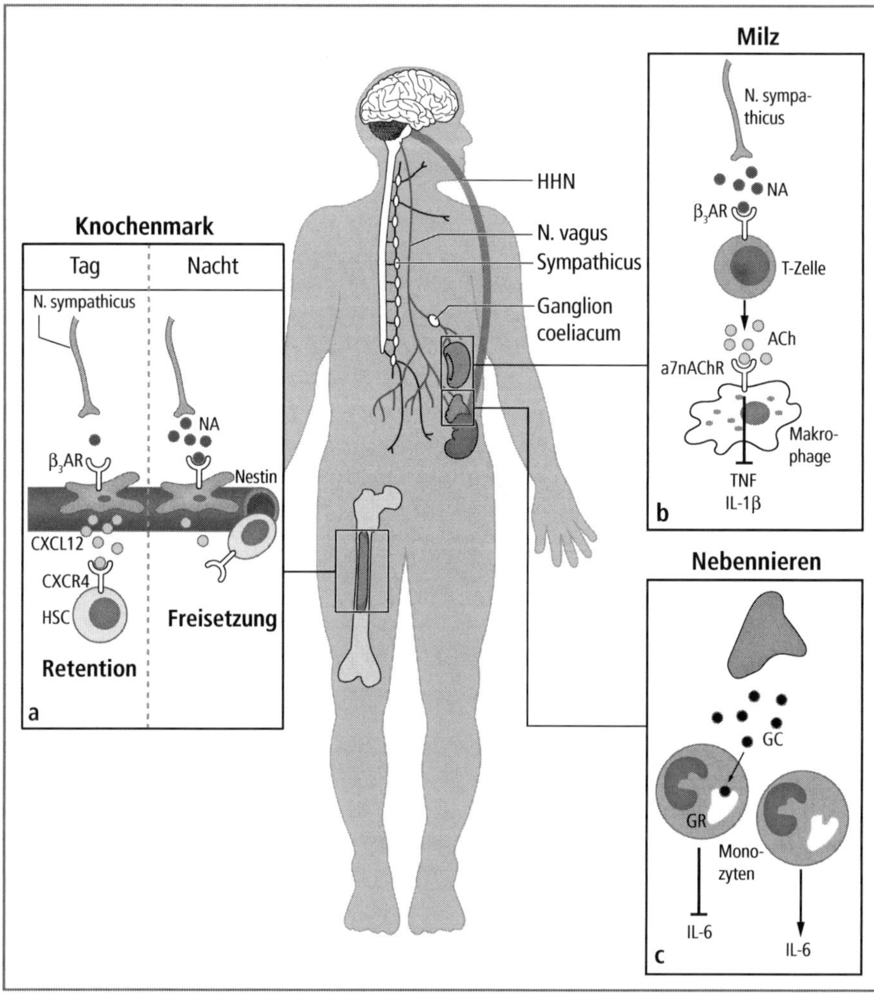

Abb. 1-32 Unterschiedliche neuronal-immune Kreise des neuroimmunen Netzwerks. Das ANS vernetzt die peripheren Immunorganen mit dem ZNS und reguliert Homöostase und Immunfunktionen a) Sympathische Nerven innervieren Nestin+-Zellen zur Freisetzung von Hämatopoetischen Stammzellen (HSC) in den Blutstrom; b) der inflammtorische Reflexbogen: Nervenendigungen des Nervus vagus spüren inflammatorische Signale auf und geben Signale an den Hirnstamm. Von hier aus efferente cholinerge Signale an Ganglion coeliacum, weiter über adrenerge Fasern von Nervus splanchnicus und Nervus lienalis mit Freisetzung von NA an β_2-adrenerge Rezeptoren (β_2AR) von T-Zellen der Milz. Diese sezernieren auf dieses Signal hin Acetylcholin (ACh), welches am α7nAChR von Makrophagen bindet und den Transkriptionsfaktor NF-kB supprimiert; c) Aktivierung der HHN-Achse mit Freisetzung von Glucocorticoiden (GC), welche ihren anti-inflammatorischen Effekt durch Bindung an den Glucocorticoid-Rezeptor (GR) mit Inhibition von NF-kB und der Freisetzung von IL-6 erzielt (mod. nach Hodes et al., 2015).

TSST) scheinen vor allem die innaten Stressursachen, wie Bedrohung, Aversion/Neglect, Neues/Ungewohntes oder Unsicherheit, die Urformen der inflammatorischen Kofunktion am schnellsten auszulösen (Rohleder, 2014).

Negative Lebensereignisse (NLE) in Form von hoch aktivierenden und intensiven psychischen Traumen (wie beim PTBS) und dauerhaft niederschwellige negative Lebensereignisse (z. B. Armut, dauerhafter Lärm, kindliche Traumen, dauerhafte Bedrohung, wie beispielsweise in Kriegsregionen, schwierige Lebensverhältnisse und vieles mehr) ermöglichen eine dauerhafte Stressreaktion. Aber auch pathologische Denkmuster (hohe Selbsterwartung, Perfektionismus, Überforderung, mangelnde Abgrenzung, Gratifikationskrise und Verausgabungsneigung) haben das Potenzial dazu (Rohleder, 2012).

1.11.2 Physischer Stress und Inflammation

Gleichzeitiger oder zusätzlicher physischer/molekularer Stress in Form von

- Schmerz, Lärm, Verletzung, Operation, Licht, Strahlung,
- chemische Insulte (Pharmaka, Herbizide, Pestizide, Lösungsmittel, Schwermetalle, Umweltgifte, Weichmacher etc.),
- Infektionen, Stoffwechselerkrankungen, Nahrungsintoleranzen,
- Schlafdefizit, mangelnde Regeneration, Überlastung (z. B. Übertraining)

können allein oder in Kombination die Inflammation stark befördern. Jegliche Form von Stress kann somit als physiologischer Auslöser wirken, durch simultane Aktivierung von ZNS, HHN-Achse und des innaten Immunsystems mit Auslösung einer Inflammation (Müller, 2012).

1.11.3 Neurobiologie von psychosozialem Stress und Inflammation

Jede stressassoziierte Inflammation wird durch Aktivierung des zellulären Transkriptionsfaktors NF-kB vermittelt, welcher an DNA bindet und die Transkription von inflammatorischer Zellregulation mit Bildung von Zytokinen, Adhäsionsmolekülen und Prostaglandinen induziert. Unter physiologischen Umständen residiert NF-kB im Zytoplasma, wo es an das Inhibitorproteinen IkB gebunden ist. NF-kB ist der zentrale Regulator der zellulären inflammatorischen Stressantwort, der Akute-Phase-Protein-Bildung und Stimulation der Inflammationsgene. *NF-kB wird zeit- und mengengebunden durch Noradrenalin (über α1-Adrenorezeptoren) aktiviert,* welche andererseits durch Cortisol gehemmt werden. Die bedeutsamsten Zielzellen sind Makrophagen, viszerale Fettzellen und Endothel (Black, 2006; Bierhaus et al., 2006).

Durch die sympathikotone Stimulation wird auch das Renin-Angiotensin-System (RAS) angeregt, sodass NA und RAS synergistisch die inflammatorischen Vorgänge und vor allem die Insulinresistenz befördern.

Sowohl psychosozialer als auch physischer Stress sind in der Lage, die oben beschriebenen, meist kaskadenartig ablaufenden Reaktionen auszulösen. Die Mechanismen laufen in etwa ähnlich ab:

- Bei akutem und chronischem Stress setzt der stark stimulierte Locus coeruleus (LC) große Mengen an **Noradrenalin** frei, während peripher aus den sympathischen Ganglien und der adrenalen Medulla Adrenalin freigesetzt wird. Vor allem Noradrenalin stimuliert in Makrophagen, viszeralen Adipozyten und Endothel über Toll-Like-Rezeptoren (TLR) den **Transkriptionsfaktor NF-kB**. Durch diese Stimulation wird NF-kB vor allem in Immunzellen von seiner Bindung an das Inhibitorprotein IkB befreit und in den Zellkern transloziert, um dort die inflammatorische Genexpression auszulösen. Damit beginnt die Inflammationskaskade (Serasambati & Chilakapati, 2016).
- **Noradrenalin stimuliert Inflammation, Inflammation stimuliert Noradrenalin** (Bierhaus et al., 2006)
- Noradrenalin führt jedoch nicht nur zur Stimulation von NF-kB, sondern auch zur **Redistribution, d. h. Akkumulation von pro-entzündlichen Zellen** in der Zirkulation. Durch diese Anhäufung von Zellen des innaten Immunsystems wird die entzündliche Zytokinreaktion erheblich getriggert. Diese proinflammatorische Wirkung findet vor allem in Makrophagen, etwas abgeschwächt auch in Adipozyten und Endothel statt, sodass die Konzentrationen der Inflammationsmarker beträchtlich ansteigen.
- NA supprimiert die TH1-Antwort (charakterisiert durch IL-2, IFN-γ) zugunsten von TH-2 (IL-4, IL-5, IL-6, IL-10). Eine ähnliche Wirkung hat Cortisol, DHEAS stimuliert dagegen die TH1-Antwort.

Bedeutung der Zytokine

Nach dem Transkriptionsfaktor NF-kB steht **IL-1β** als zentrale Komponente im Mittelpunkt der stressinduzierten Inflammation. IL-1ß hat zahlreiche Promotorfunktionen (Hansson, 2005):

- Stimulation von IL-6 (B-, T-Zellen, Makrophagen, Microglia), TNFα (in Makrophagen, CD8+CD28+-T-Zellen, B-Zelle, Mikroglia), CRP (in Hepatozyten und gering auch in der Peripherie)
- Induktion prothrombotischer Prozesse: Migration von Makrophagen, TZ, Thrombozyten, Produktion von Adhäsionsproteinen, Fibroblastenproliferation
- Stimulation der HHN-Achse (Freisetzung von Cortisol)
- Transfer in das ZNS durch »Lecks«, via Circumventrikuläre Organe (CVO) bei Inflammationssignalübertragung durch Nervus vagus und Nervus glossopharyngeus.
- Zusammen mit TNF wichtigstes Zytokin in der Vermittlung von »sickness behavior« (Krankheitsgefühl, Ermüdbarkeit, fragmentierter Schlaf etc.), Auslösung von depressionsähnlichen Symptomen
- Proinflammatorische Stimulation der Mikroglia und des NF-kB (Senkung der Monoamine, Steigerung Excitotoxizität, Reduktion von BDNF)

Auch die anderen bedeutsamen proinflammatorischen Zytokine erfüllen zahlreiche Partialfunktionen. Langfristige Stresszustände und die damit verbundene verstärkte Vulnerabilität gehen mit deutlich erhöhten Konzentrationen von NF-kB, CRP, IL-1, IL-6 und TNF einher (Dowlati et al., 2010). Dennoch scheinen Stress und proinflammtorische Zytokine nur eine Teilmenge zahlreicher Kausalfaktoren (Genetik, Epigenetik, psychosoziale Prägung) für die Manifestation einer Depression oder anderer psychischer Erkrankungen darzustellen.

Interessant ist dabei die Reaktivität einzelner Kompartimente wie z. B. der Muskelzellen auf Belastung (physischen Stress): In der Muskelzelle kommt es zu einem deutlichen Anstieg von IL-6, was im Prinzip eine maladaptive Antwort darstellt. IL-6 hat in der Muskulatur jedoch pleiotrope Funktionen im Sinne eines Myokins zur Einleitung von Muskelhypertrophie und Myogenese durch Induktion von Muskelstammzellen. Gleichzeitig wirkt IL-6 paradox auch atrophisierend und fördert damit die Sarkopenie.

Bedeutung der HHN-Achse und der Glucocorticoide

Die hauptsächliche Wirkung von Glucocorticoiden (GC) ist kurzfristig immunitätsfördernd, bei länger erhöhten Cortisol-Werten inflammationshemmend und immunsuppressiv. Erniedrigte Cortisol-Werte haben dagegen eine immunfördernde, proinflammatorische Wirkung. Die GC-Wirkung ist allerdings gegenüber der instantanen Funktion von NA nachgeordnet und erst verzögert wirksam (Kaskadenwirkung).

Repetitive akute Stresslast oder chronischer Stress führen unter physiologischen Umständen zu einer Stresshabituation, d. h. nach jeder Einzelbelastung schwächt sich die Stressantwort auf den spezifischen Reiz deutlich ab. Die Stresshabituation kann man sehr gut am Cortisol-Tagesprofil durch abfallende Cortisol-Werte am Mittag und Abend erkennen.

Das sympathische Nervensystem zeigt eine geringere Form der Habituation. Daraus folgt: SNS ist notwendig zum Erhalt der akuten, physiologischen Stressantwort, Cortisol dagegen hat nur langzeitig und verlangsamt Bedeutung in der Auf- oder Abregulierung und damit der Kontrolle der Entzündungsantwort.

Die generellen Grundregeln der durch Stress ausgelösten Inflammation sind:

- Stimulation der Inflammation: durch NA und SNS
- Kontrolle der Inflammation: durch Glucocorticoide und GR
- Eine erhöhte Inflammationsantwort ist stets maladaptiv.

Variablen der Immunaktivierung

Stressadaptation versus Maladaptation

Stressadaptation bei Dauerstress als Downregulierung von Cortisol-Sekretion und Sympathikus bei chronischem Stress hat bei der Inflammationsinitiation eine Bedeutung (► auch Kap. 1.8.2). Bleibt die Adaptation aus, resultiert eine Sensibilisierung mit ansteigender, höherer IL-6-Antwort gegenüber dem Primärreiz. Diese Sensibilisierung mit höherer IL-6-Antwort ist von ungünstigen psychosozialen Lebensumständen und dauerhafter Stresslast verursacht (Rohleder et al., 2003).

Eine robuste HHN-Achse wirkt modulierend auf die proinflammatorische Zytokinfreisetzung.

Die Stresssensibilisierung ist offenkundig mit Verlust der Vagus-Funktion assoziiert. Je geringer die Vagus-Aktivität gemessen am RMSSD, desto stärker ist der Basiswert und der stressbedingte Anstieg von Zytokinen (Sloan et al., 2007).

Diagnostik bei Vorliegen von Stress und Inflammation

Zunächst werden die in ► Kap. 3 empfohlenen Diagnoseschritte (IST, Neuropattern) zur Klärung der aktuellen psychosozialen und neurobiologischen Situation definiert.

Zur Klärung einer chronischen Inflammation wird die Diagnostik folgende Parameter empfohlen:

- Festlegung der für Inflammation sprechenden Symptome (Temperatur, Schmerz, Leistungsdefizit, Fatigue, evtl. Tumor usw.). Grundsätzlich sollten mögliche allgemeine, mit Inflammation assoziierten Erkrankungen wie z. B. Diabetes mellitus Typ2, chronische Infektionen, Tumorerkrankungen unbedingt in Erwägung gezogen werden.
- Klinische komplette Allgemeinuntersuchung
- Inflammationsmarker: TNF, IFN-γ, IL-6, IL-1β (Marker der chronischen Inflammation), CRP hs (Marker der akuten Inflammation)
- Zusätzlich oxLDL (ROS), Nitrotyrosin (RNS), Histamin (Marker Mastzell-Aktivität), Bestimmung von ATP (in Granulozyten)
- Differenzial-Blutbild
- Lymphozyten-Differenzierung mit Fokus auf T3 = CD3+(reife LC), T4 = CD4+ (T-Helferzellen), T8 = CD8+, T8 Zytotox, T4/T8-Ratio, T8 = CD8+CD57+ (Suppressor-Z), T8 = CD8+CD57- (cytotoxische TZ), T8 zyt/T8 supp-Quotient, NK 1 = CD8-CD57+, NK 2 = CD3+CD16+CD56+, NK 3 = CD3-CD16-CD56+, B-Zellen = CD19+, BZ CD25+, CD4+CD25+high, CD19+CD80+.
- Herzratenvariabilität (HRV): Diagnostik der Vagus-Aktivität (RMSSD) nachts, LF/HF-Quotient am Tag und in der Nacht, Puls- und RMSSD-Verhalten am Tag, bei/nach sportlicher Aktivität
- Bei Verdacht auf Begleitinfektion: Titerbestimmung von IgM-, IgA- und IgG-Ak gegen Borreliose, EBV, HHV-6, HSV 1/2, Coxsackie AB, CMV, Yersinien
- Bei Verdacht auf umweltmedizinische Belastungen: Glutathion reduziert (GSH) und oxidiert (GSSG), Homocystein, Vitamin B12, CoQ10, Folsäure, Schwermetalluntersuchung im Urin/Plasma, LTTs auf wahrscheinliche Auslöser.

Behandlung bei stressbedingter Inflammation

Die Behandlung sollte beide Grundprobleme, nämlich die Stressexposition und die Inflammation, erfassen. Nur wenige der empfehlenswerten Behandlungen sind evidenzbasiert in größeren Studien evaluiert worden. Dennoch sind diese Verfahren einleuchtend, ressourcenfördernd und empirisch als wirksam beschrieben.

Bei Zutreffen von zwei wesentlichen beeinträchtigenden Ursachen wie Stress und Inflammation ist es notwendig, sich beider Themen sachkundig anzunehmen. Nur dann ist eine langfristige Besserung der oft schwerwiegenden Symptomatik und eine Prävention schwerwiegender Komplikationen (Herzinfarkt, Schlaganfall, Multisystemerkrankungen, Fatigue, chronische entzündliche Prozesse wie Multiple Sklerose, Neurodegeneration und andere) möglich.

1.11.4 Stress und Autoimmunerkrankungen (AIE)

Bedingt durch die enge Verflechtung zwischen Immun- und Stresssystem liegt ein kausaler Zusammenhang zwischen Stressereignissen und dem Auftreten von Autoimmunerkrankungen relativ nahe. In einer geschwister-gematchten Kohortenstudie in Schweden mit 106464 Personen, bei denen ein Jahr vor Einschluss die Diagnose einer stressbezogenen Erkrankung (PTBS, stressassoziierte Angsterkrankung etc.) gestellt wurde, wurde in einer Beobachtungszeit von zehn Jahren eine um den Faktor 1,3 erhöhte Inzidenz einer Autoimmunerkrankung (atopische Dermatitis, Lupus erythematodes, Kollagenose, Multiple Sklerose) festgestellt (Song et al., 2018). Bei einer Prävalenz von 5 % in der Gesamtbevölkerung sind Frauen deutlich häufiger betroffen mit steigender Tendenz. Autoimmunerkrankungen stellen durch ihre Vielfalt an Organbefall und Manifestationen eine echte Herausforderung dar. Die Erkrankungen beginnen oft im Kindes- oder Jugendalter mit einer relativ langen Latenz zwischen Erstsymptom und Diagnose und sind charakterisiert durch die Bildung von Autoantikörpern und ausgelöst bzw. manifestiert durch Stresssituationen.

Ursächlich gesicherte Faktoren sind Immundefekte (IgA-Defizienz), Genetik (nur 20–50 %), Alter > 70 Jahre (> 30 %), Frauen versus Männer (Endokrinium), Malignome (als Begleiterkrankung), jedoch auch bakterielle, virale oder parasitäre Antigene, Medikamente, Umweltgifte, Chemikalien, immunologische Belastungen (z. B. Schwangerschaft) und Stress. Auswirkungen von akutem Stress auf Immunreaktionen wurde in zahlreichen Tierexperimenten und in der Humanmedizin gezeigt, mit unterschiedlichen Primärreaktionen und Folgen. In klinischen Beobachtungen einer Rheumatoiden Arthritis (RA) führten Stressoren je nach Art und Intensität zum Anstieg von NA und Cortisol mit Änderung von Schmerzwahrnehmung und Immunreaktion und deutlichem kurzzeitigem Anstieg (flare-up) der Erkrankung und schlechterem Verlauf der RA bei starkem Stress (Feigenbaum et al., 1979).

Die Faktenlage zum Zusammenhang zwischen Stress und Autoimmunerkrankungen ist nicht eindeutig: Cortisol begünstigt den Shift der B-Zell-Aktivierung durch Stimulation der TH2-Dominanz, verstärkt Symptomatik bei gestörter Diurnalität und verminderten Werten (z. B. bei Hypocortisolismus; Cutolo & Straub, 2006). Noradrenalin wirkt in bestimmten Konzentrationen immunsuppressiv, jedoch sind im Kontext mit anderen Stressparametern sowohl immunsuppressive wie -stimulierende Effekte nachgewiesen. Für die Manifestation und Intensität der AIE spielen aus heutiger Sicht Gender und Genetik, Intensität und Dauer des Stressereignisses, Entwicklung der Konzentrationen von Cortisol und Noradrenalin und damit die Stimulation von Inflammation durch Noradrenalin

(TH1) bzw. Cortisol (TH2) und die gestörte Cortisol-Diurnalität eine wichtige Rolle (Cutolo & Straub, 2006). Stress stellt einen bedeutenden Risikofaktor für die Entstehung und Perpetuierung von AIE dar. Am Anfang stehen die differenzierten Wirkungen von Cortisol und NA auf die Aktivierung von T-Helferzellen. Offenkundig spielen dabei die Stressadaptationsphänomene Minderung von Cortisol (Frühphase bei Stressadaptation) und Erhalt oder Steigerung der NA-Konzentration eine besondere Rolle.

Bedingt durch den Abfall des Cortisols wird die anfängliche Ak-Bildung der TH2-Dominanz geblockt und durch die unveränderten/gesteigerten NA-Konzentrationen die Inflammation stark befördert. Dadurch werden inflammationsbedingte destruktive Wirkungen (Knochenarrosion, Gelenkflächendestruktion usw.) durch die proinflammatorischen Zytokine TNF, IL-6 usw. befördert. Bei der Mehrzahl der AIE kann man diese typischen Inflammationsmarker im Blut nachweisen, verbunden mit den entsprechenden inflammationsbedingten destruktiven Pathologien. Die ursächliche Bedeutung ist somit wohl nicht allein die Stressbelastung, sondern wohl eher den verschiedenen dynamischen Adaptationsvorgängen bei homotypischem oder heterotypischem Stress geschuldet.

Literatur

Bierhaus A, Humpert PM, Nawroth PP (2006). Linking stress to inflammation. Anesthesiol Clin; 24:325 – 40.

Black PH (2006). The inflammatory consequences of psychologic stress: relationship to insulin resistance, obesity, atherosclerosis and diabetes mellitus, type II. Med Hypotheses; 67:879 – 91.

Cutolo M, Straub RH (2006). Stress as a risk factor in the pathogenesis of rheumatoid arthritis. Neuroimmunomodulation; 13:277 – 82.

Feigenbaum SL, Masi AT, Kaplan SB (1979). Prognosis in rheumatoid arthritis. A longitudinal study of newly diagnosed younger adult patients. Am J Med; 66:377 – 84.

Hansson GK (2005). Inflammation, atherosclerosis and Coronary Artery Disease. N Engl J Med; 352:1685 – 95.

Hodes GE, Kana V, Menard C, Merad M, Russo SJ (2015). Neuroimmune mechanisms of depression. Nature Neurosci; 18:1386 – 93.

Müller KE (2012). Erschöpfung aus Sicht der Klinischen Umweltmedizin. Umwelt-medizin-gesellschaft; 25:28 – 33.

Rohleder N (2012) Acute and chronic stress induced changes in sensitivity of peripheral inflammatory pathways to the signals of multiple stress systems – 2011 Curt Richter Award Winner. Psychoneuroendocrinol; 37:307 – 16.

Rohleder N (2014). Stimulation of systemic low-grade inflammation by psychosocial stress. Psychosom Med; 76:181 – 9.

Rohleder N, Wolf JM, Kirschbaum C (2003). Glucocorticoid sensitivity in humans – interindividual differences and acute stress effects. Stress; 6:207 – 22.

Sloan RP, McCreath H, Tracey KJ, Sidney S, Liu K, Seeman T (2007). RR interval variability is inversely related to inflammatory markers: the CARDIA study. Mol Med; 13:178 – 84.

Song H, Fang F, Tomasson G, Amberg FK, Matrix-Cols D, de la Cruz LF, Almqvist FK, Fall K, Valdimarsdottir UA (2018). Association of stress-related disorders with subsequent autoimmune diease. JAMA; 319:2388 – 400.

Steptoe A, Hamer M, Chida Y (2007). The effects of acute psychological stress on circulating inflammatory factors in humans: a review and meta-analysis. Brain, Behavior and Immunity; 21:901 – 12.

II Konzepte und Methoden

2 Konzepte

2.1 Resilienz und Vulnerabilität

Die Antwort von Mensch und Tier auf leichtgradigen bis traumatischen Stress variiert erheblich: Während einige Individuen mit psychischen Störungen wie PTBS oder Depression reagieren (Vulnerabilität), bilden andere allenfalls leichte bis moderate psychische Symptome aus, die auch bald und meist komplett remittieren. Andere wiederum bleiben ohne jegliche Beeinträchtigung und entwickeln sogar psychische Kraft und Stärke nach der Belastung (Resilienz). Bei Resilienz und Vulnerabilität handelt sich um komplexe multidimensionale Konstrukte, bestehend aus psychischen, kognitiven, entwicklungsbezogenen, genetischen und neurobiologischen Komponenten (Southwick & Charney, 2012). Resilienz entspricht dem stressbiologischen Konzept der »Adaptation« an die stressorische Anforderung durch die Umwelt, um das Überleben zu sichern.

Der Begriff Resilienz ist abgeleitet vom Lateinischen *resilire* (zurückspringen, abprallen). Im technischen Sinne beschreibt der Terminus die Fähigkeit eines Materials, nach einer Krafteinwirkung wieder die ursprüngliche Form einzunehmen.

In der Psychologie wird darunter die Fähigkeit verstanden, Rückschläge, Misserfolge, Konflikte oder dauerhafte Belastungen zu meistern. Menschen, die in der Lage sind, schwierige Lebenskrisen zu überwinden, werden als »resilient« bezeichnet, d. h. sie stellen sich als besonders widerstandsfähig gegenüber den alltäglich auf das Individuum einwirkenden, widrigen Lebensumständen dar. Letztere können sich sowohl aus traumatischen Erlebnissen (Missbrauch, Gewalterfahrung, Unfall, Katastrophen), sozial schwierigen Umständen (z. B. Verlust einer nahen Bezugsperson, Scheidung, Arbeitsplatzverlust etc.) oder durch körperliche Gebrechen (z. B. chronische Erkrankung, Herzinfarkt etc.) ergeben. Der Begriff der Resilienz wird im sozialwissenschaftlichen sowie psychologischen Kontext mit teilweise unterschiedlichen Akzentuierungen verwendet.

Erstmals beschrieb Emmy Werner (1971) den Begriff »Resilienz« als die Stärke eines Menschen, Lebenskrisen und negative Lebensereignisse wie z. B. kindlichen Missbrauch, Traumen, Vergewaltigung, schwere Krankheiten, Armut, Krieg, lebensbedrohliche Gefahren, Verlust von nahe stehenden Menschen, aber auch Unterdrückung, Folter, lange Arbeitslosigkeit o. Ä. ohne anhaltende Beeinträchtigung oder Beschädigung durchzustehen und zu überwinden.

Im deutschsprachigen Raum beforschten Lösel und Bender (1999) die Hintergründe und Ursachen sog. »starker Kinder«, welche vor seelischen Problemen und Verwahrlosung bewahrt blieben. Sie fanden in ihren Studien, dass eine starke und intakte Bindung an Eltern oder andere Bezugspersonen den stärksten Schutzfaktor der kindlichen Entwicklung darstellt.

Von Zander und Mitarbeitern stammt die folgende Definition: »Resilienz ist eine universelle Eigenschaft, die es einer Person, Gruppe oder Gemeinschaft erlaubt, schädigende Auswirkungen von bedrohlichen Notsituationen vorzubeugen, sie zu minimieren oder zu überwinden« (Grotberg, 2011, S. 51). In der Psychologie werden Menschen als *resilient* bezeichnet, wenn sie eine hohe Widerstandsfähigkeit haben und nach Belastungen oder in Grenzsituationen keine psychische Störung ausbilden.

Das Konzept der »Hardiness«

Von Kobasa (1979) wurde das Konzept der Hardiness vorgeschlagen, welches so viel wie »Widerstandsfähigkeit« bedeutet. Im Rahmen von Erkenntnissen aus Studien zur Arbeitsbelastung sowohl in Industrie als auch im Zusammenhang mit der Pflege Erkrankter wurden verschiedene Schutzfaktoren identifiziert, deren Zusammenwirken die Hardiness ausmachen. Letztere setzt sich im Wesentlichen aus den Komponenten »Engagement«, »Kontrolle« und »Herausforderung« zusammen. Hierbei wird als Engagement (oder »commitment«) eine Grundeinstellung verstanden, einen Sinn und eine Bedeutung in privaten und gesellschaftlichen Lebensbereichen zu erkennen und eine darauf aufbauende Bereitschaft, sich aktiv an der Gestaltung dieser Lebensbereiche zu beteiligen. Mit Kontrolle (»control«) sind die Wahrnehmung der eigenen Gestaltbarkeit und der Wille zum eigenverantwortlichen Handeln sowie die eigenen Möglichkeiten zur aktiven Beeinflussung einer Situation gemeint. Schließlich wird als Herausforderung (»challenge«) eine Haltung verstanden, welche einem Individuum erlaubt, Veränderungen und Anforderungen nicht als Bedrohung aufzufassen, sondern als Entwicklungschance zu begreifen.

Tatsächlich konnte in verschiedenen Untersuchungen ein positiver Einfluss dieser Merkmale auf Absentismus (Hystadt et al., 2011), arbeitsbezogenes Rollenverständnis (Judkins & Rind, 2005) und Burnout (Alexander & Klein, 2001) gezeigt werden. Auch weisen Individuen mit einer hohen Ausprägung dieser Faktoren trotz chronischer körperlicher Erkrankungen eine bessere psychische Befindlichkeit auf (z. B. Farber et al., 2000). In anderen Studien konnte gezeigt werden, dass Merkmalsträger dieser Eigenschaften trotz hoher Pflegebelastung bessere Copingstrategien aufwiesen (DiBartolo & Soeken, 2003) sowie ein geringeres Burnout-Risiko hatten (Weiss, 2002). Somit scheint eine hohe Ausprägung dieser Merkmalseigenschaften in unterschiedlichen Kontexten insgesamt positive Auswirkungen auf die psychische Gesundheit zu haben. Schließlich konnte aus einer umfangreichen Metaanalyse (Eschleman et al., 2010) die Hardiness als genereller Schutzfaktor in Bezug auf psychische Belastungssituationen herausgestellt werden. Ob die Triade der Hardiness als einheitliches Konstrukt zu verstehen ist, kann aus den bisherigen Studien nicht eindeutig abgeleitet werden. Tatsächlich stellten sich die einzelnen postulierten Komponenten in verschiedenen Studien als unterschiedlich prädiktiv heraus (z. B. Alexander & Klein, 2001).

Unabhängig von der jeweiligen Definition gehen alle Resilienztheorien von einer Fähigkeit aus, trotz widriger Umstände zu gedeihen und sich von negativen Lebensereignissen zu erholen, um dann seinen weiteren Lebensweg aktiv und zuversichtlich zu gestalten, und gehen damit implizit von bestimmten Merkmalseigenschaften aus, die nicht bei allen Menschen gleichermaßen ausgeprägt sind. Im Folgenden werden ergänzend zu den in ▶ Kap. 1.3 dargestellten neurobiologischen Grundlagen insbesondere einige (persönlichkeits-)psychologische Aspekte der Resilienz erläutert.

Entstehung von Krisen

Die Art und Weise, wie ein Individuum mit einer Herausforderung umzugehen vermag, zeigt sich insbesondere in Krisensituationen. Hierbei sind neben den allgemeinen, sich eher auf einer soziologischen Ebene abspielenden Krisen (Wirtschaftskrise, Regierungskrise etc.) vor allem die den individuellen Lebensvollzug beeinträchtigenden Lebensereignisse zu nennen, welche eine persönliche Krise auslösen können (Tod einer nahestehenden Person, Unfall mit gravierenden Folgen etc.). In diesem Sinne lassen sich akute Krisenauslöser (im Sinne akut eintretender Ereignisse) von veränderungsbedingten Anpassungsanforderungen (z. B. Berentung) unterscheiden. Hierbei ist wichtig, dass es nicht allein die Ereignisse oder Veränderungen an sich sind, welche eine Krise bewirken, sondern die subjektive Eischätzung, welche das Individuum hinsichtlich der Bewältigbarkeit der Situation und der ihm zur Bewältigung zur Verfügung stehenden Möglichkeiten (Ressourcen) vornimmt.

Diese subjektive Einschätzung oder Bewertung ist ein kognitiver Vorgang, der von verschiedenen, individuellen Grundannahmen und Vorerfahrungen des Individuums abhängt. Sieht sich ein Individuum mit einer kritischen Situation konfrontiert, dann erfolgt zunächst eine Abwägung, inwieweit diese Situation eine Bedrohung darstellt. Der Ausgang des Bewertungsprozesses wird von verschiedenen biopsychosozialen Faktoren beeinflusst, zu denen beispielsweise genetisch fixierte Verhaltensprogramme, besondere Polymorphismen, aber auch frühe psychosoziale Prägungen sowie vorangegangene Erfahrungen und verinnerlichte gesellschaftliche Normen und Einstellungen im Sinne soziokulturell verfestigter Denkmuster und bisher erworbene Problemlösefähigkeiten gehören. Diese Faktoren tragen alle zur Bewertung der Situation bei.

Zugleich werden bei einer als bedrohend und handlungserfordernd eingeschätzten Sachlage die zur Verfügung stehenden Handlungsmöglichkeiten bewertet. Diese beiden Prozesse stehen insofern miteinander in Wechselwirkung, als eine als potenziell bedrohlich eingeschätzte Situation bei ausreichend vorhandenen Handlungsmöglichkeiten automatisch als weniger bedrohlich, sogar möglicherweise als Chance eingestuft wird, während ein reduzierter Handlungsspielraum eine potenziell geringfügig bedrohliche Situation als unüberwindbar erscheinen lässt und dementsprechend zu einer Steigerung des Handlungsdrucks beiträgt, welcher wiederum angesichts der als unzureichend eingeschätzten Ressourcen ein Misslingen des Bewältigungsversuchs präjudiziert.

Diese zwei unterschiedlichen Situationen seien im Folgenden beispielhaft dargestellt.

Fallbeispiel
Fall 1, Herr Stöcklin
Herr Stöcklin arbeitet seit Jahren als Teamleiter in einem Industrietrieb. Vor Jahren musste er bei einer internen Bewerbung um den Posten des Abteilungsleiters gegenüber einem höher qualifizierten Kollegen zurückstehen. Nachdem der Betrieb von einer ausländischen Firma übernommen wird, kommt es zu einer Neugliederung der Geschäftsbereiche, im Zuge deren Herr Stöcklin bestimmte Handlungs- und Weisungskompetenzen als Teamleiter an andere Mitarbeiter, die ihm zuvor unterstanden, abgeben muss. Daraufhin erlebt Herr Stöcklin eine schwere Krise, die von Selbstzweifel und Insuffizienzgefühlen geprägt ist. Zu Hause grübelt er viel darüber nach, zieht seine Kompetenzen in Zweifel, sein Nachtschlaf ist zunehmend beeinträchtigt und seine Leistung im Betrieb sinkt im weiteren Verlauf tatsächlich ab. Letzteres wiederum bestätigt seine Grundannahme einer ungenügenden Kompetenz, mit welcher er sich seine »Degradierung« seit der Betriebsübernahme erklärt hat.

Fallbeispiel
Fall 2, Frau Iseli
Frau Iseli ist leitende Sekretärin in einem Lieferungsunternehmen und leitet dort den Front-Desk der Beschwerdeabteilung. Nachdem dieser Bereich vom Versicherungsunternehmen mit einem anderen Bereich zusammengelegt wurde, wurde Frau Iseli eine Vertragsauflösung angeboten und ihr aufgrund ihrer langjährigen Mitarbeit eine kleine Abfindungssumme angeboten. Frau Iseli akzeptiert die Vertragsauflösung, besinnt sich auf ihre kommunikativen Kompetenzen, die sie im Rahmen ihrer langjährigen Arbeit am Front-Desk der Beschwerdeabteilung ausgebaut hat, und bewirbt sich erfolgreich als Direktionsassistentin in der Kommunikationsabteilung eines Pharmaunternehmens.

Obige Beispiele zeigen, dass kritische Lebensereignisse nicht notwendigerweise in eine Lebenskrise münden müssen. Vielmehrt können Menschen eine schwierige Lebenssituation durchaus als Entwicklungschance nutzen. Andererseits können sie in Krisensituationen geraten, wenn sie aufgrund negativer Vorerfahrungen eine Situation als bedrohlich empfinden und dieser gleichzeitig keine ausreichenden Handlungsalternativen entgegensetzen können. Typischerweise führt die genannte Wechselwirkung zwischen Situations- und Handlungsbewertung zu einer besonderen Dynamik, welche als Negativspirale zu bezeichnen ist.

An dieser Stelle zeigt sich die Verzahnung zwischen den Bewertungs- und Bewältigungsmechanismen in Krisensituationen und dem Stress. Tatsächlich stellt Stress unter dem Aspekt der Krisenbewältigung das Ergebnis einer gescheiterten bzw. unzureichenden Krisenbewältigung dar, d. h. in dem Moment, in dem ein Individuum eine Situation einerseits als bedrohlich empfindet und seine eigenen Möglichkeiten diese Bedrohung zu beeinflussen andererseits eher gering einschätzt, entsteht Stress.

2.1.1 Das Konzept der Resilienz und verwandte Konzepte

Basierend auf den im vorherigen Abschnitt erörterten Überlegungen, nach denen Krisensituationen dann entstehen, wenn Ereignisse aufgrund von Vorerfahrungen als bedrohlich und mangels Ressourcen als unüberwindbar eingestuft werden, beschreiben die Resilienzkonzepte jene Aspekte, welche für eine erfolgreiche Bewältigung von Krisensituationen relevant sind und offenbar bei bestimmten Menschen geringer ausgeprägt sind. Zugleich wird bei diesen Konzepten betont, dass es sich um bis zu einem gewissen Grad erlernbare Strategien bzw. »aneigenbare« Eigenschaften handelt, da es sich nicht nur um genetisch präformierte, starre Denk- und Verhaltensmuster handelt, die unser Handeln bestimmen.

Ausgangspunkt dieser Überlegungen war der Gedanke, dass sich die Gesundheitsforschung, die sich überwiegend mit Risikofaktoren beschäftigt hat, d. h. mit jenen Umständen, die in der Summe ihrer Effekte (traumatische Erlebnisse, Arbeitsplatzkonflikte etc.) zu Erkrankungen führen, aus diesen Erkenntnissen kaum für die Erhaltung der Gesundheit nützliche Konsequenzen erarbeiten konnte. Vielmehr können gerade diejenigen Erkenntnisse, welche an Menschen gewonnen wurden, die kritische Lebenssituationen erfolgreich überstanden haben, für die Erforschung der Gesundheitserhaltung dienen. Mit dem Blick auf die Erforschung dieser Schutzfaktoren entstand das Rahmenkonzept der Salutogenese, ein Konzept, welches insbesondere von Aaron Antonovsky bereits in der 1970er Jahren entwickelt wurde (Antonovsky, 1979) und das sich auf die Wechselwirkung verschiedener, gesundheitsfördernder und -erhaltender Faktoren bezieht.

Antonovsky führte Untersuchungen zur Anpassungsfähigkeit durch und verglich hierbei den psychischen und körperlichen Gesundheitszustand von KZ-Überlebenden mit altersvergleichbaren Kontrollpersonen. Hierbei stellte er fest, dass ein nicht unbeträchtlicher Teil der KZ-Überlebenden (ca. ein Drittel) trotz dieses besonders widrigen Lebensabschnittes als psychisch und physisch gesund einzustufen waren. Dieser unerwartete Befund führte zur Erforschung nach den hierbei wirksamen Bedingungen und somit zur grundsätzlichen Frage nach der Entstehung der Gesundheit (Salutogenese). Hierbei nahm er generalisierte Widerstandsressourcen an, welche unter schwierigen Bedingungen aktiviert werden und zur Stressbewältigung beitragen. Damit wird den auf das Individuum einwirkenden Stressoren eine Bedeutung beigemessen, wobei die Handhabbarkeit der herausfordernden Situation und deren Verstehbarkeit vor dem Hintergrund einer grundsätzlich als sinnhaft erlebten Lebensführung mitberücksichtigt werden. Diese bewirken in ihrem Zusammenwirken beim Individuum ein Kohärenzgefühl, nach welchem sich bemisst, inwieweit man ein inneres Vertrauen hat hinsichtlich des Vorhandenseins der zur Krisenbewältigung notwendigen Ressourcen.

Insofern hat dieser Ansatz deutliche Überschneidungen zu anderen psychologischen Konzepten, welche sich mit psychoprotektiven Strukturen auseinandersetzen. Zu nennen sind hier das Konzept der Kontrollüberzeugung sowie das Transaktionale Stress-Coping-Modell. Im psychologischen Kontext wird unter Kontrollüberzeugung der Glaube an die Selbstbestimmung des eigenen Lebens verstanden, d. h. sie besagt, inwieweit ein Mensch davon überzeugt ist, durch sein persönliches Handeln Einfluss auf sein Leben nehmen zu können (internale Kontrollüberzeugung) oder inwiefern er die Lebensereignisse als schicksalhaft und den Lebensumständen geschuldet versteht (externale Kontrollüberzeugung). Die Kontrollüberzeugung wiederum entwickelt sich im Lebensverlauf in Abhängigkeit individueller, sozialer Lernerfahrungen und wird zu einer dauerhaften Erwartung. Letztere erfährt in Abhängigkeit von den jeweils vorherrschenden psychosozialen Verhältnissen eine negative oder positive Auslenkung die – je nach Vorzeichen – einen Menschen entweder eher zu einem aktiven Handeln und Entscheiden befähigt oder für ihn widrige Umstände als schicksalhaft erscheinen lässt, denen nichts entgegengesetzt werden kann und auf welche schließlich mit Angst und (bei wiederholter negativer Erfahrung) erlernter Hilflosigkeit reagiert wird.

Im Transaktionalen Stress-Coping-Modell von Lazarus (1966) werden Stresssituationen als komplexe Wechselwirkungsprozesse zwischen den Anforderungen der Situation und der handelnden Person verstanden. Hierbei ist zwischen der stresserzeugenden Situation und der individuellen Reaktion ein zweistufiger Bewertungsprozess wirksam, welcher je nach Bewertung (appraisal) den Stressor zunächst entweder als Herausforderung oder als Bedrohung einschätzt (primary appraisal) und in einem darauffolgenden Schritt das persönliche Bewältigungspotenzial abwägt.

Je nachdem, wie die Interpretation des Stressors und die Einschätzung der zur Bewältigung verfügbaren Ressourcen ausfällt, wird eine Bewältigungsstrategie (Coping) entworfen, welche emotionsorientiert (Reduktion der emotionalen Erregung), problemorientiert (Informationssuche unter Abwägung von Handlungsalternativen) oder bewertungsorientiert (kognitive Umbewertung) sein kann. Hierbei hängt die Wahl der Strategie von den Persönlichkeitseigenschaften und der kognitiven Struktur eines Individuums ab. Da es in beiden Modellen um den Umgang mit widrigen Lebensumständen oder -ereignissen geht, besteht eine gewisse Nähe zum Resilienzkonzept.

Wesentliche Impulse zur Entwicklung des Letzteren im Sinne einer Resilienzforschung kamen von der bereits oben erwähnten Psychologin Emmy Werner, welche eine mehr als 40 Jahre dauernde Längsschnittstudie zur Erforschung der Entwicklung von 698 Kindern auf der hawaiianischen Insel Kauai leitete. Bei dieser Studie wuchs ein Teil der Kinder unter widrigen, von Armut, Vernachlässigung und Misshandlung geprägten Lebensumständen auf. Vergleichbar mit Antonovskys Befunden entwickelte sich ungefähr ein Drittel dieser Kinder dennoch positiv. Offensichtlich verfügten diese Kinder, vergleichbar zu den von Antonovsky untersuchten KZ-Überlebenden, über gewisse Schutzfaktoren, die ihnen halfen, die durch diese Bedingungen geförderten negativen Auswirkungen erfolgreich abzuwehren. Tatsächlich erwiesen sich insbesondere solche Eigenschaften wie Offenheit (im Umgang mit anderen Menschen), der emotionale Halt (zu Personen außerhalb der Familie), die frühe Erfüllung von Leistungsanforderungen und die Bereitschaft zur Verantwortungsübernahme als wichtige Indikatoren der Resilienz (Resilienzfaktoren).

In einer späteren, querschnittlich angelegten Studie von Siebert (2005) wurde eine Kohorte von Mitarbeitern eines Industrieunternehmens untersucht, welches sich in einer mit Personalabbau verbundenen Unternehmenskrise befand. Vergleichbar mit den Befunden von Werner wurde auch hier festgestellt, dass etwa ein Drittel der von den Kürzungsmaßnahmen betroffenen Mitarbeitern trotz der betriebsbedingt angekündigten Stellenstreichungen einen zuversichtlich-zufriedenen Lebensentwurf sowie weiterhin gute Arbeitsleistungen zeigten, während dies bei etwa zwei Dritteln der von den geplanten Streichungen betroffenen Mitarbeitern schwerwiegende körperliche und psychische Beeinträchtigungen nach sich zog. Während also zwei Drittel der untersuchten Personen diesen bevorstehenden radikalen Einschnitt im Berufsleben als persönliche Katastrophe erlebten und mit zahlreichen körperlichen (Herz-Kreislauf-Erkrankungen, Migräne, Magenbeschwerden) und psychischen Erkrankungen (Angststörungen, Depressionen) reagierten und in deren Folge auch höhere Fehlzeiten aufwies (Absentismus), betrachtete ungefähr ein Drittel der von diesen Maßnahmen betroffenen Mitarbeiter diese radikale Veränderung als Chance und Herausforderung und war weiterhin zuversichtlich und leistungsfähig.

Rutter (2012) erarbeitete ein dynamisches Konzept von Resilienz, in welchem sowohl die psychologischen Komponenten (Erhöhung der Widerstandskraft durch kurzfristige Stressexposition, Erfahrung mit erfolgreicher Stressbewältigung, Lebenserfahrung, Persönlichkeitsfaktoren, erfolgreiche lebensreale Erfolge von Stressbewältigung) als auch die neurobiologischen Faktoren (Kombination von psychischen, endokrinen und neuralen Mechanismen, Gen-Umwelt-Interaktion) mit den noch offenstehenden Fragestellungen kombiniert sind.

Therapeutische Resilienzmodelle

Auf der Grundlage dieser Beobachtungen schlug der US-amerikanische Psychologe Al Siebert (2005) ein entwicklungsorientiertes Resilienzmodell vor, welches einem gesundheitsfördernden Ansatz folgt und fünf aufeinander aufbauende Ebenen der Resilienz postuliert. Hierbei bezieht sich die erste Stufe auf eine optimale körperliche und psychische Gesundheit, die es durch einen gesunden Lebensstil und einem günstigen Umgang mit psychischen Belastungen zu fördern und zu erhalten gilt. Diese Grundvoraussetzungen lassen sich beispielweise in Betrieben durch eine positive Arbeitsatmosphäre mit einem hohen Grad an Arbeitszufriedenheit sicherstellen und gegebenenfalls mit einem Angebot von Resilienz-Workshops fördern.

Die zweite Stufe ist im Modell nach Siebert durch gut ausgeprägte Problemlösungsfähigkeiten charakterisiert. Hierunter wird die Fähigkeit verstanden, problematische Situationen schnell zu erfassen und diese rasch und lösungsorientiert anzugehen und bewältigen zu können. Auch zur Erhöhung dieser Fertigkeiten (»organisationale Resilienz«) können betrieblicherseits den Mitarbeitern Workshops angeboten werden.

Auf der dritten Stufe der Resilienz stehen die »inneren Torhüter« (»inner gatekeepers«). Diese bestehen aus einem starken Selbstvertrauen, einem gesunden Selbstwertgefühl und einem positiven Selbstkonzept. Entscheidend hierfür sind das Gefühl der Selbstwirksamkeit, das Bekenntnis zu etwas, das als wichtig empfunden wird, und die Überzeugung, dass den Veränderungen eine Herausforderung innewohnt. Im betrieblichen Kontext wird diese Stufe der Resilienz durch die Einräumung von Entfaltungs- und Entscheidungsmöglichkeiten gefördert.

Auf der vierten Stufe der Resilienzentwicklung postuliert Sieberts Modell die Förderung von Lernfähigkeit und Lernbereitschaft, Neugier und Experimentierfreude, wobei dies weniger durch das Angebot von Resilienztrainings als vielmehr durch Persönlichkeitsentwicklung vermittels selbstmotivierten und selbstgesteuerten Lernens zu erreichen sei. Hierbei geht es um die Entwicklung von Vielseitigkeit und die Einübung von Perspektivwechsel, da diese Eigenschaften zu einer Erweiterung des Lösungsrepertoires beitragen und facettenreiche Persönlichkeiten sich in seinen Untersuchungen als resilienter hausstellten.

Die ersten vier Stufen sind die Voraussetzung für die fünfte Entwicklungsstufe, die durch die Gabe, aus einem Erkenntnisgewinn die für einen Lösungsprozess nützlichen Schlussfolgerungen zu ziehen, und das damit verbundene Glücksgefühl gekennzeichnet ist (serendipity). Menschen, die hierzu in der Lage sind, können aus Krisen gestärkt hervorgehen und sich weiterentwickeln. Somit ist das Ziel dieses Ansatzes nicht die Prävention von psychischen Störungen oder die Bewältigung von Niederlagen, sondern der gezielte Aufbau von Kompetenzen und Denk- und Verhaltensweisen, die ein Individuum oder die Organisation stärken und auch unter Belastungsbedingungen widerstandsfähig und damit gesund erhalten.

Das Penn Resiliency Project von Seligman

Als Beispiel für einen krankheitsorientierten und damit sekundärpräventiven Ansatz sei das von Martin Seligman und Mitarbeiter entwickelte Penn Resiliency Project (PRP) erwähnt (Gilham et al., 2007). Dieses kognitiv-behavioral ausgerichtete Programm, welches zunächst für Kinder entwickelt und später auch auf Studenten und Betriebe ausgeweitet wurde, hat zum Ziel, den depressiven Denkstil zu verändern. Hierfür wird in den Trainings zunächst der Zusammenhang zwischen individuellem Denkstil und Emotionen dargestellt und anschließend werden Kenntnisse zum Training eines günstigeren kognitiven Denk- und Attributionsstils vermittelt. In verschiedenen Studien konnte der präventive Effekt dieses Programms im Zusammenhang mit Angsterkrankungen und Depressionen nachgewiesen werden (Shatté, 1996).

»Mind-Posing« als übergreifendes Therapiekonzept

Die sich aus der Arbeitszeitverdichtung und den veränderten soziokulturellen Randbedingungen ergebenden, krankheitswertigen Belastungen anzuerkennen und zu versuchen, diesen durch entsprechende Resilienztrainings entgegenzusteuern, ist das Ziel von Programmen zur Förderung der Resilienz. Zumindest im klinischen Kontext sind diese eher unterrepräsentiert und finden allenfalls im Bereich des Coachings Anwendung.

Ein derartiges Programm, welches sowohl für den Einsatz im präventiven Bereich des Coachings als auch im klinischen Setting angewendet werden kann, ist die Methode des »Mind-Posing«. Dabei ist es »niederschwellig« und orientiert sich inhaltlich an den von der American Psychological Association (APA) entwickelten Wegleitungen (»A Road to Resilience«) zum Aufbau und zur Förderung der inneren Stärke. Hierbei werden insbesondere die folgenden Aspekte genannt:

- Aufbau sozialer Kontakte
- Krisen nicht als unüberwindliches Problem betrachten
- Änderungen als Teil des Lebens akzeptieren
- persönliche Zieldefinition und Zielverfolgung
- aktiv Entscheidungen treffen
- Wachstumschancen wahrnehmen
- Aufbau eines positiven Selbstbildes
- Perspektiven bewahren
- Optimismus
- Selbstfürsorge

Diese Dimensionen werden im Mind-Posing durch drei verschiedene Techniken und Methoden bearbeitet, wobei achtsamkeitsbasierte Imaginationsübungen mit Embodiment-orientierten Ansätzen und Elemente aus dem Method-Acting kombiniert werden. Die Idee hierbei ist, dass bestimmte angestrebte Zielzustände und deren begleitende körperliche Gefühle mental repräsentiert und schließlich als »state of mind« empfunden werden. Dabei wird – im Gegensatz zum sog. »Power-Posing« – nicht mittels des Einnehmens einer Körperhaltung die damit einhergehende mentale Verfassung evoziert, sondern vielmehr findet umgekehrt eine Konkretisierung der angestrebten mentalen Verfassung (z.B. Gelassenheit, Zuversicht etc.) durch Verbalisierung und Dekomposition der hiermit einhergehenden Gedanken, Gefühle und körperlichen Zustände statt. Somit werden zuerst Gedanken, die mit einem Gefühl der Gelassenheit einhergehen, konkret identifiziert, dann wird achtsam im Moment des »inneren Entstehens« dieser Gedanken verweilt und der sich hierdurch einstellende körperliche Zustand bewusst eingenommen, wodurch erst eine eigentliche »Wesenshaltung« entstehen kann. Diese Wesenshaltung kann dann sowohl retrospektiv, d.h. für bereits stattgehabte (und eventuell als negativ erlebte) Erfahrungen und Situationen, abgerufen und modifiziert bzw. korrigiert werden oder durch den willentlichen Einsatz und durch Übung der Einsatz dieser Komponenten prospektiv angestrebt werden. Hierbei können äußere Bilder (in Form von Statuen, Allegorien, Gemälden, Fotografien, Objekten etc.) oder ganze Szenen hilfreich sein.

Resilienz und höheres Lebensalter

In der Psychologie werden Menschen als resilient bezeichnet, wenn sie eine hohe Widerstandsfähigkeit haben und nach Belastungen oder in Grenzsituationen keine psychische Störung ausbilden. Für ältere Menschen kann eine Belastung oder Grenzsituation zum Beispiel der Verlust einer nahestehenden Person oder das Leiden an einer chronischen Erkrankung sein, aber auch die Umsiedelung in ein Pflegeheim mit Verlust der bisherigen häuslichen Umgebung kann eine solche Erfahrung bedeuten. Resiliente alte Menschen zeigen ein hohes Maß an *Anpassungsleistung* und wenden *Bewältigungsstrategien* an, die sie in ihrem bisherigen Leben bei Auseinandersetzungen, Konflikten und Traumata ausgebildet haben. Bewältigungsstrategien können auch als psychische Ressourcen verstanden werden, auf die in belastenden Situationen zurückgegriffen werden kann (Staudinger & Greve, 2001).

Resilienz wird häufig auch als *psychische Widerstandsfähigkeit* gesehen. Sie geht mit einer positiven, optimistischen Lebenseinstellung und Zukunftsperspektive einher, die trotz gegebener Belastungen und Einschränkungen aufrechterhalten werden. Bei älteren Menschen geht es dabei zum Beispiel um die »innere Auseinandersetzung mit Grenzen des Lebens« (Kruse, 2015, S. 6). Wichtig hierbei ist nach Kruse (2015) zum Beispiel Offenheit für neue Entwicklungsanforderungen und eine optimistische Lebenshaltung. Ein weiterer wichtiger Aspekt von Widerstandsfähigkeit ist Offenheit für neue Erfahrungen und Flexibilität, die als Fähigkeit verstanden wird, sich emotional und geistig von bestimmten Lebensthemen zu lösen und sich an neue zu binden.

Resilienz meint auch, sich trotz Schicksalsschläge weiterzuentwickeln, sich innerlich mit ihnen auseinanderzusetzen, das Geschehen anzunehmen und mit ihnen weiterzuleben (Kruse, 2015). Van Kessel (2013) betont, dass resiliente ältere Menschen ihre persönlichen Ressourcen nutzen und die Welt außerhalb ihrer Interessen sehen können.

Rutter (2008) beschreibt die *Selbstregulation* als eine wichtige resilienzfördernde Ressource. Wobei unter Selbstregulation Aufmerksamkeit und Achtsamkeit sowie die Kontrolle von Erregung, Emotionen, Verhalten und der Zieldefinition und Zielverfolgung verstanden wird. Außerdem betont er (ähnlich wie Kruse oben), wie wichtig es ist, wie ein Individuum eine Belastung deutet, auf sie reagiert und wie angemessen diese Reaktion auf die Umwelt wirkt (Rutter, 2008).

Im Laufe des Alterungsprozesses kommt es zu dem so genannten *Zufriedenheitsparadoxon*. Die Zufriedenheitswerte sind über den Alterungsprozess konstant, obwohl mit zunehmendem Alter vermehrt Belastungen und Entwicklungsverluste verbunden sind und sich objektiv gesehen die Lebenssituation mit dem Alter immer mehr zu verschlechtern scheint. Eine Erklärung hierfür könnte die psychologische Widerstandsfähigkeit oder Resilienz sein, mit der das Individuum Belastungen und Entwicklungsverlusten entgegenwirkt (Greve & Staudinger, 2006). Van Kessel (2013) untersuchte insgesamt 42 Studien, welche sich mit Resilienz im Alter befassen, und extrahierte mehrere internale Faktoren für eine hohe Resilienz im Alter. Er nennt Selbstfürsorge oder auch Selbstwirksamkeit, Spiritualität, Zukunftsorientierung, Sinnhaftigkeit und Zweck im Leben, sich um andere kümmern sowie die Kraft, anderen etwas zu geben, und Akzeptanz, wobei insbesondere Selbstakzeptanz eine große Rolle spielt (van Kessel, 2013).

Neben internalen, psychischen Ressourcen, welche aus der Person selber kommen, gibt es auch externale Ansätze, die von einer förderlichen und unterstützenden Umwelt oder Lebenssituation ausgehen. So stehen zum Beispiel soziale Unterstützung durch Familie und Fachleute, regelmäßiger Kontakt mit Freunden, qualitativ hochwertige Beziehungen, ein großer Freundeskreis und hohes Einkommen im Zusammenhang mit hohen Resilienzwerten bei älteren Erwachsenen (Wagnild, 2003). Van Kessel (2013) nennt als externale Faktoren soziale Unterstützung, unterstützende Pflegebeziehungen, soziale Verbundenheit und ein Gefühl von Gemeinschaft, Familie, Freunde, einen Zugang zur Pflege, soziales Verhalten, gesellschaftliche Resonanz und die Verfügbarkeit von Ressourcen. Einige Studien sprechen bei hohen Resilienzwerten im Alter auch von »erfolgreichem Altern« im Sinne eines normalen, »erfolgreichen« Entwicklungsverlaufes (Greve & Staudinger, 2006; Lamond et al., 2009; Wagnild, 2003). Andere verstehen Resilienz als ein Persönlichkeitsmerkmal bei älteren Menschen (Leppert et al., 2005; Windle et al., 2008). Niedrige Resilienzwerte hingegen sind mit funktionalen Einschränkungen, Verschlechterung der Gesundheit und der allgemeinen Lebensumstände, Stress und negativen Lebensereignissen im Alter assoziiert (Hildon et al., 2009). Leppert und Kollegen (2005) konnten zeigen, dass hohe Resilienzwerte im Alter mit weniger körperlichen Beschwerden und mehr subjektivem Wohlbefinden assoziiert sind. Die resilienteren Menschen scheinen im Allgemeinen mit ihrem Leben zufriedener zu sein. Sie klagten weniger über subjektive Körperbeschwerden wie Erschöpfung, Magenbeschwerden, Gliederschmerzen und Herzbeschwerden. Auch ihr Beschwerdedruck war geringer als bei weniger resilienten (Leppert et al., 2005). Gooding, Hurst, Johnson und Tarrier (2012) konnten zeigen, dass ältere Erwachsene (über 64 Jahre) im Vergleich mit jüngeren Erwachsenen (18 – 25 Jahre) die resilientere Gruppe sind. Besonders die emotionale Regulationsfähigkeit und die Fähigkeit, Probleme zu lösen, war in der älteren Stichprobe von Älteren höher (Gooding et al., 2012). Hildon und Kollegen (2009) untersuchten die Resilienz von älteren Menschen und konnten zeigen, dass die Gruppe der jüngeren alten Menschen bis zum 75. Lebensjahr die resilientere Gruppe war. Die Gruppe, die 75 Jahre oder älter waren, hatten signifikant niedrigere Resilienzwerte (Hildon et al., 2009). Windle und Kollegen (2008) konnten dies in ihrer Studie bestätigen, wobei die Resilienzwerte mit steigendem Alter abnahmen. Bezüglich der Geschlechtsunterschiede zeigt sich, dass ältere Männer höhere Resilienzwerte aufweisen als ältere Frauen (Leppert et al., 2005; Schumacher et al., 2005).

Depression und Resilienz bei älteren Menschen

Bisher gibt es nur wenige Studien, welche sich explizit mit Depression und Resilienz im Alter beschäftigen. Es ist eher das Konzept des erfolgreichen Alterns, welches sowohl mit Resilienz als auch mit Depressionssymptomen assoziiert ist (Greve & Staudinger, 2006). Cosco, Prina, Perales, Stephan und Brayne (2014) kommen in ihrem Review zu dem Schluss, dass Resilienz ein Einflussfaktor für erfolgreiches Altern ist. Manierre (2018) untersuchte ein Modell des erfolgreichen Alterns und stellte fest, dass weniger depressive Episoden mit erfolgreichem Altern assoziiert sind (Manierre, 2018). Auch Vahia und Kollegen (2010) finden diesen Effekt für ältere Frauen im Alter von 60 bis 91 Jahren. Eine Studie, welche unter anderem Emotionen und Resilienz bei älteren Erwachsenen untersuchte, zeigt, dass positive Emotionen mit hohen Resilienzwerten im Alter assoziiert sind, welche bei einer Depression nicht auftreten (van Kessel, 2013).

Jeste und Kollegen (2013) untersuchen in ihrer Studie 1006 ältere Erwachsene im Alter von 50 bis 99 Jahren. Sie fanden sowohl einen signifikanten Zusammenhang von Depression mit erfolgreichem Altern als auch von Resilienz mit erfolgreichem Altern. Auch ihr Regressionsmodell, welches erfolgreiches Altern mit wenig Depressionssymptomen und hohen Resilienzwerten vorhersagt, war signifikant. Dabei hatten Depressionssymptome und Resilienzwerte einen vergleichbar großen Effekt auf erfolgreiches Altern wie körperliche Gesundheit (Jeste et al., 2013). Eine aktuelle Metaanalyse von Wermelinger Ávila, Lucchetti und Lucchetti (2017), welche insgesamt 1.094 Studien zu dem Zusammenhang zwischen Resilienz und Depression bei älteren Erwachsenen über 60 Jahren untersuchte, zeigt, dass hohe Resilienzwerte mit wenig Depressionssymptomen assoziiert sind (Wermelinger Ávila et al., 2017). Auch weitere Studien bestätigen, dass höhere Resilienzwerte im Alter mit weniger Depressionssymptomen einhergehen (Fossion et al., 2013; Hardy et al., 2004; Li et al., 2015; Lim et al., 2015; Resnick et al., 2015). Eine Studie fand diesen Effekt allerdings nur bis zum 80. Lebensjahr, danach war der Zusammenhang nicht mehr signifikant (Mehta et al., 2008).

2.1.2 Resilienzfaktoren

Fasst man die bislang erarbeiteten Befunde der Resilienzforschung zusammen, liegen die zur positiven Bewältigung einer Lebenskrise notwendigen Faktoren (oder Ressourcen) sowohl in persönlichen als auch in sozial-situativen Bereichen verankert.

Hierbei sind als personenbezogene Komponenten insbesondere Aspekte der Kompetenz (kognitive Kernkompetenzen, emotionale Stabilität und Kontakt- und Bindungsfähigkeit) und solche der Selbststeuerung und Grundhaltung (Eigenverantwortung, Akzeptanz, Lösungsorientiertheit) zu nennen. Dagegen beziehen sich die sozial-situativen Komponenten auf die Verfügbarkeit sozialer Ressourcen (Familie, Freunde und andere wichtige Bezugspersonen und Leitbilder mit Orientierungscharakter) sowie auf arbeitsplatzbezogene Ressourcen (sinnstiftende Tätigkeiten, flexible Organisation und materielle Absicherung). Die Wichtigkeit der letztgenannten Ressource ergibt sich aus dem besonderen Stellenwert, welcher der Berufstätigkeit in unserer Gesellschaft beigemessen wird. Dementsprechend tragen arbeitsplatzbezogene Aspekte sowohl formal zur Existenzsicherung und damit zur sozialen Konsolidierung als auch inhaltlich zur persönlichen Entwicklung und Selbstverwirklichung bei.

Die kognitive Kompetenz ist ein wichtiger persönlichkeitsbezogener Resilienzfaktor und sollte von der allgemeinen intellektuellen Leistungsfähigkeit unterschieden werden. Tatsächlich geht es weniger um den intellektuellen Wissensbestand als vielmehr um die Fähigkeit, selbigen zu aktivieren, um damit wesentliche Zusammenhänge zu erkennen und situationsadäquat einzusetzen. Emotionale Stabilität bezeichnet dabei den Grad an Sicherheit und Festigkeit, mit welcher sowohl eigene als auch fremde Emotionen wahrgenommen, gezeigt und eingeordnet werden können.

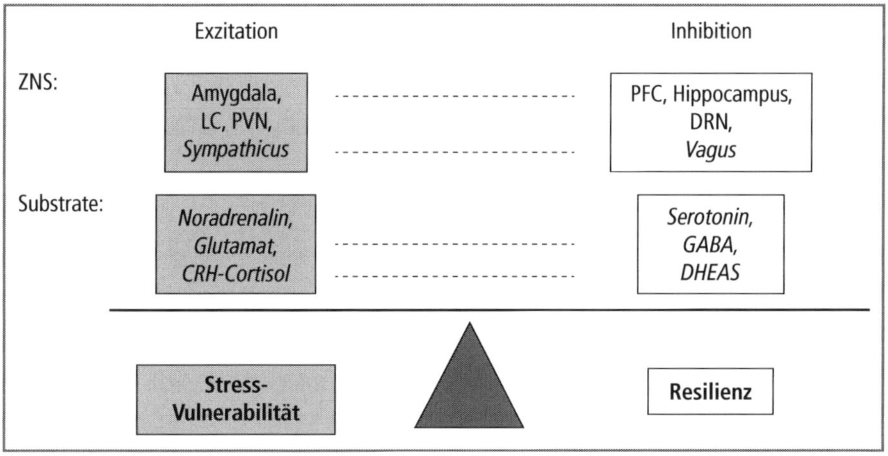

Abb. 2-1 Zentralnervöse Balance zwischen Resilienz und Stress-Vulnerabilität. Je nach Quantität der exogenen und endogenen Faktoren wird das Gleichgewicht aufgehoben und entweder resiliente oder vulnerable Folgen unter bzw. nach mehrfacher Stressbelastung entstehen. Als vulnerabilitätsfördernd gelten die exzitatorisch wirkenden Gehirnareale wie Amygdala, Locus coeruleus (LC), ParaVentriculärer Nucleus (PVN) und Sympathicus. Dabei werden die Stress-Substrate Noradrenalin, Glutamat sowie Corticosteroid-Releasing-Hormon (CRH) und Cortisol wirksam. Als resilienzfördernd gelten die Gehirnareale Präfrontaler Cortex (PFC), Hippocampus, Dorsale Raphe Nuclei (DRN) und der Parasympathicus (Vagus). Dabei werden inhibitorisch wirkende Faktoren wie Serotonin, Gamma-Amino-Buttersäure (GABA) und DHEAS effektiv. Die entsprechenden gegensätzlich wirksamen ZNS-Bereiche und Substrate sind gegenübergestellt.

Positive Resilienzfaktoren

Im Folgenden werden sowohl entwicklungsspezifische Faktoren bei Kindern für die Resilienzentwicklung als auch wichtige Komponenten für Erwachsene beschrieben:

- *Günstige Entwicklungsumgebung* durch eine positive, reichhaltige und anregende Umwelt, Geborgenheit sowie positive Bindungserfahrung zu Familienmitgliedern oder anderen Bezugspersonen (Southwick et al., 2005; Aichinger, 2011)
- *Aktive Kontrolle über Stressoren* (Feder et al., 2009), *aktive erfolgreiche Stressbewältigung und sich Ängsten stellen* (Russo et al., 2012)
- *Kognitive Neubewertung, positives Reframing und Akzeptanz* (Feder et al., 2009)
- *Optimismus und positive Emotionen* (Fredrickson, 2001)
- *Soziale Kompetenz und sozialer Support* (Southwick et al., 2012)
- *Stressinokulation:* Es beinhaltet die gezielte und/oder explizite Exposition gegenüber Stressoren, welche die Fähigkeit zur Stressverarbeitung und Resilienz erlernen und/oder verbessern kann, da durch Stress reale Bewältigungsmechanismen initiiert und entwickelt werden (Vythilingam et al., 2002). Bei Untersuchungen von Katastrophengeschädigten (z.B. nach den Terroran-

schlägen von New York 2001, Überlebenden des Holocaust oder den Völkermorden z. B. in Ruanda), von Kriegsbeschädigten sowie von Folter- und Fluchtopfern wurden erhebliche Eigenkapazitäten der Betroffenen festgestellt, die sie durch vorangegangene Stresserfahrungen erworben hatten und die geeignet waren, die extrem aversiven, neuen traumatischen Erlebnisse zu überwinden und aus ihnen sogar gestärkt hervorzugehen (Bonanno, 2004; Bonanno et al., 2007).
- *Funktionieren von adaptiven Systemen*: Insbesondere bei frühen Belastungen können Kinder mit intakten adaptiven Systemen durch Erholung, Entwicklung von innerem Widerstand und positive Änderung ihrer Umgebung besondere Stärke entwickeln, wie man z. B. bei Waisenkindern aus rumänischen Kinderheimen festgestellt hat, die sich nach einer Adoption nach dem 4. Lebensjahr bei Adoptiveltern weitgehend normal entwickelten (Rutter, 1998).

Weitere wichtige Faktroen sind:
- *Moralischer Kompass und Spiritualität* (Southwick et al., 2005; Wu et al., 2013)
- *Prosoziales Verhalten* (Southwick et al., 2005) sowie
- *Entwicklung von Achtsamkeit* (Thompson et al., 2011)

Negative Resilienzfaktoren

Hemmend für die Bildung von Resilienz sind durch Eigenschaften und Verhaltensweisen wie z. B. gesteigerte Impulsivität, passives Problemlöseverhalten und verstärkte Tendenz zu Hoffnungs- und Hilflosigkeit (Berndt, 2013).

Tab. 2-1 Zusammenfassung von psychischen Resilienzfaktoren (nach Berndt, 2013)

Positiv	
Temperament	• Emotionale Ausgeglichenheit, Humor, Flexibilität • Frustrationstoleranz • Durchsetzungsvermögen • Ausdauer, Kraft • Optimismus • Hobby
Kognitive Kompetenzen	• Gute Schulleistung, spezielle Talente • Realistische Planung/Perspektive • Leistungsmotivation • Intelligenz
Selbsterleben	• Selbstwirksamkeit • Selbstbewusstsein
Coping	• Aktive Problemlösung

Soziale Beziehungen	• Bezugspersonen • Unterstützende Geschwister • Gute Schulbeziehung • Erfahrung von Sinn, Struktur, Religiosität/Spiritualität • Positives Sozialverhalten, gute Sprachfertigkeiten
Negativ	
Störende Eigenschaften und Verhaltensweisen	• Impulsivität • Passiv-aggressive Reaktion auf Probleme • Hilf- und Hoffnungslosigkeit

Neurobiologische Resilienzfaktoren

Relativ lange waren in der Literatur ausschließlich psychische Resilienzkomponenten fokussiert worden. Mit der Entwicklung geeigneter biochemischer Indikatoren und funktioneller Gehirndiagnostik (z. B. Messungen von Stresshormonen, Gendiagnostik, bildgebende Verfahren der Gehirnfunktion) wurden zahlreiche neurobiologische Parameter für die Entwicklung von Resilienz und Vulnerabilität beschrieben: Genetik und Epigenetik, Anatomie und Verschaltung der neuronalen Netze, adäquate Versorgung mit zentralnervös wirksamen Neurotransmittern, -peptiden, -steroiden und Hormonen (Wilker & Kolassa, 2013).

Genetische Faktoren der Resilienz

In die unterschiedlichen beteiligten Systeme der Stressantwort sind zahlreiche Gene involviert, welche für verschiedene stressverarbeitende Funktionen codieren (siehe ausführliche Darstellung in ▸ Kap. 1.8.5 »Stress in Abhängigkeit von Genetik und Epigenetik«). Selten sind Polymorphismen der nachfolgenden Gene allein (monogenetisch) wirksam. Je nach Intensität ihrer Wirkung (in Abhängigkeit von Haploidie oder Diploidie, Epigenetik), sind Gen-Gen-Interaktionen sowie Gen-Umwelt-Effekte beschrieben. Im Zusammenhang mit Resilienz wurden Gene identifiziert, welche die resiliente Reaktivität auf Stressoren beeinflussen. Im Einzelnen handelt es sich um mehrere Genklassen (Wu et al., 2013):

- *Gene der HHN-Achse:* CRHR1-Gen (= CRH-Rezeptor1-Gen) (Gillespie et al., 2009) sowie das FKBP5-Gen) (Binder et al., 2008).
- *Gene des Metabolismus der Katecholamine:* Für den Noradrenalin- und Dopamin-Metabolismus sind das COMT-Gen in seiner Val^{158}Met-Variante (Kolassa et al., 2010; Wilker & Kolassa, 2013) und MAO-A-Gen bedeutsam.
- *Gene des Serotonin-Stoffwechsel:* 5-HTTLPR-Gen (= SLC6A4-Gen, reguliert den Transport von Serotonin aus dem synaptischen Spalt zurück in das Neuron) und HTR1A-Gen (Gen des Serotonin-Rezeptor-1 A) (Feder et al., 2009; Karg et al., 2011)
- *Neuropeptid-Gene:* NPY-Gen (= Neuropeptid Y) vermittelt anxiolytische Wirkungen mit Minderung der HHN-Reaktivität und fungiert als Schutzfaktor

bei Stressbelastung (Donner et al., 2012). Ein SNP in der Promotorregion dieses Gen erhöht die Stresssensibilität und mindert eine resiliente Stressantwort.

Zur Bedeutung der Genetik im Zusammenspiel mit der Umwelt für das Entstehen von psychischen Erkrankungen wie Depression und Angststörungen erhoben Caspi et al. (2003) Daten einer Geburtskohorte von 847 Personen. Bei diesen Personen wurde das Serotonin-Transporter-Gen 5-HTTPLPR in seinen drei Varianten homozygot (ll, ss) und heterozygot (l, s) analysiert. Das 5-HTTLPR-Gen beeinflusst je nach Art des Polymorphismus die Serotonin-Konzentration im synaptischen Spalt: Beim Wildtyp Long (LL) wird eine deutlich höhere Serotonin-Konzentration wirksam im Vergleich zum Haplotyp (S/L) oder dem homozygoten Shorttyp (SS). Genträger des 5-HTTLPR-S-Allel zeigten in der Studie eine höhere Stressvulnerabilität (vgl. ► Abb. 1-27, S. 114) für negative Lebensereignisse, häufigere Entwicklung von Depressionen und Suiziden sowie eine stärkere Sensibilität der Amygdala auf Angststimuli in bildgebenden Verfahren. Ein ungünstiger genetischer Polymorphismus des Serotonin-Transporter-Gens allein ohne negative Lebensereignisse war für die weitere psychische Entwicklung ohne Bedeutung, d.h. es war keine höhere Anzahl von psychischen Erkrankungen nachweisbar. Erst nach mindestens zwei negativen Lebensereignissen war in der genetischen Risikogruppe der Träger des ss-Allels eine ansteigende Rate von psychischen Erkrankungen zu verzeichnen (Caspi et al., 2003).

Diese Umwelt-Gen-Effekte wurden auch für die Gen-Varianten COMT Val-158Met, BDNF Val66Met sowie für 5-HTTPLR s untersucht (Rabl et al., 2014). In dieser Studie wurden bei 153 Gesunden die drei Genvarianten mit und ohne aversive Lebensereignisse (ermittelt durch ein »life events questionnaire«) in ihrer Auswirkung auf das Hippocampusvolumen im fMRI analysiert. Negative, aversive Lebensereignisse wirkten sich von frühkindlich bis zum Zeitpunkt der Untersuchung aus. Für jedes der drei bedeutsamen Gene konnte ein jeweils spezifischer anatomischer Bereich des Hippocampus zugeordnet werden: Für 5-HTTPLR das Subiculum, für BDNF die Region CA4/Gyrus dentatus und für COMT die CA2/3-Region. Die Daten stellen die Bedeutung von Gen-Umwelt-Interaktionen für die Funktionalität des Hippocampus und damit für die Entstehung von Vulnerabilität und nachfolgende psychische Erkrankungen besonders heraus.

Als Erklärung der engen Beziehung zwischen dem S-Allel des HTTLPR (Serotonin-Transporter) im Verbund mit vermindertem BDNF als Vulnerabilitätsfaktor zeigten Pezawas et al. (2005) in einer Studie mittels funktioneller Magnetresonanz-Tomografie: Ein s/s-SNP des 5-HTTLPR-Gens mit Minderung des Serotonins, vergesellschaftet mit erniedrigten BDNF-Werten während der Gehirnentwicklung schränkt Wachstum und Differenzierung des subgenualen Cingulum ein und damit die Verbindung des stresshemmenden medialen Präfrontalen Kortex (mPFC) zur Amygdala (Pezawas et al., 2005). Durch diese fehlende Hemmfunktion des mPFC wird die Amygdala-Aktivität bei Stressexposition deutlicher gesteigert, mit Entwicklung gesteigerter Ängstlichkeit.

Epigenetik der Resilienz

Die wirksamsten Mechanismen von epigenetischer, d. h. nicht durch Gen-Mutation bedingter Veränderung des Ableseprozesses der DNA sind Methylierung der DNA, Modifikation der Histone und beschleunigter Abbau der Telomere, die sich nicht im Genotyp, sondern allein im Phänotyp erkennen lassen.

In einem Tierexperiment haben Weaver et al. (2004) Rattenjunge nach dem Partus separiert, sodass Lecken und Pflegen der Nachkommen durch die Mutter unterbrochen wurde. Bedingt durch die maternale Separation mit geringer Pflege fand man bei diesen Jungratten eine verstärkte Methylierung des Glucocorticoid-Rezeptor-Gens (GR-Gen) mit verminderter negativer Feedback-Reaktion des Cortisol-GR-Komplexes. Dies führte aufgrund der mangelhaften Unterdrückung von CRH zu einer höheren basalen und poststressinduzierten Corticosteron-Sekretion mit verstärktem Angstverhalten und deutlich geringerem Pflegeverhalten, auch bei zwei nachfolgenden Generationen. Dies bedeutet, dass epigenetische Faktoren nicht nur das Stressverhalten, sondern auch das Risiko für affektive Störungen bis in die dritte Generation erhöhen.

Zahlreiche Gene wie das GR-Gen, aber auch FKBP5-Gen werden durch epigenetische, verstärkte Methylierung funktionsarm und können den Prozess der Vulnerabilität verstärken. Darüber hinaus gibt es bereits zahlreiche weitere Erkenntnisse über epigenetische Veränderungen von Genen des »Neuralen Belohnungskreises« (Reward circuit), welche Resilienz begünstigen (Feder et al., 2009).

Neuronale Netzwerke und Resilienz

Als neuronales Netzwerk wird eine beliebige Anzahl miteinander verbundener Neuronen bezeichnet, die in einem funktionellen Zusammenhang stehen. Wichtige, für Resilienz und Vulnerabilität bedeutsame Netzwerke sind diejenigen für die Steuerung von

- Angst (bestehend aus Thalamus, Sensorischem Kortex, Amygdala, PFC, Hippocampus und LC),
- Belohnung (aus ventrale tegmentale Area = VTA, Nucleus accumbens, Amygdala und PFC),
- Emotionsregulierung (aus Amygdala, Hippocampus, subgenualem antiorem Cingulum = sgACC, und PFC) und
- Sozial-Verhalten (Spiegelneuronen, vmPFC, gesamtes limbisches System).

Für die Entwicklung von Resilienz ist die Funktionsintegrität der beschriebenen neuronalen Netzwerke bedeutsam (Wu et al., 2013; Feder et al., 2009): Wird durch genetische Mutationen, epigenetische Funktionsminderung, durch Syntheseminderung von neuronalen Substraten (Neurotransmitter, -peptide oder -steroide) die Funktion eines Teiles diese Netzwerke beeinträchtigt, wird die Gesamtfunktion in Belastungssituationen abgeschwächt, verbunden mit höherer Vulnerabilität und den bekannten klinischen Folgen. Die Auswirkungen von traumatischem und chronischem Stress auf spezifische Netzwerke wurde vor allem in Tierversuchen analysiert: Auswirkungen von beeinträchtigten Netzwerkfunktionen führten zu erheblichen neurochemischen Funktionsminderungen weiterer Netzwerkkonstituenten (Charney, 2004).

Beispielhaft soll hier die Wirkung von traumatischem und/oder chronischem Stress auf den »Angst-Kreis« dargestellt werden (Wu et al., 2013): Im stressfreien Ruhezustand wird das neurale Netzwerk durch den Präfrontalen Kortex (PFC) »top-down« gegenüber den nachgeordneten Bereichen Amygdala, Hippocampus, LC und sensorischem Kortex reguliert. Diese Hierarchie wird unterstützt durch Verbindungen des PFC zu höheren Entscheidungs-, Planungs- und Organisationsorten zur Regulation von Verhalten, Gedanken und Emotionen. Zusätzlich verstärken in Ruhe Verbindungen zu monoaminergen Arealen im Hirnstamm wie z. B. zum Locus coeruleus (LC) oder dem ventralen Tegmentum diese Regelungshierarchie.

Dies bedeutet, dass nur bei normalen, nicht erhöhten Konzentrationen von Noradrenalin die stressinhibitorische Leistung des PFC unbeeinträchtigt bleibt.

Nach akut traumatischen Stressereignissen und durch chronischen Stress kommt es zur Umkehrung der hierarchischen »top-down« Regulation in »bottom-up«. Dies bedeutet: Hohe Konzentrationen von Noradrenalin aus dem LC verstärken die Amygdala-Funktion mit relativer Abschwächung der PFC-Leistung. Dabei werden insbesondere vom PFC vermittelten Funktionen wie Arbeitsgedächtnis und Aufmerksamkeit beeinträchtigt. Die Folge sind Wechsel zu einem reflexhaften, emotionalen Reaktionsmodus. Die Funktion des PFC wird somit durch Katecholamin-Exzesse gehemmt und dadurch die Vulnerabilität gesteigert (Arnsten, 2009).

Die Freisetzung der Katecholamine erfolgt dabei entsprechend dem Erregungszustand (= Arousal) durch Stimulation von Orexin-Neuronen (im Hypothalamus), welche die Freisetzung von Noradrenalin (in Locus coeruleus, Thalamus, PFC) und Dopamin (in VTA, Nucleus accumbens) anregen: Die Feuerungsrate für Katecholamine ist während des Schlafs und bei Schläfrigkeit niedrig, während wacher Phasen mittelgradig und im Stress hoch (Arnsten & Pliszka, 2011; Robbins & Arnsten, 2009).

Das serotonerge System und Resilienz

Das serotonerge System wirkt als stressinhibitorisches Netzwerk vorwiegend proresilient. Es besteht aus verschiedenen Kernen in Pons und Mittelhirn, dessen Netzwerk im gesamten ZNS wirksam ist (Berger et al., 2009; Amat et al., 2005). Akuter Stress verstärkt den Serotonin-Turnover (Feder et al., 2009). Dabei ist der Neurotransmitter Serotonin im Gegensatz zu den Katecholaminen komplex reguliert.

Verschiedene Steroidhormone, allen voran Estradiol, befördern Bildung und Stoffwechsel des Serotonins: Estradiol stimuliert die 5HTP-Decarboxylase und hemmt den Abbau des Serotonins durch die Monoaminoxidase. Bei Inflammation stimulieren proinflammatorische Zytokine wie IFN-γ, TNF und IL-6 (Wirksamkeit in absteigender Intensität) die Indoldiaminoxidase (IDO), sodass bis zu 98 % des L-Tryptophan in Kynurenine verstoffwechselt werden und nur noch ein minimaler Teil des Tryptophans in Serotonin und Folgeprodukte (z. B. Melatonin) umgewandelt wird (Myint & Kim, 2003; Dantzer et al., 2011).

Unter den Kynureninen versteht man unterschiedliche, nicht-proteinogene Aminosäuren mit z. T. entgegengesetzt wirksamen biochemischen Substraten: Während Kynurenin-Säure (als NMDA-Antagonist) und Picolinsäure als Vorstufe von NAD (Vitamin B3) neuroprotektiv wirken, sind 3-OH-Kynurenin, Anthranilsäure und Quinolinsäure (NMDA-agonistisch) neurotoxisch wirksam.

Zudem ist für eine funktionierende Stresshemmung die Präsenz der entsprechenden inhibitorisch wirksamen Rezeptoren (5-HTR_{1A}), insbesondere in Amygdala, ACC und DRN, erforderlich (Akimova et al., 2009).

Hormone und Resilienz

Hormone wirken sich meist begünstigend auf die Entwicklung von Resilienz aus, ein Hormonmangel kann die proresiliente Funktion entsprechend abschwächen:

- **Estradiol** ist als essenzieller Promotor für die Beförderung der Serotonin-Biosynthese und wegen seiner leicht antiinflammatorischen Wirkung durch zelluläre Hemmung des proinflammatorischen Transkriptionsfaktors NF-kB proresilient wirksam.
- **Testosteron** (T) und insbesondere das biologisch freie Testosteron wirken in Abhängigkeit von der Cortisol(C)-Konzentration: Ein hoher T/C-Quotient ist durch die Steigerung von reaktiver Aggression im Sinne der »Kampf«-Einstel-

Tab. 2-2 Neuro-biochemische Resilienzfaktoren

ZNS-Faktoren	• NPY: anxiolytische Effekte • Serotonin (5-HT) und 5-HTR1A: Stressbremse in Amygdala, ACC, DRN • BDNF: bedeutsam für Neuroplastizität • CRF: stimuliert ultraschnell NA • Noradrenalin: Hemmung von PFC, Verstärkung von Amygdala (Angst, Panik) • Dopamin: PFC – Nucleus accumbens (Reward-Kreis)
HHN-Achse	• Cortisol = antiresilient: Suppression von CRH, abhängig von GR-Aktivität • DHEA(S) = proresilient: blockiert Cortisol – GR-Wirkung = Verhaltensmodulation
Estradiol	• = proresilient, essenziell für die Serotonin-Biosynthese • antiinflammatorisch
Testosteron	• Hoher Quotient von freiem Testosteron/Cortisol (fT/C-Qu) = antiresilient (Steigerung von reaktiver Aggression und »Kampf«) • Niedriger fT/C-Qu = »Flucht«-fördernd
Oxytocin	• Oxytocin mindert aggressive Impulse

lung eher antiresilient, während ein niedriger T/C-Quotient als »Flucht«-fördernder Effekt eher resilient wirkt (Montoya et al., 2012). Auch Serotonin mindert die aggressionsfördernde Wirkung von Testosteron (Birger et al., 2003).
- **Oxytocin** mindert stressorische und aggressive Impulse (Russo et al., 2012).
- **DHEAS** wirkt als Antagonist des stressassoziierten Cortisols proresilient (Morgan et al., 2004).
- **Cortisol** wirkt in höherer Konzentration resilienzmindernd, hervorgerufen durch den Verlust der Wirksamkeit des Glucocorticoid-Rezeptors. Dementsprechend ist ein möglichst hoher DHEAS/C-Quotient proresilient zu bewerten (Terburg et al., 2009; ► Tab. 2-2).

2.1.3 Vulnerabilität als Ursache psychischer und neurodegenerativer Erkrankungen

Psychische Erkrankungen wie Posttraumatische Belastungsstörung (PTBS), Depression, Angst-/Panik-Störungen und neurodegenerative Erkrankungen (Morbus Alzheimer, Morbus Parkinson etc.) entwickeln sich häufig auf dem Boden von Vulnerabilität in mehreren pathophysiologischen Stufen (► Abb. 2-2).

Grundlage für die Entwicklung ist die individuelle *Prädisposition*, bestimmt durch Gene, epigenetische Faktoren und Umwelt.

Psychosoziale und/oder physische Stressbelastungen, (»Hits« = Einschläge) beanspruchen und verletzen die Stressverarbeitung, beschädigen die stressinhibitorischen und resilienzrelevanten neuralen Netze und erhöhen die »Stressvulnerabilität« und damit das Risiko für die Entwicklung von psychischen Erkrankungen. Unter »Hits« werden unterschiedliche psychosoziale und physische Stressoren wie negative Lebensereignisse (NLE) in Kindheit und Adoleszenz, Stressereignisse als Erwachsener, physische und seelische Traumen, Wirkung von Umwelttoxinen, Verletzungen usw. zusammengefasst. Sämtliche Faktoren führen zu einer Steigerung der Vulnerabilität bei gleichzeitigem Verlust von Resilienz (Daskalakis et al., 2013).

Bei Übersteigen einer individuellen Grenze sind *psychische Erkrankungen* wie Depression, Angst-/Panik-Störungen, Essstörungen, somatoforme Störungen, Sucht etc. die Folge.

Zusätzlich führen der Alterungsprozess und/oder chronische physische Erkrankungen (Diabetes Typ 2, Hypertonie, Durchblutungsstörungen, chronische Inflammation) zu weiteren pathologisch-anatomischen Läsionen des ZNS mit Funktionsverlust und/oder Zelluntergang und befördern damit schließlich die Entwicklung zu *neurodegenerativen Erkrankungen* (Morbus Alzheimer, Morbus Parkinson).

Negative Lebensereignisse oder früher Lebensstress (ELA = early life adversity, NLE = negative life event) sind neben physischem und molekularem Stress nachhaltig wirkende Stressereignisse. Bedingt durch epigenetische Veränderungen am GR-Gen und/oder Fehlen der Endocannabinoid-Hemmung können Stressereignisse zur Maladaptation mit erhöhter Funktion der HHN-Achse führen. Als Folge entsteht eine permanente Überaktivität der HHN-Achse mit deut-

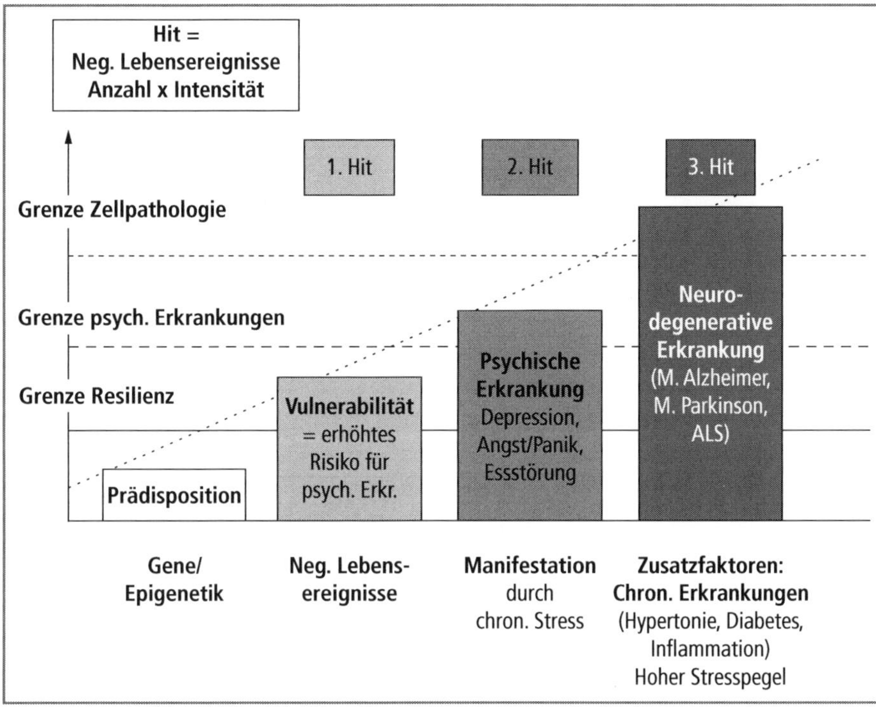

Abb. 2-2 Zunahme der Anzahl verschiedener stressorischer Ereignisse (oder »Hits«) führt zur Manifestation von graduell unterschiedlichen psychischen, psychiatrischen und/oder neurodegenerativen Folgeerkrankungen. Dabei ist sowohl die Anzahl als auch der Schweregrad der neuropsychischen »Hits« in Form von Stressbelastungen individuell unterschiedlich und hängt sowohl von genetischer Prädsiposition als auch von Persönlichkeitsapekten und Umweltkonstellationen ab (modif. nach Daskalakis, 2013).

licher Steigerung der Cortisol-Konzentrationen und entsprechender Beförderung psychischer Erkrankungen (Turecki, 2014).

Die **Vulnerabilität** mit Überaktivität der Stressachsen wird im Wesentlichen moduliert und zum Teil charakterisiert durch (Feder et al., 2009):

- Genetik und Epigenetik des neurobiologischen Prozesses (Weaver et al., 2004).
- Anzahl und Intensität des entsprechenden Traumas bzw. der Traumen oder Lebensereignisse (Kolassa et al., 2010; Wilker & Kolassa, 2013).
- Suboptimales Stressmanagements als Erwachsener, mit hohem Angstlevel durch erhöhte CRH-Werte
- Höhere Aktivität des Locus coeruleus (mit deutlicher Überexpression von Noradrenalin).
- Reduktion des Hippocampus-Volumens mit höherer Amygdala-Aktivität

2.1.4 Erfassung von Resilienz

Als Konsequenz des bisherigen Wissens zu Resilienz und Stressvulnerabilität ist es klinisch sinnvoll, durch psychometrische und/oder biologische Tests die Qualität der neuro-psychischen Resilienz vs. Stressvulnerabilität zu objektivieren. Im Rahmen eines methodischen Skalenvergleichs (Windle et al., 2011) wurden vier Resilienzskalen (RSA 37 und RSA 33, Conner-Davidson-Resilience-Scale [CD-RSC] und die Breathe-Resilience-Scale [BRS]) als klinisch geeignet eingestuft.

In einer Studie mit psychometrischen Analysen und Bestimmung von Cortisol und DHEAS im Speichel war nur der DHEAS-Wert, nicht jedoch Cortisol bzw. der DHEAS/Cortisol-Ratio zur individuellen Resilienz korreliert. Eine hohe Resilienzausprägung korrelierte negativ mit depressiver Symptomatik, Angststörung und frühem Lebensstress und positiv mit Selbstwirksamkeit, Optimismus, sozialer Unterstützung und Wohlbefinden (Petros et al., 2013).

Der einzige deutschsprachige Resilienzfragebogen basiert auf der »Resilience Scale« von Wagnild und Young (1993). Diese Skala wurde in einer deutschen Version sowohl in der Gesamtskala mit 25 Items als auch später mit 13 und 11 Items als verlässliches Messinstrument zur Erfassung der psychischen Widerstandsfähigkeit einer Person ermittelt (Leppert et al., 2008).

Um eine möglichst aussagefähige Diagnostik der individuellen Resilienz vs. Stressvulnerabilität zu erreichen, sollten unterschiedliche qualitative Parameter von Genetik, der Stresssuszeptibilität sowie Parameter von Inflammation einbezogen werden (► Tab. 2-3).

Tab. 2-3 Neurobiologische Resilienzbestimmung

Genetik	• 5-HTTLRP • COMT/MAO-A
Parameter der Stresssuszeptibilität	• IST (evtl erweitert PHQ, PSQI) • Cortisol-TP (AUC, slope) • Neurotransmitter 2. MU (Serotonin, NA, DA, NA/Ser-ratio, Glutamat, GABA) • DHEAS, Testosteron (Mann), Estradiol (Frau) (Saliva/Serum) • BDNF (Serum) • Vagotonus (HRV)
Inflammationsmarker	• CRP hs, IL-6, TNF, IL-1β, IL-8 • Evtl. Virus-Serologie (EBV, HHV-6, CMV, Coxsackie, Borelliose)

Gleichzeitig kann man durch Messung von Vulnerabilitätsfaktoren, wie psychischem Stress, negativen Lebensereignisse, dauerhaftem beruflichem oder persönlichem Erwachsenenstress, und durch die Messung bestimmter biologisch-somatischer Parameter, wie Neurotransmitter (Noradrenalin, Serotonin), Cortisol, DHEAS und BDNF im Speichel oder Serum, sowie die anamnestische Erfassung von existierenden Erkrankungen, wie Diabetes, Inflammation, bakterielle/virale Erkrankungen sowie psychische und physische Traumen bzw. Operationen ein komplexes Bild von Resilienz und/oder Vulnerabilität beschreiben. Auf diese Weise ist es möglich, präventive Konzepte und gezielte Maßnahmen zur Gesundheitsförderung zu entwickeln.

Literatur

Aichinger A (Hrsg) (2011). Resilienzförderung mit Kindern: Kinderpsychodrama Band 2. VS Verlag für Sozialwissenschaften, Springer Fachmedien, Wiesbaden.

Akimova E, Lanzenberger R, Kasper S (2009). The serotonin-1 A receptor in anxiety disorders. Biol Psychiatry 66:627 – 35.

Alexander DA, Klein S (2001). Ambulance personnel and critical incidents: Impact of accident and emergency work on mental health and emotional well-being. British Journal of Psychiatry; 178:76 – 81.

Antonovsky A (1979). Health, stress, and coping. New perspectives on mental and physical well-being, San Francisco.

Amat J, Baratta MV, Paul E, Bland ST, Watkins LR, Maier SF. (2005). Medial prefrontal cortex determines how stressor controllability affects behavior and dorsal raphe nucleus. Nature Neurosci; 8:365 – 71.

Arnsten AFT (2009). Stress signalling pathways that impair prefrontal cortex structure and function. Nature Rev Neuroscience; 10:410 – 22.

Arnsten AFT, Pliszka SR (2011). Catecholamine influences on prefrontal cortical function: Relevance to treatment of attention deficit/hyperactivity disorder and related diosorders. Pharmacology, Biochemistry and Behavior; 99:211 – 6.

Berger M, Gray JA, Roth BL (2009). The expanded biology of serotonin. Annu Rev Med; 60:355 – 66.

Binder EB, Bradley RG, Liu W, Epstein MP, Deveau TC, Mercer KB, Tang Y, Gillespie CF, Heim CM, Nemeroff CB, Schwartz AC, Cubells JF, Ressler KJ (2008). Association of FKBP5 polymorphisms and childhood abuse with risk of posttraumatic stress disorder symptoms in adults. JAMA. 299:1291 – 305.

Berndt C (2013). Resilienz. Das Geheimnis der psychischen Widerstandskraft. DTV premium.

Birger M, Swartz M, Cohen D, Alesh Y, Grishpan C, Kotel R (2003). Aggression: The testosterone-serotonin link. IMAJ; 5:653 – 8.

Bonanno GA (2004). Loss, trauma and human resilience: Have we underestimated the human capacity to thrive after extremely aversive events? Am Psychologist 2004; 59:20 – 8.

Bonanno GA, Galea S, Bucciarello A, Vlahov D (2007). What predicts psychological resilience after disaster? The role of demographics, resources and life stress. J Consulting and Clin Psychology; 75:671 – 82.

Cannon WB (1915). Anger, hunger, anxiety and pain. In: Uexküll T (ed). Physiologie der Emotionen. Urban & Schwarzenberg, München, Berlin, Wien.

Caspi A, Sugden K, Moffitt TE, Taylor A, Craig IW, Harrington H, McClay J, Mill J, Martin J, Braithwaite A, Poulton R (2003). Influence of life stress on depression: Moderation by a polymorphism in the 5-HTT gene. Science; 301:386 – 9.

Charney DS (2004). Psychobiological mechanisms of resilience and vulnerability: Implications for successful adaptation to stress. Am J Psychiatry; 161:196 – 216.

Cosco TD, Prina AM, Perales J, Stephan BCM, Brayne C (2014). Operational definitions of successful aging: a systematic review. International Psychogeriatrics, 26 (3), 373 – 381.

Dantzer R, O'Connor JC, Lawson MA, Kelley KW (2011). Inflammation-associated depression: from serotonin to kynurenin. Psychoneuroendocrinol; 36:426 – 36.

Daskalakis NP et al. (2013). The three-hit concept of vulnerability and resilience: Toward understanding adaption to early-life adversity outcome. Psychoneuroendocrinology; 38:1858 – 73.

DiBartolo MC, Soeken KL (2003). Appraisal, coping, hardiness, and self-perceived health in community-dwelling spouse caregivers of persons with Dementia. Research in Nursing & Health; 26(6):445 – 458.

Donner J et al. (2012). Support for involvement of glutamate decarboxylase 1 and neuropeptide Y in anxiety susceptibility. Am J Med Genet B Neuropsychiatr Genet; 159B:316 – 27.

Eschleman KJ, Bowling NA, Alarcon GM (2010). A meta-analytic examination of hardiness. International Journal of Stress Management; 17(4):277 – 307.

Farber EW, Schwartz JAJ, Schaper PE, Moonen DJ, McDaniel JS (2000). Resilience factors associated with adaptation to HIV disease. Psychosomatics: Journal of Consultation Liaison Psychiatry; 41(2):140 – 146.

Feder A, Nestler EJ, Charney DS (2009). Psychobiology and molecular genetics of resilience. Nature Rev Neuro; 10:446 – 57.

Fossion P, Leys C, Kempenaers C, Braun S, Verbanck P, Linkowski P (2013). Depression, anxiety and loss of resilience after multiple traumas: an illustration of a mediated moderation model of sensitization in a group of children who survived the Nazi Holocaust. Journal of Affective Disorders, 151 (3), 973 – 9.

Fredrickson BL (2001). The role of positive emotions in positive psychology: The broaden-and-build theory of positive emotions. Am Psychol 56:218 – 26.

Gillespie CF, Phifer J, Bradley B, Ressler KJ (2009). Risk and resilience: Genetic and environmental influences on development of the stress response. Depress Anxiety; 26:984 – 92.

Gillham JE, Reivich KJ, Freres DR, Chaplin TM, Shatté AJ, Samuels B, Elkon AGL, Litzinger S, Lascher M, Gallop R, Seligman MEP (2007). School-based prevention of depressive symptoms: A randomized controlled study of the effectiveness and specificity of the penn resiliency program. Journal of Consulting and Clinical Psychology; 75(1):9 – 19.

Gooding PA, Hurst A, Johnson J, Tarrier N (2012). Psychological resilience in young and older adults. International Journal of Geriatric Psychiatry. 27 (3), 262 – 270.

Greve W, Staudinger UM (2006). Resilience in later adulthood and old age: Resources and potentials for successful aging. In Cicchetti D, Cohen A (Hrsg.), Developmental Psychopathology (S. 796 – 840). New Jersey: John Wiley Sons, Inc.

Grotberg EH (2011). Anleitung zur Förderung der Resilienz von Kindern – Stärkung des Charakters. In: Zander M (Hrsg). Handbuch Resilienz-Förderung. VS Verlag für Sozialwissenschaften, Springer Fachmedien, Wiesbaden Group, S. 51.

Hardy SE, Concato J, Gill TM (2004). Resilience of community-dwelling older persons. J Am Geriatr Soc.; 52(2):257 – 62.

Hildon Z, Montgomery SM, Blane D, Wiggins RD, Netuveli G (2009). Examining Resilience of Quality of Life in the Face of Health-Related and Psychosocial Adversity at Older Ages: What is «Right« About the Way We Age? The Gerontologist. 50 (1): 36 – 47.

Holt-Lunstad J, Smith TB, Layton JB (2010). Social relationships and mortality risk: A meta-analytic review. PLoS Medicine; 7:Article e1000316.

Hystad SW, Eid J, Brevik JI (2011). Effects of psychological hardiness, job demands, and job control on sickness absence: A prospective study. Journal of Occupational Health Psychology; 16(3):265 – 278.

Jeste DV, Savla GN, Thompson WK, Vahia IV, Glorioso DK, Martin AS, Palmer BW, Rock D, Golshan S, Kraemer HC, Depp CA (2013). Association Between Older Age and More Successful Aging: Critical Role of Resilience and Depression. The American Journal of Psychiatry, 170 (2), 188 – 196.

Karatoreos IN, McEwen BS (2013). Annual Research Review: The neurobiology and physiology of resilience and adaptation across the life course. J Child Psychol Psychiatry 54:337 – 47.

Karg K, Burmeister M, Shedden K, Sen S (2011). The serotonin transporter variant (5-HTTLPR), stresds and depression meta-analysis revisited: Evidence of genetic moderation. Arch Gen Psychiatry; 68:444 – 54.

Kiecolt-Glaser JK, Loving TJ, Stowell JR, Malarkey WB, Lemeshow S, Dickinson SL, Glaser R (2005). Hostile marital interactions, proinflammatory cytokine production, and wound healing. Archives of General Psychiatry; 62:1377 – 1384.

Kobasa SC (1979). Stressful life events, personality, and health – Inquiry into hardiness. Journal of Personality and Social Psychology; 37(1):1 – 11.

Kolassa I-T, Kolassa S, Ertl V, Papassotiropoulos A, de Quervain DJ-F (2010). The risk of Posttraumatic Stress Disorder after trauma depends on traumatic load and the Catechol-O-Methyltransferase Val158Met polymorphism. Biol Psychiatry; 67:304 – 8.

Kruse A (2015). Resilienz bis ins hohe Alter. Heidelberg: Springer.

Lamond AJ, Depp CA, Alliso M, Langer R, Reichstadt J, Moore DJ, Golshan S, Ganiats TG, Jeste DV (2009). Measurement and predictors of resilience among community-dwelling older women. Journal of Psychiatric Research, 43 (2), 148 – 154.

Lazarus RS (1966). Psychological stress and the coping process. McGrawHill, New York.

Leppert K, Gunzelmann T, Schumacher J, Strauß B, Brähler E (2005) Resilienz als protektives Persönlichkeitsmerkmal im Alter. Psychotherapie – Psychosomatik – Medizinische Psychologie, 55 (8), 365 – 369.

Leppert K, Koch B, Brähler E, Strauß B (2008). Die Resilienzskals (RS) – Überprüfung der Langform und einer Kurzform RS-13. Klin Diagnostik u Evaluation; 1:226 – 43.

Li J, Theng YL, Foo S (2015). Does psychological resilience mediate the impact of social support on geriatric depression? An exploratory study among Chinese older adults in Singapore. Asian Journal of Psychiatry, 14, 22 – 27.

Lim ML, Lim D, Gwee X, Nyunt MS, Kumar R, Ng TP (2015). Resilience, stressful life events, and depressive symptomatology among older Chinese adults. Aging Ment Health; 19(11):1005 – 14.

Lösel F, Bender D (1999). Bielefelder Invulnerabilitätsstudie: Von generellen Schutzfaktoren zu differentiellen protektiven Prozessen: Ergebnisse und Probleme der Resilienzforschung. In Opp G, Fingerle M, Freytag A (Hrsg.), Was Kinder stärkt. Erziehung zwischen Risiko und Resilienz). Reinhard, München, S. 37 – 58.

Manierre M (2018). Successful Present, Successful Future? Assessment of a Nonbinary Model of Successful Aging. Gerontologist, 00 (00), 1 – 11.

Mehta M, Whyte E, Lenze E, Hardy S, Roumani Y, Subashan P, Huang W, Studenski S (2008). Depressive symptoms in late life: associations with apathy, resilience and disability vary between young-old and old-old. International Journal of Geriatric Psychiatry, 23 (3), 238 – 243.

Montoya ER, Terburg D, Bos PA, van Honk J (2012). Testosterone, cortisol, and serotonin as key regulators of social aggression: a review and theoretical perspective. Motiv Emot; 36:65 – 73.

Morgan C et al. (2004). Relationship among plasma dehydroepiandrosterone sulfate and cortisol levels, symptoms of dissociation, and objective performance in humans exposed to acute stress. Arch Gen Psychiatr; 61:819 – 25.

Müller KE (2012). Erschöpfung aus Sicht der klinischen Umweltmedizin. Umwelt medizin gesellschaft; 25:28 – 33.

Müller K (2013). Stressregulation und Mitochondrienfunktion. Zs f Orthomol Med; 1:9 – 13.

Myint AM, Kim YK (2003). Cytokine-serotonin interaction through IDO: a neurodegeneration hypothesis of depression. Med Hypotheses; 61:519 – 25.

Petros N, Opacka-Juffry J, Huber JH (2013). Psychometric and neurobiological assessmet of resilience in a non-clinical sample of adults. Psychoneuroendocrinol 38:2099 – 108.

Pezawas L, Meyer-Lindenberg A, Drabant EM, Verchinski BA, Munoz KE, Kolachana BS, Egan MF, Mattay VS, Hariri AR, Weinberger DR (2005). 5-HTTLPR polymorphism impacts human cingulate-amygdala interactions: a genetic susceptibilitzy mechanism for depression. Nat Neurosci; 8:828 – 34.

Rabl U, Meyer BM, Diers K, Bartova L, Berger A, Mandorfer D, Popovic A, Scharinger C, Huemer J, Kalcher K, Pail G, Haslacher H, Perkmann T, Windischberger C, Brocke B, Sitte HH, Pollak DD, Dreher J-C, Kasper S, Praschak-Rieder N, Moser E, Esterbauer H, Pezawas L (2014). Additive gene-environment effects on hippocampal structure in healthy humans. J Neurosci 34:9917 – 26.

Resnick B, Klinedinst NJ, Yerges-Armstrong L, Choi EY, Dorsey SG (2015). The Impact of Genetics on Physical Resilience and Successful Aging. Journal of Aging and Health, 27 (6), 1084 – 1104.

Robbins TW, Arnsten AFT (2009). The Neuropsychology of fronto-executive function: Monoaminergic modulation. Annu Rev Neurosci; 32:267 – 87, 2009.
Russo SJ, Murrough JW, Han M-H, Charney DS, Nestler EJ (2012). Psychobiology of resilience. Nature Neurosci; 15:1475 – 84.
Rutter M (2008). Developing concepts in developmental psychopathology. In Hudziak JJ (Hrsg.), Developmental psychopathology and wellness: Genetic and environmental influences (S. 3 – 22). Washington, DC: American Psychiatric Publishing.
Rutter M (2012). Resilience as a dynamic concept. Development and Psychopathology; 24:335 – 44.
Rutter M, English and Romanian Adoptees (ERA) study team (1998). Developmental catch-up, and deficit, following adoption after severe global early privation. J Child Psychol Psychiat; 39:465 – 76.
Schumacher J, Leppert K, Gunzelmann T, Strauß B, Brähler E (2005). Die Resilienzskala – Ein Fragebogen zur Erfassung der psychischen Widerstandsfähigkeit als Personmerkmal. Zeitschrift für Klinische Psychologie, Psychiatrie und Psychotherapie, 53 (1), 16 – 39.
Shatté AJ (1996). Prevention of depressive symptoms in adolescents: Issues of dissemination and mechanisms of change (Doctoral dissertation, University of Pennsylvania, 1997) Dissertation Abstracts International; 57:7236.
Siebert A (2005). The Resiliency Advantage: Master Change, thrive under pressure, and bounce back from setbacks. Berrett-Koehler Publishers, San Francisco.
Southwick SM, Vythilingam M, Charney DS (2005). The psychobiology of depression and resilience to stress: implications for prevention and treatment. Annu Rev Clin Psychol 1:255 – 91.
Southwick SM, Charney DS (2012). The science of resilience: Implications for the prevention and treatment of depression. Science 338:79 – 82.
Staudinger UM, Greve W (2001). Resilienz im Alter. In Deutsches Zentrum für Altersfragen (Hrsg.), Personale, gesundheitliche und Umweltressourcen im Alter: Expertisen zum Dritten Altenbericht der Bundesregierung (S. 95 – 144). Wiesbaden: Verlag für Sozialwissenschaften.
Steptoe A, Hamer M, Chida Y (2007). The effects of acute psychological stress on circulating inflammatory factors in humans: A review and meta-analysis. Brain, Behavior, and Immunity; 21:901 – 912.
Terburg D, Morgan B, van Honk J (2009). The testosterone-cortisol ratio: a hormonal marker for proneness to social aggression. Int J Law and Psychiatry; 32:216 – 23.
Thompson RA (2011). Emotion and emotion regulation: two sides of the developing coin. Emotion Review; 3:53 – 61.
Turecki G (2014). The molecular bases of the suicidal brain. Nature Rev Neurosci; 15:802 – 16
Vahia IV, Meeks TW, Thompson WK, Depp CA, Zisook S, Allison M, Judd LL, Jeste DV (2010). Subthreshold Depression and Successful Aging in Older Women. The American Journal of Geriatric Psychiatry, 18 (3), 212 – 220.
van Kessel G (2013). The ability of older people to overcome adversity: a review of the resilience concept Geriatr Nurs; 34(2):122-7.
Vythilingam M, Heim C, Newport J, Miller AH, Anderson E, Bronen R, Brummer M, Staib L, Charney DS, Nemeroff CB, Bremner JD (2002). Childhood trauma associated with smaller hippocampal volume in women with major depresion. Am J Psychiatry; 159:2072 – 80.
Wagnild GM, Young HM (1993). Development and psychometric evaluation of the Resilience Scale. J Nurs Meas; 1:165 – 78.
Wagnild GM (2003). Resilience and successful aging: comparison among low and high income older adults. J Gerontological Nursing 29:42 – 49.
Weaver ICG et al. (2004). Epigenetic programming by maternal behavior. Nature Neurosci; 7:847 – 54.
Wermelinger Ávila MP, Lucchetti AL, Lucchetti G (2017). Association between depression and resilience in older adults: a systematic review and meta-analysis Int J Geriatr Psychiatry; 32(3):237-246.

Werner EE (1971). The children of Kauai: a longitudinal study from the prenatal period to age ten. Honolulu: University of Hawaii Press.
Wilker S, Kolassa I-T (2013). The formation of a neural fear network in Posttraumatic Stress Disorder: Insights from molecular genetics. Clin Psychology Scienc; 1:452 – 69.
Windle G, Markland DA, Woods RT (2008). Examination of a theoretical model of psychological resilience in older age. Aging Ment Health; 12(3):285-92.
Wu G, Feder A, Cohen H, Kim JJ, Calderon S, Charney DS, Mathe AA (2013). Understanding resilience. Front Behav Neurosci; 7:1 – 15.

2.2 Psychosozialer Stress, Immunsystem und Depression

2.2.1 Einleitung

Eine Vielzahl von Studien und Metaanalysen haben inzwischen ein hohes Evidenzniveau geschaffen, welches dafür spricht, dass psychosoziale Stressereignisse, welche insbesondere durch negativ erlebte zwischenmenschliche Interaktionen zustande kommen (wie z. B. Vernachlässigung, Mobbing, soziale Zurückweisung, Partnerverlust, Misshandlung), zu den stärksten Wirkfaktoren bei der Entwicklung funktionell neurologischer Störungen und depressiver Erkrankungen gehören. Im Folgenden werden die neuroimmunologischen Mechanismen dargestellt, welche im Zusammenwirken mit negativen psychosozialen Erfahrungen zur Aktivierung biologischer Prozesse führen, welche sich auf phänomenaler Ebene als Befindlichkeitsstörungen äußern, an deren Endstrecke eine klinisch manifeste Depression stehen kann.

Entsprechend einem biopsychosozialen Modell der Depression können psychosoziale Erfahrungen, die als sozial bedrohlich erlebt werden, modulierend auf unser Immunsystems wirken und sind damit an der Entstehung und Aufrechterhaltung von Entzündungsprozessen beteiligt, welche ihrerseits im Sinne eines Rückkoppelungsmechanismus über die Einwirkung auf affektregulierende Hirnnetzwerke auf unsere Stimmung einwirken. Hierbei können die an der Immunantwort beteiligten Entzündungsmediatoren (proinflammatorische Zytokine) wiederum durch die proinflammatorische Hochregulierung der Immunantwort tiefgreifende Verhaltensänderungen hervorrufen. Diese sind durch typische Symptome wie Stimmungstief, Anhedonie, Müdigkeit, psychomotorische Verlangsamung und sozialen Rückzug – und damit durch depressionstypische Symptome – gekennzeichnet. Grundsätzlich kann diese Symptomkonstellation als evolutionär vorteilhafte und deshalb »konservierte« biologische Reaktion interpretiert werden, deren evolutiver Wert im Überleben bei physischen Verletzungen oder bei psychisch als Bedrohung empfundenen Situationen liegt. Da diese Art der Reizbeantwortung sowohl durch tatsächlich vorhandene als auch durch psychologisch als bedrohlich empfundene Reize vermittelt wird, können ungünstige psychosoziale Rahmenbedingungen, insbesondere wenn sie längerfristig fortbestehen, zu einem zunehmend proinflammatorischen Phänotyp (d. h. zu einem proinflammatorischen Shift des Immuntranskriptoms) führen, welcher per se die Entstehung einer Depression oder Depressionsrezidive bei entsprechender genetischer Vulnerabilität befördert.

Zugleich lassen sich anhand dieses Entstehungsmodells Symptome erklären, welche über die Depression hinaus auch bei anderen somatischen Erkrankungen vorzufinden sind und welche direkt oder indirekt mit immunologischen Veränderungen einhergehen (als Beispiele seien die rheumatoide Arthritis, chronische Schmerzsyndrome, metabolisches Syndrom, Herz-Kreislauf-Erkrankungen sowie neurodegenerative Prozesse genannt). Neben der Pathogenese der Depression bietet dieser evolutionäre, biopsychosoziale Ansatz auch Erklärungsmöglichkeiten für deren häufige Rekurrenz und den Zusammenhang zu stressbezogenen Lebensperioden sowie der Komorbidität von Angststörungen, insbesondere im Vorfeld depressiver Erkrankungen. Schließlich lassen sich aus diesem Modell auch neuroinflammationsbasierte primär- und sekundärpräventive Ansätze ableiten.

2.2.2 Das Immunsystem bei Depression

Die Grundfunktionen des Immunsystems sind ausführlich im ▶Kap. 1.5.3 beschrieben.

Das Immunsystem ist an der Koordination der organischen Reaktion auf körperliche Verletzungen und Infektionen beteiligt und besteht aus einem komplexen Zusammenwirken verschiedener Zellen und Signalpeptiden, wobei diese Abwehr auf unterschiedlichen Ebenen stattfindet. So werden potenzielle Erreger bereits im Mundraum durch den Speichel und die Schleimhäute neutralisiert. Gelingt ihnen trotz dieser primären Barriere dennoch ein weiteres Vordringen, stellen sich den Fremdkörpern hoch spezialisierte Abwehrzellen entgegen. Je nachdem, welche Bestandteile der Immunabwehr hierbei aktiviert werden, spricht man von einer unspezifischen oder spezifischen Immunabwehr.

Insbesondere bei den stressassoziierten Erkrankungen scheint die Immunantwort sowohl quantitativ als auch qualitativ verändert zu sein. Dies lässt sich am Beispiel des Zusammenhangs zwischen der Depression und der damit verbundenen, an der Steuerung der Inflammation beteiligten Prozesse zeigen. Hierbei spielt die Kommunikation zwischen der Peripherie und dem Gehirn eine besondere Rolle.

Kommunikationswege zwischen entzündlichen Zytokinen und dem Gehirn

Proinflammatorische Zytokine kommunizieren mit dem Gehirn und können auf diesem Wege die neuronale Aktivität verändern. Dies kann sowohl über zelluläre als auch über molekulare oder neuronale Mechanismen erfolgen. Da Zytokine relativ große Proteine sind, können sie zwar die Blut-Hirn-Schranke nicht effizient über passive Transportmechanismen überqueren, jedoch können sie (a) über die circumventrikulären Organe (Bereiche, in denen die Blut-Hirn-Schranke entweder unvollständig oder durchlässig ist) dennoch in das zentrale Nervensystem eintreten, (b) durch Bindung an das zerebrale vaskuläre Endothel mit dem Gehirn kommunizieren, was die Freisetzung von Second Messengern und die

Induktion der lokalen Zytokinaktivität im Gehirn befördert, und (c) durch aktive Transportmechanismen die Blut-Hirn-Schranke überwinden (Schiepers et al., 2005).

Neuronale Transportwege spielen ebenfalls eine entscheidende Rolle bei der Verknüpfung von Immunsystem und Gehirn. So gibt es im ganzen Körper afferente Nervenfasern, die durch proinflammatorische Zytokine stimuliert werden können. Tatsächlich induziert die afferente Nervenaktivierung als Reaktion auf entzündliche Signale in der Peripherie die Freisetzung von proinflammatorischen Zytokinen im Gehirn (Watkins & Maier, 2000), womit eine bidirektionale Kommunikation zwischen peripherer Zytokinaktivität und dem Gehirn ermöglicht wird, da umgekehrt das Gehirn seinerseits die entzündliche Aktivität im ganzen Körper über die zuvor beschriebenen Mechanismen (SNS-bezogene β-adrenerge Stimulation und HHN-bezogene Glucocorticoid-Aktivierung) modulieren kann.

Die systemische Entzündung

Die Entzündungsreaktion ist eine komplexe, hochadaptive Antwort des Organismus auf potenzielle Pathogene. Hierbei hängt deren genomische Regulierung von der Art des pathogenen Agens ab, welches es abzuwehren gilt. Bei extrazellulären Pathogenen (wie Bakterien) werden die intrazellulären Transkriptionsfaktoren NF-kB und das Aktivatorprotein 1 (AP-1) aktiviert. Diese Transkriptionsfaktoren induzieren die Expression von proinflammatorischen Immunantwort-Genen wie Interleukin-1β (IL-1B), Interleukin-6 (IL-6), Interleukin-8 (IL-8) und TNF, was zu einer erhöhten Produktion der jeweiligen proinflammatorischen Zytokine führt. Dagegen werden bei intrazellulären Pathogenen (z. B. ein Virus) andere Transkriptionsfaktoren wie IFN-regulatorische Faktoren aktiviert. Diese aktivieren ihrerseits antivirale Immunantwort-Gene wie Typ-I-IFN-Gene, die wiederum zu einer Produktion von proinflammatorischen Zytokinen führt. Letztlich führen extrazelluläre Signale unabhängig vom Aktivierungsweg zu einer Aktivierung von Transkriptionsfaktoren, welche ihrerseits Immunantwort-Gene aktivieren, die wiederum zur Produktion von entzündlichen Zytokinen führen.

Die Steuerung der Entzündungsreaktion im Zentralnervensystem

Im Zentralnervensystem wird die entzündliche Aktivität durch hirnspezifische Prozesse geregelt. Diese neuroinflammatorischen Mechanismen erlauben es, über das angeborene Immunsystem den Organismus auf potenzielle Gefahren vorzubereiten, die zu einer Infektion führen könnten, indem eine antizipatorische Umverteilung der angeborenen Immunzellen an den Stellen einer möglichen Verletzung oder Infektion erfolgt. Hierzu reagieren Immunantwort-Gene auf chemische Signale, die auf ein erhöhtes Risiko für eine wundbedingte bakterielle Infektion hindeuten.

Evolutionsgeschichtlich resultierten diese sozial-ökologischen Bedrohungen mit potenzieller physischer Schädigungsgefahr im Wesentlichen aus Fressfeinden und anderen umweltgebundenen Gefahrenquellen, wie z. B. Rang- und Paarungskonkurrenten. Diese ursprünglich auf die Abwehr einer physischen Bedrohung ausgerichtete angeborene Reaktion des Immunsystems hat unter phylogenetischer Betrachtung das Überleben garantiert und sich folglich evolutionsgeschichtlich konserviert. Dementsprechend wird sie auch unter aktuellen Bedingungen trotz veränderter sozio-ökologischer Bedingungen bei drohender Gefahr zuverlässig aktiviert. Hierbei sind nach wie vor soziale Konflikte, negative Bewertung, Ablehnung, Vernachlässigung, Isolation oder Ausschluss effektive Auslöser, wenngleich diese unter heutigen Bedingungen ihr »physisches Schädigungspotenzial« im Rahmen von Zivilisations- und Sozialisationsprozessen verloren haben. Hierdurch ergibt sich ein Ungleichgewicht zwischen hochkonservierter, auf die Vermeidung einer von Fressfeinden und sozialen Konkurrenten ausgehenden körperlichen Gefahr ausgerichteten Antwort einerseits und veränderten sozio-ökologischen Bedingungen andererseits, da heutzutage z. B. Konflikte im Rahmen von sozialem Konkurrenzverhalten nicht notwendigerweise mit physischer Gefahr einhergehen.

Andererseits sind durch den Zivilisationsprozess die körperlichen Gefahrenquellen zunehmend durch psychologische Widrigkeiten, also durch psychosozialen Stress, ersetzt worden. Hierdurch können die ursprünglich protektiven Effekte dieser hocheffektiven Alarmsysteme unter den aktuellen soziokulturellen Bedingungen eher schaden als nutzen. Hierbei scheint die Art der Immunreaktion die durch psychosozialen Stress ausgelöst wird, zeitabhängig zu sein. Während akuter Stress die antivirale Abwehr zu verbessern scheint (Powell et al., 2011), sind verlängerte Stressphasen und Depression mit einer reduzierten antiviralen Immunantwort assoziiert (Irwin & Miller, 2007). Unter der Annahme einer häufigeren oder chronischen, durch psychosozialen Stress verursachten proinflammatorischen Aktivierung bedeutet dies, dass die primäre angeborene Reaktion des Immunsystems auf psychosoziale Stressoren einerseits zu einer Hochregulierung von proinflammatorischen Immunantwort-Genen führt, welche ursprünglich auf die Bekämpfung von Bakterien und anderen extrazellulären Pathogenen ausgerichtet war, und zugleich eine Abwärtsregulation von antiviralen Immunantwort-Genen verursacht, welche die Abwehr intrazellulärer Pathogene wie Viren sicherstellen soll (Irwin & Cole, 2011). Während dieses Wechselspiel unseres basalen Genexpressionsprofils (das sogenannte »basale Transkriptom«) eine evolutionsbiologisch konservierte, da überlebenswichtige Transkriptionsreaktion repräsentiert, stellt die durch die heutigen Lebensumstände beförderte, chronische Aktivierung dieses Abwehrprogrammes ein erhöhtes Risiko für ein Individuum dar, sowohl langfristig empfänglicher gegenüber Virusinfektionen als auch anfälliger gegenüber entzündlichen Erkrankungen zu werden.

Hierbei sind für die Umwandlung von sozial-ökologischen Stressoren in proinflammatorische Transkriptionsprogramme zwei physiologische Signalwege relevant: Der erste Weg umfasst das Sympathische Nervensystem (SNS), der zweite erfolgt über die Hypothalamus-Hypophysen-Nebennierenrinden-Achse (HHN-Achse). Darüber hinaus gibt es Hinweise, dass das Parasympathische Nervensystem (PNS) die Immunantwort auf regionaler Ebene sowohl durch die efferenten als auch die afferenten Fasern des Vagusnervs moduliert (Dantzer & Kelley, 1989).

Die Rolle des Symphatischen Nervensystems (SNS)

Der erste Effektorweg, der die systemische Entzündung reguliert, ist das SNS. Dieser Weg ermöglicht es dem Zentralnervensystem, angeborene Immunantworten zwischen proinflammatorischen und antiviralen Phänotypen auszulenken, indem es die proinflammatorische Zytokinproduktion durch Freisetzung des Neurotransmitters Noradrenalin in periphere Gewebe sowie in primäre und sekundäre lymphatische Organe und alle anderen wichtigen Organsysteme einschließlich der Gefäße und des perivaskulären Gewebes regelt. Nach der Freisetzung moduliert Noradrenalin die Immunantwort-Gen-Transkription durch Stimulation von β-adrenergen Rezeptoren sowie durch eine α-adrenerge Aktivierung. Diese adrenerge Signalkaskade unterdrückt einerseits die Transkription von antiviralen Typ-I-IFN-Genen und reguliert andererseits die Transkription der proinflammatorischen Immunantwort-Gene IL-1, TNF und IL-6, was insgesamt zu einer Zunahme der systemischen Entzündungsaktivität führt (Grebe et al., 2010).

Die Hypothalamus-Hypophysen-Nebennierenrinden-Achse (HHN-Achse)

Der zweite Effektorweg wird über die HHN-Achse vermittelt. Unter normalen Bedingungen unterdrückt die Aktivierung der HHN-Achse die Transkription sowohl der proinflammatorischen als auch der antiviralen Immunantwort-Gene durch die Stimulierung der Freisetzung des Cortisols aus der Nebennierenrinde. Letzteres ist eine der stärksten entzündungshemmenden Substanzen des Körpers. Hierbei wird die hemmende Wirkung der Glucocorticoid-Aktivierung auf die Immunantwort-Gen-Transkription durch verschiedene Mechanismen vermittelt: Zum einen führt die Glucocorticoid-Rezeptor-Bindung an den Gen-Promotor-Sequenzen zu einer Unterbrechung der proinflammatorischen Genexpression. Andererseits induziert die Aktivierung von Glucocorticoid-Rezeptoren eine Transkription bestimmter entzündungshemmender Gene, welche die Aktivität des proinflammatorischen Transkriptionsfaktors NF-kB hemmen und die durch diesen Transkriptionsfaktor initiierte Entzündungskaskade blockieren. Schließlich können proinflammatorische Transkriptionsfaktoren wie NF-kB und AP-1 die Gen-Transkription über Protein-Protein-Wechselwirkungen antagonisieren (Irwin & Cole, 2011). Gemeinsam bewerkstelligen diese Mechanismen die Feinregulierung der Entzündungsantwort. Tatsächlich stellt diese Glucocorticoid-Rückkopplungshemmung der Immunantwort-Gen-Transkription einen physiologischen Schutzmechanismus dar, welcher eigentlich eine übermäßige Entzündungsreaktion verhindern soll. Nachteilig wird dieser Rückkoppelungsmechanismus, wie im Folgenden dargestellt wird, erst, wenn er dauerhaft aktiviert wird.

Chronische HHN-Achsen-Aktivität und Glucocorticoid-Resistenz

Während die oben beschriebene Dynamik der HHN-Achse die typische, unter normalen Bedingungen ablaufende Signalkaskade darstellt, können chronische Stressbedingungen zu einer Übersteuerung der HHN-Achse führen, die wiederum längerfristig zu einer Glucocorticoid-Resistenz führt und dann auftritt, wenn Immunzellen weniger empfindlich gegenüber den entzündungshemmenden Wirkungen von Glucocorticoiden werden, um ihre anhaltende Sekretion zu kompensieren (Schleimer, 1993). In diesem Falle entwickelt sich eine Glucocorticoid-Resistenz, in deren Folge es insgesamt zu einer Zunahme der Entzündungsaktivität kommt.

Obwohl eine Glucocorticoid-Resistenz bei Betrachtung des Wechselspiels zwischen Cortisol und proinflammatorischen Zytokinen unter gewissen Bedingungen ein adaptiver Mechanismus sein kann, führt sie unter »chronischen Bedingungen«, d. h. wenn die Exposition gegenüber tatsächlichen Bedrohungen oder als bedrohlich wahrgenommenen Gefahrenquellen persistent ist, zu einer chronischen Inflammation mit den entsprechenden Auswirkungen auf die geistige und körperliche Gesundheit. Dies zeigt sich insbesondere am Beispiel der Depression. So wurden bei depressiven Patienten im Vergleich zu gesunden Probanden höhere Gesamt-Cortisol-Konzentrationen bei entdifferenziertem Tagesspiegel gefunden, wobei 46 % der Variabilität durch die Glucocorticoid-Sensitivität erklärt werden konnte (Jarcho et al., 2013). Der Nachweis einer veränderten Glucocorticoid-Sensitivität konnte auch bei Angststörungen, Posttraumatischer Belastungsstörung, Asthma, rheumatoider Arthritis, Herz-Kreislauf-Erkrankungen, entzündlichen Darmerkrankungen, Autoimmunerkrankungen und einigen Krebsarten nachgewiesen werden (O'Donovan et al., 2013).

2.2.3 Depression

Unter einer Depression versteht man eine psychische Erkrankung, welche durch einen Zustand psychischer und physischer Niedergeschlagenheit charakterisiert ist. Zu den Hauptsymptomen gehören eine gedrückte Stimmung, Interesse- und Freudlosigkeit sowie Antriebsmangel. Weitere Nebensymptome sind kognitive Störungen, Schuldgefühle sowie eine pessimistische Zukunftsperspektive.

Daneben gibt es zahlreiche vegetative Symptome wie Appetitmangel, Libidoverlust und Schlafstörungen. Nach dem Verlauf werden entsprechend gängiger Klassifikationssysteme verschiedene Formen der Depression unterschieden. Bei der erstmals auftretenden depressiven Episode treten einige der typischen Symptome einer Depression zum ersten Mal auf und halten definitionsgemäß mindestens zwei Wochen an. Die Depression lässt sich je nach Schweregrad und Anzahl der Symptome in eine leichte, mittelgradige oder schwere Depression einteilen (Fellgiebel & Hautzinger, 2017).

Bei der rezidivierenden Depression treten diese depressiven Episoden wiederholt auf. Treten die Symptome einer Depression in geringer Zahl und leichter Ausprägung auf, spricht man von einer *dysthymen Störung*. Diese zeigen sich definitionsgemäß kontinuierlich über einen Zeitraum von mehr als zwei Jahren.

Tab. 2-4 Symptome einer Depression nach ICD-10

Hauptsymptome	Nebensymptome	Schweregrad
Depressive Stimmung in einem für den Betroffenen deutlich ungewöhnlichen Ausmaß	Klagen über oder Nachweis eines verminderten Denk- oder Konzentrationsvermögens, Unschlüssigkeit oder Unentschlossenheit	Leichte Depression: 2 HS + mind. 1 NS
Verlust von Freude und Interesse an Aktivitäten, die normalerweise angenehm waren	Unbegründete Selbstvorwürfe oder ausgeprägte, unangemessene Schuldgefühle	Mittelgradige Depression: 2 HS + 3-4 NS
Antriebsminderung und gesteigerte Ermüdbarkeit	Wiederkehrende Gedanken an den Tod oder an Suizid oder suizidales Verhalten	Schwere Depression: 3 HS + mind. 4 NS
	Verlust des Selbstvertrauens oder des Selbstwertgefühls	
	Psychomotorische Agitiertheit oder Hemmung (subjektiv oder objektiv)	
	Schlafstörungen jeder Art	
	Appetitverlust oder gesteigerter Appetit mit entsprechenden Gewichtsveränderungen	

HS: Hauptsymptom, NS: Nebensymptom (nach Dilling & Freyberger, 2016)

Ferner spricht man von einer *Anpassungsstörung*, wenn weniger zahlreiche depressive Symptome, die infolge eines einschneidenden Erlebnisses beziehungsweise einer gravierenden Lebensveränderung auftreten, nicht so lange andauern wie bei einer rezidivierenden Depression oder einer dysthymen Störung.

Schließlich spricht man von einer *bipolaren Störung*, wenn die Stimmung, der Antrieb und das Aktivitätsniveau stark schwanken. Dabei treten sowohl depressive Verstimmungen auf als auch Phasen der Euphorie, wobei in Abhängigkeit von der Auslenkung dieser Dimensionen eine Bipolar-I- von einer Bipolar-II-Störung unterschieden wird. Betroffene fühlen sich im einen Moment niedergeschlagen, was jedoch kurz darauf in ein extrem gesteigertes Selbstbewusstsein, eine wachsende Konsumneigung und ein vermindertes Schlafbedürfnis umschlagen kann.

Stark depressive Menschen empfinden ihr Leben dann nicht mehr als lebenswert, sehen im Tod die vermeintliche Erlösung. Dementsprechend sollten Patienten mit einem Verdacht auf Depression immer fachärztlich untersucht werden. Depressionen gehören zu den häufigsten und gesundheitsökonomisch teuersten psychiatrischen Erkrankungen (Andrews et al., 2004). Weltweit erleben nahezu ein Viertel aller Frauen und ein Sechstel aller Männern während ihres Lebens eine depressive Episode (Kessler et al., 2010) und bis zu 65 % der betroffenen Individuen haben wiederkehrende Episoden (Monroe & Harkness, 2011).

Depressionen gelten als die vierthäufigste Ursache für den Verlust von krankheitsadjustierten Lebensjahren (Üstün et al., 2004). Trotz ihrer Vorkommenshäufigkeit wird nicht in allen Fällen eine klinische Diagnose gestellt bzw. eine Behandlung durchgeführt, und eine vollständige Remission ist bei nur etwa einem Drittel der Betroffenen zu erreichen. Dementsprechend stellt diese Erkrankung eine hohe psychosoziale und gesundheitspolitische Bürde dar. Im Allgemeinen wirken bei einer Depression sowohl negative Lebenserfahrungen als auch kognitive und biologische Prozesse zusammen und erhöhen damit das Erkrankungsrisiko (Blatt, 2004). Hierbei gelten bestimmte stressbehaftete Lebensereignisse als relevante Prädiktoren für die Manifestation einer depressiven Episode (Kessler, 1997), wobei insbesondere solche, die mit Vernachlässigung, Misshandlung, sozialer Ablehnung bzw. Zurückweisung einhergehen, zu nennen sind (Kendler et al., 2003).

Depression als biologischer Prozess

Bei Depressionen treten immer Veränderungen in den Neurotransmittersystemen des Gehirns sowie hormonelle Veränderungen auf. Während die meisten Erklärungsansätze insbesondere auf den Zusammenhang zwischen Stress, kognitivem Denkstil und Depression hinweisen, ist jedoch relativ wenig über die biologischen Prozesse bekannt, die durch Stress mitbeeinflusst bzw. indiziert werden und ihrerseits einen Einfluss auf den depressiven Denkstil haben. Erst durch die Kombination verschiedener elektrophysiologischer, immunhistochemischer, molekulargenetischer und bildgebungstechnischer Methoden wurde es möglich, die komplexen Verknüpfungen zwischen genetischer Variation und Genexpression sowie deren Interaktion mit Umweltvariablen zu analysieren, um die Effekte des Zusammenwirkens von sozialem Umfeld und biologischen Prozessen zu identifizieren und deren Auswirkungen auf die Entstehung und Aufrechterhaltung von affektiven Störungen zu verstehen. Somit konnten entzündungsvermittelnde Mechanismen des Immunsystems, welche eng mit der Entstehung von Depressionen verbunden zu sein scheinen, beschrieben werden.

Zwar wird eine Entzündungsreaktion typischerweise als die primäre Reaktion des Organismus auf eine Infektion bzw. potenzielle Schädigung durch Fremdkörper angesehen, jedoch gibt es eine Reihe von Befunden, welche darauf hinweisen, dass psychischer Stress, wie er im Zusammenhang mit einer Depression erlebt wird, ebenfalls zu einem Anstieg der entzündlichen Aktivität führt (Glaser & Kiecolt-Glaser, 2005). In deren Folge kommt es zu Verhaltensänderungen, die durch Lustlosigkeit, Müdigkeit, psychomotorische Verlangsamung und sozialen Rückzug gekennzeichnet sind und damit phänotypisch dem Zustandsbild einer Depression ähneln. Diese Befunde unterstützen die Annahme, dass auch tatsächlich bestehende oder als belastend empfundene psychosoziale Faktoren auf molekulare Prozesse einwirken, welche ihrerseits biologische Kaskaden und Verhaltensänderungen befördern, die das Depressionsrisiko erhöhen bzw. eine bestehende Depression aufrechterhalten. Neben der Depression ist diese Wirkkette auch an der Entwicklung anderer Erkrankungen beteiligt, bei welchen Entzündungsprozesse eine Rolle spielen und welche ebenfalls mit affektiven Veränderungen vergesellschaftet sind. (z. B. Diabetes, Herz-Kreislauf-Erkrankungen und neurodegenerative Prozesse). Im Folgenden werden die wesentlichen Befunde dargestellt, welche die Zusammenhänge zwischen Stresserfahrungen, Stressentzündungswege und Depressionen aufzeigen.

Zusammenhang zwischen Stress und Depression

Der negative Einfluss von stressbezogenen bzw. stressinduzierenden Lebensereignissen auf das Depressionsrisiko ist in der klinischen Depressionsforschung inzwischen gut dokumentiert. Hierbei werden insbesondere die Auflösung bedeutsamer zwischenmenschlicher Beziehungen (z. B. Tod einer nahestehenden Person), erhebliche finanzielle Probleme, Verlust des Arbeitsplatzes sowie gesundheitsbezogene Ereignisse (z. B. Krebs, Herzinfarkte, länger anhaltende Krankheitsperioden oder chronische Erkrankungen) als wesentliche Wirkfaktoren genannt.

In klinischen Studien zeigte sich, dass bei depressiven Personen im Vergleich zu Kontrollpersonen während des gleichen Beobachtungseitraums eine 2,5-fach höhere Wahrscheinlichkeit bestand, im Vorfeld ihrer depressiven Episode ein stressassoziiertes Lebensereignis erlebt zu haben (Mazure, 1998). Berücksichtigt man jede Art von kritischen Lebensereignissen im Vorfeld einer Depression, erhöht sich das Risiko für eine erste depressive Episode um ein Vielfaches (Odds Ratio von 9,38) (Kendler et al., 2000). Auf der Grundlage populationsbasierter Studien werden stressassoziierte Lebensereignisse als der stärkste Risikofaktor für die Entwicklung einer Depression angesehen, wobei bei bis zu 80 % der depressiven Episoden in der Gesamtbevölkerung vorgängige Stressereignisse nachgewiesen werden können (Mazure, 1998). Dieser Zusammenhang lässt sich über den gesamten Lebensverlauf nachhalten und ist für Frauen in fast allen Altersgruppen stärker ausgeprägt als für Männer (Harkness et al., 2010). Bemerkenswerterweise zeigt sich dieser Zusammenhang auch bei multifaktoriellen Modellen, die gleichzeitig die Auswirkungen von Stress mit anderen bekannten Risikofaktoren für Depression im Vergleich beurteilen (Kendler et al., 2002).

Psychosoziale Stressereignisse und Depression

Während die überwiegende Mehrheit der bisherigen Studien über Stress und Depression den »Lebensstress« als homogenes Konstrukt konzipiert und die unterschiedlichen sozialpsychologischen Merkmale dieser Lebensereignisse hinsichtlich ihrer Auswirkungen auf die Depression als funktional äquivalent ansehen, zeigt sich in aktuelleren Studien, dass verschiedene Arten von Lebensereignissen, je nach ihren sozialpsychologischen Merkmalen, unterschiedliche Auswirkungen auf die Depression haben, wobei der zwischenmenschliche Verlust als besonderer Wirkfaktor identifiziert wurde (Paykel, 2003). Aus evolutionärer Perspektive wird dies durch den damit verbundenen Verlust der anpassungsbezogenen Vorteile erklärt, welche die Aufrechterhaltung enger sozialer Bindungen mit sich bringen (Sloman & Gilbert, 2000).

So stellen die Sicherung von Nahrungsquellen, physischer Schutz und emotionale Unterstützung unwiderlegbare Vorteile einer sozialen Bindung dar. Dementsprechend kann der durch einen zwischenmenschlichen Verlust hervorgerufene Mangel dieser sozialen Sicherungssysteme zu einer Notlage führen. Berücksichtigt man die Auswirkung einer sozialen Ablehnung, welche mit Aberkennung des sozialen Status und des gesellschaftlichen Ranges einhergeht, wird deutlich, warum aus sozioevolutiver Perspektive gerade eine Kombination von zwischenmenschlichem Verlust und sozialer Ablehnung zu den wichtigsten Lebensereignissen gehören, welche mit einem besonders hohen Risiko der Entwicklung einer Depression verbunden sind (Slavich et al., 2010).

Im Einklang mit dieser Annahme gibt es inzwischen zahlreiche Studien, welche auch bei Kontrolle der »Schwere« des Verlustereignisses den besonderen Zusammenhang zwischen diesen beiden psychosozialen Lebensereignissen und einem erhöhten Depressionsrisiko erkennen lassen (Slavich et al., 2010). Tatsächlich stellen sie die häufigsten vorgängigen Ereignisse einer Depression dar, wobei diese Wirkfaktoren in bis zu 44 % der Fälle einer depressiven Episode vorausgehen (Farmer & McGuffin, 2003).

In epidemiologischen Studien mit Jugendlichen und Erwachsenen konnte das besondere Risikopotenzial zwischenmenschlicher Verlustereignisse gegenüber anderen Stressoren für die Entwicklung einer Depression herausgesellt werden (Kendler et al., 2003). Tatsächlich scheint das Risiko für Depressionen am größten zu sein, wenn zwischenmenschlicher Verlust mit sozialer Ablehnung gekoppelt ist. So wurde in einer großen Studie bei über 7300 Erwachsenen ein semistrukturiertes Interview zur Erfassung einer Reihe von Lebensereignissen, die der Depression vorausgingen, durchgeführt und die von den Teilnehmern berichteten Lebensereignisse nachträglich bezüglich bestimmter Inhalte (psychosozialer Schaden, öffentliche Demütigung, soziale Gefahr) sowie hinsichtlich ihrer langfristigen kontextuellen Bedrohung bewertet. Hierbei konnte gezeigt werden, dass schwere zwischenmenschliche Verlustereignisse, die selbst herbeigeführt wurden (z. B. Scheidung vom Ehegatten) eine 10,2-fache Erhöhung des Risikos für Depressionen bewirkten, während zwischenmenschliche Verlustereignisse, die fremdinitiiert wurden (z. B. Auflösung einer Beziehung durch den Partner), eine 21,6-fache Erhöhung des Risikos für Depressionen bewirkten und sich damit mehr als verdoppelt (Kendler et al., 2003). In einer anderen Studie wurden kritische Lebensereignisse depressiver Patienten von unterschiedlichen Ratern mit einer Skala eingeschätzt, wobei kontextuelle Bedrohung und sozialpsychologische Merkmale jedes erfragten Stressors beurteilt wurden. Hier konnte gezeigt werden, dass kritische Lebensereignisse, welche mit einer gezielten Ablehnung einhergingen, deutlich schneller in eine Depression mündeten, als dies bei anderen Formen von schweren Lebenskrisen der Fall war (Slavich et al., 2009).

Insgesamt zeigt die Literatur, dass kritische Lebensereignisse, vor allem solche, die zwischenmenschlichen Verlust und soziale Ablehnung beinhalten, einen wichtigen Risikofaktor für die Entwicklung einer Depression darstellen.

Stress und Entzündung

In einer Vielzahl von naturalistischen und laborbasierten Studien wurde der Zusammenhang zwischen Stress und erhöhter Entzündungsaktivität untersucht. Hierbei fanden sich Zusammenhänge sowohl in Studien, bei denen frühe Stresserfahrungen untersucht wurden, als auch bei solchen Untersuchungen, die Stresserfahrungen bei Erwachsenen betrachteten, sowie in einer Reihe von laborbasierten Ansätzen. Inzwischen gibt es auch Modelle, in welchen neuronale und genetische Mechanismen postuliert werden, die für die Umwandlung von Erfahrungen mit sozialem Stress in Entzündungsreaktionen verantwortlich zu sein scheinen. Ein solches Modell wird am Ende dieses Abschnitts vorgestellt.

Frühe Stresserfahrungen, Entzündungsaktivität und Langzeiteffekte

Im Rahmen der Erforschung von frühen Stresserfahrungen und der damit verbundenen Entzündungsaktivität wurde in verschiedenen Studien das Verhältnis zwischen Kindheit, Familie, Umwelt und sozioökonomischen Status einerseits und verschiedenen Entzündungsmarkern andererseits bei gesunden Jugendlichen und jungen Erwachsenen untersucht. Es konnte gezeigt werden, dass Jugendliche und junge Erwachsene, die in der Kindheit unvorhersehbarem zwischenmenschlichem Stress ausgesetzt waren, eine erhöhte In-vitro-LPS-stimulierte IL-6-Produktion zeigten (Miller & Chen, 2010) und erhöhte CRP-Werte aufwiesen (Danese et al., 2007). Auch vermochte eine psychosozial unbeständige und prekäre frühe Umgebung in einer populationsbasierten Studie mit jungen Erwachsenen erhöhte IL-6-Titer vorherzusagen (Cho et al., 2012). Höhere IL-6-Spiegel und größere IL-6-Antworten auf Alltagsstressoren sowie erhöhte TNF-Werte konnten auch bei älteren Erwachsenen nachgewiesen werden (Carroll et al., 2013).

Dies führte zu der Frage der Langzeiteffekte früher Stresserfahrungen. Zur Klärung der Frage, ob frühe Stresserfahrungen eine erhöhte Entzündungsaktivität im späteren Leben prognostizieren, wurde Daten aus einer populationsbasierten, prospektiven Längsschnittstudie von mehr als 4600 Kindern ausgewertet. Hierbei wurde die Exposition gegenüber akuten, stressbehafteten Lebensereignissen (Missbrauch, Trennung von den Eltern, Aufnahme in eine Pflegefamilie etc.) zu sieben Zeitpunkten zwischen 1,5 und 8 Jahren längsschnittlich erfasst und die Plasmaspiegel IL-6 und CRP im Alter von 10 Jahren und das CRP auch im Alter von 15 Jahren erneut gemessen. Tatsächlich prognostizierte eine stärkere kumulative Stressbelastung vor dem 8. Lebensjahr höhere IL-6 und CRP-Werte im Alter von 10 Jahren und ging darüber hinaus mit höheren CRP-Werten im Alter von 15 Jahren einher (Slopen et al., 2013). Auch wurde ein Zusammenhang zwischen niedrigem sozioökonomischem Status in der Kindheit und höheren Konzentrationen von zirkulierendem IL-6 und CRP im Erwachsenenalter beschrieben (Appleton et al., 2012).

Ein niedrigerer sozioökonomischer Status in der Kindheit wurde auch mit einer Verschiebung des Leukozyten-Basaltranskriptoms in Richtung eines proinflammatorischen Phänotyps in der Adoleszenz in Zusammenhang gebracht und dies unabhängig vom späteren sozioökonomischen Status (Miller & Chen,

2007). Diese Transkriptionsverschiebung, die bei erwachsenen Individuen mit niedrigem sozioökonomischem Status in der Kindheit nachzuweisen ist, ist zum Teil durch eine erhöhte Expression von Genen charakterisiert, die für TLR4 kodieren und die an der Aktivierung der angeborenen Reaktion des Immunsystems beteiligt sind, sowie durch eine verminderte Expression von Genen, die für den Glucocorticoid-Rezeptor kodieren und damit für die Abwärtsregulierung von Entzündungen in Reaktion auf Cortisol verantwortlich sind (Cole, 2008).

Frühe Stresserfahrungen und Entzündungen bei Depressionen

Frühe Stresserfahrungen scheinen auch mit der Hochregulierung der entzündlichen Aktivität im Kontext einer Depression im Zusammenhang zu stehen. In einer großen prospektiven Studie wiesen depressive Erwachsene, die besonders schwere Formen von frühen Stresserfahrungen ausgesetzt waren (mütterliche Ablehnung, körperliche Züchtigung, sexueller Missbrauch) 1,48-mal häufiger klinisch hohe CRP-Werte (> 3 mg/L) auf als depressive Erwachsene, die diesen schweren Formen von frühen Stresserfahrungen nicht ausgesetzt waren (Pace et al., 2012). Interessanterweise war diese Assoziation nicht mehr signifikant, wenn im statistischen Modell für die frühen Stresserfahrungen adjustiert wurde (Danese et al., 2008). In einer anderen Studie, die junge Frauen mit erhöhtem Risiko für Depressionen über 2,5 Jahre begleitete, hatten diejenigen mit häufigeren frühen Stresserfahrungen eine größere Zunahme sowohl von IL-6 als auch von CRP-Werten, wenn sie eine Depression erlebten. Darüber hinaus zeigte sich in derselben Studie, dass bei Individuen ohne frühe Stresserfahrungen die Depressionsremission von einer deutlichen Reduktion des CRP-Spiegels begleitet war, während dies bei denjenigen mit frühen Stresserfahrungen nicht der Fall war. Stattdessen zeigten sich bei Letzteren auch nach Abklingen der Depression weiterhin höhere CRP-Werte (Miller & Cole, 2012).

In einer anderen Längsschnittstudie von Murphy und Mitarbeitern (Murphy et al., 2013) wurden 147 junge Mädchen mit einem erhöhten Risiko für Depressionen alle sechs Monate über 2,5 Jahre nachbeobachtet und die Stressexposition mit einem Interview erfasst sowie die Expression entzündungsassoziierter Gene über die Leukozyten-mRNA für den proinflammatorischen Transkriptionsfaktor NF-kB und den Inhibitor von kB (I-kB) quantifiziert. Es konnte gezeigt werden, dass diejenigen Teilnehmerinnen, welche zu den Befragungszeitpunkten ablehnungsbezogene Lebensereignisse aufwiesen, signifikant höhere mRNA-Werte für NF-kgB und I-kB hatten, im Vergleich zu Befragungszeitpunkten, bei denen derartige Ereignisse nicht registriert wurden.

Schließlich gibt es Hinweise darauf, dass Assoziationen zwischen Stress, Entzündungen und Depressionen bereits in relativ jungen Jahren nachzuweisen sind. Zum Beispiel zeigte sich in einer Längsschnittstudie, dass Kinder, die vor dem zehnten Lebensjahr einer körperlichen Misshandlung ausgesetzt waren und bei denen im Alter von zwölf Jahren eine Depression diagnostiziert wurde, signifikant höhere CRP-Werte gegenüber Kindern aufwiesen, bei denen entweder nur eine Depression bestand oder nur Misshandlungserfahrungen nachweisbar waren oder weder eine Depression noch Misshandlungserfahrungen vorlagen (Danese et al., 2011; Danese & McEwen, 2012; Taylor et al., 2011).

Stress im Erwachsenenalter und Entzündungsaktivität

Eine umfangreiche Anzahl von Untersuchungen belegt, dass soziale Stressoren in der Adoleszenz und im Erwachsenenalter mit erhöhter entzündlicher Aktivität assoziiert sind. Hierbei beziehen sich diese Effekte sowohl auf akute als auch auf chronische Stressoren, wobei insbesondere soziale Stressoren, die im Zusammenhang mit zwischenmenschlichen Konflikten, Bedrohung, sozialer Isolation und Ablehnung stehen, hervorgehoben werden (Kiecolt-Glaser et al., 2010). Ähnlich wie bei den Studien zu den frühen Stresserfahrungen waren auch hier zum Beispiel ein niedrigerer sozioökonomischer Status im Erwachsenenalter mit einem erhöhten CRP-Wert und höheren IL-6-Spiegel verbunden (Gründe et al., 2009). Darüber hinaus haben mehrere Studien gezeigt, dass negative soziale Interaktionen mit Gleichaltrigen, Lehrern oder Familienmitgliedern im täglichen Leben mit erhöhten Entzündungsmarkern, einschließlich CRP, IL-6 und einem löslichen Rezeptor für TNF assoziiert sind (Chiang et al., 2012).

Die Wirkung einmaliger, negativer Lebensereignisse

Obwohl sich die meisten Studien mit den Auswirkungen von sozialen Stressoren, die über mehrere Tage oder Jahre bestehen, beschäftigen, gibt es auch einige Hinweise darauf, dass einmalige negative Lebensereignisse ebenfalls für die Aufrechterhaltung einer erhöhten Entzündungsaktivität ausreichend sein können, dies insbesondere dann, wenn es sich um einen zwischenmenschlichen Verlust oder um soziale Ablehnung handelt. So stellten Schultze-Florey und Mitarbeiter (2012) fest, dass ältere Erwachsene, die den Tod ihres Ehepartners erlebt hatten, eine höhere IL-1- und IL-6-Aktivität aufwiesen als nicht verwitwete ältere Erwachsene. Dieser Effekt wurde durch eine Variante des IL-6-Gens (IL-6-174) moderiert, welche die Wahrscheinlichkeit der Einzelpersonen, die eine erhöhte Entzündungsaktivität nach einem Trauerfall zu zeigen, modifizierte. Insbesondere führte die sympathische Aktivierung, die durch eine trauerbedingte Belastung verursacht wurde, bei Individuen mit zwei GATA1-sensitiven 174G-Allelen, zu einer GATA1-Transkriptionsfaktor-Aktivierung, wobei Letztere die Regulierung der IL-6-Produktion vermittelt.

In Übereinstimmung mit der Vorstellung, dass diese Effekte auch teilweise auf eine veränderte Glucocorticoid-Dynamik zurückzuführen sind, konnte im Rahmen einer anderen Studie gezeigt werden, dass auch singuläre negative Lebensereignisse eine größere Glucocorticoid-Resistenz voraussagen (Cohen et al., 2012). Letztlich können soziale belastungsbedingte Reduktionen der Glucocorticoid-Sensitivität als ein Mechanismus interpretiert werden, welcher soziale Bedrohung und Ablehnung mit erhöhter Entzündungsaktivität und erhöhtem Depressionsrisiko verbindet (Slavich et al., 2010).

2.2.4 Soziale Bindung und Stress

Ausgehend von dem Befund, dass mit stärkeren sozialen Bindungen das Risiko für die Sterblichkeit um bis zu 50 % verringert wird (Holt-Lunstad et al., 2010), beziehen sich die meisten Forschungsbefunde zu den Effekten von psychosozialem Stress im Erwachsenenalter und Entzündung auf das Ausmaß und auf die Qualität der sozialen Integration und/oder der sozialen Unterstützung.

So zeigte sich in einer Kohortenstudie, dass gesellschaftlich isolierte Individuen etwa 2,0- bis 2,5-mal höhere CRP-Werte aufweisen als sozial integrierte Personen (Ford et al., 2006; Heffner et al., 2011). Der Effekt der sozialen Isolation wurde auch mit der Hochregulierung von proinflammatorischen Immunantwort-Genen und einer gegenläufigen Herabregulierung von Genen in der Antikörperproduktion in Verbindung gebracht (Cole et al., 2011).

In einer anderen Studie konnte gezeigt werden, dass die Werte von CRP und IL-6 für sozial isolierte, depressive Männer 2,0- bzw. 3,8-mal höher sind als für sozial integrierte, nicht depressive Männer, was darauf hindeutet, dass die Kombination von sozialer Isolation und Depression eine Wirkung auf den Inflammationsstatus hat (Heffner et al., 2011). Auch in laborbasierten Experimenten, die eine standardisierte und kontrollierte Applikation der Stressoren erlauben, konnten deutliche stressinduzierte Veränderungen der entzündlichen Aktivität bei der Applikation sozialer Stressoren beobachtet werden (Steptoe et al., 2007). Auch hier erwiesen sich soziale Konflikte, Ablehnung oder Ausgrenzung als die stärksten Induktoren einer systemischen Entzündung (Kemeny, 2009). So wurden in einer laborbasierten Studie verheiratete Paare entweder in eine konkurrierende und damit negative Interaktion oder einer kooperierenden Interaktion involviert. Bei den Paaren, die der negativen Interaktion ausgesetzt waren, konnten signifikant höhere Zunahmen von IL-6 und TNF-α im Plasmaspiegel nachgewiesen werden (Kiecolt-Glaser et al., 2005).

Laborbasierte Studien

In vielen Laborstudien wurde die Wirkung von sozialem Stress und Entzündungsprozessen mit dem Trierer Sozialen Stress Test (TSST) (Kirschbaum et al., 1993) untersucht. Die Teilnehmer werden bei diesem Paradigma der Stressinduktion gebeten, eine improvisierte Rede zu halten und eine schwierige Rechenaufgabe vor einem Gremium durchzuführen. Hier zeigt sich, dass Personen, die den TSST in Gegenwart von sozial abweisenden Personen absolvierten, eine stärkere in vitro LPS-stimulierte Produktion von TNF und eine größere Glucocorticoid-Resistenz aufwiesen als Individuen, die den TSST in Abwesenheit dieser Personen durchführten (Dickerson et al., 2009). Auch zeigten Einzelpersonen, die unter beiden Bedingungen des TSST schwerer bewertet hatten, eine größere Zunahme der TNF-Produktion.

Im Einklang mit der Hypothese, dass ablehnungsbezogene soziale Stressoren die stärksten Effekte auf die HHN-Achse haben, zeigte eine auf 208 Untersuchungen basierende Metaanalyse, dass Stressoren, die durch eine geringe Steuerbarkeit und eine hohe sozial-evaluative Bedrohung gekennzeichnet sind, die größten Cortisol-Anstiege auslösen und die langsamste Erholung des Cortisol-Peaks aufweisen (Dickerson & Kemeny, 2004).

Personen, die den TSST ängstlicher bewerteten, wiesen auch eine größere Zunahme des proinflammatorischen Markers sTNF-RII auf (Moons et al., 2010). In einer anderen Studie zeigte ein höherer TSST-induzierter Stress eine größere Zunahme des im Blut zirkulierenden IL-1β auf (Yamakawa et al., 2009). Auch in anderen, ähnlich dem TSST aufgebauten Paradigmen, bei denen Angst, Depression und Wut induziert wurden, waren die höheren Ausprägungen wiederum mit einer Zunahme der Zirkulation von IL-6 verbunden (Carroll et al., 2013).

Schließlich stellte eine weitere Studie fest, dass eine größere Schwierigkeit bei der Aufrechterhaltung eines positiven kognitiv-affektiven Zustands während des TSST mit einer größeren Zunahme des zirkulierenden IL-1β assoziiert war und dessen Höhe mit der Güte der Prognose der depressiven Symptome im Folgejahr korrelierte (Campbell & Ehlert, 2012). Weitere Studien, die den moderierenden Einfluss des Depressionsstatus auf die Auswirkungen des akuten sozialen Stresses auf die entzündliche Reaktion untersuchten, konnten zeigen, dass depressive Personen im Vergleich zu nichtdepressiven Erwachsenen in einer Variante des TSST größere TSST-induzierte Zunahmen in verschiedenen Markern der SNS- und HHN-Achsaktivität aufwiesen (einschließlich Adrenalin, Noradrenalin, ACTH und Cortisol). Depressive Teilnehmer zeigten auch größere Erhöhungen der Plasmaspiegel der proinflammatorischen Zytokine TNF und IL-6 und des entzündlichen Markers CRP (Weinstein et al., 2010).

Das neuroimmunologisch-biopsychosoziale Modell der Depression

Fasst man diese Befunde zusammen, so lässt sich eine Depression aus biopsychosozialer Perspektive als eine Erkrankung beschreiben, die eine Endstrecke darstellt, die bei einer gegebenen genetischen Vulnerabilität durch das Zusammenspiel zwischen psychosozial begründeter, oftmals früh auf den Menschen einwirkender, aber auch akut auftretender schwieriger Lebensumstände einerseits und den verschiedenen, homöostatisch-immunregulierenden peripheren und zentralen Funktionssystemen andererseits zustande kommt bzw. durch deren Wechselwirkung aufrechterhalten wird.

In diesem Modell stellen negative Lebenserfahrungen »Stressoren« dar, die sich wiederum in einen körperlichen Zustand übersetzen, der seinerseits eine evolutiv verankerte »Alarmreaktion« auslöst, die durch eine erhöhte Produktion von Stresshormonen gekennzeichnet ist. Letztere befördern die Produktion von Entzündungsmediatoren, die ihrerseits sowohl akute als auch langfristige Auswirkungen auf den Organismus haben. Hierbei stellen insbesondere die über die Stressachse sowie über das autonome Nervensystem vermittelten Signalwege einen zentralnervösen Zugang dar, welcher über die Aktivierung emotionsregulierender Systeme zu verhaltensrelevanten Änderungen auf der kognitiven und affektiv-emotionalen Ebene führt.

Literatur

Andrews G, Issakidis C, Sanderson K, Corry J, Lapsley H (2004). Utilising survey data to inform public policy: Comparison of the cost-effectiveness of treatment of ten mental disorders. British Journal of Psychiatry; 184:526 – 533.

Appleton AA, Buka SL, McCormick MC, Koenen KC, Loucks EB, Kubzansky LD (2012). The association between childhood emotional functioning and adulthood inflammation is modified by early-life socioeconomic status. Health Psychology; 31:413– 422.

Blatt SJ (2004). Experiences of depression: Theoretical, clinical, and research perspectives. Washington, DC: American Psychological Association.

Campbell J, Ehlert U (2012). Acute psychosocial stress: Does the emotional stress response correspond with physiological responses? Psychoneuroendocrinology; 37:1111 – 1134.

Carroll JE, Gruenewald TL, Taylor SE, Janicki-Deverts D, Matthews KA, Seeman TE (2013). Childhood abuse, parental warmth, and adult multisystem biological risk in the Coronary Artery Risk Development in Young Adults study. Proceedings of the National Academy of Sciences of the United States of America; 110:17 149 – 17 153.

Cho HJ, Bower JE, Kiefe CI, Seeman TE, Irwin MR (2012). Early life stress and inflammatory mechanisms of fatigue in the Coronary Artery Risk Development in Young Adults (CARDIA) study. Brain, Behavior, and Immunity; 26:859 – 865.

Cohen S, Janicki-Deverts D, Doyle WJ, Miller GE, Frank E, Rabin BS, Turner RB (2012). Chronic stress, glucocorticoid receptor resistance, inflammation, and disease risk. Proceedings of the National Academy of Sciences of the United States of America; 109:5995 – 5999.

Cole SW (2008). Social regulation of leukocyte homeostasis: The role of glucocorticoid sensitivity. Brain, Behavior, and Immunity; 22:1049 – 1055.

Cole SW, Hawkley LC, Arevalo JM, Cacioppo JT (2011). Transcript origin analysis identifies antigen-presenting cells as primary targets of socially regulated gene expression in leukocytes. Proceedings of the National Academy of Sciences of the United States of America; 108:3080 – 3085.

Danese A, McEwen BS (2012). Adverse childhood experiences, allostasis, allostatic load, and age-related disease. Physiology & Behavior; 106:29 – 39.

Danese A, Pariante CM, Caspi A, Taylor A, Poulton R (2007). Childhood maltreatment predicts adult inflammation in a life-course study. Proceedings of the National Academy of Sciences of the United States of America; 104:1319 – 1324.

Danese A, Moffitt TE, Pariante CM, Ambler A, Poulton R, Caspi A (2008). Elevated inflammation levels in depressed adults with a history of childhood maltreatment. Archives of General Psychiatry; 65:409 – 415.

Danese A, Caspi A, Williams B, Ambler A, Sugden K, Mika J, Arseneault L (2011). Biological embedding of stress through inflammation processes in childhood. Molecular Psychiatry; 16:244 – 246.

Dantzer R, Kelley KW (1989). Stress and immunity: An integrated view of relationships between the brain and the immune system. Life Sciences; 44:1995 – 2008.

Dickerson SS, Kemeny ME (2004). Acute stressors and cortisol responses: A theoretical integration and synthesis of laboratory research. Psychological Bulletin; 130:355 – 391.

Dickerson SS, Gable SL, Irwin MR, Aziz N, Kemeny ME (2009). Social-evaluative threat and proinflammatory cytokine regulation: An experimental laboratory investigation. Psychological Science; 20:1237 – 1244.

Dilling H, Freyberger HJ (Hrsg) (2016). ICD-10. Taschenführer zur ICD-10-Klassifikation psychischer Störungen. Hogrefe Verlagsgruppe, Göttingen.

Farmer AE, McGuffin P. (2003). Humiliation, loss and other types of life events and difficulties: A comparison of depressed subjects, healthy controls and their siblings. Psychological Medicine; 33:1169 – 1175.

Fellgiebel A, Hautzinger M (Hrsg) (2017). Altersdepression. Ein interdisziplinäres Handbuch. Springer-Verlag, Berlin, Heidelberg.

Ford ES, Loucks EB, Berkman LF (2006). Social integration and concentrations of C-reactive protein among US adults. Annals of Epidemiology; 16:78 – 84.

Glaser R, Kiecolt-Glaser JK (2005). Stress-induced immune dysfunction: Implications for health. Nature Reviews Immunology; 5:243 – 251.

Grebe KM, Takeda K, Hickman HD, Bailey AL, Embry AC, Bennink JR, Yewdell JW (2010). Cutting edge: Sympathetic nervous system increases proinflammatory Zytokines and exacerbates influenza A virus pathogenesis. Journal of Immunology; 184:540 – 544.

Harkness KL, Tabari N, Monroe SM, Slavich GM, Gotlib IH, Bagby RM (2010). Sex differences in life events prior to onset of major depressive disorder: The moderating effect of age. Journal of Abnormal Psychology; 119:791 – 803.

Heffner KL, Waring ME, Roberts MB, Eaton CB, Gramling R (2011). Social isolation, C-reactive protein, and coronary heart disease mortality among community-dwelling adults. Social Science & Medicine; 72:1482 – 1488.

Holt-Lunstad J, Smith TB, Layton JB (2010). Social relationships and mortality risk: A meta-analytic review. PLoS Medicine; 7:Article e1000316.

Irwin MR, Cole SW (2011). Reciprocal regulation of the neural and innate immune systems. Nature Reviews Immunology; 11:625 – 632.

Irwin MR, Miller AH (2007). Depressive disorders and immunity: 20 years of progress and discovery. Brain, Behavior, and Immunity; 21:374 – 383.

Jarcho MR, Slavich GM, Tylova-Stein H, Wolkowitz OM, Burke HM (2013). Dysregulated diurnal cortisol pattern is associated with glucocorticoid resistance in women with major depressive disorder. Biological Psychology; 93:150 – 158.

Kendler KS, Thornton LM, Gardner CO (2000). Stressful life events and previous episodes in the etiology of major depression in women: An evaluation of the »kindling« hypothesis. American Journal of Psychiatry; 157:1243 – 1251.

Kendler KS, Gardner CO, Prescott CA (2002). Toward a comprehensive developmental model for major depression in women. American Journal of Psychiatry; 159:1133 – 1145.

Kendler KS, Hettema JM, Butera F, Gardner CO, Prescott CA (2003). Life event dimensions of loss, humiliation, entrapment, and danger in the prediction of onsets of major depression and generalized anxiety. Archives of General Psychiatry; 60:789 – 796.

Kessler RC (1997). The effects of stressful life events on depression. Annu Rev Psychol; 48:191 – 214

Kessler RC, Birnbaum H, Bromet E, Hwang I, Sampson N, Shahly V (2010). Age differences in major depression: Results from the National Comorbidity Survey Replication (NCS-R) Psychological Medicine; 40:225 – 237.

Kiecolt-Glaser JK, Loving TJ, Stowell JR, Malarkey WB, Lemeshow S, Dickinson SL, Glaser R (2005). Hostile marital interactions, proinflammatory cytokine production, and wound healing. Archives of General Psychiatry; 62:1377 – 1384.

Kiecolt-Glaser JK, Gouin JP, Hantsoo L (2010). Close relationships, inflammation, and health. Neuroscience and Biobehavioral Reviews; 35:33 – 38.

Kirschbaum C, Pirke KM, Hellhammer DH (1993). The «Trier Social Stress Test«: A tool for investigating psychobiological stress responses in a laboratory setting. Neuropsychobiology; 28:76 – 81.

Mazure CM (1998). Life stressors as risk factors in depression. Clinical Psychology: Science and Practice; 5:291 – 313.

Miller G, Chen E (2007). Unfavorable socioeconomic conditions in early life presage expression of proinflammatory phenotype in adolescence. Psychosomatic Medicine; 69:402 – 409.

Miller GE, Chen E (2010). Harsh family climate in early life presages the emergence of a proinflammatory phenotype in adolescence. Psychological Science; 21:848 – 856.

Miller GE, Cole SW (2012). Clustering of depression and inflammation in adolescents previously exposed to childhood adversity. Biological Psychiatry; 72:34 – 40.

Monroe SM, Harkness KL (2011). Recurrence in major depression: A conceptual analysis. Psychological Review; 118:655– 674.

Murphy MLM, Slavich GM, Rohleder N, Miller GE (2013). Targeted rejection triggers differential pro- and anti-inflammatory gene expression in adolescents as a function of social status. Clinical Psychological Science; 1:30 – 40.

O'Donovan A, Slavich GM, Epel ES, Neylan TC (2013). Exaggerated neurobiological sensitivity to threat as a mechanism linking anxiety with increased risk for diseases of aging. Neuroscience and Biobehavioral Reviews; 37:96 – 108.

Pace TWW, Wingenfeld K, Schmidt I, Meinlschmidt G, Hellhammer DH, Heim CM (2012). Increased peripheral NF-kB pathway activity in women with childhood abuse-related posttraumatic stress disorder. Brain, Behavior, and Immunity; 26:13 – 17.

Paykel ES (2003). Life events and affective disorders. Acta Psychiatrica Scandinavica; 108:61 – 66.

Powell ND, Allen RG, Hufnagle AR, Sheridan JF, Bailey MT (2011). Stressor-induced alterations of adaptive immunity to vaccination and viral pathogens. Immunology and Allergy Clinics of North America; 31:69 – 79.

Schiepers OJ, Wichers MC, Maes M (2005). Zytokines and major depression. Progress in Neuro-Psychopharmacology and Biological Psychiatry; 29:201 – 217.

Schleimer RP (1993). An overview of glucocorticoid anti-inflammatory actions. European Journal of Clinical Pharmacology; 45:S3–S7.

Schultze-Florey CR, Martínez-Maza O, Magpantay L, Crabb Breen E, Irwin MR, Gündel H, O'Connor MF (2012). When grief makes you sick: Bereavement induced systemic inflammation is a question of genotype. Brain, Behavior, and Immunity; 26:1066 – 1071.

Slavich GM, Thornton T, Torres LD, Monroe SM, Gotlib IH (2009). Targeted rejection predicts hastened onset of major depression. Journal of Social and Clinical Psychology; 28:223 – 243.

Slavich GM, O'Donovan A, Epel ES, Kemeny ME (2010). Black sheep get the blues: A psychobiological model of social rejection and depression. Neuroscience and Biobehavioral Reviews; 35:39 – 45.

Sloman L, Gilbert P (2000). Subordination and defeat: An evolutionary approach to mood disorders and their therapy. Mahwah, NJ: Erlbaum.

Slopen N, Kubzansky LD, McLaughlin KA, Koenen KC (2013). Childhood adversity and inflammatory processes in youth: A prospective study. Psychoneuroendocrinology; 38:188 – 200.

Steptoe A, Hamer M, Chida Y (2007). The effects of acute psychological stress on circulating inflammatory factors in humans: A review and meta-analysis. Brain, Behavior, and Immunity; 21:901 – 912.

Taylor SE, Way BM, Seeman TE (2011). Early adversity and adult health outcomes. Development and Psychopathology; 23:939 – 954.

Üstün TB, Ayuso-Mateos JL, Chatterji S, Mathers C, Murray CJ (2004). Global burden of depressive disorders in the year 2000. British Journal of Psychiatry; 184:386 – 392.

Watkins LR, Maier SF (2000). The pain of being sick: Implications of immune-to-brain communication for understanding pain. Annual Review of Psychology; 51:29 – 57.

Weinstein AA, Deuster PA, Francis JL, Bonsall RW, Tracy RP, Kop WJ (2010). Neurohormonal and inflammatory hyper-responsiveness to acute mental stress in depression. Biological Psychology; 84:228 – 234.

Yamakawa K, Matsunaga M, Isowa T, Kimura K, Kasugai K, Yoneda M, Ohira H (2009). Transient responses of inflammatory cytokines in acute stress. Biological Psychology; 82:25 – 32.

2.3 Stress und Sucht

Betrachtet man die epidemiologischen Zahlen, wie sie beispielsweise von der Bundeszentrale für Gesundheitliche Aufklärung (BZgA) im Jahre 2012 berichtet werden, dann hatten im Erhebungsjahr 14% von den über 9000 Personen im Alter zwischen 18 und64 Jahren in den letzten 30 Tagen einen riskanten Alkoholkonsum und 30% der Befragten rauchten. Bezogen auf die letzten 12 Monate haben 4,5% Haschisch/Marihuana, 0,8% Kokain und 0,7% Amphetamine konsumiert. Nach den Diagnosekriterien sind in Deutschland ca. 3% alkoholabhängig, knapp 11% nikotinabhängig und 0,5% cannabisabhängig. Dies bedeutet bezogen auf die Gesamtbevölkerung einen Anteil von ca. 1,8 Mio. Alkoholabhängigen sowie ca. 1,6 Mio. Individuen mit einem schädlichen Alkoholgebrauch. Darüber hinaus wird eine Anzahl von ca. 1,5–1,9 Mio. Medikamentenabhängigen, 5,6 Mio. Nikotinabhängigen (Rauchern) sowie ca. 250000 Abhängigen von illegalen Drogen (Heroin, Kokain, Cannabis, synthetische Drogen) angenommen. Bei ca. 74000 Menschen jährlich führen die direkten und indirekten Folgen von Alkoholkonsum zum Tod (Bundeszentrale für Gesundheitliche Aufklärung [BZgA], 2012). Der Zusammenhang zwischen Stress- und Suchterkrankungen ergibt sich aus der Tatsache, dass einerseits der Gebrauch von Suchtmitteln als Strategie zum Spannungsabbau eingesetzt wird und andererseits Individuen mit erhöhter Stressanfälligkeit auch eine höhere Vulnerabilität für Abhängigkeitserkrankungen aufweisen.

2.3.1 Definition von Sucht

Unter Sucht kann ein krankhaftes, zur Abhängigkeit gesteigertes Verlangen nach bestimmten Substanzen (z.B. Alkohol) oder der unkontrollierbare Drang zur Ausübung bzw. Durchführung bestimmter Verhaltensweisen (z.B. Glücksspiel) bezeichnet werden, wobei Letztere hinsichtlich der Diagnosesystematik und der psychopathologischen Einordnung nicht einheitlich behandelt werden und in verschiedenen Fällen unter den sog. Impulskontrollstörungen subsummiert werden. Damit bildet das Suchtverhalten, welches eine Reihe von automatisierten Verhaltensweisen beinhaltet, eine Extremvariante des menschlichen Verhaltens und zeichnet sich insbesondere durch die Eigenschaften der Unkontrollierbarkeit und der Reflexhaftigkeit aus. Zwar wird Suchtverhalten in der Regel mit dem Gebrauch von (zumeist) psychoaktiven Substanzen bzw. Drogen im Zusammenhang gebracht (wobei hier illegale von legalen Drogen zu unterscheiden sind), jedoch kann sich süchtiges Verhalten über den Gebrauch von psychoaktiven Substanzen hinaus wie Alkohol, Nikotin, Amphetaminen, Cannabis, Heroin oder anderen synthetischen Drogen auch auf Verhaltensweisen beziehen, die nicht mit einem Substanzkonsum einhergehen. Dementsprechend unterscheidet man auch stoffgebundene von stoffungebundenen Süchten (oder Verhaltenssüchten). In Abhängigkeit von der Menge und der Frequenz der eingenommenen Substanz bzw. des gezeigten Verhaltens variiert dann das Spektrum von der Abstinenz über die Zwischenstufen des Gelegenheitskonsums und des Gewohnheitskonsums bzw. des schädlichen Gebrauchs bis zur Abhängigkeit. Letztere beschreibt einen Zustand, in welchem es dem Betroffenen nicht mehr möglich ist, den drängenden Impuls zu kontrollieren oder Abstinenzperioden einzuhalten. Insgesamt ist die Sucht durch fünf Merkmale charakterisiert:

1. Eine Koppelung des Konsums/Verhaltens mit der Erzeugung von bewusst lustvoll erlebten Zuständen bzw. der Minderung von Unlustzuständen.
2. Eine als übermäßig zu bezeichnende Dauer, Menge und Häufigkeit des Konsums/Verhaltens.
3. Eine hinsichtlich des Verhaltens zutage tretende, mangelnde Distanzierungs- oder Abstinenzfähigkeit bzw. Minderung der spezifischen Verhaltenskontrolle gegenüber dem Verhaltensantrieb (»craving«).
4. Eine Aufrechterhaltung des Verhaltens trotz negativer sozialer, physischer und/oder psychischer Konsequenzen.
5. Die Entwicklung einer Eigendynamik bei der Erkennung der negativen Effekte mit der Konsequenz eines gesteigerten Suchtverhaltens.

Somit beschreibt Sucht ein Verhalten, welches durch eine intensive Bindung zum Suchtobjekt gekennzeichnet ist und hierdurch physische, psychische und soziale Schäden bzw. Störungen verursacht, die von den Betroffenen nicht kontrolliert werden können. Je nachdem, ob es sich um stoffgebundene oder stoffungebundene Suchtformen handelt, können daraus unterschiedliche Folgeprobleme entstehen.

2.3.2 Faktoren der Suchtentwicklung

Eine Sucht entwickelt sich durch die Wechselwirkung von Substanz, Persönlichkeit und Umweltfaktoren, wobei alle drei Dimensionen individuell unterschiedlich ausgeprägt sind und dementsprechend ein unterschiedliches Suchtrisiko begründen. So gibt es Substanzen mit hohem Suchtpotenzial (z. B. Nikotin), Individuen mit großer genetischer und/oder persönlichkeitsabhängiger Vulnerabilität (z. B. besondere allelische Varianten alkoholmetabolisierender Enzyme oder ängstlich-unsichere Persönlichkeiten) und suchtbefördernde Umweltfaktoren (z. B. Einsamkeit, instabiles soziales Umfeld).

Genetische Faktoren

Anhand von Zwillings- und Adoptionsstudien konnte die besondere Bedeutung genetischer Faktoren bei der Entstehung einer Suchterkrankung hervorgehoben werden (Johnson et al., 1996). Zwar konnte dann in Tiermodellen die Affinität bestimmter Stämme für psychotrope Substanzen wie Alkohol, Amphetamine, Kokain, Nikotin oder Morphin nachgewiesen werden (Gardner, 2000), jedoch zeigt sich, dass die mit einem Suchtverhalten im Zusammenhang stehenden Genvarianten vielfältig sind (Goldman et al., 2005; Ball, 2008). Tatsächlich konnten hunderte von Genen, deren Expression bei vulnerablen Nagetieren verändert ist, nachgewiesen werden (Rhodes & Crabbe, 2005). Hierbei ist noch unklar, inwieweit die beobachteten Unterschiede in den Expressionsprofilen der Gene die Ursache oder vielmehr die Folge einer Suchtentwicklung sind.

2.3.3 Interaktion von Stress und Sucht

Da die Stresstoleranzschwelle individuell ausgeprägt ist, kann die Sekretion von Glucocorticoiden im Einzelfall stark variieren. Diese individuelle Wechselwirkung zwischen Stress und Stressempfindlichkeit hat einen Einfluss auf die Anfälligkeit für Suchterkrankungen (Piazza & Le Moal, 1998). Andererseits haben Individuen mit Suchterkrankungen eine gesteigerte Empfindlichkeit gegenüber Stressereignissen (Fox et al., 2008). Dementsprechend gilt Stress als ein wichtiger Risikofaktor für einen Rückfall. Auf neuronaler Ebene führt Dauerstress bei suchtkranken Personen zu einer chronischen Überaktivierung bestimmter Nervenzellnetzwerke in der Amygdala und auf diesem Weg zu einer Hochregulierung der Stresshormonproduktion. In diesem Zusammenhang muss auf die Langzeitwirkung von Stressereignissen hingewiesen werden. Tatsächlich führen frühe, d.h. intrauterine oder infantile Stressereignisse zu einer irreversiblen Empfindlichkeit gegenüber psychotropen Substanzen. Dies geschieht über eine »Fehlprogrammierung« von in der Entwicklung befindlichen, hippocampalen Netzwerken (Andersen & Teicher, 2008). Neben dieser frühen, stressinduzierten Veränderung begünstigt auf demselben Weg auch eine frühzeitige Exposition mit einer psychoaktiven Substanz die Anfälligkeit für eine Suchterkrankung im Erwachsenenalter. Dies erklärt, warum Suchtprobleme im Erwachsenenalter umso ausgeprägter sind, je früher mit dem Suchtmittelkonsum begonnen wurde (Stansfield & Kirstein, 2007).

Im Tiermodell konnte gezeigt werden, dass die im Gehirn während einer Stresssituation ausgeschüttete Menge an Stresshormonen (Glucocorticoide) zu einer Erhöhung der Empfindlichkeit gegenüber psychotropen Substanzen führt und somit die Entstehung von Suchtverhalten begünstigt (Piazza & Le Moal, 1998; Marinelli & Piazza, 2002). Andererseits konnte im Rattenmodell gezeigt werden, dass die Antagonisierung von Stresshormonen zu einer Verringerung des Substanzkonsums führt (Richardson et al., 2008). Diese Befunde weisen auf die besondere Rolle von Stress als Risikofaktor für die Entwicklung einer Suchtkrankheit hin.

2.3.4 Diagnose von Suchterkrankungen

In der klinischen Praxis orientiert sich die Diagnostik der Sucht an den Leitlinien der wissenschaftlichen Fachgesellschaften. Die aktuelle Version der internationalen Klassifikation der Krankheiten (ICD-10) sowie das eher im Forschungskontext bzw. angloamerikanischen Sprachraum benutzte Diagnostische und Statistische Manual der amerikanischen Psychiatriegesellschaft (DSM-5) stellen hierbei die Grundlagen dar. Hierbei wird ein *schädlicher Gebrauch* diagnostiziert, wenn der Substanzkonsum zu körperlichen und psychischen Konsequenzen führt und eine klar beschriebene Schädigung vorliegt, jedoch bestimmte Merkmale einer

Abhängigkeit (noch) nicht vorliegen bzw. erfüllt sind. Liegen eine Unfähigkeit zur Abstinenz vor sowie ein Kontrollverlust über den geregelten Substanzkonsum sowie eine Toleranzentwicklung gegenüber den Wirkungen der Substanz sowie das Auftreten körperlicher Entzugssymptome, dann spricht man von einer Abhängigkeitserkrankung

Unterscheidung zwischen Abhängigkeit und Sucht

Während unter dem Begriff der Abhängigkeit der Mechanismus verstanden wird, über welchen ein regelmäßiger Substanzkonsum zu einem neurobiologischen Ungleichgewicht mit sowohl körperlichen als auch psychischen Folgen führt und durch einen fortgesetzten Konsum die negativen Folgen einer psychotropen Substanz vermieden werden sollen, ist die Sucht als ein Extrempol des Verhaltens definiert, welches trotz negativer Folgen für die Gesundheit und das Sozialverhalten nicht kontrolliert werden kann und nahezu reflexhaft abläuft. Hierbei werden dysfunktionale Lernprozesse in Gang gesetzt, die sich einer willentlichen Kontrolle entziehen.

Dies kann sowohl den Konsum bestimmter Substanzen (z. B. Alkohol, Kokain) als auch die Ausübung bestimmter Verhaltensweisen (Sex, Internet, Glücksspiele) betreffen. Dementsprechend können Betroffene zwar abhängig, aber nicht notwendigerweise süchtig sein, während man umgekehrt nach einem Verhalten süchtig, aber nicht notwendigerweise von einer Substanz abhängig sein muss. Diese Unterscheidung ist in der klinischen Praxis insofern wichtig, als bestimmte Substanzen (z. B. Bronchiodilatatoren) zwar eine Abhängigkeit erzeugen können, jedoch keine Sucht.

Neurobiologische Grundlagen

Auf Gehirneben spielt das limbische System (vgl. ► Kap. 1.3) und hier insbesondere das Belohnungssystem bei der Entwicklung und Aufrechterhaltung eines Suchtverhaltens eine wesentliche Rolle, da allen Suchtmitteln gemeinsam ist, dass sie auf das Belohnungssystem einwirken, indem sie insbesondere das ventrale Tegmentum aktivieren. Dort konvergieren aus mehreren Regionen des limbischen Systems Informationen über den homöostatischen Zustand, sowohl hinsichtlich des körperlichen Sollwertes des Organismus (Atmung, Nahrungsaufnahme, Ausscheidung, Temperaturregulation, Schlaf, Muskel- und Nervenaktivität) als auch über grundlegende Sozialbedürfnisse (körperliche Nähe und Unversehrtheit, Sozialkontakte, Sexualität), und werden dann an eine im basalen Vorderhirn gelegene Struktur, den Nucleus accumbens weitergeleitet. Durch die Interaktion dieser zu einem Netzwerk verbundenen Hirnstrukturen werden die für den Organismus erstrebenswerten Handlungen ermittelt und verstärkt, damit sie künftig in derselben Situation erneut ausgeführt werden. Hierbei spielt der von den Neuronen in diesen Hirnstrukturen verwendete Neurotransmitter Dopamin eine besondere Rolle.

Im Belohnungssystem werden zunächst die unerwarteten Folgen eines bestimmten Verhaltens in einer gegebenen Situation registriert. Fällt die Konsequenz positiv aus, wird ein Lernsignal generiert, damit dieses Verhaltensmuster in Zukunft wiederholt werden kann und ins Verhaltensrepertoire integriert wird. Bereits gegen Ende des letzten Jahrtausends konnte an Affenexperimenten (Schultz, 1998; Schultz, 2000; Schultz & Dickinson, 2000) gezeigt werden, dass der Botenstoff Dopamin der zentrale Neurotransmitter des Belohnungssystems ist. Die Aktivität der dopaminergen Zellen in diesem System erhöht sich dann, wenn eine unvorhergesehene Belohnung erfolgt, und sinkt hingegen ab, wenn die Belohnung in einer erwarteten Weise erfolgt. Beim Ausfall einer Belohnung nimmt die Aktivität der dopaminergen Nervenzellen am deutlichsten ab. Über diesen Regulationsmechanismus des Dopamins kann einerseits belohnungsgekoppeltes Lernen stattfinden, andererseits können nicht belohnte Verhaltensweisen gelöscht werden. Damit ist das Dopamin selbst zwar nicht für die durch den Lernvorgang herbeigeführten hedonistischen Zustände verantwortlich, sondern eher für die Koppelung einer Belohnung mit einer bestimmten Lernsituation, es signalisiert somit aber das Herausragende (Salience) oder die Bedeutung eines Ereignisses oder eines bestimmten Verhaltens.

Wie bereits bemerkt, führen grundsätzlich alle Suchtmittel zu einer erhöhten Dopamin-Ausschüttung im Belohnungssystem, indem bei ihrer Einnahme ein starkes Lernsignal entsteht, das einen erneuten Konsum fördert. Anders als im Normalzustand, wo die Dopamin-Konzentration in der Regel nur dann ansteigt, wenn bestimmte Verhaltensweisen eine unerwartet positive Konsequenz nach sich ziehen, führt jedes Suchtmittel zu einer Steigerung der Dopamin-Freisetzung. In der weiteren Folge wird dann bei konsekutiver Suchtmitteleinnahme auf Hirnebene ein neues Gleichgewicht angestrebt, damit es trotz der Substanz wieder normal funktionieren kann. Dieser Mechanismus der Gegenregulierung lässt sich am Beispiel der zwei häufigsten, legalen Suchtmittel Nikotin und Alkohol verdeutlichen.

Beispiel: Nikotin

Nikotin wird über die Mund-, Nasen- und Lungenschleimhäute aufgenommen und ahmt im Gehirn die Aktivität von Acetylcholin nach, indem es an einen seiner beiden Rezeptoren bindet. Neben der wichtigen Rolle des Acetylcholins bei der Signalübertragung zwischen Neuronen und Muskeln an der motorischen Endplatte sowie bei Steuerung der Herztätigkeit und der Verdauung kommt diesem Neurotransmitter auch eine wesentliche Rolle bei der Regulierung des Schlaf-Wach-Rhythmus sowie der Aufmerksamkeit generell zu. Nachdem es im synaptischen Spalt freigesetzt wird, bindet es an seine entsprechenden Rezeptoren, entfaltet hierdurch seine Wirkung und wird anschließend enzymatisch abgebaut. Dagegen kann Nikotin, obwohl es durch die Bindung an denselben Rezeptoren dieselben Funktionen ausübt, enzymatisch nicht wie Azetylcholin abgebaut werden und verbleibt stattdessen länger im synaptischen Spalt und wirkt entsprechend stärker. Diese stärkere Wirkung fördert beispielsweise die Konzentrations- und -reaktionsfähigkeit, vermittelt aber auch ein Gefühl der Entspannung und wirkt somit positiv auf die Stimmungslage. Ähnlich wie Acetylcholin hat Nikotin eine stimulierende Wirkung auf die dopaminergen Neuronen des Belohnungssystems. Tatsächlich werden die erregenden Neuronen, welche die dopaminergen Neurone stimulieren, durch eine Nikotinzufuhr aktiviert und die inhibitorischen Neuronen, welche die dopaminergen Zellen hemmen, inaktiviert. Da nun das Nikotin von den Enzymen, die normalerweise das Acetylcholin abbauen, nicht degradiert wird, ergibt sich eine erhöhte Dopamin-Konzentration im Belohnungssystem, welche wiederum zu einem starken Lernsignal führt. Dies begünstigt seinerseits eine Wiederholung des Nikotinkonsums und des damit einhergehenden Verhaltens. Um die Nikotinzufuhr besser regulieren zu können, wird bei einem fortgesetzten Tabakkonsum auf genetischer Ebene durch die Aktivierung von Transkriptionsfaktoren die Anzahl der nikotinergen Rezeptoren auf den Nervenzellen erhöht. Dementsprechend kommt es dann bei kurzfristigem Nikotinentzug zu Entzugserscheinungen.

Neben den dopaminergen Neuronen werden auch weitere Botenstoffe durch den Konsum psychotroper Substanzen beeinflusst. Dies geschieht, indem die Aktivität endogener Moleküle nachgeahmt wird und folglich Nervenzellen aktiviert oder gehemmt werden. So modulieren Kokain, Amphetamine, LSD und Alkohol auch das serotonerge System, welches sich, ausgehend von den Raphe-Kernen, im gesamten Gehirn und Rückenmark verzweigt und an der Schlafregulierung, an der Adjustierung der Körpertemperatur und der Schmerzempfindung beteiligt ist.

Beispiel: Alkohol

Das im Alkohol enthaltene Ethanol wird vom Verdauungstrakt über das Blut in das Gehirn transportiert und interagiert dort mit dem dopaminergen, serotoninergen und endorphinergen (schmerzhemmenden) System, indem es die inhibitorischen Neuronen aktiviert und die exzitatorischen Neuronen hemmt. Hierdurch kommt es zu einer allgemeinen Beruhigung und Entspannung bis hin zur Verlangsamung der Atemfrequenz, die je nach Dosis bis zum Koma führen kann. Gleichzeitig wird die hippocampale Aktivität reduziert, was zu amnestischen Syndromen führt. Im Belohnungssystem inaktiviert das Ethanol die inhibitorischen Neuronen, welche die dopaminergen Nervenzellen hemmen, und führt auf diesem Weg zu einer Zunahme der Dopamin-Freisetzung mit konsekutiver Verstärkung des Lernsignals, d. h. des an den Alkoholkonsum gekoppelten Verhaltensmusters, wodurch die Wahrscheinlichkeit eines erneuten Alkoholkonsums erhöht wird. Im Rahmen der physiologischen Gegenregulation führt eine längerfristige Alkoholeinnahme zu einem schnelleren Ethanol-Abbau in der Leber, wodurch die Rauschempfindung abnimmt. Auch auf Hirnebene kommt es im Rahmen einer Adaptation zu einer Herabsetzung der Alkoholempfindlichkeit, weswegen zunehmend größere Mengen benötigt werden, um weiterhin die Alkoholwirkung zu erreichen. Dementsprechend kommt es dann beim Absetzen des Alkoholkonsums zu einer zentralnervösen Überstimulation mit Unruhe, Schlaflosigkeit oder epileptischen Anfällen. Mit zunehmendem Alkoholkonsum steigt auch die Zelltodrate an und es kommt zu einer Volumenminderung des Gehirns mit Betonung des Präfrontalen Kortex und konsekutiven kognitiven und mnestischen Defiziten bis hin zum Korsakow-Syndrom.

Aufgrund der verhaltenskoordinativen Rolle des Vorderhirns kommt der alkoholbedingten Volumenminderung des Präfrontalen Kortex eine besondere Rolle zu. Tatsächlich zeigen Bildgebungsstudien bei Personen, die eine Sucht aufgrund verschiedener psychoaktiver Substanzen entwickelt haben, eine Herabsetzung des Grundmetabolismus im Präfrontalen Kortex (Volkow & Fowler, 2000), wogegen Hinweisreize, die mit der Substanz assoziiert sind, bei diesen Menschen den Metabolismus im Präfrontalen Kortex wesentlich deutlicher zu aktivieren vermögen als neutrale Hinweisreize (Childress et al., 1999).

Abhängigkeit

Da beim Konsum psychotroper Substanzen die Aktivität der vom Gehirn selbst produzierten Moleküle nachgeahmt wird, kommt es bei wiederholtem Konsum zu Anpassungsvorgängen, damit ein Gleichgewicht wieder hergestellt werden kann. Dies kann z. B. durch eine Veränderung der Rezeptorendichte oder deren Empfindlichkeit sowie über eine Veränderung der Neurotransmitter-Ausschüttung erfolgen. Auch können bisher inaktive Gene aktiviert werden. Als Folge dieser physiologischen »Toleranzmechanismen« müssen immer größere Mengen konsumiert werden, um die ursprüngliche Wirkung zu erzielen.

Im Belohnungssystem führt dies zu einer allmählichen Veränderung der dopaminergen Netzwerke. So führt eine chronische Überstimulierung dopaminerger Nervenzellen zu einer Verlegung der Dopamin-Rezeptoren ins Zellinnere, wodurch es zu einer allgemeinen Herunterregulierung des Lernsignals, auch für solche Lernsituationen, die nicht im Substanzzusammenhang stehen, kommt. Herbei kommt es auf molekularer Ebene sowohl zu kurzfristigen als auch zu langfristigen Veränderungen: Die erste steht im Zusammenhang mit einer Überaktivierung des CREB-Proteins im Belohnungssystem. Dieses Protein stimuliert unter anderem die Expression eines Gens, welches die Hemmung dopaminerger Neuronen über das endogene Opiat Dynorphin bewirkt und zu einer Herunterregulierung des Belohnungssystems führt. Die längerfristige Veränderung betrifft die Überexpression des Proteins delta-FosB, welches seinerseits zu strukturellen Veränderungen an den Neuronen führt (Nestler, 2005; Kalivas & O'Brien, 2008).

Auf psychologischer Ebene führt eine Abschwächung der Wirkung zu negativen Empfindungen (Traurigkeit, Ängstlichkeit, Reizbarkeit), die selbst wieder Anlass zu einem erneuten Konsum geben. Im weiteren Verlauf stehen weniger die positiven Wirkungen der Substanz im Vordergrund als vielmehr das Bestreben, nachteilige Folgen der Abstinenz zu vermeiden. Dies wiederum fördert den Gebrauch zusätzlicher Substanzen.

2.3.5 Zusammenfassung

Epidemiologische Zahlen belegen, dass Suchterkrankungen zu den größten gesundheitspolitischen Herausforderungen gehören. Die intensivierte berufliche Arbeitsverdichtung und die sich zunehmend verändernden Sozialstrukturen mit konsekutivem Stresserleben fördern den Konsum von Substanzen mit Suchtpotenzial.

Aus neurowissenschaftlicher Sicht führen Suchtmittel zu Veränderungen von Entscheidungs- und Gedächtnisprozessen, indem die an Lern- und Motivationsvorgängen beteiligten neuronalen Netzwerke (sog. Belohnungssystem) langfristig beeinflusst werden. Durch die plastischen Anpassungsvorgänge des Gehirns wird das Suchtverhalten erlernt und in das Verhaltensrepertoire integriert. Wenngleich die gelegentliche Einnahme psychotroper Substanzen nicht zwangsläufig in eine Abhängigkeit oder eine Sucht führt, kommt es bei regelmäßigem Konsum bestimmter Substanzen zu einer physiologischen Adaptation des Gehirns, welche mit kurz- und langfristigen Veränderungen der am Suchtgeschehen beteiligten neuronalen Strukturen verbunden ist. Aktuelle Studien weisen auf die Wechselwirkung zwischen Stresserleben und Suchtverhalten hin. Hierbei sind die Determinanten für eine Suchtvulnerabilität nicht nur biologisch und genetisch begründet, sondern stellen immer auch ein individuell unterschiedliches Mosaik aus biologischen, psychosozialen, kulturellen sowie umwelt- und lebensstilbedingten Variablen dar. Vor diesem Hintergrund kommt der Stressmedizin eine wichtige Funktion zu, indem sie die Wirkmechanismen dieser unterschiedlichen Variablen genauer untersucht und aus diesen Ergebnissen in einem biopsychosozialen Rahmen individuell angepasste Präventionsmaßnahmen entwickelt.

Literatur

Andersen SL, Teicher MH (2008). Stress, sensitive periods and maturational events in adolescent depression. Trends neurosci; 31(4):183 – 91.

Ball D (2008) Addiction science and its genetics. Addiction; 103(3):360 – 7.

Bundeszentrale für gesundheitliche Aufklärung (2012). Die Drogenaffinität Jugendlicher in der Bundesrepublik Deutschland 2011. Der Konsum von Alkohol, Tabak und illegalen Drogen: aktuelle Verbreitung und Trends. Köln: Bundeszentrale für gesundheitliche Aufklärung.

Childress AR, Mozley PD, McElqin W, Fitzgerald J, Reivich M, O'Brien CP (1999). Limbic activation during cue-induced cocaine craving. Am. J. Psychiatry; 156(1):11 – 8.

Fox HC, Hong KI, Siedlarz K, Sinha R (2008). Enhanced sensitivity to stress and drug/alcohol craving in abstinent cocaine-dependent individuals compared to social drinkers. neuropsychopharmacology; 33(4):796 – 805.

Gardner EL (2000). What we have learned about addiction from animal models of drug self-administration. Am. J. Addict. 9(4):285 – 313.

Goldman D, Oroszi G, Ducci F (2005). The genetics of addictions: Uncovering the genes. Nat. Rev. Genet.; 6(7):521 – 32.

Johnson EO, van den Bree MB, Uhl GR, Pickens RW (1996). Indicators of genetic and environmental influences in drug abusing individuals. Drug Alcohol Depend.; 41(1):17 – 23.

Kalivas PW, O'Brien C (2008). Drug addiction as a pathology of staged neuroplasticity. Neuropsychopharmacology; 33(1):166 – 80.

Marinelli M, Piazza PV (2002). Interaction between glucocorticoid hormones, stress and psychostimulant drugs. Eur. J. Neurosci.; 16(3):387 – 94.

Nestler EJ (2005). Is there a common molecular pathway for addiction? Nat Neurosci.; 8(11):1445 – 9.

Piazza PV, Le Moal M (1998). The role of stress in drug self-administration. Trends Pharmacol. Sci.; 19(2): 67 – 74.

Rhodes JS, Crabbe JC (2005). Gene expression induced by drugs of abuse. Curr. opin. Pharmacol.; 5(1):26 – 33.
Richardson HN, Lee SY, O'Dell LE, Koob GF, Rivier CL. Alcohol self-administration acutely stimulates the hypothalamic-pituitary-adrenal axis, but alcohol dependence leads to a dampened neuroendocrine state. Eur J Neurosci. 2008; 28:1641 – 1653. [PubMed: 18979677].
Schultz W (1998). Predictive reward signal of dopamine neurons. J Neurophysiol; 80:1 – 27.
Schultz W (2000). Getting Formal with Dopamine and Reward. neuron; 36:241 – 263.
Schultz W, Dickinson A (2000). Neuronal coding of prediction errors. Annu Rev Neurosci; 23:473 – 500.
Stansfield KH, Kirstein CL (2007). Chronic cocaine or ethanol exposure during adolescence alters novelty-related behaviours in adulthood. Pharmacol. Biochem. Behav.; 86(4):637 – 42.
Volkow ND, Fowler, JS (2000). Addiction, a disease of compulsion and drive: involvement of the orbitofrontal cortex. Cerebral Cortex; 10:318 – 325.

2.4 Stress und Störung des endogenen Biorhythmus

Sowohl psychosozialer als auch physischer Stress können je nach Stärke und Dauer erhebliche Störungen der endogenen Biorhythmik bewirken. Symptome dieser Störung sind nicht nur Ein- und Durchschlafstörungen sowie der nicht regenerative Schlaf, sondern auch die ausbleibende Absenkung von Blutdruck und Puls während der Nacht sowie nachfolgend ein erhöhtes Risiko für die Entwicklung psychischer Erkrankungen, von malignen Tumoren, Stoffwechselstörungen, kardiovaskulären Erkrankungen sowie für Sterilität und Frühgeburt.

Zahlreiche vegetative, autonom geregelte Prozesse sind an eine angeborene innere Taktung gebunden, welche durch Tag und Nacht in einem annähernden 24-Stunden-Rhythmus geregelt sind. Dieser circadiane Rhythmus bestimmt physiologische Prozesse, wie Wachheit und Schlaf, Körpertemperatur, Blutdruck, Puls, die Hormonspiegel von Cortisol, Melatonin und Wachstumshormon, Immunaktivität, Nierenfunktion, sowie Stimmung, kognitive Performanz und Muskelkraft. Die niedrigste Aktivität besteht in den ersten Stunden des Tages, einer Phase mit der höchsten Wahrscheinlichkeit für Unfallereignisse durch mangelnde Aufmerksamkeit, z. B. für Autounfälle gegen 3.00 Uhr morgens (Forster & Kreizman, 2014). Der circadiane, diurnale Rhythmus ist der grundlegende biologische, auf ca. 24 Stunden ausgelegte Zeitgeber. Dieser Rhythmus kann mithilfe externer Stimuli, wie Licht und Temperatur, verschoben oder trainiert werden und kann somit auch die Körpertemperatur nachregulieren. Der diurnale circadiane Rhythmus hat sich evolutionär an Umwelt und Umgebung angepasst, bedingt durch die beiden essenziellen Ressourcen Licht und Nahrung (Foster & Kreitzman, 2014).

Betrachtet man die Evolution des circadianen Rhythmus von niederen Tieren und Pflanzen, so fand diese Anpassung vor etwa 2,3 Mrd. Jahren mit dem Auftreten von Sauerstoff und Sauerstoffradikalen statt, um die sonnenabhängigen Redoxreaktionen in Biosystemen abzumildern. Dieser ubiquitär in der Natur ausgeprägte Rhythmus kann auf Werte zwischen 23,5 und 24,65 Stunden trainiert werden. Die Aktivität sämtlicher Organe, wie Darm, Leber, Pankreas und Blutversorgung, benötigen die Synchronisation durch eine übergeordnete »Master-Clock«. Dies bedeutet für den oberen Zeitgeber, dass Umweltsignale (Fluktuation in der Lichtintensität, Lichttemperatur, Außentemperatur) mit dem inneren circadianen Zeitgeber und dessen Interaktion justiert und synchronisiert werden müssen.

Bei Säugetieren und beim Menschen besteht dieses Zeitgebersystem aus dem paarig angelegten obersten Zeitgeber *Nucleus suprachiasmaticus (SCN)*. Dieser steht sowohl durch Projektionen als auch humoral mit zahlreichen peripheren zellulären Oszillatoren in Nebennierenrinde, Leber, Lunge, Pankreas, Milz, Thymus und Haut in Verbindung. Die Master-Clock des SCN ist ein Teil eines Neuronenclusters mit einem Zentrum im Hypothalamus, welches unmittelbar oberhalb des Chiasma opticum gelegen ist. Seine Synchronisierung ist in erster Linie auf die Auswirkungen von Licht ausgerichtet, welches nach Auftreffen in spezifischen fotosensiblen Melanopsin-haltigen Ganglien Signale mit Information

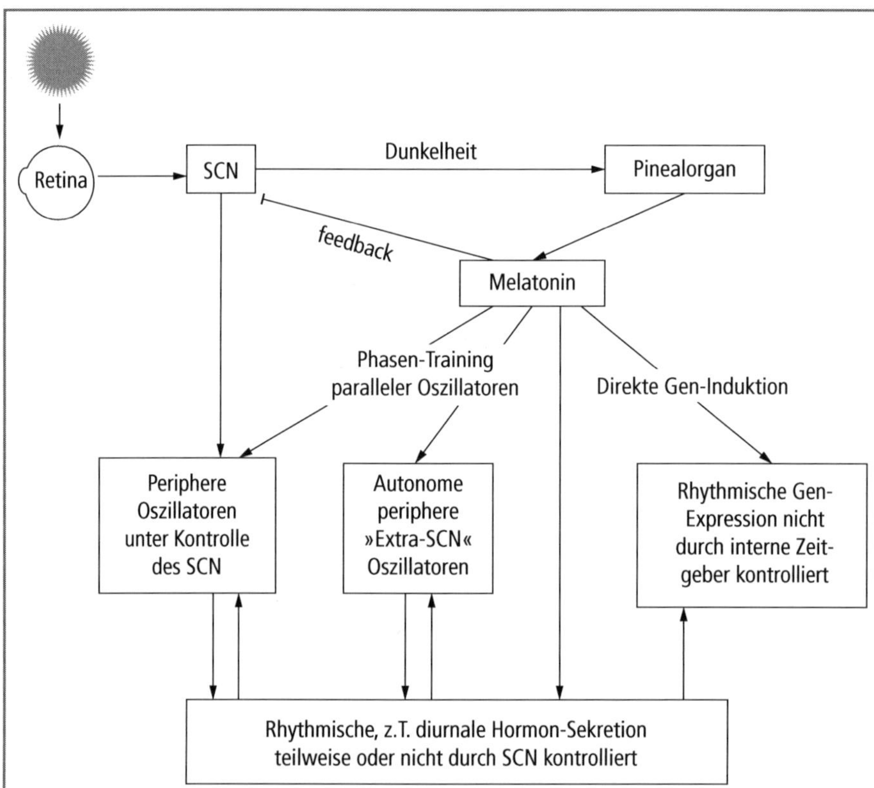

Abb. 2-3 Zusammenhang zwischen Nucleus suprachiasmaticus (SCN), Pinealorgan (Freisetzung von Melatonin), peripheren Oszillatoren, durch SCN kontrolliert oder autonom funktionierend, sowie den Zeit und Rhythmus vorgebenden »Clock-Genes«. In der Gemeinsamkeit wird damit die diurnale Hormonsekretion von Hypophyse (Wachstumshormon, TSH, Prolactin, ACTH) und peripheren endokrinen Organen wie Nebennierenrinde und Schilddrüse reguliert.

über Tag und Nacht via Tractus retino-hypothalamicus an weitere Zentren und die peripheren Oszillatoren vermittelt. Das Licht spielt für die Diurnalität eine herausragende Rolle, da sensible Areale auch in der Haut, der Prostata und im Tractus olfacorius auf Licht reagieren. Der SCN wiederum ist durch Projektionen mit dem Pinealorgan verbunden, welches bei fehlenden Impulsen von dort während der Dunkelheit die Sekretion von Melatonin befördert.

Die Summe der zentralnervösen Zeitgeber erfüllt eine wichtige Regelfunktion für das Umschalten von Wachen auf Schlaf, Taktung der Schlaf-Wach-Zeit sowie für die Regelung von REM und Non-REM-Schlaf (▸ Abb. 2-3).

2.4.1 Die Funktion der »inneren Uhr« des SCN

Die oberste Regulierung des diurnalen Biorhythmus erfolgt im SCN und wird von etwa 20 Genen über eine Transkriptions-Translations-Rückkopplung gesteuert. Die bedeutsamsten Gene sind Clock, Bmal1 sowie PER 1-3, CRY 1-2 und

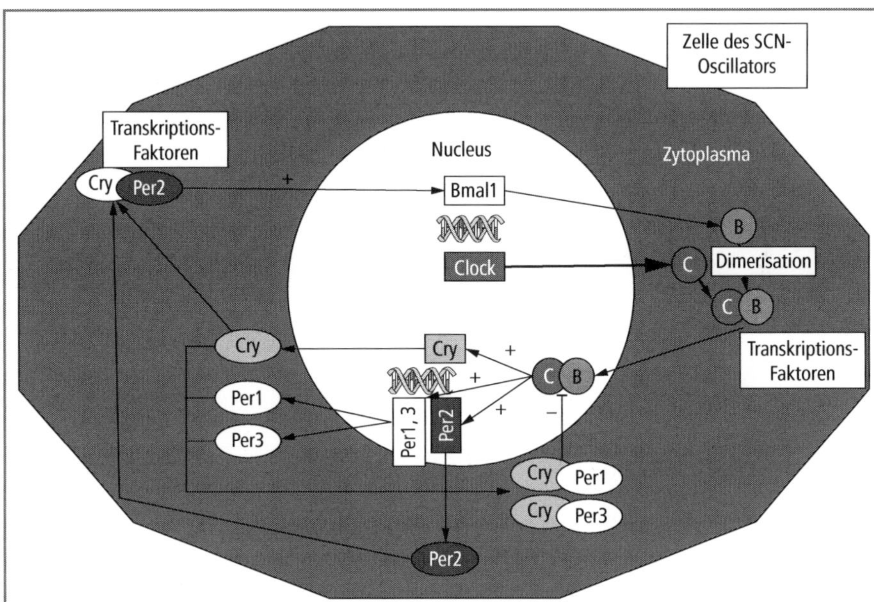

Abb. 2-4 Die molekulare Kontrolle des Circadianen Rhythmus innerhalb des SCN. In jeder der ca 20 000 Zellen des Nucleus suprachiasmaticus (SCN) wird der Grundrhythmus durch einen »Master Clock«-Mechanismus biomolekular geregelt. Die Regulation erfolgt durch Transkription (via entsprechende RNA) von 7 Genen: Bmal1 (brain and muscle ARNT-like 1), Clock, Per 1-3 (Perioden-Gene) und Cry 1,2 (Cryptochrome-Gene). Die Funktionen der Gene werden durch mRNA nach Bindung an die regulatorische DNA-Sequenz ins Zellplasma zur Herstellung von Schlüsselproteinen übertragen. Clock (C) und Bmal1 (B) verbinden sich (Heterodimer) zum wichtigen Transkriptionsfaktor für die Gene Cry und Per1-3. Die mRNA von Per und Cry generiert komplexe Transkriptions-Proteine zur Kontrolle des C-B-Komplexes mit Maximum am Ende des Tages (nach Pace-Schott & Hobson, 2002).

NPAS2. Sämtliche Gene werden über mRNA im Zytoplasma zu Proteinen translatiert. Diese aggregieren, bilden heterodimere Komplexe und wandern in den Nucleus zurück, wo sie durch Bindung an zwei nukleäre Rezeptoren die weitere Transkription von Clock-Genen inhibieren, um dann selber abgebaut und degradiert zu werden.

Die Summe der daraus resultierenden zeitlichen, biomolekularen Abläufe, wie Transkription der Gene, Bildung von mRNA- und Clock-Proteinen, Phosphorylierung und Dimerisierung der Proteine mit anschließender Degradation ergeben das 24-stündige Muster (Pace-Schott & Hobson, 2002).

Der SCN funktioniert also als »Master-Clock«, die durch den Licht-Dunkel-Zyklus der Retina grundlegend bestimmt wird, sodass innere Uhr und Umweltzeit übereinstimmen.

Die entstehende circadiane Rhythmik beeinflusst beim Menschen Schlaf-Wach-Rhythmus, Herzfrequenz, Blutdruck, Körpertemperatur, Hormone (Cortisol, Insulin, Wachstumshormon), Immunfunktion und die Migration von Immunzellen ins Gewebe (Scheiermann et al., 2013) sowie die peripheren Effekte von Glukoneogenese, Fettresorption im Darm und andere Stoffwechselfunktionen (Harini & Lyons, 2015).

Die Phase der inneren Uhr reguliert den individuellen Chronotyp, der sowohl

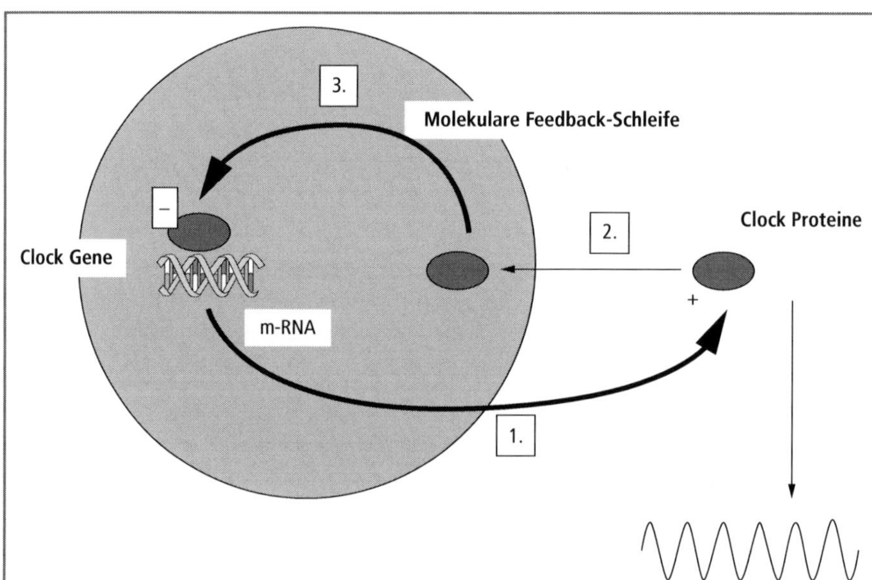

Abb. 2-5 Das Wesen der »inneren Uhr« (Master-Clock) besteht aus zeitlich genau abgestimmten biomolekularen Abläufen, die insgesamt in der Summe den biochronologischen diurnalen Rhythmus von 24 Stunden ergeben. Sie bestehen aus: 1. Transkription der Gene, mRNA-Bildung; 2. Bildung von Clock-Proteinen, welche im Zellplasma aggregieren und in den Nucleus zurücktransportiert werden; 3. dort wird durch diese negative Feedback-Schleife die jeweilige Transkription beendet und erst bei Absinken der Clock-Proteine die Gen-Ablese erneut begonnen.

alters- als auch geschlechtsspezifisch unterschieden und vermutlich genetisch durch PER2 bestimmt ist.

Die Master-Clock im SCN des Hypothalamus synchronisiert die peripheren Oszillatoren durch Emission unterschiedlicher Signalstoffe: So synchronisieren Glucocorticoide die ZNS-Funktion von BNST, zentraler Amygdala (Segall et al., 2006) und der Leber (Balsalobre et al., 2000). Überhaupt ist der circadiane, diurnale Rhythmus von HHN-Achse und Cortisol die Voraussetzung für physiologische Abschaltmechanismen dieser Funktion bei Stress (McEwen & Karatsoreos, 2015). Der diurnale Biorhythmus hat somit für die Gesundheit eine große Bedeutung (Roenneberg & Merrow, 2016).

Physiologischerweise induzieren photische Rezeptoren der Retina ein Signal, welches während der Lichtphase die Bildung und Freisetzung von Dopamin, während der Dunkelphase von Melatonin bewirkt. Dabei spielen vor allem das zunehmende Licht des Morgens mit dem UV-A-Anteil des Tageslichts (290 – 415 nm) und das abnehmende Licht der Abenddämmerung mit dem Wegfall des Blauanteils eine wichtige regulierende Rolle für die Initiation von Aktivität und Schlafbereitschaft (Roenneberg & Merrow, 2016).

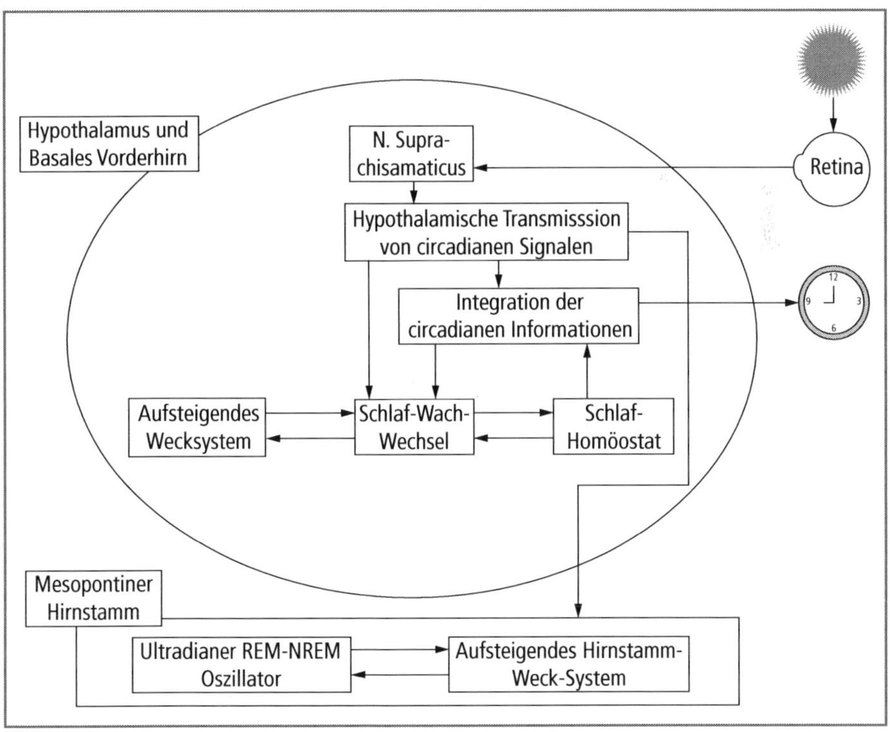

Abb. 2-6 Schematische Darstellung der Regulation durch Interaktion des Nervus suprachiasmaticus, welcher nach Lichtreiz circadiane Signale an den Hypothalamus sendet, wo der Schlaf-Wach-Rhythmus kontrolliert wird. Daneben besteht ein untergeordneter zentraler und peripher gesteuerter Biorhythmus (Details siehe Text). Die Summe der Signale steuern im Hirnstamm den REM-NREM-Oszillator und aktivieren das aufsteigende Wecksystem.

Dem ausgeprägten »Lichtsmog«, der an Intensität und Wellenlänge stark zugenommen hat, kommt große Bedeutung als Störfaktor zu: Das ausgestrahlte Lichtspektrum von künstlicher Beleuchtung unterscheidet sich erheblich vom Spektrum des natürlichen Lichts. Vor allem der Anteil von Blaulicht (400 – 490 nm) hemmt den physiologischen Melatonin-Anstieg ab ca. 22 Uhr (Akrophase) und die Vagusfunktion, die vor allem über die Lichtsignale aus der Haut zusätzlich gesteuert wird.

Die direkte Verbindung von Retina zum SCN synchronisiert somit die externen Lichtsignale und damit die Synchronisation von Tag und Nacht mit dem endogenen diurnalen Rhythmus. Blinde Menschen können wenigstens zum Teil bei vorhandenen photosensiblen Retinazellen den circadianen Rhythmus erhalten.

SCN, Pinealorgan und Melatonin

Vom SCN führen direkte Projektionen zum PVN zur zentralen Steuerung von Hypophyse und NNR sowie über sympathikotone sensible Fasern zum Pinealorgan (Epiphyse) zur Freisetzung von Melatonin. Diese Signalverbindung verläuft über präganglionäre sympathische Neurone, Grenzstrang und postganglionäre sympathische Neurone (Reiter et al., 2011; ▶ auch Abb. 2-3).

Melatonin wird vom Pinealorgan mit Beginn der Dunkelheit zunächst in langsam steigernder, dann steil ansteigender Konzentration (Akrophase) freigesetzt und hat eine direkte, hemmende Funktion auf die Leistung des SCN (Reiter et al., 2011). Melatonin selbst wirkt sowohl auf die peripheren Oszillatoren, die unter Kontrolle des SCN stehen, als auch auf die autonomen Oszillatoren und stimuliert dort die rhythmische, z. T. diurnale Hormonsekretion von NNR, Hypophyse (ACTH, Prolaktin, Wachstumshormone, TSH) und deren periphere endokrine Funktion (Benloucif et al., 2008).

Während die Freisetzung des Melatonins durch Dunkelheit (d. h. fehlendes Licht) reguliert ist, sind Cortisol und die meisten Hypophysenhormone photisch reguliert, d. h. Anstieg als Folge des Leichteinfalls auf die Retina, durch entsprechende Signale des SCN.

Beeinflussung des SCN durch Neurotransmitter

Einige Neurotransmitter, wie Serotonin, Noradrenalin, Glutamat, GABA und Acetylcholin, beeinflussen die Aktivität des SCN. Darüber hinaus modulieren auch Hormone (insbesondere Estradiol) und Neuropeptide die SCN-Aktivität

Serotonin, welches der physiologische Präkursor des Melatonins ist, wird in den dorsalen Raphe-Nuclei (DRN) gebildet und wirkt durch intensive Verknüpfungen zwischen DRN und SCN. Phasenverschiebungen und tonische Grundfunktion des SCN werden über den 5HT-1 A-R (= Rezeptor) koreguliert.

GABA findet sich in der Mehrzahl der SCN-Zellen, wobei GABA tageszeitabhängig teilweise inhibitorisch oder exzitatorisch wirksam ist. Auch Acetylcholin und Glutamat sind an der Regulation mit beteiligt.

Verbindungen des SCN zur Steuerung der Biochronologie

Die Effekte des SCN auf die biorhythmische Steuerung von Schlaf/Wachen, Temperaturregulation und HHN-Achsen-Stimulation werden durch afferente und efferente Projektionen des SCN in einem dreistufigen Prozess bestimmt.

Der SCN stellt die biologische, innere Uhr für die Regulation zahlreicher biochronologisch beeinflusster Prozesse dar, wie Wachheit und Schlaf, Nahrungsaufnahme, Aktivierung der HHN-Achse und Thermoregulation. Vom SCN ausgehend werden über die ventrale (vSPZ) und dorsale (dSPZ) supraparaventriculäre Zone Impulse an den dorsomedialen Hypothalamus (DMH) übertragen, von wo aus die weiteren Partialfunktionen stimuliert werden. Den beiden Nervenbündeln und Neuronen des SPZ kommt eine Selektionsfunktion zu, die Signale abzuschwächen oder zu verstärken. Dort gehen auch Informationen aus ventromedialem Hypothalamus (ARC) und Nucleus arcuatus (über die Verfügbarkeit von Nahrung und die Hormonregulation) ein. Im zweiten Schritt reguliert der DMH verschiedene Basisfunktionen wie

- Wachheit und Nahrungsaufnahme über Orexin-haltige Neuronen des Lateralen Hypothalamus (LHA) (Deurveilher & Semba, 2005)
- Aktivierung der HHN-Achse über den paraventriculären Hypothalamus (PVH) (Dibner et al., 2004),
- Schlafinduktion via den ventrolateralen präoptischen Nucleus (VLPO) (Saper et al., 2005),
- Thermoregulation über die Mediale präoptische Region (MPO), welche im dritten Schritt durch die entsprechenden neuronalen Zentren umgesetzt werden.

Mit der integrativ ausgerichteten Anatomie von SPZ und DMH kann sich der circadiane Rhythmus an Umweltbedingungen adaptieren, wie Verfügbarkeit von Nahrung, sensorische Impulse, kognitive Einflüsse und emotionalen Input (vom limbischen System) (Saper et al., 2005).

Der SCN beeinflusst durch seine Tag-Nacht-Impulse zahlreiche Funktionen, die im Hypothalamus (ventro- und dorsomedialem Hypothalamus, Nucleus arcuatus) gesteuert werden, wie Wachheit und Fütterung, Aktivierung der HHN-Achse (CRH, ACTH, Cortisol), Schlaf und Thermoregulation.

Efferente Projektionen des SCN

- **Für Schlaf und Regeneration** bedeutsam sind:
  - SPZ (subparaventrikuläre Zone) zum VLPO (ventrolateraler präoptischer Nucleus), von dort unmittelbare Projektion zum Schlafzentrum des VLPO,
  - MPOA (mediale präoptische Region): Dieser Teil gehört zum anterioren Hypothalamus, hat eine Verbindung zum VLPO (Schlafzentrum) und kann damit den Schlaf-Wach-Rhythmus beeinflussen. Dazu werden die zusätzlichen Signale des SCN benötigt.
  - Verbindung zur glandula pineale zur Bildung und Freisetzung von Melatonin.

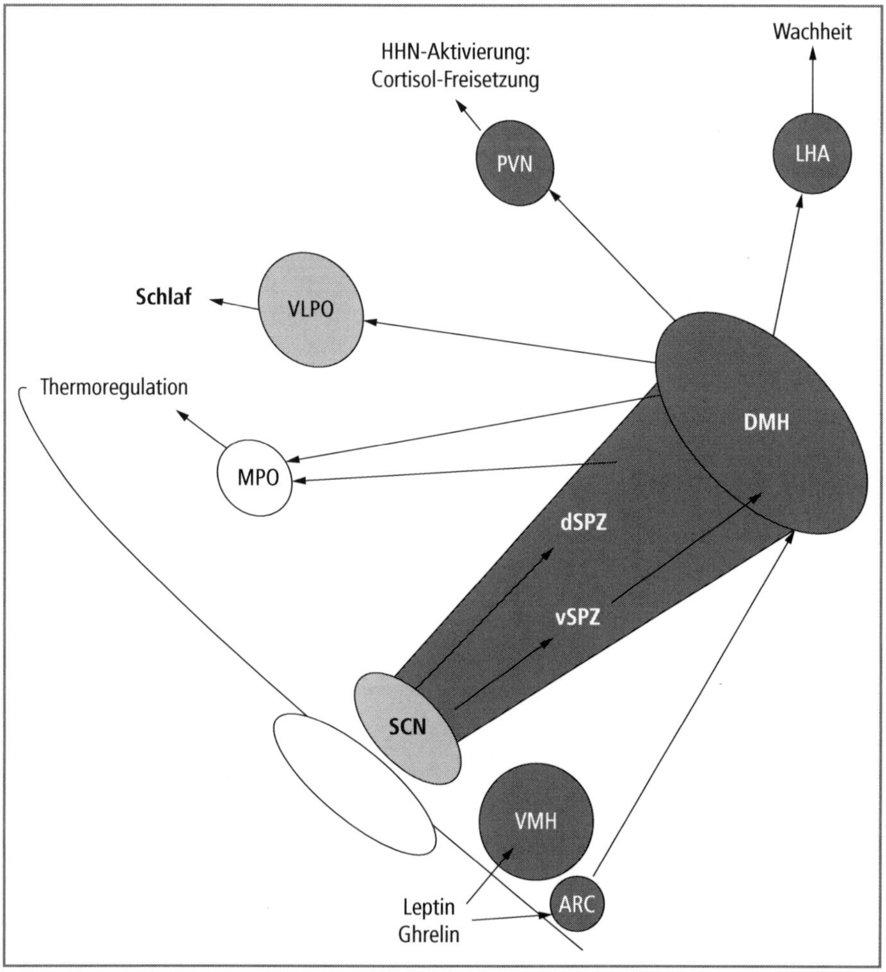

Abb. 2-7 Dreistufiges integratives Neuronales System des circadianen Biorhythmus: Der Suprchiasmatische Nucleus (SCN) stellt die biologische, innere Uhr dar, gibt jedoch nur relativ schwache Impulse zur Schlafregulierung. Verbindungen über die ventralen (vSPZ) und dorsalen (dSPZ) supraparaventriculäre Zone wird an den dorsomedialen Hypothalamus (DMH) übertragen, von wo aus wichtige weitere vegatative Steuerungen geregelt werden. (Details Siehe Text). SCN: Suprachisamatischer Nucleus; VMH: Ventromedialer Hypothalamus. DMH = Dorsomedialer Hypothalamu;s dSPZ = dorsale Supraparaventriculäre Zone; LHA = Lateraler Hypothalamus; PVN= Paraventriculärer Nukleus; ARC = Nucleus arcuatus; VLPO = Ventrolateraler Präoptischer Nucleus; MPO = Mediale Präoptische Region (nach: Saper et al., 2005).

- **Für Wachheit bedeutsam** (Deurveilher & Semba, 2005) sind Projektionen des SCN, die mit Aktivierungsfunktionen verknüpft sind, wie z. B. zu:
  - PVN (paraventrikulärer Nucleus) mit Stimulation und Freisetzung von CRH, ACTH und Cortisol;
  - LC (Locus coeruleus) durch intensive, schnell hochregulierende Aktivierung;

- Periaquäduktales Grau (»Höhlengrau« = graue Substanz unmittelbar um den Aquaeduct, beinhaltet auch das Tegmentum) spielt eine bedeutende Rolle bei der diurnalen subjektiven Schmerzempfindung und ist bei der Regulation von ACTH und TSH beteiligt;
- Corpus geniculatum laterale, wird von NPY-haltigen Projektionen des SCN innerviert;
- PVT (paraventrikulärer thalamischer Nucleus), gehört zum Hypothalamus und besteht aus magnozellulären neurosekretorischen Zellen zur Freisetzung von Oxytocin und Vasopressin; die Projektion zum SCN verstärkt die Freisetzung dieser Substrate am Tag;
- BNST (Bed Nucleus striae terminalis) im basalen Vorderhirn integriert die Informationen von Amygdala als Zwischenrelais zwischen Hippocampus und paraventrikulärem Nucleus.

Afferente Projektionen des SCN (Moore et al., 2002)

Die wesentlichen afferenten Signale stammen von:

- Retina: Über glutaminerge Fasern des Tractus retionohypothalamicus wird der Lichtreiz zum SCN geleitet,
- limbischem System,
- Hypothalamus (insbesondere PVN, VMH): vermittelt Informationen über Appetit und Sättigung,
- Corpus geniculatum laterale: steht in gegenseitiger Rückkopplung mit dem SCN und schwächt die Aktivität des SCN durch GABAerge Transmission.
- Medianem Raphe-Nucleus (MRN): unterstützt und koordiniert SCN-Aktivität über die Serotonin-(= 5HT-)Wirkung via 5HT-1 A-Rezeptoren.

Die vielfältigen Projektionen und hormonellen Interaktionen des SCN begründen die Beeinflussbarkeit und Trainierbarkeit des endogenen Biorhythmus mit Anpassung an die jeweiligen Konditionen von Temperatur, Lichtstärke und -frequenz sowie andere Umweltbedingungen.

2.4.2 Wirkung von Stress auf das biorhythmische System

Einflüsse von psychosozialem und/oder physischem Stress auf die endogene Biorhythmik können sich in unterschiedlichen Symptomen äußern (Vetter, 2018). Unter diesen Störungen (Chronodisruption) haben vor allem die Schlafstörungen (Einschlaf-/Durchschlafstörungen, nicht regenerativer Schlaf), erhöhte Rate an Malignomen, Hypertonie, Adipositas und Diabetes Typ 2 eine Bedeutung (Akerstedt et al., 2007; Zelinski et al., 2014). Bei zahlreichen psychiatrischen Krankheitsbildern, meist Folge einer stressbedingten Vulnerabilität, sind Schlafstörungen bei etwa 80 % der Betroffenen zu finden. Dies trifft vor allem für Posttraumatische Belastungsstörungen (PTBS) zu, bei denen die einmalige, traumatische Belastung der hauptsächliche Auslöser der Chronodisruption darstellt (McEwen et al., 2015; Agarastos et al., 2014). Hoher persönlicher oder beruflicher Stress (z. B. durch Nacht- oder Schichtarbeit, Durchfahren von Zeitzonen und anderem chronischem Stress) verursacht eine Chronodisruption Schlafstörungen, die wiederum mit einer erhöhten Vulnerabilität assoziiert sind (Utsugi et al., 2005; Neylan, 2013).

Die Pathophysiologie stressorischer Einflüsse auf den endogenen Biorhythmus verläuft über die **Aktivierung des PVN** (Freisetzung von CRH, ACTH und Cortisol), einem System, welches mit dem Sympathikus (Locus coeruleus = LC) eng verschaltet ist. Die Freisetzung von Noradrenalin wirkt aktivierend auf Orexin-(Hypocretin-)Neuronen und damit auf das Wachsystem. Akute Freisetzung von Noradrenalin führt zur Verlängerung der Wachzeit mit negativem Einfluss auf die Wirksamkeit der Clock-Gene und führt gleichermaßen zu einer höheren Sensibilisierung gegenüber Stress mit Verstärkung der Stressantwort bei Wiederholung. Nicht nur im akuten Stress, sondern vor allem auch bei chronischem kommt es zu einem dauerhaften Anstieg von Noradrenalin und Adrenalin bei gleichzeitig Minderung von Serotonin und Reduktion der 5HT-1 A-Rezeptoren. Damit wird die funktionelle synergistische Funktion des Serotonins auf den SCN erheblich reduziert (Foster & Wulff, 2005; Erren & Reiter, 2013).

Der Sympathikus hat Projektionen nahezu im gesamten Vorderhirn und führt zu einem circadianen unkontrollierten Anstieg von Blutdruck und Puls. Sowohl im akuten als auch bei chronischem Stress führt der **Anstieg von Noradrenalin** darüber hinaus zu einer deutlichen Minderung der Vagusfunktion. Diese Minderung bei chronischer Stressbelastung manifestiert sich in der HRV mit einer deutlichen Abnahme des RMSSD und einer Zunahme der LF/HF-Ratio als Zeichen der Sympathikus-Dominanz. Dies führt zu einer deutlichen Einschränkung der für die Biorhythmik entscheidenden Balancierung von Sympathikus und Vagus, verbunden mit einer deutlichen Minderung der VLPO-Wirkung (Schlaffunktion) und Support der Arousal-Systeme (Wachsysteme) des Körpers.

Durch **Hochregulierung des Sympathikus** bei chronischem Stress, verbunden mit einer Adaptationsreaktion der NNR mit Regression von Cortisol, kommt es zu einer starken **proinflammatorischen Aktivierung des Immunsystems**, die zusätzlich durch Noradrenalin und den Verlust der Vagusfunktion verstärkt wird. Während in der Anfangsphase von Stress das hochregulierte Cortisol weitgehend immunsuppressiv wirkt, vermindert sich die Cortisol-Antwort durch Stress-Adaptation und führt zum gegenregulatorischen Anstieg proinflammatorischer Zytokine. Diese Entzündungsaktivität supprimiert die diurnale Kontrolle von Blutdruck und Puls und der Tag-Nacht-Regulierung, sodass schließlich die robuste Vagusfunktion, die physiologisch den Schlafbeginn begleitet, auch verloren geht (Meerlo et al., 2008). Als Folge wird die Basisfunktion des SCN mit 24-stündiger Rhythmik und seine Wirkung auf das Pinealorgan mit Freisetzung von Melatonin abgeschwächt. Die Melatonin-Biosynthese wird zusätzlich durch den Verlust des Präcursors Serotonin vermindert. Am Ende werden zahlreiche biologische Funktionen von Stoffwechsel, Immunfunktion und Zellzykluskontrolle beeinträchtigt, sodass stressbedingte Störungen wie Insomnie, maligne Tumoren (Sephton & Spiegel, 2003) und metabole Störungen wie Adipositas und Diabetes Typ 2 gefördert werden (Maury, 2019).

Bedingt durch chronischen Stress und Schlafverlust werden die Neurotrophine und speziell Brain-derived neurotrophic factor (BDNF) sowohl in seiner Wirkung als auch in seiner Konzentration herabgesetzt, sodass regenerative Effekte wie Neuroplastizität, die für die Funktion des SCN erforderlich sind, verloren gehen (Giese et al., 2013).

Chronischer Stress führt zu einer **deutlichen Veränderung der Schlaf-Wach- sowie der REM-/Non-REM-Regulation**. Die stressbedingte Überaktivierung des »Erregungssystems« (Arousal-System) wird über unterschiedliche monoaminergen und cholinergen Fasern verbreitet und destabilisiert den Wach-Schlaf-Rhythmus durch Dominanz des stressförderlichen Orexin-/Hypocretin-Systems im lateralen Hypothalamus (Saper et al., 2010).

Durch chronischen Stress werden diurnal regulierte, vitale Funktionen durch Aktivierung der stressorischen Antwort im paraventrikulären Nucleus (Cortisol-Freisetzung) und im lateralen Hypothalamus (Wachsamkeit) verstärkt, während die Wirksamkeit des SCN in Richtung Schlaf, Thermoregulation und Überprüfung des Ernährungsstatus (über Leptin und Ghrelin) nahezu ausgeschaltet werden (Saper et al., 2005).

Diagnostik stressbedingter Störungen der Biorhythmik

- **Stressdiagnostik (z. B. IST/Neuropattern)**: Definition des Ausmaßes von Stress. Bedeutsam ist dabei die *Messung der diurnalen Biorhythmik von Cortisol*, der wichtigen regulierenden Neurotransmitter (Serotonin, Noradrenalin, GABA). Besonders auffällig sind
  - fehlende Biorhythmik: charakterisiert durch erniedrigten »Slope«, häufig verbunden mit erniedrigten Cortisol-Werten (Hypocortisolismus),
  - inverse Biorhythmik: Anstieg der Cortisol-Werte zum Abend hin. Dieser Befund ist mit zahlreichen Pathologien assoziiert, die insbesondere bei Nachtarbeit gehäuft auftreten (höhere Prävalenz von Malignomen, Hypertonie, KHK etc.).
- Bei subjektiven **Schlafstörungen** qualitative Erfassung der Schlafpathologie durch den *Pittsburgh Sleep Quality Index (PSQI)*
- **Herzratenvariabilität (HRV)** zur Bestimmung der Tag-Nacht-Rhythmik des Vagus, ermittelt über den Rechenwert des RMSSD, der LF/HF-Quotienten. Bei diesem Verfahren kann zusätzlich die Absenkung des Pulses mit Schlafbeginn quantifiziert werden.
- **Bestimmung von Melatonin**: (Benloucif et al., 2008) Für die Bestimmung des Melatonins werden Messungen im Serum, im ersten Morgenurin und im Speichel kommerziell angeboten. Bestimmungen am Tage sind ungeeignet, Messungen von Melatonin bzw. Melatonin-Sulfat im ersten Morgenurin erfassen nur die globale Melatonin-Freisetzung. Für die Feststellung der Dynamik der Melatonin-Freisetzung in der Nacht werden zwei Verfahren angeboten:
  - *Dim Light Melatonin Onset* (DLMO) (Pandi-Perumal et al., 2007): Bestimmung von Speichel-Melatonin vom Zeitpunkt der Dunkelheit an (Erwachsene mit stündlichen Abnahmen zwischen 21.00 und 1.00 Uhr). Als Parameter dient entweder der Kurvenverlauf mit Feststellung der Akrophase oder

es wird der Zeitverlauf ermittelt zwischen Eintreten der Dunkelheit bis zum Erreichen eines Melatonin-Speichel-Messwert von > 4 pg/ml. (
- *Melatonin-Nachtprofil*, mit Bestimmung des Speichel-Melatonin um 22.00, 0.00 Uhr und beim ersten Aufwachen.

Mithilfe der Sekretionsdynamik beider Messmethoden kann sowohl die Höhe der Melatonin-Konzentrationen im Vergleich zu einer gesunden Population als auch die Dynamik der physiologischen Melatonin-Freisetzung mit Feststellung der Akrophase bestimmt werden. Die Akrophase beginnt zwischen 22.00 und 23.00 Uhr und hält bis ca. 2.00–4.00 Uhr an. Damit können auch Phasenverschiebungen wie Vor- oder Nachverlegung der Akrophase sowie eine vorzeitige Erschöpfung der Melatonin-Freisetzung erfasst werden.

Behandlung bei gestörtem diurnalem Biorhythmus

1. **Lebensstil-Intervention in Form der »Ordnungstherapie«:** Der Begriff wurde von Sebastian Kneipp erstmals verwendet und bedeutet, die Haupttätigkeit des Tages innerhalb des »Sonnentages« zu legen. Für die Tagesplanung beinhaltet dies entsprechend dem inneren Rhythmus morgens möglichst früh zu beginnen und den Tag am späten Nachmittag bis frühen Abend ausklingen zu lassen (zwischen 17.00 und 18.00 Uhr). Dies ist für Führungskräfte, aber auch bei Schichtarbeit nicht einfach umsetzbar. Am Abend Vermeidung von psychosozialem und/oder physischem Stress (z. B. Abendsport), da damit die nächtliche Regeneration gestört wird. Auch Blaulichtexposition durch Fernsehen, PC- oder Smartphone-Tätigkeit inhibiert die Melatonin-Freisetzung und sollte vermieden oder die Auswirkung durch Tragen einer Blaulicht absorbierenden Brille vermindert werden.
2. **Feststellen bzw. Absetzen von Melatonin inhibierenden Substanzen** wie z. B. bestimmte Psychopharmaka, Alpha- oder Betablocker.
3. **Bei erniedrigtem Serotonin** Anheben desselben durch Serotonin-Präkursoren (5-HTP, L-Tryptophan) und Mikronutrienten (Vitamin B3, B6, Folsäure) zur Verbesserung der Tiefschlafphase.
4. **Substitution von Melatonin** (typische »Dunkel-Therapie«): Einfache Substitution von Melatonin 1,5–5 mg, Einnahme ca. 1 Std. vor dem Zubettgehen. Bei komplettem Ausfall der Melatonin-Akrophase ist ein Melatonin-Slow-Release-Präparat mit 2 oder 3 mg (Melachron®, Circadin®) ratsam. Allerdings sind Wechselwirkungen mit bestimmten Medikamenten zu beachten:
   - Melatonin sollte nicht gleichzeitig mit Fluvoxamin (bei Depressionen) und Ciprofloxacin (bei bakteriellen Infektionen) eingenommen werden. Diese Arzneimittel hemmen den Abbau von Melatonin durch die Leber, wodurch Wirkdauer und Wirkkraft verstärkt werden.
   - Melatonin verstärkt die dämpfende Wirkung bestimmter Arzneimittel. Zu diesen zählen insbesondere Benzodiazepine, Zaleplon, Zopiclon und Zolpidem (bei Schlafstörungen) sowie Imipramin und Thioridazin (bei Depressionen).

- Auch kann die Einnahme von Melatonin zu nächtlichen Schweißausbrüchen und Hitzewallungen sowie Stimmungsänderungen (Unruhe, Nervosität, Angst, Lethargie) führen.

5. **Lichttherapie:** Insbesondere zur Stabilisierung der Tag-Nacht-/Hell-Dunkel-Dynamik während der lichtschwachen und -armen Jahreszeiten. Diese Maßnahme ist insbesondere bei saisonal gebundenen Stimmungsveränderungen wirksam. Wirksam sind handelsübliche Lichttherapiegeräte mit einer Leuchtstärke von 7000–10 000 Lux bei einer Distanz von 20–35 cm, mit Schutzschirm und UV-Ausfilterung. Die Bestrahlung erfolgt von schräg oben mit einem Einstrahlwinkel von ca. 15 Grad (Vermeiden von Blendung). Ziel ist eine Konsolidierung der photischen Aktivierung des SCN mit entsprechender Verbesserung der endogenen Biorhythmik und Melatoninsekretion in der nachfolgenden Nacht (Wirz-Justice & Bromundt, 2013).

Literatur

Agorastos A, Kellner M, Baker DG, Otte C (2014). When time stands still: an integrated review on the role of chronodisruption in posttraumatic stress disorder. Curr Opin Psychiatry; 27:385–92.

Akerstedt T, Kecklund G, Axelsson J (2007). Impaired sleep after bedtime stress and worries. Biol Psychol; 76:170–3.

Balsalobre A, Brown SA, Maracci L, Tronche F, Kellendonk C, Reichardt HM, Schütz G, Schibler U (2000). Resetting of circadian time in peripheral tissues by glucocorticoid signaling. Science 289:2344–7.

Benloucif S, Burgess HJ, Kleman EB, Lewy AJ, Middleton B, Murphy PJ, Parry BL, Revell VL. (2008) Measuring melatonin in humans. J Clin Sleep Med 4:66–9.

Deurveilher S, Semba K (2005). Indirect projections from the suprachiasmatic nucleus to major arousal-promoting cell groups in rat: implications for the circadian control of behavioural state. Neuroscience 130:165–83.

Dibner C, Schubler U, Albrecht U (2004). The mammalian circadian timing system: Organization and coordination of central and peripheral clocks. Annu Rev Physiol; 72:517–49.

Erren TC, Reiter RJ (2013). Revisisting chronodisruption: when the physiological nexus between internal and external times splits in humans. Naturwissenschaften; 100:291–8.

Foster RG, Kreitzman L (2014). The rhythms of life: what our body clock means to you! Exp Physiol; 99:599–606.

Foster RG, Wulff K (2005). The rhythm of rest and excess. Nature Review Neuroscience; 6:407–14.

Giese M, Unternaehrer E, Brand S, Calabrese P, Holsboer-Trachsler E, Eckert A (2013) The interplay of stress and sleep impacts BDNF level. PLOS ONE 8:e76050.

Harini CK, Lyons LC (2015). Synchrony and desynchrony in circadian clocks: impacts on learning and memory. Learning Memory 22:426–37.

Maury E (2019) Off the clock: From circadian disruption to metabolic diseases. Int J Mol Sci 20:1597.

McEwen BS, Bowles NP, Gray JD, Hill MN, Hunter RG, Karatsoreos IN, Nasca C (2015). Mechanisms of stress in the brain. Nature Neurosci; 18:1353–63.

McEwen BS, Karatsoreos IN (2015). Sleep deprivation and circadian disruption. Stress, allostasis, and allostatic load. Sleep Med Clin; 10:1–10.

Meerlo P, Sgoifo A, Suchecki D (2008). Restricted and disrupted sleep: Effect on autonomic function, neuroendocrine stress systems and stress responsivity. Sleep Medicine; 12:197–210.

Moore RY, Speh JC, Leak RK (2002). Suprachiasmatic nucleus organization. Cell Tissue Res 309:89 – 98
Neylan TC. (2013) Sleep and psychological vulnerability to traumatic stress. Sleep 36:967 – 8.
Pandi-Perumal SR, Smits M, Spence W, Srinivasan V, Cardinali DP, Lowe AD, Kayumov L (2007). Dim light melatonin onset (DLMO): A tool for the analysis of circadian phase in human sleep and chronobiological disorders. Progress in Neuro-Psychopharmacology & Biological Psychiatry 31:1 – 11.
Pace-Schott EF, Hobson JA (2002). The neurobiology of sleep: Genetics, cellular physiology and subcortical networks. Nature Reviews; 3:591 – 605.
Reiter RJ, Rosales-Corral S, Coto-Montes A, Boga JA, Tan DX, Davis JM, Konturek PC, Konturek SJ, Brzozowski T (2011). The photoperiod, circadian regulation and chronodisruption: the requisite interplay between the suprachiasmatic nuclei and the pineal and gut melatonin. J Physiol Pharmacol 62:269 – 74.
Roenneberg T, Merrow M (2016). The circadian clock and human health. Curr Biol Rev26:
Saper CB, Chou TC, Scammell TE (2001). The sleep switch: hypothalamic control of sleep and wakefulness. Trends in Neurosci; 24:726 – 31.
Saper CB, Scammell TE, Lu J (2005). Hypothalamic regulation of sleep and circadian rhythms. Nature; 437:1257 – 61.
Saper CB, Fuller PM, Pedersen NP, Lu J, Scammell TE (2010). Sleep state switching. Neuron 68:1023 – 42.
Scheiermann C, Kunisaki Y, Frenette PS (2013). Circadian control of the immune system. Nature Rev Immunol; 13:190 – 198.
Segall LA, Perrin JS, Walker CD, Amir S (2006). Glucocorticoid rhythms control the rhythm of expression of the clock protein, Period2, in oval nucleus of the bed nucleus of the stria terminalis and central nucleus of the amygdala in rats. Neuroscience; 140:753 – 7.
Segall LA, Amir S (2010). Glucocorticoid regulation of clock gene expression in the mammalian limbic forebrain. J Mol Neurosci 42:168 – 75.
Sephton S, Spiegel D (2003). Circadian disruption in cancer: a neuroendocrine-immune pathway from stress to disease? Brain, Behavior, and Immunity; 17:321 – 8.
Utsugi M, Saijo Y, Yoshioka E, Horikawa N, Sato T, Gong Y, Kishi R (2005). Relationship of occupational stress to insomnia and short sleep in Japanese workers. Sleep 28:728 – 35.
Vetter C (2018). Circadian disruption: What do we actually mean? Eur J Neurosci; doi: 10.1093/ije/dyy234. [Epub ahead of print].
Wirz-Justice A, Bromundt V (2013). Lichttherapie. Schlaf 1:20 – 9.
Zelinski EL, Deibel SH, McDonald RJ (2014). The trouble with circadian clock dysfunction: Multiple deleterious effects on the brain and body. Neuroscience and Biobehavioral Reviews; 40:80 – 101.

2.5 Stress und Schlaf

Der Schlaf stellt eine biologische, essenzielle Notwendigkeit dar zur Regeneration und Restitution der Gehirnfunktion, der autonomen Leistungen, der Wiederherstellung von Gehirnressourcen, für Gehirnwachstum und neuronale Plastizität und damit für Lernprozesse und Erhalt der Immunfunktion dar. Schlaf und Wachheit sind die beiden bedeutenden Hauptkomponenten der autonomen Steuerung. Es handelt sich um ein fein aufeinander abgestimmtes Zusammenspiel zweier oszillatorischer Prozesse, welche nach einem konsolidierten Schlaf eine optimale Aufmerksamkeit und Leistungsfähigkeit am Tag ermöglichen.

Bereits kleine Abweichungen des Zusammenspiels führen zu Störungen von Aufmerksamkeit, Schlafarchitektur und -effizienz, wie man dies häufig bei älteren Menschen, bei Schichtarbeitern, Narkoleptikern und auch Blinden beobachten kann.

Sowohl Schlafdauer als auch Schlafarchitektur werden durch mehrere Prozesse interaktiv reguliert:

- *Tag-Nacht-Rhythmus*: Dieser Grundrhythmus wird unabhängig von Schlaf und Wachheit durch die »innere Uhr« des circadianen Rhythmus reguliert.
- Das *Schlaf-Wach-Verhalten*, ein Grundprozess, der bei längerer Wachheit zu einer physiologischen Müdigkeit und Schlafbedürfnis führt.
- Wechsel von *REM- und Non-REM-Schlaf*

Während Tag und Nacht umweltbezogene Faktoren darstellen, sind Wachheit und Schlaf bereits Folgen einer weitgehend autonomen inneren Regelung.

2.5.1 Schlafstadien: REM- und Non-REM-Schlaf

Die Anatomie des normalen Schlafes besteht aus zwei unterschiedlichen Formen: REM-Schlaf (Rapid Eye Movement) und Non-REM-Schlaf (Non Rapid Eye Movement), wobei jeder Typus charakteristische Verläufe beinhaltet. Im Hypnogramm kann man die verschiedenen Schlafzyklen in vier Stadien der Schlaftiefe unterteilen. Der Schaltmechanismus zwischen den unterschiedlichen Schlafstadien wird durch spezifische Neuronengruppen realisiert: Die Umschaltung von Non-REM- auf REM-Schlaf erfolgt durch reziproke Interaktion mit Einschalten der REM-Promotoren LC und DRN bei gleichzeitigem Abschalten der mesopontinen Non-REM-Zentren durch das Wachsystem (Arousalsystem) des ARAS (= Ascending Reticular Arousal System), welches aus verschiedenen Neuronengruppen (PPT, LDT, BRF) besteht (Pace-Schott & Hobson, 2002; ▸ auch Abb. 2-8) Elektroenzephalografisch werden die Schlafphasen in Non-REM- und REM Schlaf mit ihren jeweiligen spezifischen Zeichen unterteilt.

Der **Non-REM-Schlaf** (= Tiefschlaf) kann im Schlaf-EEG mit seinen charakteristischen EEG-Wellen differenziert werden. Je nach Schlaftiefe unterscheidet man (▸ Abb. 2-8):

- Stadium N1: Übergang von den Alpha-Wellen (8 – 13 Hz) zu Theta-Wellen (4 – 7 Hz). Leichtschlaf, Myoklonus bis Verlust des Muskeltonus und Halluzinationen.
- Stadium N2: Auftreten von Schlafspindeln, mit 12 – 14 Hz, verminderte Muskelaktivität und Wahrnehmung der Umwelt; betragen etwa 45 – 55 % des gesamten Schlafs.
- Stadium N3/N4: Tief- oder Slow-Wave-Schlaf (SWS) mit mind. 20 % Delta-Aktivität, d. h. hoch amplitudigen, niederfrequenten Wellen von 0,5 – 2 Hz, häufig 30 – 90 Minuten nach Schlafbeginn auftretend.

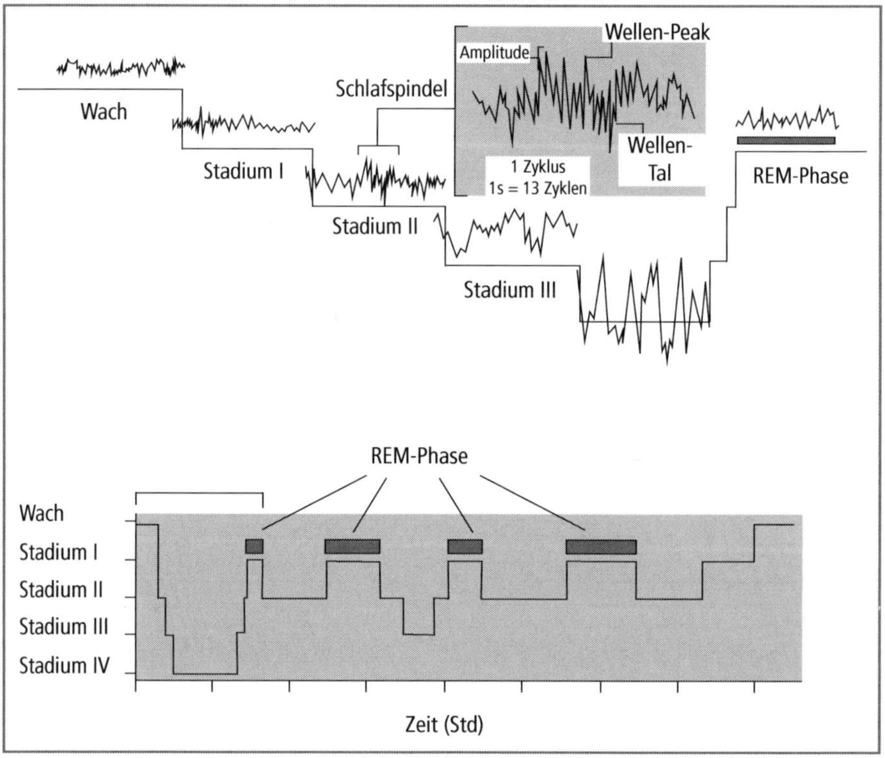

Abb. 2-8 Schlafstadien und typisches Schlaf-EEG (Details im Text). Oben: die für die jeweiligen Schlafstadien charakteristischen EEG-Wellen-Verläufe. Zusätzlich Schlafspindeln, typische EEG-Aufzeichnungen für REM -und Non-REM-Schlaf; unten: Physiologischer somnografischer Verlauf des Nachtschlafs mit Anzeige der unterschiedlichen Schlafstadien. Die Klammer erfasst einen Schlafzyklus.

Der **REM-Schlaf** (= Traumschlaf) findet vorzugsweise in der späten Schlafphase und vor dem Aufwachen statt. REM-Schlaf nimmt etwa 20 – 25 % der gesamten Schlafzeit ein. Die wichtigen Kriterien sind schnelle Augenbewegungen (Rapid Eye Movement), schnelles Niedervolt-EEG, erinnerte Träume und nachlassender Muskeltonus.

Puls, Blutdruck und Herzratenvariabilität verhalten sich charakteristisch: Initial mit dem Einschlafen und der ersten Tiefschlafphase fallen Blutdruck und Pulsfrequenz deutlich ab. Die Qualität der Tiefschlafphase, also die Menge der N3-/N4-Schlafphasen, zeigt sich in einem deutlichen Anstieg des Vagotonus, den man in der Herzratenvariabilität am deutlichen Anstieg des RMSSD und pNN50 erkennen kann.

2.5.2 Neurobiologie des Schlafs

Steuerung des Wach-Schlaf-Rhythmus

Die Regulation des Tag-Nacht-Rhythmus (endogener Biorhythmus) geschieht übergeordnet durch den Nucleus suprachiasmaticus (SCN) als circadianen Schrittmacher. So bekommt der Schlaf-Wach-Schalter eine übergeordnete zusätzliche oszillatorische Information durch den SCN (Pace-Schott & Hobson, 2002).

Die Regulierung von Schlafen und Wachen ist ausgesprochen komplex im Hirnstamm, Thalamus und Hypothalamus durch einen Schlaf-Homöostaten organisiert: Ausgangspunkt ist der Nucleus suprachiasmaticus (SCN) als innerer Pulsgeber und innere Uhr. Durch ihn wird ein »Schlaf-Wach-Schalter« bedient, der wie ein Wechselschalter (flip-flop-switch) funktioniert und welcher die jeweilige Schaltung »Wachheit« oder »Schlaf« einschaltet (Saper et al., 2010).

Schlaf-Induktion erfolgt vor allem durch Neurone des *ventrolateralen präoptischen Nucleus (VLPO),* der den Schlaf initiiert und Wachheit sowie Aktivität dereguliert. 80 % der VLPO-Neuronen sezernieren inhibitorisch wirksame Neurotransmitter und Neuropeptide, wie GABA und Galanin, und innervieren die Zellkörper von monoaminen Zellen zur Hemmung des Wachheitssystems.

Wachheit (= Arousal) wird vor allem durch Orexin-Neuronen (auch Hypocretin-Neuronen genannt) gesteuert, welche ausgehend von Zentren im Hirnstamm ein aszendierendes retikuläres aktivierendes Netzwerk (ARAS) aktivieren. Dieses besteht aus Neuronengruppen des Locus coeruleus, dorsalen Raphe-Nuclei und tuberomamillären Nuclei (TMN), die jeweils eigene Neurotransmitter sezernieren mit zusätzlicher Unterstützung durch das Tegmentum, wobei Dopamin und Acetylcholin die wesentlichen Überträgerstoffe sind. Es sind vor allem die Orexin-Neuronen im lateralen Hypothalamus, die für die Aktivierung der Tageswachheit verantwortlich sind, indem sie sämtliche Komponenten des Wachheit- oder Erregungssystems im Kortex und dem basalen Vorderhirn aktivieren.

Orexin-Neurone sind auch für das Wachheitsverhalten und damit für die cerebrale Aktivität verantwortlich und erhalten homöostatische Informationen über Blutdruck und Puls sowie diurnalen Input des SCN. Aufgabe und Ziel von Orexin-Neuronen ist es, Wachheit und entsprechende Gehrinaktivität zu stimulieren und zu erhalten und zusätzlich zahlreiche Hormonachsen der Wachheitstätigkeit wie HHN-Achse, hGH-Achse und Neuropeptide (wie VIP, Oxytocin, NPY) anzuregen.

Funktionelle Regulierung von Schlaf und Wachheit

Für die neuronale Triggerung von Schlaf oder Wachheit dient ein Wechselschalter (flip-flop-switch), der sowohl vom SCN als auch von akkumulierten Konzentrationen von Adenosin geschaltet wird (Saper et al., 2010). Am Tage wird durch den Verbrauch von ATP im Gehirn und durch die Dissoziation des ATP das Nukleosid **Adenosin** freigesetzt, welches stark am Adenosin-1 A-Rezeptor bindet

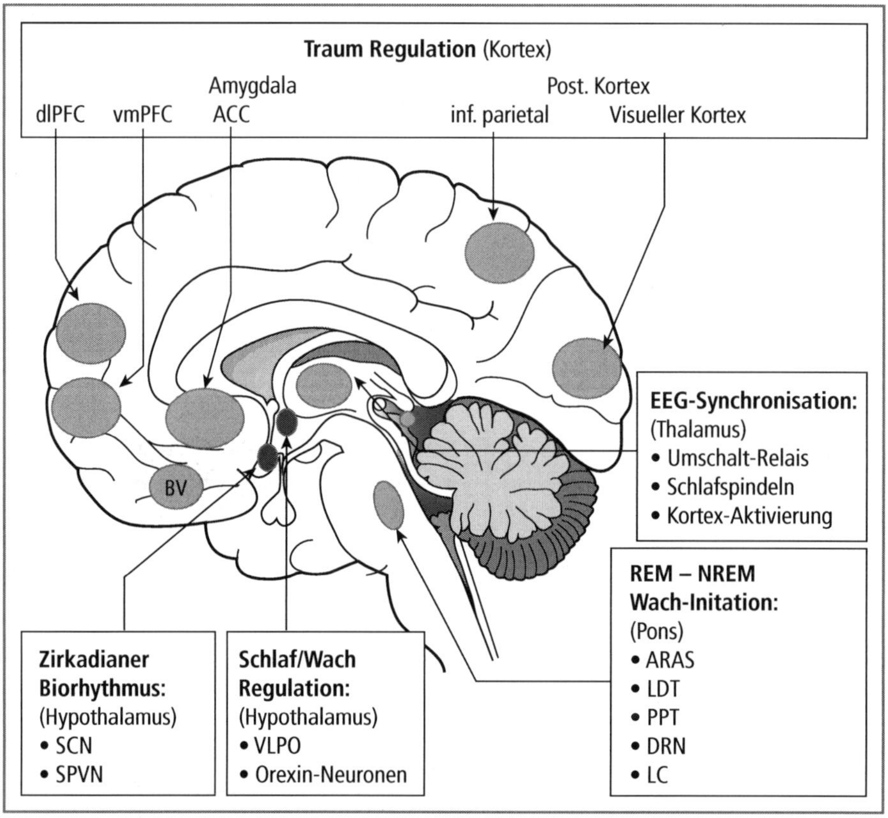

Abb. 2-9 Komplexe Regulation der unterschiedlichen Schlafstadien und deren Aktivierung in unterschiedlichen Gehirnarealen. Circadianer Biorhythmus (Hypothalamus): Beteiligt sind der Nucleus suprachiasmaticus (SCN) und der supraparaventriculäre Nucleus (SPVN). Schlaf-Wach-Regulation (Hypothalamus): Schlafinitiation durch ventrolateralen präoptischen Nucleus (VLPO), der das Wachsystem (arousal system) inhibiert. Wach-Initiation durch Orexin-Neuronen: REM/Non-REM-Schalter und Wachheit (Pons) durch ARAS (= ascending reticular arousal system), bestehend aus TMN = tuberomamillärer Nucleus, DRN = dorsale Raphe-Nuclei, LC = Locus coeruleus, LDT = laterodorsales Tegmentum, PPT = Pedunculo-Pontines Tegmentum, BV = basales Vorderhirn.
EEG-Synchronisation (Thalamus): Umschaltrelais zur elektrophysiologischen Steuerung des Schlafs mit EEG-Synchronisation, Generierung von Schlafspindeln und Kortex-Aktivierung. Traumregulation in unterschiedlichen Kortexregionen: vmPFC (ventromedialer Präfrontaler Kortex), dlPFC (= dorsolateraler PFC), Amygdala (Amygd), ACC (anteriorer cingulärer Kortex), posteriorer parietaler Kortex, inferiorer parietaler und visueller Kortex (nach Pace-Schott & Hobson, 2002).

und dabei zusätzlich durch proinflammatorische Zytokine unterstützt wird. Der Adenosin-Rezeptor hemmt die exzitatorischen glutamatergen Neurone und führt dadurch zur Schlafinitiation, die zusätzlich durch inhibitorische, GABAerge Neurone verstärkt werden. Darüber hinaus können auch Zytokine, wie IL-1, TNF und Neurotrophine den Vorgang der Schlafinitiation verstärken (Clinton et al.,

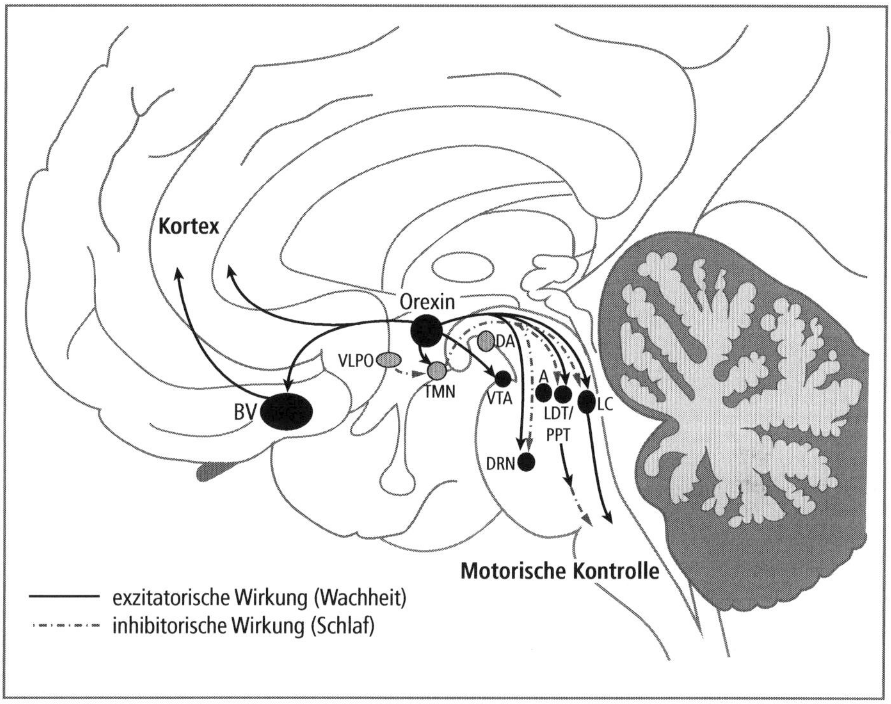

Abb. 2-10 Darstellung der wichtigsten Neuronenzentren und deren Projektionen zur Regulation des Schlaf-Wach-Rhythmus: *Schlaf-Initiation:* Dominante Funktion der hypothalamischen Kerngruppe des ventrolateralen präoptischen Nucleus (VLPO), welcher das Wachheit fördernde Orexin-Netzwerk blockiert und somit den Schlaf befördert. *Wach-Initiation:* Das aufsteigende Erregungssystem ARAS (= ascending reticular arousal system) der Wachheit verläuft auf zwei unterschiedlichen Wegen zu Kortex und basalem Vorderhirn (= BV): Orexin produzierende Neuronen stimulieren das ARAS (A) durch Projektionen zum Hirnstamm, zum basalen Vorderhirn (BV) und Kortex. Dabei werden unterschiedliche Kerngruppen über jeweils unterschiedliche Neurotransmission für ihre exzitatorische Funktion aktiviert (in Klammer): A = ARAS (ascending reticular arousal system); TMN = tuberomamillärer Nucleus (Histamin); DRN = dorsale Raphe-Nuclei (Serotonin); LC = Locus coeruleus (Noradrenalin); LDT = laterodorsales Tegmentum (Acetylcholin = ACh); PPT = Pedunculo-pontines Tegmentum (ACh) (nach Mignot et al., 2002).

2011). Im Prinzip wird dieser Homöostat durch die alternierenden Konzentrationen, das jeweilige Auf- und Abschwellen von Adenosin während des Tages (»somnogene Substanz« zur Schlafinitiation) sowie Orexin mit Abbau des Adenosins (zur Initiation von Wachheit) geregelt (▸ Abb. 2-11).

Der circadiane Oszillator überlagert die Schlaf-Wach-Regulierung mit einer zusätzlichen Feinabstimmung, entsprechend dem äußeren Lichtreiz von Tag und Nacht. Dabei ist Melatonin, welches im SCN freigesetzt wird, die biochemische Grundlage dieses endogenen Biorhythmus.

Neben den anatomischen Regionen spielen für Wachsein und Schlaf die freigesetzten Neurotransmitter und Neuropeptide eine besondere Rolle:

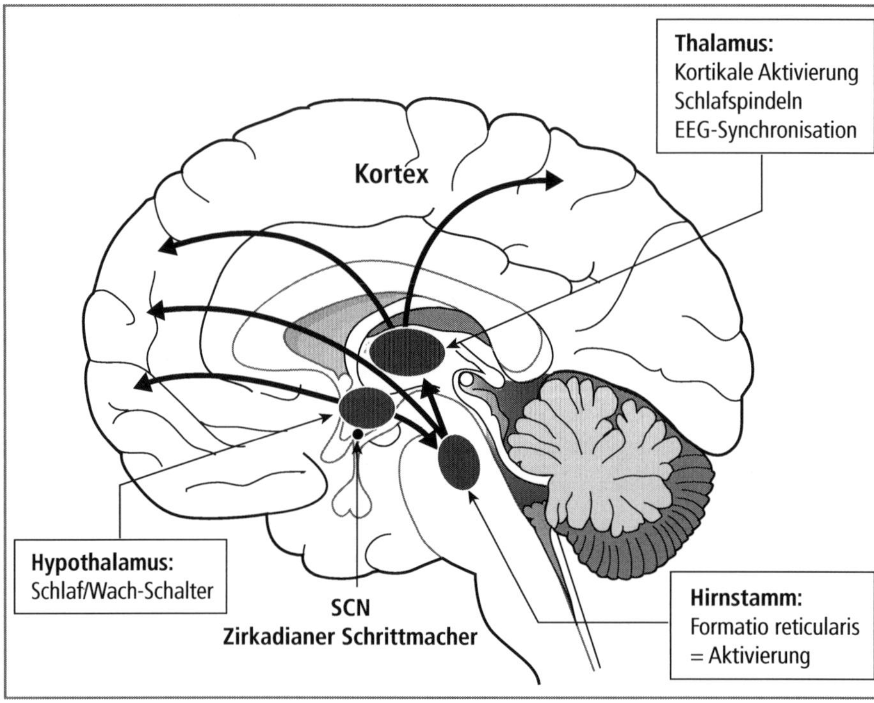

Abb. 2-11 Regulation von Wachheit und Vigilanz durch vier wesentliche Neuronengruppen und -zentren:
Hirnstamm: Ausgangspunkt der aktiven Regulation von Wachheit- oder Erregungssystem (»arousal«-System), welches die Aktivitäten der vegetativen Zentren und des Cortex befördert. Dort findet auch die Umschaltung von NREM in REM-Schlaf und umgekehrt statt.
Thalamus: Relais-Station für zahlreiche Umschalt- und Integrationsprozesse, Ausgangspunkt für elektrophysiologische Schlafregulation (EEG)
Hypothalamus: Schalter für Schlaf/Wach-Regulation
Suoprachiasmatischer Nucleus (SCN) als »innere Uhr« und Zeitgeber für Tag/Nacht-Regulation und Biochronologie der Funktionen, welcher den Schalter für Schlaf oder Wachen in Kofunktion bedient.
(nach: Cajochen, 2009)

- **Erregung/Wachheit fördernd wirken**: Noradrenalin, Dopamin, Acethylcholin (Ach), Glutamat, Histamin und Serotonin mit Bindung am 5-HT_{2A}-Rezeptor. Acethylcholin ist der Neurotransmitter des wachen Gehirns und steigt während Wachheit und REM-Schlaf deutlich an.
- **Schlaffördernd wirksam sind:** GABA (Schlafinitiation), Serotonin (Non-REM-Schlaf), soweit am 5-HT_{1A}-Rezeptor gebunden, sowie Melatonin.

Jede Schlafphase kann durch unterschiedliche Substanzen und Substrate befördert oder gehemmt werden. Promotoren der einzelnen Schlafphasen (schlafregulierende Substanzen, SRS) sind:

- *Non-REM-Promotor*: Adenosin, NO, PGD2, TNF, IL-1, GHRH
- *REM-Promotoren*: VIP, Prolaktin
- *Wachpromotoren*: Orexin (Hypocretin), Ghrelin, ACTH, CRH

2.5.3 Störung der Schlafphysiologie durch Stress

Die gut abgestimmte Regulation der Schlafphysiologie ist jedoch störanfällig, insbesondere durch psychosozialen und physischen Stress. Stressoren können auf vielfache Art und Weise in die Schlafbiologie eingreifen:

Störung der diurnalen Rhythmik: Extreme Verlängerung des Tages, Verkürzung der notwendigen Regenerationszeit, Arbeit unter künstlichem Licht, hohe Tagesaktivität, die abendliche Exposition gegenüber Blaulicht sowie einzelne Pharmaka (z. B. Alpha- und Betablocker, Psychopharmaka mit Wirkung auf die Serotoninbiosynthese) vermindern die Aktivierung des SCN sowie die Bildung und Freisetzung von Melatonin. Blaulichtexposition vermindert die Metabolisierung von Serotonin in Melatonin durch Hemmung der Serotonin-N-Acetyltransferase (Meesters et al., 2011).

Gesteigerter Sympathikus-Tonus: Stressorische Tagesereignisse, Aufregungen, Streit, Sorgen, Grübeln oder Beschäftigung mit anspannenden Themen (z. B. Kriminalfilme, sportliche Ereignisse), jedoch auch physische Belastungen (z. B. exzessiver Abendsport, Überforderung etc.) sind mit einer deutlichen Persistenz des Sympathikus verbunden. Diese Konstellationen sind in der HRV an der deutlichen Zunahme der Low Frequency (LF) und Veränderung der LF/HF-Ratio verbunden. Die Dominanz des Sympathikus ist mit einer Reduktion des Non-REM- und einer Verstärkung des REM-Schlafs assoziiert. Zudem führt ein erhöhter Sympathikotonus zu erhöhtem Ruhepuls und erhöhtem Blutdruck und kann auf diese Weise die Schlafinitiation beeinträchtigen (van Reeth et al., 2000; Siegel, 2004).

Erhöhte Aktivität von CRH und HHN-Achse: Der Locus coeruleus (Sympathikus) und CRH stimulieren sich gegenseitig in einer gegenseitigen Rückkopplung. Jeder für sich aktiviert massiv das Wachsystem, verbunden mit Inhibition der schlaffördernden Funktionen. Die dabei entstehenden hohen Konzentrationen des Cortisols fragmentieren zusätzlich den Schlaf, da die zum Anstieg des Melatonins inverse Absenkung des Cortisols nur unvollständig stattfindet.

Immunaktivierung und Inflammation: Akuter sowie chronischer Stress mit deutlich erhöhtem Sympathikotonus und damit gesteigertem LF und LF/HF-Ratio stimulieren IL-1β und dies wiederum den Sympathikus, was im Prinzip die Schlafneigung nach beendigtem akutem Stress befördert. Durch die rückkoppelnde Schleife der jeweiligen Funktionssteigerung erreicht jedoch der Sympathikus maximale Ausprägung und damit maximale Schlafinhibition.

Verminderung von Gammaaminobuttersäure (GABA): Kontinuierliche Stressbelastung führt zu einem übermäßigen Verbrauch und Minderung der inhibitorischen Neurotransmitter GABA, denn chronische Stressbelastungen erfordern eine nahezu dauerhafte hohe tonische stresshemmende Wirkung des Präfrontalen Kortex, dessen Neurotransmitter GABA durch Verbrauch vermindert wird (Siegel, 2004).

Verminderte Produktion und stressbedingte Depletion von Serotonin: Die inflammatorischen Zytokine IFN-γ, TNF und IL-6 stimulieren (in der Reihenfolge ihrer Potenz) die IDO (Indolamin-Dioxigenase) und reduzieren den Metabolismus vom Tryptophan zu Serotonin, indem bis zu 99 % des L-Tryptophan in Kynurenine umgewandelt wird. Dadurch geht mit dem Verlust des Serotonins auch die Biosynthese von Melatonin und dessen Freisetzung verloren. Kynurenine bestehen sowohl aus neuroprotektiven (Kynurensäure wirkt als NMDA-Antagonist und agonistisch zum nikotinischen ACh-Rezeptor sowie Nicotinamid) und mehrheitlich neurotoxischen Substraten (Qinolinsäure und 3-OH-Kynurenin fungieren als NMDA-Agonisten mit prodepressiven Effekten) (Schröcksnadel et al., 2006). Neben dem defizitären Neurotransmitter Serotonin verschlechtert sich auch der Metabolismus zu Melatonin und damit sowohl die stressinhibitorische Funktion der dorsalen Raphe-Nuclei (DRN) als auch die biorhythmische Steuerung.

Die TH2-Reaktivität hemmt durch ihre spezifischen Zytokine IL-4, IL-10, IL-13, und TGF-β den Non-REM-Schlaf. IL-1β und TNF, meist sezerniert durch Mikroglia und Astrozyten, verursachen Schläfrigkeit, Schlafstörungen und Fatigue.

Schlafstörungen bei Schichtarbeit

Schlafstörungen sind ein häufiges Symptom bei maladaptiertem chronischem Stress mit deutlichen Effekten auf die Schlafarchitektur:

Während ein akuter, kurzzeitiger limitierter Stress eher in einem reparativen Rebound-Schlaf mündet, der durch einen Anstieg vor allem von Non-REM- und Slow-Wave-Schlaf charakterisiert ist, führt chronischer Stress zu einer erheblichen Störung des Schlaf-Wach-Rhythmus, verbunden mit Überaktivität der HHN-Achse und des Sympathikus. Diese Schlafdeprivation wird durch Immunaktivierung mit Inflammation ausdrücklich noch verstärkt. Dazu kommt, dass besondere Lebensgewohnheiten, wie Nachtschichtarbeit, Unter-Tage-Arbeit, ständige Durchquerung von Zeitzonen mit Änderung der Tages- und Lichtphasen wie beim Flugpersonal, eine deutliche Veränderung von oszillatorischem Grundrhythmus der Sekretionsspitzen sowohl von Melatonin als auch von Cortisol bewirken, was mit deutlichen Störungen von Schlafzeiten und Schlafregeneration sowie Änderungen ihrer allgemeinen Gesundheit verbunden ist (Schulz et al., 2003).

Dies zeigt sich an den Auswirkungen von Schichtarbeit und entsprechendem Stress durch Arbeitszeitenwechsel. Zahlreiche Betriebe stellen heute einen Vollservice von 24 Stunden über sieben Tage in der Woche (24/7) zur Verfügung, sodass mehr als 20 % der Arbeitsleistung in den industrialisierten Ländern permanent während der Nacht oder durch ständige Rotation zwischen Tag-, Abend- und Nachtarbeit abgeleistet wird (Akerstedt et al., 2007).

Dadurch sind erhebliche Wechsel im Hell-Dunkel-Zyklus und der Schlaf- und Wachzyklen die Folge, die den circadianen Rhythmus desynchronisieren können. Permanentes oder rotierendes Nachtdienstarbeiten kann sich an diese Wechsel oft nur insuffizient adaptieren, oft frühestens nach mehreren Arbeitsjahren. Die Folge ist, dass Nachtarbeit, z. B. während der Tiefphase des Cortisols, also einer verminderten Energiebereitstellung für das ZNS geschieht, während die Schlafzeit am Morgen in das biochronologische Maximum der Cortisol-Konzentration fällt (van Reeth et al., 2000). Schlafprobleme sind somit der sensible Indikator von Gesundheitsproblemen von Schichtarbeitern. 60 – 70 % der Schichtarbeiter berichten über Ein- oder Durchschlafstörungen, schlechte Schlafqualität oder mangelnde Wachheit während der Arbeit. Nur 20 – 30 % tolerieren die Aktivitätsverschiebung mehr oder weniger, sodass der Rest über unspezifische Symptome wie Müdigkeit, Krankheitsgefühl, Konzentrationsstörungen oder Nervosität klagen, die eine Folge der Schlafstörungen sein dürften. Schlaf nach Nachtarbeit ist gewöhnlich kürzer und fragmentierter als Schlaf nach einer üblichen Tagesarbeit (Akerstedt, 2003). Der Schlaf des Nachtarbeiters besteht vorwiegend aus REM-Schlaf und Stadium 2 des Non-REM-Schlafs sowie vermindertem Slow-Wave-Schlaf (Stadium 3/4). Der schlechte Tagesschlaf ist von zahlreichen biologischen Faktoren begleitet: Ansteigen der Körpertemperatur, höhere Wirkspiegel von Hormonen, die die Wachheit befördern, wie z. B. Cortisol, oder niedrige Hormonspiegel, die mit Schlaf assoziiert sind, wie Melatonin. Als exogene Faktoren der Schlafstörungen kommen noch die Umgebungsbelastungen von Familie, Partnerschaft, Wohnbedingungen, Lärm, Verkehr und Umgebungslärm in Betracht (van Reeth et al., 2000).

Die Störung des circadianen Rhythmus stellt einen erheblichen Stressor dar und ist ein Teil des Grundproblems mangelhafter Stress-Coping-Fähigkeiten. Zu diesem Stressor kommen noch die arbeitsbezogenen Herausforderungen sowie psychosoziale und familiäre Stressoren (van Reeth et al., 2000). Der Zusammenhang von beruflichem und persönlichem Stress einerseits und Schlafstörungen andererseits wurde in einer Studie mit 6997 Männern und 1773 Frauen aufgezeigt: ein hoher Berufsstress, quantifiziert durch den Effort Reward Imbalance Test (ERI-Test), war mit Insomnie und verkürztem Schlaf assoziiert (Utsugi et al., 2005).

Schlafstörungen im Alter

Zunehmendes Altern fördert die Wahrscheinlichkeit für Schlafstörungen. Im Vergleich zu jungen Menschen zeigen ältere Menschen eine Verminderung von Slow-Wave-Sleep (SWS), geringere REM-Latenz sowie einen abgeflachten, vorzeitigem Anstieg des Morgen-Cortisols. Darüber hinaus sind die totale Schlafzeit und die Anzahl nächtlicher Wachzustände erhöht (Ohayon et al., 2004). Die Mehrzahl der Schlafstörungen im Alter wird der Veränderung der HHN-Achse zugesprochen. Die diurnale Rhythmizität sowohl von Cortisol als auch von Melatonin ist abgeschwächt, der circadiane Anstieg des Cortisols ist vorverlegt, und der nächtliche Tiefpunkt des Cortisols steigt progressiv mit dem Alter an. Häufig sind die erhöhten Cortisol-Spiegel mit Störungen oder gar Schädigungen im Hippocampus mit entsprechenden Kognitionsveränderungen assoziiert. Jedoch auch Veränderungen der Nachtatmung, periodische Beinbewegungen, vereinzelte und spezifische Pharmakotherapien (z. B. Opiate, Benzodiazepine u. a.), physische Krankheit und depressive Stimmungsveränderungen sowie sozioökonomische Probleme und der durchaus mögliche Lebensstress sind weitere gravierende Ursachen für Schlafprobleme, denn hoher Tagesstress hat Auswirkungen auf die Schlafeffizienz (Akerstet et al., 2007).

Schlafstörungen steigern die Vulnerabilität

Schlafstörungen erzeugen ein Vulnerabilitätspotenzial durch starke Minderung des Brain-Derived Neurotrophic Factor (BDNF) mit erheblicher Einschränkung neuroplastischer Aktivität (Giese et al., 2013). Insomnien begünstigen durch die Entwicklung von Vulnerabilität (Drake et al., 2004) die Entstehung von affektiven Störungen (Neylan, 2013) und verstärken als Komorbiditätsfaktor suizidales Verhalten mit Steigerung des relativen Risikos (RR) von 1,0 bei Nicht-Schlafgestörten auf 2,6 (PTBS), 3,1 (Depression und Panikstörungen) bis 12,7 (Schizophrenie) (Malik et al., 2014).

Vor diesem Hintergrund ist es notwendig, ein gezieltes diagnostisches Management zur Klärung der Ursachen stressinduzierter Insomnien durchzuführen.

Diagnostik von stressbedingten Schlafstörungen

Zahlreiche Maßnahmen zur Diagnostik und Behandlung von Schlafstörungen werden in den »S3-Leitlinien Nicht erholsamer Schlaf/Schlafstörungen« der Leitlinien der Deutschen Gesellschaft für Schlafmedizin, der Deutschen Gesellschaft für Neurologie und der Deutschen Gesellschaft für Psychiatrie, Psychotherapie, Psychosomatik und Nervenheilkunde (Riemann et al., 2017) beschrieben, wo man weitere Details nachlesen und vertiefen kann (siehe auch Übersicht bei Remi et al., 2019).

Im Folgenden werden die einfachen, stressbezogenen Schlafstörungen fokussiert. Zunächst ist es notwendig, die negativen Auswirkungen von Lebensstil und inhärenten klinischen Situationen auf die Schlafregeneration zu identifizieren und ggf. abzustellen:

Gründe für verminderte Schlafregeneration

Negative Auswirkungen auf die Schlafregeneration entstehen durch:

- **Körperliche Aktivität (exzessiver Sport) am Abend**: Je näher zum Zeitpunkt des Zubettgehens, je intensiver das Training (größer 2,5 TE = Trainingseffekt), insbesondere Übertraining, desto stärker die schlafstörenden Auswirkungen.

- **Stressbelastungen:** Psychosoziale Belastungen, wie z. B. emotionale Anspannung, Streit, Auseinandersetzung, belastende Gespräche, jedoch auch emotional agitierende persönliche Erregung beim Fernsehen von Krimi oder Fußballspiel, jedoch auch Blaulicht exponierende PC- oder Smartphone-Tätigkeit sind häufige Ursachen. Auch hier gilt die Regel: Je näher zum Zeitpunkt des Zubettgehens und je intensive die subjektiv wahrgenommene Belastung, desto intensiver ist die Störung von Schlaf und Regeneration.
- **Inflammation:** Nächtliche, entzündliche Sympathikus-Aktivierungen bleiben oft unerkannt. Diese sind häufig bei
  - BMI > 25 und viszeraler Adipositas, da in den Adipozyten vermehrt proinflammatorische Zytokine (vornehmlich TNF) freigesetzt werden;
  - chronischer Reaktivierung von viralen (z. B. EBV, HHV-6, HSV 1/2, Parvovirus B 19 usw.) oder bakteriellen Erregern (Borreliose) mit entsprechender Immunaktivierung und Stimulation des Sympathikus vorwiegend während der Nacht;
  - Umweltbelastungen (z. B. Lärm, Lichtexposition, Umweltchemikalien);
  - Autoimmunerkrankungen (z. B. Multiple Sklerose, rheumatoide Arthritis).
- **Genussmittel:** Nikotin und insbesondere Alkohol stören die Regeneration. Dabei kommt es unmittelbar nach dem Genuss von Alkohol zwar zu einem kurzfristigen Entspannungsprozess, bis der Alkohol über die entsprechenden Alkoholdehydrogenasen abgebaut ist, um dann eine gegenregulatorische Sympathikus-Aktivierung auszulösen, die zum Schwitzen, Pulsbeschleunigungen und Wachheit führt.

Organische Ursachen von Schlafstörungen (z. B. Atemwegserkrankungen, zentrale und periphere Schlaf-Apnoe, Restless-Legs-Syndrom etc.) müssen bedacht und klinisch somnologisch ausgeschlossen werden (Remi et al., 2019).

Schlafspezifische biochemische und biophysikalische Tests

- **Melatonin:** Die Messung des Melatonin erfolgt entweder im Morgenurin oder im Speichel in Form des DLO (Dim Light Onset) oder des Nachtprofils. *Beurteilung:* Anstieg des Melatonins ab 22.00 – 23.00 Uhr in Form der typischen Akrophase, mit kontinuierlichen somnotropen M-Konzentrationen während der Nacht. Pathologisch sind:
  - ausbleibende Akrophase,
  - Phasenverschiebung, d. h. deutlich verspäteter Anstieg des Melatonins,
  - verzögerter und/oder unvollständiger Anstieg des Melatonins < 10 pg/ml,
  - vorzeitiger Abfall des Melatonins.
- **Neurotransmitter im 2. MU:** Bestimmung der für den Schlaf bedeutsamen Neurotransmitter Serotonin, GABA, Noradrenalin sowie Histamin.
- **Herzratenvariabilität (HRV).** Mit der HRV kann man nicht nur die vagotone Regeneration während der Nacht quantifizieren, sondern durch Bestimmung der LF/HF-Ratio diskrete nächtliche sympathikotone Zustände und Dominanzen als Zeichen einer nokturnalen Inflammation erkennen (Hall et al., 2004).

Die Geräte der neuesten Generation ermöglichen eine Aufzeichnung über drei bis sieben Tage und Nächte. Dabei kann man nicht nur punktuelle Stressbelastungen, Sportaktivität und regenerative Phasen und Pausen am Tage, sondern auch die Regenerationsqualität während des Nachtschlafs erkennen. Anhand von Angaben der am Tag erfolgten stressorischen Belastungen (z.B. schwierige Sitzungen, Gespräche, Streit, Grübeln), zu Alkohol-, Nikotingenuss und Sport kann man den unmittelbaren Einfluss dieser Verhaltensweisen auf den nachfolgenden Schlaf erkennen. Als wichtige Indikatoren für die Beurteilung der Schlafqualität zählen Low Frequency (LF als Zeichen des SNS), High Frequency (HF als Zeichen des PNS), Verlauf des RMSSD und pNN50 (als Indikator der Vagusfunktion), Bestimmung der LF/HF-Ratio, welche einen genauen Einblick in die nächtlichen Phasen von Erholung, REM- und Non-REM-Schlaf (höhere RMSSD und Vagotonie) ermöglichen.
Zahlreiche Untersuchungen belegen den Zusammenhang zwischen Verminderung von LF (SNS) während des Non-REM-Schlafes (Stadium 3/4) mit entsprechendem Anstieg des REM-Schlafs (Ako et al., 2003).

- **Polysomnografie:** Bei stressbedingten Schlafstörungen sind in der Regel zusätzliche Daten durch Aktigrafie (z.B. ActiSleep, Sleep Tracker, Fitbit, Nightcap) hilfreich. Zur ambulanten Somnografie können auch Einkanal-Somnografen sinnvoll sein.

2.5.4 Therapie von stressbedingter Schlafstörung

Die Behandlung bei stressindizierter Insomnie erfordert ein breites Spektrum von therapeutischen Maßnahmen, die sowohl die Reduktion der Stresseinflüsse und der Stressantwort als auch Methoden zur Schlafverbesserung beinhalten. Wegen der häufig vielartigen Stressoren ist ein holistisch angelegtes Stressmanagement empfehlenswert. Zusätzlich kommen weitere Maßnahmen in Betracht:

Allgemeine Schlafberatung zur Schlafhygiene Eine individuelle Schlafberatung kann allgemeine und spezifische, individuelle Grundprobleme erkennen und angehen. Dabei ist es von großem Vorteil, durch vorbereitete Texte, z. B. in einem Handout oder Flyer, die Möglichkeiten zur Verbesserung anzuregen. Neben der Schlafhygiene sollen auch die Rahmenbedingungen »Das Bett nur zum Schlafen zu benützen« angesprochen werden. Zu den Inhalten der allgemeinen Schlafberatung gehören Empfehlungen zur Schlafhygiene durch regelmäßigen aeroben Tagessport, Meidung von Tagesschlaf, optimierte Schlafbedingungen (Raumbelüftung und -temperatur), kein Schlafenmüssen, Meidung von Abendsport, Alkohol und andersartigem Stress sowie Stimulanzien am Abend, Meiden von abendlichem Fernsehen, PC-Arbeit und blauem Licht generell, Festlegung von Aufwachzeiten. Dazu zählt auch die Verbannung jeglicher Elektronik aus dem Schlafbereich.

Kognitive Verhaltenstherapie Durch kognitive Umstrukturierung oder einfachen Coaching-Maßnahmen werden Stressoren und die damit verbundene Schlafstörungen konkret thematisiert (Remi et al., 2019).

Aerober Ausdauersport Ausdauersport sollte auf dem niedrigsten möglichen Leistungsbereich, im sog. »Grundlagenausdauerbereich«, also bei niederer Leistung und niedrigem Puls (Maximum zwischen 120 und 130/min) ausgeübt werden.

Praxis von Entspannungstechniken Wichtig ist die regelmäßige, möglichst tägliche Praxis von Entspannungsmaßnahmen (z. B. Yoga, Achtsamkeitsübungen, Mindfulness Based Stress-Reduction (MBSR) nach Kabat-Zinn, Meditation, Mindposing, Neuro- oder Biofeedback optimal über 30 – 45 Minuten, insbesondere in stressigen Phasen (Sadeh et al., 2004).

Ressourcen auffüllen Darunter versteht man eine meist sanfte Verordnungspraxis von sämtlichen Maßnahmen, die geeignet sind, die durch Stress verloren gegangene innere Ruhe und Gelassenheit, also die »innere Leere« durch sinnstiftende Maßnahmen »aufzufüllen«. Solche holistischen Behandlungsansätze sind häufig deutlich wirksamer als eine unkritische Vergabe an schlaffördernden Pharmaka.

Wiederherstellung des endogenen Biorhythmus Insbesondere bei erniedrigtem Melatonin und Störung der Cortisol-Freisetzung mit hohen Morgen- und niederen Abendwerten ist dies gerechtfertigt. Hilfreich ist eine »Ordnungstherapie« mit Verlegung der Haupttätigkeit auf den Sonnentag, Lebensstilmaßnahmen mit erheblicher Reduktion von Aktivitäten ab 17.00 – 18.00 Uhr sowie kompletter Verzicht auf abendliches Fernsehen und PC-/Smartphone-Tätigkeit. Schließlich kann im Einzelfall die Verordnung von Hydrocortison in niedriger Dosis morgens und mittags sowie von Melatonin am Abend sinnvoll sein.

Verordnung pflanzlicher oder homöopathischer Präparate Naturheilkundliche und homöopathische Mittel (meist als OTC-Präparate) und allgemeine Maßnahmen werden in großer Vielfalt für die Behandlung von Schlafstörungen angeboten, für deren Wirksamkeit es allerdings wenig oder keine Evidenz gibt. Dazu zählen Akupunktur und Akupunktur-Massagen, Ur-Tinkturen (Tropfen von Baldrian, Hopfen, Melisse und Johanniskraut), Lichttherapie, besonders in der lichtarmen Jahreszeit durch Beleuchtung mit > 2500 Lux, und Mikronährstoffgabe zur Auffüllung defizitärer Stoffe (wie z. B. Tryptophan, Vitamin C, Vitamin B3, B6, Folsäure).

Substitutionstherapie bei Neurotransmitter-Defiziten Ziel ist es, die inhibitorischen Neurotransmitter auf individuelle Referenzwerte einzustellen. Besondere Bedeutung hat die Verwendung inhibitorisch wirksamer Substrate wie GABA und GABAerge Substrate sowie Serotonin. Erhöhte Spiegel der exzitatorischen Hormone, wie Noradrenalin, sollten unbedingt kontrolliert und allenfalls angepasst reduziert werden (siehe Therapie der Neurotransmitter in ► Kap. 4).

Verordnung von Hormonen

- Bei Frauen: Schlafstörungen sind ein häufiges Begleitsymptom der Postmenopause, bedingt durch den *Estradiolmangel*, was durch eine Substitution von

Estradiol transdermal, meist kombiniert mit dem GABAergen Progesteron 200 mg oral, wirksam behoben werden kann.

- Bei Männern: Schlafprobleme sind auch im Rahmen der endokrinen Alterung des Mannes mit abfallendem *Testosteron und DHEAS* häufig. In dieser Situation kann bei nachgewiesenem Mangel an Testosteron und DHEAS die Verordnung von Testosteron-Gel transdermal, ggf. auch von DHEA je nach Ausgangswert effektiv sein. Bei Männern werden sowohl Testosteron als auch DHEA in Estradiol metabolisiert und wirken auf diese Weise.
- *Melatonin*, entsprechend dem Melatonin-Nachtprofil. Es bestehen zwei Verordnungsmöglichkeiten:
  - Melatonin 0,5 – 1,5 mg zur Stimulation des Melatonin-Anstiegs,
  - Melatonin-Slow-Release-Präparate (Melachron, Circadin) 3 mg, Einnahme eine Stunde vor dem Zubettgehen. Diese Form der Substitution ist angezeigt, wenn sämtliche gemessenen Melatonin-Werte deutlich erniedrigt sind. (Zu den Risiken und Nebenwirkungen siehe oben.)

Verordnung von Schlafmitteln (Hypnotika) Zunächst und im einfachsten Fall Verordnung von Antihistaminika (Diphenhydramin, Doxylamin und Meclozin). Nachteil ist die verzögerte Wirksamkeit, jedoch mit relativ wenigen und geringen unerwünschten Nebenwirkungen.

Barbiturate und hypnotisch wirksame Psychopharmaka sind nur unter strengster Indikation sinnvoll. Die neueren Non-Benzodiazepin-Agonisten (sog. Z-Substanzen wie z. B. Zopiclon, Zaleplon und Zolpidem) binden an GABA-Rezeptoren, haben ein ähnliches Wirkprofil wie Benzodiazepine, beeinflussen jedoch die Schlafarchitektur nicht nennenswert und haben somit die Benzodiazepine weitgehend verdrängt. Seltener kommen hypnotisch wirksame Psychopharmaka (trizyklische Antidepressiva, Mirtazapin, Trazodon) zum Einsatz und meist nur bei gleichzeitig bestehender affektiver Störung. Sie wirken sowohl hemmend auf 5-HT_2-Rezeptoren als auch antihistaminerg. SSRI können zum Teil auch eine schlafstörende Wirkung entfalten.

Literatur

Akerstedt T (2003) Shift work and disturbed sleep/wakefulness. Occup Med 53:89 – 94.

Akerstedt T, Kecklund G, Axelsson J (2007). Impaired sleep after bedtime stress and worries. Biol Psychology; 76:170 – 3.

Ako M, Kawara T, Uchida S, Miyazaki S, Nishihara K, Mukai J, Hirao K, Ako J, Okubo Y (2003). Correlation between electroencephalography and heart rate variability during sleep. Psychiatry and Clin Neurosciences; 57:59 – 65.

Cajochen C (2009). Schlafregulation. Somnologie; 13:64 – 71.

Clinton JM, Davis CJ, Zielinski MR, Jewett KA, Krueger JM (2011). Biochemical regulation of sleep and sleep biomarkers J Clin Sleep Med; 7 (Suppl) S38–S42.

Drake C, Richardson G, Roehrs T, Scofield H, Roth T (2004). Vulnerability to stress-related sleep disturbance and hyperarousal. Sleep 27:285 – 91.

Giese M, Unternaehrer E, Brand S, Calabrese P, Holsboer-Trachsler E, Eckert A (2013). The interplay of stress and sleep impacts BDNF level. PLoS ONE; 8: e76050. doi:10.1371/journal.pone.0076050.

Hall M, Vasko R, Buysse D, Ombao H, Chen Q, Cashmere JD, Kupfer D, Thayer JF (2004) Acute stress affects heart rate variability during sleep. Psychosom Med 66:56 – 62.
Meesters Y, Dekker V, Schlangen LJM, Bos EH, Ruiter MJ (2011). Low-intensity blue-enriched white light (750 lux) and standard bright light (10 000 lux) are equally effective in treating SAD. A randomized controlled study. BMC Psychiatry 11:17.
Mignot E, Taheri S, Nishino S (2002). Sleeping with the hypothalamus: emerging therapeutic targets for sleep disorders. Nat Neurosci Suppl; 5:1071 – 5.
Neylan TC (2013). Sleep and psychological vulnerbility to traumatic stress. Sleep; 36:1009 – 18.
Ohayon MM, Canskadon MA, Guilleminault C, Vitiello MV (2004). Meta-analysis of quantitative sleep parameters from childhood to old age in healthy individuals: developing normative sleep values across the human lifespan. Sleep 27:1256 – 73.
Pace-Schott EF, Hobson JA (2002). The neurobiology of sleep: Genetics, cellular physiology and subcortical networks. Nature Rev Neurosci; 3:591 – 605.
Remi J, Pollmächer T, Spiegelhalder K, Trenkwalder C, Young P (2019). Schlafbezogene Erkrankungen in Neurologie und Psychiatrie. Dtsch Arztebl Int; 116:681 – 8.
Sadeh A, Keinan G, Daon K (2004) Effects of stress on sleep: The moderating role of coping style. Health Psychology 23:542 – 5.
Saper CB, Fuller PM, Pedersen NP, Lu J, Scammell TE (2010). Sleep state switching. Neuron 22:1023 – 42.
Schröcksnadel K, Wirleitner B, Winkler C, Fuchs D (2006). Monitoring tryptophan metabolism in chronic immune activation. Clin Chim Acta 364:82 – 90.
Siegel JM (2004) The neurotransmitters of sleep. J Clin Psychiatry 65 (Suppl 16):4 – 7.
Schulz P, Hellhammer J, Schlotz W (2003). Arbeitsstress, sozialer Stress und Schlafqualität. Zeitschr für Gesundheitspsychologie 11:1 – 9.
Utsugi M, Saijo Y, Yoshioka E, Horikawa N, Sato T, Gong Y, Kishi R (2005). Relationship of occupational stress to insomnia and short sleep in Japanese Workers. Sleep; 28:728 – 35.
Van Reeth O, Weibel L, Spiegel K, Leproult R, Dugovic C, Maccari S (2000). Interactions between stress and sleep: from basic research to clinical situations. Sleep Medicine Reviews; 4:201 – 19.

2.6 Glucocorticoide, Stress und Trauma

2.6.1 Glucocorticoide als Stresshormone

Als Glucocorticoide bezeichnet man eine Klasse von Steroidhormonen, die in der Nebennierenrinde gebildet werden (sog. Corticosteroide). Im Rahmen des Glukosestoffwechsels befördern sie die Umwandlung von Eiweiß in Glukose und Glykogen. Neben anderen physiologischen Wirkungen sind sie auch an der Steuerung autonomer Reaktionen des Nervensystems beteiligt sowie an der Auslenkung von Immunantworten.

Als »Stresshormone« sind Glucocorticoide maßgeblich an der Bildung und Aufrechterhaltung von emotionalen Gedächtnisinhalten beteiligt. Je nach Phase der Gedächtnisbildung, innerhalb welcher sie ausgeschüttet werden, können sie entweder neue Erinnerungen festigen, den Überschreibungsvorgang älterer Erinnerungen fördern oder den Abruf von Informationen aus dem Langzeitgedächtnis beeinträchtigen. Somit beeinflussen Glucocorticoide unterschiedliche Gedächtnisprozesse auf unterschiedliche Weise, dies insbesondere, wenn es um emotionale Gedächtnisinhalte geht. Da emotional getönte, insbesondere aversive, Erinnerungen das Kernstück verschiedener stressbezogener Störungen, wie die

Posttraumatische Belastungsstörung (PTBS), darstellen, kommt den modulatorischen Eigenschaften von Glucocorticoiden eine besondere Rolle zu und macht sie damit gleichzeitig im Zusammenhang mit der Darstellung von Stresskaskaden besonders betrachtenswert. Da Glucocorticoide auf unterschiedliche Gedächtnisprozesse teilweise entgegengesetzt wirken, können sie auf synergistische Weise zu einer Verringerung von Angstsymptomen beitragen, indem sie beispielsweise die aversionsassoziierten Gedächtnisleistungen reduzieren und die Konsolidierung des Angst-Extinktions-Gedächtnisses verstärken. Zwar basieren die aktuellen klinischen Studien auf eher kleinen Fallzahlen, jedoch konnte gezeigt werden, dass Glucocorticoid-basierte Pharmakotherapien, die darauf abzielen, aversive Erinnerungen zu dämpfen, bei der Behandlung von angstbezogenen Störungen hilfreich sein könnten.

2.6.2 Stress, Gedächtnis und Glucocorticoide

Stresserfahrungen führen zu einer Signalkaskade, an welcher verschiedene Hormone, Peptide und Neurotransmitter sowohl in der Peripherie als auch im Gehirn beteiligt sind. Evolutionsbiologisch haben sich diese Stressmediatoren als überlebensrelevant herausgestellt, da sie ein Individuum sowohl auf die akuten Folgen einer gefährlichen oder bedrohlichen Situation vorbereiten als auch langfristige, adaptive Reaktionen befördern sollen. Letzteres geschieht durch deren Einfluss auf unsere Lern- und Gedächtnissysteme. Dementsprechend werden stressvolle und emotional erregende Ereignisse deutlich besser und lebhafter erinnert als neutrale Ereignisse. Andererseits kann sich Stress auch negativ auf den Abruf bereits gespeicherter Gedächtnisinhalte auswirken.

Tatsächlich konnte sowohl im Tiermodell als auch in Studien an gesunden Menschen gezeigt werden, dass die im Rahmen einer Stressreaktion ausgeschütteten Glucocorticoid-Hormone sowohl auf die Konsolidierung als auch auf den Abruf von Gedächtnisinhalten wirken. Darüber hinaus wird die modulatorische Wirkung von Glucocorticoiden auf emotional erregende Informationen durch deren Wechselwirkungen mit stressassoziierten noradrenergen Signalen im Gehirn verstärkt. Wenngleich unsere Fähigkeit, sich an emotionale Inhalte besser erinnern zu können, normalerweise hochgradig adaptiv und überlebenswichtig ist, kann die Verarbeitung emotional aversiver Erinnerungen im Alltag zu ernsthaften Verhaltensbeeinträchtigungen führen und im Rahmen von Angststörungen (z. B. bei Posttraumatischer Belastungsstörung [PTBS] oder auch bei Phobien) zu psychiatrisch behandlungsbedürftigen Erkrankungen führen.

Letztlich liegt als pathogener Mechanismus bei der Entwicklung angstbezogener Störungen die Bildung einer allzu ausgeprägten aversiven Gedächtnisspur beim Auftreten eines aversiven Ereignisses zugrunde. Dementsprechend kann der assoziative Lern- oder Konditionierungsprozess als der zentrale Mechanismus in der Pathogenese von Angststörungen angesehen werden, da er zur Etablierung sowohl bewusster als auch unbewusster aversiver Erinnerungen führen kann. Hierbei führt dann die Aktivierung einer aversiven Erinnerungsspur – oft durch einzelne Erinnerungsfragmente induziert – zu Angstsymptomen, bei welchen Komponenten des Ereignisses zum Beispiel in Form von sich aufdrängenden Erinnerungen, traumatischen Alpträumen und Rückblenden wiedererlebt werden. Auch bei Phobien gehört eine übermäßige oder unangemessene Angst (hier: vor bestimmten Objekten oder Situationen) zum Kernsymptom. Sowohl bei Patienten mit PTBS als auch bei Patienten mit Phobien konnte die zentrale Rolle der Amygdala bei der Modulation emotionaler Erinnerungen nachgewiesen werden. So zeigten funktionelle Bildgebungsstudien, dass beide Patientengruppen im Vergleich zu Kontrollen eine erhöhte Amygdala-Aktivität als Antwort auf aversive Stimuli aufweisen und dass diese Zunahme der Amygdala-Aktivität mit dem nachfolgenden Abrufen von aversiven Gedächtnisinhalten und der Schwere der Angstsymptome korreliert.

Verhaltenstherapeutisch basiert die Behandlung angstbezogener Störungen auf der Extinktion von Angstreaktionen, was wiederum von der Fähigkeit zur Bildung eines Extinktionsgedächtnisses mit nicht angstbesetzten Inhalten abhängt. Patienten mit chronischer Angst zeigen jedoch häufig eine verminderte Extinktionsfähigkeit für angstbesetzte Erinnerungen. Dementsprechend werden die derzeitigen psychotherapeutischen Behandlungsmöglichkeiten um eine pharmakotherapeutische Komponente, bestehend aus angstlösenden und antidepressiven Medikamenten ergänzt. Die Tatsache, dass viele Patienten, die mit solchen anxiolytischen oder antidepressiven Medikamenten behandelt werden, weiterhin nicht symptomfrei sind, zeigt jedoch, dass ein derartiges Therapieregime eher symptomlindernde denn kausale Effekte hat. Der kausale Ansatz, welcher direkt an der Beseitigung der »negativen Erinnerungsspur« ansetzt, hat sich dagegen erst in jüngster Zeit durchgesetzt und ist klinisch erst in kleinen Studien und Fallbeobachtungen realisiert.

Die Idee hierbei ist, diejenigen Gedächtnisprozesse zu modifizieren, welche diesen angstbezogenen Störungen zugrunde liegen und sie bezieht sich somit im Wesentlichen auf die Beeinflussung der Verfestigung (Konsolidierung), des Abrufs, der Extinktion oder der Rekonsolidierung aversiver Gedächtnisinhalte. Zum besseren Verständnis sollen im Folgenden diese Prozesse der Gedächtnisbildung genauer erläutert werden.

2.6.3 Prozesse der Gedächtnisbildung

Im Gegensatz zur kurzfristigen Veränderung der neuronalen Aktivität, die dem Kurzzeitgedächtnis zugrunde liegt, handelt es sich bei deren langfristigen *Konsolidierung* um einen Proteinsynthese-abhängigen molekularen Prozess, durch den die labile Kurzzeitgedächtnisspur in ein stabiles Langzeitgedächtnis überführt wird und der, je nach Form des Gedächtnisses, in teilweise unterschiedlichen Hirnregionen stattfindet. Die Konsolidierung spielt insofern eine wichtige Rolle bei der Entstehung angstbedingter Störungen, als negative Erinnerungen nach einem aversiven Ereignis mittels des Konsolidierungsprozesses langfristig stabilisiert werden. Hierbei erhöhen Glucocorticoide die Gedächtniskonsolidierung für eine emotional erregende Information in dosisabhängiger Weise, wobei dieser Effekt von der gleichzeitigen Aktivierung des noradrenergen Systems abhängt.

Andererseits kann ein hoher Glucocorticoid-Spiegel ohne noradrenerge Mitaktivierung die Gedächtnisleistung beeinträchtigen.

Auch beim Abruf, also beim Prozess des Erinnerns zuvor gespeicherter Informationen sind je nach Gedächtnisform verschiedene Gehirnregionen beteiligt. Erhöhte Glucocorticoid-Spiegel beeinträchtigen die Abrufleistung und sind somit für das bekannte Phänomen des gestörten Erinnerungsvermögens in Stresssituationen verantwortlich. Auch beim Abruf hängt die Wirkung von Glucocorticoiden von der gleichzeitigen Mitaktivierung des noradrenergen Systems ab. Nimmt eine konditionierte Reaktion auf einen Stimulus, der zuvor mit einem aversiven Ereignis gepaart wurde, ab, wenn der Stimulus wiederholt ohne das aversive Ereignis präsentiert wird, spricht man von einer *Extinktion*. Da nach einem erfolgreichen Extinktionsprozess das neu entstandene Extinktionsgedächtnis mit der ursprünglichen Erinnerung des aversiven Ereignisses konkurriert, die ursprüngliche Erinnerung aber nicht gänzlich auslöscht, lässt sich eine spontane Erholung im Sinne eines Wiederauftretens einer zuvor abgeschwächten konditionierten Reaktion nach einer Verzögerung beobachten. Dies ist auch der Grund, weswegen Patienten mit bestimmten Suchterfahrungen eine hohe Rückfallgefährdung bei der Konfrontation mit den suchtassoziierten Stimuli aufweisen. Klinisch hat die Induktion von Extinktionsprozessen im Rahmen von expositionsbasierten Methoden Eingang in die Psychotherapie angstbezogener Störungen gefunden. Die durch einen Extinktionsprozess gebildeten, neuen Gedächtnisspuren durchlaufen eine Konsolidierung, die durch Glucocorticoide erleichtert wird.

Als *Rekonsolidierung* wird der Prozess bezeichnet, bei welchem nach der Reaktivierung von Erinnerungen selbige erneut stabilisiert werden. Die molekularen Mechanismen dieses Verfestigungsprozesses unterscheiden sich vom Prozess der Ersteinspeicherung. So führt eine Blockade des Rekonsolidierungsprozesses zu einer Löschung der ursprünglichen Erinnerung, wobei keine Spontanerholung erfolgt. Hierbei hängt die Rekonsolidierung von der intakten Glucocorticoid-Signalgebung ab und kann durch die Verabreichung von Glucocorticoid-Rezeptor-Antagonisten bei der Reaktivierung einer Erinnerungsspur gestört werden. Dementsprechend könnte eine mögliche Strategie zur gezielten Beeinflussung von Gedächtnisprozessen zur Vermeidung von PTBS in der pharmakologischen Reduktion der initialen Gedächtniskonsolidierung von aversiven Ereignissen, beispielsweise durch die Verwendung von Opioiden oder von β-adrenergen Rezeptorblockern, bestehen. Bei bereits etablierten aversiven Gedächtnisinhalten könnte ein anderer Ansatz darin bestehen, den exzessiven Abruf von aversiven Erinnerungen zu unterbinden, wodurch die Schwere und/oder Häufigkeit von Symptomen wie »Flashbacks« und Alpträumen reduziert wird. Ein weiterer Ansatz wäre, die Extinktion (das Auslöschen) der traumatischen Gedächtnisspur medikamentös zu unterstützen. Dies ließe sich durch den Einsatz eines partiellen Glutamat-Agonisten (z. B. D-Cycloserin) in Kombination mit einer zeitlich begrenzten Expositionstherapie erreichen. Schließlich könnte der Einsatz von β-adrenergen Rezeptorblockern zum Zeitpunkt der Reaktivierung einer aversiven Gedächtnisspur eine Rekonsolidierung des traumatischen Gedächtnisses unterbinden. Um diese Wirkansätze besser zu verstehen, ist es wichtig, sich die differenzielle Wirkung von Stresshormonen auf die verschiedenen Gedächtnisprozesse zu vergegenwärtigen.

Die Wirkung von Stresshormonen auf den Konsolidierungsprozess

Grundsätzlich führt Stress zu einer Aktivierung der Hypothalamus-Hypophysen-Nebennierenrinden-Achse (HHNA), welche wiederum eine Freisetzung von Glucocorticoid-Hormonen (hauptsächlich Cortisol bei Menschen und Corticosteron bei Nagern) aus der Nebennierenrinde bewirkt. Diese Hormone überwinden die Blut-Hirn-Schranke und binden an Mineralocorticoid-Rezeptoren und Glucocorticoid-Rezeptoren. Dort entfalten sie sowohl schnelle, nicht genomische als auch langsame, genomische Wirkungen und können somit physiologische Prozesse und Verhaltensdispositionen langfristig beeinflussen.

Während Glucocorticoid-Rezeptoren in den meisten Gehirnregionen exprimiert werden und mit der Gedächtniskonsolidierung in Verbindung gebracht werden, finden sich Mineralocorticoid-Rezeptoren überwiegend in limbischen Regionen wie dem Hippocampus und der zentralen Amygdala und werden mit der Beurteilung und Reaktion auf belastende Erfahrungen und mit der negativen Feedback-Kontrolle der HHN-Achse in Verbindung gebracht. Hierbei kann die Ausschüttung von Glucocorticoiden bei akutem Stress sowohl schädliche als auch verstärkende Wirkungen auf das Gedächtnis haben, d.h. je nach Gedächtnisprozess (wie Konsolidierung, Abruf, Extinktion und Rekonsolidierung) können entgegengesetzte Effekte induziert werden.

Die meisten dieser *spezifischen Stresshormoneffekte* wurden bei akuten Erhöhungen der Glucocorticoid-Spiegel untersucht. Obwohl sich chronischer Stress in vielen Aspekten von akutem Stress unterscheidet (zum Beispiel induziert chronischer Stress im Gegensatz zu akutem Stress auf zellulärer Ebene die Umgestaltung der dendritischen Verzweigungen), kann die akute Verabreichung von Glucocorticoiden ähnliche Auswirkungen auf Gedächtnisprozesse sowohl unter akuten als auch unter chronischen Stressbedingungen haben. So reduziert die Verabreichung von Glucocorticoiden einerseits die Erinnerung an das traumabezogene Gedächtnis bei PTBS und verstärkt andererseits den Angst-Extinktions-Prozess sowohl bei Menschen mit PTBS als auch bei Menschen mit Phobien. Darüber hinaus werden die Auswirkungen einer akuten Glucocorticoid-Gabe auf den Gedächtnisabruf auch bei Patienten beobachtet, die aufgrund einer Medikation einen chronisch erhöhten Glucocorticoid-Spiegel aufweisen.

Die *Gedächtniskonsolidierung* bezieht sich auf einen molekularen Prozess, bei dem eine Kurzzeitgedächtnisspur in ein stabiles Langzeitgedächtnis überführt wird. Allerdings werden nicht alle Informationen gleich gut in das Langzeitgedächtnis übertragen. Dies zeigt sich daran, dass insbesondere die emotional erregenden (angenehme oder unangenehme) Lebensereignisse im Vergleich zu neutralen Ereignissen nach einem längeren Zeitraum besser erinnert werden. Die spezifische Rolle von Glucocorticoiden für die Regulierung der Gedächtnisprozesse konnte sowohl im Tier- als auch im Humanmodell gezeigt werden. So verhindert die Verabreichung des Glucocorticoidsynthesehemmers Metyrapon die verstärkende Wirkung von Stress und emotionaler Erregung auf die Gedächtniskonsolidierung, während im Gegensatz dazu Glucocorticoide oder synthetische GR-Liganden wie Dexamethason, die entweder kurz vor oder unmittelbar nach dem Training von emotional erregenden Lernaufgaben verabreicht werden, die Langzeitgedächtniskonsolidierung bei Ratten und Menschen verbessern. Wichtig hierbei ist, dass die gedächtnisfördernden Wirkungen von pharmakologisch verabreichten Glucocorticoiden oder GR-Agonisten einer umgekehrten U-förmigen Dosis-Wirkungs-Beziehung folgen, d. h. während moderate Dosen die Gedächtnisleistung erhöhen, sind niedrigere oder höhere Dosen dagegen weniger effektiv oder beeinträchtigen die Gedächtniskonsolidierung.

Auch haben mehrere Studien gezeigt, dass Stresseffekte auf die Gedächtniskonsolidierung bei Männern stärker ausgeprägt sind als bei Frauen (Andreano & Cahill, 2006). Dies weist auf mögliche Wechselwirkungen zwischen Stress und Sexualhormonen hin. So können orale Kontrazeptiva die stressinduzierte Aktivität der HHN-Achse dämpfen und dadurch die Stresswirkungen auf die Gedächtnisleistung reduzieren. Dagegen wurden keine geschlechtsspezifischen Unterschiede in den Gedächtniswirkungen bei Personen berichtet, die akut mit exogenem Cortisol behandelt wurden (Buchanan & Lovallo, 2001).

Die verstärkende Wirkung von Glucocorticoiden auf die Gedächtniskonsolidierung scheint von der erregungsinduzierten Aktivierung der noradrenergen Transmission in der Amygdala, insbesondere deren basolateralem Anteil, sowie von Wechselwirkungen der Amygdala mit anderen Regionen, einschließlich Hippocampus und Kortex, abzuhängen (Rozendaal & McGaugh, 2011). So führte im Tiermodell ein systemisch oder direkt in die basolaterale Amygdala applizierter β-adrenerger Rezeptorantagonist zu einer Blockade von Glucocorticoid-Effekten auf die Gedächtniskonsolidierung für eine emotional erregende Lernerfahrung (Rozendaal et al., 2006). Des Weiteren zeigte sich, dass die Verabreichung von Glucocorticoiden nach dem Training die Beibehaltung von Lernerfahrungen mit geringer emotionaler Erregung nicht verbessert, jedoch die Verabreichung noradrenerger Substanzen die Glucocorticoid-induzierte Gedächtnisverstärkung befördert. Auch im Humanmodell zeigt sich, dass nicht die verabreichten Glucocorticoide allein, sondern eine emotionale Erregung sowie eine noradrenerge Aktivierung bei der Kodierung erforderlich sind, um das Langzeitgedächtnis für das emotionale Material zu verbessern (Segal et al., 2014). Im Gegensatz dazu beeinträchtigen Glucocorticoide die Gedächtniskonsolidierung von emotional neutralen Informationen beim Menschen oder beeinflussen diese nur wenig (Kuhlmann & Wolf, 2006).

Der Einfluss von Glucocorticoiden auf die Gedächtnisbildung erfolgt über die Induktion neuroplastischer Prozesse. Dies geschieht sowohl über die Beeinflussung intra- und interzellulärer Signalübertragung als auch über die Modulation von Ionenkanaleigenschaften und letztlich die Zellstruktur (Bisaz et al., 2009). Glucocorticoide wirken auf Nervenzellen durch die Beeinflussung der neuronalen Gentranskription. Glucocorticoid-gebundene GR-Homodimere können direkt an Glucocorticoid-Response-Elemente auf DNA binden (Datson et al., 2001).

Daneben üben Glucocorticoide durch ihre Wechselwirkungen mit membranassoziierten Varianten des Steroidrezeptors auch verschiedene nichtgenomische Wirkungen auf die Neuroplastizität und damit auf das Gedächtnis aus. So führt die Aktivierung dieser Membransteroid-Rezeptoren zu einem schnellen Anstieg der präsynaptischen Glutamatfreisetzung (Karst et al., 2002) und einer schnellen Insertion von AMPA-Rezeptor-Untereinheiten in postsynaptische Membranen (Conboy & Sandi, 2010). Somit wirken Glucocorticoide und Noradrenalin-Signaltransduktionsmechanismen synergistisch, um sowohl die AMPA-Rezeptorfunktion zu verstärken (Zhou et al., 2012) als auch, um weitere molekulare Ereignisse (z. B. die Aktivierung des Transkriptionsfaktors cyclisches AMP-reaktives Element-bindendes Protein [CREB]) zu induzieren und damit epigenetische Mechanismen wie Histonacetylierung zu beeinflussen (Chen et al., 2012). Neuere Forschungsergebnisse weisen bei der Verstärkung der noradrenergen Transmission in der Amygdala und anderen Hirnregionen auch auf die Wechselwirkung von Glucocorticoiden mit dem Endocannabinoidsystem hin (Campolongo et al., 2009).

Auswirkungen von Stresshormonen auf den Abrufprozess

Im Gegensatz zu den verstärkenden Wirkungen von Glucocorticoiden auf die Gedächtniskonsolidierung haben mehrere Studien gezeigt, dass eine Stressbelastung oder Glucocorticoid-Verabreichung bei Nagern kurz vor dem Abruf die Leistung in einer Lernaufgabe beeinträchtigt. Diese raschen Glucocorticoid-Effekte auf die Erinnerungsleistung sind spezifisch von den membrangebundenen GR abhängig (Chauveau et al., 2010) und werden nicht-genomisch vermittelt.

Auch an gesunden Versuchspersonen konnte gezeigt werden, dass eine hohe Kortisongabe, die eine Stunde vor einem Retentionstest erfolgte, die Abrufleistung von Wörtern, die 24 Stunden zuvor gelernt wurden, deutlich beeinträchtigte (De Quervain et al., 2000). Weitere Studien zeigten, dass Glucocorticoide den Abruf (hippocampus-abhängiger) räumlicher oder kontextueller Gedächtnisleistungen bei Nagern und denjenigen deklarativer Gedächtnisleistungen beim Menschen deutlich beeinträchtigen (eine Übersicht hierzu findet sich bei Ness & Calabrese, 2016). Wichtig ist hierbei, dass die Kortisongabe sich selektiv auf die Wiedergabe von emotional erregenden Inhalten beschränkt, während die Abrufleistung neutraler Inhalte hiervon unberührt bleibt.

Ähnlich wie bei der Gedächtniskonsolidierung ist der Abruf von emotional erregenden Informationen auch besonders empfindlich gegenüber Glucocorticoid-Effekten. Wie bei der Wirkung auf die Gedächtniskonsolidierung lässt sich die Glucocorticoid-Wirkung auch beim Gedächtnisabruf durch beta-adrenerge Rezeptor-Antagonisten aufheben (Schwabe et al., 2009). Hinzu kommt, wie bei der Konsolidierung, auch der Einfluss vom Endocannabinoid-System, welcher seinerseits die Glucocorticoid-Noradrenergen-Wechselwirkungen auf die Abrufleistung moduliert. Vergleichbar mit der Gedächtniskonsolidierung scheinen die Glucocorticoid-Effekte auch bei der Abrufleistung bei Männern stärker ausgeprägt zu sein als bei Frauen, die orale Kontrazeptiva verwenden, was auf mögliche Wechselwirkungen mit Sexualhormonen schließen lässt (Kuhlmann & Wolf, 2005).

Als Extinktion wird der Prozess bezeichnet, bei welchem die konditionierte Reaktion auf einen Stimulus, der zuvor mit einem aversiven Ereignis gepaart wurde, abnimmt, wenn der Stimulus wiederholt ohne das aversive Ereignis präsentiert wird. Wie andere Formen des Lernens folgt dem Extinktionslernen eine Konsolidierungsphase. Während die Konsolidierung des Extinktionsgedächtnisses und die des neuen Gedächtnisses teilweise unterschiedliche molekulare und neuroanatomische Grundlagen haben, scheinen Glucocorticoide in beiden eine ähnliche Rolle zu spielen. Im Tiermodell konnte gezeigt werden, dass die Konsolidierung des Extinktionsgedächtnisses durch die Verabreichung exogener Glucocorticoide erleichtert wird, während eine Suppression der Glucocorticoid-Kaskade selbiges beeinträchtigt.

Da reaktivierte Erinnerungsinhalte in der Rekonsolidierungsphase vulnerabel sind ließen sich bereits konsolidierte negative Erinnerungen auf unterschiedliche Arten modifizieren: Zum einen ließe sich der Extinktionsprozesses durch die Bildung einer neuen Erinnerungsspur, die mit der ursprünglichen negativ besetzten Erinnerung konkurriert, verstärken. Andererseits ließe sich die Reaktivierung der ursprünglichen, negativ besetzten Erinnerung hemmen (Nader et al., 2009).

Obwohl sich die Mechanismen der initialen Gedächtniskonsolidierung und der Reaktivierungs-Rekonsolidierungsphase teilweise unterscheiden sind Stresshormone bei beiden Prozessen von Bedeutung. Zwar sind die Befunde zur Wirkung von akutem Stress auf die Rekonsolidierung uneinheitlich, jedoch scheint, zumindest im Tiermodell, die systemische oder intrahippocampale Verabreichung eines GR-Antagonisten nach der Reaktivierung den Rekonsolidierungsprozess zu beeinträchtigen (Nikzad et al., 2011; Pitman et al., 2011). Zwar beeinträchtigt die Verabreichung eines GR-Agonisten nach einer Reaktivierung auch den Langzeitabruf, jedoch scheint dieser Effekt eher auf eine reduzierte Einspeicherung zu beruhen als auf eine verringerte Rekonsolidierung. Da eine Gedächtnisbeeinträchtigung nach erfolgreicher Blockierung der Rekonsolidierung dauerhaft ist, aber eine spontane Erholung typischerweise nach Extinktion beobachtet wird, deutet die kurzfristige Wirkung von Glucocorticoiden darauf hin, dass sie eher die Extinktion als die Rekonsolidierung beeinflussen. Zudem wurde bei gesunden Probanden gezeigt, dass die Verabreichung von Cortisol unmittelbar nach der Reaktivierung die Rekonsolidierung bei Männern, aber nicht bei Frauen verbessert (Meir et al., 2016).

Wie bereits erwähnt, hängt die Verstärkung der Gedächtniskonsolidierung von emotional erregenden Informationen von der Interaktion zwischen Glucocorticoiden und der noradrenergen Aktivierung ab. Hierbei ist die zeitliche Abfolge dieser Interaktion von besonderer Relevanz. Bereits wenige Sekunden nach Beginn einer stressbehafteten Lernepisode bewirkt der akute Katecholaminanstieg im Gehirn durch die Aktivierung eines sogenannten »Salienz-Netzwerkes« (bestehend aus Amygdala, anteriorer Insula und dem dorsalen anterioren cingulären Kortex) eine Erhöhung der Aufmerksamkeit (Hermans et al., 2011). Gleichzeitig begünstigt das Noradrenalin die synaptische Plastizität im Hippocampus und führt somit zu einer besonderen Verfestigung der stressbehafteten Lernepisode. Im weiteren Verlauf steigen die Glucocorticoid-Spiegel und üben eine rasche, jedoch nicht genomische Wirkung aus. Gemeinsam mit den freigesetzten Katecholaminen trägt diese schnelle Glucocorticoid-Wirkung zu einer verstärkten Glutamatübertragung bei und stärkt auf diesem Wege die Erinnerungen an die stressige Erfahrung. Sind dann die Glucocorticoid-Spiegel erhöht (was typischerweise innerhalb von 15 bis 30 Minuten nach Einsetzen des Stressors erfolgt), wird der Abrufprozess beeinträchtigt (Schönfeld et al., 2014). Dieser Mechanismus hat ursprünglich einen evolutionsbiologischen Vorteil, da er potenzielle Interferenzen mit anderen, weniger bedeutsamen Lernepisoden vermeiden hilft und somit die Konsolidierung des bedrohlichen Ereignisses fördert und zukünftige Verhaltenstendenzen auslenkt. Erst nach einer längeren Zeit nach Beginn eines stressreichen Ereignisses (länger als eine Stunde) werden genomische Glucocorticoid-Wirkungen aktiviert, welche dann ihrerseits die Einspeicherung neuer Lernepisoden sowie Abrufprozesse behindern.

Somit scheinen eine akute Stress- (oder Glucocorticoid-)Exposition, welche um den Zeitraum des Lernens erfolgt, den Konsolidierungsprozess zu erleichtern, während eine solche Exposition außerhalb des Lernkontextes die Gedächtniskonsolidierung und den Abruf von zuvor eingespeicherten Erinnerungen beeinträchtigt (Joels et al., 2006).

2.6.4 Zusammenfassung

Zahlreiche Studien belegen die zentrale Rolle der Glucocorticoide bei der Bildung und Aufrechterhaltung von emotionalen Gedächtnisinhalten, wobei deren Effekte auf das Gedächtnis phasenabhängig sind, d. h. neue Erinnerungen können durch die Sezernierung von Stresshormonen entweder gefestigt oder abgeschwächt werden. Dies ist für die Stressforschung sowie für die praktische Behandlung von stressassoziierten Erkrankungen besonders wichtig, da emotional getönte, insbesondere aversive Erinnerungen das Kernstück verschiedener stressbezogener Störungen darstellen. Erste klinischen Studien zeigen, dass Glucocorticoid-basierte Pharmakotherapien in der Lage sind, die negativen Effekte von aversiven Erinnerungen zu modulieren, womit sie bei der Behandlung von angstbezogenen Störungen hilfreich sein könnten.

Obwohl es noch keine etablierte Therapie zur Behandlung der körperlichen und seelischen Auswirkungen von traumaassoziierten, negativen Erinnerungen gibt, kann die Erkenntnis, dass unterschiedliche Gedächtnisprozesse verschiedenen Einwirkungen der Stresshormone unterliegen, dazu beitragen, einerseits die Symptome von traumatisierten Patienten besser zu verstehen und einzuordnen und andererseits die Möglichkeit bieten, nichtpharmakologische sowie pharmakologische Therapieformen zu entwickeln, um traumatisierten Menschen effektiver zu unterstützen (De Quervain, Schwabe & Rozendaal, 2017).

Literatur

Andreano JM, Cahill L (2006). Glucocorticoid release and memory consolidation in men and women. Psychol. Sci. 17:466 – 470.

Bisaz R, Conboy L, Sandi C (2009). Learning under stress: a role for the neural cell adhesion molecule NCAM. Neurobiol. Learn. Mem. 91:333 – 342.

Buchanan TW, Lovallo WR (2001). Enhanced memory for emotional material following stress-level cortisol treatment in humans. Psychoneuroendocrinology 26:307 – 317.

Campolongo P. et al. (2009). Endocannabinoids in the rat basolateral amygdala enhance memory consolidation and enable glucocorticoid modulation of memory. Proc. Natl Acad. Sci. USA 106:4888 – 4893.

Chauveau F. et al. (2010). Rapid stress-induced corticosterone rise in the hippocampus reverses serial memory retrieval pattern. Hippocampus 20:196 – 207.

Chen DY, Bambah-Mukku D, Pollonini G, Alberini CM (2012). Glucocorticoid receptors recruit the CaMKIIα–BDNF–CREB pathways to mediate memory consolidation. Nat. Neurosci. 15:1707 – 1714.

Conboy L, Sandi C (2010). Stress at learning facilitates memory formation by regulating AMPA receptor trafficking through a glucocorticoid action. Neuropsychopharmacology 35:674 – 685.

Datson NA, van der Perk J, De Kloet ER, Vreugdenhil E (2001) Identification of corticosteroid-responsive genes in rat hippocampus using serial analysis of gene expression. Eur. J. Neurosci. 14:675 – 689.

De Quervain DJ, Roozendaal B, Nitsch RM, McGaugh JL, Hock C (2000). Acute cortisone administration impairs retrieval of long-term declarative memory in humans. Nat. Neurosci. 3:313 – 314.

Hermans EJ et al. (2011). Stress-related noradrenergic activity prompts large-scale neural network reconfiguration. Science 334:1151 – 1153.

Joels M, Pu Z, Wiegert O, Oitzl MS, Krugers HJ (2006). Learning under stress: how does it work? Trends Cogn. Sci. 10:152 – 158.

Karst H. et al. (2002). Glucocorticoids alter calcium conductances and calcium channel subunit expression in basolateral amygdala neurons. Eur. J. Neurosci. 16:1083 – 1089.

Kuhlmann S, Wolf OT (2005). Cortisol and memory retrieval in women: influence of menstrual cycle and oral contraceptives. Psychopharmacology (Berl.) 183:65 – 71.

Kuhlmann S, Wolf OT (2006). Arousal and cortisol interact in modulating memory consolidation in healthy young men. Behav. Neurosci. 120:217 – 223.

Meir Drexler S, Merz CJ, Hamacher-Dang TC, Wolf OT (2016). Cortisol effects on fear memory reconsolidation in women. Psychopharmacology (Berl.) 233:2687 – 2697.

Nader K, Hardt O (2009). A single standard for memory: the case for reconsolidation. Nat. Rev. Neurosci. 10:224 – 234.

Ness D, Calabrese P (2016). Stress Effects on Multiple Memory System Interactions. Neural Plast; 2016:49 321 – 28.

Nikzad S, Vafaei AA, Rashidy-Pour A, Haghighi S (2011). Systemic and intrahippocampal administrations of the glucocorticoid receptor antagonist RU38486 impairs fear memory reconsolidation in rats. Stress 14:459 – 464.

Pitman RK et al. (2011). Systemic mifepristone blocks reconsolidation of cue-conditioned fear; propranolol prevents this effect. Behav. Neurosci. 125:632 – 638.

Roozendaal B, McGaugh JL (2011). Memory modulation. Behav. Neurosci. 125:797 – 824.

Roozendaal B, Okuda S, van der Zee EA, McGaugh JL (2006) Glucocorticoid enhancement of memory requires arousal-induced noradrenergic activation in the basolateral amygdala. Proc. Natl Acad. Sci. USA 103:6741 – 6746.

Schönfeld P, Ackermann K, Schwabe L (2014). Remembering under stress: different roles of autonomic arousal and glucocorticoids in memory retrieval. Psychoneuroendocrinology 39:249 – 256.

Schwabe L. et al. (2009). Stress effects on declarative memory retrieval are blocked by a β-adrenoceptor antagonist in humans. Psychoneuroendocrinology 34:446 – 454.
Segal SK et al. (2014). Glucocorticoids interact with noradrenergic activation at encoding to enhance long-term memory for emotional material in women. Neuroscience 277:267 – 272.
Zhou M, Hoogenraad CC, Joels M, Krugers HJ (2012). Combined β-adrenergic and corticosteroid receptor activation regulates AMPA receptor function in hippocampal neurons. J. Psychopharmacol. 26:516 – 524.

2.7 Posttraumatische Belastungsstörung (PTBS), traumatischer Stress und Maladaptation

Die Posttraumatische Belastungsstörung (PTBS) ist eine psychische Erkrankung, charakterisiert durch seine Auslösung, nämlich eine schwere stressorisch-traumatische Belastung, mit Maladaptation der Stressverarbeitung. Dabei können eine oder mehrere traumatische Erlebnisse, sowohl an der eigenen Person als auch an Fremden das Vollbild einer PTBS ausprägen.

Eine PTBS kann unmittelbar nach dem Trauma eintreten, was die Kriterien einer »akuten Belastungsstörung« erfüllt, oder auch verzögert beginnen und als vorübergehende oder chronische Form der PTBS auftreten (Hennig-Fast & Markowitsch, 2010).

In den Leitlinien hat die Deutsche Gesellschaft für Psychiatrie und Psychotherapie, Psychosomatik und Nervenheilkunde (DGPPN) 2011 die PTBS definiert als »eine mögliche Folgereaktion eines oder mehrerer traumatischer Ereignisse (wie z. B. das Erleben von körperlicher und sexualisierter Gewalt, auch in der Kindheit [sog. Sexueller Missbrauch], Vergewaltigung, gewalttätige Angriffe auf die eigene Person, Entführung, Geiselnahme, Terroranschlag, Krieg, Kriegsgefangenschaft, politische Haft, Folterung, Gefangenschaft in einem Konzentrationslager, Natur- oder durch Menschen verursachte Katastrophen, Unfälle oder die Diagnose einer lebensbedrohlichen Krankheit), die an der eigenen Person, aber auch an fremden Personen erlebt werden können« (Flatten et al., 2011, S. 203).

Als traumatische Ereignisse werden unterschiedliche negative oder aversive Erlebnisse beschrieben:

- Körperlicher, sexueller oder emotionaler Missbrauch oder Gewalt von der Kindheit an (ist neben Vernachlässigung, Missachtung und Zurückweisung sowie Bedrohung wichtigster Störfaktoren für die kindliche Entwicklung),
- Vergewaltigung,
- Gewalt gegen die eigene oder eine fremde Person,
- Entführung, Geiselnahme,
- Terroranschlag,
- Krieg und Kriegsgefangenschaft,
- politische Haft,
- Folterung,
- Gefangenschaft,

- Naturkatastrophen,
- andere von Menschen verursachte Katastrophen,
- Unfälle,
- Diagnose einer lebensbedrohlichen Erkrankung.

Vor allem Gewalttraumen in der Kindheit und Jugend, unabhängig davon, ob einmalig oder länger andauernd, können mit tiefgreifenden Persönlichkeitsstörungen des Opfers einhergehen, die meist noch eingreifender und heftiger als die einfache PTBS-Symptomatik verlaufen. Die PTBS stellt eine spezifische und komplexe Form der Traumafolgestörung dar. Meist weniger dramatisch verlaufende Traumafolgen sind nach ICD-10 die Akute Belastungsreaktion (F 43.0), die Anpassungsstörung (F 43.2) und die Andauernde Persönlichkeitsänderung nach Extrembelastung (F 62.0).

Psychische Traumen lassen sich je nach Schwere, Häufigkeit und Verursachung in verschiedene Formen einteilen, die mit unterschiedlichen Risiken für die Entwicklung einer PTBS einhergehen. Dabei werden folgende Ursachen unterschieden (Maercker & Karl, 2005):

- zufällige, eher einmalige Unfälle (Verkehrsunfall, berufsbedingte Traumen durch Einsätze im Rahmen von Feuerwehr, Rettungskräfte, Notfallärzten),
- kurzfristige Katastrophen wie Brand, Wirbelsturm usw. im Vergleich zu langandauernden Katastrophenfolgen, technischen Katastrophen (wie Explosion, Flugzeugabsturz),
- von Menschen zugefügte Traumen (wie Vergewaltigung, Überfall, Ausraubung, anderes Gewalterleben),
- höchste Traumastufe, wie wiederholte sexuelle Gewalt durch Missbrauch, Vergewaltigung, Kriegserleben, Folter, Geiselhaft oder politische Inhaftierung.

Während die *klassische PTBS* nach Monotrauma mit der Trias Hyperexzitabilität, Vermeidungsverhalten ähnlicher zum Trauma führender Situationen und Intrusion mit Recall-Phänomenen (Flashbacks) einhergeht, werden durch unterschiedliche, mehrfach auftretende Traumen kombinierte Störungsbilder im Sinne der *komplexen PTBS* entstehen (Sack, 2004).

Der Begriff der komplexen PTBS entstand als Folge der öffentlich geführten Diskussion um körperliche und sexuelle Gewalt in verschiedenster Form, deren Symptomspektrum weit über den eng gefassten Bereich der klassischen PTBS hinausgeht. Die wesentlichen Symptomcluster erfassen unterschiedliche psychosoziale Bereiche des Menschen und können jede einzeln für sich auch als eigenständige Erkrankung gesehen werden.

Die *komplexe PTBS* besteht aus (Sack, 2004):

- klassischer Symptomatik (siehe oben) sowie zusätzlich
- Störungen der Selbstwahrnehmung oder des Bewusstseins,
- Störungen der Selbstwahrnehmung,
- Störungen in der Beziehung zu andren Menschen,
- Somatisierungsstörungen,
- Veränderung von Lebenseinstellungen.

Die PTBS wird letztlich als Versuch des Organismus und des Menschen verstanden, die traumatische, häufig lebensbedrohliche Situation mit gegenregulierenden Funktionen zu überstehen. Im Gegensatz zur akuten Belastungsreaktion, die allein auf das Überleben abzielt, führt die PTBS zu einer nachhaltigen psychischen und physischen Beeinträchtigung.

2.7.1 Symptome der PTBS

- **Wiederkehrende, belastende Erinnerungen an das Trauma** (Bilder, Angstgefühle, ungewollte, nicht verdrängbare Gedanken, Erinnerungslücken, Intrusionen oder Flashbacks, Alpträume).
- **Übererregbarkeit,** Angst-/Schlafstörungen
- **Vermeidungsverhalten** gegenüber ähnlichen Auslösern, Entwicklung von Schuldgefühlen, Rückzug
- **Soziale Ängste**
- **Phobien**
- **Wasch-, Reinigungs- und andere Zwänge**
- **Amnesien, Depersonalisation und Derealisation**
- **Körperliche Symptome** (Schmerzen)
- **Alkohol- und Medikamentenmissbrauch**
- **Suizidalität und Hoffnungslosigkeit**
- Weitere **psychische Symptome** wie Gefühlskälte, Schlafstörungen, Substanzmissbrauch, Depression
- **Schlechter Gesundheitszustand**

2.7.2 PTBS bei Kindern versus Erwachsenen

Die spezifische Stressantwort auf aversive Lebensereignisse von Kindern und Jugendlichen wurden im ► Kap. 1.7.1 »Besonderheit der Stressantwort: Stress pränatal, in der Kindheit, Pubertät und Adoleszenz« beschrieben. Die Stärke des einzelnen Ereignisses oder/und die Kumulation mehrerer bis zahlreicher Stressereignisse befördern sowohl die Vulnerabilität als die Entstehung von traumatisch bedingten langfristigen Störungen im Sinne der PTBS.

Das **kindliche Gehirn** ist während des 3. bis 11. Lebensjahres besonders vulnerabel gegenüber stressorischen und traumatischen Erlebnissen (Gee & Casey, 2015), welche in der angloamerikanischen Trauma-Literatur als »Adverse Childhood Experiences« (ACE) beschrieben sind (Felitti et al., 1998). Darunter werden zahlreiche negative Lebensereignisse von Kindern subsummiert wie körperlicher, sexueller oder emotionaler Missbrauch, emotionale und psychische Vernachlässigung, Missachtung und Zurückweisung, Substanzmissbrauch durch Familienmitglieder, Gewalt an der Mutter, Trennung oder Scheidung der Eltern und Haftstrafe eines Familienmitgliedes. Diese ändern unbehandelt die Gehirnentwicklung zum Teil beträchtlich und zeigen sich vornehmlich in Form von Entwicklungsstörungen und -regressionen sowie körperlichen Beschwerden wie z. B. unklare Bauchschmerzen, Kopfschmerzen und psychischen Erkrankungen.

Während bei Kindern und Jugendlichen eher Regressionen und Entwicklungsstörungen im Vordergrund stehen, werden beim erwachsenen Menschen unterschiedliche Funktionsstörungen z. B. von Aufmerksamkeit, Gedächtnis- und Exekutivfunktionen sowie Veränderungen von Hormonspiegeln und Gehirnstruktur gefunden (Yehuda, 2009).

2.7.3 Stressbedingte neuroendokrine Veränderungen bei der PTBS

Im Rahmen der neuroendokrinen Untersuchungen von PTBS wurden zwei wesentlich beteiligte Stresssysteme gefunden:

- die Hypothalamus-Hypophysen-Nebennierenrinden-Achse (HHN) und
- das Sympathikus-Adrenal-Medulläre-System (SAMS).

Ein traumatischer stressbeladener Vorfall aktiviert sowohl Glucocorticoide als auch Katecholamine, welche die Trauma-Antwort und -Verarbeitung nachhaltig beeinflussen (Pace & Heim, 2011). Dabei handelt es sich bei der PTBS nicht um eine reguläre, sondern um eine maladaptierte Stressantwort mit Verlust der adäquaten Stress-Adaptation bzw. -Habituation (Yehuda, 2009).

Änderungen der HHN-Achse und Glucocorticoid-Sensibilität

Zahlreiche Studien zeigen erniedrigte Cortisol-Spiegel bei Männern und Frauen mit PTBS (Wessa & Roleder, 2007; Heim & Nemeroff, 2009). Bei PTBS-Patienten waren sowohl die Cortisol-Werte insgesamt erniedrigt als auch die Tagesdynamik abgeflacht, mit deutlich erniedrigtem Morgen- oder Aufwach-Cortisol (CAR) und eingeschränktem Cortisol-Slope als Parameter der aufgehobenen endogenen Biorhythmik. Der Verlust der endogenen Cortisol-Sekretion und -Biorhythmik ist darüber hinaus mit Inflammation und anderen chronischen Erkrankungen, wie kardiovaskuläre Erkrankungen und Insulin-Resistenz, affektive Störungen (Major Depression) und Chronic Fatigue Syndrome assoziiert.

Ursächlich für den deutlichen Hypocortisolismus ist bei zahlreichen Betroffenen die gesteigerte Glucocorticoid-Rezeptor-Sensibilität (Yehuda, 2009). Dieser Befund ist jedoch auch bei Trauma-Exposition ohne PTBS nachweisbar (Wessa & Rohleder, 2007). Die Glucocorticoid-Rezeptor-Sensibilität kann sowohl klinisch durch die Suppressionspotenz von Dexamethason (Dexamethasontest) als auch durch direkte Bestimmung der GR-Aktivität an zirkulierenden Immunzellen (z. B. Monozyten) bestimmt werden.

Eine weitere Ursache für die deregulierte HHN-Funktion stellt die ausbleibende Aktivierung des Endocannabinoid-Systems dar. Bei chronischem Stress hemmen Endocannabinoide den zentralen Bereich des HHN-Systems und adaptieren damit die Stressantwort, als Schutz vor den negativen Auswirkungen des Cortisols (Hill et al., 2010).

Unter Kenntnis dieser Zusammenhänge kann bei Hypocortisolismus eine Substitution mit Hydrocortison in mittlerer bis hoher Dosis, entweder unmittelbar nach dem traumatischen Ereignis oder auch im Rahmen der langfristigen

Behandlung von PTBS, die Symptomatik mindern (Young & Breslau, 2004; Zohar et al., 2011). Persistierend niedrige oder erniedrigte Cortisol-Werte vor einem Trauma stellen dagegen einen Risikofaktor für die Entstehung einer PTBS dar. (Die Zusammenhänge zwischen Stress, Gedächtnis und Glucocorticoiden sind im ▸ Kap. 2.6.2 ausführlich beschrieben).

Cortisol, welches bei akuter Traumatisierung und Stress in großer Konzentration freigesetzt wird, stimuliert die Gedächtniskonsolidierung mit Präferenz für emotionale gegenüber neutralen Inhalten. Gleichzeitig wird das traumabezogene Gedächtnis vermindert und der Angst-Extinktions-Prozess verstärkt. Die Konzentration-Wirksamkeit-Kurve des Cortisols entspricht dabei einem invertierten U: Cortisol ist nur im mittleren Konzentrationsbereich effektiv, zu hohe und zu niedrige Konzentrationen entfalten eher schwache oder gar kontraproduktive biologische Effekte: erhöhte Cortisolwerte blockieren sowohl das Arbeitsgedächtnis im Präfrontalen Kortex als auch die Langzeitpotenzierung (LTP) im Hippocampus, insbesondere bei Männern (Oei et al., 2007). Zusammen mit Glutamat verstärken erhöhte Cortisolwerte im Hippocampus die exzitotoxischen Effekte auf Neuronen mit nachfolgender Neuronen-Apoptose und Dendriten-Atrophie und reduzierten Volumina des Hippocampus (Sapolsky, 1994). Erniedrigte Cortisol-Werte hingegen reduzieren die Gedächtniswirkungen durch verminderte Energiebereitstellung für das Gehirn und propagieren proinflammatorische ZNS-Wirkungen (Sorrells et al., 2007, 2009). Anhand der Cortisol-Konzentration lässt sich die Entwicklung einer PTBS vorhersagen (Yehuda, 2009). Beim traumatischen Stress verstärken auch die mit der Erregung verbundenen Katecholamine den Konsolidierungsgrad des Ereignisses (Cahill et al., 2003).

Die Bedeutung der Glucocorticoide zeigt sich in der ubiquitären Präsenz von Mineralocorticoid- (MR) und Glucocorticoid-Rezeptoren (GR) im gesamten Gehirn, an die Cortisol bindet. Bei der PTBS werden parallel zum häufig feststellbaren Hypocortisolismus eine erhöhte Sensitivität der Glucocorticoid-Rezeptoren mit einer insgesamt ineffizienten Cortisol-Wirksamkeit gefunden (Rohleder et al., 2010).

Dehydroepiandrosteron (DHEA)

DHEA wird synchron zum Cortisol von der NNR gebildet und sezerniert, der Großteil wird sofort zu DHEAS sulfatiert und steht als größeres Kompartiment für die Messung zur Verfügung. DHEA und DHEAS antagonisieren die Funktion von GABA-A-Rezeptoren und begünstigen die NMDA-Funktionalität, die in der Amygdala für die Bildung der Angstkonditionierung und Angstlöschung verantwortlich sind. Im Hippocampus retardiert DHEA die durch Cortisol induzierte Schwächung der LTP und schützt gegenüber den exzitatorischen Aminosäuren vor neuronaler Schädigung vor allem im Hippocampus. Diese Befunde und Fähigkeiten sind vor allem durch die antiglucocorticoide Wirkung des DHEA zu erklären (Maninger et al., 2009).

So begünstigt eine hohe Konzentration von DHEA oder eine hohe DHEAS/Cortisol-Ratio die Stressresilienz und die Langzeitheilung von PTBS (Russo et al., 2012). Neben dem DHEA und DHEAS haben auch andere neuroaktive und GABAerge Steroide (z. B. Allopregnanolon) neuroprotektive Eigenschaften. Exogen zugeführt, vermindert DHEA die Spiegel von Cortisol und lässt die Werte von Allopregnanalon, Testosteron und Estradiol ansteigen, mit zum Teil günstiger Auswirkung auf die Symptomatik der PTBS (Rasmussen et al., 2017)

Sympathiko-adreno-medulläres System (SAMS)

Ein weiterer auffälliger Befund bei der PTBS ist die **gesteigerte sympathische Reaktivität**, im Wesentlichen ausgelöst durch Noradrenalin (NA). NA ist der bedeutsamste Neurotransmitter der akuten Stressreaktion, welcher in hoher Konzentration im Locus coeruleus (LC) freigesetzt wird. NA stimuliert die Liberation von CRH aus dem paraventrikulären Nucleus (PVN). In einer »feed-forward«-Regulation wird vor allem der Angst-Kreis der Amygdala stimuliert mit Aktivierung von Angst, dem emotionalen Gedächtnis, Steigerung von Erregung, Vigilanz und Beteiligung der endokrinen und autonomen Stresssysteme.

Der für ein Trauma typische sympatho-exzitatorische Exzess führt bei belasteten Individuen zu charakteristischen Veränderungen: Nicht selten verstärkt durch die mangelhafte Degradation bei einem Polymorphismus der COMT führt Noradrenalin zu Symptomen wie Übererregbarkeit, Flashbacks und emotionalen Reaktionen auf traumatische Auslöser.

Noradrenalin stimuliert bei traumatischen Stresserlebnissen nicht nur das sympatho-exzitatorische System, sondern über das HHN-System die Freisetzung von CRH, ACTH und Cortisol und ist gleichzeitig in der Lage, proinflammatorische Prozesse zu aktivieren.

Gleichzeitig blockiert NA die stresshemmende Funktion des PFC und Hippocampus. Folge ist eine **anhaltende Hyperaktivität des Sympathikus (SNS)** mit erhöhter Pulsfrequenz und Blutdruck, niedriger HRV und Hautwiderstand sowie typischen PTBS-Symptomen wie Übererregbarkeit, Schreckhaftigkeit und innerer Unruhe. So werden erhöhte Werte von NA bei Kriegsveteranen oder bei Frauen und Kindern nach Missbrauch gefunden (Southwick et al., 1999; Strawn & Geracioti, 2008; Geracioti et al., 2008). Die Verminderung des Dopamins ist für die Suchtentwicklung nach Trauma-Erfahrung von Bedeutung.

Sympathikotone Zeichen wie erhöhter Puls sowie erhöhtes Noradrenalin und Adrenalin bei und nach dem Trauma-Erlebnis sind prädiktiv für die Entwicklung einer PTBS (Pace & Heim, 2011).

Weitere Systeme sind bei der Entwicklung einer PTBS beteiligt:

- **Serotonin (5-HT)** kann von Bedeutung sein, wenn bei häufig wiederholt auftretenden Traumen statt des autoinhibitorischen Serotonin-Rezeptors (5-HT1A-R) der hochregulatorisch wirksame Rezeptor 5-HT2A-R aktiviert wird. In diesem Fall kann die aus der Stressreaktion vermittelte aggressive, impulsgesteuerte Funktion nicht ausreichend abgebremst werden. Die Gabe von 5-HT-Rezeptor-Agonisten verursacht bei Patienten mit PTBS akute Angst- und Panikattacken und typische PTBS-Symptome. Dies lässt darauf schließen, dass phasische Anstiege von Serotonin an spezifischen postsynapti-

schen 5-HT2A-Rezeptoren PTBS-Symptome auslösen können (Pitman et al., 2012).
- **Neuropeptid Y (NPY)** moduliert die sympatho-exzitatorische Antwort und antagonisiert den Effekt von CRH. Höhere NPY-Spiegel sind mit geringerer Amygdala-Aktivität und damit geringerer Angst und Ängstlichkeit verbunden. Umgekehrt sind geringere NPY-Spiegel mit stärkerer PTBS-Symptomatik assoziiert (Sah et al., 2009). NPY vermindert die Freisetzung von NA bei Stressexposition, so dass bei vermindertem NPY das NA exzessiv und dauerhaft ansteigen kann, mit der Folge einer Maladaptation. So wurden bei kampferfahrenen Kriegsveteranen mit PTBS erniedrigte Werte von NPY (im Vergleich zu non-PTBS-Männern) gefunden (Sah et al., 2014).

2.7.4 Ursachen der posttraumatischen Reaktion

Für die Entwicklung einer Posttraumatischen Belastungsstörung sind mehrere unterschiedliche Stressqualitäten von Bedeutung:
- *Intensität des stressorischen Traumas* (extremer, traumatisierender Stress)
- *Zeitpunkt des Trauma-Geschehens* (▶ Kap. 2.8.2 »PTBS bei Kindern versus Erwachsenen«)
- *Anzahl der Ereignisse*
- *Maladaptation*

Um eine PTBS mit den oben beschriebenen Symptomen zu verursachen, bedarf es eines heftigen stressorischen oder traumatischen Erlebnisses. Dieses traumatische Erleben löst Gefühle von Hilflosigkeit und intensive Angstempfindungen mit einer entsprechenden emotionalen und physischen Stress- und Alarmantwort aus, welche von einer massiven Ausschüttung von Stresssubstraten begleitet ist. *Jedes einzelne Trauma steigert die Vulnerabilität der Betroffenen und macht diese verletzlicher für nachfolgende Traumen und für die Entwicklung einer PTBS.*

Intensität des Traumas

Ungeklärt sind bislang die Fragen, ob die Intensität des Traumas oder der Grad des subjektiven Stresserlebens für die Bildung der PTBS entscheidend ist. Ferner, wie sich der Zusammenhang zwischen Art, Dauer und Intensität des traumatischen Ereignisses und die Art und Intensität der traumabedingten psychischen Störung gestaltet (Wendt, 2011). Ein intensives, starkes Trauma kann bereits beim ersten Mal eine PTBS auslösen, wie man aus zahlreichen Studien mit Rettungskräften und Soldaten nach Katastropheneinsätzen schließen kann. Allerdings hat die individuelle Resilienz und Stresserfahrung für die Entwicklung einer PTBS eine große Bedeutung (Bonanno et al., 2004).

Anzahl der erlittenen Traumen

Je größer die Zahl der traumatischen, negativen Lebensereignisse, desto wahrscheinlicher ist die Entwicklung einer PTBS (Kolassa & Elbert, 2007).

In einer Untersuchung von mehr als 3000 Kriegsflüchtlingen mit unterschiedlichen Graden von traumatischen Stresserfahrungen fanden Neuner et al. (2004) eine Korrelation zwischen der Anzahl traumatischer Erfahrungen (Folter, Kriegskampf, Entführung, Missbrauch, Vergewaltigung oder Zirkumzision bzw. Infibulation bei Frauen) und der Entwicklung einer PTBS.

Die Prävalenz für PTBS erreicht nahezu 100 % bei Individuen, die mehr als 28 unterschiedlichen Traumen ausgesetzt waren. Offenkundig wird bei Erreichen einer vermutlich persönlichen Schwelle von Erfahrungen das neuronale Angstnetzwerk kontinuierlich konsolidiert und durch jede Neuerfahrung verstärkt und erweitert (Kolassa & Elbert, 2007).

Die zeitlich-kontextuellen Informationen einer Situation wie die Daten äußerer Umstände werden eher neutral, die physiologisch-emotionalen Informationen wie Furcht, Angst, Hilflosigkeit und hoher Puls jedoch als belastende Gedächtnisinhalte abgespeichert. Diese Summe von einfachen und belastenden Gedächtnisinhalten wird in das bestehende Angstnetzwerk integriert, wobei die Netzwerkverbindungen durch synchrone Aktivierung über Mechanismen der Langzeitpotenzierung verstärkt werden. Geclusterte Neuronen feuern verstärkt synchron und werden dadurch vergemeinschaftet, sodass die Aktivität in einem Bereich die Aktivität in anderen Bereichen triggert. So ist es verständlich, dass nach Komplettierung des Angstnetzwerkes die Aktivierung durch einen Gedächtnisinhalt das gesamte Netzwerk kaskadenförmig aktiviert. Es wird dadurch schwieriger, autobiografische Inhalte, z. B. Ort, Umgebung, Umstände und Zeitpunkt der traumatischen Erfahrung, differenziert zu verarbeiten (Elbert & Schauer, 2002).

Maladaptation

Die fehlende Aktivierung von Puffer- bzw. Adaptationssystemen (wie ECB, EOP, EMO, NPY) im Rahmen der Stressantwort ist charakteristisch für die Entstehung einer PTBS. Die mit jedem neuen Ereignis maximale Antwort der HHN-Achse von CRF und Cortisol sowie der SAM-Achse mit Noradrenalin ist ein Beleg für das Ausbleiben der modulierenden »Anpassungsreaktion« oder Adaptation. Bei der Maladaptation von stressorischen Erlebnissen werden meistens als Folge der hohen Konzentrationen von Cortisol und Noradrenalin Immunfunktionen mit proinflammatorischen Aktivitäten aktiviert. Dies macht die übersteigerte und häufig kumulierende Reaktion des Stresssystems auf iterative Traumen verständlich. Individuen mit gelungener Stressbewältigung und realer Stresserfahrung können deutlich positiver mit traumatischen Erlebnissen umgehen (Bonanno, 2004).

2.7.5 Beteiligte Gehirnregionen bei PTBS

Neuropsychologische und biologische Folgen traumatischer Belastungen werden durch strukturelle und funktionelle Gehirnveränderungen begleitet, die Lernen, Gedächtnis und affektive Regulation betreffen. Die wesentlichen beteiligten Bereiche sind (Shin et al., 2006):

- Amygdala
- Hippocampus (HC)
- medialer Präfrontaler Kortex (mPFC)
- anteriorer cingulärer Kortex (ACC)

In bildgebenden Studien waren bei der PTBS stärkste Aktivierungssignale in ACC und Amygdala bilateral festgestellt worden (Shin et al., 2006).

Vor allem die **Amygdalae** sind bei jeder Form von Bedrohung stark involviert. Sie erhalten Informationen aus sämtlichen sensorischen Systemen und haben Verbindung zu unterschiedlichen subkortikalen Strukturen, welche in einem neuronalen »Angstkreis« die spezifischen Angst- und Furchtzeichen (Stresshormonfreisetzung, Minderung des galvanischen Hautwiderstands, Anhebung des Blutdrucks, Hypoalgesie und Erstarrung) regulieren. Diese Hirnstruktur hat damit eine große Bedeutung für stressbezogene Veränderungen von Emotionen, Verhalten und Modulation der Hippocampus-Funktion. Die Amygdalae sind verantwortlich für die emotional angstgefärbte Reaktion auf ein Trauma (Heim & Nemeroff, 2009). Folglich findet man bei Frauen und Männer mit PTBS eine verstärkte Aktivität der Amygdala, welche per se ein erhöhtes Risiko für die Entwicklung einer PTBS darstellt (Shin et al., 2006).

Der **Hippocampus (HC)** ist wiederum bedeutsam für die Funktion des Stressgedächtnis und der Emotionsregulierung: Traumatische Ereignisse werden in einen entsprechenden Zusammenhang und Kontext befördert, mit älteren Trauma-Erfahrungen abgeglichen und als Gedächtnisinhalte konsolidiert.

Abhängig vom Grad und der Schwere des traumatischen Ereignisses reduziert sich das Volumen des Hippocampus durch Apoptose, Atrophie und Minderung der neuroplastischen Regeneration. Bei Individuen mit PTBS ist die Funktion des HC vermindert, was die aktive Beendigung der Stressreaktion aussetzt, die Extinktion von Angstinhalten mindert und die Unterscheidung sicher/unsicher erschwert. Als Nebeneffekt werden die für die Neuroplastizität bedeutsamen Faktoren wie BDNF vermindert, was zur Volumenreduktion des Hippocampus führt.

Der **mediale Präfrontale Kortex (mPFC)** ist eng verschaltet mit dem anterioren Cingulum (ACC). Gemeinsam inhibieren sie die Aktivierung der Amygdala und hemmen die Ausbreitung von Angst- und Furchtsignalen. Dabei kommt dem ACC bei der Überleitung der Hemmsignale eine große Bedeutung zu: Bei Menschen mit PTBS sind die Volumina von PFC und ACC vermindert (Woodwar et al., 2006; Kasai et al., 2008).

Funktionell-neurobiologische Befunde

In Tierversuchen waren als Folge von schweren Stresstraumen vor allem die Neuroplastizität in unterschiedlichen Hirnregionen stark eingeschränkt, mit deutlicher Zunahme der Amygdala-Aktivität.

Humane Studien, vorwiegend mit funktioneller Magnetresonanz-Tomografie (fMRT), dokumentieren nahezu einheitlich ein *vermindertes Hippocampus-Volumen* nach akut traumatischen Erfahrungen mit und ohne PTBS. Dabei war der Verlust des Hippocampus-Volumens stark mit dem Schweregrad der PTBS assoziiert (Karl et al., 2006).

Weiterhin unklar ist, ob die hippocampale Volumenreduktion entweder Folge oder eher eine Prädisposition für die Entwicklung einer PTBS ist (vgl. Woon et al., 2010). Studien mit monozygoten Zwillingen deuten darauf hin, dass es sich eher um einen konstitutionell-genetischen Unterschied handelt, der für diese Betroffenen ein höheres Risiko für die Entwicklung von PTBS bedeutet (Gilbertson et al., 2002). Ob und in wie weit ein Trauma dennoch für die Volumenminderung des Hippocampus ursächlich ist, muss derzeit offenbleiben. Neuere Studien mit hochauflösendem MRI fanden den größten hippocampalen Substanzverlust in der Hippocampus-Region CA3 und Gyrus dentatus (Karl et al., 2006). Messungen der weißen Substanz zeigten veränderte Integrität der weißen Substanz im Cingulum, welche den PFC über den ACC mit der Amygdala verbindet. Dies könnte die Ursache für die wohl angeborene verminderte Hemmung der Amygdala-Funktion sein (Kim et al., 2006). Dagegen wurde in den vmPFC und weiteren funktionell inhibitorischen Bereichen eine abgeschwächte Aktivität bei PTBS festgestellt.

Genetik der PTBS

Genetische Einflüsse werden zwischen 30 % und 72 % als ursächlich für die Vulnerabilität bei einer PTBS beschrieben (Pitman et al., 2009). Genetische Risikofaktoren werden vor allem für Major Depression, generalisierte Angst- und Panikstörung und für die meisten der genetischen Varianten der PTBS gefunden. Gene beeinflussen nicht nur das Risiko für die Entwicklung einer PTBS, sondern auch für die Entwicklung anderer psychiatrischer Folgeerkrankungen. Die meisten Einflüsse sind vermutlich polygenetisch. 17 unterschiedliche Genvarianten wurden als förderlich für die Entwicklung einer PTBS beschrieben.

Die wesentlichen Gene mit Single Nucleotide Polymorphism (SNP) mit Verbindung zur PTBS sind: Dopamin-Rezeptor-Gene für die D2, D4, Gene für die Dopamin-Beta-Hydroxylase, für den 5-HT (Serotonin)-Transporter (SLC6A4 oder 5-HTTLPR), 5-Hydroxytryptamin-Rezeptor 2 A, FKBP5, den Glucocorticoid-Rezeptor, den CRH-Rezeptor 1, Cannabinoid-Rezeptor 1, BDNF, Neuropeptid Y, GABA-A-Rezeptor, Proteinkinase C-α und Tryptophan-Hydroxylasen. Am häufigsten wird der COMT-Polymorphismus mit der Entwicklung einer PTBS in Verbindung gebracht (Pitman et al., 2009; Kolassa et al., 2010).

Auch epigenetische Mechanismen mit Hypermethylation der DNA und damit

Störung der Genexpression beeinflussen und begleiten die Entwicklung der PTBS (► auch Kap. 1.7.1).

Immunaktivität bei der PTBS

Die proinflammatorische Wirkung von Noradrenalin sowie die Aufhebung der antiinflammatorischen Funktion des Cortisols und die Abschwächung des Parasympathischen Nervensystems sind wesentliche Promotoren der proinflammatorischen Begleiterscheinungen im Zusammenhang mit einer PTBS. Die Folge ist eine deutliche Stimulation des proinflammatorischen Transkriptionsfaktors NF-kB. In der Mehrheit der Studien wurden bei PTBS-Patienten erhöhte Konzentrationen der proinflammatorischen Marker IL-1β, IL-6, TNF und CRPhs gefunden. Die heterogene Befundlage dürfte in erster Linie durch die Unterschiede im Schweregrad der Erkrankung und der Bestimmungsmethode bedingt sein (Wessa & Roleder, 2007).

Durch spezifische Trennmethoden lassen sich jedoch auch feinere Veränderungen des Immunzellrepertoires nachweisen: Nach traumatischem Stress wird eine deutliche Minderung von naiven und regulatorischen T-Zellen gefunden (Sommershof et al., 2009).

2.7.6 Klinik der PTBS

Prädisponierende Faktoren für die Entwicklung einer PTBS (Lapp et al., 2011)

- **Individuell/psychologisch:**
  - Weibliches Geschlecht
  - Negative Lebensereignisse in der Kindheit
  - Geringe Selbstwirksamkeit
  - Niedriger IQ
  - Geringer sozialer Unterstützung
  - PTSD bei Partner
  - Unreife Abwehrmechanismen
  - Persönlichkeitsfaktoren
  - Aktueller Kognitionsstatus
  - Fehlende frühe Stresserfahrung
- **Neurobiologisch:**
  - Genetik: Polymorphismen von 5HT2A, MAOA, SLC6A, FKBP5, COMT, DA-R
  - Epigenetik (Methylierung)
  - Dysfunktion der HHN-Achse und GR
  - Beteiligung von Sympathikus (NA) und Endocannabinoid-System
  - Überlagerung von Alterung und PTBS

Biomarker für PTBS

Auf der Grundlage neurobiologischer Erkenntnisse werden Parameter zum Nachweis einer PTBS durch Kombination unterschiedlicher Biomarker erarbeitet. In sämtlichen bislang durchgeführten Studien konnte allerdings keine eindeutige Biomarkerkonstellation definiert werden, die mit ausreichender Spezifität und Sensitivität das Krankheitsbild als diagnostischer Test beschreibt. Nach wie vor ist im DSM-5 und ICD-10 der Goldstandard der Diagnostik festgelegt. Auch für die traumabedingte Vulnerabilität gibt es keinen überzeugenden Marker. Allein die aktuellen Möglichkeiten einer kombinierten psychiatrischen und klinisch-psychologischen Diagnostik zusammen mit den biologischen Stressmarkern der HHN-Achse sowie des Neuroendokriniums und Immunsystems bieten die Möglichkeit, das Geschehen genauer zu studieren und einzugrenzen, mit dem Ziel, das Krankheitsbild besser zu verstehen und zielgerichtete Therapiemethoden zu entwickeln und anzuwenden (Pitman et al., 2009).

Die sichersten biologischen Indikatoren und funktionell-neuroanatomischen Begleitparameter im Zusammenhang mit einer PTBS neben der psychiatrischen und psychologischen Diagnostik sind:

- Hypocortsolismus
- Noradrenalin normal bis erhöht
- Änderung der Serotonin-(GABA, Glutamat-)Achse
- vermindertes NPY
- reduziertes Volumen des Hippocampus (im MRT)
- verstärkte Aktivität der Amygdala

Langzeitfolgen von PTBS

Die wesentlichen langfristigen Auswirkungen von traumatischem Stress und PTBS sind (Flatten et al., 2011; Hennig-Fast & Markowitsch, 2010):

- Einschränkung kognitiver Funktionen (Hart Jr et al., 2008)
- Beförderung neurodegenerativer Erkrankungen durch chronische Neuroinflammation
- vorzeitige Zellalterung mit Anstieg der Glykosilierung (Moreno-Villanueva et al., 2013)
- deutliche Minderung der allgemeinen Gesundheit
- gesteigerte Morbidität und Mortalität

Häufige Komorbidität bestehen in:

- Angst-/Panik-Störung, Zwangsstörung, Sucht, Depression, Suizidalität
- kardiovaskuläre Erkrankungen

2.7.7 Therapeutische Möglichkeiten

Neben der kognitiven Verhaltenstherapie (KVT) sind mehrere wirksame Psychopharmaka für die Behandlung beschrieben worden, am häufigsten SSRI. Eine hoch dosierte Gabe von Hydrocortison kurz nach dem traumatischen Ereignis kann die Wahrscheinlichkeit für die Entwicklung einer PTBS mindern. Auch die Blockierung der traumatischen Gedächtnisrekonsolidierung und damit Verfestigung des Angstnetzwerkes wird als therapeutische Möglichkeit diskutiert (Vieweg et al., 2006). Allerdings handelt es sich hierbei nicht um etablierte Behandlungsmethoden.

Therapieangebote

Die verschiedenen Therapieangebote für PTBS erfordern lange Erfahrung und Kenntnis, die in diesem Kapitel nicht annäherungsweise erfasst werden können. Sie sind in spezifischen Übersichten und Publikationen sowie Fachbüchern dargestellt.

Folgende Methoden stehen zur Verfügung (Flatten et al., 2011):

- Psychotherapie
- Pharmakotherapie
- EMDR (Eye Movement Desentizitation and Reprocessing)
- Hypnose

Detaillierte Angaben und Beschreibungen zu Diagnostik und Therapie können speziellen Übersichten entnommen werden.

Intensive Traumatisierung, wie sie heute Millionen von Menschen weltweit erfahren, entwickelt für die Betroffenen eine gewaltige psychosomatische Bürde in Form der PTBS. Mit dem heutigen Wissen ist es möglich, bei jedem auftretendem Trauma, sei es durch Unfälle, Katstrophen, körperliche oder seelische Gewaltanwendung oder sonstige Ereignisse, schnell zu intervenieren in Form von geschulten Krisen-Interventionsteams und gezielter Frühtherapie. Nur so können die Folgen einer PTBS mit langanhaltenden psychischen Erkrankungen, schlechter allgemeiner Gesundheit und Frühmortalität eingeschränkt werden.

Literatur

Bonanno GA (2004). Loss, trauma and human resilience: Have we underestimated the human capacity to thrive after extremely aversive events? Am Psychologist 2004; 59:20 – 8.

Cahill L, Gorski L, Le K (2003). Enhanced human memory consolidation with post-learning stress: interaction with the degree of arousal at encoding. Learn Mem; 10:270 – 4.

Elbert T, Schauer M (2002). Burnt into memory. Nature; 419:883.

Felitti VJ, Anda RF, Nordenberg D, Williamson DS, Spitz AM, Edwards V, Koss MP, Marks JS (1998). Relationship of childhood abuse and household dysfunction to many of the leading causes of death in adults. The Adverse Childhood Experiences (ACE) study. Am J Prev Med.; 14: 245 – 58.

Flatten G, Gast U, Hofmann A, Knaevelsrud Ch, Lampe A, Liebermann P, Maercker A, Reddemann L, Wöller W (2011). S3 – Leitlinie Posttraumatische Belastungsstörung. Trauma & Gewalt; 5(3):202 – 10.

Gee DG, Casey BJ (2015). The impact of developmental timing for stress and recovery. Neurobiol of Stress; 1:184 – 94.

Geracioti TD, Baker DG, Kasckow JW, Strawn JR, Mulchahey JJ, Dashevsky BA, Horn PS, Ekhator NN (2008). Effects of trauma-related audiovisual stimulation on cerebrospinal fluid norepinephrine and corticotropin-releasing-hromone concentrations in port-traumatic stress disorder. Psychoneuroendocrinology; 33:416 – 24.

Gilbertson MW, Shenton ME, Cisewski A, Kasai K, Lasko NB, Ott SP, Pitman RK (2002). Smaller hippocampal volume predicts pathologic vulnerability to psychological trauma. Nature Neurosci; 5:1242 – 7.

Gill JM, Saligan L, Woods S, Page G (2009). PTSD is associated with an excess of inflammatory immune activities. Perspectives in Psychiatric Care; 45:262 – 277.

Gola H, Engler H, Sommershof A, Adenauer H, Kolassa S, Schedlowski M, Groettrup M, Elbert T, Kolassa T-I (2013). Posttraumatic stress disorder is associated with an enhanced spontaneous production of pro-inflammatory cytokines by peripheral blood mononuclear cells. BMC Psychiatry; 13:40.

Graham JE, Christian LM, Kiecolt-Glaser JK (2006). Stress, age, and immune function: toward alifespan approach. J Behav Med; 29:389 – 400.

Hart J Jr, Kimbrell T, Fauver P, Cherry BJ, Pitcock J, Booe LQ, Tillman G, Freeman TW (2008). Cognitive dysfunctions associated with PTSD: evidence from World War II prisoners of war. J Neuropsychiatry Clin Neurosci; 20:309 – 16.

Heim C, Nemeroff CB (2009). Neurobiology of posttraumatic stress disorder. CNS Spectr; 14 (Suppl 1):13 – 24.

Hennig-Fast K, Markowitsch H-J (2010). Neuropsychologie der posttraumatischen Belastungsstörung (PTBS). In: Lautenbacher S, Gauggel S (Hrsg). Neuropsychologie psychischer Störungen. 2. Auflage. Springer, Berlin, Heidelberg, S. 241 – 84.

Hill MN, McLaughlin RJ, Bingham B, Shrestha L, Lee TTY, Gray JM, Hillard CJ, Gorzalka BB, Viau V (2010). Endogenous cannabinoid signaling is essential for stress adaptation. PNAS; 107:9406 – 11.

Karl A, Schaefer M, Malta LS, Dörfel D, Rohleder N, Werner A (2006). A meta-analysis of structural brain abnormalities in PTSD. Neurosci Biobehav Rev; 30:1004 – 31.

Kessler RC (2000). Posttraumatic stress disorder: the burden to the individual and to society. J Clin Psychiatry; 61 (Suppl 5):13 – 4.

Kim SJ, Jeong D-U, Sim ME, Bae SC, Chung A, Kim MJ, Chang KH, Ryu J, Renshaw PF, Lyoo K (2006). Asymmetrically altered integrity of cingulum bundle in posttraumatic stress disorder. Neuropsychobiology; 54:120 – 5.

Kolassa I-T, Elbert T (2007). Structural and functional neuroplasticity in relation to traumatic stress. Curr Dir in Psychol Sci; 16:321 – 5.

Kolassa I-T, Kolassa S, Ertl V, Papassotiropoulos A, de Quervain DJ-F (2010). The risk of posttraumatic stress disorder after trauma depends on trauma load and the Catechol-O-Methyltransferase Val158Met polymorphism. Biol Psychiatry; 67:304 – 8.

Lapp LK, Agbokou C, Ferreri F (2011). PTSD in the elderly: the interaction between trauma and aging. Int Psychogeriatrics; 23:858 – 68.

Maercker A, Karl A (2005). Posttraumatische Belastungsstörung: Klassifikation und Diagnostik. In: Perrez M, Baumann U (Hrsg) Lehrbuch Klinische Psychologie – Psychotherapie. 3. Aufl, Huber, Bern.

Moore SA (2009). Cognitive abnormalities in posttraumatic stress disorder. Curr Opinion in Psychiatry; 22:19 – 24.

Moreno-Villanueva M, Morath J, Vanhooren V, Elbert T, Kolassa S, Libert C, Bürkle A, Kolassa I-T (2013). N-glycoylatzion profiling of plasma provides evidence for accelerated physiological aging in port-traumatic stress disorder. Transl Psychiatry; 3:1 – 5.

Neuner F, Schauer M, Karunakara U, Klaschik C, Robert C, Elbert T (2004). Psychological trauma and evidence for enhanced vulnerability for PTSD through previous trauma in West Nile refugees. BMC Psychiatry; 4:34.

Pace TWW, Heim CM (2011). A short review on the psychoneuroimmunology of posttraumatic stress disorder: from risk factors to medical comorbidities. Brain, Behavior and Immunity; 25:6 – 13.

Pitman RK, Gilbertson MW, Gurvits TV, May FE, Lasko NB, Metzger LJ, Shenton ME, Yehuda R, Orr SP (2006). Clarifying the origin of biological abnormalities in PTSD through the study of identical twins discordant for combat exposure. Ann NY Acad Sci; 1071:242 – 54.

Pitman RK, Rasmusson AM, Koenen KC, Shin LM, Orr SP, Gilbertson MW, Milad MR, Liberzon I (2012). Biological studies of post-traumatic stress disorder. Nature Rev Neurosci; 13:769 – 87.

Rasmussen AM, Marx CE, Pineles SL, Locci A, Scioli-Salter ER, Nillini YI, Liang JJ, Pinna G (2017). Neuroactive steroids and PTSD treatment. Neurosci Letters 649:156 – 63.

Rohleder N, Wolf JM, Wolf OT (2010). Glucocorticoid sensitivity of cognitive and inflammatory processes in depression and posttraumatic stress disorder. Neurosc Biobehav Rev; 35:104 – 114.

Russo SJ, Murrough JW, Han M-H, Charney DS, Nestler EJ (2012). Psychobiology of resilience. Nature Neurosci; 15:1475 – 84.

Sack M (2004). Diagnostische und klinische Aspekte der komplexen posttraumatischen Belastungsstörung. Nervenarzt; 75:451 – 9.

Sah R, Ekhator NN, Strawn JR, Sallee FR, Baker DG, Horn PS, Geraciotri Jr. TD (2009). Low cerebrospinal fluid neuropeptide Y concentrations in posttraumatic stress disorder. Biol Psychiatry; 66:705 – 7.

Shin LM, Rauch SL, Pitman RK (2006). Amygdala, Medial Prefrontal Kortex, and hippocampal function in PTSD. Ann NY Acad Sci; 1071:67 – 79.

Sommershof A, Aichinger H, Engler H, Adenauer H, Catani C, Bonenberg E-M, Elbert T, Groettrup M, Kolassa T-I (2009). Sustantial reduction of naive and regulatory T cells following traumatic stress. Brain Behav Immun; 23:1117 – 24.

Southwick SM, Bremner JD, Rasmusson A, Morgan III CA, Arnsten A, Charney DS (1999). Role of Norepinephrine in the pathophysiology and treatment of posttraumatic stress disorder. Biol Psychiatry; 46:1192 – 1204.

Strawn JR, Geracioti TD (2008). Noradrenergic dysfunction and the psychopharmacology of posttraumatic stress disorder. Depression and Anxiety; 0:1 – 12.

Vieweg WVR, Julius DA, Fernandez A, Beatty-Brooks M, Hettema JM, Pandurangi AK (2006). Posttraumatic stress disorder: Clinical features, pathophysiology, and treatment. Am J Med; 119:383 – 90.

Wendt F (2011). Begriffsgeschichte und Konzeptualisierung des psychischen Traumas. Forens Psychiatr Psychol Kriminol 5:3-11.

Wessa M, Rohleder N (2007). Endocrine and inflammatory alterations in post-traumatic stresss disorder. Expert Rev Endocrinol Metab; 2:91 – 122.

Woon FL, Sood S, Hedges DW (2010). Hippocampal volume deficits associated with exposure to psychological trauma and posttraumatic stress disorder in adults: a meta-analysis. Progress in Neuro-Psychopharmacol & Biol Psychiatry 34:1181 – 8.

Yehuda R (2009). Cortisol metabolic predictors of response to psychotherapy for symptoms of PTSD in survivors of the World Trade Center attacks on September 11, 2001. Psychoneuroendocrinology; 34:1304 – 13.

Yehuda R (2009). Status of glucoccorticoid alterations in post-traumatic stress disorder. Ann NY Acad Sci; 1179:56 – 69.

Young EA, Breslau N (2004). Cortisol and catecholamines in posttraumatic stress disorder: a community epidemiologic study. Biol Psychiatry; 56:205 – 9.

Zohar J, Yahalom H, Kozlovsky N, Cwikel-Hamzany S, Matar MA, Kaplan Z, Yehuda R, Cohen H (2011). High dose hydrocortisone immediately after trauma may alter the trajectory of PTDS: Interplay between clinical and animal studies. Eur Neuropsychopharmacology; 21:796 – 809.

2.8 Stress und Alterung

Der biologische Alterungsprozess, welcher nach der reproduktiven Reifung beginnt, verläuft hochkomplex, gesteuert durch zahlreiche, unterschiedliche Mechanismen. Die Summe der Alterungsvorgänge ist durch destruktive Zellereignisse geprägt, die zum Verlust der funktionellen Präzision molekularer Reaktionen führen (von Zgilicki et al., 2001). Jegliche Form von physischem oder psychosozialem Stress beschädigt die Zellsysteme in erheblichem Maße und befördert zelluläre Seneszenz und Alterung (Ben-Porath & Weinberg, 2004). Dabei spielen der oxidative Stress als Folge von akuter und chronischer Inflammation, von mikrobiellen Infektionen, von molekularen Belastungen und durch neuroendokrine Defizite eine Hauptrolle, indem zelluläre degenerative Prozesse provoziert und beschleunigt werden (Franceschi et al., 2000; Kregel & Zhang, 2007). Somit sind Änderungen der grundlegenden molekularen Strukturen und deren Funktionen für den Alterungsprozess bestimmend: Alterung steht für »molekulare Unordnung«, welche durch die Reparatursysteme allein nicht mehr geordnet werden kann (Zaher & Green, 2009). Im Vordergrund steht die thermodynamische Instabilität zahlreicher biologischer Moleküle, deren komplexe dreidimensionale Struktur nicht mehr erhalten oder reproduziert werden kann und damit zu den typischen altersrelevanten biologischen Reaktionen wie verstärkte Glykosilierung, Proteinkonformationsstörungen, Amyloidbildung, Änderung von Protein-Degradation und Syntheserate sowie DNA-Schäden führen (Rattan, 2006). Alterung ist ein meist linearer kataboler Prozess, welcher die Vulnerabilität für die Entwicklung altersabhängiger akuter oder chronischer Erkrankungen befördert (Hayflick, 2007). Eine bereits bestehende Vulnerabilität der molekularen Zellordnung kann durch chronischen Stress zusätzlich verstärkt werden, was den biologischen Altersprozess zum Teil deutlich akzeleriert, dokumentiert anhand der Zunahme biologischer Altersmarker und degenerativer Erkrankungen (Schosserer et al., 2015).

Langlebigkeit ist wiederum durch eine intakte spezifische Aktivität der zellulären Stressresistenz und Reparatursysteme (z. B. Inflammationshemmung, persistierend intaktes Immunsystem etc.) gekennzeichnet.

Die wesentlichen physiologischen Promotoren des Alterungsprozesses mit Steigerung der biologischen Vulnerabilität sind: die genetisch determinierte und epigenetisch beeinflussbare intrinsische »biologische Uhr«, die endokrine Alterung, Einflüsse von Lebensstil (Ernährung, körperliche Aktivität, Sozialkontakte, kognitive Stimulation), funktionelle Anforderungen durch Beruf, Freizeit, psychische Belastungen etc. und zusätzliche physische Alterungsfaktoren (wie z. B. chronische Erkrankungen, Malignome, Stoffwechselpathologien etc.).

Für die Pufferung von stressbedingten somatischen Alterungsabläufe spielt die Resilienz insbesondere im höheren Lebensalter eine große Rolle. Diese psychischen Ressourcen von Offenheit und positiver Einstellung sowie Entwicklung von Flexibilität hinsichtlich neuer Lebensthemen sind besonders im höheren Lebensalter vielen Situationen gefragt (► Kap. 2.1).

2.8.1 Chronischer Stress und Alterung

Bei chronischem Stress attackieren toxische Stresssubstrate wie Noradrenalin und Cortisol vor allem den Zellstoffwechsel und die zelluläre Replikation, mit erkennbaren Folgen (Kregel & Zhang, 2007). Dabei spielt insbesondere der »maladaptierte« Stress mit persistierend erhöhten Werten von Noradrenalin und/oder Cortisol eine wichtige Rolle.

Chronischer Stress kann einerseits aus einer linearen, dauerhaften physischen und/oder psychosozialen Belastung entstehen (z. B. niederer sozialer Status, niedriger Bildungsgrad, dauerhafte prekäre Lebenssituation, schlechte Gesundheit usw.). Es können andererseits auch im Lebensverlauf mehrere unabhängige, jedoch additiv wirksame kurz- bis mittelfristige Stressepisoden stattfinden, die ausgehend von der Kindheit durch ihre jeweilige Intensität den Grad der Stressfolgen steigern, wodurch die Vulnerabilität erhöht wird. Bei fortbestehendem, chronischem Stress können dann klinisch relevante Erkrankungen verursacht werden (wie z. B. Depressionen, Angststörungen, Autoimmunerkrankungen usw.), welche im weiteren Verlauf schließlich zu Enderkrankungen mit deutlichen Einschränkungen und Behinderungen führen (wie z. B. neurodegenerative Erkrankungen, Sarkopenie, Osteoporose usw.), die entweder per se oder durch die Folgewirkungen das Mortalitätsrisiko deutlich steigern. Chronischer physischer und psychosozialer Stress und seine biologischen Auswirkungen durch die Stresssubstrate Noradrenalin und Cortisol sowie der oxidative Stress beschädigen auf zellulärer Ebene den gesamten Stoffwechsel, die anabole Proteinformation und die zelluläre Replikation, mit erkennbaren Folgen (Kregel & Zhang, 2007).

- **Stressfolgen für den Zellstoffwechsel** sind:
  - Mitochondriale Dysfunktion mit nachfolgendem Energieverlust durch Minderung der ATP-Bildung (Breiter-Hahn & Jendrach, 2009)
  - Verlust von Proteasen und Proteinfaltung (Kaushik & Cuervo, 2015)
  - Veränderte interzelluläre Kommunikation (Trosko & Inoue, 1997)
  - Erschöpfung der an der Stressantwort beteiligten endokrinen Organe (z. B. Nebennierenrinde) (Sapolsky, 1999)
- **Stressfolgen für das Genom und die Zellreplikation** sind:
  - Reduktion der Konzentration von Telomerase und damit der Telomer-Länge (Mather et al., 2011): Die Zell-Replikation wird stark durch die Länge der Telomere bestimmt, welche sich durch chronische Stressbelastung verkürzen und somit das Regenerationspotenzial insbesondere von sich schnell teilenden Systemen, wie z. B. von Stammzellen und Epidermis, nachhaltig einschränken, meist mit sichtbaren Auswirkungen (Epel et al., 2004; Mathur et al., 2016).
  - Negative epigenetische Einflüsse durch stressbedingt erhöhte Glucocorticoid-Konzentrationen, welche z. B. die Hypermethylierung der CPG-Inseln im Genom befördern (Rang & Boonstra, 2014). Der Grad der Methylierung steigt stress- und alterungsbedingt an und dient als Parameter der stressbedingten Alterungsveränderungen (Horvath, 2013; Zannas et al., 2015).

- DNA-Strangbrüche führen zu verstärkter Instabilität des Genoms (Barzilai & Yamamoto, 2004; Burhans & Weinberger, 2007).
- Sämtliche DNA-Veränderungen führen zur gesteigerten zellulären replikativen Seneszenz (Burhans & Weinberger, 2007; Brandl et al., 2011; Serrano & Blasco, 2001; Ben-Porath & Weinberg, 2004).
- Erschöpfung der hämatopoetischen und mesenchymalen Stammzellen (Blasco, 2007; Brandl et al., 2011).

Dauerhafte Stressexposition führt zu einer kontinuierlichen Beanspruchung durch stetige Anpassung (Allostase) der Stressantwort an die jeweils neuen Rahmenbedingungen. Bei dauerhafter *Überforderung der Stresssysteme* können diese die Stresswirkungen nicht mehr auffangen, was zur Maladaption führt. *Maladaptation* (McEwen, 1998) ist ein Begriff der funktionalen Stressmedizin, welcher die mangelhafte Anpassung der Systeme an Stress beschreibt. Die Folgen stellen die biologischen Kosten der chronischen Stressbelastung auf die somatischen Systeme dar und gelten als Prädiktor für stressbedingten Verlust der gesundheitsbezogenen Lebensqualität. In klinischen Studien waren vor allem stressassoziierte Parameter wie systolischer und diastolischer Blutdruck, Sekretion und Ausscheidung von Noradrenalin, Adrenalin und Cortisol sowie DHEAS im Serum die besten Indikatoren für die Assoziation von Stress, Alterung und Mortalität (Seemann et al., 2001). Psychische Schutzfaktoren und aktive regenerative Maßnahmen wie Yoga, Achtsamkeitstraining und gemäßigte sportliche Aktivität sind in der Lage, diese Veränderungen zu modifizieren und/oder weitgehend aufzuhalten (Putermann et al., 2010).

Unter den zahlreichen unterschiedlichen stressbedingten Promotoren für die Alterung spielt die replikative Seneszenz eine bedeutende Rolle, welche den Verlust der dynamischen Zellteilung durch Verlust der Telomere als Folge der Reduktion der Telomerase-Funktion beschreibt. Chronischer psychosozialer Stress führte in den meisten Studien in sämtlichen Lebensaltern zu einer deutlichen Verkürzung der Telomere (Entringer et al., 2011; Damjanovic et al., 2007; Epel et al., 2004). In einer Metaanalyse wurde der Effekt allerdings nur als mäßiggradig beschrieben (Mathur et al., 2016).

2.8.2 Biologische Mechanismen der stressbedingten Zellalterung

Chronischer Stress bedient sich zahlreicher Effektoren mit Wirkung auf die Zellbiologie:

- **Anstieg von Cortisol und Noradrenalin:** Die beiden wichtigen Stressmoleküle haben große Bedeutung für die biologischen Stressfolgen. Werden z. B. stimulierte T-Zellen mit Cortisol in vitro inkubiert, nehmen Telomerase-Aktivität, mRNA und Zellproliferation signifikant ab (Choi et al., 2007). Auch Noradrenalin führt gemeinsam mit Cortisol zur Verkürzung der Telomere (Epel et al., 2006; Parks et al., 2009).
- **Oxidativer Stress:** Die Akkumulation von Sauerstoff- (ROS) oder Stickstoff-Radikalen (RNS) beschädigt den telomeren Anteil der DNA deutlich stärker

als die übrigen Bereiche eines Gens (von Zglinicki, 2002). Die dynamische Schädigung erfolgt durch Inhibition der Telomerase (Haendeler, 2004). ROS sind auch die häufigsten Auslöser von DNA-Punktmutationen.

- **Mitochondriale Schädigung:** Die zahlreichen bereits beschriebenen Mechanismen schädigen nicht nur die genomische, sondern auch die mitochondriale DNA (mtDNA). Gleichzeitig werden mitochondriale Membranen denaturiert, verbunden mit Beschädigung der Enzyme der Atmungskette mit nachfolgendem Verlust der ATP-Bildung und Promotion der zellulären Seneszenz (Passos & von Zglinicki, 2005).
- **Aktivierung und Freisetzung der proinflammatorischen Zytokine:** Die häufig begleitende chronische Inflammation wird von der gesteigerten Freisetzung der Zytokine IL-6 und TNF begleitet, welche die Zellreplikation inhibieren (Krabbe et al., 2006; Kiecolt-Glaser et al., 2011), allerdings in unterschiedlicher Wirkstärke: Während IL-6 nur schwach wirkt, wird die Telomerase-Aktivität durch TNF stark vermindert (Liu & Chen, 2010; Kiecolt-Glaser et al., 2011).
- **Minderung der endokrinen Funktion:** Stressbedingte Veränderungen im endokrinen System betreffen vor allem die anabolen endokrinen Systeme mit Verlust von DHEAS, Wachstumsfaktoren, Testosteron (beim Mann) und Estradiol (bei der Frau), welche zusätzlich die Alterung befördern (Hardy & Ganjam, 1997; Dumas et al., 2012; Juster et al., 2010).
- **Verlust der Immunkompetenz:** Der alterungsbedingte Umbau des Immunsystems mit Zunahme der regulatorischen T-Zellen, Abnahme der naiven T- und B-Zellen, Reduktion der T-Zell-Proliferation und Expansion, Minderung der zytotoxischen T-Zellen, Abnahme der Aktivität von Natürlichen Killerzellen (NKZ), Zunahme von Autoimmunprozessen und Autoimmunerkrankungen mit Steigerung der chronischen Inflammation (= Inflammaging) wird durch chronischen Stress deutlich beschleunigt, i. S. der »prämaturen Immunseneszenz« (Franceschi et al., 2000; Bauer, 2008). Die wesentlichen Induktoren dieser Prozesse sind die Minderung der mitochondrialen ATP-Bildung, Veränderung des Cortisol/DHEA-Quotienten mit Zunahme der TH-2-Reaktivität von T-Helferzellen (Choi et al., 2008) mit verminderter Gewebesensibilität für Steroide sowie die starke Beanspruchung des Immunsystems (Magri et al., 2006).
- **Zunahme von Alterungsmolekülen** (z. B. der Glykolisierungsproteine). Bei Menschen mit PTBS werden im Vergleich zu denjenigen mit niedrigem Stresslevel deutlich höhere Glykosylierungswerte gemessen, welche eine Akzeleration der biologischen Altersvorgänge dokumentieren (Moreno-Villanueva et al., 2013).

2.8.3 Psychosoziale Ursachen stressbedingter Zellalterung

Psychosoziale Traumen, d. h. massive akute bis chronische Stressexpositionen während der Kindheit (insbesondere Vernachlässigung), waren mit verkürzten Telomeren im Alter assoziiert, was auch bei anderen Studien zur Posttraumatischen Belastungsstörung (PTBS) bestätigt wurde (Tyrka et al., 2010; Surtess et al., 2011).

Negative Lebensereignisse und traumatische Erlebnisse führen im Rahmen einer PTBS zu zellbiologischen Veränderungen mit chronischer Inflammation (Krabbe et al., 2004), Hyperexzitation mit sympatho-exzitatorischem Exzess und massivem Hypercortisolismus, verbunden mit verstärkter Produktion von alterungsbedingten Glykosilierungsprodukten (Gill et al., 2009). Darüber hinaus bestehen Belege für eine stressbedingte Minderung der mitochondrialen Stabilität (Lopes-Otin et al., 2013; Calvanese et al., 2009; Morimoto, 2006), welche sämtlich mit dem Progress der Alterung assoziiert sind.

Die meisten der biologischen, stressbezogenen Alterungserscheinungen können durch eine antioxidative Therapie, stressreduzierende, meditative Verfahren und Achtsamkeitstraining (mindfulness-based stress reduction) positiv beeinflusst oder präventiv vermieden werden (Carlson et al., 2015).

Chronischer Stress, Vulnerabilität und Neurodegenerative Erkrankungen: Wiederkehrender, chronischer maladaptierter Stress führt in mehreren Etappen zu einer zunehmenden zellulären Beschädigung sämtlicher Zellsysteme, insbesondere der stresssensiblen Zellen des Hippocampus. Stress kann in mehreren Etappen, sog »hits« zunächst die Vulnerabilität steigern und dann zu stressassoziierten Erkrankungen führen. Dabei kommen vor allem der Resilienz, der Umwelt und den in mehreren Etappen wirksamen Stresswirkungen zur Manifestation der Enderkrankung Bedeutung zu (Daskalakis et al., 2013).

Chronischer Stress befördert den Alterungsprozess und damit die Vulnerabilität des Individuums für altersbezogene Erkrankungen. Dies ist an dem gesteigerten Risiko für degenerative Gehirnerkrankungen, Herzinfarkt und Schlaganfall bei Menschen mit mehreren negativen Lebensereignissen ablesbar (Johansson et al., 2010; Seeman et al., 2001; Juster et al., 2010).

Literatur

Bauer ME (2008). Chronic stress and immunosenescence: A review. Neuroimmunomodulation; 15:241 – 50.

Barzilai A, Yamamoto K-I (2004) DNA damage responses to oxidative stress. DNA Repair 3:1109 – 15.

Ben-Porath I, Weinberg RA (2004). When cells get stressed: an integrated view on cellular senescence. J Clin Invest 113:8 – 13.

Bereiter-Hahn J, Jendrach M (2009). Mitochondrien-Dynamik bei Stress und Altern. Biospektrum 15:392 – 5.

Blasco MA (2007). Telomere length, stem cells and aging. Nature Chem Biol 3:640 – 9.

Brandl A, Meyer M, Bechmann V, Nerlich M, Angele P (2011). Oxidative stress induces senescence in human mesenchymal stem cells. Exp Cell Res 317:1541 – 7.

Burhans WC, Weinberger M (2007). DNA replication stress, genome instability and aging. Nucl Acids Res 35:7545 – 56.

Calvanese V, Lara E, Kahn A, Fraga MF (2009). The role of epigenetics in aging and age-related diseases. Aging Res Rev; 8:268 – 72.

Carlson LE, Beattie TL, Giese-Davis J, Faris P, Tamagawa R, Fick LJ, Degelman ES, Speca M (2015). Mindfulness-based cancer recovery and supportive-expressive therapy maintain telomere length relative to controls in distressed breast cancer survivors. Cancer; 121:476 – 84.

Choi J, Fauce SR, Effros RB (2008). Reduced telomerase activity in human T lymphocytes exposed to cortisol. Brain Behav and Immunity; 22:600 – 5.

Damjanovic AK, Yang YH, Glaser R, Kiecolt-Glaser JK, Nguyen H, Laskowski B et al. (2007). Accelerated telomere erosion is associated with a declining immune function of caregivers of Alzheimer's disease patients. J Immunol; 179: 4249 – 4254.

Daskalakis NP, Bagot RC, Parker KJ, Vinkers CH, de Kloet ER (2013). The three-hit concept of vulnerability and resilience: toward understanding adaptation to early-life adversity outcome. Psychoneuroendocrinol 38:1858 – 73.

Dumas JA, Albert KM, Naylor MR, Sites CK, Benkelfat C, Newhouse PA (2012). The effects of age and estrogens on stress responsivity in older women. Am J Geriatr Psychiatry; 20:734 – 43.

Entringer S, Epel ES, Kumsta R, Lin J, Hellhammer DH, Blackburn EH et al. (2011). Stress exposure in intrauterine life is associated with shorter telomere length in young adulthood. Proc Natl Acad Sci USA; 108: E513 – E518.

Epel ES, Blackburn EH, Lin J, Dhabhar FS, Adler NE, Morrow JD et al. (2004). Accelerated telomere shortening in response to life stress. Proc Natl Acad Sci USA; 101:17 312 – 17 315.

Epel ES, Lin J, Wilhelm FH, Wolkowitz OM, Cawthon R, Adler NE, Dolbier C, Mendes WB, Blackburn EH (2006). Cella ging in relation to stress arousal and cardiovascular disease risk factors. Psychoneuroendocrinol; 31:277 – 87.

Franceschi C, Bonafe M, Valensin S et al. (2000) Inflammaging. An evolutionary perspective on immunosenescence. Ann NY Acad Sci 908: 244 – 254.

Gill JM, Saligan L, Woods S, Page G (2009). PTSD is associated with an excess of inflammatory immune activities. Perspectives in Psychiatric Care; 45:262 – 77.

Haendeler J, Hoffmann J, Diehl JF, Vasa M, Spyridopoulos I, Zeiher AM, Dimmeler S (2004). Antioxidants inhibit nuclear export of telomerase reverse transcriptase and delay replicative senescence of endothelial cells. Circulation Res; 94:768 – 75.

Hardy MP, Ganjam VK (1997). Stress, 11β-HSD, and Leydig cell function. J Androl; 18:475 – e.

Hayflick L (2007). Biological aging is no longer an unsolved problem. Ann NY Acad Sci; 1100:1 – 13.

Horvath S (2013). DNA methylation age of human tissues and cell types. Genome Biology; 14:R115.

Johansson L, Guo X, Waern M, Östling S, Gustafson D, Bengtsson C, Skoog I (2010). Midlife psychological stress and risk of dementia: a 35-year longitudinal population study. Brain; 133:2217 – 24.

Juster RP, McEwen BS, Lupien SJ (2010). Allostatic load biomarkers of chronic stress and impoact on health and cognition. Neurosc Biobehav Rev; 35:2 – 26.

Kaushik S, Cuervo AM (2015). Proteasis and aging. Nature Med 21:1406 – 15.

Kiecolt-Glaser JK, Gouin J-P, Wenig N-P, Malarkey WB, Beversdorf DQ, Glaser R. (2011) Childhood adversity heightens the impact of later-life caregiving stress on telomere lenth and inflammation. Psychosom Med 73:16 – 22.

Krabbe KS, Pedersen M, Bruunsgaard H (2004). Inflammatory mediators in the elderly. Exp Gerontol; 39:687 – 99.

Kregel KC, Zhang HJ (2007). An integrated view of oxidative stress in aging: nasic mechanisms, funtional effects, and pathological considerations. Am J Physiol Regul Integr Comp Physiol; 292:R18 – R36.

Liu JP, Chen SM, Cong JS, Nicholls C, Zhou SF, Tao ZZ, Li H (2010). Regulation of telomerase activity by apparently opposing elements. Ageing Res Rev; 9:245 – 56.

Lopez-Otin C, Blasco MA, Partridge L, Serrano M, Kroemer G (2013). The hallmarks of aging. Cell; 153:1194 – 1216.

Magri F, Cravello L, Barili L, Sarra S, Cinchetti W, Salmoiraghi F, Micale G, Ferrari E (2006). Stress and dementia: the role of the hypothalamic-pituitary-adrenal axis. Aging Clin Exp Res; 18:167 – 70.

Mather KA, Jorm AF, Parslow RA, Christensen H (2011). Is telomere length a biomarker of aging? A review. J Gerontol A Biol Sci Med Sci 66 A:202 – 13.

Mathur MB, Epel E, Kind S, Desai M, Parks CG, Sandler DP, Khazeni N (2016). Perceived stress and telomere length: A systematic review, meta-analysis, and methodologic consideration for advancing the field. Brain, Behavior, and Immunity 54:158 – 69.

McEwen BS (1998). Protective and damaging effects of stress mediators. N Engl J Med; 338:171 – 9.

Moreno-Villanueva M, Morath J, Vanhooren, Ebert T, Kolassa S, Libert C, Bürkle A, Kolassa IT (2013). N-glycosylation profiling of plasma provides evidence for accelerated physiological aging in post-traumatic stress disorder. Transl Psychiatry; 3:1 – 5.

Morimoto RI (2006). Stress, aging and neurodegenerative disease. N Engl J Med; 355: 2254 – 5.

Parks CG, Miller DB, McCanlies EC, Cawthon RM, Andrew ME, DeRoo LA, Sandler DP (2009). Telomere length, current perceived stress and urinary stress hormones in women. CancerEpidemiol Biomarkers Prev; 18:551 – 60.

Passos JF, von Zglinicki T (2005). Mitochondria, telemeres and cell senescence. Exp Gerontol; 40:466 – 72.

Puterman E, Lin J, Blackburn EH, O'Donovan A, Adler NE, Epel ES (2010). The power of exercise: buffering the effect of chronic stress on telomere length. PLoS One; 5: e10837.

Rang FJ, Boonstra J (2014). Causes and consequences of age-related changes in DNA methylation: A role for ROS. Biology 3:403 – 25.

Rattan SIS (2006). Theories of biological aging: Genes, proteins, and free radicals. Free Radical Research; 40:1230 – 8.

Sapolsky RM (1999). Glucocorticoids, stress and their adverse neurological effects: relevance to aging. Exp Gerontol; 34:721 – 32.

Schosserer M, Grubeck-Löwenstein B, Grillari J (2015). Grundlagen der biologischen Alterung. Z Gerontol Geriat 48:285 – 94.

Seeman TE, McEwen BS, Rowe JW, Singer BH (2001). Allostatic load as a marker of cumulative biological risk: MacArthur studies of successful aging. PNAS; 98:4770 – 5.

Serrano M, Blasco MA (2001) Putting the stress on senescence. Curr Opinion Cell Biol 13:748 – 53.

Surtess PG, Wainwright NWJ, Pooley KA, Luben RN, Khaw KT, Easton DF, Dunning AM (2011). Life stress, emotional health and mean telomere length in the European Prospective Investigation into Cancer (EPIC)-Norfolk Population Study. J Gerontol A Biol Sci Med Sci; 66S:1152 – 62.

Trosko JE, Inoue T (1997). Oxidative stress, signal transduction, intercellular communication in radiation carcinogenesis. Stem Cells 15 (Suppl 2):59 – 67.

Tyrka AR, Price LH, Kao HAT, Porton B, Marsella SA, Carpenter LL (2010). Childhood maltreatment and telomere shortening: Preliminary support for an effect of early stress on cellular aging. Bil Psychiatry; 67:531 – 4.

Von Zglinicki T, Bürkle A, Kirkwood TBL (2001). Stress, DNA damage and ageing – an integrative approach. Exp Gerontol; 36:1049 – 62.

Von Zglinicki T (2002). Oxidative stress shortens telomeres. Trends in Biochem Sci; 27:339 – 44.

Zaher HS, Green R (2009). Fidelity at the molecular level: Lessons from protein synthesis. Cell; 136:746 – 62.

Zannas AS, Adoth J, Camillo-Roa T, Iurato S, Röh S, Ressler KJ, Nemeroff CB, Smith AK, Bradley B, Heim C, Menke A, Lange JF, Brückl T, Ising M, Wray NR, Erhardt A, Binder EB, Mehra D (2015). Lifetime stress accelerates epigenetic aging in an urban, African American cohort: relevance of glucocorticoid signaling. Genome Biology 16:266.

2.9 Stress und Burnout

Der Begriff »Burnout« spiegelt recht gut die Verfassung des durch dauerhafte Belastung überforderten Menschen in der postindustriellen Gesellschaft wider. Der Begriff charakterisiert ein weit verbreitetes Gefühl der Betroffenen, welches, ausgelöst durch die zunehmende Beschleunigung, Rastlosigkeit, Hektik und Härte im beruflichen und persönlichen Leben, die individuelle Kontrolle über das Leben, die Sozialkontakte und die Arbeit erschwert, sodass deren Bewältigung nur noch mit großem Aufwand und kaum in einem eigenen Tempo möglich ist.

Dabei hat es Erschöpfung in Form von Neurasthenie oder Psychasthenie auch in der Vergangenheit gegeben. Aber die Zunahme der Diagnose »Burnout« oder »Ausgebranntsein« als ein komplexes Synonym von körperlichen, emotionalen, kognitiven Defiziten und verhaltensorientierten Symptomen wurde erstmals Herbert Freudenberger, einem deutsch-amerikanischen Psychotherapeuten, verwendet. Bei freiwilligen Sozialhelfern in entsprechenden Einrichtungen kommentierte er die verstärkte Beanspruchung als einen Energieverschleiß, eine Erschöpfung aufgrund von Überforderung, durch Familie, Arbeit, Freunde, Liebhaber, Wertesysteme oder die Gesellschaft kommen kann und einer Person Energie, Bewältigungsmechanismen und innere Kraft raubt. (Freudenberger, 1973). Nach heutiger Erkenntnis kommt Burnout nicht nur in den sozialen, helfenden Berufen mit hoher emotionaler Belastung (z. B. Krankenpflegeberufe, Ärzte, Lehrer) vor, sondern kann eigentlich jeden betreffen.

Burnout ist am ehesten als Antwort auf einen chronischen, psychischen und/ oder physischen Stressor zu sehen. Das Leitsymptom **Erschöpfung** ist somit ein Symptom im Kontext erhöhter Stressbereitschaft und mangelnden Copingstrategien, wobei genetische Faktoren weniger bedeutsam zu sein scheinen (von Känel, 2008). In diesem Sinne wird Burnout vor allem im deutschsprachigen Raum nicht als Krankheit, sondern als allgemeines Erschöpfungszeichen gesehen (Nil et al., 2010; Berger et al., 2012; Kratzer, 2012; Kapfenberger, 2012).

2.9.1 Was ist Burnout?

Burnout ist kein spezifisches Krankheitsbild und so fehlt ihm auch die entsprechende Zuordnung im ICD-10, wo es nicht als Diagnose, sondern mit der Ziffer Z73.0 unter dem Faktor »Probleme mit Bezug auf Schwierigkeiten bei der Lebensbewältigung« verschlüsselt wird. Burnout stellt einen Faktor dar, welcher den Gesundheitszustand beeinflussen und zur Inanspruchnahme von Gesundheitsdiensten führen kann. Damit hat Burnout zwar Krankheitswert, ist aber kein eigenes somatisches Krankheitsbild. Dies bereitet den behandelnden Ärzten häufig Schwierigkeiten, da sie gegenüber den Kostenträgern zur Angabe einer konkreten Diagnose verpflichtet sind.

Zahlreiche Betroffene akzeptieren heute eher die Diagnose Burnout, d. h. durch die Arbeit verbraucht, verschlissen und verbrannt zu sein, als beispielsweise an einer Depression, also einer psychischen Erkrankung zu leiden. Interessant ist dennoch, dass im Gefolge der Diskussion um Burnout und Depression die Stigmatisierung, der ursprünglich mit einer psychischen Erkrankung verbunden war, sich gemindert hat und sehr viel mehr Menschen die Diagnose einer Depression akzeptieren. So erklärt sich möglicherweise, dass Krankschreibungen aufgrund der Diagnose Burnout zurückgegangen sind (bei 1000 DAK-Versicherten waren es 2012 noch 100 Fehltage wegen Burnout, 2013 nur noch 67 Tage), während sich bei den Depressionen die Zahl der Fehltage im gleichen Zeitraum um 178 % erhöht hat (Rebscher, 2016).

Für die Charakterisierung von Burnout existieren wenige objektiv gesicherte Krankheitsmarker, die eine einheitliche Definition erlauben. Die von Maslach und Jackson (1986) beschriebene Definition erscheint derzeit am zutreffendsten: Sie beschrieben Burnout als einen Zustand unterschiedlicher Symptomkategorien von Erschöpfung, Entfremdung und zynischer Einstellung gegenüber der Arbeit, verbunden mit reduzierter Leistungsfähigkeit. Entsprechend ist das häufig verwendete diagnostische Maslach Burnout Inventory (MBI) in diese unterschiedlichen Kategorien eingeteilt. Ähnliche Symptomcluster werden auch im Copenhagen Burnout Inventory (CBI) (Kristensen et al., 2005) abgebildet.

Andere Forschergruppen stellen die Erschöpfung in den Vordergrund und sehen Burnout mehr als eine vitale, emotionale, körperliche und kognitive Erschöpfung (Halbesleben & Demerouti, 2005). Im Wesentlichen handelt es sich um Werkzeuge, welche die allgemeinen beruflichen und persönlichen Belastungen ursächlich fokussieren.

An den unterschiedlichen Ausrichtungen der anderen bekannten psychologischen Burnout-Tests kann man die großen Differenzen des Konzeptes für Burnout erkennen. So ist die Teacher Burnout Scale (TBS) auf vier Skalen – Karriere, Zufriedenheit, wahrgenommener administrativer Support, Coping mit Arbeitsstress und Haltung gegenüber Studenten und Schülern – völlig anders und spezifisch auf die Belastungskriterien von Lehrern ausgerichtet (Seidman & Zager, 1986).

Der häufig verwendete Fragebogen zur vitalen Erschöpfung (Vital Exhaustion = VE) fokussiert auf eine ungewöhnliche Müdigkeit oder Fatigue, Verlust mentaler und physischer Energie, verstärkte Nervosität und Gefühl von Demoralisation, welche ebenfalls in einem eigenen Frageinstrument (Maastricht Vital Exhaustion Questionnaire; MVEQ) quantifiziert werden kann (Shahid et al., 2011). Anders als Burnout ist die VE als unabhängiger Risikofaktor für kardiovaskuläre Erkrankungen beschrieben.

Auf der Basis ihrer Definitionen zeigen Burnout und vitale Erschöpfung als Syndrome nur geringe konzeptuelle Ähnlichkeiten (Kudielka et al., 2006), obwohl zwischen beiden große Ähnlichkeiten bestehen.

Die Symptome von Burnout und vitaler Erschöpfung überlappen sich teilweise, ähnlich wie bei Burnout und Chronic Fatigue Syndrome, Fibromyalgie, Depression oder Angststörung. Burnout ist kein wissenschaftlich definierter Terminus. Er vermittelt eher einen in der Gesellschaft verstandenen Begriff, ohne eine präzise klinische Diagnose darzustellen. Es kennzeichnet einen schleichenden, langwierigen Prozess, der ohne neurobiologische Typisierung häufig einen Zwischenschritt darstellt zu anderen möglichen affektiven Störungen (Depression) oder somatischen Erkrankungen, wie z. B. Erschöpfungssyndrom (Chronic Fatigue Syndrome), Schmerzerkrankungen (wie Fibromyalgie-Syndrom) oder Autoimmunerkrankungen (rheumatoide Arthritis, Autoimmunthyreoiditis).

2.9.2 Epidemiologie von Burnout

Nach den Angaben des BKK-Dachverbandes hat sich beim Burnout (ICD Z73) eine Trendumkehr entwickelt: Nach einer stetigen Zunahme der AUF-Tage von 2004 bis 2011 (2011: AUF-Tage pro 1000 Mitglieder: Frauen 110,3, Männer 70,5) waren 2013 deutlich geringere Zahlen errechnet worden (Frauen 97,2, Männer 62,4) (Knieps & Pfaff, 2014).

Bei der Studie zur Gesundheit Erwachsener in Deutschland (DEGS1) mit 7987 Personen (49,7 % Männer, 52,6 % Frauen) im Jahre 2012 berichteten 4,2 % (Frauen 5,2 %, Männer 3,3 %) über ein ärztlich/psychotherapeutisch diagnostiziertes Burnout. Höchstwerte erreichten die 50- bis 59-Jährigen (6,6 %) sowie Personen der sozial höheren Einkommensschichten (5,8 %). Die Prävalenz von Burnout für die deutsche Bevölkerung wurde für die Lebenszeit mit 4,2 %, für 12 Monate mit 1,5 % angegeben. (Maske et al., 2014) Die Berechnungen von Burnout-Prävalenz für bestimmte Berufsgruppen ergeben hohe Risiken für Führungskräfte und Personen im Gesundheitswesen (Pflege, Rettungsdienste, Ärzte).

In den Jahren 2014 – 2019 war ein deutlicher Anstieg von Krankheitsfällen aufgrund »psychischer Erkrankungen« feststellbar. Seit 1994 (≙ 100 %) ist eine lineare Steigerung dieser Krankheitsfälle auf 221 % im Jahr 2011 mit 191 % mehr AUF-Tagen (im Jahre 2011) zu verzeichnen. Die durch Burnout verursachten Krankheitstage von Arbeitnehmern sind allerdings von 12 Tagen/Versichertenjahr auf 10,2 Tage (2011) bzw. 10,0 Tage (2012) geringfügig zurückgegangen. Die Zahlen zeigen, dass durch die Diagnose Burnout und Krankschreibung (Absentismus) nicht unerheblichen Krankheitskosten entstehen. Dabei bleiben die weitaus höheren geschätzten Kosten für Präsentismus unberücksichtigt.

Eine Kostenschätzung von Burnout (Schneider & Dreer, 2014) ergab in der Summe ca. 100 Mrd. Euro für ca. 1 Mio. Burnout-Erkrankte in Deutschland. Darin eingerechnet sind die Kosten für die ärztliche Diagnostik und Therapie, Heilbehandlungen, Medikamente, Kosten durch die Krankschreibung sowie der Verluste durch diejenigen Personen, die trotz Burnout weiter tätig sind, allerdings mit verminderter Arbeitsleistung und Reduktion der Wertschöpfung (Präsentismus).

2.9.3 Ätiologische Ursachen, Verlauf und Erklärungsmodelle von Burnout

Zahlreiche Autoren haben zum Teil sehr unterschiedliche Erklärungsmodelle für die Entstehung von Burnout beschrieben. Die alleinige Reduktion von Burnout auf arbeitsbezogene Auslöser ist dabei nicht korrekt, da unter den wesentlichen

Stressoren nur 51 % berufliche, jedoch 35 % persönliche und 14 % familiäre Ursachen von Betroffenen genannt werden (Wolf & Wolf, 2013).

Häufig spielen individuelle Konfliktkonstellationen eine ursächliche Rolle, ausgelöst durch eine Diskrepanz zwischen persönlichen Zielen und Idealen und den gestellten Anforderungen durch Beruf, Familie, persönlichen Vorstellungen und Idealen.

Ein gutes Coping sowie eine nachhaltige Regeneration am Abend, am Wochenende und im Urlaub können diese Stressoren unter normalen Umständen relativ gut kompensieren. Entscheidend für die Entwicklung von Burnout ist die Frage, ob und in wieweit die Betroffenen die emotionalen und körperlichen Stressreaktionen erkennen und eine ausreichende Handlungskompetenz entwickeln, auf stresserzeugende Situationen in geeigneter Form zu reagieren. Bleiben diese Kompensationsmechanismen aus, kommt es zur emotionalen Erschöpfung und neurobiologisch zu den unterschiedlichsten Veränderungen von NNR (Hypocortisolismus) oder Zentralem Nervensystem (Reduktion der Katecholamine) sowie zu mangelhafter nokturnaler Regeneration durch Ausbleiben der parasympathischen Aktivierung und Erholung.

Diese Burnout-Konstellation ist häufig das Ergebnis eines komplexen Wechselspiels von Persönlichkeitsmerkmalen, beruflichen Rahmenbedingungen, psychosozialen Konstellationen und Umweltfaktoren. Burnout begünstigende Denkmuster wie Perfektionismus, Verausgabungsneigung, Überforderung und mangelnde Abgrenzung sind Persönlichkeitseigenschaften, die unter Ergebnisdruck, zeitlichem Druck und dauerhaft steigenden Anforderungen keine Möglichkeit von Bestätigung und Befriedigung neben der Arbeit zulassen (Siegrist, 1996).

Verlauf aus psychologischer Sicht

Für Stresserkrankungen und Burnout wurden über lange Zeit hauptsächlich psychologische Erklärungsmuster entwickelt. Die meist schrittweise auftretenden psychischen Symptome und Charakteristika sind (Maslach & Jackson, 1986; Kristensen et al., 2005):

- **Emotionale Erschöpfung** (durch chronischen Stress) mit den Symptomen Reizbarkeit, Anspannung, Antriebsschwäche.
- **Depersonalisierung/Zynismus**, als Zeichen abgestumpfter Reaktionen von Gefühllosigkeit und Distanz, charakterisiert durch Gleichgültigkeit, Zynismus und Distanz.
- **Verminderte Leistungsbewertung** als ein subjektives Gefühl des Versagens, mit Vertrauensverlust in die eigene Leistungsfähigkeit, charakterisiert durch die Symptome Sinnentleerung, Selbstwirksamkeitsverlust und Hyperaktivität.

Ähnlich sind die von Burisch (2010) beschriebenen Symptom-Cluster des Burnoutverlaufs (► Abb. 2-12).

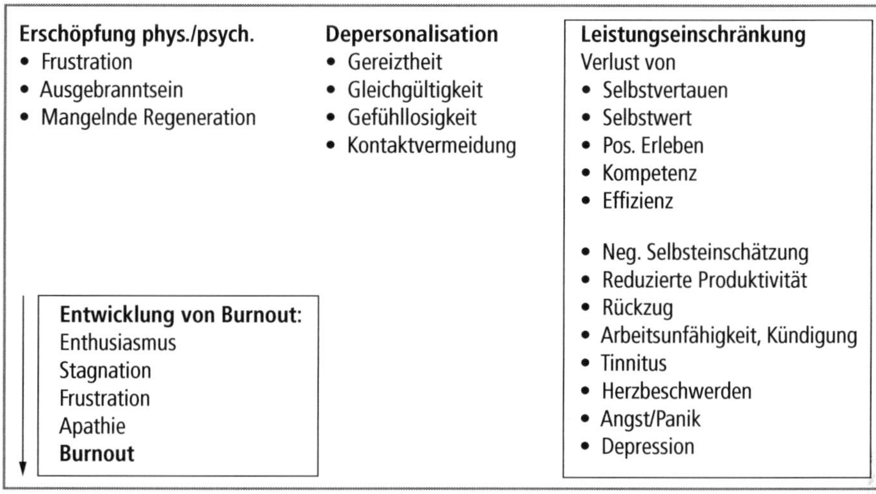

Abb. 2-12 Drei Symptom-Cluster zur Beschreibung von Burnout. Darunter die Entwicklung von Burnout in 5 Stufen (nach Burisch, 2010).

Verlauf entsprechend dem biopsychosozialen Modell

Aus klinischer Sicht handelt es sich bei Burnout um ein *biopsychosozial verursachtes Syndrom*, welches mit entsprechenden psychischen und biologischen Symptomen und Befunden einhergeht. Der Verlauf des Burnouts wurde von Burisch (2010) als ein phasischer Prozess mit mehreren Stufen beschrieben:

- Zeichen des chronischen Stresses: Idealisierung des Engagements, mit gesteigertem Einsatz für Ziele, Inkaufnahme von Erschöpfung und Überstunden, beginnende Überreaktion.
- Reduziertes Engagement: Minderung der sozialen Kommunikation, Entwicklung negativer Einstellung zur Arbeit, Konzentration auf das Selbst.
- Emotionale Reaktion: Insuffizienzgefühle, Pessimismus, Gefühl von Leere und Hoffnungslosigkeit, Hilflosigkeit, Fremd-Schuldzuweisung.
- Deutliche Reduktion von wichtigen Sinnfunktionen: Minderung von kognitiven Fähigkeiten, Motivation, Kreativität, Differenzierungsfähigkeit.
- Verflachung der Persönlichkeit: mit Minderung der emotionalen und sozialen Interessen.
- Psychosomatische Reaktion: Beginn von Spannung, Schmerzen, Schlafstörungen, Verdauungsbeschwerden, keine Freizeiterholung, veränderte Essgewohnheiten und Suchtentwicklung.
- Depression und Desperation: Gefühl der Sinnlosigkeit, negative Lebenseinstellung, existenzielle Verzweiflung, Suizidgedanken oder -absichten.

Die beschriebene Sequenz spiegelt die zum Teil vulnerabilitätsfördernden neurobiologischen Veränderungen durch eine anhaltende stressorische Belastung am ehesten wider. Die anfängliche emotionale, meist depressiv ausgerichtete Reaktion ist mit Veränderungen der serotonergen, noradrenergen und dopaminergen Transmission verbunden. Sehr häufig ist auch in der HRV eine deutliche Dominanz des Sympathikotonus, vor allem während der Nacht, erkennbar (Lennartson et al., 2016). Inflammatorische Begleiterscheinungen spielen eine zusätzliche Rolle (Details siehe auch im Abschnitt »Klinische Gesamtbetrachtung von Burnout«).

Die beschriebene Symptomsequenz bei Burnout mit fließenden Übergängen zur Depression entspricht klinischen Erfahrungswerten und ist der starren, eher psychometrischen Skalierung der unterschiedlichen Dimensionen von Maslach und Jackson (1986) und Kristensen et al. (2005) überlegen.

Ursachen von Burnout

Forschungsbefunde deuten darauf hin, dass sowohl endogen biologische, persönlichkeitsbezogene und psychologische Ursachen als auch die Reaktion des Einzelnen auf seine Umwelt an der Entstehung von Burnout beteiligt sind. Dies entspricht dem *biopsychosozialen Krankheitsmodell*, welches Funktionen und Reaktionen des Individuums in einem Zusammenwirken von biologischen und psychosozialen Faktoren sieht. So gibt es zwar keine Burnout-Persönlichkeit, jedoch Berufsgruppen, die durch spezifische Belastungen Burnout-gefährdet sind: Männer und Frauen, welche mit Patienten, Klienten, Studenten oder Schülern beschäftigt sind oder andere Personen pflegen. Es sind jedoch nicht die jeweiligen Berufe, sondern die dieser Gruppe zugrunde liegenden individuellen Denkmuster (wie Hingabe, Verausgabung, soziale Selbstverpflichtung usw.), die gegenüber dem Selbst, dem anvertrauten Objekt, dem Arbeitsplatz bzw. Arbeitgeber und der Tätigkeit existieren, die Motoren des Burnout-Prozesses darstellen. Dazu kommen die individuellen Unterschiede in der Höhe der Stressantwort sowie das Vorhandensein oder Nichtvorhandensein von Strategien zur Belastungsbewältigung, die ein Burnout in seiner Entstehung modulieren (Rössler et al., 2013).

Für die Entwicklung von Burnout lassen sich mehrere Ursachen unterscheiden:

1. Individuelle Persönlichkeitsaspekte
2. Arbeits- oder organisatorische Bedingungen
3. Soziale Rahmenbedingungen
4. Neurobiologische, endokrine und inflammatorische Prozesse

1. Individuelle Persönlichkeitsaspekte

Im Vordergrund stehen Persönlichkeitsmerkmale, die hohen Einfluss auf die Entwicklung von Burnout haben, wie z. B. hoher Empathiegrad, Perfektionsstreben, Verausgabungs- und Opferbereitschaft, starke Betonung der Beziehungsebene, Idealismus, Enthusiasmus, Engagement, übermäßiges Verantwortungsbewusstsein, höheres Angst- und Aggressivitätsniveau, überzogenes Arbeitsverhalten (Workaholic), geringes Selbstbewusstsein und emotionale Labilität (Korczak et al., 2010).

2. Arbeitsspezifische und organisationspsychologische Bedingungen

Diese Ursachenkette adressiert vor allem den Arbeitsstress als ein Ungleichgewicht zwischen externen Anforderungen und individuellen Bewältigungsressourcen. Vor allem die mit Arbeitsstress und den daraus resultierenden Imbalancen assoziierten Theoriemodelle wie »Effort-Reward-Imbalance« (Siegrist et al., 2004), »Demand-Control« (Karasek & Theorell, 1990) sowie »Belastung-Beanspruchungs-Modell« (Nübling et al., 2005) haben die möglichen Ursachen aus unterschiedlicher Sicht beleuchtet und Messinstrumente zur Qualifizierung der Imbalance entwickelt. Es wurden unterschiedliche Einflussfaktoren und Ursachen für die Entwicklung von arbeitsabhängigen Erschöpfungssyndromen definiert: Zunahme von Verantwortung mit eingeschränktem Handlungsspielraum, mangelnde soziale Unterstützung, hoher Grad an Verantwortlichkeit, anspruchsvolle, teils aggressive unmotivierte Klientel/Patienten, hohe Anonymität und mangelnde Transparenz der Arbeitsinstitution, mangelnde Zielvorgabe, mangelnder Einfluss auf Arbeitsergebnisse, geringe Aufstiegsmöglichkeiten, Unterforderung, Eintönigkeit der Arbeit, hohe psychische Belastung und Überlastung durch Arbeitszeit, Frustration, mangelnde Gratifikation sowie Verausgabungsneigung durch Überanpassung (Körner, 2003).

Neben den Persönlichkeitsmerkmalen steht der »stressorische Arbeitsplatz« im Fokus der kausalen Betrachtung: Die Kombination aus hohen Anforderungen (große Verantwortung über Mitarbeiter und Budgets, lange Arbeitszeiten, ständige Erreichbarkeit), geringem Handlungsspielraum bei der Arbeit (mit fehlender Kontrolle) und häufig geringer Entlohnung für das Geleistete (in Form von Arbeitsentgelt oder Lohn, geringe Anerkennung, mangelnde Aufstiegsmöglichkeiten und Fairness) sowie geringem bis fehlendem Support durch Vorgesetzte und Mitarbeiter sind eine pathogene Mischung mit hohem Risiko für Arbeitsunzufriedenheit sowie emotionale und neurobiologische Erschöpfung. Personen mit hoher Verausgabungsbereitschaft zeigen das höchste Risiko, an Burnout zu erkranken (Siegrist et al., 2004). Dieser Zwiespalt zwischen persönlichen Zielen und Idealen einerseits und der beruflichen Realität andererseits erzeugt eine starke innere Anspannung und Stress, welcher der entscheidende Motor für die Entwicklung von Burnout ist. Dabei sind zuerst eher psychische Symptome, im Verlauf jedoch zunehmend neurobiologische Faktoren, später auch somatische Erkrankungen für die Entwicklung des Burnouts bestimmend.

3. Soziale Rahmenbedingungen

Gesellschaftliche Komponenten spielen bei der Entstehung von Burnout keine unerhebliche Rolle: So bestehen von Arbeitgeberseite und Gesellschaft hohe Erwartungen an Flexibilität und Mobilität der Mitarbeiter, die jedoch mit gesellschaftlicher Isolation, Vereinsamung und Anonymität, insbesondere durch die immer unpersönlicheren Arbeitsplätze mit reduzierten, entindividualisierten Informations- und Kommunikationsformen erkauft werden. Für diese soziale Vereinsamung sind auch zunehmende berufliche Spezialisierung, fortschreitende Isolation des Einzelnen, Rationalisierungsmaßnahmen im Sozialbereich wie finanzielle und personelle Kürzungen sowie ein schlechtes Image der psychosozial-pädagogischen Berufe in der Öffentlichkeit ursächlich zu sehen. Auch spielt die zunehmende Sorge um den Arbeitsplatz durch Automatisierung und Robotisierung eine bedeutende Rolle. Diese Faktoren sind eng mit den Rahmenbedingungen der jeweiligen beruflichen Tätigkeit verbunden.

4. Neurobiologische, endokrine und inflammatorische Prozesse
Führungsfähigkeit (leadership) und intensive Leistungserbringung und deren neurowissenschaftliche Grundlagen werden intensiv diskutiert (Anderson & Summers, 2007; Waldmann et al., 2011). Dabei wurden vor allem die neuroendokrinen Ursachen von persönlichen Einstellungen wie z. B. Haltung und Entscheidung bei Führungskräften thematisiert. Die Belastung durch die Arbeit, Entscheidungsfindung und hohe Verantwortung benötigen zur Balancierung ein aktives Stress-Coping und eine adäquate Regeneration. Eine ausreichende und effektive Regeneration wird vorwiegend durch den Parasympathikus gesteuert. Dies bedeutet, dass Menschen mit einem gut funktionierenden Parasympathikus ungeachtet ihrer Belastungen mit einer guten Regeneration und nächtlichen Erholung rechnen können. In klinischen Tests wurden abhängig vom Schweregrad des Burnouts niedrigere Werte von ACTH und Saliva-Cortisol sowohl basal als auch nach einem TSST-Test im Vergleich zu Gesunden gemessen (Lennartsson et al., 2015). In einer anderen Studie mit Burnout-Patienten und verschiedenen psychiatrischen Begleitdiagnosen waren die Befunde der HHN-Achse gegenüber Gesunden nicht unterschieden, jedoch die Werte des BDNF deutlich erniedrigt (Sertoz et al., 2008). Auch führen hohe Cortisol-Werte im Vergleich zu niederen, verbunden mit mittleren Testosteron- und Serotoninwerten, zu einem ausgeglicheneren, gerechteren, sozial orientierten Führungsverhalten (Summers & Winberg, 2006). Hingegen sind niedere Cortisol- und Serotoninwerte verbunden mit hohen Testosteronkonzentrationen mit einem höheren Burnout-Risiko verbunden (Anderson & Summers, 2007; Suay et al., 1999).

Bei Burnout ohne inflammatorische Begleiterkrankung oder Depression sind keine erhöhten Inflammationsmarker zu erwarten: Bei wenigen Studien waren ohne klare Abgrenzungskriterien zu Depression oder begleitende Infektionen nur vereinzelt erhöhte Werte von CRP oder Fibrinogen gemessen worden (Toker et al., 2005).

Klinische Gesamtbetrachtung von Burnout

Die schrittweise Entwicklung eines Burnouts wird durch psychosoziale und neurobiologische Veränderungen begleitet. Dabei können je nach genetischer und epigenetischer Konstellation und individueller Persönlichkeit einzelne Schritte abgeschwächt, komplett unterdrückt oder massiv hochreguliert werden. Einzelschritte können aber auch übersprungen werden. Auch können begleitende Emotionen das Gesamtbild des Burnouts verändern. Aus klinischer Sicht lassen sich die einzelnen Schritte der beschriebenen Burnout-Phasen sowohl psychologisch als auch neurobiologisch betrachten:

1. Am Anfang stehen Begeisterung und Enthusiasmus, die meist mit exzessiv

erhöhten Neurotransmittern Noradrenalin (NA), Dopamin (DA) und dauerhaft akzeleriertem Sympathikus und Cortisol einhergehen.
2. Im folgenden Stadium zeigen sich – bei dauerhaft erhöhten Katecholaminen – Symptome wie innere Unruhe, Getriebensein, Anspannung, Aufbrausen, Neigung zu ungerechten und unfairen Lösungen. Aus Schlafverzicht werden Schlaflosigkeit, da der Vagus abgeschaltet bleibt. Ein gleichzeitiger Infekt kann über Immunsystem vermittelte Zytokine den Sympathikus während der Nacht zusätzlich antreiben.
3. Einschränkung der Stressantwort in mehreren Schritten: vorzeitige Deregulierung der Cortisol-Freisetzung mit verminderter CAR, Tages-Sekretion und Slope sowie Reduktion der mitochondrialen Energieproduktion von ATP.
4. Fortschreiten der Depletion von Neurotransmittern, Sympathikus, Serotonin und adrenaler Funktion und Hypocortisolismus. Die zunehmende Depletion der zentralnervösen Neurotransmitter wird von verminderter Kognition, Motivation, Kreativität (DA) und reduziertem sozioemotionalen Erleben begleitet.
5. Die Summe der Veränderungen führen zu einem gesteigerten Risiko für psychische Erkrankungen. Die Vulnerabilität wird durch den Verlust von BDNF, Serotonin und DA provoziert, verbunden mit den Symptomen Niedergeschlagenheit, Anhedonie, Verzweiflung sowie Suizidgedanken und -absicht.

2.9.4 Abgrenzung zwischen Burnout und Depression

Die Frage, ob Burnout eine eigene klinische Entität oder eine Form der Depression darstellt, wird bis heute kontrovers diskutiert. Die Abgrenzung ist wegen der Symptom-Schnittmenge von Burnout und Depression jedoch nicht unbedeutend. Obwohl Burnout im ICD-10 nicht eigens als affektiv psychiatrische Störung ausgewiesen ist, gibt es sowohl im ICD-10 als auch im DSM-5 den Begriff der »Erschöpfungsdepression«, mit Ähnlichkeit zur »emotionalen Erschöpfung« als wichtigem Burnout-Symptom. Es besteht eine deutliche Überlappung von Burnout und Major Depression (Bianchi et al., 2015a): Zunächst fanden Ahola und Kollegen (2005) bei 52,9 % der schweren und bei 20,3 % der leichtgradigen Burnout-Verlaufsformen eine Depression. Bei Personen ohne Burnout war die Rate an Depressionen niedriger (7,4 %). In einer Studie mit 627 französischen Schullehrern, die zu zwei unterschiedlichen Zeitpunkten mit den entsprechenden Testmethoden (MBI und PHQ-9) analysiert wurden, waren deutliche Parallelitäten erkennbar: Eine ansteigende Rate an Burnout war von einer zunehmenden Zahl an Depressionen bei denselben Untersuchten begleitet. Ähnlich verhielt es sich mit abnehmenden Werten (Bianchi et al., 2015b). Dabei war die Burnout-Dimension »emotionale Erschöpfung« stärker mit Depression assoziiert als »Depersonalisation«. Die geringere »Überlappung« in den frühen Studien von Ahola und Kollegen (2005) wurde mit einer »liberalen« Form der Beurteilung eines schwergradigen Burnout begründet und kritisiert (Schonfeld & Bianchi, 2016). In Anbetracht der deutlichen Überlappung von Symptomen und Befunden zwischen Burnout und Depression wird Burnout als ein wahrscheinliches oder mögliches Prodrom einer Depression gesehen (Schonfeld & Bianchi, 2016).

2.9.5 Diagnostik von Burnout

Grundsätzlich bedient sich die Diagnostik von Burnout derselben diagnostischen Werkzeuge, die für die Messung von Stressbelastungen verwendet werden.

Psychologische Fragebogen (siehe auch Kap. 3.3)

Neben einem Basis-Stress-Test können zusätzliche testpsychologische Verfahren wie das Maslach Burnout Inventory (MBI) oder Copenhagen Burnout Inventory (CBI) verwendet werden. Man erhält keine präzise psychologische Diagnose, kann jedoch aufgrund der Skalierung die unterschiedlichen Dimensionen des Burnouts (emotionale Erschöpfung, aufgabenbezogener Burnout wie Erleben von Misserfolg sowie klienten-/patientenbezogener Burnout) sowohl inhaltlich als auch quantitativ darstellen. Hohe Punktzahlen in jeweils einer der Dimensionen dokumentieren eine entsprechende höhere spezifische Belastung.

Bei Beratungen innerhalb der Gesundheitsförderungsmaßnahmen in kleinen, mittleren und großen Betrieben kommen zusätzliche Befragungswerkzeuge wie der *Effort-Reward Imbalance Test* (nach Siegrist et al., 2009) in Betracht, da dieser arbeitsbezogene Belastungen quantitativ und qualitativ abbildet. Insbesondere wird bei diesem Inventar der persönlichen Verausgabung, einem der wichtigen Promotoren für Burnout, besondere Beachtung geschenkt.

Zur Abgrenzung gegenüber affektiven Erkrankungen, insbesondere der Depression, eignet sich der *Patient-Health-Questionnaire (PHQ-9)*. Im PHQ-9 werden klinisch relevante ICD-10-konforme Verdachtsdiagnosen definiert, die durch ein strukturiertes Interview erhärtet werden müssen.

Somatische/neurobiologische Diagnostik

Die neurobiologische Diagnostik bei Burnout entspricht den in ► Kap. 3.1 angegebenen Methoden (Cortisol-CAR oder -TP, Neurotransmitter im 2. Morgenurin, HRV, DHEAS, Immunparameter usw.).

Häufige neurobiologische Konstellationen bei Burnout sind:

1. Phase »erhöhter Belastung«: erhöhte Werte von Cortisol, Noradrenalin und Sympathikus.
2. Chronische oder repetitiv Stresserlebnisse: Verminderung von Cortisol bis zum Hypocortisolismus sowie Depletion der zentralnervösen adrenergen Neurotransmitter (Verminderung von NA).
3. Ausgeprägtes Burnout mit affektiven Symptomen (Depression, Angst) oder somatoformer Störung. Biologische Zeichen sind Hypocortisolismus, adrenerge Depletion (mit erheblicher Verknappung von Dopamin), massiver Verlust von Serotonin und BDNF (Waeldin et al., 2015; Sertoz et al., 2008).

Für die Diagnostik hat sich vor allem der Einsatz der *Herzratenvariabilität* bewährt. Nicht nur das über drei Tage gemessene, meist grafisch darstellbare Übergewicht von sympathikotonen Phasen, sondern auch der häufige Verlust der nocturnalen Regeneration sind wegweisende Signale, die sich mithilfe der Parameter RMSSD, SDNN und LF/HF-Ratio beschreiben lassen (▶ dazu auch in Kap. 3.6).

2.9.6 Therapie von Burnout

Die Therapiemaßnahmen orientieren sich an den gefundenen Ursachen und entsprechen dem allgemeinen ressourcenorientierten Stressmanagement (▶ Kap. 4).

Burnout-Langzeitprävention

Bei Betroffenen mit einer repetitiven Vorgeschichte von Burnout-Zuständen ist ein Langzeitprogramm zur Prävention von Burnout angezeigt. Hierbei sind die folgenden Aspekte zu berücksichtigen:

- Erlernen von Entspannungstechniken zur Verbesserung der Stresstoleranz
- Strukturiertes Wochensportprogramm
- Achtsamer Umgang mit Ernährung und Genussmitteln, Gewichtskontrolle
- Förderung von sozialen Kontakten und musischer Beschäftigung
- Schaffung von Beziehungskompetenz in der Partnerschaft und im Freundeskreis
- Respektvoller Umgang mit Mitarbeitern in der Arbeitswelt, Sorge für realistische Arbeitspläne und deren Realisation, Verbesserung von Teamfähigkeit
- Zeitmanagement, Förderung von Eigenbestimmtheit und Zufriedenheit, Erlernen von Toleranz in unterschiedlichen, vor allem belastenden Situationen und Entwicklung von Rollensicherheit.

Literatur

Ahola K, Honkonen T, Isometsä E, Kalimo R, Nykyri E, Aromaa A, Lönnqvist J (2005). The relationship between job-related burnout and depressive disorders – results from the Finnish Health 2000 Study. J Affect Disorders 88:55–62.

Anderson WD, Summers CH (2007). Neuroendocrine mechanisms, stress coping strategies, and social dominance: comparative lessons about leadership potentials. The Annals of the American Academy of what? 614:102–30.

Barrett FL, Wager TD (2006) The structure of emotions. Evidence from neuroimaging studies. Curr Dir Psychol Sci 15:79–83.

Berger M, Falkai P, Maier W (2012). Burnout ist keine Krankheit. Dtsch Ärztebl; 109:A 700–2.

Bianchi R, Schonfeld IS, Laurent E (2015a). Burnout – depression overlap: A review. Clin Psychol Rev 36: 28–41.

Bianchi R, Schonfeld IS, Laurent E (2015b). Is burnout separable from depression in cluster analysis? A longitudinal study.

Burisch M (2010). Das Burnout-Syndrom. 3. Aufl. Heidelberg: Springer Medizin.

Freudenberger H (1973). A patient in need of mothering. Psychoanalytic Review 1973; 60:7–14.

Halbesleben JRB, Demerouti E (2005). The construct validity of an alternative measure of burnout: Investigationg the English translation of the Oldenburg Burnout Inventory. Work & Stress; 19:208–20.

Kapfenberger HP (2012). Burnout. Krankheit oder Symptom? Internist; 53:1276–88.

Karasek R, Brisson C, Kawakami N, Houtman I, Bongers P, Amick B (1998). The Job Content Questionnaire (JCQ). An instrument for internationally comparative assessments of psychosocial job characteristics. J Occup Health Psychol; 3:322 – 55.

Karasek R, Theorell T (1990). Healthy work: Stress, reproductivity, and the reconstruction of working life. New York: Basic Books.

Knieps F, Pfaff H (Hrsg) (2014). Gesundheit in Regionen. BKK Gesundheitsreport 2014. Medizinisch Wissenschaftliche Verlagsanstalt, Berlin, S. 112 – 3.

Korczak D, Kister C, Huber B (2010). Differentialdiagnose des Burnout-Syndroms. Schriftenreihe Health Technology Assessment (HTA) in der BRD. DIMDI Deutsches Institut für Dokumentation und Information.

Körner S C (2003). Das Phänomen Burnout am Arbeitsplatz Schule. Berlin, Logos. https://d-nb.info/966450779/34

Kratzer N (2012). Burn-out: Fehldiagnose oder Epidemie? Dtsch Ärztebl; 109:A 2246 – 8.

Kristensen TG, Borritz M, Villadsen E, Christensen KB (2005). The Copenhagen Burnout Inventory: A new tool for the assessment of burnout. Work & Stress; 19:192 – 207.

Kristensen TG, Hannerz H, Hogh A, Borg V (2005). The Copenhagen Psychosocial Questionnaire – a tool for the assessment of the psychosocial work environment. Scand J Work Environ Health; 1:438 – 49.

Kudielka BM, Bellingrath S, Hellhammer D. H. (2006). Cortisol in burnout and vital exhaustion: an overview. G Ital Med Lav Erg 2006; 28:1 Suppl Psicologia 1:34 – 42.

Lennartsson A-K, Sjörs A, Währborg P, Ljung T, Jonsdottir IH (2015). Burnout and hypocortisolism – a matter of severity? A study on ACTH and cortisol respnses to acute psychosocial stress. Frontiers in Psychiatry; 6:1 – 8.

Lennartsson A-K, Jonsdottir I, Sjörs A (2016). Low heart rate variability in patients with clinical burnout. Int J Psychophysiol 110:171 – 8.

Maslach C, Jackson SE (1986). Maslach Burnout Invenory. Manual. Palo Alto, CA Consulting Psychologist Press.

Maske UE, Riedel-Heller SG, Seiffert I, Jacobi F, Hapke U (2016). Häufigkeit und psychiatrische Komorbidität von selbstberichtetem diagnostiziertem Burnout-Syndrom. Psychiat Prax; 43:18 – 24.

Nil R, Jacobshagen N, Schächinger H, Baumann P, Höck P, Hättenschwiler J, Ramseler F, Selfritz E, Holsboer-Trachsler E (2010). Burnout – eine Standortbestimmung. Schweizer Archiv für Neurologie und Psychiatrie; 161:72 – 7.

Nübling M, Stößel U, Hasselhorn H-M, Michaelis M, Hofmann F (2005). Methoden zur Erfassung psychischer Belastungen. Erprobung eines Messinstruments (COPSOQ). Schriftenreihe der Bundesanstal für Arbeitsschutz und Arbeitsmedizin, Fb 1058; 1 – 141.

Rebscher H (Hrsg) (2016). Gesundheitsreport 2016. DAK-Gesundheit, Hamburg.

Rössler W, Hengartner MP, Ajdacic-Groß V, Angst J (2013). Zusammenhang zwischen Burnout und Persönlichkeit. Nervenarzt; 84:799 – 805.

Schneider F, Dreer E (2013). Volkswirtschaftliche Analyse eines rechtzeitigen Erkennens von Burnout. Institut Wirtschaftsstandort Oberösterreich, Johannes Kepler Universität Linz, S. 1 – 48.

Schonfeld IS, Bianchi R (2016). Burnout and depression: Two entities or one? Inc J Clin Psychol 72:22 – 37.

Seidman SA, Zager J (1986). The teacher burnout scale. Edcational Research Quarterly; 11:26 – 33.

Sertoz OO, Binbay IT, Koylu E, Noyan A, Yildirim E, Mete H E (2008). The role of BDNF and HPA axis in the neurobiology of burnout syndrome. Progr in Neuro-Psychopharmacology & Biol Psychiatry; 32:1459 – 65.

Shahid A, Wilkinson K, Marcu S, Shapiro CM (2011). Visual analogue scale to evaluate fatigue severity (VAS-F). STOP, THAT and One Hundred Other Sleep Scales. Springer, Berlin, Heidelberg, S. 399 – 402.

Siegrist J (1996). Adverse health effects of high-effort/low-reward conditions. J Occup Health Psychol; 1:27 – 41.
Siegrist J, Starke D, Chandola T, Godin I, Marmot M, Niedhammer I, Peter R (2004). The measurement of effort-reward imbalance at work: European comparisons. Social Science & Medicine; 58:1483 – 99.
Siegrist J, Wege N, Pühlhofer F, Wahrendorf M (2009). A short generic measure of work stress in the era of globalization: effort-reward imbalance. Int Arch Occup Environ Health; 82:1005 – 13.
Suay F, Salvador A, Gonzalez-Bono E, Sachis C, Martinez M, Martinez-Sanchis S, Simon VM, Montor JB (1999). Effects of competition and its outcome on serum testosterone, cortisol and prolactin. Psychoneuroendocrinol 24:551 – 66.
Summers CH, Winberg S (2006). Interactions between the neural regulation of stress and aggression. J Exp Biol 209:4581 – 9.
Toker S, Shirom A, Shapira I, Berliner S, Melamed S (2005). The association between burnout, depression, anxiety, and inflammation biomarkers: C-reactive protein, and fibrinogen in men and women. J Occup Health Psychol; 10:344 – 62.
Von Känel R (2008). Das Burnout-Syndrom: eine medizinische Perspektive. Praxis; 97:477 – 87.
Waeldin S, Vogt D, Hellhammer D (2015). Subjektive Erschöpfung bei stressbezogenen Gesundheitsstörungen. Ztschr für Gesundheitspsychologie; 23:89 – 99.
Waldman DA, Balthazard PA, Peterson SJ (2011). Leadership and neuroscience: Can we revolutionize the way that inspirational leaders are identified and developed? Academy of Management Perspectives. 25:60 – 74.
Wolf F (2018). Eigene nicht publizierte Daten.
Wolf AS, Wolf F (2013). Burn-out: Eigenständige Erkrankung oder Wegbereiter der Depression? Ursachen und neurobiologische Stressreaktionen. Zs f Orthomol Med 1:4 – 8.

2.10 Stress im Arbeitsleben

Stress im Beruf und bei der Arbeit stellt zumindest in den Industrienationen ein zunehmendes Problem dar. Die Veränderung der Arbeitswelt, weg von der körperlich belastenden zu einer stark personenbezogenen und -einnehmenden, wenn auch physisch leichteren Tätigkeit, hat offenkundig die mit der Arbeit zusammenhängenden psychosozialen Stressbelastungen gesteigert (Ganster & Rosen, 2013): Seit den 1970er Jahren hat sich die Produktivität pro Arbeitnehmer und Arbeitsstunde verdoppelt, mit gleichbleibender Belastungsdichte seit dem Jahr 2000 (Lohmann-Haislah, 2012). Die Ursachen sind der Anstieg von Zeit- und Leistungsdruck, Konkurrenz, Angst um den Arbeitsplatz wegen zunehmender Automatisierung, hohe Arbeitsdichte, Informationsüberflutung und häufig lange Wege vom Wohnort zur Arbeitsstätte. Überstunden, Multitasking und Flexibilisierung fordern dem Einzelnen erheblich mehr Mobilität, Kreativität und konstante geistige Präsenz und Anpassung ab und können zusätzlich massive Stressfolgen auslösen. Darüber hinaus wird die Arbeitswelt durch immer neuere Entwicklungen der Arbeitsorganisation verändert (vgl. bei Lohmann-Haislah, 2012). Die Folgen dieser erhöhten psychischen Arbeitslast sind beträchtlich: Mehr als die Hälfte der Beschäftigten berichtet über Schlafprobleme, viele leiden an Konzentrationsstörungen, innerer Unruhe, Depressionen, muskuloskelettale Rückenprobleme, Erschöpfung und Herzrasen (Lohmann-Haislah, 2012).

Arbeitsstress wurde in einer europäischen Metaanalyse bei 15 % der 197 473 befragten Teilnehmern angegeben, verbunden mit einem deutlich gesteigerten Risiko für fatale Endereignisse, wie z. B. akutem Herzinfarkt unabhängig von Geschlecht, Alter, sozioökonomischem Status und Region. Arbeitsstress erhöht darüber hinaus auch das Risiko für die Entwicklung von Diabetes mellitus, Asthma bronchiale, Depression, Schlafstörungen, Erschöpfungskrankheiten und Rückenschmerzen (Kivimäki et al., 2012). Im Jahre 2012 gaben 43 % einer deutschen Stichprobe von Personen, die in einem Beschäftigungsverhältnis standen, an, dass Stress und Arbeitsdruck in den vergangenen zwei Jahren zugenommen haben (Lohmann-Haislah, 2012).

Beruflicher Dauerstress ist auch Ursache für psychische Erkrankungen wie Depressionen und Angststörungen, die öfter zur Krankschreibung führen. Frauen sind häufiger betroffen, da sie meist den Spagat zwischen Beruf und Familie mit hohen Selbsterwartungen und Perfektionismus kombinieren. Führungskräfte sind häufig erheblichen Stresslasten ausgesetzt: Hohe Leistungserwartung steigern die Wochenarbeitszeit deutlich auf Kosten von Familienleben, sozialen Kontakten und sportlicher Aktivität. Häufig sind »gutes Essen«, Alkohol und Nikotin der Trost über die gespürten Verluste. Dennoch ist der Arbeitsstress nur ein Teil der gesamten Stresslast des Einzelnen: 47 % der Befragten sehen den Beruf als Hauptstressor, gefolgt von persönlichen Stressoren wie hohen Ansprüchen (41 %) und privaten Konflikten (34 %) (Lohmann-Haislah, 2012). Stressige Arbeitsbedingungen führen bei etwa 20 % der Berufstätigen zu typischen stressbezogenen Erkrankungen, während 80 % mehr oder weniger gut damit zurechtkommen, entweder weil die Arbeit als positiv erlebt wird oder die negativen Stresseinflüsse durch Copingstrategien abgepuffert werden.

Der wahrgenommene Stress ist in der Regel ein Ergebnis eines subjektiven Ungleichgewichtes zwischen den äußeren Anforderungen (Termindruck, Multitasking, Fragmentierung) und den zur Verfügung stehenden Möglichkeiten und Ressourcen.

Arbeit kann wie jede andersartige Stressexposition unter Bedingungen stattfinden, die ein normales Funktionieren außer Kraft setzen. Entscheidend sind die Rahmenbedingungen, von denen die biologische genetische und epigenetische Ausstattung, die Erwerbsbiografie, etwaige frühkindliche Benachteiligung, schlechte Ausbildung und niederer sozioökonomischer Status besonders bedeutsam sind. Während akute Stressoren in der Regel gut verarbeitet werden, führt chronische Stressbelastung zu einer erheblichen Akkumulation von Krankheitsrisiken durch:

- Auslösung negativer Emotionen (z. B. durch Kränkung, Irritation, Enttäuschung, Verärgerung), Angst, Scham, Verzweiflung, Hilflosigkeit,
- somatische Störungen, wie z. B. verstärkte proinflammatorische Reaktion, bei niedrigem Cortisol oder
- dauerhafte, hochregulierte Inflammation durch Persistenz des proinflammatorisch wirksamen Noradrenalins.

Die dauerhafte Gesamtlast der Stressoren (Allostatic Load) kann das gesamte Biosystem destabilisieren, mit dem Resultat einer permanenten Maladaptation mit nachfolgender Krankheit (McEwen, 1998; Juster et al., 2016).

Mit dem Allostatic Load Score (McEwen, 1998) lassen sich sowohl die direkten, klinisch beobachtbaren Folgen der beruflichen stressorischen Belastung (z. B. kardiovaskuläre Erkrankungen) als auch deren neurobiologische Parameter (Neurotransmitter, Cortisol) und die nachgeordneten Prozesse (Immunsystem, kardiovaskuläres System, metabolisches System) gesamthaft darstellen. (► Abb. 2-13). Dementsprechend hat sich in der Arbeitsstress-Literatur das Messverfahren des Allostatic Load Score wegen seiner umfassenden, biopsychosozialen Gesamtbetrachtung bewährt (Mauss et al., 2015).

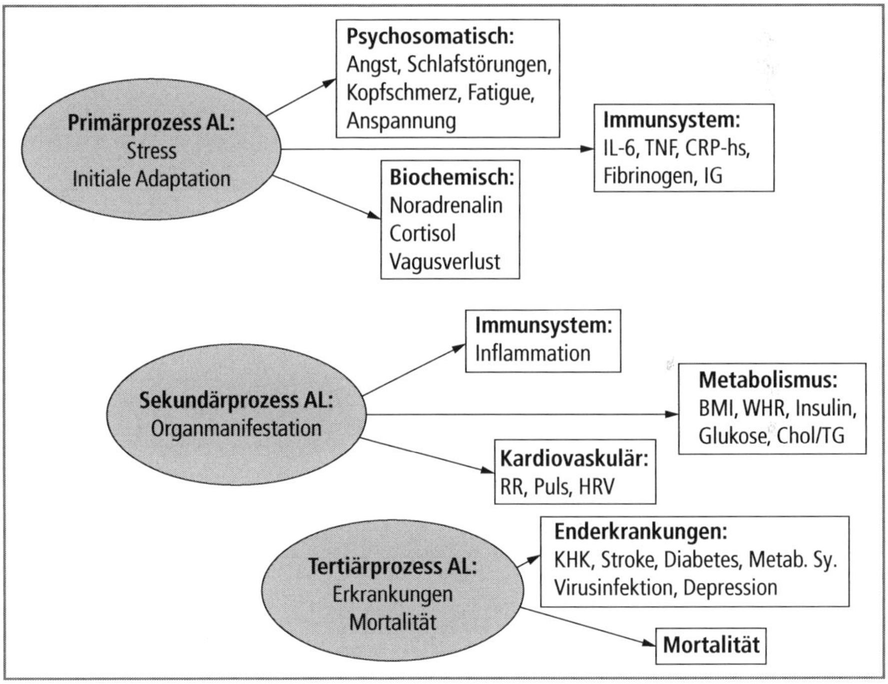

Abb. 2-13 Die Steigerungskaskade des Allostatic Load (AL) vom initialen Stress über Organmanifestation bis hin zur Enderkrankung und Mortalität.

Die Art der stressbedingten akuten oder chronischen Reaktion ist abhängig von

- der Art, Besonderheit und Dauer des arbeitsbedingten Stresses,
- den Ressourcen des Individuums (soziale Unterstützung, Einbettung in soziale Umgebung, Familie) und
- Einschätzung der Erfolgschancen zur Bewältigung der Belastung.

Die häufigsten und bedeutendsten Faktoren von beruflichem Stress sind: geringe Bezahlung, übermäßige Arbeitsbelastung, geringe Wertschätzung sowie geringe Möglichkeiten für Arbeitsplatzsicherheit und Aufstieg, uninteressante oder gar als lähmend empfundene Arbeit, Mangel an sozialer Unterstützung, fehlende Kontrolle über arbeitsbezogene Entscheidungen, konflikthafte Anforderungen und unklare Erwartungen über die Ausführung. Stressbedingte Auswirkungen werden in Betrieben meist nur in Form von »Fehlzeiten« durch Krankheit (Arbeitsunfähigkeit) beschrieben.

Es ist zu erwarten, dass sich die Auswirkungen von chronischem Stress in der Zukunft schon allein durch die Zunahme des Durchschnittsalters von Erwerbstätigen deutlicher zeigen werden. Auch ist damit zu rechnen, dass die zunehmende Rate von stressassoziierten Herz-Kreislauf-Erkrankungen, Erkrankungen des Muskel-Skelett-Systems und Stoffwechselerkrankungen die Fehlzeiten und Ausfallskosten erheblich steigern werden.

Neben dem Ausfall durch Abwesenheit *(Absentismus)* wegen Krankheit entwickelt der *Präsentismus* eine zunehmend größere Bedeutung. »Krank zur Arbeit gehen« zeigt zwar auf den ersten Blick eine »verdienstvolle Einstellung« des Beschäftigten an, ist jedoch meist mit z. T. erheblichen Einbußen in der Produktivität durch deutliches Unterschreiten des erwartbaren durchschnittlichen Leistungspensums verbunden. Durch die eingeschränkte Arbeitsfähigkeit entstehen Kosten durch Minderung der Wertschöpfung, etwa durch verringerte Arbeitsqualität, Fehleranfälligkeit, Unfälle, verzögerte Genesung, bis zu chronischen Erkrankungen und Burnout. Die Ursache des Verhaltens liegt sehr oft in der Sorge, durch die mögliche Erkrankung den Arbeitsplatz, die Stellung oder die Aufgabe zu verlieren. Oft sind auch langwierige Stressbelastungen mit Frustration, Resignation, Hilflosigkeit, innerer Kündigung, gelegentlich auch eine sich entwickelnde Depression ursächlich.

Die quantitative Erfassung des Präsentismus ist nur mit entsprechenden Selbsteinschätzungsverfahren möglich, die von unterschiedlichen Autoren vorliegen (Details bei Steinke & Badura, 2011).

Wirtschaftlich errechnen sich in Deutschland für den Präsentismus enorme Kosten von 2399 Euro pro Arbeitnehmer pro Jahr, im Vergleich zu Absentismus-Kosten von 1199 Euro/Jahr pro Arbeitnehmer. Die Gesamtkosten für 2009 von Absentismus und Präsentismus zusammen betrugen 129 Mrd. Euro, der gesamtwirtschaftliche Schaden durch Wertschöpfungsausfall betrug in Deutschland 225 Mrd. Euro (Booz & Company, 2011). Vor diesem Hintergrund bekommt das Betriebliche Gesundheits-Management (BGM) eine zunehmende Bedeutung.

2.10.1 Psychosoziale Modelle von arbeitsbezogenem Stress

Mehrere Autorengruppen haben unterschiedliche Konzepte über die Zusammenhänge, Hintergründe und Auswirkungen von stressorischen Arbeitsbedingungen entworfen. Im Folgenden sollen einige prominente Modelle kurz vorgestellt werden:

1. **Belastungs-Beanspruchungs-Modell** (Rohmert & Rutenfranz, 1975). Bei diesem Modell wird »Stress« ähnlich seiner ursprünglichen Bedeutung aus der Materialkunde verwendet: Stress als eine kurzfristige Beanspruchungsfolge auf eine Belastung hin. Die komplexen psychosozialen Interaktionen des

arbeitenden Menschen in seiner Arbeitswelt bleiben dabei weitgehend unberücksichtigt.

2. **Anforderungs-Kontroll-Modell** (Karasek, 1979; Karasek & Theorell, 1990). Dieses Konzept hat vor allem im angloamerikanischen Raum Verbreitung gefunden hat. In dieser Vorstellung stehen die Anforderungen an die Arbeit und die weitgehend verloren gegangene Kontrolle die Variablen für die Bezeichnung Arbeitsstress. Der Stress ist gering, wenn der Handlungsspielraum hoch und die Anforderungen niedrig sind. In der modernen, komplexen Arbeitswelt ist allerdings dieses einfache Vier-Felder-Modell zu rudimentär, da neben dem Handlungsspielraum auch andere Ressourcen (z. B. Unterstützung) wirksam werden können.
3. **Effort-Reward-Imbalance-Modell (ERI)** (Siegrist, 1996). Thematisiert wird die berufliche Gratifikationskrise, psychosozialer Stress taucht begrifflich nicht auf. Zusätzlich wird eine wichtige stressfördernde Einstellung von Beschäftigten begrifflich eingeführt, nämlich die Verausgabung, welche in ihrer Reziprozität eine Belohnung oder Gratifikation in Form von Lohn oder Gehalt, Anerkennung, Arbeitsplatzsicherheit, Aufstiegsmöglichkeiten und beruflicher Entwicklung erwarten lässt. Besteht ein Missverhältnis zwischen Geben und Nehmen, ist chronischer Stress die Folge. Neben dem Effort (Leistung) und Reward (Belohnung) wird auch der Aspekt der übersteigerten Verausgabungsneigung oder Überengagement als unabhängiger Einflussfaktor einbezogen. Nach unseren heutigen Erfahrungen spielt vor allem *Overcommitment* (Verausgabungsneigung) für das neurobiologische System der Stressantwort eine bedeutende und hochinteressante Rolle.
   In Erweiterung hierzu lässt sich anmerken, dass im ERI-Modell vor allem das Prinzip der »Belohnung« neurobiologisch enthalten ist. Es beruht auf der Grundlage guter Wechselseitigkeit und ehrlichen Tauschs (Reziprozität), d. h. angemessene Belohnung auf eine Anstrengung hin, welche das dopaminerge Belohnungssystem (Reward-System bestehend aus Area tegmentalis, Nucleus accumbens) mit Beziehungen zu Amygdala, dem orbitofrontalen Kortex, Präfrontalem Kortex und dem Cingulum sieht (siehe ausführlich bei Siegrist, 2015). Ist das System der Wechselseitigkeit gestört, tritt eine Gratifikationskrise ein und die Dopamin-Freisetzung wird drastisch minimiert. Interessanterweise ist diese Belohnung an zwischenmenschliche Interaktionen geknüpft und funktioniert z. B. bei Glücksspielen am PC nicht. Das aktivierte dopaminerge Belohnungssystem stimuliert Lernen (vor allem operantes oder instrumentelles Lernen), Motivation und Antrieb, belohnendes Verhalten zu imitieren, und löst positive Emotionen aus. Dagegen sind frustrierte Belohnungserwartung oder gar Bestrafung mit negativen Emotionen assoziiert.
4. **Arbeitsstress als ein Summenereignis unterschiedlicher Verhaltens- und Erlebensmuster:** Schaarschmidt und Fischer (2003) kategorisieren vier unterschiedliche Verhaltens- und Erlebensmuster durch Persönlichkeitsfaktoren, welche durch die Arbeitsbelastung ausgelöst bzw. aktiviert werden. Persönliche berufsbezogene Merkmale wie Einstellung und Befindlichkeit werden im Hinblick auf Arbeit und Beruf klassifiziert. In dem hierzu entwickelten In-

ventar werden der Stellenwert der Arbeit im Leben, beruflicher Ehrgeiz, Verausgabungsbereitschaft, Perfektionsstreben, Distanzierungsfähigkeit, Resignationstendenz, Problembewältigung, innere Ausgeglichenheit, Erfolgserleben, Lebenszufriedenheit und sozialer Support erfragt. Die einzelnen Merkmale lassen sich den Bereichen Arbeitsengagement, Widerstandskraft bei Belastungen, und Emotionen zuordnen, welche dann für das berufliche Stresserleben Auswirkungen haben. Auf dieser Basis werden vier Verhaltensmuster und -typen bei Arbeitsbelastung unterschieden:

- Typ G (Gesundheit). Berufliches Engagement und Verausgabungsbereitschaft, Bewahrung von Distanzierungsfähigkeit, Erholungspotenzial, Kollegialität und erlebten beruflichen Erfolg.
- Typ A (Anstrengung). Überdurchschnittliche Verausgabungsbereitschaft mit perfektionistischer Einstellung, reduzierter Erholungsfähigkeit, Neigung zum Einzelkämpfertum, wenig kollegiale Unterstützung und Verschleißdrohung.
- Typ B (Burnout). Steigerung bzw. Chronifizierung von Typ A mit Verausgabungsbereitschaft und psychophysischer Erschöpfung und Resignation.
- Typ S (Schonung/Schutz). Im Vordergrund stehen beruflicher Verschleiß durch korrekte Dienstauffassung, aber keine Verausgabungsbereitschaft.

Entsprechend der persönlichen Veranlagungen bzw. Zuordnung zu den einzelnen Prägungen steigt oder sinkt das Risiko von stressbedingten Erkrankungen. Der Gesundheitstyp zeigt sicherlich für das Individuum den geringsten Stressfaktor im Zusammenhang mit dem Arbeitsplatz.

Sowohl das Anforderungs-Kontroll-Modell als auch das Effort-Reward-Imbalance-Modell (ERI) wurden in zahlreichen internationalen Studien untersucht. Im Effort-Reward-Imbalance Modell rückt anstelle der Kontrolle die Belohnung in den Vordergrund, womit auch ein eigener stresstheoretischer Grundsatz, nämlich die Inhibition des dopaminergen Belohnungssystems durch chronischen Stress, ausdrücklich einbezogen ist. Zusätzlich sind im Gratifikationskrisen-Modell des ERI auch Aspekte von Arbeitswelt und Makroökonomie (z. B. Arbeitsplatzunsicherheit, niedrige Löhne, mangelnde Aufstiegschancen) beinhaltet, während das Anforderungs-Kontroll-Modell sich allein auf den Begriff »Tätigkeitsmerkmale« beschränkt und die Personenvariable aus der Analyse ausgeschlossen wird, hingegen das ERI-Modell die personale Interaktion berücksichtigt.

Damit entspricht das ERI-Modell auch eher dem soziobiologischen Handeln von Menschen, nämlich ihre Handlungsstrategie auf die Grundlage einer rationalen Wahl zu stellen, bei geringen Kosten einen optimalen Nutzen zu erreichen. Insofern ist ein gerechter Tausch eine Voraussetzung für die zu erbringende Leistung und zugleich kritisch für eine mögliche Verausgabung oder den Ertrag (Siegrist, 2015).

Berufliche Belastungen stellen somit vor allem in der Dauerbelastung und bei chronischer Exposition je nach Betrachtungsebene ein ausgeprägtes psychisches und neurobiologisches Problem dar. Bei anhaltend wirksamen Stressoren wird

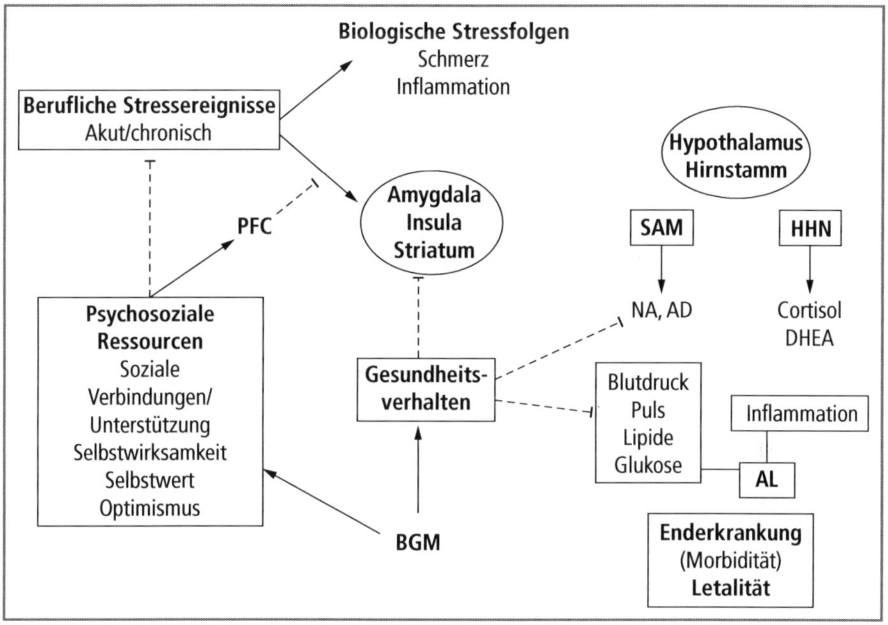

Abb. 2-14 Schematische Zusammenhänge der Auswirkungen von beruflichen Stressereignissen auf die Stress-Komponenten (PFC, Amygdala, Insula, Striatum, Hypothalamus und Hirnstamm und Vagus), sowie Wirkungen der psychosozialen Ressourcen im Hinblick auf die stressbedingte Parameter von SAM (NA, AD), Stoffwechsel (Blutdruck, Puls, Lipide, Glukose), HHN (Cortisol, DHEA), Inflammation und den Gesamtstaus des Allostatic Load (AL). In ihrer Gesamtheit beeinflussen sie die Manifestation von Enderkrankung (mit Morbidität und Letalität). Die Möglichkeiten des präventiven betrieblichen Gesundheits-Managements (BGM) sind in zweierlei Hinsicht bedeutsam: Beeinflussung von psychosozialen Ressourcen und von Gesundheitsverhalten.

das Stresssystem durch die exogene Belastung in Dauerbereitschaft gehalten, womit über die Zeit durch die Erschöpflichkeit der Systeme die physische neurobiologische und die emotionale Bewältigungsfähigkeit und Belastbarkeit sinkt. So sind zunächst die Nebennierenrinde und auch das Nebennierenmark am stärksten betroffen, wobei zunächst nach deutlicher Verausgabung und Überforderung die Cortisol-Sekretion am Morgen noch normal bzw. z. T. sogar erhöht ist und bereits zum Mittag auf deutlich erniedrigte Werte abfällt. Bleibt die Belastung bestehen, resultiert nach weiterer Belastungszeit bedingt durch Adaptationsleistungen (Endocannabinoide) häufig eine adrenale Insuffizienz im Sinne des Hypocortisolismus.

Aber auch einzelne massive Ereignisse (wie z. B. eine hoch dramatische Akutbelastung durch Arbeitsunfall, Gewaltanwendung, Trauma in der Familie o. Ä.) können aufgrund der Intensität der Stresslast eine PTBS mit konsekutivem Hypocortisolismus auslösen.

2.10.2 Zusammenhang von Arbeitsstress mit neuroendokriner Antwort und Stresserkrankung

Arbeitsstress steigert das Risiko für Herz-Kreislauf-Erkrankungen beträchtlich: In einer Metaanalyse fand die Arbeitsgruppe von Kivimäki (2012) ein im Mittel um 50 % gesteigertes Risiko für Koronare Herz-Krankheit (KHK) bei Angestellten mit Arbeitsstress. Diese deutliche Risiko-Erhöhung ist indirekt durch den ungesunden Lebensstil, wie Rauchen, ungesunde Ernährung, Bewegungsmangel, aber auch direkt durch die neuroendokrine Stressantwort bedingt mit dauerhaftem Anstieg der Katecholamine (insbesondere Noradrenalin) und den Verlust des Cortisols mit Anstieg proinflammatorischer Gefäßprozesse verbunden (Chandola et al., 2010). Derartige Risikosteigerungen für koronare Herzerkrankungen durch Arbeitsstress wurden auch in anderen Studien bestätigt (Li et al., 2015), wobei ein direkter Zusammenhang mit den neuroendokrinen Stressparametern nicht abschließend geklärt ist.

Chronische Stressbelastung ist durch einen Anstieg der sympatho-adrenalen Biomarker Noradrenalin und des peripher wirksamen Adrenalins charakterisiert. Beide Parameter können im Urin (z. B. zweiter Morgenurin) bestimmt werden. Darüber hinaus kann man die Wirkung von Sympathikus und Parasympathikus durch die biophysikalischen Signale der Herzratenvariabilität (HRV) analysieren und damit die Reaktion des Autonomen Nervensystems einer eher sympathikoton oder parasympathikoton dominierten Imbalance zuordnen.

Arbeitsstress durch eine »negative Arbeitsumgebung« ist eher mit Anstieg von HbA1c, Testosteron und Fibrinogen im Serum assoziiert, während abfallende Urin-Katecholamine eher den Einfluss von Schichtarbeit und monotoner Arbeit widerspiegelten (Hansen et al., 2009).

Arbeitsstress und HRV

Arbeitsstress mindert nahezu gleichförmig den Vagotonus in Abhängigkeit von der Stressintensität. Unabhängig von der Art der gewählten psychosozialen Untersuchungsform (Anforderungs-Kontroll-System, Effort-Reward-Imbalance-Test) kann man davon ausgehen, dass bei bereits vermindertem Vagotonus die Einflüsse durch Akuteffekte des Arbeitsstresses geringer ausfallen als bei initial normalen HRV-Befunden. Auch ist der Einfluss bei Frauen geringer ausgeprägt als bei Männern (Jarczok et al., 2013). Arbeitsstress vermindert in mehreren Stufen die Vagusfunktion und ermöglicht dadurch ein Überwiegen des Sympathikus, was auch die elektrochemische Instabilität der Reizleitung des Herzens befördert (Chandola et al., 2010).

Arbeitsstress und HHN-Marker

Während akute Stressbelastung – auch mehrfach wiederholt – zu einem Anstieg des morgendlichen Cortisols sowohl in der CAR als auch zu fester Morgenzeit führt, scheint Verausgabungsneigung mit einem deutlichen Abfall des Cortisols zunächst am Mittag und Abend, dann auch am Morgen verbunden zu sein, weswegen angenommen werden kann, dass Verausgabungsneigung in hohem Maße die Stressadaptation zu befördern scheint. Dabei sind die Cortisolwerte an arbeitsfreien Tagen nicht wesentlich erholt (Chandola et al., 2010).

Literatur

Booz & Company (2011). Vorteil Vorsorge. Die Rolle der betrieblichen Gesundheitsvorsorge für die Zukunftsfähigkeit des Wirtschaftsstandortes Deutschland. Felix Burd Stiftung.

Chandola T, Heraclides A, Kumari M (2010). Psychophysiological biomarkers of workplace stressors. Neurosci and Biobehav Rev; 35:51 – 7.

Ganster DC, Rosen CC (2013). Work stress and employee health: a multidisciplinary review. J Management; 39:1085 – 1122.

Greenberg J (1990). Organizational justice: yesterday, today and tomorrow. J of Management; 16:399 – 432.

Hansen AM, Larsen AD, Rugulies R, Garde AH, Knudsen LE (2009). A review on the effect oft he psychosocial working environment on physiological changes in blood and urine. Basic & Clin Pharmacol & Toxicol; 105:73 – 83.

Jarczok MN, Jarczok M, Mauss D, Koenig J, Li J, Herr RM, Thayer JF (2013). Autonomic nervous system activity and workplace stressors – a systematic review. Neuroscience and Biobehavioral Reviews; 37:1810 – 23.

Juster RP, Pruessner JC, Desrochers AB, Bourdon O, Durand N, Wan N, Tourjman V, Kouassi E, Lesage A, Lupien SJ (2016). Sex and gender roles in relation to mental health and allostatic load. Psychosom Med; 78:788 – 804.

Karasek RA (1979). Job demands, job decision latitude, and mental strain: Implications for job redesign. Administrative Science Quarterly; 24:285 – 308.

Karasek R, Theorell T (1990). Healthy work: Stress, reproductivity, and the reconstruction of working life. Basic Books, New York.

Karasek R, Brisson C, Kawakami N, Houtman I, Bongers P, Amick B (1998). The job content questionnaire (JCQ). an instrument for internationally comparative assessments of psychosocial job characteristics. J Occupational Health Psychology; 3:322 – 355.

Kivimäki M, Nyberg ST, Batty GD, Fransson EI et al. (2012). Job strain as a risk factor for coronary heart disease: a colloborative meta-analysis of individual participant. Lancet 2012; 380:1491 – 7.

Li J, Zhang M, Loerbroks A, Angerer P, Siegrist J. Work stress and the risk of recurrent coronary heart diaease events: a systematic review and meta-analysis. Int J Occup Med and Environmental Health; 28:8-19.

Lohmann-Haislah A (2012). Stressreport Deutschland 2012. Psychische Anforderungen, Ressourcen und Befinden. Bundesanstalt für Arbeitsschutz und Arbeitsmedizin. Dortmund, Berlin, Dresden.

Mauss D, Jarczok MN, Fischer JE (2015). A streamlined approach for assessing the Allostatic Load Index in industrial employees. Stress; 18:475 – 83.

McEwen BS (1998). Stress, adaptation and disease. Ann NY Acad Sci; 840:33 – 44.

Rohmert W, Rutenfranz J (1975). Arbeitswissenschaftliche Beurteilung der Belastung und Beanspruchung an unterschiedlichen Industriearbeitsplätzen. Bonn: Bundesministerium für Arbeit und Sozialordnung.

Schaarschmidt U, Fischer A (2003). AVEM – Arbeitsbezogenes Verhaltens- und Erlebensmuster. Handanweisung. Zweite überarbeitete und erweiterte Auflage. Frankfurt: Swets & Zeitlinger.

Siegrist J (1996). Adverse health effects of high effort/low reward conditions. J Occup Health Psychol; 1:27 – 41.

Siegrist J (2015). Arbeitswelt und stressbedingte Erkrankungen. Forschungsevidenz und präventive Maßnahmen. Urban & Fischer, München.

Siegrist J, Rödel A (2006). Work stress and health risk behavior. Scand J Work, Environment & Health; 32, 473–481.

Steinke M, Badura B (2011). Präsentismus. Ein Review zum Stand der Forschung. Bundesanstalt für Arbeitsschutz und Arbeitsmedizin. Dortmund, Berlin, Dresden.

2.11 Der molekulare Stress

Eine Vielzahl von Molekülen ist in der Lage, Zellstress zu erzeugen. Diese Moleküle haben die Eigenschaft, entweder direkt in die Zelle einzudringen und dort zu wirken oder nach Bindung an Rezeptoren zellvermittelte Wirkungen auszulösen. Die wesentlichen unterschiedlichen Moleküle sind:

- Xenobiotika (in Nahrungsmitteln, Luft, Trinkwasser, Boden etc.)
- Reaktive Sauerstoffspecies (ROS) und Reaktive Nitrogenspecies (RNS) als Moleküle des oxidativen/nitrosativen Stresses
- Proinflammatorische Zytokine
- Stressmoleküle: Noradrenalin, Cortisol
- PAMPs (Pathogen Associated Molecular Patterns von Bakterien, Viren, Pilzen und Protozoen)
- Alkohol, Drogen, Nikotin
- Rauch, Feinstaub

Die Problematik dieser Moleküle liegt in ihrer eigenen biologisch-biochemischen Dynamik, die nicht den einfachen Dosis-Wirkungs-Beziehungen folgen, sondern z. T. akkumulieren, indirekte Wirkungen als endokrine Disruptoren oder erst nach ihrer Funktionalisierung wirksam werden, abhängig von der genetischen Funktion der abbauenden Enzyme (vor allem der Cytochrom p450-Enzyme).

Die Mehrzahl der aufgenommenen Moleküle (außer den PAMPs und Neurotransmittern) werden im Rahmen der *Biotransformation in drei Phasen I–III* verändert und erst dann eliminiert. Dabei werden nicht polare, nicht ausscheidbare Substrate in polare, ausscheidbare Stoffe metabolisiert (► Abb. 2-15).

- **Phase I = Funktionalisierung:** Enzymatische Aktivierung der Fremdstoffe durch Anhängen von chemischen Gruppen (Oxidation, Reduktion durch Cytochrom p450-Enzyme, Hydrolyse).
  Cytochrom-p450-Oxigenasen = mikrosomal, stark genetisch geprägt, benötigen NADPH und Diflavin. Durch diese Reaktion werden zahlreiche Moleküle erst zum toxischen Produkt, um im nächsten Schritt detoxifiziert zu werden. Durch genetische Polymorphismen der Cyp-Enzyme kann dieser Prozess auch erheblich verlangsamt oder beschleunigt sein. Auch sind zahlreiche Substanzen bekannt, welche diesen metabolen Prozess der Cyp-Enzyme verlangsamen oder blockieren können.
- **Phase II = Konjugation:** Verbindung der aktivierten, funktionalisierten Substrate der Phase I mit endogenen, meist wasserlöslichen Gruppen, z. B. Glucuronide, Acetylat-K, Methyl-K, *Glutathion-Konjugat* (mittels GST). Das reduzierte Glutathion (GSH) ist zusammen mit Coenzym Q10, Vitamin B12 und anderen Thiolen der bedeutsamste intrazelluläre Detoxifikationspool, der für

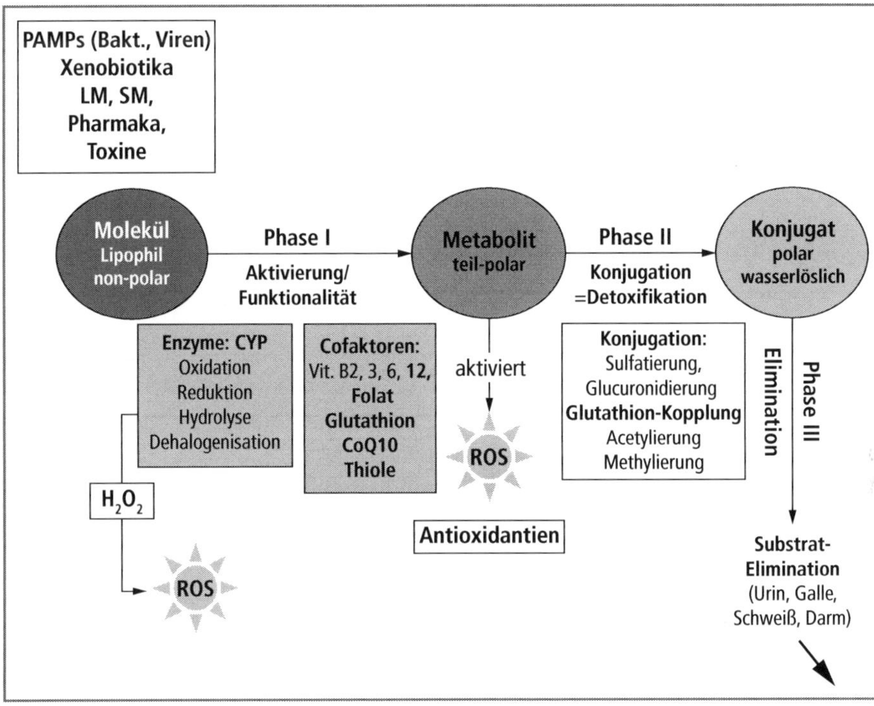

Abb. 2-15 Biotransformation und Detoxifikation von Fremdmolekülen in drei Einzelschritten mit Angabe der benötigten Mikronährstoffe sowie der entstehenden Sauerstoffradikale (ROS) (Details im Text).

die Konjugation und damit Detoxifikation eine besondere Rolle spielt (Lu, 2013). Die Glutathion-Transferase vermittelt die Konjugation von reduziertem Glutathion an das aktivierte Molekül, unter Entstehung von oxidiertem Glutathion (GSSG). Der Quotient aus ox/red-Glutathion (GSSG/GSH-ratio) ist ein belastbarer Parameter der bestehenden hohen oder niederen Detoxifikationslast der Zellen und damit ein Regenerationsmarker (Giustarini et al., 2016).

- **Phase III = Transport und Exkretion:** Diese erfolgen hämatogen und lymphogen nach Kopplung an Transportproteine, unter Abbau von GSSG/GSH zu Cystein, NAC und Glutamat (durch Gamma-GT, Dipeptasen) zur Wiedergewinnung von reduziertem Glutathion (GSH).
  Die Ausscheidung (Exkretion) wird über Urin, Galle, Schweiß, Perspiratio insensibilis reguliert.

Für den Ablauf der Detoxifikation oder Biotransformation werden zahlreiche Mikronutrienten als Kofaktoren benötigt. Bei den metabolen Vorgängen entstehen reichlich Sauerstoff- und Stickstoff-Radikale, die ihrerseits den Zellstress erheblich steigern können. Vor allem die kurzlebigen und hochtoxischen nitrosativen Radikale wie Peroxinitrit entfalten hochaktive Vorgänge wie Stimulation der Inflammation über den NF-kB mit Inhibition der wichtigen COMT (Catechol-O-Methyltransferase) zum Abbau der Katecholamine, welche Noradrenalin und seine toxische Wirkung weiter ansteigen lässt (Müller, 2010).

Die bedeutsamsten Auswirkungen von molekularem Stress sind:

- Stimulation von akuter, dann chronischer Inflammation
- Anstieg von ROS und RNS
- Verminderung von Mikronutrienten und Antioxidantien durch Mehrverbrauch
- Schädigung von Membranen der Zelle, Ribosomen, Golgi-Apparat und Mitochondrien
- Punktmutationen der nukleären DNA
- Schädigung von Mitochondrien-DNA, -Membranen und -Funktion durch Denaturierung der Enzyme der Atmungskette und der oxidativen Phosphorylierung
- Denaturierung und Fehlfaltung von Proteinen
- Aktivierung und/oder Suppression der Immunfunktion (insbesondere der NKZ)
- (Weitere Details ► Kap. 2.12 Umweltstress)

Klinik von molekularem Stress und Erschöpfung

Im Wesentlichen geht es um eine stufenweise, gezielte Diagnostik, um Ursache und Art der molekularen Belastung zu erkennen:

- **Anamnese:**
  - Spezifische Krankheitsgeschichte, Symptomatik
  - Aktuelle und vorangegangene Medikationen
  - Schlafverhalten (Frage nach Schlafeffizienz am Morgen)
  - Psychosoziale Fragebogen bzw. Fragestellungen (IST)
  - Lebensstil-Fragen: Ernährung, körperliche Aktivität, Gebrauch von Genussmittel (Alkohol, Nikotin, Substanzgebrauch)
- **Konkrete Fragebogen bei CFS/CRF:**
  - Bell-Skala = Leistungskriterien
  - Kriterien für Erschöpfungskrankheiten und Fatigue (Kanada-Kriterien)

Labor-Diagnostik bei Erschöpfung und Verdacht auf molekularen Stress

Die primäre Labordiagnostik bestätigt zunächst durch Messung der biologischen Parameter für Erschöpfung (ATP, Lactat/Pyruvat) die Grundrichtung. Dann erfolgen die Bestimmungen der Marker für oxidativen/nitrosativen Stress und chronische Inflammation (Zytokine).

In der Folge werden die wichtigen Detoxifikationssysteme (Glutathion, Vitamin B12, CoQ10, Methylierung) bestimmt. Bei subjektiver Angabe von Stress, Stresssymptomen und Stresserkrankungen (z. B. Hypertonie) ist eine Stressanalyse mit Messung von Cortisol-TP/CAR und Noradrenalin (im zweiten Morgenurin) angezeigt.

Bei Hinweisen für Infektursachen ist eine infektiologische Basisdiagnostik angezeigt, bei Verdacht auf Umweltbelastung erfolgt die Bestimmung der Schwermetalle in Urin oder Plasma, von Umwelttoxinen durch Lymphocyten-Transformations-Test (LTT).

Vorschlag für eine schrittweise Diagnostik, die auch bei Erschöpfungskrankheiten, Chronic Fatigue Syndrom und Umwelterkrankungen Sinn machen. Die Diagnostik besteht aus einem abgestimmten Konzept zur Bestimmung von Messparametern unterschiedlicher, möglicherweise betroffener Kompartimente. Bei molekularen Belastungen ist vor allem die Quantifizierung des Glutathion/Thiol-Pools angezeigt (Noctor et al., 2011).

- **ATP** (Vollblut, Li-Heparin-R), Lactat, Pyruvat
- **ROS**: Lipidperoxide, oxLDL
- **RNS:** Nitrotyrosin, evtl. Citrullin
- **Inflammation**: CRPhs (= Marker der akuten Inflammation), TNF, IL-6, IL-1β, IFN-γ (Marker der chron. Inflammation)
- **Glutathion-Thiol-Pool**: Red.Glutathion (GSH), oxid. Glutathion (GSSG), Vit B12, CoQ10, evtl. Glutathion-S-Transferase (GST)
- **Methylierung**: Noradrenalin, Adrenalin, Homocystein
- **Evtl. Genetik:** Untersuchung auf Polymorphismen von CYP, COMT
- **IST** (2. MU, Saliva) mit Bestimmung von Cortisol, CTP/CAR, Noradrenalin und HRV
- **Basis-Infektiologie**: IgM, IgG, IgA von EBV, Coxsackie, HHV6, HSV1,2, Chlamydia pneumoniae, Borrelien, Mycoplasma pneumoniae, Parvovirus B19,
- **Darm**: Mikrobiom, Zonulin, Calprotectin, sekr IgA
- **Schwermetalle**: Serum/Urin
- **Umwelt-Toxine**: Lymphocyten-Transformations-Test (LTT)

Die Therapie von molekularen Belastungen ist komplex und diversifiziert. Sie ist einerseits auf die Ursache gerichtet, andererseits regenerativ, restitutiv und ressourcenorientiert. Das Ziel ist es, die Ursache abzustellen und den zellulären Metabolismus zu regenerieren. In der Summe stellen sich die Bemühungen wie folgt dar:

- Ursachen der Störung erkennen und beseitigen
- Detoxifikationsprotokolle erstellen
- Toxin-Exposition komplett meiden
- Ressourcen (Mikronutrienten und Omega-3-Fettsäuren) auffüllen
- Schlaf optimieren
- Ernährung, körperliche Aktivität optimieren
- Energie-Support (MCF-Fette, nonglykämische Nahrung)
- Keine Genussmittel
- Restitution von defizitären Substraten, Membranen

Neben diesen grundlegenden Maßnahmen müssen *Ernährungs- und Verhaltensregeln* erarbeitet werden, was eine intensive, individuelle Betreuung verlangt:

- Verzicht auf Zucker, Alkohol, Nikotin
- Meidung von stärkehaltigen Nahrungsmitteln

- Achtsamkeit bei der Ernährung, Tagesmenge von Flüssigkeit steigern (H_2O), Meidung von Nahrungsmittelallergenen
- Vitalstoffreiche und Omega-3-reiche Basisernährung (hoher Ballaststoffanteil, Vollwertkost)
- Mikronutrienten: Verordnung von Acetyl-/Glutahion 1 – 3 × 200 m, Alpha-Liponsäure 200 – 600 mg, Methylcobalamin 2,5 mg (sublingual), CoQ10 (Ubiquinol 100 mg o. ä.), L-/Acetyl-Carnithin 1 – 1,5 g, Selen (Na-Se/Se-Methionin 200 – 300 ug), Zink-Orotat/-Histidinat 20 – 25 mg, Magnesium, S-Adenosyl-Methionin (SAMe),
- Optimierung der Glykolyse:
  - Reduktion der KH auf 1 g/kg KG, FlexiCarb/Low carb
  - Vitamin B1 (Benfotiamin) 2 – 3 × 150 mg, Folsäure 2,5 mg
  - Energie durch MCF (middle chain fatty acids)

Literatur

Giustarini D, Tsikas D, Colombo G, Milzani A, Dalle-Donne I, Fanti P, Rossi R (2016). Pitfalls in the analysis of the physiological antioxidant glutathione (GSH) and its disulfide (GSSG) in biological samples: An elephant in the room. J of Chromatrography B; 1019:21 – 8.

Lu SC (2013). Glutathione synthesis. Biochimica et Biophysica Acta; 1830:3143 – 53.

Müller KE (2010). Depression bei umweltmedizinischen Erkrankungen. Umwelt-medizin-gesellschaft; 23:294 – 308.

Noctor G, Queval G, Mhamdi A, Chaouch S, Foyer CH (2011). Glutathione. Arabidopsis Book; 9:e0142.

2.12 Umweltstress

Die Bedeutung einzelner Faktoren von Umwelteinflüssen wie Lärm (Straßenlärm, Fluglärm, Vergnügungslokale u. a. m.) und arbeitsmedizinisch relevanter Faktoren wie Schichtarbeit, Arbeiten unter Zeitdruck oder unter besonders ungünstigen Umgebungsbedingungen wie Einwirkungen von Feuchtigkeit, Kälte, Höhe, Staub sind seit Langem als relevante Stressoren bekannt. Der Begriff *Umweltstress* ist bislang in dieser umfassenden Weise in der Medizin dennoch nicht etabliert. Folgt man der Definition des Stressbegriffs von Hans Selye (Selye, 1976), wonach unter Stress *die unspezifische Reaktion des Körpers auf jegliche Anforderung* zu verstehen ist, ist es gerechtfertigt, Umweltfaktoren als Auslöser von Stress umfassender als bisher zu interpretieren. Die Klinische Umweltmedizin befasst sich damit, wie chronische Einflüsse von Umweltfaktoren die Strukturen und/oder die Handlungsweise der funktionellen Systeme des Körpers verändern.

Entwicklungsgeschichtlich war die Entwicklung der Fähigkeit zur Stressreaktion eine Notwendigkeit, um das Überleben in besonders herausfordernden oder gefährlichen Situationen zu gewährleisten. Auch wären besondere Leistungen des Menschen auf unterschiedlichen Gebieten (Geistes- und Naturwissenschaften, Musik, Sport) ohne diese Fähigkeit nicht möglich. Das Problem liegt nicht in der Stressreaktion per se, sondern in ihrer Begrenzung auf das notwendige, unumgängliche und gleichzeitig geringste erforderliche Maß. Die Vielfalt der auf den Menschen einwirkenden Umweltstressoren ist groß (Romero & Butler, 2007; Straub, 2014). Diese können

- physikalischer Natur wie Kälte, Hitze, Flüssigkeits- und Nahrungsmangel, Lärm, Licht, radioaktive Strahlung, elektromagnetische Felder oder
- psychosoziale Faktoren wie Partnerschaft, Verlust einer nahestehenden Person, Zeitmangel, Termindruck, Überforderung, Konflikte in der Schule und anderweitigen Ausbildungen oder am Arbeitsplatz bedingt sein oder
- Folge von Dysfunktionen funktioneller Regelkreise des Neuroendokrinoimmunsystems (NEIS) bzw. funktioneller Strukturen wie Membranen, Rezeptoren und Mitochondrien sein.

Der Mensch hat in der gesamten Zeit seiner Entwicklung zuvor nicht so viel Einfluss auf die Umwelt und damit auch auf seine Lebensbedingungen genommen wie in den vergangenen 150 Jahren. Die bedeutsamsten und folgenschwersten Entwicklungen sind, dass persistente lipophile Chlorkohlenwasserstoffe außer durch die Produkte selbst auch durch die Kontamination von Luft, Wasser und Nahrung der allgemeinen Bevölkerung unausweichlich bioverfügbar gemacht wurden und dass das Spektrum natürlich vorkommender elektrischer und elektromagnetischer Felder durch künstlich geschaffene wesentlich erweitert wurde. Die Erwartung, dass die durch neue, bislang nicht gekannte Auslöser verursachten Erkrankungen durch neu entwickelte Gegenmechanismen ausgelöscht würden ist grundsätzlich falsch. Vielmehr werden die über lange Zeiträume entwickelten und lang etablierten Mechanismen des Menschen auch zur Lösung neuer Aufgaben genutzt. Dies bedeutet Stress für die betroffenen Systeme, da sie für die neue Aufgabe nicht entwickelt wurden und ihr Gebrauch eine Notlösung darstellt, auch wenn der Organismus versucht, unter den bestehenden Möglichkeiten die am besten geeignete zu wählen. Das größte durch Umweltstressoren ausgelöste Problem besteht darin, dass eine vertraute Entropie infolge dominierender, bislang nicht gekannter Einflüsse verloren geht.

In einer Studie der Europäischen Union (EU) zur Prävalenz von Erkrankungen, die durch Umwelteinflüsse bedingt sind, kommen die Autoren zu dem Ergebnis, dass 7 % aller Krankheiten der teilnehmenden Länder der Studie (Belgien, Deutschland, Finnland, Frankreich, Italien, Niederlande) durch Umweltfaktoren verursacht sind (Hänninen & Knol, 2011). Dabei wurden nur neun Umweltstressoren berücksichtigt (Benzol, Blei, Dioxine/Fuarane, Formaldehyd, Lärm, Ozon, Passivrauchen, Partikel, Ozon). Es erscheint eher fraglich, dass damit die Realität wirklich abgebildet wird, da von über 4 Mio. bisher bekannten Stoffen ungefähr 120000 im alltäglichen Gebrauch sind und für die Risikoermittlung ausschließlich auf toxikologische Methodik zurückgegriffen wurde. Immerhin liegt die Häufigkeit der Krankheiten, die durch Umweltfaktoren bedingt sind, selbst unter dieser eher restriktiven Sicht im Bereich der allgemein anerkannten Volkskrankheiten. Es überrascht daher nicht, dass die Lancet Commission über 20 % angibt (Landrigan et al., 2017).

2.12.1 Möglichkeiten und Grenzen der Toxikologie

Das Verständnis der Auswirkungen von Umwelteinflüssen und die Grenzen der Toleranz diesen gegenüber wurde bisher fast ausschließlich durch das *Dosis-Wirkungs-Prinzip* der Toxikologie definiert, wonach eine lineare Beziehung zwischen einwirkendem Stoff und resultierendem Risiko besteht. Die dieser Einschätzung zugrunde liegenden Erkenntnisse wurden und werden in der Regel durch kurze, nur wenige Monate dauernde Tierexperimente erzielt und unter Berücksichtigung rechnerischer Sicherheitsfaktoren für die Menschen interpoliert. Dabei wird davon ausgegangen, dass alle Menschen mit solchen Stoffen gleich umgehen. Es wird nicht berücksichtigt, dass die individuelle Fähigkeit, damit umzugehen, verschieden sein kann und dass die Dauer der Einwirkung eines Stoffs auf den Menschen seine ursprüngliche Fähigkeit, damit umzugehen, verändern kann.

Chronische Einwirkung kann zudem einzelne Organe unterschiedlich betreffen. Dies lässt sich am Beispiel der Aufnahme von Quecksilber in den menschlichen Organismus beispielhaft darstellen. Das in der Zahnmedizin eingesetzte Amalgam stellt die entscheidende Quelle für die Aufnahme von elementarem Quecksilber (HG°) dar (Miura et al., 1995). Es wird durch Erythrozyten in Organe transportiert und ist plazentagängig. In den Organen wird es durch Katalasen oxidiert und mit unterschiedlicher Halbwertszeit gespeichert. Dies ist bei den Nieren mit 0,5 bis 1 Jahr vergleichsweise kurz, liegt bei Leber und Schilddrüse mit 6 bis 8 Jahren schon deutlich höher und überschreitet im Gehirn die 20-Jahresmarke. Bei chronischer Zufuhr ist das Risiko der Kumulation im Gehirn bereits bei geringer Dosis hoch (Marquradt & Schäfer, 1997). Hinzu kommt, dass Quecksilber sich gut an die für die Detoxifikation wichtigen S-Hydril-Gruppen bindet und die für die dreidimensionale Struktur der Proteine wichtigen Disulfid-Brücken aufbricht. Damit wird mit der Dauer der Einwirkung die Fähigkeit der Protektion in einem dynamischen Prozess schlechter. Gleichzeitig wächst wegen der strukturellen Veränderung von Proteinen das Risiko von Autoimmunreaktionen. In diesem Zusammenhang wurde eine deutlich erhöhte Rate der Bildung von Antikörpern gegen Zellkernbestandteile, Schilddrüsen-, Nieren- und Nervengewebe sowie Serotonin gefunden (Frank & Bieger, 1997).

Auf die grundsätzlich sehr unterschiedliche genetische Konditionierung der Körperfunktionen und ihre Modulation durch epigenetische Einflüsse wird später eingegangen werden. Für eine Vielzahl von Chemikalien wurden nicht monotone Dosis-Wirkungs-Kurven besonders dann nachgewiesen, wenn sie hormonelle Wirkungen hatten. In der ersten Publikation zur Problematik von Chemikalien mit hormoneller Wirkung prägten die Autoren dafür den Begriff der endokrinen Disruptoren (*endocrine disruptors;* Colborn et al., 1993). Sie lösten damit eine Welle weiterer Publikationen aus, sodass es inzwischen für eine große Zahl an Chemikalien als erwiesen gilt, dass sie solche Effekte haben. Sie sind von besonderer Tragweite in der Embryonalzeit bzw. in besonderen Phasen des jugendlichen Reifens. Diese Phasen werden als Wirkfenster bezeichnet. Zusammenfassend ist festzustellen, dass es nicht genügt, die komplexe Interaktion des

Organismus mit seiner Umwelt unter dem Aspekt des Dosis-Wirkungsprinzips zu betrachten. Bei Effekten durch chronische Einwirkung geringer Schadstoffmengen sind neben der genetischen Konditionierung die sich durch die Exposition dynamisch verändernden Bedingungen des Körpers für das Ausmaß der sich entwickelnden Störungen von entscheidender Bedeutung.

2.12.2 Genetik und Epigenetik

Obwohl bei allen Menschen über 99 % der Gene identisch sind, ergibt sich aus der scheinbar geringen Zahl der Unterschiede des Genoms eine große Vielfalt unterschiedlicher Phänotypen, die bedingen, dass die Bewältigung von Umwelteinflüssen individuell sehr verschieden ist. Diese Variabilität wird durch epigenetische Effekte nochmals vergrößert, bei denen Umweltfaktoren, insbesondere Chemikalien, eine entscheidende Rolle spiele.

Forschern der Berliner Humboldt Universität gelang es bereits in den 60er Jahren des vergangenen Jahrhunderts nachzuweisen, dass in kritischen Entwicklungsphasen auftretende, durch Umwelteinflüsse veränderte Konzentrationen von Hormonen, Neurotransmittern und Zytokinen (Neuroendokrinoimmunsystem; NEIS) als funktionelle Teratogene wirken können (Dörner, 1973, 1974, 1980, 1988; Müller, 2010). Da das Zentrale Nervensystem (ZNS) der Organisator der Interaktion des NEIS ist (Dörner, 1974; Besodovski & del Ray Adriana, 2006), können Schadstoffe, die die Blut-Hirn-Schranke passieren, die Organisation des Gehirns und damit die Fähigkeit verändern, mit Belastungen unterschiedlicher Art umzugehen. Lipophile, die Membranfunktion beeinträchtigende Chemikalien wie Dioxine, Furane, polychlorierte Biphenyle (PCB) u. a. m. spielen bei der Entwicklung solcher Schäden eine entscheidende Rolle.

In der Umwelt persistente Chemikalien wurden als Verursacher identifiziert. Damit wurden Umweltchemikalien als funktionell verändernde Stoffe des NEIS erkannt. Jüngste experimentelle Ergebnisse einer israelischen Forschergruppe lassen darüber hinaus erkennen, dass für die Entwicklung reparativer und kognitiver Fähigkeiten des ZNS die Invasion von Immunzellen über den Plexus choroideus Voraussetzung ist (Kunis et al., 2013). Die zuvor genannten Chemikalien sind allerdings auch immunotoxisch, sodass es aufgrund dieser Resultate fraglich erscheint, ob diese wichtigen Schritte der Regulation des NEIS im Allgemeinen physiologisch ungestört verlaufen. Die Akzeptanz einer *unvermeidbaren Hintergrundbelastungen* muss deshalb in einem neuen Licht gesehen werden. Es wird sich in der nahen Zukunft zeigen lassen, inwieweit solche Einflüsse (Teil-)Ursache der zunehmenden Einschränkung kognitiver Hirnleistungen sind bzw. warum auch bei alltäglichen Anforderungen gute Hirnleistung nur noch unter gleichzeitiger Aktivierung von Stressreaktionen möglich ist. Die Ergebnisse dieser Forschergruppe deuten zudem darauf hin, dass das Risiko neurodegenerativer Erkrankungen auf die dargestellte Weise beeinflusst wird.

Genetische Polymorphismen detoxifizierender Enzyme

Die Mechanismen der Detoxifikation wurden entwicklungsgeschichtlich nicht zur Kompensation exogener Noxen entwickelt, sondern dienen dazu, die bei den vielfältigen Stoffwechselvorgängen entstehenden reaktiven toxischen, teils auch kanzerogenen Zwischenprodukte abzubauen (▸ Abb. 2-16). Die Verwendung der dafür notwendigen Enzymsysteme für die Detoxifikation von ubiquitär vorkommenden Umweltnoxen schafft eine Konkurrenzsituation bei der Entgiftung endogener und exogener Noxen. Je größer die Notwendigkeit der Detoxifikation exogener Noxen ist, desto weniger Moleküle stehen für die Kompensation endogen entstehender Intermediate zur Verfügung. Die Detoxifikation läuft grundsätzlich in zwei Phasen ab.

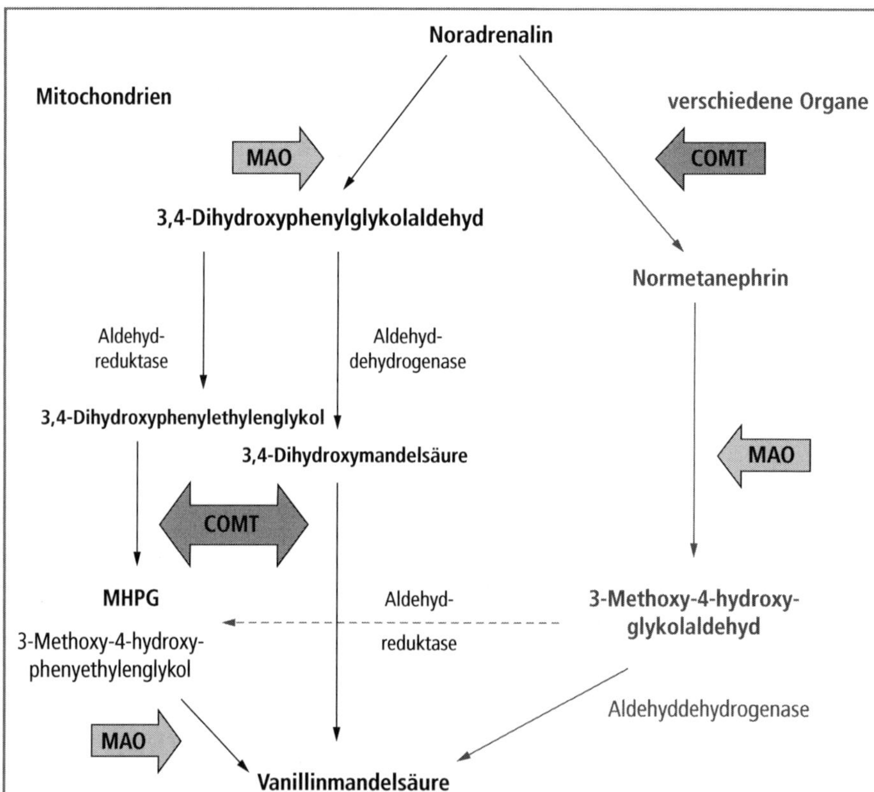

Abb. 2-16 Katabolisierung von Noradrenalin in Mitochondrien und verschiedenen anderen Organen (MAO = Monoaminooxidase; COMT = Catechol-O-Methyltransferase).

Die *Phase I* dient dazu, apolare lipophile Stoffe durch Oxidation, Reduktion und Hydrolyse in polare hydrophile Stoffe umzuwandeln. Die dabei entstehenden Intermediate sind nicht selten giftiger als die Ausgangsstoffe. Man spricht dann von einer Giftung. Die dafür notwendigen Enzyme gehören zu den vielfältigen

Cytochrom-P450-Enzymen, von den auf zwei besonders wichtige, das Cytochrom P450 3A4 (CYP 3A4) und das Cytochrom P450 2D6 (CYP2D6), hingewiesen werden soll. Beide Enzyme sind bei endogenen physiologischen Regulationen, zur Kompensation lipophiler exogener Noxen und für die Verstoffwechslung von Arzneimitteln notwendig. Ihre Funktion wird bei mehr als der Hälfte aller Medikamente benötigt. Die Cytochrome sind selbst Induktoren freier Radikale (Bansal& Kaushal, 2014). Die in den vergangenen 150 Jahren erheblich gewachsene ständige Exposition der Menschen gegenüber lipophilen Chemikalien hat einen erheblichen Detoxifikationsstress ausgelöst.

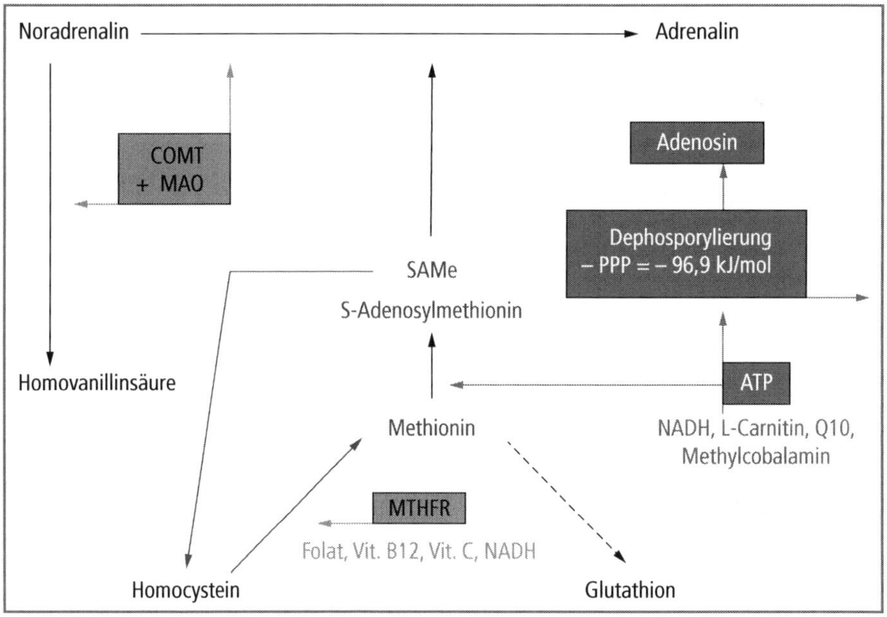

Abb. 2-17 Mikronährstoff- und Energiebedarf der Katabolisierung von Noradrenalin.

In der *Phase II* der Detoxifikation werden die polaren hydrophilen Stoffe konjugiert. Die entscheidenden Mechanismen dafür sind Glukuronidierung, Sulfatierung, Acetylierung, Konjugation an Aminosäuren und die Methylierung (► Abb. 2-18) Es kann in diesem Zusammenhang nur auf eine kleine Auswahl umweltmedizinisch relevanter Enzyme bzw. deren Polymorphismen eingegangen werden. Es konnte gezeigt werden, dass der Polymorphismus der UDP-Glukuronidase des bis heute als unwesentlich eingestuften Morbus Meulengracht mit einem erhöhten Risiko (Odds-Ratio: 8,6) der Entwicklung von Multipler Chemikalien Sensitivität (MCS) verbunden ist (Müller et al., 2008). Das gleiche Enzym wird benötigt, um die bei einem Polymorphismus der Catecholamin-O-Methyltransferase (COMT) entstehenden kanzerogenen Chinone und Semichinonen zu neutralisieren, die bei mangelhafter Kompensation der durch Katecholamine ausgelösten Stressreaktion infolge eines Polymorphismus der COMT entstehen. Bei Pentachlorphenol dient die Glukoronidierung der Detoxifikation des Körpers, während für das Gehirn die Konjugation an Glutathion unter Beteiligung der Glutathion-S-Transferase P1 (GSTP1) der detoxifizierende Weg ist. Xenobiotika können die Enzymaktivität der GSTP1 vermindern und damit die Phase-II-Detoxifikation abschwächen (Seidegard & Ekström, 1997).

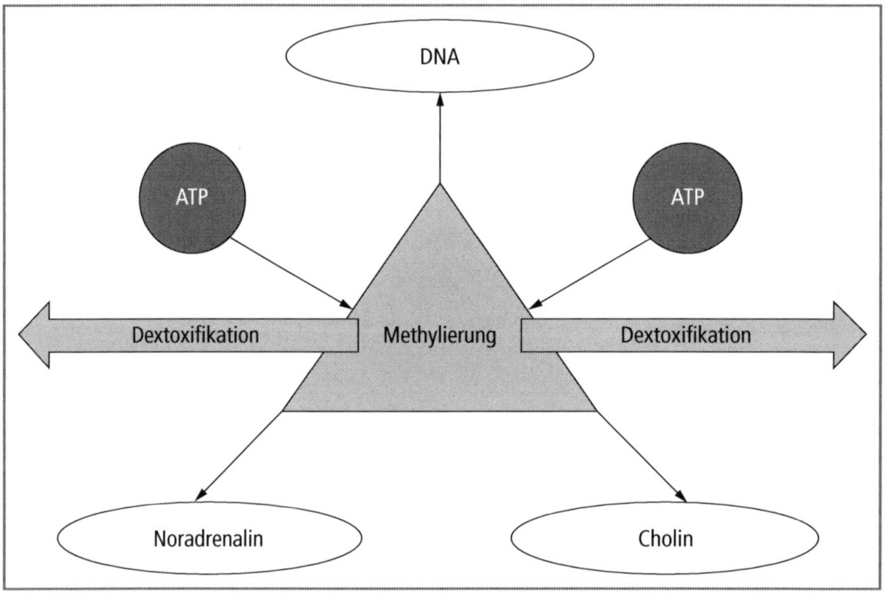

Abb. 2-18 Die starke Beanspruchung der Methylierung führt dazu, dass sie für die Stressregulierung (Noradrenalin), den Parasympathikus (Cholinbildung) und die Methylierung von Genfunktionen nicht immer in ausreichendem Masse zur Verfügung steht.

CYP 2D6

Unter den zahlreichen Enzymen des Cytochrom-P450-Systems ist der Polymorphismus des Cytochrom P450 2D6 Gen (CYP 2D6) besonders hervorzuheben, da es bei der Steuerung von Neurotransmittern, in der Phase-I-Detoxifikation von Schadstoffen, für die Verstoffwechslung, aber auch für die Aktivierung von Arzneimitteln von Bedeutung ist (Fonne-Pfister & Meyer, 1988). Es besteht aus neun Exons und ist auf dem Chromosom 22q13.1 lokalisiert. Bei dem dort kodierten Enzym handelt es sich um ein Polypeptid mit 497 Aminosäuren. Es wird in mehreren Arten zentraler Neuronen exprimiert. Genetische Varianten führen zum Austausch einer oder mehrerer Aminosäuren, wodurch Rasterverschiebungen bei dem Ableseprozess (splicing defects), Amplifikationen oder Deletionen des Gens und/oder Unterbrechungen der Ablesung (stop codons) entstehen können.

Es resultieren vier verschiedene Typen der Enzymaktivität, die als »poor metabolizer« (PM), »intermediate metabolizer« (IM), »extensive metabolizer« (EM) und »ultrarapid metabolizer« (UM) bezeichnet werden. Der UM-Typ mit erheblich geminderter Funktion vieler Arzneimittel kommt in Nordeuropa mit 1–2 % der Bevölkerung selten vor und wird in Westeuropa bei 5,5 % der Menschen angetroffen. Bei Asiaten fehlt dieser Genotyp ganz (Ingelmann-Sundberg, 2004). In der BRD wird von 3,3 Mio. UM-Gentotypen ausgegangen, bei denen mit üblicher Dosierung der gewünschte therapeutische Effekt nicht zu erwarten ist. In der kaukasischen Bevölkerung wird der PM-Typ bei 5–10 % angetroffen. Da CYP 2D6 neben der Detoxifikation lipophiler Noxen und der Metabolisierung von Arzneimitteln auch die Aufgabe hat, die Regeneration von Serotonin aus 5-Methoxytryptamin zu steuern, bedeutet das, dass bei 4–8 Mio. der deutschen Bevölkerung diese Funktionen erheblich eingeschränkt sind bzw. untereinander eine Konkurrenzsituation bei der Verwendung dieses Enzyms vorliegt (Schnakenberg, 2006). Das Enzym ist Substrat bei Antidepressiva, Neuroleptika, Betablockern, Antiarrhythmika und Säureinhibitoren. In zwei Studien wurde eine Häufung psychischer Störungen bei PM-Genotyp beschrieben (Roberts et al., 2004). Wenn ein Medikament gleichzeitig Substrat und Inhibitor von CYP 2D6 ist, können gleiche Schwierigkeiten auch bei dem IM-Typ auftreten. Das Bewusstsein ist allgemein gering, dass ärztliche Therapiemaßnahmen zu einem metabolischen Stress bei der Bewältigung von Umwelteinflüssen führen können, dass Umweltnoxen die Toleranz von Medikamenten senken können und dass beide Einflüsse in der Lage sind, die Regeneration von Serotonin zu behindern.

2.12.3 Oxidativer Stress

Während immunologische Reaktionen Antworten des Immunsystems auf das auslösende Agens sind auf der Basis der individuellen, genetischen und/oder erworbenen Mechanismen, stellt der oxidative Stress eine unspezifische Reaktion mit nützlichem und gefährdendem Potenzial dar. Sauerstoff spielt dabei die zentrale Rolle. Er ist ein essenzielles Element für jegliches Leben auf der Erde und kommt in diatomer (O_2) und triatomer (O_3) Form vor. Er besitzt durch die Fähigkeit zur Aufnahme von Elektronen aus reduzierten Substraten herausragende oxidative Eigenschaften (Bansal & Kaushal, 2014).

Freie Sauerstoffradikale sind starke Oxidanzien. Zu ihnen zählt man Singulet Sauerstoff ($^1O_2$), Superoxid Radikal ($\bullet O_2^-/HO\bullet_2$), Wasserstoffperoxide ($H_2O_2$), Hydroxyl-Radikal (OH•), Peroxyl-Radikale (ROO•) und reaktive Stickstoffspezies (RNS). Physiologische Marker des oxidativen Stresses sind: 8-Hydroxydeoxyguanosin, 8-Nitroguanin, Protein-Karbonyl, induzierbare Stickoxid-Synthase, Nitrotyrosin, Malondialdehyde, F_2-Isoprostane, oxidative Zuckerprodukte, Redox-Ratio von GSH/GSSG, NF-kB, Cyclooxigenase-L, Glutathion-S-Transferase-pi und Häm-Oxigenase I. Quellen des Oxidativen Stresses sind Mitochondrien, zelluläre Oxidasen (NOX), durch Metalle katalysierte Reaktionen, Myeloperoxidase (MPO), NO-Synthasen (NOS), Oxidasen des Endoplasmatischen Retikulums, zytosolische Enzyme und DNA methylierende Enzyme. Nach moderner Sicht ist die Anwesenheit von Sauerstoff nicht mehr erforderlich. Man versteht darunter eine chemische Reaktion, bei der ein Atom, Ion oder Molekül Elektro-

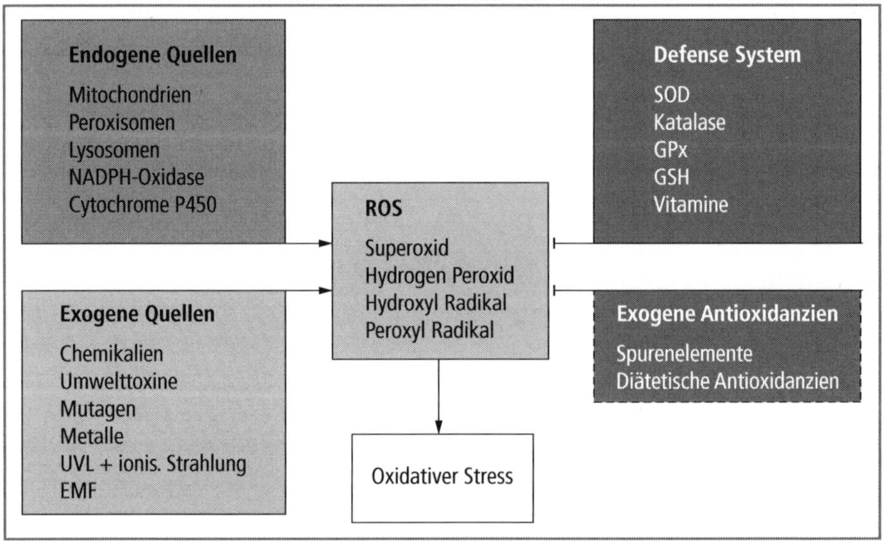

Abb. 2-19 Endogene und exogene Quellen der Entstehung Freier Sauerstoffradikale (ROS) und deren Möglichkeiten der Kompensation (modifiziert nach Bansal, 2014).

nen abgibt. Seine Oxidationszahl wird dadurch erhöht (▶ Abb. 2-19). Der Stoff, der die Elektronen aufnimmt, wird reduziert. Beide Reaktionen sind Teil einer Redoxreaktion.

Freie Radikale werden auch für sinnvolle Aufgaben genutzt. So werden sie beispielsweise in den Lysosomen der Makrophagen gezielt für die lytische Aufgabe benutzt. Sie spielen in der Auseinandersetzung mit Tumoren und Infektionserregern, aber auch mit Umweltnoxen eine wichtige Rolle. Endogene Quellen freier Radikale sind Mitochondrien, Peroxisome, NADPH-Oxidase und Enzyme des Cytochrom-P450-Sytems. Exogene Quellen sind Chemikalien und Toxine, UV- und ionisierende Strahlung sowie Mutagene (▶ Abb. 2-20). Ihre Einwirkung kann von Entzündung begleitet sein. Eigene, noch nicht publizierte Ergebnisse deuten darauf hin, dass dies auch für elektromagnetische Felder zutrifft. Postinflammatorische Gewebsschädigung ist durch die Einwirkung der freien Radikale verursacht.

Über lange Zeit ging man davon aus, dass lokale Entzündungsprozesse nur lokale Bedeutung haben. Inzwischen weiß man, dass auch eine geringfügige lokale Entzündung (silent inflammation) dann systemische Auswirkungen hat, wenn sie chronisch ist. In der Folge kommt es zu Veränderungen des Neurotransmittergefüges, des Cortisol-Haushalts, der gonadalen Funktion (Straub, 2014), des Energiehaushalts (Kuklinski, 2005, 2009), der Endothelfunktion, der Genaktivierung und -inaktivierung sowie der Struktur von Proteinen (Klein et al., 1994). Das primäre therapeutische Ziel ist es nicht, durch den Einsatz von Antioxidanzien den oxidativen Stress zu beenden oder wenigstens zu mindern, sondern durch Identifikation der Ursache diese abzustellen. Dabei ist die interdisziplinäre Zusammenarbeit unverzichtbar. Es wird darüber hinaus künftig eine wichtige Aufgabe sein zu erkennen, wann Oxidation eine protektive Bedeutung hat und seine Beseitigung Risiko erhöht (antioxidant paradox) und nicht mindert (Naviaux, 2012).

2.12.4 Nitrosativer Stress

Obwohl es sich bei Stickstoffmonoxid (NO) strukturell um eine anorganische Verbindung und kein typisches Biomolekül handelt, erfüllt NO die Aufgabe sowohl eines Zytokins als auch eines Neurotransmitters. NO hat einerseits die Funktion, den Blutstrom verstärkt an den Ort des entzündlichen Geschehens zu lenken, um dadurch einen zügigen Transport der benötigten Substrate zu ermöglichen (Nathan, 1992). Andererseits hat es die Aufgabe, intrazelluläre Pathogene direkt zu schädigen (Roitt et al., 2001). Dabei ist die Entstehung des sehr reaktiven freien Radikals Peroxinitrit ($ONOO^-$) infolge der Reaktion von NO mit Superoxid ($OO^{\bullet -}$) zunächst von Vorteil, da $ONOO^-$ die Aktivierung des Nukleären Faktors-kappa-beta (NF-kB) bedingt, wodurch der entzündliche Prozess beschleunigt wird (Pall, 2007; Maes et al., 2007). Sowohl proinflammatorische Zytokine als auch NO können die Aktivität der Stickstoffmonoxid-Synthase (iNOS) induzieren (Pall, 2007; Hill et al., 2010). Dies kann auch in neurogenem Gewebe durch Aktivierung der neurogenen Stickstoffmonoxid-Synthase (nNOS) und bzw. an Endothelien durch Bildung der endothelialen Stickstoffmonoxid-Synthase (eNOS) der Fall sein (Pall, 2007; Hill et al., 2010), mit Auswirkungen auf die NMDA-Rezeptoren für Glutamat (Pall, 2002).

Solange der Prozess von kurzer Dauer ist, überwiegt der Vorteil der NO/

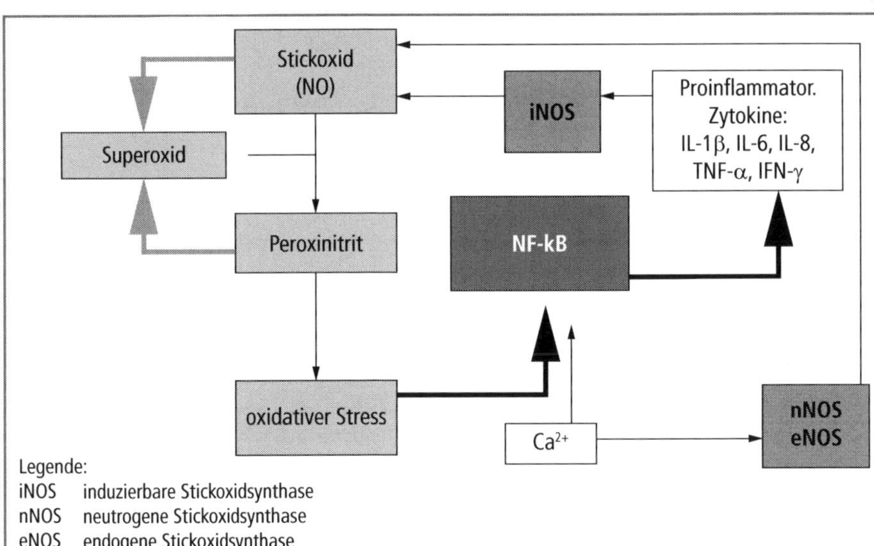

Abb. 2-20 Interaktion von nitrosativem und oxidativem Stress bei der Unterhaltung chronischer Inflammation (Vicious Cycle nach Pall, 2007).

$ONOO^-$-Kaskade gegenüber dem Nachteil. Die Situation ändert sich immer dann, wenn entzündliche Prozesse chronisch werden, wie es bei der chronischen Einwirkung von Xenobiotika im privaten und beruflichen Umfeld, der Verwendung alloplastischer Materialien oder bei chronisch verlaufenden Infektionen die Regel und nicht die Ausnahme ist. Oxidativer und insbesondere nitrosativer Stress wurden auch im Zusammenhang mit Chronischem Erschöpfungssyndrom (CFS), Multipler Chemikalien Sensitivität u. a. beschrieben (Pall & Satterlee, 2001; Kennedy et al., 2005).

2.12.5 Strukturelle Modifikationen

Membranen

Lipide und Proteine sind die entscheidenden strukturellen Elemente des Aufbaus von Membranen. In deutlich geringerem Umfang findet man Glykoproteine und Glykolipide. Kohlenhydrate werden strukturell nicht verwendet. Bei den Lipiden unterscheidet man Glycerophospholipide (Phosphatidylethanolamin/Cephalin, Phosphatidylcholin/Lecithin, Diphosphoglycerol/Cardiolipin, Phosphatidylserin, Phosphatidylinositol), die aus Ceramid (Sphingosin) bestehenden Sphingophospholipide (Sphingomyelin, Cerebroside, Ganglioside) und das Steroid Cholesterin, ein relativ kleines Molekül. Die Aufgabe der Proteine ist, den Stoffaustausch und die Kommunikation zu gewährleisten. Sie bilden zudem wasserlösliche Enzyme, die man als extrinsische Proteine zusammenfasst. Proteolipide und Glykoproteine werden als intrinsische Proteine zusammengefasst. Sie können nur durch organische Lösemittel und Detergenzien gelöst werden (Devlin, 2002; Rassow, 2008).

Die Membranarchitektur besteht aus einer Schicht hydrophiler polarer Köpfe mit einem hydrophoben Schwanz. Diesen Aufbau bezeichnet man als amphiphile oder auch amphipathische Struktur. In wässriger Lösung wenden sich die hydrophilen Köpfe dem Wasser zu, während der hydrophobe Schwanz sich zu einer inneren Struktur einrollt. Liegt eine einfache Lipidschicht (Monolayer) vor, wird von einer Mizelle gesprochen. Die Ausbildung einer doppelten Lipidschicht wird als Bilayer bezeichnet (Müller, 2016).

Cholesterin lagert sich zwischen die langkettigen Fettsäuren und trägt dadurch entscheidend zu den Fluiditätseigenschaften der Lipidmembranen bei. Der Lipidanteil und Cholesterin sind gegenüber Oxidation anfällig. Aus diesem Grund sind zum Schutz vor Oxidation insbesondere Ubichinon und Vitamin E integriert (Littaru, 1994). Das Muster von Lipiden und Proteinen ist in den einzelnen Membranen verschieden. Während beispielsweise der Anteil von Lipiden im Myelin mit 70 % hoch und der der Proteine mit 30 % niedrig ist, findet man an der inneren Membran der Mitochondrien ein umgekehrtes Verhältnis. Bereits diese Strukturunterschiede konditionieren die unterschiedliche Lokalisierung der schädigenden Wirkung lipophiler und hydrophiler Schadstoffe auf Membranen (Devlin, 2002; Rassow, 2008).

Potenziale von Membranen

Glycerophospholipide und Sphingomyeline erzeugen eine spezifische elektrische Ladung an Membranoberflächen und intravasal. Im Gefäß ist dies ein wichtiger Faktor, den physiologischen Blutstrom zu gewährleisten (Roitt et al., 2001). Die Elekronegativität der Endotheloberfläche verhindert das Haften der partikulären Inhalte des Bluts und garantiert durch die Unterstützung des Gefäßwandtonus die Strömungsgeschwindigkeit. Unter allen Glycerophospholipiden erzeugt Cardiolipin die höchste Elektronegativität (Devlin, 2002). Die Bildung von Antikörpern gegen Cardiolipin, wie es beispielsweise beim Antiphospholipidsyndrom der Fall ist, reduziert immer die Elektronegativität, sodass alleine schon deshalb das Thromboserisiko steigt. Chronische unphysiologische Metallbelastung, durch Expositionen im Beruf, medizinische Inkorporation oder durch Nahrung, ist mit einer erhöhten Rate der Bildung von Autoantikörpern verbunden (Frank & Bieger, 1997; Pelletier & Druet, 1995).

Cholesterin – ein besonderes Molekül

Bei Cholesterin handelt es sich um einen Alkohol, sodass der Terminus Cholesterol im anglo-amerikanischen Schrifttum präziser ist. Es ist ein relativ kleines Molekül und kommt in allen Membranen außer der inneren Mitochondrienmembran vor. Dort wird es durch Cardiolipin ersetzt. Wie wichtig Cholesterin für die Biosynthese ist, kann man daran erkennen, dass pro synthetisiertem Molekül aus sechs aktiven Isopreneinheiten 18 Moleküle Actyl-Coenzym A (Acethyl-CoA) verbraucht werden. Diese stehen dem Energiehaushalt nicht mehr zur Verfügung. Durch die oxidative Phosphorylierung im Zitratzyklus könnten daraus 180 Moleküle Adenosintriphosphat (ATP) gewonnen werden (Rassow, 2008). Neben seiner strukturellen und funktionellen Aufgabe in Membranen dient Cholesterin zur Biosynthese von Steroidhormonen, Vitamin D und Gallensäuren. Viele Zellen können Cholesterin bilden. Der größte Anteil entsteht in der Leber. Nur ein geringer Teil (10 – 20 %) wird mit der Nahrung aufgenommen. Die gegenwärtigen Therapiekonzepte setzen also am unwichtigsten Punkt des Cholesterinstoffwechsels an (Devlin, 2002; Littaru, 1994).

Wegen der Oxidationsanfälligkeit wird Cholesterin in der Blutbahn in sphärischen Liposomen transportiert. Dadurch wird die der Oxidation besonders ausgesetzte Oberfläche verkleinert. In den Liposomen ist es als Cholesterin und Cholesterinester zusammen mit Lipoproteinen sehr geringer Dichte (VLDL), geringer Dichte (LDL) und hoher Dichte (HDL) mit einem geringen Anteil an Triglyzeriden gespeichert. Die Oberfläche besteht aus schützenden Phospholipiden, die amphipathisch angeordnet sind. Außerdem sind Antioxidanzien, insbesondere Ubichinon und Vitamin E, als Oxidationsschutz enthalten. Voraussetzung ist, dass Antioxidazien im Organismus genügend zur Verfügung stehen und nicht zum Schutz vor chemischen und physikalischen Umwelteinflüssen verbraucht worden sind. Die Oxidation der LDL zu Malondialdehyd-LDL gilt als ein Faktor erhöhten atherogenen Risikos. Das oxidierte LDL wird von den Rezeptoren nicht erkannt und von Makrophagen aufgenommen (Littaru, 1994).

Oxidation von Lipiden und Proteinen

Die Entstehung reaktiver Sauerstoffspezies (Reactive Oxygen Species = ROS) und anderer Freier Radikale im Organismus ist ein physiologischer Vorgang, der nicht per se pathologisch ist. Entscheidend ist, ob Freie Radikale durch Radikalfänger im erforderlichen Maß kompensiert werden können. Ein Radikal strebt danach, unvollständig aufgefüllte Elektronenorbitale mit Elektronen zu vervollständigen, die durch Kollision mit anderen Molekülen freigesetzt werden. Die Reaktion beginnt bei den Membran-Phospholipiden durch Wasserstoffentzug durch die Einwirkung eines Hydroxylradikals. Sie setzt sich fort durch die Bildung konjugierter Diene, über ein Peroxyl-Radikal, Hydroperoxid, Alkoxyl-Radikal hin zu Malonaldehyd (MDA), das als Markersubstanz der Lipidperoxidation gemessen werden kann. Die in der Natur nicht nennenswert, seit Einführung der Chlorchemie inzwischen ubiquitär vorkommenden lipophilen Schadstoffe spielen infolge der Steigerung der Bildung von ROS eine entscheidende Rolle für die Schädigung der Lipide von Membranen. Ein weiterer wichtiger Faktor ist, dass Chemikalien wie polychlorierte Biphenyle (PCB), Dioxine, Furane, Bisphenol A u. a. strukturell starke Übereinstimmung mit den antioxidativen Substanzen Ubichinon und Vitamin E haben. Die Chemikalien verdrängen diese aus den Lipiden, sodass der Oxidationsschutz erheblich gemindert wird. Die Effekte der gesteigerten Bildung von ROS und Hemmung des Oxidationsschutzes verstärken die schädigende Wirkung erheblich. Die Denaturierung der Membranlipide ist seit Jahrzehnten ein entscheidendes, aber nicht beachtetes Problem und Folge von strukturellem und funktionellem Stress durch Umwelteinflüsse.

Proteine können generell und verbreitet oder lokal und selektiv oxidativ verändert werden. Letztere Proteinoxidation ist die häufiger vorkommende und bedeutsamere. Dieser Effekt tritt dann ein, wenn ROS lokalisiert gebildet werden und hierdurch Strukturveränderungen der Proteine hervorgerufen werden, die zu Denaturierung, Aggregation oder Zerfall führen. Grundsätzlich ist kein Aminosäurerest von solchen Veränderungen ausgeschlossen. Cystein, Methionin, Phenylalanin, Tryptophan und Tyrosin sind allerdings häufiger betroffen. Damit sind die für die Neurotransmitterbildung notwendigen Aminosäuren besonders oft involviert. Chemikalien, unphysiologische Metalle, Strahlen und elektromagnetische Felder kommen hierfür in Betracht.

In einem Review (Naviaux, 2012) wird die verstärkte Bildung von ROS nicht als Grund von Erkrankung, sondern als deren Folge dargestellt. Metabolische Schäden der Zellen werden als initialer Mechanismus dargestellt. Die Oxidation von Oberflächenstrukturen führt demnach zu schützenden strukturellen Veränderungen, die ein Abschotten der Zelle und anderer Strukturen gegenüber schädigenden Einflüssen erlauben (oxidative shielding). Der Mechanismus dient entwicklungsgeschichtlich dazu, die Zellen gegenüber infektiösem Agens undurchlässiger zu machen. Der Autor empfiehlt, nicht den Weg einer antioxidativen Therapie zu wählen, sondern diejenigen metabolischen Einwirkungen zu behandeln, die Ursachen sind. Allerdings kommt neben den Infektionen auch hier eine Vielzahl von Umwelteinflüssen als Verursacher in Betracht. Ob dann das Ziel der Abschottung noch erreicht werden kann, darf bezweifelt werden. So brechen lipophile Stoffe das Membrangefüge auf und machen es durchlässig für hydrophile Xenobiotika, die einen raschen Schädigungseffekt entwickeln können. Ein Beispiel einer solchen Effektkaskade waren die in Lösemitteln gelösten Holzschutzmittel mit ihren lipophilen Schadstoffverunreinigungen. Die in der Umweltmedizin als Therapievoraussetzung erkannte Expositionsminimierung behält ihre grundlegende Bedeutung für alle weiteren therapeutischen Schritte auch unter dem Blick des »oxidative shielding«.

Beeinträchtigung der Mitochondrienfunktion

Die Funktion der Mitochondrien wird durch viele alltäglich vorkommende Noxen bzw. durch die von ihnen ausgelösten Effekte beeinträchtigt. Der nicht mehr kompensierbaren hohen Bildung von ROS kommt dabei eine Schlüsselrolle zu. Sie können unmittelbare strukturelle Veränderungen der Membranen der Mitochondrien, insbesondere der inneren Membran, bis hin zu Schäden der Ribosomen und der DNA auslösen. ROS aktivieren die induzierbare Stickoxidsynthase (iNOS) und erhöhen die Bildung von Stickoxid ($NO^{\bullet}$), das mit Superoxid ($O^{\bullet-}$) Peroxinitrit ($ONOO^{-}$) bildet. Letzteres aktiviert über NF-kB die immunologische inflammatorische Reaktion und steigert die weitere Bildung von ROS. Ein Circulus vitiosus kommt so in Gang. Der Mangan-Superoxiddismutase 2 (Mn-SOD2) kommt eine protektive Aufgabe gegenüber diesen Effekten zu. Ist ihre Aktivität infolge eines Polymorphismus dieses Enzyms gemindert, wird das Mitochondrium zu einem Generator von $O^{\bullet-}$ und damit zu einem Generator der eigenen Schädigung (Pall, 2007; Kuklinski, 2005, 2009). Der Wildtyp (T/T) kommt bei ca. 20 % der kaukasischen Bevölkerung vor. 50 % haben eine heterozygot (C/T) geminderte Aktivität des Enzyms, bei über 25 % ist sie homozygot (C/C) gemindert. Eine relevante Leistungsminderung ist bei homozygot verändertem Gen allgemein akzeptiert, für den heterozygoten Polymorphismus wird es widersprüchlich beurteilt. Die NO-Bildung wird durch eine Schädigung der Mitochondrien gesteigert, wodurch die Übergangsmetalle des Citratzyklus und der Atmungskette gehemmt werden. Kurzfristig ist dies eine sinnvolle Aktivitätsbegrenzung. Tritt dieser Effekt infolge chronischer Schadstoffeinwirkung oder langfristiger Medikamenteneinnahme auf, ist die Senkung von ATP mit chronischer Erschöpfung verbunden (Myhill et al., 2009).

Da die durch Katecholamine gesteuerte Stressregulation durch S-Adenosylmethionin ATP-abhängig ist (Rassow, 2008), sinkt die Fähigkeit Stress zu regulieren zu einer Zeit, in der eine effektive Stresskontrolle besonders notwendig ist. Eine optimale Mitochondrienfunktion ist wesentliche Voraussetzung der durch Noradrenalin/Adrenalin gesteuerten Stressachse (Müller, 2013). Für die aktuelle Eskalation von Burnout in dem Zeitraum 2004 bis 2011 in der BRD um mehr als das 11-Fache bei AOK-Versicherten spielt dieser Sachverhalt eine entscheidende Rolle.

Die Lebensweise der heutigen Zeit gewährt den Mitochondrien keine ausreichende Regenerationszeit für das verbrauchte ATP. In Verbindung mit der besonders in Stressreaktionen mangelhaften Versorgung mit Mikronährstoffen und dem immer bedeutsameren Defizit der Atmungskette an Ubichinon infolge polypragmatischem Arzneimittelgebrauch (Littaru, 1994) führt dieser ständige Verbrauch an Energie schließlich zu einer Erschöpfung der neuroendokrinen Stressachse und mündet letztendlich in dem, was inzwischen als Burnout in aller Munde ist. Die Stresssituationen, in denen sich diese Problematik klinisch manifestiert, sind nur selten der Grund des Problems, sondern der Moment, in dem sich die mangelhafte Kompensationsfähigkeit erstmals bemerkbar macht. In diesen Fällen sind psychotherapeutische Therapieansätze weder präventiv noch kurativ. Der Organismus verliert infolge der funktionellen Schädigung von Mitochondrien die Fähigkeit, Stress rasch zu regulieren und die Regelkreise des Neuroendokrinoimmunsystems (NEIS) zu ökonomisieren. Da bei der akuten Stressreaktion Bildung von Serotonin abnimmt, kommt es neben der energetischen Erschöpfung wegen des ATP-Defizits auch häufig zur Manifestation depressiver Symptomatik, die in diesen Fällen somatische Gründe hat. Dieser Effekt wird im Fall chronischer Inflammation durch die Bildung von NF-kB, IFN-γ, IL-1β und TNF-α verstärkt. Dadurch wird die Aktivität der Indolamin-2,3-Dioxygenase (IDO) gesteigert, sodass aus L-Tryptophan in viel größerem Maß Kynurenin statt Serotonin gebildet wird. Es resultiert eine somatisch bedingte Depression.

Endotheliale Dysfunktion

Der endothelialen Dysfunktion liegt eine Störung aller Funktionsbereiche des Endothels zugrunde. Zu ihnen gehören: Regulierung des Gefäßtonus, der Gefäßpermeabilität von immunologischen Interaktionen mit den physiologischen und unphysiologischen Inhalten des Gefäßes, der Modulation von Adhäsion an den Endothelien und der Beeinflussung der Thrombozytenaggregation. Als wichtigster Modulator dieser Regulierungsvorgänge hat sich NO herausgestellt, das u. a. die Gefäße erweitert, die Leukozytenadhäsion und Plättchenaggregation hemmt und die Proliferation von Muskelzellen mindert (Roitt et al., 2001).

Bereits vor einem Jahrzehnt wurde in einer Übersichtsarbeit die Atherosklerose als ein lokaler inflammatorischer Prozess beschrieben, der von einer systemischen Antwort begleitet wird (Koenig, 2003). Schon zu diesem Zeitpunkt wurde auf die Bedeutung der proinflammatorischen Zytokine Interleukin 1-β (IL-1) und Tumornekrosefaktor-α (TNF-α), die Stimulation der Akute-Phase-Proteine durch Interleukin-6 (IL-6) und die Expression von Hitzeschockproteinen (HSP) und Zelladhäsionsmolekülen (ICAM, VCAM-1, E-Selectin) hingewiesen. Als Risikofaktoren wurden Rauchen, Übergewicht und Typ-2-Diabetes erkannt.

Die Bedeutung der Einwirkung von Umweltfaktoren für die Auslösung dieser immunologischen Mechanismen wird nicht angemessen beachtet. Dabei konnte nachgewiesen werden, dass chronische Exposition gegenüber nicht physiologisch vorkommenden Metallen in nicht toxischen Konzentrationen, wie sie beispielsweise aus dentalen Zahnfüllungen freigesetzt werden, die Expression von Zelladhäsionsmolekülen und damit den Beginn der Atherosklerose in Gang setzen kann. Dieser Prozess kann ebenso durch anderweitigen Metallgebrauch in der Medizin (Clips, Stents, Endoprothesen, Herzschrittmacher, Zahnimplantate und Zahnspangen) ausgelöst werden. Obgleich keine epidemiologischen Daten vorliegen, muss angesichts der durch medizinische Anwendung oftmals dauerhaft verursachten, am Arbeitsplatz und durch sonstige Umwelteinflüsse außerdem intermittierend bedingten unerwünschten Einbringung von Metallen und Metalllegierungen davon ausgegangen werden, dass die chronische resorptive Metallbelastung aus diesen Quellen der häufigste Verursacher kardiovaskulärer Komplikationen ist. Die guten Effekte einer Chelattherapie bei Hypertonikern wird hierdurch erklärt.

Adenosintriphosphat (ATP)

Adenosintriphosphat (ATP) wurde 1929 von Biochemiker Karl Lohmann entdeckt (Lohmann, 1929). Es ist ein energiereiches Substrat des Nukleosids Adenosin und Triphosphat. Alle Lebewesen nutzen ATP für Energie verbrauchende metabolische Prozesse. Die Energiebereitstellung erfolgt durch enzymatische hydrolytische Spaltung. Im ersten Schritt entsteht aus ATP zu Adenosindiphosphat (ADP), im zweiten Adenosinmonophosphat (AMP). Bei jedem Schritt der Phosphatabspaltung werden 32,3 kJ/mol, ingesamt 64,6 kJ/mol Energie freigesetzt, die der Arbeitsleistung der Zellen zur Verfügung stehen. Aus AMP und ADP regeneriert die Zelle ATP, in geringerem Maße durch Substratkettenphosphorylierung durch Glykolyse und in überwiegendem Maß im Citratzyklus und der Atmungskette der Mitochondrien durch Elekronentransportphosphorylierung (oxidative Phophorylierung) zur Aktivierung des Enzymkomplex der aus mindestens 17 Aminosäureketten bestehenden ATP-Synthase (Rassow, 2008).

Zahlreiche Umweltschadstoffe können die Atmungskette unmittelbar funktionell und/oder strukturell beeinträchtigen oder den nur von der Mutter stammenden haploiden Gencode der Mitochondrien dauerhaft schädigen. Dies geschieht besonders dann, wenn die schützende Funktion der Superoxiddismutase 2 (SOD2) genetisch vermindert leistungsfähig oder funktionell überlastet ist, wie es insbesondere bei chronischer Belastung mit Schwermetallen (z. B. Hg aus Amalgam und anderen Quellen) der Fall ist.

Der vermehrte Anfall von Stickoxiden und deren Reaktion mit Superoxid spielt eine entscheidende Rolle. Neben dem Abfall von ATP kommt es zu einem pathologisch erhöhten Lactat/Pyruvat-Quotienten. Der durch den geringen ATP-Vorrat bedingte Leistungsverlust, die damit verbundene schnelle Ermüdbarkeit und langsame Erholungsfähigkeit werden in der Regel als Depression diagnostiziert. Die Situation spitzt sich bei solchen Personen besonders schnell zu, die eine genetische Minderung der Enzymleistung von COMT besitzen: Die dadurch erhöhte und verlängerte Wirkung von Noradrenalin steigert den unnötigen Energieverbrauch erheblich. Dieser kann durch verstärkte Produktion von S-Adenosylmethionin (SAMe) wenigstens zum Teil gebremst werden, das für die Metabolisierung des Noradrenalin zu Adrenalin benötigt wird. Da auch für die

Produktion von SAMe ATP benötigt wird, unterbleibt dieser metabolische Schritt, der die Problematik begrenzen könnte. Das klinische Bild ist geprägt durch Erschöpfung, Müdigkeit, schlechte und langsame Erholungsfähigkeit gepaart mit innerer Unruhe und Angetriebenheit bis hin zur Rastlosigkeit. Die Patienten klagen zu Recht über »Luftnot« oder »Sauerstoffnot«. Obwohl sie nicht von »Atemnot« sprechen, ist diese Symptomatik in der Regel der Anlass zu nicht zielführender pulmonologischer Diagnostik. Da die üblichen Parameter wie Vitalkapazität und Sauerstoffsättigung des Bluts unauffällig sind und eine Obstruktion nicht nachweisbar ist, führt dies fast immer zu einer psychogenen Einschätzung der Symptomatik.

Rezeptorfunktion

Systematische Untersuchungen der Funktionsbeeinträchtigung von Rezeptoren liegen bislang nicht vor. In einer Monografie über die Pathogenese des Morbus Parkinson hat man sich mit der Interaktion mit Umweltschadstoffen befasst und einige Chemikalien als Umweltstressoren des dopaminergen Systems erkannt (Storch & Collins, 2000).

Die Einflüsse der Umwelt auf die Synthese und die Bioverfügbarkeit von Neurotransmittern, Zytokinen und Hormonen haben in der jüngeren Vergangenheit mehr Beachtung gefunden. Der Untersuchung der funktionellen Störung von Rezeptoren durch Umwelteinwirkungen wird jedoch nur geringe Aufmerksamkeit geschenkt. Am Beispiel der Schädigung dopaminerger D_2-Rezeptoren durch Noxen wurde die klinische Bedeutung solcher Auswirkungen untersucht. Es wurde die Dichte dieses Rezeptors in den Basalganglien bei 213 Personen bestimmt, die langjähriger Exposition gegenüber Quecksilber, Formaldehyd, Lösemitteln, Pentachlorphenol und Pestiziden ausgesetzt und in der Folge erkrankt waren. Die Ergebnisse wurden mit der Dichte der funktionstüchtigen Rezeptoren von zehn gesunden Kontrollpersonen verglichen. Die Dichte der Rezeptoren wurde durch Single-Photon-Emission-Computed-Tomography (SPECT) mit 185 MBq ^{123}Iodobenzamid (IBZM) bestimmt, das eine Bindungsaffinität für die postsynaptische Membran dieses Rezeptors besitzt. Bei den erkrankten Personen war die Dichte dieser Rezeptoren und damit ihre Funktion gegenüber den Kontrollen signifikant vermindert (Labouvie & Müller, 1990; Müller, 2016).

2.12.6 Funktionelle Modifikationen

Immunfunktion

Lange Zeit ging man davon aus, dass die von Coombs und Gell beschriebenen klassischen vier Allergietypen (Typ I, II, III, IV) die einzige Form pathologischer Immunreaktionen auf Umweltnoxen darstellen. Später wurde die granulomatöse Intoleranzreaktion als Typ-V-Allergie ergänzt. Da die Typ-I-Allergie (Soforttyp-Allergie; IgE vermittelte Allergie) und die Typ-IV- und Typ-V-Allergie (Spättyp-Allergie; T-Zell-vermittelte Allergie) durch Allergietestungen zu untersuchen sind, beschränkt man sich diagnostisch in der Regel auf Formen der Unverträglichkeitsreaktionen. Erst in jüngster Zeit wurde die Bedeutung der unspezifischen entzündlichen Immunreaktion bzw. der Verlust der Immuntoleranz als wesentliche Mechanismen erkannt (Straub, 2014).

Bereits 2001 war in einem Lehrbuch der Immunologie darauf hingewiesen worden, dass die Suszeptibilität von Immunzellen gegenüber intrazellulären Pathogenen in Anwesenheit von Interferon-γ (IFN-γ) erheblich gesteigert wird: »*IFN-γ makes cells abnormally susceptible to intracellular pathogenes*« (Roitt et al., 2001). Die gleichzeitige Einwirkung lipophiler (Dioxine, Furane, PCB) und hydrophiler Schadstoffe (z. B. wasserlösliche Lösemittel) begünstigt das intrazelluläre Vordringen erheblich. Dieser Sachverhalt erklärt, warum anders als bei allergischen Erkrankungen die Spezifität der Auslösung von Beschwerden bei diesen Reaktionen fehlt. Chemisch unterschiedliche Stoffe können bei der gleichen Person gleiche Symptome auch in niedrigen, ehemals tolerierten Dosen auslösen. Dies entspricht der Definition der Multiplen Chemikalien Sensitivität, wie es in den Kriterien von Cullen (1992) und des Center of Disease Control (CDC) (Twombly, 1994) auch gefordert wird.

Inflammation

Die Bedeutung der Inflammation konnte bei Patienten mit Multipler Chemikalien-Sensitivität (MCS) nachgewiesen werden. Die leichte Penetration von Noxen in den Intrazellulärraum durch Exposition gegenüber Kombinationen von lipophilen und hydrophilen Schadstoffen, wie sie alltäglich vorkommen, wurde beschrieben (Müller, 2014). Die IFN-γ-Expression ist ähnlich dem IL-17 den lymphozytären Entzündungen zugeordnet und aktiviert T-Helferzellen 1 (TH1-Zellen). Regulativ sind u. a. Interleukin-4 (IL-4) und Interleukin-10 (IL-10) bedeutsam. Die gesteigerte Proliferation der Lymphozyten wird durch Interleukin-2 (IL-2) geregelt. Bei der myelomonozytären Entzündung spielen die organspezifischen Makrophagen die zentrale Rolle, die sich aus den Monozyten des Bluts entwickeln. Tumornekrosefaktor (TNF), Interleukin-1 (IL-1), IL-6 und IL-8 sind dabei die dominierenden Zytokine. Die Aktivierung von B- und Mastzellen ist in der Regel mit TH_2-Zellen verbunden. Klinisch resultieren Typ-I-Allergien, Pseudoallergien, Mastzellenerkrankungen und Histaminintoleranzen. Histamin, Leukotriene, Tumor Growth Factor-β (TGF-β) und Serotonin sind wichtige Zytokine und Mediatoren (Baehr, 2016). Das TH_2-Zell-System wird durch Stress bei starker Katecholaminexpression besonders angeregt (Schauenstein et al., 2006).

Das Immunsystem bedient sich bevorzugt einer einfachen immunologischen Strategie, diejenige zu wählen, welche für die zu lösende Aufgabe die besten Voraussetzungen bietet. Die entwicklungsgeschichtlich kurze Einwirkungszeit von Umweltnoxen lässt gar nicht erwarten, dass neue immunologische Mechanismen entwickelt worden sind. Das Immunsystem verwendet die seit Langem erfolgreichen Strategien für neue Aufgaben an. Ein wesentlicher Unterschied besteht allerdings: Es fehlen den nicht infektiösen Umweltnoxen die Lipopolysaccharide und andere Strukturen von Membranen, sodass die Fieberreaktion fehlt und die Stärke der Inflammation geringer und in der Regel primär chronisch ausfällt. Konventionelle Diagnostik deckt solche Zusammenhänge nicht auf. Man findet allerdings durch aufwändigere Diagnostik eine Erhöhung proinflammatorischer Zytokine und Mediatoren, die als »*silent oder smouldering inflammation*« bezeichnet werden (Straub, 2014).

Immunsystem und serotonerges System

Das in den Raphe-Kernen (Nucleus raphe dorsalis) des Hirnstamms lokalisierte zentrale Serotonin-System gehört phylogenetisch und ontogenetisch zu den ältesten neuromodulatorischen Systemen. Serotonin wird aus der essenziellen Aminosäure L-Tryptophan metabolisiert. Der erste Schritt der Metabolisierung wird durch Tryptophan-Hydroxylase geregelt. Unter Verbrauch von Folsäure, Umwandlung von Tetrahydrobiopterin zu Dihydrobiopterin und Abspaltung von Wasser (H_2O) entsteht 5-Hydroxytryptophan (5-HTP), das in Anwesenheit von Vitamin B_6 durch DOPA-Decarboxylase zu 5-Hydroxytryptamin (5-HT, Serotonin) umgewandelt wird. Dabei wird Kohlendioxid (CO_2) freigesetzt. Bei Abnahme der Lichtintensität wird aus Serotonin in zwei Schritten durch eine N-Acetyl-Transferase (NAT) und Hydroxyindol-O-Methyltransferase (HIOMT) Melatonin gebildet, das den Tag-Nacht-Rhythmus steuert, als biologische Uhr funktioniert und zudem ein stark wirksames physiologisches Antioxidanz ist.

Chronische entzündliche Prozesse, die mit einer erhöhten Expression der proinflammatorischen Zytokine IFN-γ und/oder TNF verbunden sind, können erhebliche Auswirkungen auf den Serotonin-Stoffwechsel haben. Die chronische Inflammation kann vielfältige Ursachen haben wie chronisch persistierende oder rezidivierend reaktivierte Infekte (Chlamydien, Mykoplasmen, Yersinien, Borrelien, EBV, Coxsackie-Virus, Campylobacter, Helicobacter u. a), entzündliche Intoleranzreaktionen auf alltägliche, nicht zu meidende Umweltschadstoffe (chlorierte oder polycyclische Kohlenwasserstoffe, Pestizide, Phthalate, Lösemittel, Harze, Formaldehyd, Flammschutzmittel, Schwermetalle u. a. m.), mechanisch ausgelöste Entzündungsprozesse (z. B. spinale Enge, Atlasaffektionen) oder Autoimmunerkrankungen. Auch spezifische systemische T-Zell-vermittelte Typ-IV-Allergien ([Dental-]Metalle, Nahrungsmittel, Umweltchemikalien) können Verursacher sein, da es neben der erhöhten Expression von Interleukin 2 (IL-2) auch dabei zu einer erhöhten Expression von IFN-γ kommen kann. Der pharmakologische Gebrauch beider Zytokine kann als Komplikation Depression auslösen (Maes & Müller, 2007; Müller, 2010; Dantzer et al., 2017).

Die chronische Präsenz proinflammatorischer Zytokine IFN-γ und TNF aktiviert die Indolamin-2,3-dioxygenase (IDO), wodurch über 90 % des vorhandenen L-Tryptophan (L-TRP) u. a. zu L-Kynurenin (L-KYN) metabolisiert wird. Letzteres wird zur Regulation des entzündlichen Prozesses benötigt. In der Regel ist die Aktivierung der IDO mit der Induktion der Stickoxid-Synthetase (iNOS) verbunden, die zu einer Verstärkung der Stickoxidbildung (NO) beiträgt und nitrosativen Stess durch die Bildung des sehr starken Oxidanz Peroxinitrit erzeugt.

Dieser Mechanismus verstärkt die Expression proinflammatorischer Zytokine zusätzlich und trägt zur Chronifizierung der Inflammation bei (Kuklinski, 2009; Pall, 2007). Durch die beständige Verwendung von L-TRP für die Metabolisierung von L-KYN kommt es zur erheblichen Minderung der Metabolisierung von Serotonin und es entwickelt sich eine der Inflammation assoziierte depressive Symptomatik, die nicht Ursache der Beschwerden, sondern Folge der entzündlichen Erkrankung ist. Die gegenwärtig übliche Verordnung von SSRI ist in einer solchen Situation ohne wesentlichen kausalen therapeutischen Effekt und erhöht in der Regel unnötig das Maß der Komplikationen. Die Klärung der Ursache der Inflammation und deren Beseitigung ist bei solchen Patienten der entscheidende therapeutische Schritt und Voraussetzung aller weiterer Maßnahmen.

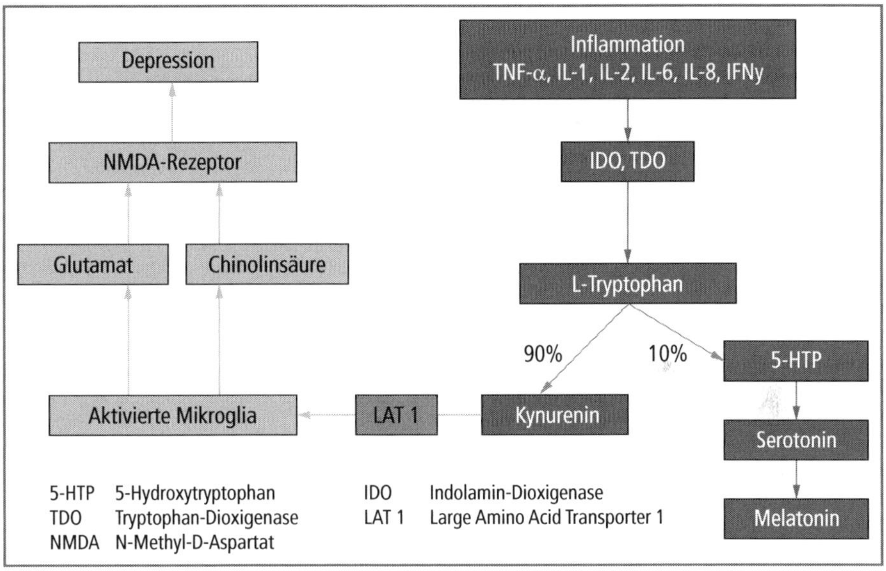

Abb. 2-21 Durch Inflammation ausgelöste Reduktion der Serotoninbildung und Anstieg der Synthese von Kynurenin. Über LAT1 wird die Mikroglia entzündlich aktiviert und unter Beteiligung von Glutamat, Chinolinsäure und Aktivierung des NMDA-Rezeptor depressionstypische Verhaltensweisen befördert (LAT1 = Large neutral Amino acid Transporter1).

Serotoninrezeptoren

Das serotonerge System steht in Wechselwirkung mit anderen neuromodulatorischen Systemen und dem Immunsystem. Bisher konnten 15 Serotonin-Rezeptoren identifiziert werde, deren funktionelle Unterschiede nur zum Teil geklärt sind. So werden die 5-HT_1A- und die 5-HT1D-Rezeptoren sowohl prä- als auch postsynaptisch angetroffen. Hingegen findet man 5-HT_2-Rezeptoren nur postsynaptisch und unterteilt sie funktionell in 5-HT_2A- und 5-HT_2C-Rezeptoren (Jacobs & Azmitia, 1992).

Inwieweit die Funktion von Serotoninrezeptoren durch Umwelteinflüsse beeinträchtigt werden kann, ist bislang nicht untersucht. Grundsätzlich gilt, dass Membran- und Rezeptorsysteme große strukturelle Übereinstimmungen aufweisen, sodass es überraschend wäre, wenn die beschriebenen Effekte auf andere Rezeptorarten nicht in ähnlicher Weise auftreten können, insbesondere dann, wenn es sich um Rezeptoren handelt, die ebenfalls im Hirnstamm lokalisiert sind. So wurde nachgewiesen, dass chlorierte Kohlenwasserstoffe (CKW), Formaldehyd und Quecksilber bei chronischer Einwirkung auf die Basalganglien eine Schädigung und Reduktion der Dopamin D_2-Rezeptoren verursachen (Müller, 2016).

Klinisch ist dies u. a. mit einer Minderung des prozeduralen Gedächtnisses und einer Störung der Feinmotorik und der Koordination verbunden. Die Beeinträchtigung der Koordination ist besonders in Dunkelheit ausgeprägt. Japanische Forscher haben bei Schizophrenie eine Minderung des Dopamin D_1-Rezeptors im Frontalhirn nachweisen können. Die als Hintergrundbelastung der Bevölkerung unverständlicherweise akzeptierte chronische Exposition gegenüber Chemikalien wie Dioxinen, Furanen, polychlorierten Biphenylen (PCB), Bisphenol-A u. a. m. stellen langfristig ein besonderes Risiko für die Membran- und Rezeptorfunktion dar, da sie strukturell wichtigen Membranbausteinen ähnlich sind und darüber die als Oxidationsschutz in Membranen enthaltenen Ubichinone und Tocopherole verbrauchen und verdrängen. Dieser Effekt wurde in den letzten Jahrzehnten noch durch eine Ernährungsweise verstärkt, bei der die Kohlenhydrate überrepräsentiert waren (40 – 60 % der Tageskalorien), während die lipophilen Membranbausteine in der Kost kaum mehr berücksichtigt wurden (< 7 %).

Serotonintransporter (SERT)

Es handelt sich um ein integrales Membranprotein, das in die Familie der Noradrenalin- (NA), Dopmamin- (DA) und SERT-Monoamin-Transporter gehört. Es transportiert Serotonin Natrium-abhängig aus dem synaptischen Spalt in das präsynaptische Neuron und ist Teil der Na-abhängigen Transporter Familie. Mit dem Transport durch SERT wird die Wirkung von Serotonin beendet. Störungen des SERT wurden assoziiert gefunden bei Depressionen, Alkoholismus, Bluthochdruck und sozialen Phobien. Das Gen, das SERT kodiert, ist auf Chromosom 17 bei 17q11.1 – q12 lokalisiert. Bisher wurden mehr als 50 Phänotypen identifiziert, die durch Variationen der Länge des SERT-Gens, einzelne Nukleotid Polymorphismen (single nucleotid polymorphisms, SNP) sowie Tandem-Wiederholungen in verschiedenen Exonen bedingt sind. Bei homozygoten Trägern der K-Variante des Serotonin-Transporter-Promotor-Gens ist das Risiko, an Depression zu erkranken, erhöht (Cervilla et al., 2007).

Medikamente, die die Bindungsfähigkeit von Serotonin an den Transporter vermindern können, werden als Serotonin-Wiederaufnahmehemmer (selective serotonin reuptake inhibitors, SSRI) bezeichnet. Diese Substanzen verlängern hierdurch die Wirkung des Serotonins. Obwohl depressive Symptome aufgrund heterogener Mechanismen entstehen, ist die Verwendung der nur auf diesen Effekt abzielenden Arzneimittel gegenwärtig der entscheidende und fast ausschließlich gewählte Weg der pharmakologischen Therapie. Trizyklische Antidepressiva haben dagegen an Bedeutung verloren. Die SSRI gehören in den zivilisierten Ländern zu den weltweit am meisten, allerdings unkritisch verordneten Medikamenten.

Daneben spielt die Genetik der verstoffwechselnden Enzyme eine besondere Rolle: > 50 pharmakologische Substanzen werden von CYP2D6 verstoffwechselt, für 20 – 25 % aller bekannten Medikamente ist es das entscheidende Enzym und bei fast 50 % aller Medikamente beteiligt (Ingelmann-Sundberg, 2004), zu denen viele Antidepressiva, Neuroleptika, Betablocker, Antiarrhythmika, Säureinhibitoren u. a. m. gehören. Das bedeutet auch, dass die Einnahme solcher Medikamente immer die Enzymleistung für die Regeneration des Serotonins aus 5-Methoxytryptamin mindert, was besonders Personen betrifft, die PM (poor metabolizer) sind. Bei gleichzeitigem Gebrauch von Pharmaka, die Substrat und Inhibitoren von CYP2D6 sind, können beim IM-Genotyp (intermediate metabolizer) gleiche Komplikationen auftreten wie beim PM-Genotyp. Andererseits besteht bei dem Genotyp UM (ultrarapid metabolizer) bei vielen Arzneien das Problem, dass erforderliche Wirkstoffkonzentrationen wegen der zu schnellen Verstoffwechslung nicht erreicht werden. Codein kann eher unerwünschte Nebenwirkungen hervorrufen, da es rascher zu Morphin metabolisiert wird.

2.12.7 Katecholamine und das Sympathische Nervensystem (SNS)

Die Lebensweise hat sich innerhalb der vergangenen 150 Jahre wesentlich geändert. Geschwindigkeit, Variabilität und Komplexität von Ereignissen haben neue Dimensionen bekommen. Die Zunahme dieser Größen kann durch die HHN-Achse nur unbefriedigend gelöst werden. Die Aktivierung der Katecholamine (KA; Dopamin, Noradrenalin, Adrenalin) und des Sympathischen Nervensystems erfüllt diese Funktion außerordentlich gut und erlaubt schnelles Handeln und die Erfassung komplexer Sachverhalte sowie das Entwickeln von Lösungen in kürzester Zeit. Der Körper gerät in einen Alarmzustand und entwickelt höchste Wachsamkeit und Handlungsbereitschaft.

Die Kontrolle der Aktivierung der Katecholamine, insbesondere des Noradrenalins (NA), ist mit hohem Energieverbrauch verbunden, sodass diese Reaktion ursprünglich als Notsituation nur für den kurzzeitigen Gebrauch gedacht war. Die Interaktion des Sympathischen Nervensystems (SNS) mit den KA dient ursprünglich der unmittelbaren Chancenbewertung und anschließenden strategischen Entscheidung einer Handlung, die das Überleben garantieren soll, und wird deshalb auch als »fight-or-flight«-Reaktion bezeichnet. Es gibt Hinweise, dass die ständige Präsenz von NA, wie sie beispielsweise bei einer reduzierten Aktivität der Catechol-O-Methyltransferase (COMT) immer gegeben ist, das soziale Verhalten beeinflusst, die genetische und epigenetische Vulnerabilität sowie die Empfindlichkeit gegenüber Umwelteinflüssen erhöht (Morilak et al., 2005).

Die Katecholamine sind die Neurotransmitter des Sympathischen Nervensystems und haben zentrale und periphere Effekte. Sie können innerhalb von Sekunden massiv freigesetzt werden und sind die Hormone der akuten Stressreaktion und Stressanpassung. Es handelt sich dabei um Reaktionen, die zur besonderen Steigerung und Verbesserung physiologischer Leistungen beitragen und entwicklungsgeschichtlich überlebensnotwendig waren. Katecholamine bestehen aus einer Katechol- (dehydriertes Benzol) und einer Aminogruppe. Ihre Biosynthese beginnt mit L-Phenylalanin, das mit der Nahrung aufgenommen wird. Durch enzymatische Wirkung der Phenylalaninhydroxylase wird unter Verbrauch Tetrahydrobiopterin, Folsäure und Sauerstoff L-Tyrosin gebildet. Tyroxinhydroxylase regelt in Anwesenheit von Calciumcitrat die Bildung von Dihydroxyphenylalanin (L-DOPA). Dieser Schritt ist ebenso wie der nächste irreversibel, in dem L-DOPA durch DOPA-Decarboxylase unter Verbrauch von Pyridoxalphosphat (Vitamin B_6) zu 3,4-Dihydroxyphenylethanolamin (Dopamin) umgewandelt und CO_2 freigesetzt wird. In Nerven, deren Neurotransmitter DA ist, bricht die Metabolisierung an dieser Stelle ab. Ansonsten wird durch Dopamin-β-hydroxylase (DBH) und oxidiertes Vitamin C NA erzeugt. Der letzte Schritt zum Adrenalin wird durch Phenylethanolamin-N-Methytransferase (PNM) katalysiert. Dafür wird das unter hohem ATP-Verbrauch erzeugte S-Adenosylmethionin (SAMe), Pyridoxalphosphat und Vitamin B_{12} benötigt.

Jüngere Untersuchungen haben gezeigt, dass sowohl das unspezifische als auch das spezifische Immunsystem durch Katecholamine beeinflusst werden (Elenkov, 2000). So besitzen B-Lymphozyten, T-Lymphozyten, Natürliche Killerzellen (NKZ), dendritische Zellen und Makrophagen Rezeptoren für DA, NA und AD. Darüber hinaus wurde gezeigt, dass Lymphozyten selbst DA und NA synthetisieren und freisetzen können (Mignini et al., 2003), sodass Katecholamine neben ihrer Funktion als Neurotransmitter auch Regulatoren der Immunfunktion sind.

Dopaminerges System

Tierexperimentelle Untersuchungen sprechen für eine Bedeutung des dopaminergen Systems für Motivation und Verhaltensverstärkung. Man unterscheidet nigrostriatale, tuberoinfundibuläre und mesokortikolimbische dopaminerge Neurone. Die Funktion des dopaminergen Systems wird mit einem Belohnsystem (Reward-System) in Verbindung gebracht. Es wurden allerdings auch Hinweise auf eine dopaminerge Dysfunktion bei depressiven Erkrankungen und Panikstörungen gefunden (Pichot et al., 2001; Pichot et al., 2004). Auch wurde eine Verbindung zu Dopamin-Rezeptoren durch deren Untersuchung durch Single Photon Emission Computed Tomographie (SPECT) mit Jodobenzamid gesehen (Ebert & Lammers, 1997). Reduktion der D_1-Rezeptoren wurden von anderen Autoren (Seeman, 2006) mit Schizophrenie, der D_2-Rezeptoren mit Störungen des prozeduralen Gedächtnisses, der Koordination und der Feinabstimmung der Motorik (Müller, 2000) in Verbindung gebracht. In dieser Studie wurde nachgewiesen, dass Pestizide, Quecksilber und Formaldehyd eine Reduktion der Dopamin-D_2-Rezeptoren verursachen können.

Da unter einer Therapie mit Neuroleptika Depression und Anhedonie beobachtet werden können, wird die Annahme einer Beteiligung des dopaminergen Systems an der Depression unterstrichen. Zwar werden günstige Effekte des dopaminergen Systems auf die psychomotorische Hemmung beschrieben, die stimmungsaufhellende Wirksamkeit ist allerdings weniger gut belegt. Sowohl dopaminerge als auch noradrenerge Neurotransmission werden durch Amphetamin und Methylphenidat gesteigert. Der euphorisierende Effekt scheint durch die dopaminerge Wirkung verursacht zu sein, da diese durch Blockade der Dopamin-Rezeptoren, nicht aber der Noradrenalin-Rezeptoren gehemmt werden kann.

Noradrenerges System

Noradrenalin (NA) hat die stärkste aktivierende Wirkung auf das ZNS und wird im Locus coeruleus sowie in noradrenergen Sympathikus-Neuronen freigesetzt. NA hat Wirkung auf

- die zentralen und und medialen Amygdalae,
- den lateralen Kern der Stria terminalis,
- den Präfrontalen Kortex.

Die Bedeutung des noradrenergen Systems für die depressive Symptomatik ist widersprüchlich. Das früher bei der Behandlung des Bluthochdrucks eingesetzte Reserpin verursacht eine Entleerung der noradrenergen Speicher, geht allerdings häufig mit der Entwicklung depressiver Symptomatik einher. Da auch Noradrenalin-Wiederaufnahmehemmer wie Reboxetin einen antidepressiven Effekt ausüben, ging man davon aus, dass ein Mangel an Noradrenalin Depression, sein Überschuss Manie verursacht. Möglich ist allerdings, dass ein ausreichender Spiegel an Noradrenalin eine aus anderen Gründen bestehende depressive Symptomatik überdecken kann (Müller, 2019). Dies könnte auch der Grund sein, warum durch Hemmung der Tyrosinhydroxylase durch alpha-Methylparatyrosin eine transiente depressive Symptomatik ausgelöst werden kann.

Katecholamine senken die Produktion des serotonergen Systems. Einige Untersucher fanden entsprechend bei depressiven Patienten eine Erhöhung von Noradrenalin. Es gibt Hinweise darauf, dass dies nur bei Patienten zutrifft, die eine genetisch geminderte Enzymleistung der Catechol-O-Methyltransferase (COMT) aufweisen. In der frühen Phase der depressiven Symptomatik kann es zu manischen Phasen oder Attacken von Angst und Panik kommen. Bei fortgeschrittener Erkrankung kommt es auch bei diesen Patienten zunächst zu einer scheinbaren Normalisierung, später zu einer pathologischen Minderung von Noradrenalin. Hierdurch wird sowohl die körperliche als auch die geistige Leistungsfähigkeit erheblich gemindert. Dieser Effekt wird häufig durch eine Minderung der mitochondrialen Funktion verstärkt, bedingt durch Minderproduktion von ATP.

Adrenerges System

Die Ausschüttung von Adrenalin wird durch den Nervus splanchnicus des Nervus sympathicus gesteuert. Es wirkt mit gleicher Affinität auf die adrenergen α_1-,

α_2-, β_1-, und β_2-Rezeptoren. Die Halbwertszeit beträgt bei normaler Funktion der COMT nur zwei Minuten. Im Blut zirkulierendes Adrenalin überwindet die Blut-Hirn-Schranke nicht. Inwieweit die durch Umweltchemikalien häufig geschädigte Blut-Hirn-Schranke für Adrenalin durchlässig wird und hierdurch periphere Stressreaktionen sich auf das ZNS auswirken können, ist bislang nicht untersucht.

Catechol-O-Methyltransferase (COMT) und UDP-Glukuronosyltransferase 1A1 (UGT1A1)

1958 wurde erstmals die Enzym-gesteuerte Katabolisierung der Katecholamine beschrieben (Axelrod & Tomchick, 1958) und das für die O-Methylierung zuständige Enzym Catechol-O-Methyltransferase (COMT) dargestellt und charakterisiert. Es kommt als wasserlösliches S-COMT (S = soluble) im Zytoplasme und an Membranen gebunden als MB-COMT (MB = membrane bound) vor (Mannistö & Kaakala, 1999). Beide Formen werden durch das gleiche Gen codiert, das auf dem Chromosom 22q11.2 lokalisiert ist. Die Genexpression wird durch zwei Promotoren auf Exxon 3 kontrolliert. Es existiert eine längere und eine kürzere Transkriptionsform. Die Längere dominiert im ZNS. COMT ist im Zusammenwirken mit Monoaminooxidase (MAO) für die Katabolisierung von L-DOPA zu Vanillinmilchsäure, von Dopamin zu Homovanillinsäure und für Noradrenalin und Adrenalin zu Vanillinmandelsäure erforderlich.

Bei der Untersuchung genetischer Varianten ist der Genotyp Val158Met von Interesse. Die homozygote Variante Val/Val ist mit einer hohen Enzymaktivität verbunden. Sie ist reduziert bei der Variante Val/Met und deutlich gesenkt beim Genotyp Met/Met. Mit der geminderten Aktivität des Enzyms ist eine verlangsamte Katabolisierung der Katecholamine verbunden, die einem Phänotyp zugeordnet werden kann (Goodman et al., 2002). Vom Körperbau sind es schlanke, mitunter hagere Menschen, die große Mengen verzehren können, ohne Gewichtsprobleme zu entwickeln. Frauen werden häufig zu Unrecht einer Anorexia nervosa verdächtigt. Die Hyperthyreose stellt die wesentliche Differenzialdiagnose dar. Sie besitzen überdurchschnittliches körperliches und geistiges Leistungsvermögen, große Ausdauer, gute Fähigkeit komplexe Sachverhalte zu begreifen und zu erledigen, Agilität bis hin zu Unruhe, Hektik und Rastlosigkeit, Angst und Panik können auftreten. Sie haben keinen Zugang zur Kontemplation und Meditation, was auch therapeutisch nicht erwartet werden sollte, und erholen sich nur durch körperliche Aktivität. Bei Frauen dominiert verbale Aggressivität, die bei den Männern, verstärkt durch Testosteron, auch in körperliche Aggressivität münden kann. Bei sportlichen Wettkämpfen sind sie schlechte Verlierer (Müller, 2010). Der unentwegte Überschuss an Noradrenalin bedingt einen immer pathologisch erhöhten Noradrenalin-Adrenalin-Quotienten von meist > 6,0. Eine katecholaminabhängige Depression tritt erst zutage, wenn die Katecholaminproduktion sich zu erschöpfen beginnt. Diese Erschöpfung wird verstärkt, wenn die ATP-Produktion sinkt und das zur Kompensation benötigte SAMe nicht mehr zur Verfügung steht (Bermann et al., 1999).

Frauen erreichen die Menarche zumeist erst um das vierzehnte Lebensjahr oder später und leiden oft an Dysmenorrhoen. Sie metabolisieren verstärkt Katecholöstrogene, die ihrerseits auch als Stresshormone funktionieren und ebenfalls durch Methylierung katabolisiert werden müssen. Weiter entstehen im Organismus verstärkt Chinone aus Semichinonen, die kanzerogenes Potenzial besitzen. Diese werden durch Glukuronidierung detoxifiziert, die durch die UDP-Glukuronosyltransferase 1A1 (UGT1A1) geregelt wird. Bei Patienten mit dem relativ häufig vorkommenden Morbus Meulengracht ist die Enzymaktivität ebenso gemindert wie beim Crigler Najjar Syndrom Typ I und II. Bei diesen Patientinnen tritt das klinische Bild in der Regel verstärkt auf. Da eine Reihe von Umweltchemikalien wie einfache Phenole, Hydrokarbone, Chlorogensäure, Anthrachinone, Dibenzdioxine und -furane ebenfalls hierdurch katabolisiert werden, verstärkt die Exposition gegenüber diesen das Grundproblem (Müller & Schnakenberg, 2008).

2.12.8 Hereditäre Fruktoseintoleranz und Fruktosemalabsorption

Die hereditäre Fruktoseintoleranz ist durch einen angeborenen Mangel an Fruktose-1-Phophat-Aldolase (Aldolase B) verursacht. Mit einer Prävalenz von 1 : 130 000 kommt sie selten vor. Bei diesen Personen wird die langsam wirkende Aldolase A exprimiert, sodass bei regelmäßiger Fruktosezufuhr von Fruktose und Fruktose-1-Phosphat akkumulieren. Es entwickeln sich Leberschäden und Tubulusdefekte der Nieren. Fruktose-1-Phosphat hemmt die Fruktose-1,6-Biphosphatase sowie die Aldolase A, was zu einer Reduktion der Glykolyse und Glukoneogenese mit dem Risiko von Hypoglykämien führt (Choi et al., 2003).

Für die Entwicklung depressiver Symptomatik ist die davon zu unterscheidende Fruktosemalabsorption von größerer Bedeutung. Es handelt sich um eine Stoffwechselstörung, die mit einer gestörten Resorption des Monosaccharids Fruktose einhergeht. Hierdurch fällt im Dickdarm vermehrt Fruktose an und wird dort von Darmbakterien zu kurzkettigen Fettsäuren, Kohlendioxid und Wasserstoff metabolisiert. Bei 30 – 50 % der Patienten führt dies zu Tenesmen, Meteorismus und Diarrhöen. Es kommt klinisch häufig zu Colon irritabile, Depression, Folsäure- und Zinkmangel sowie bakteriellen Fehlbesiedlungen des Darms mit häufig begleitender chronischer Stimulation des Darm-assoziierten Immunsystems.

Da die Fruktosemalabsorption mit einer gestörten Resorption von Tryptophan einhergeht, entspricht die daraus resultierende Depression einem typischen Serotoninmangelsymptom. Die Tryptophanspiegel im Serum sind bei diesen Patienten signifikant erniedrigt und primärer Grund des Serotoninmangels. Unklar ist bisher, ob die chronische Inflammation des Darms mit Freisetzung proinflammatorischer Zytokine durch Aktivierung der IDO und verstärkter Bildung von Kynurenin zusätzlich eine pathogene Rolle spielen. Bisher unveröffentlichte Ergebnisse deuten darauf hin, dass das Risko T-Zell-vermittelter Nahrungsmittelallergien mit erhöhter Expression von IL-2 und IFN-γ steigt. Hierdurch würde der zuvor beschriebene Mechanismus nochmals verstärkt (Ledochowski et al., 1999; Ledochowski et al., 2000).

Umweltnoxen, Schwermetalle, alloplastische Materialien und Partikel haben in der modernen Zeit eine zunehmende Bedeutung als Auslöser von Inflammation und nitrosativem Stress sowie als Modulatoren der neuroendokrinen Funktion und Verursacher von funktionellen und strukturellen Schäden der Mitochondrien entwickelt. Sie sind zweifelsohne zusätzliche oder in vielen Fällen alleinige Stressoren des Individuums, welches sich nur mithilfe archaischer immunologischer Methoden, häufig allein mittels chronischer Inflammation dagegen wehren kann. Die klinische Umweltmedizin hat vor diesem Hintergrund eine bedeutende Aufgabe erhalten.

Literatur

Axelrod J, Tomchick R (1958). Enzymatic O-methylation of epinephrine and other catechols. J Biol Chem 233:702–705.

Bansal M, Kaushal N (2014). Oxidarive Stress, Mechanisms and their Modulation. Springer India, New Delhi.

Bermann RM, Narasimhan M, Miller HL, Anand A, Cappiello A, Oren DA, Heninger GR, Charney DS (1999). Transient depressive relapse induced by catecholamine depletion: potential phenotypic vulnerability marker? Arch Gen Psychiatry 56:395–473.

Besodovski HO, del Ray Adriana (2006). Zytokine des Gehirns sind Integrationsfaktoren des neuroendokrinen Netzwerks. In: Straub RH (Hrsg). Lehrbuch der klinischen Pathophysiologie komplexer chronischer Krankheiten. Vandenhoeck & Ruprecht, Göttingen.

Cervilla JA, Molina E, Rivera M, Torres-Gonzalez F, Bellon JA, Moreno B, Luna JD, Lorente JA, Mayoral F, King M, Nazareth I, the PREDICT Study Core Group and Gutierez B (2007). The risk for depression conferred by stressful life events is modified by variation at the serotonin-transporter 5 HTTLPR genotype: evidence from Spanish PREDICT-Gene cohort. Mol Psychiatry; 12:748–755.

Choi YK, Johlin Jr FC, Summers RW, Jackson M, Rao SSC (2003). Fructose Intolerance: An Under-Recognized Problem. Am J Gastroenterol 6:1348–1353.

Colborn T, vom Saal FS, Soto AM (1993). Developmental effects of endocrine disrupting chemicals in wildlife and humans. EnvironHealth Persp 101 (5): 375–84.

Cullen MR (1992). Multiple chemical sensitivities. In: Last JM, Wallace RB (eds). Public Health and Preventive Medicine. Appleton & Lange, Norwalk, S. 459–89.

Dantzer R, O'Connor JC, Lawson MA, Kelley KW (2011). Inflammation-associated depression: From serotonin to kynurenine. Psychoneuroendocrinology; 36:426–436.

Devlin TM (2002). Biological Membranes: Structure and Membrane Transport. In: Devlin TM (Ed). Textbook of Biochemistry. 5th Ed. Wiley-Liss; 493–534.

Dörner G (1973). Zur Bedeutung prä- oder postnataler Regelung neuroendokriner Systeme. Endokrinologie 61:107–124.

Dörner G (1974). Environment Dependent Brain Differntiation and Neuroendocrine Functions. In: Schwab DF, Schade JP (eds). Progress in Brain Researche 4:221–237.

Dörner G (1980). Die Ontogenese des neuroendokrinen Systems als kinetischer Prozess. Nova Acta Leopoldina N. F. 51; 237:279–291.

Dörner G (1988). Neuroendocrinology and neuroendocrine Prophylaxis. Neuroendocr Lett 10:1–4.

Ebert D, Lammers CH (1997). Das zentrale dopaminerge System und die Depression. Nervenarzt; 68:545–555.

Elenkov IJ, Wilder RL, Chrousos GP, Vizi ES (2000). The sympatic nerve – an integrative interface between two supersystems: the brain and the immune system. Pharmacol Rev 52:595–638.

Fonne-Pfister R, Meyer UA (1988). Xenobiotic and endobiotic inhibitors of cytochrome P-450dbl

function, the target of the debrisoquine/sparteine type polymorphism. Biochem Pharmacol; 37:3829 – 3835.
Frank I, Bieger WP (1997). Autoimmunität bei Patienten mit zellulärer Sensibilisierung gegenüber Dentalmetallen. Immun Inf; 2:70 – 76.
Goodman JE, Jensen LT, He P, Yager JD (2002). Characterization of human soluble high and low activity Catechol-O-Methyltransferase catalyzed catechol estrogen methylation. Pharmacogenetics; 12(7):517 – 528.
Hänninen O, Knol A (2011). European Perspectives on Environmental Burden of Diseases. National Institute for Health and Welfare, Helsinki, Finland.
Hill HU, Huber W, Müller KE (2010). Multiple Chemikalien Sensitivität. Shaker Verlag, Aachen.
Ingelman-Sundberg M (2004). Genetic polymorphisms of cytochrome P450 2D6 (CYP2D6). clinical consequences, evolutionary aspects and functional diversity. Pharmacogenomics J; 5:6 – 13.
Jacobs BL, Azmitia EC (1992). Structure and function of the brain serotonin system. Physiol Reviews; 72:165 – 229.
Kennedy G, Spence VA, McLaren M, Hill A, Underwood C, Belch JJF (2005). Oxidative stress levels are raised in chronic fatigue syndrome and are associated with clinical symptoms. Free Radical Biology & Medicine; 39:584 – 9.
Klein CL, Nieder P, Wagner M, Köhler H, Bittinger F, Kirkpatrick CJ (1994). The role of metal corrosion in inflammatory processes: Induction of adhesion molecules by heavy metal ions. J Mat Sci; 5:798 – 807.
Kuklinski B (2005). Zur Praxisrelevanz von nitrosativem Stress. umg; 18(2): 95 – 105.
Kuklinski B (2009). SOD2-Polymorphismus, mitochondriale Zytopathie und nitrosativer Stress. OM & Ernährung; 129:2 – 12.
Kunis G, Baruch K, Rosenzweig N, Kertser A, Miller O, Berkutzki T, Schwartz M (2013). IFN-γ-dependent activation of the brain's choroid plexus for CNS immune surveillance and repair. Brain; 136:3427 – 3440.
Labouvie S, Müller KE (1990). Dopamin D2-Rezeptoren bei Parkinson-Syndrom toxischer Genese. Nuklearmedizin; 38:A80.
Landrigan P, Fuller R, Nereus JR et al. (2017). The Lancet Commission. http://dx.doi.org/10.1016/S0140-6736(17)32345-0
Larkin N (1990). Parkinson's disease researche moves on briskly. Lancet; 353:566.
Ledochowski M, Widner B, Fuchs D (1999). Fructose malabsorption and the decrease of serum tryptophan concentration. In: Huether G, Kochen W, Simat TJ, Steinhart H (eds) ISTRY '98 Proceedings: Tryptophan, Serotonin, Melatonin – Basic Aspects of Applications. Plenum Press, New York, London.
Ledochowski M, Fuchs D, Widner B (2000). Fruktosemalabsorption. J Ernährungsmed 3:10 – 14.
Littaru GP (1994). Energy and defence. Casa Editrice Scientifica Internationale, Rom.
Lohmann K (1929). Über die Pyrophosphatfraktion im Muskel. Naturwissenschaften 17 (31):624 – 625.
Maes M, Brosmans E, Suy E, Vandervorst C, Dejonckheere C, Raus J (1991). Depression-related disturbances in mitogen-induced lymphocyte responses and interleukin-1 beta and soluble interleukin-2 receptor production. Acta Psychiatr Scand; 84:379 – 386.
Männistö PT, Kaakola S (1999). Catechol-O-Methyltransferase (COMT). Biochemistry, Melecular Biology, Pharmacology, and Clinical Efficacy of the New Selective COMT Inhibitors. Pharmacol Rev 51(4): 593 – 622.Marquardt H, Schäfer SG (1997). Lehrbuch der Toxikologie. Spectrum Akademischer Verlag, Heidelberg.
Mignini F, Streccioni V, Amenta F (2003). Autonomic innervations of immune organs and neuroimmune modulation. Auton Autacoid Pharmacol; 23:1 – 25.
Miura K, Naganuma S, Imura N (1995). Mercury Toxicity. In: Goyer RA, Cherian MG (eds) Toxikology of Metals. New York; Thieme; 163 – 187.

Morilak DA, Barrera G, Echevarria DJ, Garcia AS, Hernandez A, Ma S, Petre CO (2005). Role of brain norepinephrine in the behavioral response to stress. Prog Neuro-Psychopharmacol & Biol Psych; 29:1214 – 1224.

Müller KE (2000). Toxisches Parkinson-Syndrom nach Pentachlorphenoexposition. ZfU; 8 (4):225 – 227.

Müller KE (2010). Depression bei umweltmedizinischen Erkrankungen. Umwelt-Medizin-Gesellschaft 23:294 – 308.

Müller KE (2013). Stressregulation und Mitochondrienfunktion. Zs f Orthomol Med; 1:1 – 6.

Müller KE (2014). Schädigung von Strukturen und Funktionen der Membranen durch Umwelteinflüsse. Zs f Orthomol Med; 12:10 – 15.

Müller KE (2016). Einfluss von Umweltnoxen auf das ZNS. Schädigung dopaminerger D_2-Rezeptoren. Zs f Orthomol Med; 1:17 – 22.

Müller KE, Schnakenberg E (2008). Die Bedeutung der Glukuronidierung bei umweltmedizinischen Erkrankungen am Beispiel der UDP-Glukuronosyltransferase 1A1. Umwelt medizin gesellschaft; 21:295 – 300.

Müller KE et al. (2008). Die Bedeutung der Glukuronidierung bei umweltmedizinischen Erkrankungen am Beispiel der UDP-Glukuronosyltransferase 1A1 (UGT1A1). umwelt medizin gesellschaft; 21(4):295 – 300.

Myhill S, Booth NE, McLaren-Howard J (2009). Chronic fatigue syndrome and mitochondrial dysfunction. Int J Clin Exp Med; 21 – 16.

Nathan C (1992). Nitric oxide as a secretory product of mammalian cells. FASEB J; 6:3051.3064.

Naviaux RK (2012). Oxidative shielding or oxidative stress? J Phamacol Exp Ther; 342(3): 608 – 616.

Oberfeld G et al. (2015). EUROPAEM EMF-Guideline 2015 for prevention, diagnosis and treatment of EMF-related health problems and illnesses. Rev Environ Health; 30(4):337 – 371.

Pall M (2002). NMDA sensitization and stimulation by peroxinitrite, nitric oxide, and organic solvents as the mechanism of chemical sensitivity in multiple chemical sensitivity. FASEB; 16:1407 – 1417.

Pall M (2007). Explaining »Unexplained Illnesses«. Harrington Park Press, New York, S. 28 – 38.

Pall M, Satterlee JD (2001). Elevated nitric oxide/peroxynitrite mechanisms for common etiology of multiple chemical sensitivity, chronic fatigue syndrome, and posttraumatic stress disorder. Ann NY Acad Sci; 933:323 – 329.

Pelletier L, Druet P (1995). Immunology of Metals. In: Goyer RA, Cherian MG: Toxicology of Metals. Springer, S. 163 – 180.

Pichot W, Reggers J, Pinto E, Hansenne M, Fuchs S, Pirard S, Ansseau M (2001). Reduced dopaminergic activity in depressed suicides. Psychoneuroendocrinology; 26:331 – 335.

Pichot W, Ansseau M, Moreno AG, Hansenne M, von Frenckell R (2004). Dopaminergic function in panic disorder: comparison with major and minor depression. Biol Psychatr; 32:10004 – 1011.

Rassow J (2008). Aufbau biologischer Membranen. Funktion biologischer Membranen. In: Rassow J et al.: Biochemie. 2. Aufl. Duale Reihe. Thieme Verlag, Stuttgart, S. 331 – 351.

Roberts RL, Luty SE, Mulder RT, Joyce PR, Kennedy MA (2004). Association between cytochrome P450 2D6 genotype and harm avoidance. Am J Med Part; 127B:90 – 93.

Roitt, Brostoff J, Roth D, Male D (2001). Immunology, 6th Ed. Mosby Edinburgh; 47 – 64.

Romero ML, Butler LK (2007). Endocrinology of Stress. Int J Comp Psychol; 20: 89 – 95.

Schauenstein K et al. (2006). Regulation von Immunfunktionen durch Katecholamine. In: Straub R (Hrg). Lehrbuch der klinischen Pathophysiologie komplexer chronischer Erkrankungen. Bd. 1, Vandenhoeck&Ruprecht, S. 91 – 102.

Schedlowski M (1994). Streß, Hormone und zelluläre Immunfunktion. Spektrum, Akademischer Verlag, Heidelberg, Berlin, Oxford.

Seeman P (2006). Targeting the dopamine D_2 receptor in schizophrenia. Expert Opin Ther Targets; 10:515 – 31.

Seidegård J, Ekström G (1997). The Role of Human Glutathion Transferases and Epoxid Hydrolases in the Metabolism of Xenobiotics. Enviro Health Persp; 105, Suppl. 4:791 – 798.
Selye H (1976). Stress in Health and Disease. Butterworth, Boston, London.
Storch A, Collins M (2000). Neurotoxic Factors in Parkinson's Disease andRelated Disorders Kluwer Academic/Plenum Publishers, New York.
Straub RH (2014). Systemic disease sequelae in chronic inflammatory diseases and chronic psychological stress: comparison and pathophysiological nodel. Ann NY Acad Sci; 1318:7 – 17.

2.13 Stress und Multisystemerkrankungen (MSE)

Ein Zusammenhang zwischen biologischer Stressreaktionen und dem Auftreten von Multisystemerkrankungen ist in der Vergangenheit durch zahlreiche Befunde erhärtet worden. Die häufigsten Multisystemerkrankungen sind entzündlicher Genese mit Beteiligung mehrerer Organsysteme (Pall, 2009; Müller, 2014):

- **Primäre chronische Inflammation:** bei chronischer Borreliose, durch Zytomegalievirus (CMV), Parodontitis, Diabetes Typ 2, reaktivierte EBV-Infektion
- **Autoimmunerkrankungen:** Morbus Hashimoto, Kollagenosen, Rheumatoide Arthritis
- **Chronische Organ-Inflammation**: Multiple Sklerose, entzündliche Darmerkrankungen (Morbus Crohn), Sarkoidosen
- **Allergien:** Typ I, Typ IV, Nahrungsmittel-Intoleranzen

Dazu gehören auch die Systemerkrankungen (Pall, 2009):

- **CFS:** Chronic Fatigue Syndrome
- **MCS:** Multiple Chemical Sensitivity
- **FMS:** Fibromyalgie-Syndrom

Es handelt sich um Erkrankungen mit deutlicher Überlappung und einem relativ einheitlichen ätiologischen bzw. pathophysiologischen Geschehen, welches sich in unterschiedlichen Organbereichen manifestiert (Pall, 2000).

Der bedeutsamste Auslöser von MSE ist die Perpetuierung oder Chronifizierung von Stresseinflüssen, wobei die Form von Adaptation (Anpassung der Stressantwort) im Vergleich zur Maladaptation (hohe Konzentrationen der Stresssubstrate Noradrenalin und Cortisol) eine bedeutende Rolle spielen (Details siehe Peters et al., 2013). Die unterschiedlichen, individuellen Reaktionsmuster sowohl der HHN-Achse (Cortisol) als auch des SAM-Systems (Noradrenalin) auf chronischen Stress sind für diese Dichotomie verantwortlich. Diese Reaktionsformen werden vor allem durch die gegenregulierenden Systeme von Endocannabinoiden (vorwiegend HHN) und endogenen Opiaten und Morphinen (SAM) bewirkt (▸ Kap. 1.7.5 und 1.8.3). Dabei übt das Gehirn durch seine dominante Energieregulation einen zusätzlichen Steuerungseffekt aus (▸ ausführlich Kap. 1.10.1 und Peters et al., 2004).

Chronischer Stress führt im Wesentlichen zu zwei unterschiedlichen Reaktionsmustern (Peters & McEwen, 2015):

- **Stress-Adaptation** mit angepasst reduzierter Intensität der Stressantwort der HHN-Achse und später auch der SAM-Achse. Dabei ist das Risiko für proinflammatorische Immunaktivierung niedrig.
- **Maladaptation** mit dauerhafter, starker exzitatorischer Stressantwort meist in beiden Stresssystemen (HHN- und SAM-Achse). Durch die inflammationsstimulierende Wirkung des NA ist eine langfristige Auswirkung auf die für MSE typischen Organsysteme (siehe oben) häufig (Peters & McEwen, 2015).

2.13.1 Wirksame pathophysiologische Promotoren von MSE

Inflammation mit den Mediatoren NF-kB, COX-2 und iNOS

Der Zusammenhang zwischen psychosozialem Stress und Multisystemerkrankungen besteht in erster Linie über die Aktivierung von Immunsystem und Inflammation (Maes & Twisk, 2010). Dabei ist vor allem das stark proinflammatorische Noradrenalin (weniger Adrenalin) für die massive Stimulation des Transkriptionsfaktors NF-kB und die daraus resultierende Inflammation bedeutsam (Bierhaus et al., 2006; Maes, 2008). Für die Heftigkeit der Inflammationsreaktion sind auch psychosoziale Faktoren bedeutsam (Bierhaus et al., 2004; Rohleder, 2014), insbesondere bei gleichzeitigen somatischen proentzündlichen Konstellationen wie viszerale Adipositas, Diabetes sowie simultane Effekte von Umwelttoxinen, chronischen viralen und/oder bakteriellen Infektionen (Black, 2006). Zur Ausprägung der komplexen Erkrankung ist auch die Hochregulierung des Prostaglandin-metabolisierenden COX-2 und vor allem die iNOS erforderlich, welche, stimuliert durch die Inflammation, große Mengen von NO generiert, das wiederum im Beisein von ROS das hochaggressive Peroxynitrit generiert (Pall, 2009). Dieses nitrosative Radikal führt zu einer erheblichen somatischen Beeinträchtigung durch Schädigung von DNA, Lipidmembranen (Zellwände und Mitochondrienstrukturen) sowie Blockade von wichtigen mitochondrialen Enzymen, die am Energieprozess beteiligt sind (Pall, 2000). Die Zeichen sind:

- Verstärkte Bildung von Inflammationszytokinen IFN-γ, TNF, IL-6, IL-1β, IL-8
- Immunaktivierung mit Anstieg von CD3+CD28-Zellen (zytotoxische T-Zellen), verstärkte TH1- oder TH2-Antwort oder
- Immunsuppression: Minderung von NKZ und NKZ-Aktivität

Anstieg von ROS und RNS mit Depletion der Antioxidantien

Psychosoziale Belastungen führen neben der Freisetzung von Noradrenalin (und peripher Adrenalin) und Cortisol per se zu einem massiven Anstieg von Sauerstoff- und Stickstoffradikalen mit Initiation von proentzündlichen Folgen (Steptoe et al., 2007). Sivonova et al. (2004) zeigten während des studentischen Medizinexamens einen deutlichen Anstieg von DNA-Schäden und Parametern der Lipidoxidation, während sich die antioxidative Aktivität deutlich verminderte. Da Sauerstoffradikale per se auch stark proinflammatorisch wirken und darüber hinaus erhebliche Zellschädigungen hinterlassen, dürfte sowohl dem oxidativen als auch dem nitrosativen Stress eine große Bedeutung zukommen. Die Aktivierung des oxidativen und nitrosativen Systems ist ein Schlüsselphänomen für die Entwicklung von Multisystemerkrankungen (Pall, 2000). Nahezu synchron werden große Mengen an Sauerstoffradikalen durch die hohen Konzentrationen der Katecholamine induziert, welche gleichzeitig proinflammatorisch wirken und über die iNOS und dem generierten NO zusammen mit Sauerstoffradikalen große Mengen an Peroxynitrit generieren. Dieses ultrakurz und damit hochreaktiv wirksame Stickstoffradikal führt zu erheblichen Beschädigungen von Membranen, DNA und Funktionsproteinen (Pall, 2009). Auch im Darm werden großen und bedeutsamen Mengen an Inflammationssubstraten und Radikalen, insbesondere bei Dysbiose durch das intestinale Immunsystem (Peyer'sche Placques) produziert (► Kap. 2.16 »Stress und Darm«).

Für die Entstehung von Multisystemerkrankungen können auch erniedrigte Spiegel von L-Carnitin, CoQ10, Vitamin B12 sowie der Detoxifikationsmoleküle L-Glutathion (GSH) und Thiole sowie von Omega-3-Fettsäuren ursächlich sein.

Im Mittelpunkt der meisten Multisystemerkrankungen stehen systemisch wirksame, chronisch entzündliche Vorgänge. Aus den stressorischen, immunologischen und biochemischen Reaktionen entwickeln sich nitrosativer und oxidativer Stress, sekundäre Mitochondriopathie und Inflammation (Maes, 2008). Diese Grundelemente stellen einen in sich geschlossenen Circulus vitiosus dar, der durch unterschiedlichste endogene und exogene Stressoren ausgelöst und langfristig unterhalten werden kann. Dabei hat psychosozialer Stress die gleiche stressorische Wirkung wie beispielsweise exogene Erreger oder Umweltgifte (Pall, 2007).

Zu den wesentlichen Auslösern gehört der psychosoziale Stress mit seinen proinflammatorischen Promotoren, wie Noradrenalin, mangelnder Vagotonus, Hypocortisolismus und Insomnie.

Dabei spielen einerseits genetische Ausstattung und epigenetische DNA-Veränderungen eine Rolle, wie z. B. Polymorphismus der COMT oder MAO-A mit Hochregulierung von proinflammatorisch wirksamem Noradrenalin, und/oder epigenetische Pathologien des Glucocorticoid-Rezeptors, der mit einer Minderung der Inflammationshemmung assoziiert ist, jedoch auch Pathologien der Zytokinexpression von IL-1-Rezeptor und TNF (Müller, 2012).

2.13.2 Einfluss von psychosozialem Stress auf Entstehung bzw. Fortbestand von MSE

Eine psychosozial verursachte Stressreaktion führt zu einer somatischen Stressantwort, bestehend aus:

1. Hochregulierung des sympatho-exzitatorischen Exzesses durch massive Freisetzung von Noradrenalin und Adrenalin (periphere Hormone)
2. Massive Freisetzung von Cortisol
3. Aktivierung des Sympathikus
4. Freisetzung von Neuropeptiden bzw. Neurohormonen (endogene Opiate etc.). Daneben werden parallel weitere Neurotransmitter (Histamin, Glutamat) und

Neuropeptide (NPY, Endorphine, Enkephaline) freigesetzt. Gleichzeitig werden neben dem ACTH und Cortisol auch Wachstumshormon, Prolaktin, MSH, Vasopressin, Oxytocin, Parathormon und weitere emittiert.

5. Stimulation des Immunsystems mit Inflammation: Am wirksamsten ist die unmittelbare Stimulation des Transkriptionsfaktors NF-kB vorwiegend in Makrophagen und Monozyten, welche ihrerseits ein Spektrum von proinflammatorischen Zytokinen wie IFN-γ, TNF, IL-1β und IL-6 freisetzen, die systemische Alarmreaktionen auslösen.
6. Parallel eintretender oxidativer und/oder nitrosativer Stress (Akkumulation von ROS, RNS insbesondere Peroxynitrit).

Vor allem TNF und IL-1ß führen zu zahlreichen Folgereaktionen, die für das Entstehen von MSE bedeutsam sind:

- *Immunsystem:* T-Zell-Aktivierung, Stimulation von Adhäsionsmolekülen und Entzündungsverstärkung.
- *Gefäßendothel:* Stimulation von Adhäsionsmolekülen und Initiation der Atherosklerose.
- *Mitochondrien:* Blockade der ATP-Bildung.
- *ZNS:* Stimulation der IDO (Indol-Diamin-Oxidase, mit Minderung von Serotonin), Fieber, anorektische Reaktion, Fatigue und Sickness behaviour.
- *Knochen:* Stimulation von Osteoklasten (Katabolismus), lokale Parodonditis und systemische Osteoporose.
- *Muskulatur:* Proteinkatabolismus, verstärkte Schmerzwahrnehmung (Fibromyalgie-Beschwerden).
- *Schleimhaut/Haut:* Anstieg der Kollagenasen (MMP-8), Minderung der PGE2-Synthese und Gewebedestruktion.
- *Fettgewebe:* Anregung der Lipoproteinlipase, Freisetzung von Fettsäuren.
- *Stimulation der Freisetzung von Cortisol:* Der Stimulationseffekt der stressbedingt ausgelösten Immunaktivierung auf die HHN-Achse mit Anstieg von Cortisol ist stark ausgeprägt, mit dem Ziel die proentzündliche Funktion und Wirkung einzudämmen.

Zahlreiche Symptome von Multisystemerkrankungen können entweder direkt oder indirekt der systemischen Inflammation, der Neuroinflammation und den Partialprozessen, wie oxidativer und nitrosativer Stress, Präsenz von Zytokinen, Verlust des inhibitorischen Neurotransmitters Serotonin (durch Stimulation der IDO) zugeordnet werden, wobei nahezu 98–99 % des L-Tryptophans statt in Serotonin in Kynurenine umgeleitet wird (Dantzer et al., 2011.

Mit diesen pathophysiologischen Konzepten kann man die Entstehung der Multisystemerkrankungen besser verstehen und wegen der enormen Komplexität auch eine diagnostische Rationale entwickeln. Diese entspricht in etwa dem Vorgehen bei Chronic Fatigue Syndrome (CFS), welches zu den Multisystemerkrankungen gezählt wird.

Literatur

Bierhaus A, Humpert PM, Nawroth PP (2004). NF-kB as a molecular link between psychosocial stress and organ dysfunction. Pediatr Nephrol; 19:1189 – 91.

Bierhaus A, Wolf J, Andrassy M, Rohleder N, Humpert PM, Petrov D, Ferstl R, von Eynatten M, Wendt T, Rudofsky G, Joswig M, Morcos M, Schwaninger M, McEwen B, Kirschbaum C, Nawroth PP (2003). A mechanism converting psychosocial stress into mononuclear cell activation. PNAS; 18:1920 – 5.

Black PH (2006). The inflammatory consequences of psychologic stress: Relationship to insulin resistance, obesity, atherosclerosis and diabetes mellitus, type II. Medical Hypotheses; 67:679 – 91.

Dantzer R, O'Connor JC, Lawson MA, Kelley KW (2011). Inflammation-associated depression: From serotonin to kynurenine. Psychoneuroendocrinol 36:426 – 36.

Maes M (2008). Inflammatory and oxidative and nitrosative stress pathways underpinning chronic fatigue, somatization and psychosomatic symptoms. Current Opinion in Psychiatry; 22:75 – 83.

Maes M, Twisk FNM (2010). Chronic fatigue syndrome: Harvey and Wessely's (bio)psychosocial model versus a bio(psychosocial) model based on inflammatory and oxidative and nitrosative stress pathways. BMC Medicine; 8:35.

Müller KE (2012). Erschöpfung aus Sicht der Klinischen Umweltmedizin. umwelt-medizin-gesellschaft; 25:28 – 33.

Müller KE (2014). Schädigung von Strukturen und Funktionen der Membranen durch Umwelteinflüsse. Zs f Orthomol Med; 12:10 – 15.

Pall ML (2000). Elevated, sustained peroxynitrite levels as the cause of chronic fatigue syndrome. Medical Hypotheses; 54: 115 – 25.

Pall ML (2007). Nitric oxide synthase partial uncoupling as a key switching mechanism for the NO/ONOO-cycle. Med Hypotheses; 69:821 – 5.

Pall ML (2009). Explaining »unexplained illnesses«. Informa healthcare, New York, London.

Peters A, Kubera B, Hubold C, Langemann D (2013). The corpulent phenotype – how the brain maximizes survival in stressful environments. Frontiers in Neuroscience; 7:1 – 16.

Peters A, McEwen BS (2015). Stress habituation, body shape and cardiovascular mortality. Neurosc and Biobehav Rev; 56:139 – 50.

Peters A, Schweiger U, Pellerin L, Hubold C, Oltmanns KM, Conrad M, Schultes B, Born J, Fehm HL (2004). The selfish brain: competition for energy resources. Neurosci and Biobehav Rev; 28:143 – 80.

Rohleder N (2014). Stimulation of low-grade inflammation by psychosocial stress. Psychosomatic Medicine; 76:181 – 9.

Rohleder N, Wolf JM, Kirschbaum C (2003). Glucocorticoid sensitivity in humans – Interindividual differences and acute stress effects. Stress; 6:207 – 22.

Schommer NC, Hellhammer DH, Kirschbaum C (2003). Dissociation between reactivity of the hypothalamus-pituitary-adrenal axis and the sympatheticadrenal-medullary system to repeated psychosocial stress. Psychosom Med; 65:450 – 60.

Sivonova M, Zitnanova I, Hlincikova L, Skodacek I, Trebaticka J, Durackova Z (2004). Oxidative stress in university students during examination. Stress; 7:183 – 8.

Steptoe A, Hamer M, Chida Y (2007). The effects of acute psychosocial stress on circulating inflammatory factors in humans: A review and meta-analysis. Brain Behav and Immun; 21:901 – 12.

2.14 Stress und Fatigue

2.14.1 Fatigue – Definitionen, Epidemiologie und ätiologische Faktoren

Fatigue gilt als eines der häufigsten Symptome im Rahmen einer Multiplen Sklerose (MS). Eine Durchsicht der Literatur zeigt, dass Fatigue mit einer Vorkommenshäufigkeit von 78 % bis zu 95 % zu einer der häufigsten MS-assoziierten Symptomatiken zählt (Fisk et al., 1994; Freal et al., 1984) und somit eine den onkologischen Erkrankungen vergleichbare Prävalenz aufweist (Ahlberg, 2003). In etwa die Hälfte der betroffenen MS-Patienten empfindet die Fatigue-Symptomatik als das belastendste Symptom. In einer an insgesamt 656 MS-Patienten durchgeführten Erhebung gaben 22 % der Befragten deutliche Einschränkungen der körperlichen Aktivitäten durch Fatigue an und bei 10 % der Befragten führte die Fatigue-Symptomatik zu einem Ausscheiden aus dem Berufsleben (Freal et al., 1984). Fatigue kann sich zu allen Zeitpunkten einer MS-Erkrankung manifestieren und ist oftmals bereits zu Beginn der Erkrankung als eines der Erstsymptome präsent.

Während das Forschungsvolumen, gemessen am MEDLINE-orientierten wissenschaftlichen Output (Stichwort: »MS and fatigue«) in den letzten 60 Jahren mit insgesamt 168 Publikationen zwischen 1949 und 1997 eine eher randständige Erscheinung war, finden sich in derselben Datenbank zur selben Stichwortkombination in den letzten zehn Jahren hierzu über 2100 Publikationen. Diese deutliche Publikationszunahme reflektiert den steigenden Stellenwert vor dem Hintergrund eines deutlich um Lebensqualität bestimmende biopsychosoziale Dimensionen erweiterten Gesundheits- und Krankheitsbegriffes.

In Analogie zum werkstofftechnischen Kontext, wo mit Fatigue grundsätzlich eine gebrauchs- und verschleißabhängige Materialermüdung gemeint ist, umfasst im medizinsprachlichen Wortgebrauch die Bedeutung des Wortes »Fatigue« sowohl eine allgemeine Müdigkeit als auch einen Zustand der Erschöpfung bis hin zur völligen Abgeschlagenheit. Auf konzeptueller Ebene lässt sich eine Untergliederung vornehmen, die eine Anwendung des Begriffs sowohl für gesunde Individuen zur Beschreibung von normalphysiologischen Müdigkeits- und Anstrengungserscheinungen nach Belastung als auch und insbesondere für erkrankte Individuen mit charakteristischen Symptomkonstellationen sowie für Patienten mit sekundärer Fatigue-Symptomatik im Rahmen anderer Primärdiagnosen (z. B. Patienten mit Multipler Sklerose oder Tumorerkrankungen) umfasst. Während im normalphysiologischen Zusammenhang das Alter eine Hauptvariable für die Ermüdbarkeit bzw. die Erholung von Organsystemen darstellt, ist eine krankheitswertige Fatigue mit pathologischen Prozessen assoziiert, die sowohl quantitativ als auch qualitativ von einer normalen Ermüdbarkeit insofern abweichen, als eine über das normale Maß hinausgehende, pathologische Schwächung des Organismus mit deutlich verlängerten und insgesamt weniger effizienten Erholungszeiten vorliegt. Als eigenständige Erkrankung wird die Bezeichnung Fatigue für das in vielen Punkten noch unzureichend aufgeklärte *Chronic Fatigue Syndrome* (CFS) verwendet.

Hiervon ist wiederum eine sekundäre Fatigue-Symptomatik abzugrenzen, die sich auf spezifische Primärerkrankungen bezieht (z.B. MS oder Tumorerkrankungen), wobei verschiedene Befunde für neuroimmunologische Veränderungen sprechen, die wiederum durchaus typisch sein können, so dass Fatigue bei den jeweiligen Grunderkrankungen in einem charakteristischen Muster und in spezifischer Ausprägung entsteht. Schließlich kann Fatigue auch als spezifische Nebenwirkung bei bestimmten Therapieinterventionen wie z.B. der antispastischen Behandlung der MS oder der chemo-/radiotherapeutischen Behandlung von Malignomen entstehen.

Historisches zur Begriffsentwicklung

Frühe physiologisch orientierte Ansätze

Bereits im vergangenen Jahrhundert verwendete der italienische Physiologe Angelo Mosso (1846 – 1910) in seinem 1891 erschienenen Werk »La fatica« diesen Begriff zur Beschreibung der muskulären Ermüdung. Zur Objektivierung derselben entwickelte er einen sogenannten »Ergographen«, den er anlässlich des 1. internationalen Physiologenkongresses in Basel im Jahre 1889 vorstellte. Mit Bezug auf Erkenntnisse des neapolitanischen Arztes und Mathematikers Giovanni Alfonso Borelli (1608 – 1679), der in seinem Werk »De motu animaliam« (1680) die muskuläre Ermüdbarkeit als ein Phänomen der Nerven betrachtete, sowie unter Zuhilfenahme von methodologischen Erkenntnissen, die er sich unter anderem in Leipzig beim Begründer der Psychophysik Gustav Theodor Fechner (1801 – 1887) und dem Physiologen Hugo Kronecker (1839 – 1914) aneignete, setzte sich Mosso in seinem Werk auch mit der intellektuellen Fatigue auseinander und postulierte hierbei verschiedene Schwellen. Dabei nahm er an, dass sowohl mentale als auch periphere Fatigue von Stimmungsänderungen begleitet seien. Mosso argumentierte, dass eine Ermüdung des Gehirns die Aufrechterhaltung der Aufmerksamkeit verunmögliche und die Reaktionszeitverlängerungen vielmehr als Ausdruck der Veränderungen in den psychischen Abläufen zu interpretieren seien als auf eine Alteration der Geschwindigkeit der Bewegungsabläufe. Das Zusammenspiel zwischen mentaler und muskulärer Fatigue und dessen Effekte auf die Aufmerksamkeit und das Gedächtnis verdeutlichte Mosso anhand seiner Erfahrungen als Bergsteiger (Mosso, 1891, S. 29 ff): »An mir selbst habe ich beobachtet, dass eine übermäßige Muskelermüdung auch jegliche Aufmerksamkeitskraft schwinden lässt und das Gedächtnis schwächt. Wenngleich ich verschiedene Gipfel erklommen habe, kann ich mich kaum an etwas erinnern, was ich auf diesen Gipfeln sah. Es scheint, als ob die physischen Grundlagen von Gedanken und Gedächtnis aufgrund der durch die Ermüdung entstehenden Stoffwechselprodukte, die eine Verunreinigung des Blutes verursachten, ungünstig beeinflusst werden und die Energie des Nervensystems darüber hinaus im Übermaße verbraucht wird.«

Psychopathologisch geprägte Konzepte: Melancholie, Hypochondrie und Neurasthenie

Bereits in der antiken, galenischen Medizin wurde unter dem Begriff der Melancholie eine Reihe von psychoorganischen Symptomen zusammengefasst, die von unspezifischen Oberbauchbeschwerden bis hin zu seelischen Störungen wie Angstzuständen und Traurigkeit reichten und unter dem Krankheitsbild des Morbus hypochondriacus als einer Unterart der Melancholie zusammengefasst wurden. Um die Mitte des 17. Jahrhunderts entwickelte sich die galenisch geprägte *melancholische Hypochondrielehre* zu einer eigenständigen Krankheit weiter, wobei aus dem melancholischen Symptomenspektrum insbesondere die vegetativen, gastrointestinalen und kardiovaskulären Störungen in Verbindung mit seelischen Auffälligkeiten wie Traurigkeit und Zerstreutheit das Symptombild bestimmten. Nosologisch wurde für die Hypochondrie erstmals von Thomas Willis (1621 – 1675) und später auch von Thomas Sydenham (1624 – 1689) zunehmend eine nervöse Verursachung favorisiert, sie wurde schließlich im 18. Jahrhundert als eigenständige (Zivilisations-)Krankheit angesehen. In der weiteren Folge wuchs die Anzahl der zu diesem Krankheitsbild gerechneten Einzelsymptome derart an, dass eine Unterscheidung zu anderen Krankheiten sowie eine Abgrenzung zum Normalzustand kaum möglich war. Erst mit George Miller Beard (1839 – 1883) wurde im Jahre 1869 der Begriff der *Neurasthenie* eingeführt, wobei hierunter eine chronische funktionelle Krankheit des Nervensystems verstanden wurde, deren Ursache in einer Verarmung bzw. einem Mangel an Nervenkraft infolge mangelhafter Ernährung des Nervengewebes lag. Nach Beard stellte die Neurasthenie eine funktionelle Krankheit des Nervensystems dar, bei welcher (noch) nicht fassbare, anatomische Veränderungen zu einer abnorm gesteigerten Erregbarkeit verbunden mit übermäßiger Erschöpfbarkeit führen. Hierbei wurde die Ursache der Erschöpfbarkeit in einer Ernährungsstörung der Nervenzellen aufgrund übermäßiger Beanspruchung mit resultierendem Mangel an Nervenkraft gesehen, während die erhöhte Erregbarkeit als Folge einer Störung des hemmenden Einflusses höherer Nervenzentren gedeutet wurde (Schäfer, 2002).

Die Annahme, dass eine Neurasthenie alle Organe und Funktionen betreffen kann, diente zugleich als Erklärung der vielgestaltigen Symptomatik. So wurde in Abhängigkeit der Lokalisation zwischen einer Zerebrasthenie und einer Myelasthenie unterschieden. Während sich die Symptomatik der Zerebrasthenie auf alle funktionellen Störungen und Beschwerden im Kopfbereich bezog und dabei sowohl migräniforme als auch andere Varianten des Kopfschmerzes sowie Irritierbarkeit, Angststörungen, Konzentrationsschwäche, Niedergeschlagenheit und Schlaflosigkeit umfasste, bezog sich die Symptomatik der Myelasthenie auf die Druck- und Schmerzempfindlichkeit der Wirbelsäule, auf krankhafte Empfindungen und Krämpfe in den Beinen sowie auf unregelmäßige Puls- und Herzpalpitationen und sexuelle Störungen.

Nach Schäfer (2002) erklärt sich die breite Akzeptanz des neurasthenischen Krankheitskonzeptes aus dessen Anlehnung an vertraute, die zeitgenössische Wissenschaft beherrschende Vorstellungen. Die weite Verbreitung wird aus dem Umstand erklärt, dass mittels seiner Verwendung eine mit breitgefächerter psychischer Symptomatik einhergehende Gesundheitsstörung den Status einer organisch bedingten und damit legitimen Krankheit erhielt, die deshalb als solche in der Gesellschaft anerkannt wurde und für den Betroffenen akzeptabel war, weil dieser sich ohne Gefahr einer moralischen Verurteilung oder einer Stigmatisierung durch eine psychiatrische Erkrankung seinen als unerträglich empfundenen Verpflichtungen entziehen konnte (Schäfer, 2002). Diese Perspektive änderte sich im weiteren Verlauf durch die modernen Erkenntnisse der Physiologie, welche einen Erschöpfungszustand als eigenständige Ursache von Nervenkrankheiten unwahrscheinlich machten. Zum Ende des 19. Jahrhunderts gewannen die von S. Freud vertretenen Auffassungen von der Psychogenese der Neurosen Oberhand und verdrängten deren Auffassung als funktionelle Nervenkrankheiten. Nach diesen Konzepten wurde die Neurasthenie nicht mehr als funktionelle Nervenkrankheit, sondern als psychisch verursachte seelische Störung und damit als psychiatrische Krankheit betrachtet. Durch diese Stigmatisierung verlor die Neurasthenie ihre soziale Entlastungsfunktion. Erst durch E. Bleuler fand das Konzept in seinem 1916 erschienenen Lehrbuch in Form der »Pseudoneurasthenie« als rein seelisch bedingte (im Gegensatz zur physisch bedingten, neurasthenen Erschöpfung), spezielle Neurosenform eine erneute Beachtung, die sich jedoch im weiteren Verlauf nicht durchgesetzt hat. Heutzutage wird unter »Pseudoneurasthenie« ein nur unscharf definiertes Syndrom der Reizbarkeit und Erschöpfbarkeit, oft im Vorfeld und als Begleitumstand im Rahmen organischer Hirnerkrankungen, bezeichnet (vgl. das »chronische pseudoneurasthenische Syndrom« nach Huber, 2005).

Das Chronic Fatigue Syndrome als Renaissance des Neurastheniebegriffes

Wenngleich das ursprüngliche Konzept der Neurasthenie seit den 1960er Jahren weitgehend verlassen wurde, kam es in der Mitte der 1980er Jahre durch den zunehmenden diagnostischen Gebrauch des später in Chronic Fatigue Syndrome (CFS) umbenannten Epstein-Barr-Virus-Syndroms (EBV) zu einer Wiederbelebung. Tatsächlich waren ja wesentliche definitorische Kernelemente des CFS mit denjenigen der Neurasthenie deckungsgleich. Dieser Entwicklung waren mehrere Beobachtungen und gut dokumentierte Ausbrüche (z. B. 1934 in Los Angeles, 1948 in Island, 1956 in Punta Gorda, Florida, und zuletzt 1984 – 1985 in Lake Tahoe, USA) vorausgegangen. Die Tatsache, dass es sich am ehesten um ein multifaktorielles Geschehen ohne konkret zu benennenden Krankheitsauslöser handelt, spiegelt sich auch in der Vielzahl der Nomenklaturen wider. So werden für das Krankheitsbild unterschiedliche Begriffe verwendet: *Chronic Fatigue Syndrome* (CFS) und *Chronic Fatigue Immune Dysfunction Syndrome* (CFIDS) in den USA, *Myalgische Enzephalopathie* (ME) u. a. in England, Australien, Neuseeland, *Myalgische Enzephalopathie/Chronic Fatigue Syndrome* (ME/CFS) in Kanada; *Chronisches Erschöpfungssyndrom* (CFS) in Deutschland. Das CFS wurde 1988 im Auftrag der Centers for Disease Control and Prevention (CDC) in den USA von einer Expertengruppe als eigenständige Krankheit definiert (Holmes et al., 1988). Seit 1994 gelten diese Kriterien in ihrer überarbeiteten Form (Fukuda et al., 1994). Hierbei nehmen die CDC des US Departments of Health and Human Services ein CFS an, wenn folgende zwei Kriterien erfüllt sind:

1. erhebliche und chronische Erschöpfbarkeit von mehr als sechs Monaten Dauer bei Ausschluss anderer Krankheiten als Ursache,
2. gleichzeitig vier oder mehr der folgenden Symptome: Störungen von Kurzzeitgedächtnis oder Konzentration, rauer Hals, druckempfindliche Lymphknoten, Muskelschmerz, multiple Gelenkschmerzen ohne Schwellung und Rötung, zuvor unbekannte Kopfschmerzen, nicht erfrischender Schlaf, Beeinträchtigung nach körperlicher Belastung von mehr als 24 Stunden.

Die zunehmende Präzisierung des Syndroms und die relative Selbstständigkeit dieses Symptomkomplexes gegenüber der Depression und den Angststörungen rechtfertigten schließlich seine Aufnahme in die ICD-10 in operationalisierter Form. Demgegenüber zeigt sich an der nicht erfolgten Wiederaufnahme des Syndroms in das DSM seit Elimination des Neurastheniebegriffes der grundsätzliche Zweifel an der nosologischen Selbstständigkeit der Neurasthenie in Abgrenzung zu Depressions- und Angststörungen.

Im ICD-10 wird das Chronic Fatigue Syndrome (CFS) als Ermüdungssyndrom der Neurasthenie (F48.0) zugeordnet wobei die folgenden Kriterien gelten:

- Anhaltende und quälende Klagen über gesteigerte Ermüdbarkeit nach geistiger Anstrengung oder über körperliche Schwäche und Erschöpfung nach geringsten Anstrengungen.
- Mindestens eines der folgenden Symptome:
  - akute oder chronische Muskelschmerzen
  - Benommenheit
  - Spannungskopfschmerzen
  - Schlafstörungen
  - Unfähigkeit zu entspannen
  - Reizbarkeit
- Die Betroffenen sind nicht in der Lage, sich innerhalb eines normalen Zeitraums von Ruhe, Entspannung oder Ablenkung zu erholen.
- Dauer der Symptomatik mindestens drei Monate.

Als wichtige Differenzialdiagnosen sind zu nennen:

- körperliche Erkrankungen, die mit gesteigerter Erschöpfbarkeit einhergehen (z. B. endokrine Erkrankungen, Autoimmunerkrankungen, Infekte, Malignome),
- postenzephalitische oder andere hirnorganisch begründete Erschöpfung.

Da diese Definitionen des CFS sowohl im ICD als auch laut CDC die Symptomatik hinreichend erklärende organische Erkrankungen (Malignome, AIDS, Multiple Sklerose) explizit ausschließen, würde eine Fatigue-Symptomatik bei Multipler Sklerose nicht unter die ICD-10-Ziffer F48.0 fallen.

2.14.2 Der Fatigue-Begriff im Rahmen der Multiplen Sklerose (MS) als Modell einer Autoimmunerkrankung

In Abgrenzung zum CFS hat sich im angloamerikanischen Sprachraum der Begriff der *MS-related fatigue* für das Syndrom der MS-bezogenen Fatigue durchgesetzt. Dies wurde inzwischen auch weitgehend in Europa übernommen. Das US-amerikanische *National Multiple Sclerosis Council* (NMSC) definiert diese Form der Fatigue als »anhaltende und subjektive Empfindung von physischer und mentaler Erschöpfung in Zusammenhang mit der MS und/oder deren Behandlung, die das übliche Funktionsniveau im Alltag beeinträchtigt« (Multiple Sclerosis-Council, 1998). Im Gegensatz zur normalen Erschöpfung, die sich im Alltag durch Ruhe, ausreichende Ernährung und Schlaf zurückbildet, persistiert die MS-bezogene Fatigue, ist von gravierender Ausprägung und erfährt durch Ruhepausen und einen adäquaten Nachtschlaf keine ausreichende Linderung.

Ähnlich dem CFS ist auch im Rahmen der MS eine Definition der Fatigue vor allem deshalb schwierig, weil auch hier eine Symptomvariabilität überwiegt, die klinisch nur schwer von der normalen Tagesmüdigkeit abzugrenzen ist und nur indirekt über die subjektive Beschwerdeschilderung des Patienten erfassbar ist. Allen Beschreibungen ist der Mangel an physischer und/oder mentaler Energie, der die Alltagsaktivitäten erheblich einschränken kann, gemein. Hierbei kann die Intensität der Symptome über den Tag stark variieren und einen deutlichen Anstieg in den Nachmittagsstunden zeigen. Dementsprechend sind im Einzelfall erhebliche Beeinträchtigungen im Arbeitsleben zu erwarten.

Bedeutung der Fatigue für das Erwerbsleben

Insbesondere die tageszeitlichen Schwankungen führen zu einer erheblichen Beeinträchtigung der Tagesarbeitszeit mit konsekutiver Einschränkung des Berufslebens bis hin zu einer Minderung der Erwerbsfähigkeit oder zur Berentung. Tatsächlich gilt die Fatigue bei MS als einer der Hauptgründe für Teilzeitbeschäftigung oder gar Arbeitsunfähigkeit. Fatigue-Symptome können, ohne erkennbare äußere Ursache, plötzlich und unvorhersehbar auftreten. So konnten Jackson und Mitarbeiter (1991) in einer an 210 MS-Patienten durchgeführten Erhebung zeigen, dass zum Befragungszeitpunkt nur 24 % von einstmals 97 % der Studienteilnehmer voll- oder teilschichtig tätig waren. Hierbei wurde Fatigue als einer der häufigsten Gründe für die Erwerbseinschränkung angegeben.

In einer bundesdeutschen Studie stellten Hassink und Mitarbeiter (1993) fest, dass MS-Patienten im Vergleich zu anderen Patienten mit chronischen Erkrankungen außerordentlich früh berentet werden. Hier lag das Durchschnittsalter der frühberenteten MS-Patienten bei 44,2 Jahren (Männer) bzw. 41,1 Jahren (Frauen) bei gleichzeitig stetem Rückgang der zeitlich begrenzten Frühberentungen.

Edgley und Mitarbeiter (1991) untersuchten im Rahmen einer Befragung bei 1180 kanadischen MS-Patienten die Gründe für die Einschränkungen im Erwerbsleben. Hierbei zeigte sich, dass 68 % der befragten Patienten im Alter zwischen 18 und 55 Jahren aus dem Erwerbsleben ausgeschieden waren. Davon gaben 78 % an, aufgrund der MS-bedingten Symptome (insbesondere eine Beeinträchtigung der Mobilität in Verbindung mit einer reduzierten kognitiven Leistungsfähigkeit und einer abnormen Ermüdbarkeit) ihre Tätigkeit nicht mehr ausüben zu können. In einer aktuelleren, an einem Schweizer MS-Kollektiv von insgesamt n = 721 Teilnehmern durchgeführten Studie (Calabrese et al., 2017) von denen 90 % der Befragten unterhalb der Rentengrenze waren, lag die Einschränkung der Arbeitsfähigkeit bei 69 %. Hierbei gaben 93 % der Befragten Fatigue und 64 % kognitive Störungen als Hauptgrund an. Rund 40 % der Befragten gaben zum Befragungszeitraum klinisch relevante Depressions- und Angstsymptome an.

Affektive, kognitive und soziale Einflüsse auf die Fatigue

Depression und Fatigue bei MS

Die Lebenszeitprävalenz, im Rahmen einer MS eine Major Depression zu entwickeln, liegt zwischen 37 % und 54 % und damit um das Dreifache derjenigen einer gesunden Vergleichspopulation erhöht (Minden & Schiffer, 1990). Betrachtet man die Prävalenzrate von mehr als 75 % für Fatigue bei MS, ist die Wahrscheinlichkeit einer Koinzidenz dementsprechend hoch. Wenngleich die Pathogenese einer Depression bei MS-Patienten als multifaktoriell angesehen werden kann (Gold & Irvin, 2006), lassen sich grundsätzlich zwei Hauptinduktoren der Depression bei MS identifizieren: Zum einen lässt sich eine am ehesten als reaktive Form zu bezeichnende depressive Verstimmung als Folge einer mit der Diagnose MS im Zusammenhang stehenden Veränderung der Lebensperspektive annehmen. Dementsprechend überwiegt diese Variante vorrangig in der Periode der Diagnosefindung und -eröffnung, wobei die Inhalte sich auf Themen wie Abschied vom bisherigen Lebensstil, Veränderung von partnerschaftlichen Beziehungen einschließlich Sexualität und Umgang mit körperlichen Veränderungen beziehen. In dieser Phase sind supportive Ressourcen und Copingstrategien im Hinblick auf die Vermeidung einer Chronifizierung entscheidend.

Eine zweite Ursache für die affektiven Veränderungen kann in der durch die topotypischen Demyelinisierungen und axonalen Schädigungen verursachten fronto-diencephalen Diskonnektion und der damit einhergehenden Veränderungen kortiko-subkortikaler Schleifen mit konsekutiver Imbalance der diesen Projektionsbahnen unterliegenden Neurotransmittersysteme gesehen werden. Für diese Annahme sprechen auch bildgebende Befunde, die ebenfalls eine höhere Depressionsneigung bei Patienten mit supratentorieller Läsionslast gegenüber solchen mit einer spinalen Läsionsverteilung finden (Rabins et al., 1986).

Zwar konnte bislang keine genetische Disposition für eine Depression bei MS nachgewiesen werden (Joffe et al., 1987), jedoch kann vermutet werden, dass Fatigue und Depression auf gemeinsamen neurobiologischen Faktoren basieren. In diesem Zusammenhang wird eine Dysregulation in der Hypothalamus-Hypophysen-Nebennierenrinden-Achse (HHN) diskutiert (Fassbender et al., 1998;

Gottschalk et al., 2005; Heesen et al., 2002), die beiden Symptomen zugrunde liegen soll. Allerdings existieren hierzu uneinheitliche Befunde (Then Berg et al., 1999).

Ein weiterer Erklärungsansatz geht davon aus, dass Depression und Fatigue das Resultat einer gestörten serotonergen Neurotransmission darstellen, die durch eine Dysregulation in der HHN-Achse vermittelt wird (Hanley et al., 2003; Pollak et al., 2002). Weiterhin lässt sich die hohe Koinzidenz zwischen Fatigue und Depression über gemeinsame psychologische Faktoren sowie über spezifische Läsionslokalisationen erklären (Bakshi et al., 2000). Wenngleich die Frage nach der Interaktion einer weiteren Klärung bedarf, gibt es Indizien für einen besonderen Zusammenhang zwischen dem kognitiven Aspekt der Fatigue und der Depression (Kroencke et al., 2000).

Kognition und Fatigue bei MS

Störungen der kognitiven Leistungsfähigkeit finden sich bei mehr als 50 % aller MS-Patienten (Rao et al., 1991). Hierbei können sowohl singuläre Domänen wie Aufmerksamkeits-, Gedächtnis- oder Exekutivfunktionen betroffen sein als auch globale Defizite das klinische Bild beherrschen. Trotz eines nur geringen Zusammenhanges mit anderen Krankheitsvariablen wie EDSS, Krankheitsdauer oder Krankheitsverlauf zeigen sich bei Patienten mit einer progredienten MS tendenziell deutlichere kognitive Leistungseinbußen (Filippi et al., 1994; Heaton et al., 1985).

Nach wie vor bleibt offen, ob Fatigue als auslösender Faktor für kognitive Defizite wirkt oder ob eine Fatigue als Epiphänomen von kognitiven Störungen auftritt. So konnten Parmenter und Mitarbeiter (2003) keinen signifikanten Einfluss des Ausmaßes der Fatigue auf die kognitive Testleistung nachweisen, wenngleich die Selbsteinschätzung der Patienten hinsichtlich ihrer kognitiven Leistung deutlich mit der subjektiven Einschätzung der Fatigue korrelierte. Eine relative Unabhängigkeit dieser Störungsdimensionen wird auch aus pharmakologischen Studien nahegelegt, etwa in einer Studie von Geisler et al. (1996) zur Wirksamkeit zweier Anti-Fatigue-Medikamente, Pemolin und Amantadin, auf kognitive Leistungen. Unter diesen Medikamenten konnte zwar die Fatigue-Symptomatik verbessert werden, dies blieb jedoch ohne Wirkung auf die kognitive Testleistung. Umgekehrt konnten Krupp und Mitarbeiter (2004) für Donepezil, ein Acetylcholinesteraseinhibitor, zwar eine positive Wirkung auf Gedächtnisleistungen nachweisen, dies hatte jedoch keinen positiven Einfluss auf die Fatigue-Symptomatik.

In eine ähnliche Richtung weisen auch die Ergebnisse von Studien, die mit einer experimentellen Fatigue-Induktion (Bearbeiten einer neuropsychologisch aufwendigen Testbatterie) arbeiteten (Jennekens-Schinkel et al., 1988; Johnson et al., 1997; Paul et al., 1998). Trotz subjektiv wahrgenommener Verstärkung der Fatigue blieb die kognitive Leistung gleich. Dagegen führte in anderen Studien die zur Fatigue-Induktion eingesetzte Bearbeitung einer kontinuierlichen kognitiven Aufgabe zu einem deutlichen Einbruch der kognitiven Leistungsfähigkeit (Krupp & Elkins, 2000; Kujala et al., 1995; Schwid et al., 2003). Die Tatsache, dass diese Befunde jedoch nicht mit den verwendeten Fatigue-Skalen korrelierten, kann sowohl einer Insensitivität der gängigen Fatigue-Skalen angelastet werden als auch dem Umstand, dass der kognitive Aspekt der Fatigue mit diesen Skalen nur unzureichend erfasst wird.

Schließlich sei auch auf das generelle Problem hingewiesen, dass ein kognitives Testprofil eher eine Momentaufnahme der kognitiven Leistung reflektiert, während die Fatigue ein zeitlich überdauerndes Merkmal darstellt. So zeigten die Werte der Fatigue Severity Scale (FSS) nach der Bearbeitung einer kognitiv anspruchsvollen und belastenden Aufgabe in einer Studie von Vogt und Mitarbeitern (2005) keine Beziehung zur kognitiven Testleistung, während sich ein Zusammenhang zwischen der Selbsteinschätzung der Patienten anhand einer visuellen Analogskala zur aktuell erlebten Fatigue und ihrer getesteten kognitiven Leistungsfähigkeit fand. Zusammengenommen führen diese Befunde zur Annahme, dass Fatigue als überdauerndes Merkmal (= trait) mit state-orientierten Messinstrumenten nur unzureichend erfasst wird. Zur klinischen Erfassung von kognitiven Störungen bei MS-Patienten wurde für den deutschsprachigen Raum der MUSIC-Test (Calabrese et al., 2004) entwickelt (MUSIC = Multiple Sklerose Inventar Cognition). Dieser kurze und einfach durchführbare neuropsychologische Test wurde an einer MS-Kohorte normiert und fokussiert auf das kognitive Kerndefizit von MS-Patienten. Eine pädiatrische Version (MUSICADO) für Kinder und jugendliche MS-Betroffene liegt ebenfalls vor (Storm Van's Gravesande et al., 2019).

Soziodemografische Variablen und Fatigue

Während einige Untersuchungen hinsichtlich der soziodemografischen Variablen insbesondere das Lebensalter als möglichen Risikofaktor diskutieren (Colosimo et al., 1995), finden andere Studien keinen statistisch signifikanten Zusammenhang zwischen Alter und Fatigue (z. B. Schwartz et al., 1996). Auch das Geschlecht scheint keinen nennenswerten Einfluss auf die Fatigue-Symptomatik zu haben. Dagegen fanden Lerdal und Mitarbeiter (2003) eine negative Beziehung zwischen Bildungsgrad und Fatigue-Symptomatik bei Patienten mit schubförmiger und sekundär progredienter MS. Eine mögliche Erklärung für diesen Befund ist, dass Personen mit höherem Bildungsstand aufgrund ihrer kognitiven Ressourcen erfolgreichere Copingstrategien anwenden und insgesamt flexibler in der Anpassung an die Umweltgegebenheiten sind.

Zu Ursachen für Fatigue siehe auch Kap. 2.11 »Der molkeukare Stress« und Kap. 2.13 »Stress und Multisystemerkrankungen«.

Literatur

Ablashi DV, Eastman HB, Owen CB, Roman MM, Friedman J, Zabriskie JB, Peterson DL, Pearson GR, Whitman JE (2000). Frequent HHV-6 reactivArterioskleroseation in multiple sclerosis (MS) and chronic fatigue syndrome (CFS) patients. J Clin Virol; 16: 179 – 191.

Bakshi R, Shaikh ZA, Miletich RS, Czarnecki D, Dmochowski J, Henschel K, Janardhan V (2000). Fatigue in multiple sclerosis and its relationship to depression and neurologic disability. Mult Scler; 6: 181 – 185.

Beard GM (1869). Neurasthenia, or nervous exhaustion. Boston Medical and Surgical Journal; 79: 217 – 221.

Bleuler E (1916). Lehrbuch der Psychiatrie. Berlin: Springer.

Borelli GA (1680). De motu animaliam. Roma: Tipografia Angeli Bernabo.

Calabrese P, Kalbe E, Kessler J (2004). Ein neuropsychologisches screening zur Erfassung kognitiver Störungen bei MS-Patienten – Das Multiple Sklerose Inventarium Cognition (MUSIC). NeuroPsycho; 30:384 – 88.

Calabrese P, Kobelt G, Berg J, Capsa D, Eriksson J (2017). New insights into the burden and costs of multiple sclerosis in Europe: Results for Switzerland. Multiple Sclerosis Journal; 23:192 – 203.

Colosimo C, Millefiorini E, Grasso MG, et al. (1995). Fatigue in MS is associated with specific clinical features. Acta Neurol Scand; 92: 353 – 355.

Edgley K, Sullivan MJ, Dehoux E (1991). A survey of multiple sclerosis: II Determinants of employment status. Can J Rehab; 4: 127 – 132.

Fassbender K, Schmidt R, Mobner R, et al. (1998). Mood disorders and dysfunction of the hypothalamic-pituitary-adrenal axis in MS. Arch Neurol; 55: 66 – 78.

Filippi M, Alberoni M, Martinelli V, et al. (1994). Influence of clinical variables on neuropsychological performance in multiple sclerosis. Eur Neurol; 34: 324 – 328.

Fisk JD, Pontefract A, Ritvo PG, Archibald CJ, Murray TJ (1994). The impact of fatigue on patients with multiple sclerosis. Can J Neurol Sci; 21: 9 – 14.

Freal JE, Kraft GH, Coryell JK (1984). Symptomatic fatigue in multiple sclerosis. Arch Phys Med Rehab; 65: 135 – 138.

Fukuda K, Straus SE, Hickie I, Sharpe MC, Dobbins JG, Komaroff A (1994). The chronic fatigue syndrome: a comprehensive approach to its definition and study. International chronic fatigue study group. Ann Intern Med; 121: 953 – 959.

Geisler MW, Sliwinski M, Coyle PK, Masur DM, Doscher C, Krupp LB (1996). The effects of amantadine and pemoline on cognitive functioning in multiple sclerosis. Arch Neurol; 53: 185 – 188.

Gold SM, Irwin MR (2006). Depression and immunity: inflammation and depressive symptoms in multiple sclerosis. Neurol Clin; 24(3):507 – 19.

Gottschalk M, Kümpfel T, Flachenecker P, et al. (2005). Fatigue and regulation of the hypothalomo-pituitary-adrenal axis in multiple sclerosis. Arch Neurol; 62: 277 – 280.

Hanley NR, Van de Kar LD (2003). Serotonin and the neuroendocrine regulation of the hypothalamic-pituitary-adrenal axis in health and disease. Vitam Horm; 66: 189 – 255.

Hassink G, Maneglod U, Poser S (1993). Frühberentung und berufliche Rehabilitation bei Multiple-Sklerose-Betroffenen. Rehabilitation; 32: 139 – 145.

Heaton RK, Nelson LM, Thompson DS, Burks JS, Franklin GM (1985). Neuropsychological findings in relapsing-remitting and chronic-progressive multiple sclerosis. J Consult Clin Psychol; 53: 103 – 110.

Heesen C, Gold S, Raji A, Wiedemann K, Schulz T (2002). Cognitive impairment correlates with hypothalamic-pituitary-adrenal axis dysregulation in MS. Psychoneuroendocrinology; 27: 507 – 517.

Holmes GP, Kaplan JE, Ganz NM, et al. (1988). Chronic Fatigue Syndrome: a working case dedfinition. Ann Intern Med; 108: 387 – 389.

Huber G (2005). Psychiatrie. Stuttgart, Schattauer.

Jackson MF, Quaal C, Reeves MA (1991). Effects of multiple sclerosis on occupational and carreer patterns. Axone; 13: 1 – 7.

Jennekens-Schinkel A, Sanders EACM, Lanser JBK, Van der Velde EA (1988). Reaction time in ambulant multiple sclerosis patients. Part I. Influence of prolonged cognitive effort. J Neurol Sci; 85: 173 – 186.

Joffe RT, Lippert GP, Gray TA, Sawa G, Horvath Z (1987). Personal and family history of affective disorder in patients with multiple sclerosis. J Affect Disord; 12: 63 – 65.

Johnson SK, Lange G, DeLuca J (1997). The effects of fatigue on neuropsychological performance in patients with chronic fatigue syndrome, multiple sclerosis, and depression. Appl Neuropsychol; 3: 145 – 153.

Kerr JR, Petty R, Burke B, Gough J, Fear D, Sinclair LI, Mattey DL, Richards SC, Montgomery J, Baldwin DA, Kellam P, Harrison TJ, Griffin GE, Main J, Enlander D, Nutt DJ, Holgate ST (2008). Gene expression subtypes in patients with chronic fatigue syndrome/myalgic encephalomyelitis. J Infect Dis; 15; 197: 1171 – 1184.

Kroencke DC, Lynch SG, Denney DR (2000). Fatigue in multiple sclerosis: relationship to depression, disability and disease pattern. Mult Scler; 6: 131 – 136.

Krupp LB, Christodoulou C, Melville P, Scherl WF, MacAllister WS, Elkins LE (2004). Donepezil improved memory in multiple sclerosis in a randomized clinical trial. Neurology; 63: 1579 – 1585.

Krupp LB, Elkins LE (2000). Fatigue and declines in cognitive functioning in multiple sclerosis. Neurology; 55: 934 – 939.

Kujala P, Portin R, Revonsuo A, Ruutiainen J (1995). Attention related performance in two cognitively different subgroups of patients with multiple sclerosis. Neurol Neurosurg Psychiatry; 59(1):77 – 82.

Lerdal A, Celius EG, Moum T (2003). Fatigue and its association with sociodemographic variables among multiple sclerosis patients. Mult Scler; 9: 509 – 514.

Lerner AM, Beqaj SH, Deeter RG, Fitzgerald JT (2007). Valacyclovir treatment in Epstein-Barr virus subset chronic fatigue syndrome: thirty-six months follow-up. In Vivo; 21: 707 – 713.

Minden SL, Schiffer R (1990). Affective disorders in multiple sclerosis. Review and recommendations for clinical research. Arch Neurol; 47(1):98 – 104.

Mosso A (1891). La fatica. Milano: Treves.

Multiple Sclerosis Council for Clinical Practice Guidelines (1998). Fatigue and multiple sclerosis: evidence-based management strategies for fatigue in multiple sclerosis. Washington, DC: Paralyzed Veterans of America.

Nicolson GL, Gan R, Haier J (2003). Multiple co-infections (Mycoplasma, Chlamydia, human herpes virus-6) in blood of chronic fatigue syndrome patients: association with signs and symptoms. APMIS; 111: 557 – 566.

Parmenter BA, Denney DR, Lynch SG (2003). The cognitive performance of patients with multiple sclerosis during periods of high and low fatigue. Mult Scler; 9: 111 – 118.

Paul RH, Beatty WW, Schneider R (1998). Cognitive and physical fatigue in multiple sclerosis: Relations between self-report and objective performance. Appl Neuropsychol; 5: 143 – 148.

Pollak Y, Orion E, Goshen I, Ovadia H, Yirmiya R (2002). Experimental autoimmune encephalomyelitis-associated behavioral syndrome as a model of »depression due to multiple sclerosis«. Brain Behav Immun; 16: 533 – 543.

Rabins PV, Brooks BR, O'Donnell P, Pearlson GD, Moberg P, Jubelt B, Coyle P, Dalos N, Folstein MF (1986). Structural brain correlates of emotional disorder in multiple sclerosis. Brain; 109: 585 – 597.

Rao SM, Leo GJ, Bernardin L, Unverzagt F (1991). Cognitive dysfunction in multiple sclerosis. I. Frequency, patterns, and prediction. Neurology; 41: 685 – 691.

Schäfer ML (2002). Zur Geschichte des Neurastheniekonzeptes und seiner modernen Varianten Chronic-Fatigue-Syndrom, Fibromyalgie sowie Multiple Chemische Sensitivität. Fortschritte der Neurologie, Psychiatrie; 70: 570 – 582.

Schwartz CE, Coulthard-Morris L, Zeng Q (1996). Psychosocial correlates of fatigue in multiple sclerosis. Arch Phys Med Rehabil; 77: 165 – 170.

Schwid SR, Tyler CM, Scheid EA, Weinstein A, Goodman AD, McDermott MP (2003). Cognitive fatigue during a test requiring sustained attention: a pilot study. Mult Scler; 9: 503 – 508.

Storm Van's Gravesande K, Calabrese P, Blaschek A, Rostásy K, Huppke P, Rothe L, Mall V, Kessler J, Kalbe E; MUSICADO Study Group (2019). The Multiple Sclerosis Inventory of Cognition for Adolescents (MUSICADO): A brief screening instrument to assess cognitive dysfunction, fatigue and loss of health-related quality of life in pediatric-onset multiple sclerosis. Eur J Paediatr Neurol.; 23(6):792 – 800.

Then Bergh F, Kümpfel T, Trenkwalder C, Rupprecht R, Holsboer F (1999). Dysregulation of the hypothalamo-pituitary-adrenal axis is related to the clinical course of MS. Neurology; 53: 772 – 777.

Vogt A, Opwis K, Penner IK (2005). Induced cognitive fatigue during the performance of an attention task in patients with multiple sclerosis. In: Opwis KP, IK (ed). Proceedings of KogWis05. The German Cognitive Science Conference. Basel: Schwabe, S. 201 – 206.

2.15 Schmerz und Stress

Akute, wiederkehrend auftretende sowie chronische Schmerzen belasten Betroffene in erheblichem Maße und sind somit ein ernsthaftes und kostenträchtiges Gesundheitsproblem, welches in den Industrienationen etwa ein Drittel der Bevölkerung betrifft (Göbel, 2001; Grace et al., 2014). Schmerzen stellen ein komplexes Körpersignal dar, welches akut durch die somatische Veränderung (z. B. Verletzung) selbst und dem Ausdruck des Ausmaßes und Schweregrades des Prozesses (z. B. Größe einer lokalen Entzündung) beschrieben ist. Durch die Beteiligung weiterer neuronaler, endokriner und immunologischer Systeme mit den dazugehörigen Neurotransmittern, Peptiden, Endocannabinoiden, endogenen Opiaten, Zytokinen und Hormonen reicht der Schmerz weit über den Verletzungsort hinaus (Nilges & Nagel, 2007; Chapman et al., 2008).

2.15.1 Akuter Schmerz

Schmerzhafte (nociceptive) Signale wie thermische, mechanische, chemische, inflammatorische Reize und Gewebeläsionen werden durch spezifische nococeptive (schmerzwahrnehmende) afferente **»first-order«-Neuronen** aufgenommen und diese Information weitergeleitet. Der Schmerzreiz wird dabei in mehreren Schritten weitergeleitet (Basbaum et al., 2009; Grace et al., 2014; ► Abb. 2-22):

- Zunächst werden durch den schmerzauslösenden Reiz die Oberflächenmembranen schmerzsensorischer Neuronen depolarisiert und damit Ionenkanal-Rezeptoren aktiviert, welche ein Ionen-Aktionspotenzial aufbauen und damit die Grundlage für einen Reiz darstellen.
- Dieses Aktionspotenzial wird entlang von Axonen der nociceptiven Aβ- und C-Fasern durch die Ganglien der Hinterwurzel zur zentralen Synapse im Hinterhorn (HH) des Rückenmarks zu Interneuronen und **»second-order«-nociceptiven Neuronen** geleitet. Die Fortleitung des Reizes an der Synapse wird durch Glutamat-Freisetzung mit Bindung an AMPA-Rezeptoren mit Erregung der HH-Neuronen geregelt. Bei starkem Schmerzreiz und Freisetzung großer Mengen Glutamat wird dies zusätzlich an NMDA-R gebunden, der physiologische Mg-Block gelöst und ein starker Anstieg von Ca^{2+}-Ionen ausgelöst mit der Folge, dass künftig bereits schwache Schmerzreize durch die Langzeit-Potenzierung verstärkt weitergegeben und registriert werden im Sinne einer Sensibi-

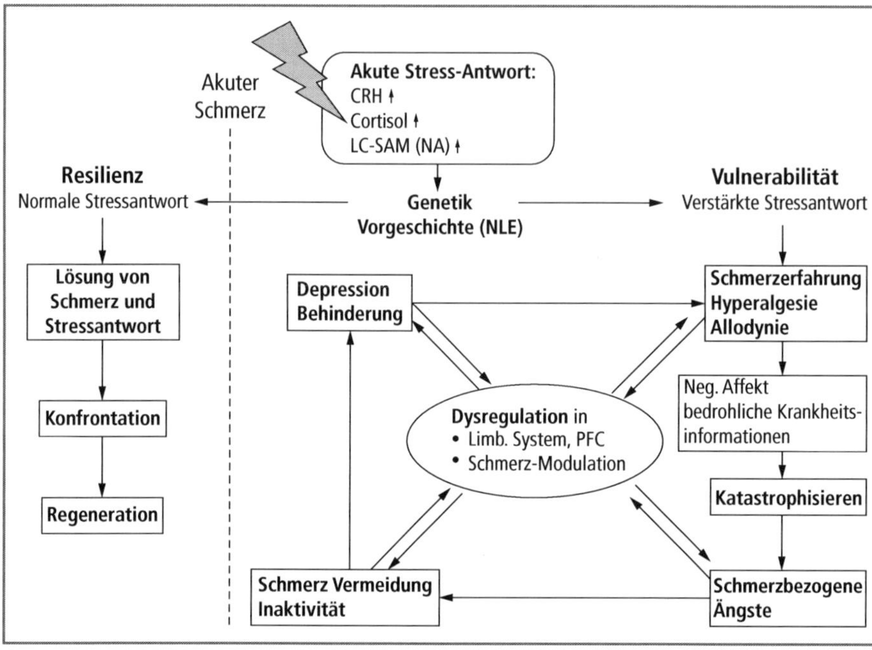

Abb. 2-22 Akuter (starker) Schmerz und Folgereaktionen: Bei guter Resilienz wird die schmerzbezogene Stressantwort limitiert und führt nach Konfrontation mit der Auslösung des Schmerzreizes zur Regeneration. Bei ungünstiger genetischer Prädisposition und geringer Stresserfahrung kann eine verstärkte schmerzbezogene Stressantwort die Vulnerabilität befördern, unter Einbeziehung verschiedener weiterer Faktoren: Bei negativer Schmerzerfahrung mit Neigung zur Hyperalgesie, bei Auftreten schmerzbezogener Ängste durch Katastrophisieren, Schmerz-Vermeidung und möglicher depressiver Einschränkung und Behinderung kommt es zur Fehlregulation im Limbischen System und PFC mit Chronifizierung von Schmerz und Stress.

lisierung für Schmerzreize (Sandkühler, 2000; ausführlicher bei Sandkühler, 2001).

- Die nachfolgenden Axone und Projektionen kreuzen das Rückenmark und werden in anterolateralen aszendierenden Fasern zu Stammhirn und Thalamus geleitet, wo sie angezeigt und die Signale verteilt werden.
- »**Third-order**«-**Neuronen** im Thalamus projizieren Schmerzsignale zur Klassifizierung der Schmerzart und deren Bewertungsaspekte an unterschiedliche Gehirnregionen:
  - Schmerzdiskrimination (Art, Intensität und Dauer des Schmerzes), somatosensorischer Kortex
  - emotionale Aspekte: anteriores Cingulum, Amygdala, Insula
  - kognitive Aspekte: Präfrontaler Kortex (PFC)
- Vom Stammhirn aus werden absteigende schmerzmodulierende Ebenen bedient wie:
  - Periaquäduktales Grau (zur Schmerzunterdrückung)

- Locus coeruleus (Stressaktivierung)
- Rostral ventromediale Medulla (RVM) mit sowohl schmerz- und stressverstärkenden als auch -inhibitorischen Neuronen

- Gleichzeitige bidirektionale Information von schmerzverursachten Leitungsströmen an das Neuroimmunsystem, bestehend aus Gliazellen (Mikroglia, Astrocyten, Oligodendrozyten), Endothelzellen, perivaskulären Makrophagen und infiltrierenden T-Zellen.

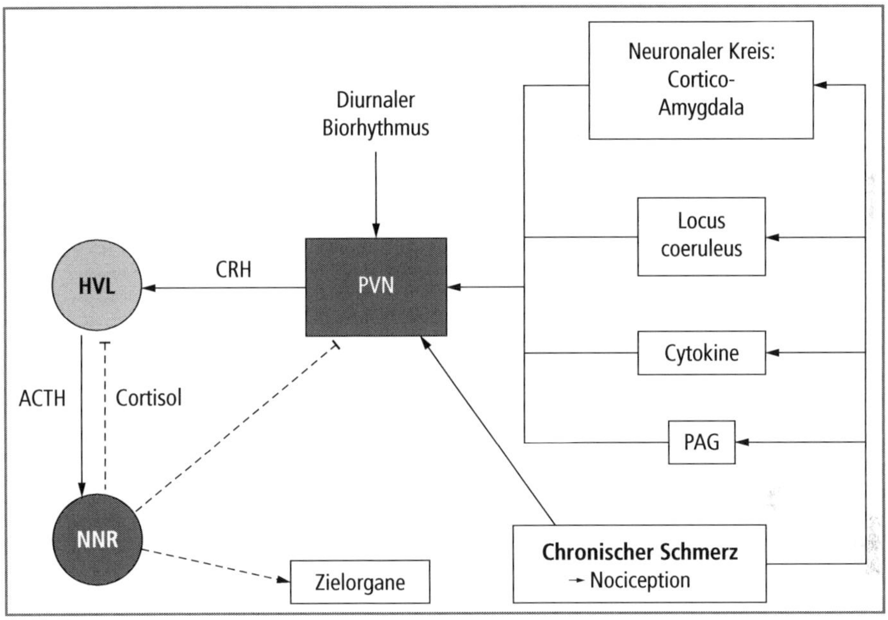

Abb. 2-23 Neurobiologische Auswirkungen von chronischem Schmerz: Gehirnareale wie Periaquäduktales Grau (PAG), Locus coeruleus (LC) und der neuronale Angstkreis von Kortex und Amygdala sind ebenso wie inflammatorische Zytokine beteiligt. Sie stimulieren das chronische, nociceptive Erleben und stimulieren den paraventriculären Nucleus (PVN) zur Aktivierung der HHN-Achse mit Freisetzung von CRH, ACTH (Hypophyse) und Nebennierenrinde (NNR) mit Kontakt zu den Cortisol-assoziierten Zielorganen (Details im Text).

Endokrine Aktivierung durch Schmerz

Schmerz verursacht in einer **ersten, schnellen Stressantwort** eine schnelle Erregung und Reaktion, um adaptive, aber auch defensive gegen die Schmerzursache gerichtete Prozesse auszulösen. Dies geschieht durch eine konzertierte Aktion von LC und SAM (Sympatho-Adreno-Medullärem System) und dem PVN mit der HHN-Achse. Der wichtigste molekulare Promotor der schmerzassoziierten Stressreaktion ist CRH, welches den LC und das gesamte Stressgeschehen als Schlüssel-Exzitator reguliert und koordiniert. Diese großräumige Kontrolle durch CRH ist durch die nahezu ubiquitäre Präsenz von CRH-1- und CRH-2-Rezeptoren möglich, die vor allem im limbischen System die primäre schnelle Reaktion katalysieren. Peripher sind in der schmerzauslösenden Region die Hormone des SAM, vor allem Noradrenalin und Adrenalin, zusammen mit NPY (sämtlich aus dem adrenalen Mark) wirksam. Zusätzlich werden im Hypothalamus auch POMC freigesetzt, die zu ACTH, β-Lipoprotein, β-MSH und β-Endorphin metabolisiert werden und effektiv in die Schmerzdämpfung eingreifen (Chapman et al., 2008).

Ausgelöst durch CRH wird die Feuerungsrate des LC massiv hochreguliert (Jedema & Grace, 2004). Diese verursachte Nociception führt zu einer konsistenten exzitatorischen Überflutung durch Aktivierung des LC mit Freisetzung von Katecholaminen zur Optimierung von Vigilanz, Aufmerksamkeit, Angst und Befähigung zu allgemeinen defensiven Reaktionen, den Schmerz schnellstens auszuschalten und zu fliehen.

Im **zweiten Prozess wird in einer langsameren Reaktion** im Rahmen der nachfolgenden Regeneration und angepasstes Verhalten der Genesungsprozess und die Rückkehr zur Normalität eingeleitet (De Kloet & Derijk, 2004). Diese Phase beginnt bereits während der primären Reaktion, um einem Overshoot von Erregung zu begegnen. Die defensive Phase ist katabol, und bei längerer Dauer kann es zur Depletion der Neurotransmitter mit nachfolgender Dysregulation führen. Im Vordergrund steht jetzt die Schmerzdämpfung, indem CRH vorrangig ACTH und Cortisol zur Inhibition der CRH-Freisetzung und POMC zur Bildung von EOPs anregt (Miller & O'Callaghan, 2002).

Simultane zentrale Immunaktivierung durch Schmerz

Ausgelöst durch das Schmerzsignal wird in den Hinterhorn-Neuronen und zentral in der Mikroglia und im Endothel durch Freisetzung von Chemokinen, Adhäsionsmolekülen und Metalloproteinasen das Immunsystem stark aktiviert. Durch die typischen lokalen Gewebealterationen im Schmerzbereich, steigende Zellmotilität und Proliferation und Aktivierung von Transkriptionsfaktoren (NF-kB) wird die proinflammatorische Kaskade mit Freisetzung von Zytokinen (TNF, IL-1β, IL-18) und BDNF propagiert. Diese massiven proinflammatorischen Veränderungen tragen in bedeutsamer Weise zur Chronifizierung eines zunächst akuten in einen maladaptiven chronischen Schmerz bei.

Während das endokrine System vorwiegend externe Ursachen fokussiert, ist das Immunsystem auf interne Defensivfunktionen ausgerichtet. Die enge Vernetzung innerhalb des PNEI-Systems durch vernetzte lymphoide und neuronale anatomische Strukturen mit deren Zellen, Hormonen und Zytokinen haben das Ziel des Erhalts der basalen Homöostase (Parkin & Cohen, 2001). Die Erkennung von Gewebepathologien (z. B. Verletzung) erfolgt durch:

- Immunitätsmediatoren, welche im Gewebe gebildet und freigesetzt werden: Einwanderung von Makrophagen und Granulozyten mit Freisetzung inflammatorischer Zytokine IL-6, IL-1β, IL-8, TNF (Akute-Phase-Reaktion). Zusätzliche Stimulation der Freisetzung von IFN-γ durch Neuropeptide.
- Durch Nociception erfolgte Sympathikus-Aktivierung und nachfolgende Immunstimulation. Da sämtliche Immunzellen über Adreno-Rezeptoren ver-

fügen, ist eine systemische Antwort gegeben (Elenkov et al., 2000; Kin & Sanders, 2006).
- Endokrine Signale aus SAM (Adrenalin, Noradrenalin) und HHN (Cortisol).
- Schmerzinhibition durch Modulation der Inflammation über Nervus vagus und Nervus glossopharyngeus via Aetylcholin-vermittelte Hemmung der Makrophagenaktivität und NF-kB (»the anti-inflammatory reflex) (Tracey, 2009).

Das Immunsystem verfügt über ein hochsensibles sensorisches Lokalisationssystem, welches mikrobielle Invasion, Gewebezerstörung, Toxine und Tumorzellen sofort erkennt und durch inflammatorische Prozesse beseitigt (Blalock, 2005).

Zytokine sind wesentliche Botenmoleküle zwischen Nerven- und Immunsystem, die durch spezifische Rezeptoren an zahlreichen neuronalen Strukturen wie z. B. den Kernen von Nervus glossophrayngeus und Nervus vagus sowie Nucleus solitarius wirksam werden. IL-1 triggert die cerebrale NA-Sekretion und LC-Aktivität, IL-1β stimuliert CRH-Neuronen und propagiert die Zytokin-Produktion in der Mikroglia (Chapman et al., 2008).

Endogene Opiate werden in Immunzellen innerhalb des traumatisierten Gewebes gebildet, angeregt durch lokal wirksames CRH, NA und Zytokine (Rittner & Stein, 2005). Endocannabinoide werden von Nerven-, Blut- und Endothelzellen freigesetzt und binden an CB1- und CB2-Rezeptoren von Monozyten, T-Helferzellen, Makrophagen und Mikroglia (Walter & Stella, 2004).

Bedeutung der Stressreaktion durch Schmerzreize

Jeglicher physische Schmerz durch Verletzung, thermische oder chemische Ursachen führt zu Stressantworten mit dem Ziel, die Ursache sowohl antizipatorisch als auch reaktiv zu beantworten und die hierarchischen Prinzipien der Immunreaktion abzurufen. Dazu sind neben der HHN-Achse auch die Aktivierung von limbischen Bereichen wie Amygdala und dopaminergen Systemen erforderlich. Die drei wesentlichen Antwortsysteme sind:
- Sympatho-medulläre Freisetzung von NA, AD und NPY (Padgett & Glaser, 2003),
- Aktivierung von CRH, ACTH und adrenalen Mineralo- und Glucocorticoiden (Rashid & Lewis, 2005) durch Serotonin, Acetylcholin und NA (De Kloet, 2004),
- Aktivierung des LC und noradrenerger Anteile des limischen Systems als Komponenten des zentralen autonomen Netzwerks (Tsigos & Chrousos, 2002).

Starker Schmerzreiz und Schmerzgedächtnis

Bei starken Schmerzen werden im Bereich der Hinterhorn-Neurone große Mengen an Glutamat freigesetzt, welche am NMDA-Ionenkanal binden und zu einem Einstrom von Ca^{2+}-Ionen führen. Calcium verdrängt dabei den physiologischen Magnesium-Block des Rezeptors mit anschließender maximaler Neuronen-Exzitation und den Folgen (Otis et al., 2003):

- Aktivierung der Phosphorylierung von anderen Glutamat-Rezeptoren (wie AMPA) mit Verstärkung der Langzeit-Potenzierung (LTP) von Signalen. Damit wird die Übertragungsstärke der Signale in Aδ- und C-Fasern gesteigert, sodass selbst schwache Schmerzreize zu starken Signalen führen (Sandkühler, 2000).
- Aktivierung von Transkriptionsfaktoren wie CREB (= cAMP response-element binding protein), verbunden mit verbesserten DNA-Ablesevorgängen
- Apoptose insbesondere der besonders sensiblen, antinociceptiven, hemmenden GABA-gesteuerten Interneurone, was eine Hyperalgesie zur Folge hat.

Somit besitzen Glutamat und Calcium-Ionen eine große Bedeutung für die Schmerzchronifizierung und die Löschung von Inhalten des Schmerzgedächtnisses.

2.15.2 Chronischer Schmerz

Ein Schmerz von mehr als sechsmonatiger Dauer wird als »chronischer Schmerz« bezeichnet. Dabei hat sich der positive Aspekt des Schmerzes als Symptom eines primär regenerativen Geschehens zu einem eigenen Krankheitsbild entwickelt, was nicht mehr allein mit der abgelaufenen physischen Veränderung erklärbar ist (Nilges & Nagel, 2009). Bei der Aufrechterhaltung von chronischen Schmerzen spielen häufig schmerzbezogene Denkmuster, Selbstwirksamkeitserwartungen und Bewältigungsstrategien eine wichtige Rolle (Liedl & Knaevelsrud, 2008).

Prädisponierende Faktoren für die Entwicklung chronischer Schmerzen sind (Vlaeyen & Linton, 2000):

- Angst und Ängstlichkeit,
- Vermeidungsverhalten,
- Katastrophisieren (Bedrohungsempfinden),
- Meidung von Aktivität,
- Überwachungsverhalten und Hypervigilanz für Körperzeichen

mit starken Assoziationen zu Substanzabusus, Depression und Angststörungen. Europaweit leiden 19 % der Bevölkerung an chronischen Schmerzen mittleren Grades (Breivik et al., 2006).

Chronischer Schmerz und Posttraumatische Belastungsstörung (PTBS)

Chronischer Schmerz und PTBS treten häufig gemeinsam auf. Sie teilen gemeinsame grundlegende Prädispositionen wie Angst, hohe Angstsensibilität, Vermeidungsverhalten und Katastrophisieren, die für beide Krankheitsbilder bedeutend sind (Otis et al., 2003).

Die mit einem Unfallgeschehen einhergehenden traumatischen Bilder können eine zusätzliche langfristige Belastung auslösen. Dies zeigt sich bei schwerverletzten Unfallopfern, die zwei Jahre nach dem Trauma in > 50 % der Fälle chronische Schmerzen und Angststörungen aufweisen, 40 – 50 % leiden unter dauerhafter Einschränkung von Alltagsaktivität und Mobilität (Zettl et al., 2004), was neben der persönlichen Belastung auch immense Kosten verursacht.

Ein besonders enger Zusammenhang zwischen PTBS und chronischen Schmerzen besteht insbesondere bei Kriegsveteranen, die meist beide Insulte (physische Verletzung und traumatische Erlebnisse) erlitten haben und in nahezu 80 % der Fälle beide Diagnosen erfüllen (Shipherd et al., 2007). Die Prävalenz für chronische Schmerzen bei PTBS-Patienten liegt mit 34 – 80 % höher als PTBS bei Patienten mit chronischen Schmerzen, wo sie mit 10 – 50 % angegeben wird (Otis et al., 2003). Schmerz im Zusammenhang mit einem traumatischen Ereignis ist ein Risiko für die Entwicklung einer PTBS (Norman et al., 2008). Andererseits kann eine PTBS die Chronifizierung von Schmerzen befördern: nach einem traumatisierenden Unglück mit zahlreichen Verletzten und Toten entwickelten Überlebende mit PTBS deutlich mehr physische Probleme und Schmerzen (Dirkzwager et al., 2007).

PTBS und chronische Schmerzen weisen eine große Schnittmenge von Symptomen auf, wie Vermeidungsverhalten, hohe Erregbarkeit, Angststörungen, emotionale Instabilität und starke Somatisierungsneigung (Liedl & Knaevelsrud, 2008), deren gemeinsame komorbide Entstehung durch unterschiedliche modellhafte Vorstellungen charakterisiert wird:

- Gegenseitige Beeinflussung wesentlicher begleitender kognitiver oder verhaltensspezifischer Funktionen (mutual maintenance model) wie Aufmerksamkeit, Angstsensibilität, Trauma-Erinnerung, Depression, Angst und kognitiver Bewältigungsstile (Sharp & Harvey, 2001).
- Gemeinsame, prädisponierende Vulnerabilitätsfaktoren führen gemeinsam über die Brücke von Angstsensibilität, Katastrophisierungsneigung und Übererregung zu PTBS und chronischem Schmerz (Asmundson et al., 2002). Dabei wird vor allem der Ängstlichkeit und erhöhten Angstsensibilität eine wesentliche Rolle für beide Krankheitsbilder zugeschrieben.
- Im »fear-avoidance model« (Lethem et al., 1983) wird die Kombination von Schmerzangst mit katastrophisierender Schmerzinterpretation, Hypervigilanz, erhöhtem Vermeidungsverhalten verbunden mit höherer subjektiver Schmerzintensität und Funktionsdefiziten hervorgehoben. Tatsächlich wurde eine besonders starke Erregung in Kombination mit Vermeidungsverhalten beschrieben (Norton & Asmundson, 2003).
- Eine stärker neurobiologische und biopsychosoziale Erklärung für die Ent-

wicklung von PTBS und chronischen Schmerz liefern McLean et al. (2005). Anders als die rein psychologischen Modelle werden auch neurobiologische Stressfaktoren wie die Reaktion der HHN-Achse samt CRH und Neurotransmitter neben den psychosozialen Hintergründen mit einbezogen. Die formulierten Entstehungsmodelle entstammten Beobachtungen an Opfern von Verkehrsunfällen. Die Entwicklung von PTBS und chronischen Schmerzen wird demnach durch Interaktionen von Erfahrungen, akuter Stressantwort auf das Trauma, Verhalten nach dem Trauma und kognitiven Verarbeitungsmechanismen und psychosozialen Konsequenzen befördert. Diese Faktoren verändern die Kommunikation innerhalb unterschiedlicher Gehirnregionen, welche den Anfangsschmerz in Richtung chronischen Schmerz alterieren, verbunden mit zahlreichen psychosozialen Folgen. Diese holistische Betrachtungsweise spiegelt am besten die komplexe Situation der Entstehungsweise chronischer Schmerzen wider.

Für die Diagnostik der kombinierten Störung aus PTBS und chronischem Schmerz wird auf die in ► Kap. 2.7 zu PTBS empfohlenen Maßnahmen verwiesen. Die Behandlung besteht immer aus einer Kombination von Analgetika zusammen mit psychotherapeutischen Maßnahmen.

Literatur

Asmundson GJ, Coons MJ, Taylor S, Katz J (2002). PTSD and the experience of pain: research and clinical implications of shared vulnerability and mutual maintenance models. Can J Psychiatry; 47:930 – 7.

Basbaum AI, Bautista DM, Scherrer G, Julius D (2009). Cellular and molecular mechanisms of pain. Cell; 139:267 – 84.

Blalock JE (2005). The immune system as the sixth sense. J Int Med; 257:126 – 38.

Breivik H, Collett B, Ventafridda V, Cohen B, Gallacher D (2006). Survey of chronic pain in Europe: prevalence, impact on daily life, and treatment. Eur J Pain; 10:287 – 333.

Chapman CR, Tuckett RP, Song CW (2008). Pain and stress in a systems perspective: reciprocal neural, endocrine, and immune interactions. The J of Pain; 9:122 – 45.

De Kloet ER, Deruk R (2004). Signaling pathways in brain involved in predisposition and pathogenesis of stress-related disease. Genetic and kinetic factors affecting the MR/GR balance. Ann NY Acad Sci; 1032:14 – 34.

De Kloet ER (2004). Hormones and the stressed brain. Ann NY Acad Sci; 1018:1 – 15.

Dirkzwager AJ, van der Velden PG, Grievnik L, Yzernmans CJ (2007). Disaster-related posttraumatic stress disorder and physical health. Psychosom Med; 69:435 – 40.

Elenkov IJ, Wilder RL, Chrousos GP (2000). The sympathetic nerve – an integrative interface between two supersystems: the brain and the immune system. Pharmacol Rev; 52:595 – 638.

Göbel H (2001). Epidemiologie und Kosten chronischer Schmerzen. Spezifische und unspezifische Rückenschmerzen. Schmerz; 15:92 – 8.

Grace PM, Hutchinson MR, Maier SF, Watkins LR (2014). Pathological pain and the neuroimmune interface. Nat Rev Immunol; 14:217 – 31.

Jedema HP, Grace AA (2004). Corticotropin-Releasing Hormone directly activates noradrenergic neurons of the Locus Ceruleus recorded in vitro. J of Neurosci; 24:9703 – 13.

Kin NW, Sanders VM (2006). It takes nerve to tell T and B cells what to do. J Leucocyte Biology; 79:1093 – 1104.

Lethem J, Slade PD, Troup JDG, Bentley G (1983). Outline of a fear-avoidance model of exaggerated pain perception – I. Behav Res Ther; 21:401–8.
Liedl A, Knaevelsrud C (2008). PTBS und chronische Schmerzen: Entstehung, Aufrechterhaltung und Zusammenhang. Ein Überblick. Schmerz; 22:644–51.
McLean SA, Clauw DJ, Abelson JL, Liberzon I (2005). The development of persistent pain and psychological morbidity after motor vehicle collision: integrating the potential role of stress response systems into a biopsychosocial model. Psychosom Med; 67:783–90.
Miller DB, O'Callaghan JP (2002). Neuroendocrine aspects of the response to stress. Metabolism; 51:5–10.
Nilges P, Nagel B (2007). Was ist chronischer Schmerz? Dtsch Med Wochenschr; 132:2133–8.
Norman SB, Stein MB, Dimsdale JE, Hoyt DB (2008). Pain in the aftermath of trauma is a risk factor for post-traumatic stress disorder. Psychol Med; 38:533–42.
Norton PJ, Asmundson GIG (2003). Amending the fear-avoidance model of chronic pain: what is the role of physiological arousal? Behav Ther; 34:17–30.
Ossipov MH, Dussor GO, Porreca F (2010). Central modulation of pain. J Clin Invest; 120:3779–87.
Otis JD, Keane TM, Kerns RD (2003). An examination of the relationship between chronic pain and post-traumatic stress disorder. J Rehabilitation Res and Development; 40:397–406.
Padgett DA, Glaser R (2003). How stress influences the immune response. Trends Immunol; 24:444–8.
Parkin J, Cohen B (2001). An overview of the immune system. Lancet; 357:1777–89.
Rittner HL, Stein C (2005). Involvement of cytokines, chemokines and adhesion molecules in opioid analgesia. Eur J Pain; 9:109–12.
Sandkühler J (2000). Learning and memory in pain pathways. Pain; 88:113–8.
Sandkühler J (2001). Schmerzgedächtnis. Entstehung, Vermeidung und Löschung. Dtsch Ärztebl; 42:A2725–30.
Sharp TJ, Harvey AG (2001). Chronic pain and posttraumatic stress disorder: mutual or maintenance? Clin Psych Rev; 21:857–77.
Shipherd JC, Keyes M, Jovanovic T, Ready DJ, Baltzell D, Worley V, Gordon-Brown V, Hayslett C, Duncan E (2007). Veterans seeking treatment for posttraumatic stress disorder: What about comorbid chronic pain? J Rehabilitation & Development; 44:153–66.
Tracey KJ (2009). Reflex control of immunity. Cell; 9:418–28.
Tsigos C, Chrousos GP (2002). Hypothalamic-pituitary-adrenal axis, neuroendocrine factors, and stress. J Psychocom Res; 53:865–71.
Vlaeyen JWS, Linton SJ (2000). Fear-avoidance and its consequences in chronic musculoskeletal pain: state of the art. Pain; 85:317–32.
Walter L, Stella N (2004). Cannabinoids and neuroinflammation. Br J Phramacol; 141:775–85.
Zettl RP, Ruchholtz S, Lewan U, Waydhas C, Nast Kolb D (2004). Lebensqualität polytraumatisierter Patienten 2 Jahre nach Unfall. Notfall & Rettungsmedizin; 7:547–53.

2.16 Stress und Darm

Entgegen früheren Ansichten ist der Inhalt von Dünn- und Dickdarm nicht etwa ein wertloses Abfallprodukt, sondern die darin in enormer Fülle enthaltenen Bakterien, Pilze und Viren interagieren als vitale Biogruppe auf unterschiedlichen Ebenen mit Körpersystemen und insbesondere mit dem Gehirn. Diese Kommunikation ist die Grundlage für den Beinamen »Mikrobiom-Darm-Gehirn-Achse« und beschreibt die intensive Vernetzung von Darmbakterien und

Darm mit Gehirnfunktionen. Eine gestörte Zusammensetzung der Darmflora in Form von Dysbiosen wird heute für die Entstehung von funktionellen (Reizdarm) und chronisch-entzündlichen Darmerkrankungen, zentralnervösen Erkrankungen (Depressionen, Angststörungen, Autismus, Morbus Alzheimer, Multiple Sklerose), Stoffwechselpathologien (Adipositas, Diabetes mellitus, metabolisches Syndrom, kardiovaskuläre Erkrankungen) und rheumatischen Erkrankungen (Rheumatoide Arthritis) verantwortlich gemacht (Rea et al., 2016; de Palma et al., 2014).

Bei jeder Stresssituation wird als Folge der engen Verflechtung zwischen ZNS, Endokrinium, Immunsystem und Darm eine Vielzahl von Reaktionen ausgelöst. Um die unterschiedlichen Einflüsse von Stress besser verstehen zu können, sollen zunächst die biologisch beteiligten Systeme beschrieben werden.

2.16.1 Das Mikrobiom

Die Darmflora (Mikrobiom) von 1 – 2 kg Gewicht ist ein eigener Mikrokosmos, welche den Darm in unterschiedlicher Dichte kolonisiert: Magen/Duodenum enthalten $10-10^{2}$, Jejunum/Ileum $10^{4}-10^{8}$, Colon $10^{10}-10^{12}$ Bakt/ml (Cresci & Bawden, 2015). Die Gesamtanzahl der Bakterien im Darm übersteigt damit die Anzahl der Körperzellen um das 10-Fache.

Die Darmflora des gesunden Erwachsenen besteht vorwiegend aus anaeroben Bakterien von 300 – 1000 unterschiedlichen Spezies, wobei sich nur ca. 50 % kultivieren lassen. Der überwiegende Anteil (99 %) der Flora wird vier Bakterienstämmen zugeordnet (Haller, 2014):

- **Firmicutes**: vorwiegend thermoresistent gram+, darunter Lactobacillus, Strepto- und Staphylococcus, Clostridium); Anteil: 45 – 70 %
- **Bacteroides:** verhindern Kolonisation pathogener Erreger, fermentieren pflanzliche Anteile; Anteil 20 – 60 %,
- **Proteobacteriae**: enthalten Lipopolysaccharid-Membrane, fakult anaerob, darunter Escherichia coli (E. coli), Salmonellen, Helicobacter, Yersinia, Neisseria, Haemophilus influenzae. Die Mehrzahl der E.-coli-Stämme sind harmlos, einige Biovare jedoch hochpathogen wie enterohämorrhagischer E. coli (EHEC), enteropathogener E. coli (EPEC), enteroinvasiver E. coli (EIEC) und enterotoxischer E. coli (ETEC).
- **Actinobacteriae** (darunter Gardnerella, Corynebacterium): vielfältiger Stoffwechsel, eigene Antoxidation (Mycothiol).

Bei Stoffwechselgesunden liegt das Verhältnis zwischen Firmicutes und Bacteroides (F : B) bei 1 : 1 bis 3 : 1. Ein höherer Anteil von Firmicutes ist mit einem besseren Abbau von Ballaststoffen und damit zusätzlicher Energieextraktion assoziiert. Bei Übergewichtigen liegt die F : B-Ratio zwischen 3 : 1 bis maximal 200 : 1.

Bei Metagenom-Analysen der intestinalen Mikrobiota werden weitaus mehr und vielfältigere Arten von Mikrobiota erfasst, ungeachtet von ethnischem Hintergrund, Geschlecht und Region. Sie lassen sich in drei unterschiedliche Gruppen differenzieren, die als funktionell unterschiedliche **Enterotypen** stark abhän-

gig von Lebensstil und Ernährung des Individuums sind (Arumugam et al., 2011):
1. Bacteroides,
2. Prevotella und
3. Ruminococcus

Unter den drei Enterotypen oder Mikrobiom-Biomarkern sind die Cluster Bacteroides und Prevotella sehr stabil, während Ruminicoccus auch durch andere Keimcluster ersetzt sein kann (Blautia, Lachnospiraceae). Die Prevotella/Bacteroides-Ratio ist ein belastbarer rechnerischer Quotient des Mikrobioms, der auch bei Wechsel der Ernährungsformen weitgehend stabil bleibt (Roager et al., 2014). Jeder der Enterotypen stellt ein ausgewogenes, stabiles Ökosystem zwischen Wirt und Darmkeimen dar, die untereinander förderliche und inhibitorische Signale austauschen und denen jeweils spezifische Aufgaben für den Wirt obliegen, z. B. Biosynthese: E-(Enter-)Typ 1 = Biotin, E-Typ 2 = Thiamin, E-Typ 3 = Häm usw.

Starke Einflussvariable für die Zusammensetzung des Mikrobioms sind Medikamente (insbesondere Antibiotika), Blutparameter, Stuhlgewohnheiten, Ernährung, Gesundheitsstatus und Lebensstil (Falony et al., 2016).

Für die klinische Beurteilung sind aber weniger die Klassifikationen als die Funktion verschiedener Mikrobiota-Gruppen bedeutsam. Die biochemischen Wirkungen wie Bildung von Butyrat (Faecalibacterium prausnitzii, Eubacterium rectale), Abbau von Mucin (Akkermansia muciniphila) oder Lactat-Produktion (Bifidobacterium, Lactobacillus) sind für das Verständnis und für die Fehlfunktionen und/oder für die gezielte probiotische Therapie von Bedeutung (Miquel et al., 2013). Grundsätzlich ist eine hohe Diversität der unterschiedlichen Bakterienarten ein biologischer Vorteil, der mit gesteigerter Bildung von einkettigen Fettsäuren, von mucinreduzierenden Bakterien (Akkermansia muciniphila), geringerer Anzahl pathologischer Keime, besserer Gesundheit und Langlebigkeit einhergeht (Biagi et al., 2016).

Die Gesamtheit der Bakteriengene (Metagenom) übertrifft das humane Genom um das 100- bis 150-Fache.

Die häufigsten Bakterienstämme im Darm sind Bacteroides (20–60 % aller Bakterien), Clostridium, Faecalibacterium, Ruminicoccus, Peptococcus, Peptostreptococcus und Bifidobacterium. Die Anteile von E. coli und Lactobacillus sind geringer (Guarner & Malagelada, 2003).

Die intestinalen Mikrobiota haben eine enorme Bedeutung für die Gesundheit, was sich unter anderem in der Veränderung des Mikrobioms im Laufe von intestinalen und systemischen Erkrankungen zeigt (Haller, 2014; Guarner & Malagelada, 2003).

Die Aufgaben der intestinalen Mikrobiota sind Fermentierung unverbrauchter Nahrungsbestandteile, Stimulation des Immunsystems durch die produzierten Substanzen wie Butyrat und Propionat, Inhibition des Wachstums pathogener Erreger, Regulation von Darmwachstum und -regeneration sowie Vitamin- und Hormonproduktion (Mayer et al., 2014).

Das Mikrobiom entwickelt sich bereits bei Geburt und wird beeinflusst durch die Art des Geburtsprozesses (sterile Geburt durch Kaiserschnitt versus natürliche Geburt mit Kontakt zum Vaginalmilieu), frühkindliche Ernährungsform (Stillen versus Flaschenernährung), spätere Erwachsenenernährung, je nach geografischer Region, Lebensalter und Lebensstil, Pharmaka und Stress zum Teil erheblich beeinflusst und verändert (Sudo et al., 2004).

2.16.2 Intestinales Immunsystem

Für die Gesamtfunktion des Darms ist die enge Verbindung von Darmepithel und intestinalem Immunsystem bedeutsam (Kau et al., 2011).

Das Darm-Immunsystem hat die Aufgabe, Nahrungsantigene zu tolerieren, dagegen pathologische Erreger schnell, präzise und wirksam zu eliminieren und deren Ausbreitung zu verhindern (Mowat, 2003). Antigene (AG) werden aus dem Lumen über M-Zellen aufgenommen und Dendritischen Zellen (DZ), Makrophagen und B-Zellen präsentiert. Das adaptive Immunsystem wird über CD4+T-Zellen und B-Zellen in den Peyer'schen Placques aktiviert, abhängig von der Art des AG (► Abb. 2-24).

Nach der Aktivierung und Expansion zirkulieren aktivierte T- und B-Zellen über mesenteriale Lymphknoten zurück in das intestinale Lymphsystem. Spezia-

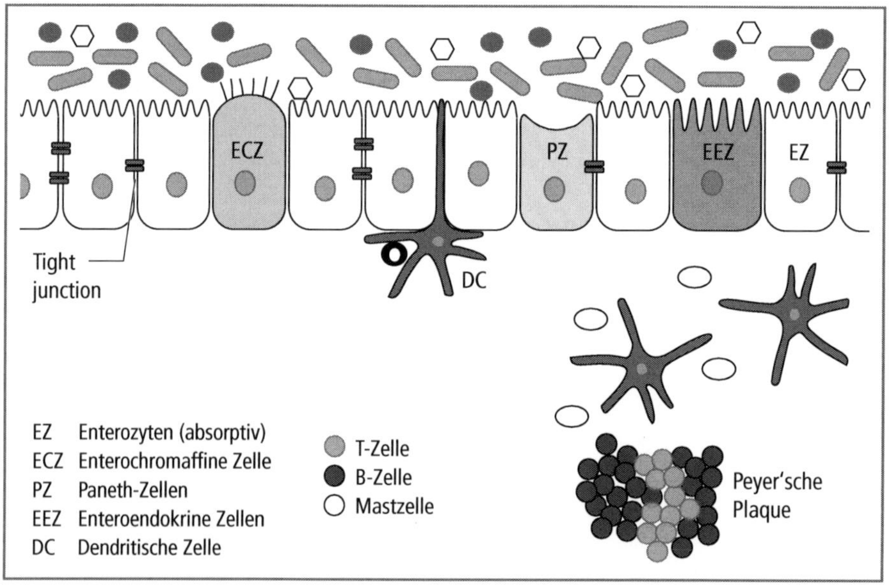

Abb. 2-24 Die Darm-Mukosa besteht aus absorptiven Enterozyten (ca. 80 % der Darmzellen), sekretorischen Panethzellen (Bildung antimikrobieller Proteine), Becherzellen (zur Bildung der schützenden Mukus-Schicht), Entero-Endokrinen Zellen (EEZ zur Bildung von verdauungs- und sättigungsspezifischen Hormonen) und Entero-chromaffinen Zellen (ECZ zur Serotoninbildung). Die Peyer'sche Plaque besteht aus Lymphfollikeln mit CD4-T-Zellen und B-Zellen (Details siehe Text).

lisierte, langlebige intraepitheliale Lymphozyten überwachen die intestinalen Grenzflächen und haben zytotoxische Qualität (Haller, 2014). Die in der Lamina propria gelegenen T-Zellen treiben die Differenzierung von B-Zellen zu IgA-produzierenden Plasmazellen voran. Sekretorisches IgA ist somit das dominante Immunglobulin der Schleimhautoberflächen und entscheidend für die Barrierefunktion durch Neutralisierung von luminalen AG. Die für die Substratabsorption wichtigen Enterozyten (EZ) sind ebenfalls immunologisch aktiv, durch Bildung von Erkennungsrezeptoren, Zytokinen, Chemokinen und MHC-Molekülen. Luminale AG werden parallel zum oben beschriebenen Weg auch über dendritische Brücken zwischen den EZ aufgenommen (Kau et al., 2011).

Die Toleranz des Immunsystems gegenüber oral aufgenommenen AG wird über den Transfer von AG-spezifischen regulatorischen T-Zellen erreicht, welche antiinflammatorische Zytokine wie TGF-β und IL-10 sezernieren und somit die inflammatorische Abwehrreaktion verhindern. Diese Toleranz-Reaktion ist von der Zusammensetzung des Mikrobioms abhängig.

Die Darm-Gehirn-Achse

Die intensive Ausstattung des gesamten Darmtraktes mit Immunzellen, endokrin aktiven Zellen (EEZ, ECZ), sensorischen Nervenendigungen und ca. 500 Mio. Neuronen ermöglichen eine intensive bidirektionale Kommunikation zwischen Mikrobiom und Gehirn neural, humoral und immunogen. Unter dem Terminus »Darm-Gehirn-Achse« wird der Austausch biochemischer Signale zwischen Darmmikroben, Darm und Gehirn über das Immun-, HHN- und Autonome Nervensystem (ANS), insbesondere über den Nervus vagus und das ENS, verstanden (Forsythe & Kunze, 2013; Mayer et al., 2014; vgl. ► Abb. 2-25).

Wesentliche Erkenntnisse dieses funktionellen komplexen Systems verdanken wir Tierversuchen mit Aufzucht von Tieren im »keimfreien« (GF = Germ Free) Milieu oder durch gezielte Elimination der intestinalen Mikrobiota durch Breitspektrum-Antibiotika. Dabei wurden im Vergleich zu unbehandelten Tieren deutliche Unterschiede festgestellt (Mayer et al., 2015):

- Biochemie von Gehirn und Darm: geringere Produktion von SCFS (short chain fatty acids) wie Butyrat, Propionat, Acetat durch Mikrobiota, damit geringeres Gewicht, und höhere Durchlässigkeit der Blut-Hirn-Schranke.
- HHN-Antwort: höhere Werte von ACTH und Corticosteron.
- Störungen der affektiven, sozialen und metabolen Funktion und des Verhaltens, deutliche Besserung durch Probiotika (Bercik et al., 2011a).
- Minderung des BDNF bei GF-Tieren (Bercik et al., 2011b).

Die Veränderungen waren nach Fäkal-Transplantation und/oder Gabe von Probiotika reversibel (Bravo et al., 2011). Auch werden Zusammenhänge zwischen Darm-Mikrobiota und emotionalem Verhalten, Lernen und Gedächtnis sowie sozialen Interaktionen beschrieben. Zwar ist eine direkte Übertragung der Erkenntnisse auf den Humanbereich nur bedingt möglich, jedoch sind auch beim Menschen zahlreiche Effekte der Darm-Gehirn-Achse belegt (Rhee et al., 2009):

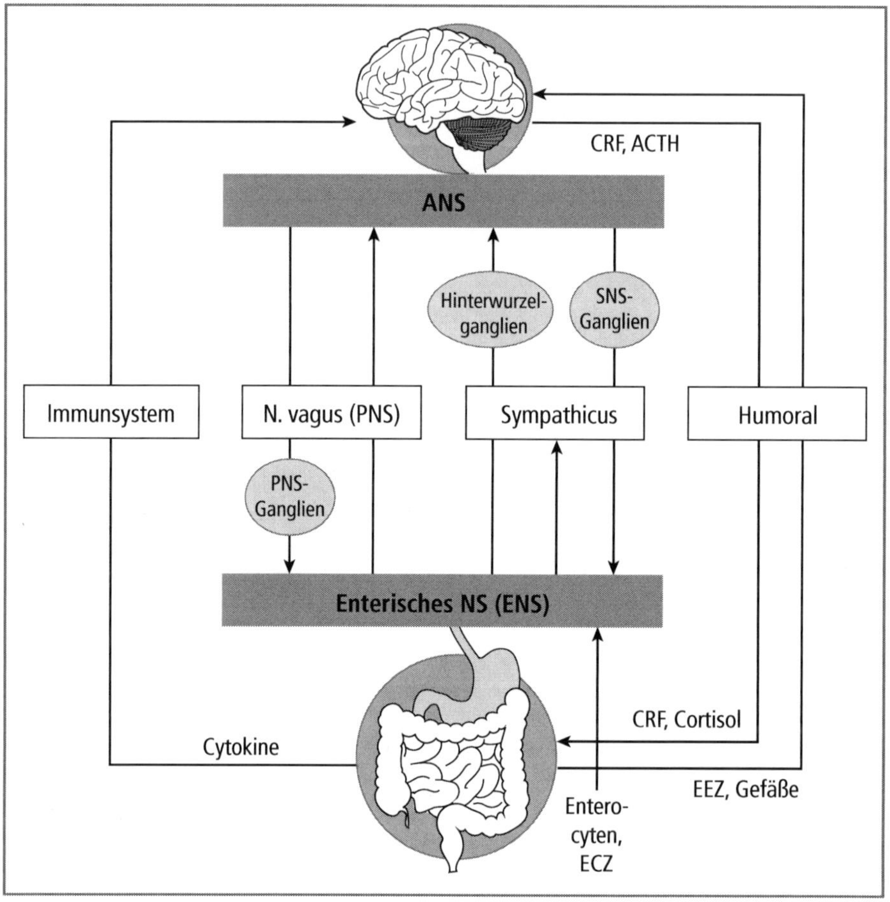

Abb. 2-25 Signalwege innerhalb der »Darm-Gehirn-Achse«: Die Informationen werden über die Wege von Immunsystem (Zytokine), Enterischem Nervensystem (ENS), Parasympathikus (Nervus vagus), Sympathikus und humoral meist bidirektional ausgetauscht.

- **Einfluss des ZNS auf Mikrobiota** durch Freisetzung von Signalmolekülen wie
  - Serotonin durch Vagus-Aktivierung der Enterochromaffinen Zellen (ECZ),
  - Mastzell-Substrate (Histamin, Tryptase) durch CRF und Serotonin oder
  - Noradrenalin-Sekretion in Darmlumen nach chirurgischem Trauma (stimuliert Pseudomonas aeruginosa, Campylobacter jejuni und führt zu IBS).
- **Einfluss von Mikrobiota auf die neuronale Innervation**:
  - Motilitätssteigerung durch Bifidobacterium bifidum, Lactobacillus acidophilus und einkettige Fettsäuren (SCFS)
  - Motilitätshemmung durch E. coli
  - Disruption der Balance fördert Diarrhoe und/oder Obstipation.

Mikrobiota-Gehirn-Signale

Intestinale Bakterien beteiligen ihr angrenzendes Epithel (= Enterozyten) über Toll-Like-Rezeptoren (TLR) zur Signalbildung von Bi- und Tripeptiden. Dabei werden unterschiedliche Wege eingeschlagen:

- Endokrin: Bildung von sogenannten Autoinducer-3-Molekülen, die an Enterozyten binden und die Freisetzung von Defensinen mindern.
- Neural: Signalmoleküle interagieren mit Nervenendigungen zur Erhöhung der Permeabilität (Stress, Inflammation).
- Immunogen: Beteiligung von Immunzellen.
- Beteiligung von **Enterochromaffinen Zellen (ECZ),** die im Gastrointestinaltrakt (GI) weit verbreitet sind. Zwischen Enterozyten gelegen, haben sie Verbindung zu Mikrobiom (Lumen) und Nervenendigungen. Ihre Funktion ist die Freisetzung von Serotonin (90 % des gesamten Serotonin!), CRF, Cholecystokinin, Somatostatin und parakrine Wirkung, Expression von Rezeptoren wie z. B. 5-HAT-R, α- und β-AR, ACh-R, CRH-R und GABA-A-R. Pathologische Bakterien (E. coli, Vibrio cholera, Salmonella typhi) stimulieren Serotonin-Synthese mit Folgen wie Steigerung der Darmmotilität, verstärkte Kumulation von Cl^{--}-Ionen und Flüssigkeitskumulation.

Transmission von Signalen des Darmlumen an das Gehirn durch den Nervus vagus

Informationen des Lumens wie Hyperosmolarität, Kohlenhydrat-Konzentration, mechanische Dostorsion, bakterielle Produkte und Zytostatika werden vom Nervus vagus an das ZNS weitergeleitet. Gleichzeitig werden parakrin informationsspezifische Signalmoleküle wie Serotonin, Cholecystokinin, Histamin, Melatonin, CRF (aus Entero-Endokrinen Zellen und dem Mikrobiom) freigesetzt. Dieser Signalweg EEZ–Vagus ist für die Regulation des Erbrechens oder von Emotionen bedeutsam.

Unter **Darm-Resilienz** versteht man – analog zur psycho-biologischen Resilienz – eine höhere Toleranz des Mikrobioms und der Darm-Gehirn-Achse gegenüber Störfaktoren wie Antibiotika, Colonlavage und psychosozialem Stress, wobei der epitheliale Biofilm und dessen Unversehrtheit als permanentes, endogenes Bioreservoir der physiologischen Mikrobiota eine besondere Rolle spielt (Lozupone et al., 2012).

Auswirkungen von Stress auf die Darm-Gehirn-Achse

Physischer und psychosozialer Stress lösen im ZNS zahlreiche Reaktionen aus, mit Auswirkungen auf Darm und Mikrobiom. Die Kommunikationswege zwischen ZNS und Darm bei Stress erfolgen meist bidirektional über Autonomes (ANS) und Enterisches Nervensystem (ENS, »little brain«), Hypothalamus-Hypophysen-Nebennierenrinden-Achse (HHN), Endokrines System und Immunsystem.

Klinisch bestehen einerseits Zusammenhänge zwischen belastenden Situationen und gastrointestinalen Symptomen, andererseits die Verstärkung von sensorischen oder emotionalen Störzeichen durch gastrointestinale Pathologien.

Im *Tierversuch* wirkt sich pränataler Stress bei unterschiedlichen Spezies (Nagern, Affen) auf die Gehirnentwicklung, Stressantwort der HHN-Achse, Schmerzwahrnehmung und die Darmfunktion aus (Bailey et al., 2004). Frühe negative Lebensereignissen (Separation von der Mutter, Bedrohung, Vernachlässigung etc.) waren mit Verhaltensauffälligkeiten und funktionellen Darmerkrankungen assoziiert (Mayer et al., 2015). Psychosozialer Stress bei erwachsenen Tieren mindert den Anteil von Bacteroides zugunsten von Clostridien, verbunden mit proinflammatorischen Veränderungen (mit Anstieg von IL-6) und Hinweisen auf stressbezogene Initiation entzündlicher Darmerkrankungen (Bailey et al., 2011).

Beim *Menschen* sind die Zusammenhänge hinsichtlich des Einflusses von psychosozialem Stress auf das intestinale Mikrobiom bislang noch wenig beforscht. Das liegt vor allem an der hohen Komplexität des humanen Mikrobioms, bedingt durch die große Vielfalt infolge von Ernährung, Umwelt, geschlechtsbezogenen Unterschieden und genetischen Variationen. Klinisch bestehen jedoch deutliche Zusammenhänge zwischen psychosozialem Stress und dem Entstehen gastrointestinaler Erkrankungen wie Reizdarm (= Irritable Bowel Syndrome, IBS) und inflammatorischen Erkrankungen (Inflammatory Bowel Disease, IBD), wie z. B. Morbus Crohn und Colitis ulcerosa. Stressfolgen am gastrointestinalen System werden entweder durch eine akute traumatische Belastung oder eine chronische Stresssituation mit maladaptiver Stressantwort verursacht. Dabei bestimmen Dauer, Intensität und Art des Stresses sowie genetische Faktoren, frühkindliche Erfahrungen, kognitive Fähigkeiten und soziale Unterstützung die Art und Ausprägung der intestinalen Stressfolgen (Mayer, 2000).

Stressoren mit Auswirkung auf das GI-System sind:

- *Physische, interoceptive Stressoren aus dem Darm-Milieu* in Form der Mucosa-Inflammation (IBD, Magen-Ulcus) oder Gewebeirritation (wie Gastro-Oesophagealer Reflux) setzen entzündliche Zytokine TNF-α, IL-1 und IL-6 frei, welche die HHN-Achse zur Liberation von CRF, Vasopressin und Cortisol anregen, selbst die Blut-Hirn-Schranke überqueren und das Immunsystem des ZNS über die Mikroglia stimulieren (mit Stimulation der Cox-2-Enzyme und Bildung von Prostaglandin PG E_2).
- *Psychosoziale, exteroceptive Stressoren:* Abhängig vom Alter des Betroffenen, von Intensität und Dauer führen Stressbelastungen zu unterschiedlichen psychischen und neurobiologischen Stressantworten (Farhadi et al., 2011). Die bedeutendsten Stressbelastungen sind: frühkindlicher Stress prä-, peri- und postnatal, chronischer Missbrauch, einmaliger, bedrohlicher traumatischer Stress, der zu einer PTBS führt. Chronischer Stress bei Erwachsenen kann nur in dauerhaft bedrohlicher Form ein IBS oder andere GI-Symptome auslösen oder verschlechtern (Mayer, 2000).

Die wesentlichen biologischen Auswirkungen von Stress sind charakterisiert durch:

1. **Anstieg der darmwirksamen Stresssubstrate**:
   - *CRF, Vasopressin, Cortisol*: CRF wird sowohl zentral im PVN als auch im Darm freigesetzt. Folge: Stimulation von Inflammation, Darmpermeabilität, viszerale Hypersensibilität, Verstärkung von Schmerzperzeption und Darmsekretion. CRF hat damit eine Schlüsselposition bei den stressbedingten Darmstörungen wie IBD und IBS, mit zusätzlicher Wirkung durch Cortisol. CRH ist auch an der Minderung der Barrierefunktion beteiligt (Soderholm et al., 2002).
   - *Noradrenalin (NA):* Steigert Virulenz pathogener Bakterien (E. coli, Clostridium jejuni) und verändert damit das Mikrobiom. NA hat per se proinflammtorische Wirkung durch direkte Stimulation des NF-kB mit entsprechenden induktiven oder verstärkenden Effekten auf proentzündliche Darmwirkungen.
   - *Proinflammatorische Aktivierung:* mit Induktion von TH1-Zytokinen und Neuropeptiden (Tachykinin).
   - *Anstieg von inflammatorischen Zytokinen* wie TNF, IFN-γ, IL-1, IL-6 werden entweder systemisch durch das Immunsystem oder durch inflammierte Darm-Mucosa generiert und vaskulär verbreitet und dringen über die BHS ins ZNS ein, wo im Hypothalamus die HHN-Achse stimuliert wird. Inflammatorische Informationen werden auch über viszero-sensible Nervenendigungen des Nervus vagus ans ZNS gemeldet, wo eine entsprechende antiinflammatorische Signalkaskade ausgelöst wird. TNF, IFN-γ sind als Schlüssel-Zytokine verantwortlich für das Aufbrechen der »tight junctions« und Permeabilitätssteigerung des Epithels, was die Invasion pathogener Keime und Substrate erleichtert (Turner, 2009; Mawdsley & Rampton, 2006).
2. **Veränderung des Mikrobioms,** welches die Schmerzwahrnehmung durch Änderung der Viszero-Sensibilität moduliert. Die Schmerzempfindung wird durch ZNS-Projektionen weiter verändert. Die Hypersensibilität und verstärkte Stressempfindlichkeit kann durch Probiotika wieder herabgesetzt werden.
3. **Aktivierung von Mastzellen mit Histamin-Ausschüttung**: Enterozyten besitzen Rezeptoren für CRF, welche nach Bindung unterschiedliche Mediatoren wie Histamin freisetzen und die Darmpermeabilität erhöhen (Farhadi et al., 2007).
4. **Ko-Sekretion von Neuropeptiden (NP):** NP sind Peptide, die in Neuronen wie z. B. des ENS gebildet und freigesetzt werden mit spezifischer Wirkung. Für den GI-Trakt sind die NP des ENS bedeutsam: Calcitonin-Gene-Related Peptide (CGRP: Mucus-Sekretion, Schutz der Mucosa, Regulation der Regeneration und Perfusion), Gastrin Releasing Peptide (GRP), Cholecystokinin (CKK), Neurotensin, Vasoactive Intestinal Peptide (VIP), Enkephalin, Neuropeptid Y (NPY) und andere sind immunogen und proliferationsregulatorisch wirksam (Genton & Kudsk, 2003).
5. **Desynchronisation von SNS und HHN-Achse**: Für die Entstehung von stress-

bezogenen, entzündlichen Darmerkrankung kann die Entkoppelung der Stressantwort des HHN-Systems bei gleichzeitig hochreguliertem Sympathikus und Noradrenalin wenigstens teilweise ursächlich sein: Die Reduktion der HHN-Antwort mit erniedrigtem Cortisol (Hypocortisolismus) bei gleichzeitig hohen Noradrenalin-Werten fördert proentzündliche Verläufe, insbesondere im GI-Trakt (wie IBD, Morbus Crohn, Colitis usw.) (Straub et al., 2002).
6. **Veränderung der Mucin-Barriere** proximal zum Mikrovillisaum der Enterozyten.
7. Verlangsamung oder Beschleunigung der **Darmmotilität**.

2.16.3 Klinische Formen und Folgen

Stressbezogene Erkrankungen des GI-Traktes

Die häufigsten stresskorrelierten intestinalen Erkrankungen sind:
- Gastro-Oesophagealer Reflux (GORD): gehäuft bei Posttraumatischer Stressbelastung, wobei das stressorische Ereignis die Grunderkrankungen z. T. erheblich verstärkt (Perlman et al., 2011).
- Peptisches Ulcus (»Stress-Ulcus« bei Intensiv-Patienten)
- Nahrungsmittelallergien bzw. -überempfindlichkeiten
- Funktionelle Erkrankung: Irritable Bowel Syndrome (IBS; Reizdarm, Colon irritabile)
- Entzündliche Darmerkrankungen (Inflammatory Bowel Disease – IBD) wie Morbus Crohn, Colitis ulcerosa. Stress wirkt dabei eher symptomverstärkend mit Mastzell-Anstieg und Minderung der Barrierefunktion.

Stress und Magen-Ulcus

Stressorische Lebensereignisse (wie z. B. Trennung, Scheidung, Verwitwung) sind beim Auftreten von Magen-Ulcus deutlich häufiger im Vergleich zu Gesunden (Jones, 2006). Neben den bekannten somatischen Ursachen wie Helicobacter-Infektion und die Auswirkung von nicht-steroidalen Antiinflammatoria (NSAIDs) trägt auch Stress zur Krankheitsentstehung bei. Die Auswirkungen von chronischen stressorischen Belastungen fördern die verstärkte gastrische Säureproduktion, verminderte Perfusion, reduzierte Bikarbonat-Sekretion, die verminderte Proliferation des Gewebes im Ulcusbereich während des Heilungsprozesses und die veränderte Magenmotilität. Die Diagnostik ist Routine in der Gastroenterologie (Blutchemische Tests, Transglutaminase IgA, Helicobacter-Diagnostik mit Atemtest, Ausschluss von Pankreas-Insuffizienz, Endoskopie usw.). Bei der Therapie ist der Fokus auf die Minderung der Säurebildung durch Protonenpumpenhemmer oder Histamin-H2-Blocker gerichtet sowie evtl. die Eradikation von Helicobacter (Konturek et al., 2011). Neuere Studien zeigen einen heilsamen Effekt von Probiotika, nicht nur in der Rezidivprävention.

Stress und Reizdarm-Syndrom (RDS)

Reizdarm-Syndrom ist ein häufiges, heterogenes Krankheitsbild, das häufig nur per exclusionem diagnostiziert wird. Es hat eine Prävalenz weltweit von 11 %, in Europa von 5–10 % der Gesamtbevölkerung, mit höherer Betroffenheit von Frauen (2 : 1 gegenüber Männern) (Heinrich & Schwizer, 2017). In der Pathophysiologie spielen gestörte Interaktionen des ZNS und Magen-Darm-Trakts eine tragende Rolle, die in den Diagnostik-Kriterien ROME IV ihren Niederschlag finden. Als pathophysiologische Ursachen werden beschrieben:

- viszerale Hypersensitivität,
- Freisetzung von Neuropeptiden aus ENS,
- Immun-Aktivierung (low-grade Inflammation),
- Motilitätsänderung (↑ ↓),
- Endokrine Pathologien (Hypo-/Hypercortisolismus, CRF ↓).

Verhaltensänderung: Individuelle Risiken für die Entwicklung von RDS sind genetische Suszeptibilität und chronischer Stress (in Form von pathologischen Lebensereignissen, Angststörung), aber auch akutes psychisches Trauma (mit PTBS).

Leitsymptome sind: Bauchschmerz, Stuhlunregelmäßigkeiten, Meteorismus und Blähungen, die oft mit anderen Begleiterkrankungen auftreten (Heinrich & Schwizer, 2017). RDS ist charakterisiert durch ein periodisches Aufflackern der Symptomatik mit nachfolgender Remission. Psychosozialer Stress gilt, neben Darminfekten und Antibiotika-Anwendung, sowohl als Auslöser für die Ersterkrankung als auch für die Perpetuierung des RDS.

Diagnostik

Es gelten die ROME-IV-Kriterien zur Diagnostik (Drossman & Hasler, 2016):

- Wiederholter Abdominalschmerz durchschnittlich einmal pro Woche
- mit Zusammentreffen (Assoziation) von mindestens einem der folgenden Faktoren
  - mit Stuhlentleerung
  - mit veränderten Stuhlgewohnheiten
  - mit veränderter Stuhl-Konsistenz
- Symptombeginn vor > 6 Monaten, Kriterien müssen über 3 Monate erfüllt sein

Diagnostische Maßnahmen (in Stichpunkten)

- Anamnese: Symptomeingrenzung nach den ROME-IV-Kriterien, Ausschluss von anderen GI-Erkrankungen, Komorbiditäten erfragen (Autoimmun-, psychiatrische Erkrankungen), Medikamenteneinnahme (Opiate, Ca-Antagonisten, Magnesiumpräparate, NSAR)
- Gründliche allgemeine und rectale Untersuchung
- Labor: Differenzial-Blutbild, CRP, Transaminasen, Colestaseparameter, Pankreasenzyme, TSH
- Stuhltest: Calprotectin, Lactoferrin, Elastase, sekr. IgA, evtl. Mikrobiom
- Serum: Zöliakie-Diagnostik (Transglutaminase IgA), evtl. Zonulin

- Apparative Abklärung: Sonografie, evtl. Coloskopie, H_2-Atemtest (Ausschluss KH-Maldigestion von Fruktose, Lactose)

Im Mikrobiom-Test besteht typischerweise eine deutliche Minderung von Faecalibacterium prausnitzii bis zu 30 %, was mit Verminderung des durch ihn hergestellten Butyrats einhergeht, wodurch dessen hemmende Funktion auf die proentzündlichen Faktoren NF-kB und IL-8 herabgesetzt ist.

Therapie

Die Behandlung von stressbedingten Störungen der gastrointestinalen Funktion ist stets multimodal, integrativ und auf die durch die Diagnostik erworbenen pathologischen Befunde ausgerichtet. Dabei steht neben einem validen Stressmanagement die Ressourcenförderung im Vordergrund. Spezifische Maßnahmen werden entsprechend den Leitsymptomen (RDS-D = Diarrhoe, RDS-C = Obstipation) mittels Lifestyle-Modifikation und spezifischen pharmakologischen Interventionen gewählt. Zur Verbesserung der mikrobiellen Konstellation haben sich Probiotika bewährt: Studien belegen die hohe Effektivität probiotischer gemischter Bakterienkulturen mit Bifidobacterium infantis, wohingegen Kombinationen mit Lactobacillus ohne Wirkung blieben (Sainsbury & Ford, 2011).

Leaky-Gut-Syndrom

Im Vordergrund steht die Anhebung der Darmpermeabilität durch Aufbrechen der epithelialen »tight-junctions«, was zu einem verstärkten Übertritt von Bakterien und Substanzen in die Blut- und Lymphbahn führt. In der Mikrobiom-Analyse ist der mucinabbauende Akkermansia muciniphila auffällig. Charakteristisch ist jedoch der Anstieg des Zonulin, dem Modulatorprotein für Zell-Junktionen (tight junctions) in Serum und Stuhlprobe (Fasano, 2011).

Inflammatorische Darmerkrankungen

Sowohl für **Morbus Crohn** als auch für **Colitis ulcerosa** haben psychosoziale und/oder physische Stressoren keine direkt kausale Bedeutung, sondern sie wirken eher als Auslöser, wobei anamnestische Belastungen in Form negativer Lebensereignisse nur schwach korreliert sind. Die kausalen Stresssubstrate Noradrenalin (als Inflammationsauslöser) und NPY (mit Wirkung im ZNS und auf NA-adrenergen Neuronen des peripheren NS) haben die größte Bedeutung. Auch die Deregulierung der HHN-Achse spielt dabei mit.

Wie kann man das Mikrobiom untersuchen?

Für die Diagnostik des intestinalen Mikrobioms werden heute gentechnische Methoden eingesetzt, da nur etwa die Hälfte der nachweisbaren Bakterien überhaupt kultivierbar ist. Die Diagnostik wird heute in zahlreichen Labors angeboten.

Die Analytik der bakteriellen DNA aus Stuhlproben erfolgt nach einem nahezu ubiquitär abgestimmten Konzept, einer Gen-Sequenzierung durch Metagenom-Analyse der DNA, die für 16S rRNA kodiert mit anschließender Biostatistik und Darstellung der Daten (Jandhyala et al., 2015). Die erhaltenen Ergebnisse werden mit dem von Qin et al. (2010) vorgegebenen Genkatalog abgeglichen und als individuelles Ergebnis editiert. In der Regel werden dabei die günstigen Mikrobiota-Gruppen gegenüber den ungünstig wirksamen und pathologischen Formen abgegrenzt, was für die anschließende Therapie von Vorteil ist (vgl. auch ▸ Tab. 2-5).

Tab. 2-5 Kultivierung versus Genanalytik der Darmflora: Gegenüberstellung von traditioneller Kultivierung und gentechnologischer Charakterisierung von Mikrobiota; bei der Kultivierung werden nur ca. 50 % der unterschiedlichen Keime und Keimsorten erfasst.

Kultivierbare Mikrobiota (ca. 50 %)	Genetische Analyse der Mikrobiota
Firmucutes: 45–70 %; Lactobacillus, Strepto- und Staphylococcus, Clostridium	**Drei funktionelle Enterotypen**, abhängig von Lebensstil und Ernährung: • Bacteroides • Prevotella • Ruminicoccus
Bacteroides: 20–60 %; verhindern Kolonisation pathogener Erreger, fermentieren pflanzliche Anteile	**Bacteroides und Prevotella:** relativ stabil
Proteobacteriae: enthalten Lipopolysaccharid-Membrane, fakult anaerob: E. coli, Salmonellen, Helicobacter, Yersinia, Neisseria, Haemophilus influenza	**Individuelles Mikrobiom** = stabiles Ökosystem
Actinobacteriae: vielfältiger Stoffwechsel, eigene Antoxidation (Mycothiol), darunter Gardnerella, Corynebacterium	**Starke Variable:** Medikamente (Antibiotika, Ernährung, Gesundheit, Lebensstil, Anthropomorphie)

Zusätzlich können je nach Fragestellung weitere Parameter angefordert werden:

- **Inflammationsparameter (Stuhl)**
  - Calprotectin (Albumin)
  - Alpha-1-Antitrypsin
  - β-Defensin (antimikrobielles Wirkspektrum gegenüber Candida und Bakterien)
  - Laktoferrin (in polymorphkernigen Granulozyten), bei Inflammation aktiviert
  - Sekretorisches IgA: unabhängige Bildung vom Serum-IgA, Mangel bei rezidiven Schleimhautinfekten, Atopie, Autoimmunerkrankungen
- **Tumorsuche (Stuhl)**
  - Hämoglobin-Haptoglobin-Komplex: Screening für kolorektales Karzinom
- **Maldigestion (Stuhl)**
  - Pankreas-Elastase 1 (Indikator der Pankreas-Insuffizienz)
- **Durchlässigkeitsmarker (Serum/Stuhl)**
  - Zonulin: zur Klärung des Leaky-Gut-Syndroms bei inflammatorischen Darmerkrankungen, Allergien, MS, Zöliakie

2.16.4 Behandlungsrichtlinien

Da chronischer Stress mit hoher Wahrscheinlichkeit über direkte Wirkung via Immunsystem und neuroendokrine Stressantworten, jedoch auch indirekt durch Verhaltensänderungen (Fastfood, u. a. negative Ernährungsgewohnheiten, Genussmittel usw.) Einfluss auf die Qualität des Mikrobioms nimmt, sollen wenige Grundsätze der Intervention angerissen werden.

Nach der angemessenen Diagnostik von Stress (IST, Neuropattern) und der Mikrobiom-Analyse samt symptombezogenen Analyten steht die Regeneration des Mikrobioms im Vordergrund. Dies erreicht man folgendermaßen:

- **Erhöhung des Ballaststoffanteils** der Ernährung, der zu einer Zunahme an bakterieller Diversität führt (Simpson & Campbell, 2015). Dies kann entweder durch hohen Ballaststoffanteil in der Ernährung oder über Nahrungsergänzung erreicht werden. Ballaststoffe wirkt als Grundstoff zur Verbesserung der Acetat-, Butyrat- oder Propionatbildung durch Mikrobiota.
- **Präbiotika** sind Substanzen, die wegen ihres Stoffwechselangebotes bestimmte günstige Bakterienstämme zu Stoffwechsel und Zellteilung anregen. Im Fokus der Augmentation stehen Bifidobacterium, Akkermansia muciniphila, Ruminococcus bromii, die Enterococcus-rectale-Gruppe und Faecalibacterium prausnitzii. Das resultierende Wachstum kann pathogene Erreger (wie z. B. Clostridien) und die entsprechende Symptomatik vertreiben und so das Mikrobiom verbessern (Scott et al., 2015).
- **Probiotika** enthalten lebensfähige Bakterienkulturen, die eine positive Wirkung auf das Mikrobiom entfalten sollen. Die beschriebenen Bakterienkulturen werden entweder in fermentierten Nahrungsmitteln (probiotischer Joghurt) oder gefriergetrocknet in Kapseln/Tabletten als Nahrungsergänzung verwendet. Die verbreitetsten Bakterienstämme von Probiotika sind Lactobacillen (bekanntester ist Lactobacillus acidophilus) und Bifidobakterien, Enterococcus faecalis, Enterococcus faecium, die Hefen Saccharomyces boulardi, Saccharomyces cerevisiae und E. coli. In einer Metaanalyse der Effekte von Probiotika auf die Transitzeit der Nahrung waren die Ergebnisse bei älteren Menschen und bei Obstipation günstiger, mit besten Ergebnissen von Bifidobacterium lactis (Miller & Ouwehand, 2013). Die Probiotika sind beim Menschen schwächer wirksam im Vergleich zu Tierexperimenten. Es fehlen darüber hinaus überzeugende evidenzbasierte Daten sowie der metagenomische Nachweis einer wirksamen Etablierung verbesserter Mikrobiota-Konstellationen. Die aktuelle Studienlage zeigt, dass Probiotika nur bei mehreren klinisch infektiologischen Darmerkrankungen (Rotavirus, Clostridium difficile) und speziellen Erkrankungsbildern gesicherte Wirkung entfaltet (Rowland et al., 2009). Neuere Studien mit metagenomischer Sequenzierung bestätigen die Einflüsse auf den mikrobiellen Besatz des Darmes durch Lactobacillus paracasei, Bifidobacterium breve und Lactobacillus rhamnosus mit immunmodulierendem, antiinflammatorischem Effekt (Plaza-Diaz et al., 2015). Inwieweit eine Probiotika-Therapie das stressverursachte Reizdarm-Syndrom wirksam verbessert, ist zwar nicht bestätigt, aber zu erwarten. Wei-

tere Studien sind allerdings dazu erforderlich. Bei jeglicher stressverursachten klinischen Konstellation ist eine längere, gleichzeitige Stress-Coping-Maßnahme (Coaching, Verhaltenstherapie) neben anderen biologischen Maßnahmen zur Regeneration, parallel zu Probiotika und Mucusrestitution erforderlich.

- **Stuhl-(Mikrobiota-)Transplantation:** Diese aufwendigere Technik der Übertragung von Fäkalbakterien über Rektumkatheter oder via Magensonde bzw. oral mit in Kapseln abgefüllten Fäkalbakterien ist bislang nur in Fällen von rezidivierender infektiöser Enteritis mit Clostridium difficile erfolgreich angewendet worden (Metaanalyse bei Kassam et al., 2013).

Stress hat wegen der enormen Verquickung der beteiligten Systeme eine deutliche Auswirkung auf das Mikrobiom und die Darm-Gehirn-Achse. Aus diesem Grunde ist es ratsam und notwendig, das neue und schwierige Terrain besser zu kennen und zu verstehen. Die wissenschaftliche Aufarbeitung dieser Zusammenhänge steht noch immer am Anfang, jedoch ist eine bemerkenswerte wissenschaftliche Aktivität auf diesem Sektor erkennbar mit erheblicher Steigerung der Anzahl von Publikationen, verbunden mit einer Bereicherung an Wissen und inhaltlichem Verständnis für das komplexe Thema.

Literatur

Arumugam M, Raes J, Pelletier J, Le Paslier D et al. (2011). Enterotypes of the human gut microbiome. Nature; 473:174 – 80.

Bailey MT, Dowd SE, Galley JD, Hufnagle AR, Allen RG, Lyte M (2011). Exposure to a social stressor alters the structure of the intestinal microbiota: Implications for stressor-induced immunomodulation. Brain, Behavior and Immunity; 25:397 – 407.

Bailey MT, Lubach GR, Coe CL (2004). Prenatal stress alters bacterial colonization of the gut in infant monkeys. J Pediatric Gastroenterol and Nutrition; 38:414 – 21.

Bercik P, Denou E, Collins J, Jackson W, Lu J, Jury J, Deng Y, Blennerhasset P, Macri J, McCoy K, Verdu EF, Collins SM (2011b). The intestinal microbiota affect central levels of Brain-Derived Neurotrophic Factor and behavior in mice. Gastroenterology; 141:599 – 609.

Bercik P, Park AJ, Sinclair D, Khoshidel A, Lu J, Huang X, Deng Y, Blennerhassett PA, Fahnestock M, Moine D, Berger B, Huizinga JD, Kunze W, McLean PG, Bergonzelli GE, Collins SM, Verdu EF (2011a). The anxiolytic effect of Bifidobacterium longum NCC3001 involves vagal pathways for gut-brain communication. Neurogastroenterol Motil; 23:1132 – e544.

Biagi E, Franceschi C, Rampelli S, Severgnini M et al. (2016). Gut microbiota and extreme longevity. Current Biology; 26:1480 – 5.

Bravo JA, Forsythe P, Chew MV, Escaravage E, Savignac HM, Dinan TG, Bienenstock J, Cryan JF (2011). Ingestion of Lactobacillus strain regulates emotional behavior and central GABA receptor expression in a mouse via the vagus nerve. PNAS; 108:16 050 – 5.

Cresci GA, Bawden E (2015). Gut microbiome: What we do and don't know. Nutrition in Clin Practice; 30:734 – 46.

De Palma G, Collins SM, Bercik P, Verdu EF (2014). The microbiota-gut-brain axis in gastrointestinal disorders: stressed bugs, stressed brain or both? J Physiol; 592:2989 – 97.

Drossman DA, Hasler WL (2016). Rome IV – Functional GI disorders: Disorders of gut-brain interaction. Gastroenterology 150:1257 – 61.

Falony G, Joosens M, Vieira-Silva S, Wang J et al. (2016). Population-level analysis of gut microbiome variation. Science; 352:560 – 4.

Farhadi A, Fields JZ, Keshavarzian A (2007). Mucosal mast cells are pivotal elements in inflammatory bowel disease that connect the dots: stress, intestinal hyperpermeability and inflammation. World J Gastroenterol; 13:3027 – 30.

Farhadi A, Fields JZ, Keshavarzian Bailey MT, Dowd SE, Galley JD, Hufnagle AR, Allen RG, Lyte M (2011). Exposure to a social sterssor alters the structure of the intestinal microbiota: Implications for a stressor-induced immunomodulation. Brain, Behavior and Immunity; 25:397 – 407.

Fasano A (2011). Zonulin and ist regulation of intestinal barrier function: the biological door to inflammation, autoimmunity, and cancer. Physiol Rev; 91:151 – 75.

Forsythe P, Kunze WA (2013). Voices from within: gut microbes and the CNS. Cell Mol Life Sci; 70:55 – 69.

Genton L, Kudsk KA (2003). Interactions between the enteric nervous system and the immune system: role of neuropeptides and nutrition. The Am J Surgery; 186:253 – 8.

Guarner F, Malagelada JR (2003). Gut flora in health and disease. Lancet; 361:512 – 9.

Haller D (2014). Der Darm als immunkompetentes Grenzflächenorgan. Allergo J; 23:12 – 5.

Heinrich H, Schwyzer W (2017). Das Reizdarm Syndrom. Sinnvolle Abklärung und rationales Management. Der Informierte Arzt 8:22 – 5.

Jandhyala SM, Talukdar R, Subramanyam C, Vuyyuru H, Sasikala M, Reddy DN (2015). Role of normal gut microbiota. World J Gastroenterology; 21:8787 – 803.

Jones MP (2006). The role of psychosocial factors in peptic ulcer disease: Beyond Helicobacter pylori and NSAIDs. J Psychosom Res 60:407 – 12.

Kassam Z, Lee CH, Yuan Y, Hunt RH (2013). Fecal microbiota transplantation for Clostridium difficile infection: Systematic review and meta-analysis. Am J Gastroenterology; 108:500 – 8.

Kau AL, Ahern PP, Griffin NW, Goodman AL, Gordon JI (2011). Human nutrition, the gut microbiome and the immune system. Nature; 474:327 – 36.

Konturek PC, Brzozowski T, Konturek SJ (2011). Stress and the gut: Pathophysiology, clinical consequences, diagnostic approach and treatment options. J Physiol and Pharmacol; 62:591 – 9.

Lozupone CA, Stombaugh JI, Gordon JI, Janson JK, Knight B (2012). Diversity, stability and resilience oft he human gut microbiota. Nature; 489:220 – 30.

Mawdsley JE, Rampton DS (2006). The role of psychological stress in Inflammatory Bowel Disease. Neuroimmunomodulation; 13:327 – 36.

Mayer E, Knight R, Mazmanian SK, Cryan JF, Tillisch K (2014). Gut microbes and the brain: Pardigm shift in Neuroscience. J Neuroscience; 34:15 490 – 6.

Mayer EA (2000). The neurobiology of stress and gastrointestinal disease. Gut; 47:861 – 9.

Mayer EA, Tillisch K, Gupta A (2015). Gut/brain axis and the microbiota. J Clin Invest; 125:926 – 38.

Miller LE, Ouwehand AC (2013). Probiotic supplementation decreases intestinal transit time: meta-analysis of randomized controlled trials. World J Gastroenterol; 29:4718 – 25.

Miquel S, Martin R, Rossi O, Bermudez-Humaran LG, Chatel JM, Sokol H, Thomas M, Wells JM, Langella P (2013). Faecalibacterium prausnitzii and human intestinal health. Curr Opin Microbiol; 16:255 – 61.

Mowat AM (2003). Anatomical basis of tolerance and immunity to intestinal antigens. Nature Rev Immunol; 3:331 – 41.

Perlman SE, Friedman S, Galea S, Nair HP, Eros-Sarnyai M, Stellman SD, Hon J, Greene CM (2011). Short-term and medium-term health effects of 9/11. Lancet; 378:925 – 34.

Plaza-Diaz J, Fernandez-Caballero JA, Chueca N, Garcia F, Gomez-Llorente C, Saez-Lara MJ, Fontana L, Gil A (2015). Pyrosequencing analysis reveals changes in intestinal microbiota of healthy adults who received a daily dosage of immunomodulatory probiotic strains. Nutrients; 7:3999 – 4015.

Qin J, Li R, Raes J, Arumugam M et al. (2010). A human gut microbial gene catalogue established by metagenomic sequencing. Nature; 464: 59 – 65.

Rea K, Dinan TG, Cryan JF (2016). The microbiome: A key regulator of stress and neuroinflammation. Neurobiol of Stress; 4:23 – 33.

Rhee SH, Pothoulakis C, Mayer E (2009). A. Priciples and clinical implications of the brain-gut-enteric microbiota axis. Nat Rev Gastroenterol Hepatol; 6:306 – 14.

Roager HM, Licht TR, Poulsen SK, Larsen TM, Bahl MI (2014). Microbial enterotypes, inferred by the Prevoitella-to-Bacteroides ratio, remained stable duringa 6-month randomized controlled diet intervention with the New Nordic Diet. Applied and Environmental Microbiology; 80:1142 – 9.

Rowland I, Capurso L, Collins K, Cummings J, Delzenne N, Goulet O, Guarner F, Marteau P, Meier R (2009). Current level of consensus on probiotic science. Report of an expert meeting-London, 23 November 2009. Gut Microbes 1:436 – 9.

Sainsbury A, Ford AC (2011). Treatment of irritable bowel syndrome: beyond fiber and antispasmodic agents. Therapeutic Advances in Gastroenterology; 4:115 – 27.

Scott KP, Antoine J-M, Midtvedt T, van Hemert S (2015). Manipulating the gut microbiota to maintain health and treat disease. Microbial Ecology; 26:25 877.

Simpson HL, Campbell BJ (2015). Review article: dietary fibre-microbiota interactions. Aliment Pharmacol Ther; 42:158 – 79.

Soderholm JD, Yates DA, Gareau MG, Yang PC, MacQueen G, Perdue MH (2002). Neonatal maternal separation predisposes adult rats to colonic barrier dysfunction in response to mild stress. Am J Physiol Gastrointest Liver Physiol; 283:G1257–G1263.

Straub RH, Herfarth H, Falk W, Andus T, Scholmerich J (2002). Uncoupling of the sympathetic nervous system and the hypothalamic-pituitary-adrenal axis in inflammatorybowel disease? J Neuroimmunol; 126:116 – 125.

Sudo N, Chida Y, Aiba Y, Sonoda J, Oyama N, Yu X-N, Kubo C, Koga Y (2004). Postnatal microbial colonization programs hypothalamic-pituitary-adrenal system for stress response in mice. J Physiol; 558:263 – 75.

Turner JR (2009). Intestinal mucosal barrier function in health and disease. Nature Rev Immunol; 9:799 – 809.

2.17 Stress und Haut

Die Haut ist das sichtbarste Modell neuroimmunologischer Stressfolgen (Roosterman et al., 2006). Neben offenkundigen akuten Stresszeichen der Haut wie Juckreiz, exzessives Schwitzen (Hyperhydrosis) oder Gesichtsröte und -flushes können auch chronische Stressbelastungen zu einer Reihe von entzündlichen Hauterkrankungen wie atopischer Dermatitis, Psoriasis, seborroischem Ekzem, chronischer Urtikaria und Alopezia areata führen oder solche provozieren (Picardi & Abeni, 2001). Die Haut ist somit ein ideales Endorgan, um die Beziehungen zwischen rein peripheren oder systemischen Antworten des Gehirns auf Stress zu erkunden. Kein Organ kann derart schnell und offenkundig symptomatisch auf Stress reagieren wie die Haut (Liezmann et al., 2011).

Grundlage ist die **Gehirn-Haut-Connection** (Brain-Skin-Connection; Paus et al., 2006), eine Verbindung zwischen Gehirnfunktionen und Haut, welche die komplexen neuroimmunogenen endokrinen Veränderungen allergischer und inflammatorischer Hauterkrankungen beschreiben.

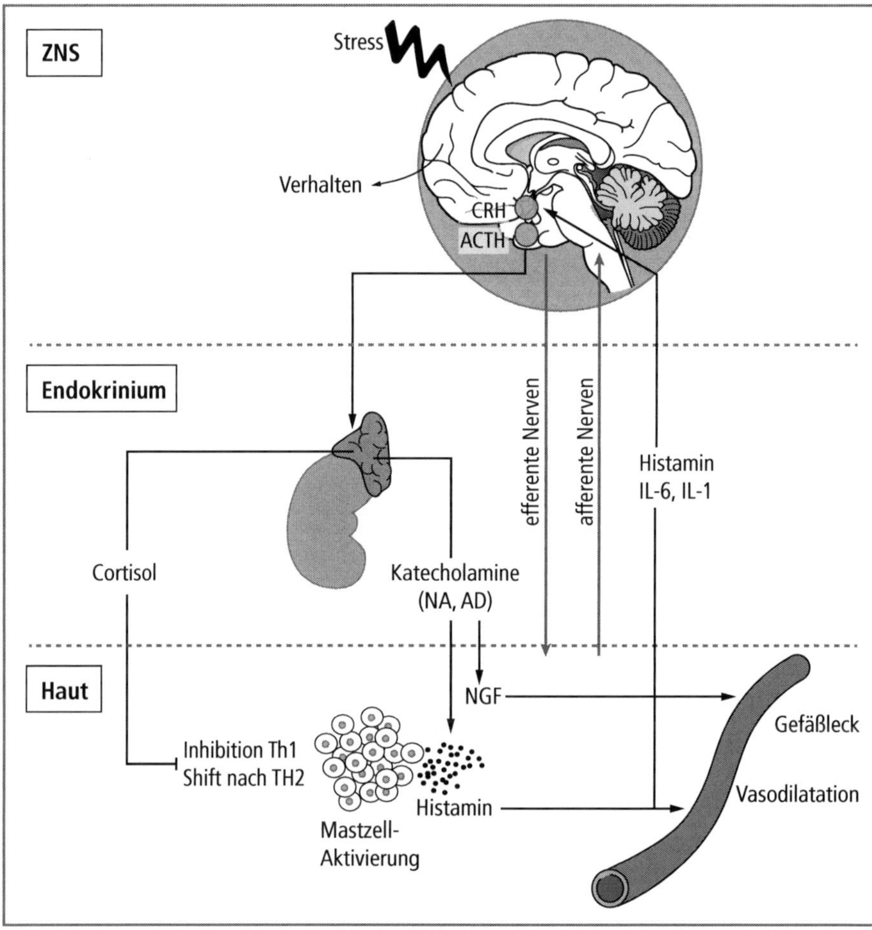

Abb. 2-26 Die »Gehirn-Haut-Connection« besteht aus den Supersystemen Gehirn (ZNS), efferente Nervensysteme, Endokrinium und Haut. *ZNS:* Stress führt zur Freisetzung von Stresssubstraten (CRH, ACTH). *Endokrinium:* Fortleitung der Stressantwort nerval und humoral mit inflammatorischer und neuroendokriner Auswirkung auf die Haut. *Haut:* Koordinierte Aktivierung der drei bedeutsamen Systeme führt zur Mastzell-Aktivierung mit Freisetzung von Histamin und Zytokinen. Folge: Neuroinflammation, Vasodilatation. Zusätzliche Stimulation der Funktion von Nerve Growth Factor (NGF) mit Bildung von Nervensprossen und Induktion von Gefäßlecks (nach Paus et al., 2006).

Das System besteht aus der Interaktion von drei übergeordneten Systemen (▶ Abb. 2-26):

- Gehirn (Freisetzung von CRH, Cortisol und Noradrenalin),
- efferente Nervensysteme (Sympathikus und Parasympathikus), Gefäßsystem (mit dem endokrinen System) und Lymphsystem (Immunsystem) sowie
- Haut (Reaktionsort).

Dabei zeigen zahlreiche stressspezifisch gebildete und freigesetzte Substrate komplexe Auswirkungen auf die Haut, mit dem Ziel der Aktivierung von kutanen Mastzellen (▶ Abb. 2-27). Die pathophysiologischen Abläufe benützen dabei unterschiedliche Systeme (Arck et al., 2006; Steinhoff et al., 2006):

- **Neurogene Hautinflammation** durch Aktivierung von kutanen Rezeptoren von CRH, NGF, Neurotensin, Substanz-P und Histamin mit nachfolgender Mastzellaktivierung in der Haut (Peters et al., 2004; Steinhoff et al., 2006).
- **Zytokine** und zahlreiche proinflammatorische Mediatoren (Prostaglandine), welche in der Haut ausgeprägte typische Inflammationszeichen induzieren wie Dolor, Rubor, Calor und functio laesa. IL-6 und IL-1 steigern zudem die CRH-Sekretion, während CRH selbst die IL-6-Freisetzung befördert. Die Haut ist somit ein Response-Organ sowohl der zentralen Stresssubstrates CRH als auch des Immunsystems (Theoharides et al., 2014a).
- **Hormone der HHN-Achse**: CRH, ACTH, Glucocorticoide sind in der Lage, Mastzellen zu aktivieren mit Bildung und Freisetzung von IL-4, IL-6, IL-10 und IL-13 und Inhibition der TH1-Reaktivität (IFN-γ, IL-2, TNF) mit TH2-Dominanz. Die Cortisol-Antwort ist bei Atopikern meist eingeschränkt (Buske-Kirschbaum et al., 2003).
- **Prolaktin:** Teilhabe an der proinflammatorischen Reaktion.
- **Katecholamine:** Führen zur Hochregulierung proinflammatorischer Signale an Mastzellen, induzieren Lymphozytose und Lymphozytenmigration, stimulieren und augmentieren Mastzellen und begünstigen allgemein die Inflammation. Katecholamine sind bei Neurodermitis meist gesteigert (Buske-Kirschbaum et al., 2002).
- **Mediatoren** wie PACAP (Pituitary Adenylate Cyclase Activating Protein), Hämocyanin und Neurotrophin: Aktivieren Mastzellen und induzieren die Gefäßpermeabilität.
- **Neuro Peptid Y (NPY):** Aktiviert Mastzellen, induziert Adhärenz und Chemotaxis, Phagozytose und Lymphproliferation, Antikörper- und Zytokin-Produktion.
- **β-Endorphin**: Interaktion mit Mastzellen, wirken chemotaktisch und stimulieren Phagozytose der Makrophagen.
- **Vascular Endothelial Growth Factor (VEGF):** Induziert vaskuläre Durchlässigkeit und Angiogenese.
- **Nerve Growth Factor (NGF) und BDNF:** Fördern Crosstalk zwischen Neuronen und Immunzellen, wirken autokrin und parakrin und aktivieren Mastzellen und eosinophile Zellen.

Sympathikus, CRH, Mastzellen und kutane Stressmediatoren als »Schlüssel der Stressantwort«

Wichtiger Stressmotor für kutane Stressreaktionen ist das Sympathische Nervensystem (SNS) mit seinem proinflammatorisch wirksamen Noradrenalin. Gleich bedeutsam ist Corticotropin-Releasing-Hormon (CRH), welches einerseits zentral für die übergeordnete Regulation der HHN-Achse verantwortlich ist, andererseits peripher sowohl in Hautzellen als auch in der Gelenksynovia CRH-Rezeptoren ausprägt, welche die Wirkung von CRH mit nachfolgenden inflammatorischen Veränderungen in beiden Kompartimenten ermöglicht (Theoharides et al., 2004b).

Die bedeutendsten zellulären Stress-Sentinel der Haut stellen **Mastzellen** dar, welche Progenitorzellen des Knochens entstammen und im peripheren Gewebe heranreifen und differenzieren, entsprechend den Rahmenbedingungen der Umgebung und des Mikro-Environment. Mastzellen sind perivaskulär nahe den Neuronen lokalisiert, welche gefäßaktive Substanzen (z. B. Substanz P; SP) bilden. Durch diese besondere Positionierung erklären sie sich als wichtige Abwehrkomponente des innaten Immunsystems und Modulatoren der adaptiven Immunantwort (Paus et al., 2006).

Aktivierung, Expansion und Überleben der Mastzellen wird durch Stressmediatoren wie CRH, ACTH, NGF, SP und SCFS unterhalten, während Katecholamine und Corticosteroide ihre Funktion inhibieren. Sämtliche angegebenen Substanzen können akut zur Degranulierung der Mastzellen und Freisetzung von Histamin mit den entsprechenden kutanen Reaktionen (z. B. Juckreiz u. a.) führen (Steinhoff et al., 2006). Darüber hinaus können jedoch auch IgE, zahlreiche Antigene, Anaphylatoxine, Zytokine, Hormone und Endovanillinoide die Mastzellsekretion befördern. Die Sekrete der Mastzellen enthalten jedoch nicht nur Histamin, sondern auch Heparin, Protease, Leukotriene, Stickoxid und Zytokine, die in einem Cocktail zusammen mit TNF und VEGF freigesetzt werden

Die Hautreaktionen nach Mastzellaktivierung sind charakteristisch für chronisch inflammatorische Hauterkrankungen wie atopische Dermatitis, Akne vulgaris, Rosacea und andere, welche durch akute Stressbelastungen ausgelöst werden können (Schmitt et al., 2008).

Unter den Hautanhängseln ist der Haarfollikel für die neuro-immun-endokrine Kommunikation bedeutsam (Paus et al., 2014) Der Haarfollikel repräsentiert prototypisch einen Teil des neuroektodermal-mesodermalen Gewebes, der zudem ausgesprochen dicht und intensiv innerviert ist. Während der zyklischen Remodulierung des Haarfollikels wird die polyfollikuläre neuronale Substanz verformt und mit einer ausgeprägten sensiblen und adrenergen Hautinnervation und mit Mastzell-Nervenkontakten ausgestattet (Ramot & Paus, 2014). Der mesodermale Anteil ist wiederum die größte Quelle für Hautmastzellen, Progenitormastzellen und multipotente Hautstammzellen. Darüber hinaus ist der Haarfollikel ein hormonsensibles System vor allem gegenüber den stressassoziierten Hormonen CRH, ACTH, Cortisol, Katecholamine und Prolaktin, die jeder für sich Haarwachstum regulieren können. Darüber hinaus ist der Haarfollikel selbst auch Quelle derselben Substrate. Ferner bestehen zahlreiche weitere spezifische Rezeptoren wie z. B. CRH-Rezeptoren (Slominski et al., 1995).

Bei Stressexposition konnte man sowohl im Tierversuch als auch beim Menschen an Haarfollikeln die neurogene Inflammation mit Anstieg von NGF, Mastzelldegranulation und perifollikulärer Akkumulation von aktivierten Makrophagen bestimmen und messen (Bickers & Athar, 2006) Mithilfe dieses Ansatzes

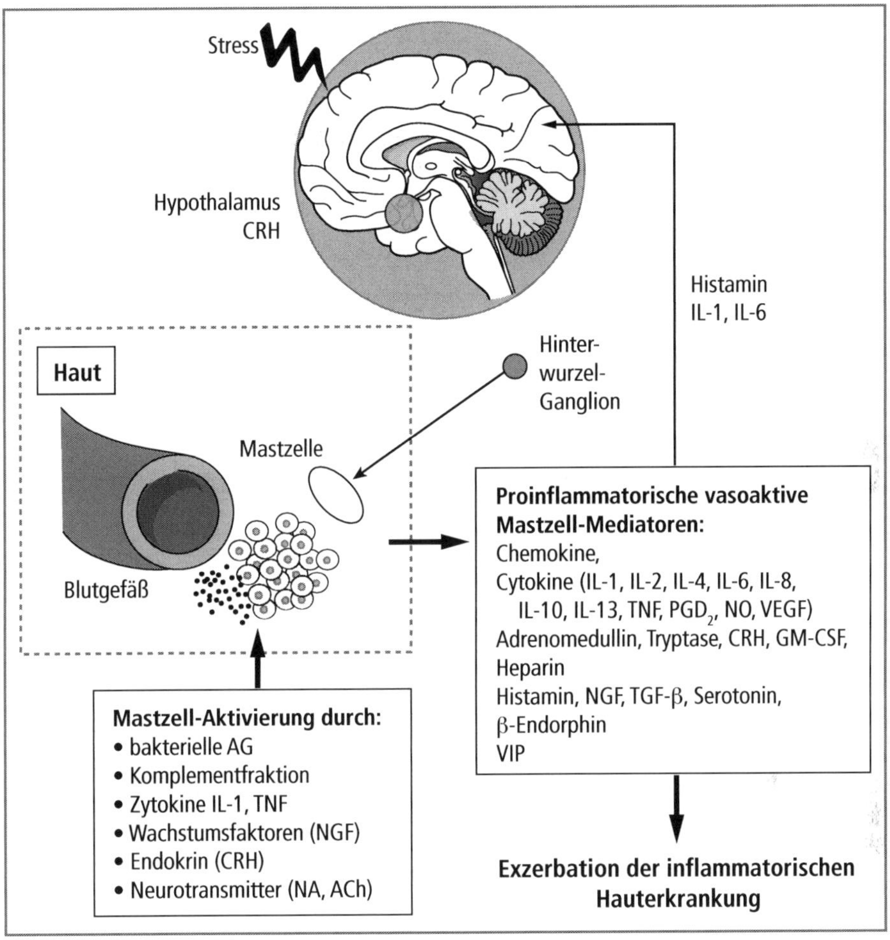

Abb. 2-27 Die Mastzell-Aktivierung im Zentrum der Interaktion von Gehirn und Haut: Hypothalamus (CRH) und Hinterwurzel-Ganglien und deren Nervenverbindungen stimulieren direkt die kutanen Mastzellen. Darüber hinaus sind auch weitere Substrate der Mastzellaktivierung wirksam wie bakterielle Antigene, Komplement, Zytokine, Wachstumsfaktoren, Hormone und Neurotransmitter (NA, ACh), welche aus dem Kreislauf oder aus der Peripherie stammen. Durch das Zusammenwirken werden zahlreiche proinflammatorische, vasoaktive Mastzellmediatoren wie Chemokine, Zytokine und Substrate wie z. B. Histamin, CRH, GM-CSF, NGF, TGF-β, Serotonin, VIP und Endorphin und Inflammationsprodukte de novo synthetisiert und aus Vesikeln freigesetzt. Die gemeinsame Aktion führt zur Exazerbation entzündlicher Hauterkrankungen mit entsprechender Symptomatik (nach Paus et al., 2006).

werden pharmakologische, topische und systemische Therapieformen getestet und auf ihre Wirksamkeit vor allem gegen stressspezifische Einflüsse überprüft. Dabei wurden durch psychophysische Stressmangament-Methoden günstige Auswirkungen auf eine atopische Dermatitis gewonnen (Schut et al., 2013).

Literatur

Arck PC, Slominski A, Theoharides TC, Peters EMJ, Paus R (2006). Neuroimmunolopgy of stress: skin takes center stage. J of Investigative Dermatology; 126:1697 – 1704.

Bickers DR, Athar M (2006). Oxidative stress in the pathogenesis of skin disease. J Invest Dermatol 126:1565 – 75.

Buske-Kirschbaum A, Geiben A, Höllig H, Morschhäuser E, Hellhammer D (2002). Altered responsiveness of the hypothalamus-pituitary-adrenal axis and the sympathetic adrenomedullary system to stress in patients with atopic dermatitis. J Clin Endocr Metabol; 87:4245 – 51.

Buske-Kirschbaum A, von Auer K, Krieger S, Weis S, Rauh W, Hellhammer D. H. (2003). Blunted cortisol responses to psychological stress in asthmatic children: A general feature of atopic diseases? Psychosom Med; 65:806 – 10.

Liezmann C, Klapp B, Peters EMJ (2011). Stress, atopy and allergy. A reevaluation from a psychoneuroimmunologic perspective. Dermato-Endocrinology; 3:37 – 40.

Paus R, Theoharides TC, Arck PC (2006). Neuroimmunoendocrine circuitry of the »brain-skin connection«. Trends in Immunology; 27:32 – 9.

Paus R, Langan EA, Vidali S, Ramot Y, Andersen B. (2014). Neuroendocrinology of the hair follicle: priciples and clinical perspectives. Trends in Mol Med 20:559 – 70.

Peters EM, Handjiski B, Kuhlmei A, Hagen E, Bielas H, Braun A, Klapp BF, Paus R, Arck PC (2004). Neurogenic inflammation in stress-induced termination of murine hair growth is promoted by Nerve Growth Factor. Am J Pathology; 165:259 – 71.

Picardi A, Abeni D (2001). Stressful life events and skin diseases: disentangling evidence from myth. Psychotherpy and Psychosomatics; 70:118 – 36.

Raap U, Goltz C, Deneka N, Bruder M, Renz H, Kapp A, Wedi B (2005). Brain-derived neurotrophic factor is increased in atopic dermatitis and modulates eosinophil functions compared with that seen in nonatopic subjects. J of Allergy and Clin Immunology; 115:1268 – 75.

Ramot Y, Paus R (2014). Harnessing neuroendocrine controls of keratin expression: a new therapeutic strategy for skin diseases. Bioessays 36:672 – 86.

Roosterman D, Goerge T, Schneider SW, Bunnett NW, Steinhoff M (2006). Neuronal control of skin function: The skin as a neuroimmunoendocrine organ. Physiological Reviews; 86:1309 – 79.

Schmitt J, Bauer A, Meurer M (2008). Atopisches Ekzem im Erwachsenenalter. Hautarzt; 59:841 – 52.

Schut C, Weik U, Tews N, Gieler U, Deinzer R, Kupfer J (2013). Psychophysiological effects of stress-management in patients with atopic dermatitis: A randomized controlled trial. Acta Derm Venerol; 93:57 – 61.

Slominski A, Ermak G, Hwang J, Chakraborty A, Mazurkiewicz JE, Mhim M (1995). Proopiomelanocortin, corticotropin releasing hormone and corticotropin releasing hormone receptor genes are expressed in human skin. FEBS Letters 374:113 – 6.

Steinhoff M, Bienenstock J, Schmelz M, Maurer M, Wei E, Biro T (2006). Neurophysiological, neuroimmunological, and neuroendocrine basis of pruritus. J Invest Dermatol 126:1705 – 18.

Theoharides TC, Cochrane DE (2004a). Critical role of mast cells in inflammatory diseases and the effect of acute stress. J of Neuroimmunology; 146:1-12.

Theoharides TC, Donelan JM, Papadopoulou N, Cao J, Kempuraj D, Conti P (2004b). Mast cells as targets of corticotropin-releasing factor and related peptides. Trend in Pharmacol Sci 25:563 – 8.

2.18 Stress und Herz

2.18.1 Epidemiologie stressinduzierter Herzpathologie

Die weiterhin größte Anzahl der Menschen in den Industrienationen und zunehmend auch in den Entwicklungsländern stirbt an den Folgen der Atherosklerose, sowohl namentlich am akuten, subakuten Myokardinfarkt (MI) als auch an postinfarziellen Folgen, insbesondere der deutlich zunehmenden Prävalenz der Herzinsuffizienz (Ponikowski et al., 2016). Die Mortalität konnte zwar in den letzten Jahren reduziert werden, aber die Morbidität steigt. Präventivmedizinisch wichtig ist das epidemiologische Paradoxon, das von dem Epidemiologen Rose beschrieben wurde (Huikurai et al., 2001). Danach ist die Prävalenz des plötzlichen Herztodes in der Allgemeinbevölkerung deutlich höher als bei »High risk«-Postinfarktpatienten. Das stellt die Rationale der kardiovaskulären Prävention dar: Risikostratifikation und Früherkennung des noch asymptomatischen Individuums. Hierzu muss aufgrund der Evidenz der letzten Jahre auch die psychosoziale Risikoträchtigkeit durch Stress berücksichtigt werden. Eine große skandinavische Metaanalyse zu koronarem Risiko (Myokardinfarkt und kardialer Tod) und beruflichem Stress (*job strain*; Kivimaki et al., 2012) rekrutierte 13 europäische Kohortenstudien von insgesamt 197 473 Männern und Frauen ohne koronare Herzkrankheit (KHK), von denen 30 214 in validierten *job-content questionnaires* relevanten Stress angaben. Es wurde über 7,5 Jahre verlaufskontrolliert. Es ergab sich ein Hazard Ratio (HR) von 1,23; beruflich stressgeplagte Menschen haben also ein 23 %ig höheres Risiko einen MI oder kardialen Tod zu erleiden.

2.18.2 Anatomische und physiologische Hintergründe stressinduzierter Herzpathologie

Grundsätzlich ist die prognoserelevante Bedeutung psychosozialer Faktoren für den manifesten MI schon seit 2004 durch die INTERHEART-Studie, einer Fall-Kontroll-Studie von n = 15 152 Fallpatienten vs. 14 820 Kontroll-Individuen in 52 Ländern bekannt (Yusuf et al., 2004). Ein valider definierter »Psychosozialer Index« (*major life events: lack of control over life; depression; stress at work and in family; financial issues*) rangierte bei einem Odds Ratio (OR) von ca. 3 (d. h. ca. 3-fache Erhöhung der Myokardinfarktrate). Daneben wurden auch andere übliche kardiovaskuläre Risikofaktoren wie Nikotinabusus, Diabetes mellitus, arterieller Hypertonus abgefragt. Nota bene ist die Kardiologie das erste medizinische Fachgebiet, das in den 1950er Jahren in der Framingham-Studie die kausale Beziehung von Risikofaktoren und Enderkrankung erkannte, dann 50 Jahre später auch für psychosoziale Ursachen und Stress.

Lehrreich ist die Verteilung herkömmlicher Risikofaktoren in verschiedenen Intensitäten psychosozialer Belastungen (Rosengren et al., 2004; vgl. ▶ Abb. 2-29), da hier eine indirekte Pathophysiologie offenbar wird. Der psychosozial Risikoträchtigere lebt neben direkten Auswirkungen auf das Herzkreislaufsystem ein tendenziell und grundsätzlich kardiovaskulär risikoträchtigeres Leben: Er ist übergewichtiger, hat den ungünstigeren Cholesterin- und Triglyzeridstatus (mutmaßlich konsekutiv eines tendenziellen metabolischen Syndroms), raucht deutlich mehr, sein Bildungsniveau ist eher höher und er verdient mehr.

Nach dem Positionspapier der Psychokardiologie der Deutschen Gesellschaft für Kardiologie, Herz- und Kreislaufforschung (DGK) (Ladwig et al., 2008) sind aber auch unmittelbare Einflüsse psychologischer Belastungen wie psychomentaler Stress auf das Herzkreislaufsystem zu nennen: autonome Dysbalance; Entzündungsauslösung oder -aggravierung; Gerinnungspromotion; Einschränkungen der Vasomotorik und Hämodynamik. Besonders bemerkenswert aus dem kardiologischen Fachgebiet ist die unmittelbare Messbarkeit autonomer (Dys-) Balance mittels der in einer Leitlinie der European Society of Cardiology (ESC) erstmals evident präsentierten Herzratenvariabilitätsanalyse (HRV) (Task Force of the European Society of Cardiology and the North American Society of Pacing and Electrophysiology, 1996). Hintergrund ist die erhebliche autonome Innervation der Vorhöfe (insbesondere des Sinusknotens), sodass vegetative Einflüsse (bereits beim Jugendlichen i. R. der respiratorischen Arrhythmie erfassbar) die R-R-Intervalle modulieren, was bei stressinduzierter Sympathikotonie versagt (starres Frequenzmuster). Nachdem erstmals prognostische Bedeutungen der HRV im Postinfarktgeschehen prospektiv bestätigt wurden, ist die Methode heute mit meist brauchbarer Validität und einfach applizierbaren IT-basierten Geräten sogar mehr im nicht-kardiologischen Bereich – wie dem hier behandelten Thema der Stressmedizin, aber auch mit Biofeedback-Applikationen in der Lebensstilberatung wie Personal Training oder Coaching-Prozessen – etabliert. Die Methode mit ihrer Applikation in der Stressmedizin wird an anderer Stelle dieses Buches (► Kap. 4.1) genauer dargelegt.

Psychosoziale Belastungsfaktoren mit kardiovaskulärer prognostischer Relevanz sind im o. g. Positionspapier (Ladwig et al., 2008) zusammengefasst. Dabei wird der Depression/*Chronic Fatigue Syndrome* (CFS) eine Evidenz I-A bei koronarer Herzkrankheit (KHK) zugemessen; weiterhin 60 % Blutdruck(RR)-Erhöhung nach Adjustierung konventioneller RF (relatives Risiko (RR) 1,6 – 1,9); Angst RR 1,7 – 4,2; niedriger sozialer Status RR 1,3 – 2,0; Feindseligkeit *(hostility)* RR 1,2; fehlende soziale Vernetzung/Unterstützung (Risikoverdopplung bei KHK) RR 1,5 – 3,0; Arbeitsstress RR 1,5 und familiärer Stress RR 2,7 – 4,0. Dabei wird in Übersichten der Stressliteratur dem familiären Stress das höhere relative Risiko kardiovaskulärer Ereignisrate als dem beruflichen beigemessen.

Was sind letztlich unmittelbare ätiopathogenetische Mechanismen psychosozialer Faktoren für kardiovaskuäre Ereignisse? Zum einen muss die Promotion der chronischen Atherogenese genannt werden, die insbesondere durch Induktion einer »silent inflammation« vermittelt ist. Die vulnerable Plaque (► Abb. 2-28) ist immer mehr oder weniger entzündlich.

Vom initial inflammierten und Interleukin-alterierten Endothel werden vermittelt durch »vascular cell adhesion molecule-1« (VCAM-1) vermehrt Leuko- und Monozyten einwandern. Diese Zellen phagozytieren oxygenierte LDL-Cholesterinpartikel unter Mitwirkung der Lipoprotein-assoziierten Phospholipase A 2 (LPA2, die sich zur Diagnostik der Vulnerabilität der Plaque laborchemisch

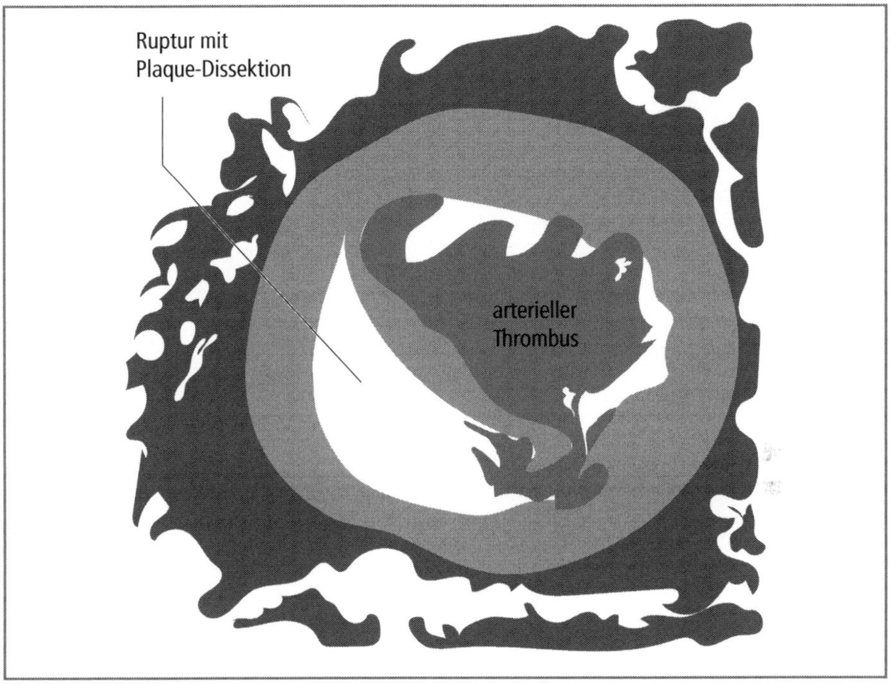

Abb. 2-28 Schemazeichnung einer koronaren vulnerablen Plaque mit typischer Ruptur an der Schulterregion und konsekutiver Thrombogenese (als pathophysiologischem Hergang eines akuten Myokardinfarktes).

erfassen lässt), und bilden »fatty streaks« und dünne fibrotische Platten. Mithilfe von inflammatorischen Metalloproteinasen kommt es zur Digestion der LDL-Cholesterin-Partikel, meist in der Schulterregion der Arterien, mit nachfolgender Placque-Ruptur und adhäsiver Thrombogenese sowie Koronarokklusion. Im günstigsten Fall heilen diese Eruptionen ab durch autofibrinolytischen Thrombusabbau mit der Folge einer stabilen Koronarstenosierung. Häufiger jedoch kommt es zum akuten MI, der in 50 – 60 % der Fälle fatal ist.

Da > 50 % der Infarktgeschehen auf dem Boden hämodynamisch nicht relevanter Stenosierungen stattfinden (Falk et al., 1995), bestehen in den meisten Fällen keine klinischen Prodromi, die im Sinne herkömmlicher, rein kurativer Medizin symptomatisch Anlass für eine Diagnostik geben könnten. Hier liegt insbesondere beim kardial asymptomatischen Individuum mit erhöhten Stressoren die besondere Rationale der Präventivkardiologie. Denn neben der globalen kardiovaskulären Risikostratifikation, u. a. mit Berücksichtigung psychosozialer Bezüge anhand von »global risk burden«-erfassenden Score-Systemen, besteht seit einigen Jahren die Möglichkeit der Früherkennung atherosklerotischer Plaques mittels Ultraschall, Mehrschicht-Computertomografie (MSCT), Magnetresonanztomografie (MRT) und auch funktioneller Herz-Gefäß-Veränderungen wie einer vermehrten Gefäßsteifigkeit mittels Pulswellenanalyse (PWA) (Nixdorf et al., 2016).

Unmittelbare funktionell-kausale Beziehungen zwischen stressbeteiligten Gehirnstrukturen, wie z.B. der Amygdala, und der kardiovaskulären Funktion wurden beschrieben (Tawakol et al., 2017). 293 Erwachsene ohne kardiovaskuläre Grunderkrankung wurden einer umfangreichen PET/CT-Untersuchung unterzogen. Es wurden PET-Aktivitäten in der Amygdala, im Knochenmark und in den großen Arterien gemessen und 3,7 Jahre verlaufskontrolliert. Bei 22 Personen traten kardiovaskuläre Ereignisse auf. Die wesentlichen Erkenntnisse dabei waren die jeweiligen Mediatoreigenschaften der einzelnen Systeme: Knochenmark als Mediator zwischen Amygdala und arterieller Inflammation sowie die arterielle Inflammation als Bindeglied zwischen Amygdala und kardiovaskulärer Erkrankung. Bei jeder Berechnung war die erhöhte Ruheaktivität der Amygdala mit dem höheren KHK-Ereignis assoziiert. Personen mit einer erhöhten Amygdala-Aktivität hatten ein um ca. 60 % höheres Ereignisrisiko ($p < 0{,}0001$); Signifikanz bestand auch nach multivariater Analyse anderer typischer Einflussfaktoren. Wenn diese Studie auch den Nachweis eines unmittelbaren kausalen Zusammenhangs schuldig bleibt, weisen die Befunde aber eindeutig auf funktionelle Gemeinsamkeiten hin.

Dies wird durch eine weitere experimentelle Studie unterstützt (Heidt, 2014), welche die Produktion neutrophiler Granulozyten und Monozyten unter chronischem Stress nachwiesen, die sich in den Gefäßwänden ablagern. Durch Aktivierung des Sympathikus wird der Botenstoff CXCL12 promoviert, der blutbildende Stammzellen des Knochenmarks anregt. Diese bilden vermehrt neutrophile Granulozyten und Monozyten, die für die Entzündungsreaktion, aber auch für die Ruptur entzündlicher Gefäß-Plaques verantwortlich sind. Durch Gabe eines β3-Rezeptorblocker konnte bei den gestressten Mäusen sowohl die Granulozytenzahl als auch das Risiko für Atherosklerose reduziert werden.

Die inflammatorische Pathophysiologie unterstützt zum einen den chronischen Atherogeneseprozess, zum anderen auch die stressabhängige hämodynamische sympathikotone Herzfrequenz- und Blutdruckerhöhung mit episodischer Plaque-Destabilisierungen und konsekutiver akuter Ereignisauslösung. Auch der plötzliche Herztod auf arrhythmogenem Boden ist zu nennen: Stressverursachte sympathikotone Einflüsse können direkt auf das Myokard wirken und insbesondere bei postinfarziell vorgeschädigtem Herzmuskel zu ventrikulärer Ektopie Anlass geben und im ungünstigen Fall zu ventrikulärer Tachykardie und Kammerflimmern führen (Ladwig et al., 2008).

Aus zentralnervöser Sicht bestehen neben den bisher führenden pathophysiologischen Hergängen weitaus komplexere Kaskaden, die im Stressmodell psychosozialer Risikofaktoren kardiovaskulärer Krankheit ersichtlich sind (► Abb. 2-29). Im Zentrum der Stressvermittlung steht das Gehirn, auf das Umwelteinflüsse, psychologische Verhaltensweisen und allgemeine moderierende Faktoren einwirken, das dann über kognitive und affektive sowie unmittelbare physiologische Bezüge zur Atherosklerose führt.

In Ergänzung des chronischen Belastungssystems kommt es bei akuten Stressoren zu direkter Auslösung kardiovaskulärer Ereignisse (McEwen, 1998; ► Abb. 2-30). Nach McEwen ist im letztgenannten akuten Hergang noch nicht die

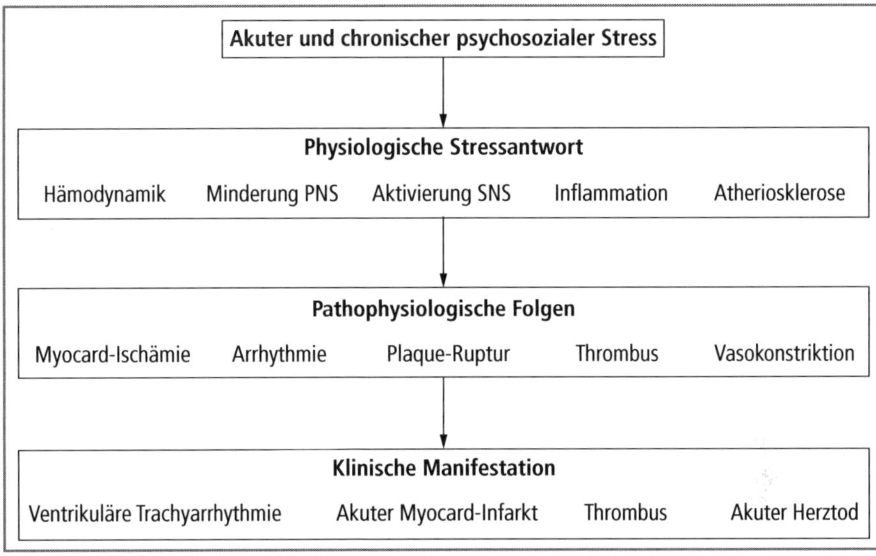

Abb. 2-29 Modell der stufenweise sich entwickelnden Auswirkungen von akutem und chronischem Stress bei der Entstehung von kardiovaskulären Enderkrankungen: vom Stressereignis mit der physiologischen Stressantwort über pathophysiologische Folgen bis hin zur klinischen Manifestation der Herzerkrankung (nach Känel, 2012).

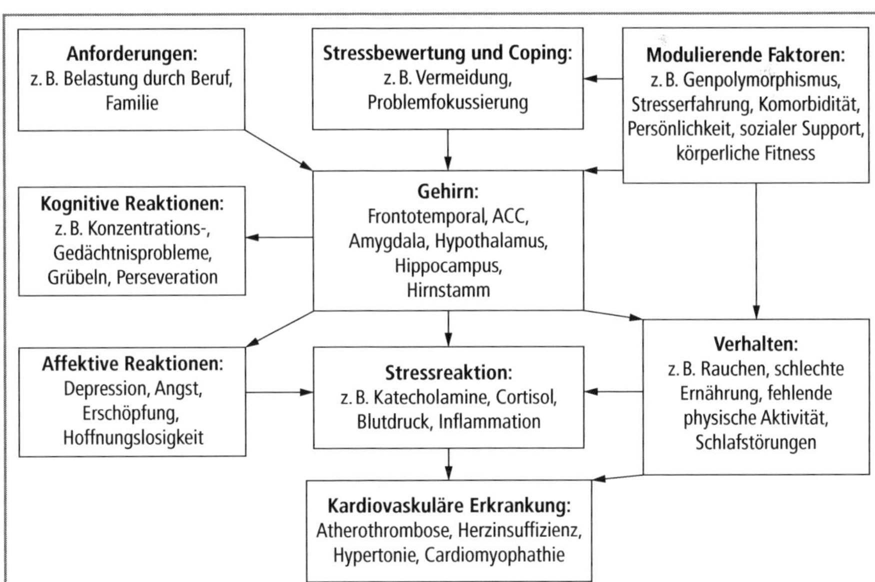

Abb. 2-30 Stressmodell psychosozialer Risikofaktoren kardiovaskulärer Krankheit: Im Zentrum der Stressvermittlung steht das Gehirn, auf das Umwelteinflüsse, psychologische Verhaltensweisen und allgemeine moderierende Faktoren einwirken, das dann über kognitive und affektive als auch unmittelbare physiologische Bezüge zur Atherosklerose führt (Details siehe Text).

kardiovaskuläre Katastrophe des akuten Ereignisses impliziert, dem nach dem evolutionären Prinzip »fight or flight« eine Allostase innewohnt. Vielmehr kommt es zur Akkumulation und Chronifizierung der Stress- als auch kardiovaskulären Risikofaktoren mit der Folge einer Maladaptation im Sinne eines »wear and tear«, von McEwen auch als Allostatic Load bezeichnet. Die Liste dieser allostatischen Last in der Stressmedizin von McEwen beinhaltet wohlweislich eine Reihe üblicher kardiovaskulärer Risikofaktoren (McEwen, 2000; ▸ Kap. 3.5.3, »Allostatic Load Score«).

Die Form, Dauerhaftigkeit und Bewältigung spielt für die Entwicklung chronischer Inflammation und Gefäßereignissen eine offenkundig bedeutsame Rolle: Eine Maladaptation von chronischem Stress (d. h. Fehlen jeglicher Form von Anpassung und Abschwächung der Stressantwort von Sympathikus und HHN-Achse) kann die viszerale Adipositas, chronische Inflammation, Atherosklerose und damit das Risiko für kardiovaskuläre Ereignisse beträchtlich befördern: Bedingt durch die hierarchische Energieregelung des Gehirns wird wegen des hohen Glukosebedarfs bei Stress die Glukoseverteilung stark verändert, mit Blockade der Glut-4-Glukoseaufnahme zugunsten von Glut-1, was vor allem den viszeralen Adipozyten zugutekommt. Mit der viszeralen Adipositas und der gleichzeitigen sympathikotonen Dominanz mit erhöhtem Perfusionsdruck steigern sich Scherkräfte und Inflammation und begünstigen die Atherogenese und das Risiko für kardiovaskuläre Enderkrankungen und Todesfälle (Peters & McEwen, 2015). Dies erklärt auch die deutlich geringere KHK-Mortalität bei Menschen mit adaptiertem (habituiertem) chronischem Stress und dominant subkutaner Adipositas.

2.18.3 Kardiovaskuläre Risikostratifikation unter besonderer Berücksichtigung stressimmanenter psychosozialer Belastung

Seit der Framingham-Studie aus den 1940er Jahren haben sich kardiovaskuläre Risiko-Scores etabliert (Piepoli et al., 2016; Mureddu et al., 2013), die auf der Grundlage großer Kohorten mit langen Verlaufsuntersuchungen die Assoziation von Risikofaktoren und kardiovaskulärer Ereignisrate bestätigen konnten (Mureddu et al., 2013). Vorliegende Scores sind der ESC Heart SCORE, PROCAM, Framingham u. a., die immer hinsichtlich ihrer angemessenen Diskriminierung und Kalibrierung berücksichtigt werden müssen (Mureddu et al., 2013; Grammar et al., 2019). Die Bedeutung psychosozialer Einflüsse auf dieses Gesamtrisiko wird von der aktuellen ESC Prevention Guideline 2016 unterstrichen, indem verschiedene psychosoziale Einflüsse zusätzlich berücksichtigt werden (▸ Tab. 2-6).

Tab. 2-6 Berücksichtigung psychosozialer Risikofaktoren innerhalb der globalen kardiovaskulären Risikostratifikation anhand des ESC Heart SCORE (Piepoli et al., 2016). Bereits ein Ja auf die in der Tabelle angegebenen Fragen erhöht den ESC Heart SCORE um einen Prozentpunkt.

Niederer sozio-ökonomischer Status	• Welchen Ausbildungsgrad haben Sie erreicht? • Arbeiten Sie in einem handwerklichen Beruf?
Stress in Beruf und Familie	• Verlieren Sie die Kontrolle bei beruflichen Anforderungen? • Ist Ihre Belohnung unangemessen für Ihre berufliche Anstrengung? • Haben Sie ernste Beziehungsprobleme?
Soziale Isolation	• Leben Sie alleine? • Fehlt Ihnen ein naher Vertrauter? • Haben Sie einen wichtigen Verwandten oder Freund während des letzten Jahres verloren?
Depression	• Fühlen Sie sich traurig, depressiv und hoffnungslos? • Haben Sie Interesse und Lebensfreude verloren?
Angst	• Fühlen Sie plötzliche Angst oder Panik? • Können Sie oft Grübeleien nicht mehr anhalten?
Feindlichkeit	• Fühlen Sie sich oft über Geringfügigkeiten verärgert? • Fühlen Sie sich öfters gelangweilt über anderer Menschen Gewohnheiten?
Typ D Persönlichkeit	• Fühlen Sie sich im Allgemeinen öfters ängstlich, nervös oder depressiv? • Vermeiden Sie es, Ihre Gedanken und Gefühle mit anderen zu teilen?
Posttraumatische	• Haben Sie ein traumatisches Ereignis durchgemacht?
Belastungsstörung	• Leiden Sie an Alpträumen oder Gedankenschleifen?
Andere psychische Störungen	• Leiden Sie an einer anderen psychischen Erkrankung?

2.18.4 Kardiovaskuläre Prävention und Therapie stressinduzierter Herzpathologie

Es gibt keine spezifische »Herzstresstherapie«. In erster Linie ist die prognostisch relevante kardiovaskuläre Primär- und Sekundärprävention zu nennen, die neben der Suchtprävention wie den inhalativen Nikotinabusus die drei Lebensstilsäulen adressiert: Ausdauer- und Krafttraining, gesunde Ernährung und psychomentale Entspannungstechniken. Diese sind in evidenzbasierter Weise, insbesondere seitens Quantität und Qualität der Lebensstilumsetzung, der aktuellen ESC Prevention Guideline 2016 (Piepoli et al., 2016) zu entnehmen. Wenn auch kontrollierte Interventionsstudien fehlen, ist doch von Surrogaten der oben ausgeführten Hintergründe davon auszugehen, dass die an anderer Stelle des Buches beschriebene spezifischere, multimodale, stressmedizinische Therapie (resultierend aus multimodaler stressmedizinischer Diagnostik wie dem IST [= Integrierter Stresstest nach Wolf], die sich auf biophysikalische, biochemische und biografische Aspekte bezieht) auch eine kardiovaskulär präventive Bedeutung impliziert. Hierzu muss das noch neue Fachgebiet der Stressmedizin prospektive und randomisierte Interventionsstudien auflegen, um zu schlüssigen Ergebnissen zu kommen. Eine Bedeutung wird hier die funktionelle Bildgebung wie z. B. funktionelles MRT oder auch PET/CT haben, mit der auch die oben genannten komplexen Zusammenhänge von Gehirn und Herz evaluiert werden. Auch funktionelle Messinventare wie die HRV bilden die Konnektion beider Organe sehr gut ab (Neurokardiologie).

Literatur

Falk E, Shah PK, Fuster V (1995). Coronary plaque disruption. Circulation; 92:657 – 71.

Grammer TB, Dressel A, Gergei I, Kleber ME, Laufs U, Scharnagl H, Nixdorff U, Klotsche J, Pieper L, Pittrow D, Silber S, Wittchen HU, März W (2019). Cardiovascular risk algorithms in primary care: Results from the DETECT study. Sci Rep 9:1101 doi: 10.1038/s41598 – 018 – 37092 – 7.

Heidt T (2014). Mitteilung in Cardio News 07/08.2014 (Harvard University, Boston, USA in Kooperation mit Universitätsklinikum Freiburg).

Huikuri HV, Castellanos A, Myerburg RJ (2001). Sudden death due to cardiac arrhythmias. N Engl J Med; 345:1473 – 82.

Känel R (2012). Stressmodell psychosozialer Risikofaktoren kardiovaskulärer Krankheit. Swiss Med Wkly; 142:w13502.

Kivimaki M, Nyberg ST, Batty GD et al. (2012). Job strain as a risk factor for coronary heart disease: a collaborative meta-analysis of individual participant data. Lancet; 380:1491 – 7.

Ladwig K-H, Lederbogen F, Völler H (2008). Positionspapier zur Bedeutung psychosozialer Faktoren in der Kardiologie. Kardiologe; 2:274 – 87.

McEwen BS (1998). Protective and damaging effects of stress mediators. N Engl J Med; 338:171 – 9.

McEwen BS (2000). Allostasis and allostatic load: implications for neuropsychopharmacology. Neuro-psychopharmacology; 22:108 – 24.

Mureddu GF, Brandimarte F, et al. (2013). Between risk charts and imaging: how should we stratify cardiovascular risk in clinical practice? Eur Heart J Cardiovasc Imaging; 14:401 – 16.

Nixdorff U, Achenbach S, Bengel F (2016). Chapter 6. Imaging in cardiovascular prevention. The ESC Textbook of Preventive Cardiology; pages 54 – 76.

Peters A, McEwen BS (2015). Stress habituation, body shape and cardiovascular mortality. Neurosci and Biobehav Reviews; 56:139 – 50

Piepoli MF, Hoes AW, Agewall S et al. (2016). 2016 European Guidelines on cardiovascular disease prevention in clinical practice: The Sixth Joint Task Force of the European Society of Cardiology and Other Societies on Cardiovascular Disease Prevention in Clinical Practice (constituted by representatives of 10 societies and by invited experts) Developed with the special contribution of the European Association for Cardiovascular Prevention & Rehabilitation (EACPR). Eur Heart J; 37:2315 – 81.

Ponikowski P, Voors AA, Anker SD et al. (2016). ESC Guidelines for the diagnosis and treatment of acute and chronic heart failure: The Task Force for the diagnosis and treatment of acute and chronic heart failure of the European Society of Cardiology (ESC). Eur Heart J; 37:2129 – 200.

Rosengren A, Hawken S, Ounpuu S et al. (2004). Association of psychosocial risk factors with risk of acute myocardial infarction in 11 119 cases and 13648 controls from 52 countries (the INTERHEART study). case-control study. Lancet; 364:953 – 62.

Task Force of the European Society of Cardiology and the North American Society of Pacing and Electrophysiology (1996). Guideline Heart Rate Variability. Eur Heart J; 17:354 – 81.

Tawakol A, Ishai A, Takx RA et al. (2017). Relation between resting amygdalar activity and cardiovascular events: a longitudinal and cohort study. Lancet; 389:834 – 45.

Yusuf S, Hawken S, Ounpuu S et al. (2004). Effect of potentially modifiable risk factors associated with myocardial infarction in 52 countries (the INTERHEART study). case-control study. Lancet; 364:937 – 52.

2.19 Stressbedingte Auswirkungen auf Gonadenfunktion und Reproduktion

Chronischer Stress verursacht vielfältige Störungen der reproduktiven Systeme von Frau und Mann (Schenker et al., 1992; Hjollund et al., 1999). Dabei sind nicht nur die täglichen beruflichen und/oder persönlichen Stressoren von Mann und Frau ursächlich, sondern auch solche, die mit dem Kinderwunsch selbst, den nicht erfüllten Erwartungen, einer stressigen Sterilitätsbehandlung bei beiden Partnern und durch technische Applikationen von Methoden der künstlichen Befruchtung im Rahmen der Reproduktionsmedizin entstehen (Wischmann, 2010) und vorzugsweise Frauen betreffen (Boivin & Schmidt, 2005). In der Regel werden stressbedingte Ursachen von Infertilität und Sterilität meist unter dem Begriff »psychogene Infertilität« subsummiert und nach neueren Erkenntnissen mit einer Prävalenz von 5 % belegt (Wischmann, 2006). Allerdings müssen solche Zahlen allein schon wegen der deutlich zunehmenden Stressbelastung von Paaren in den Industrienationen kritisch hinterfragt werden. Das Erlernen von Entspannungstechniken allein hat die Aussicht auf Schwangerschaft nicht erhöht. Ein breiter gefächertes Stressmanagement im Sinne einer Mind-Body-Medizin-Behandlung steigerte in einer randomisiert-kontrollierten Studie die Schwangerschaftsrate in einem In-vitro-Fertilisationsprogramm vom zweiten Zyklus an von 20 % (Kontrollgruppe) auf 52 % nach Mind-Body-Therapie (Domar et al., 2009). Ein weiterer Hinweis auf den Zusammenhang von Stress und Infertilität könnte auch das spontane Eintreten von Schwangerschaften bei 3 – 4 % betroffener Paare nach Beendigung einer Kinderwunschbehandlung und des damit verbundenen Behandlungsstresses oder einer Adoption sein (Wischmann, 2006).

Wesentliche stressauslösende psychosoziale Belastungsfaktoren für die Fertilität sind:

- **exogene und endogene Stressursachen**
  - Frühere negative Lebensereignisse (NLE) wie langandauernde Erkrankungen von Angehörigen und Gewalterfahrung (Ebbesen et al., 2009)
  - Aktuelle stressige berufliche und persönliche Umwelt
  - Maladaptive Stressverarbeitung (Nikotin, Alkohol, Essgewohnheiten)
  - Bestehende stressbedingte Zyklusstörungen
  - Hoher imperativer Erfolgsdruck (von Eltern, Schwiegereltern, Partner/-in)

- **stressorische Denkmuster als »Stressverstärker«**
  - Perfektionistischer Fertilitätsplan
  - Frustration, Enttäuschung, Versagensgefühle bei Nichtgelingen
  - Wechsel von Hoffnungen und Enttäuschungen
  - Unzufriedenheit (mit Beziehung, Partnerschaft)

Zusätzlich spielen auch psychologische Variablen der Stressverarbeitung wie mangelnder Optimismus, Ängstlichkeit und unzureichendes Stresscoping eine wichtige Rolle (Langcastle & Boivin, 2005) sowie mangelhafte Kommunikation unter den Partnern im Sinne einer schlechten Stressverarbeitung (Schmidt et al., 2005).

Einerseits wird durch Stress die hormonelle Gonadenfunktion gehemmt bis komplett ausgeschaltet, was zu erheblichen Beeinträchtigungen bei beiden Geschlechtern führt. Andererseits kann durch chronischen Stress mit Schädigung und Minderung der Mitochondrienfunktion und einer Dysfunktion der Gameten die Konzeption beträchtlich gestört werden.

2.19.1 Stress und Inhibition der Gonadenfunktion

Beiden Geschlechtern gemeinsam sind die inhibitorischen Blockaden des hypothalamisch-hypophysär-gonadalen Systems. Das Hypothalamus-Hypophysen-Gonaden-System (HHG-System) wird durch ca. 1000 Neuronen im Nucleus arcuatus reguliert. GnRH, ein Dekapeptid, wird im Nucleus arcuatus gebildet und pulsatil freigesetzt, wobei sowohl die Frequenz als auch die Amplitude der GnRH-Pulse und die daraus resultierenden Pulsationen des Luteinisierungshormons (LH) und Follikelstimulierenden Hormons (FSH) für die Anregung des Ovars entscheidend für die Hormonbiosynthese von Estradiol und Progesteron sind (Tsutsumi & Webster, 2009; ► Abb. 2-31 und 2-32). Übergeordnet sind weitere hypothalamische Nuclei (z. B. Area praeoptica, Nucleus supraopticus) sowie die Hypophyse selbst durch fördernde (Kisspeptin, Dopamin, Noradrenalin) und hemmende Substrate (GABA, EOPs, Endocannabinoide, Cortisol) in Kofunktion an der GnRH-Regulation beteiligt (Genazzani et al., 1993; Skorupskaite et al., 2014).

Chronischer Stress aktiviert die hypothalamischen Zentren des Nucleus paraventricularis (PVN) mit Freisetzung von CRH über ACTH und Cortisol sowie den Nucleus supraopticus mit Bildung der Kofaktoren Vasopressin und Oxytocin, welche gemeinsam für die hypothalamische Binnenregulation der Stressantwort verantwortlich sind (Dobson et al., 2003).

Für die Inhibition der Gonadenfunktion sind mehrere Faktoren bestimmend:

- **Anstieg von endogenen Opiaten und Endocannabinoiden:** Beide Substrattypen hemmen die pulsatile Freisetzung von Gonadotropin-Releasing-Hormon (GnRH) im Hypothalamus. Die pulsatile GnRH-Freisetzung ist hochsensibel, sodass durch EOPs und Endocannabinoide sowie Cortisol die Pulsationen (Gorzalka & Dang, 2012; Ayrout et al., 2018) in Frequenz und Amplitude abgeschwächt werden, mit Minderung von FSH und LH sowie Reduktion von Testosteron aus den Leydig-Zellen und Estradiol aus den Ova-

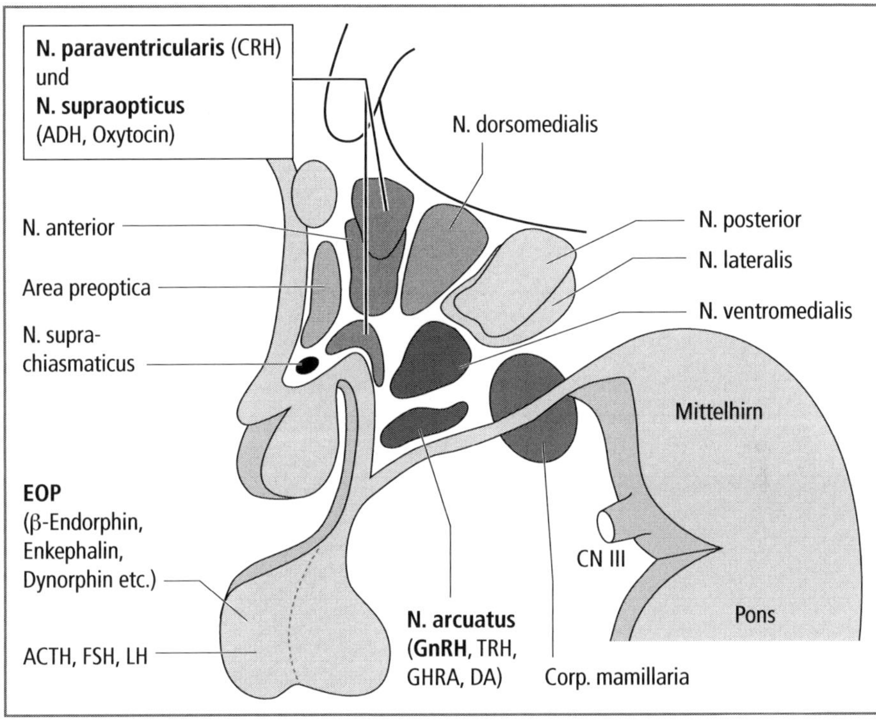

Abb. 2-31 Hypothalamische Zentren, welche u. a. vegetative Vorgänge der Reproduktion steuern: Nucleus. paraventricularis und Nucleus supraopticus produzieren stressassoziiert CRH, Oxytocin und Vasopressin. Im Nucleus arcuatus werden das für die Steuerung der Gonaden von Mann und Frau wichtige Gonadotropin-Releasing-Hormon (GnRH) gebildet und pulsatil freigesetzt.

rien (Gorzalka & Dang, 2012). Für die Hemmung des GnRH-Pulsgenerators ist vor allem Dynorphin bedeutsam, welches präovulatorisch durch Cortisol stimuliert wird (Ayrout et al., 2018). Opiatrezeptor-Antagonisten (Naltrexon, Naloxon) können die Wirkung der endogenen Opiate (β-Endorphin, Dynorphin, Enkephaline) hemmen (Fulghesu et al., 1997). Bei Frauen kommt es dem Schweregrad nach zur Corpus-luteum-Insuffizienz, Anovulation, normo- bis hypogonadotrope und normo- bis hypoestrogene Amenorrhoe, bei Männern zur Minderung der Testosteron-Biosynthese bis zum hypogonadotropen Hypogonadismus (Ciechanowska et al., 2016).

Das Sexualverhalten (Libido, Rezeptivität) wird bei Frauen durch das Endocannabinoid-System weitgehend verschont, während bei Männern chronischer Stress und Endocannabinoid-Anstieg für negative Auswirkungen auf Libido, sexuelle Motivation und erektile Dysfunktion beschrieben sind (Gorzalka & Dang, 2012).

- **Anstieg von CRH, ACTH und Cortisol:** Cortisol mindert die Funktion der Granulosazellen, verbunden mit einer reduzierten Estradiol-Produktion (Chrousos & Gold, 1992).

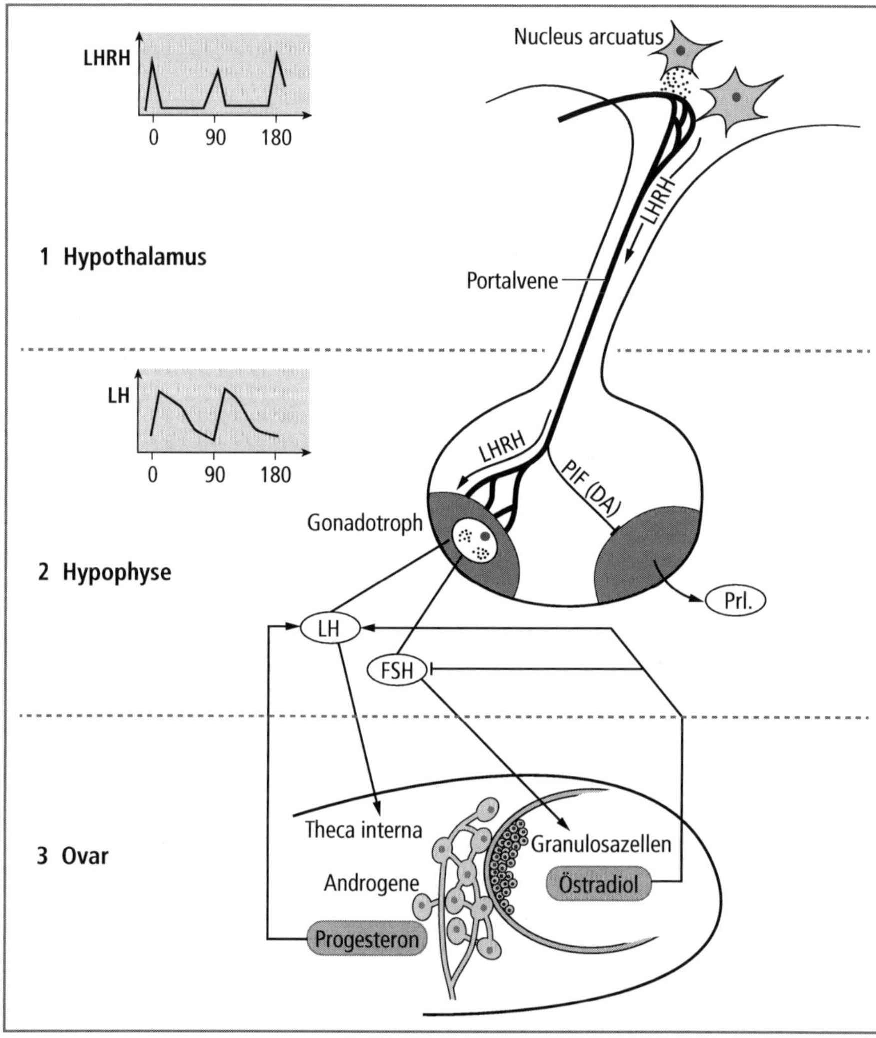

Abb. 2-32 Darstellung der drei Etagen der Steuerung der Gonaden: Im Hypothalamus wird GnRH gebildet und pulsatil sezerniert. Das Peptid gelangt über eine Pfortader in die Hypophyse, wo es in einem identischen nur gering verzögerten pulsatilen Muster die Bildung und Freisetzung von Follikelstimulierendem Hormon (FSH) und Luteinisierungshormon (LH) bewirkt. Beide werden in das Gefäßsystem abgegeben, von wo sie via Zirkulation in Hoden oder Ovar gelangen. FSH stimuliert im Hoden die Sertolizellen und deren Spermatogenese, im Ovar die Granulosazellen zur Reifung des Follikels und Bildung von Estradiol bis zum Zeitpunkt der Ovulation. LH stimuliert beim Mann die Testosteronproduktion in den Leydigzellen, bei der Frau löst ein LH-Peak mit hohen Werten die Ovulation aus und stimuliert in der Lutealphase die Theca Interna zur Bildung von Progesteron.

- **Anstieg von Prolactin:** Hyperprolactinämie ist ein häufiges Zeichen für chronische Stressbelastung. Übergeordnet fallen zunächst Dopamin, dann auch Noradrenalin für die Regelung der GnRH-Freisetzung aus, bei gleichzeitigem

Anstieg der EOPs. Das erhöhte Prolactin supprimiert die GnRH-Pulsatilität, nicht jedoch TRH (Page-Wilson et al., 2006). Die Folgen ähneln den oben beschriebenen hypogonadalen klinischen Ereignisse bei beiden Geschlechtern.

- **Abfall der Sexualsteroide Estradiol und Progesteron sowie Testosteron:** Ovarielle (Estradiol, Progesteron) und testikuläre Steroidhormone (Testosteron) wirken im negativen Feedback und limitieren sowohl GnRH als auch stärker die LH-Pulsationen. Allerdings entfalten Estradiol abhängig vom Zykluszeitpunkt (Follikelphase) und Testosteron auch fördernde Impulse sowohl auf die GnRH-Sensibilität als auch für die Frequenz, nicht aber die Amplitude der LH-Pulsationen (Tsutsumi & Webster, 2009). Die aktivierte HHN-Achse und der weibliche Reproduktionstrakt zeigen eine komplexe Beziehung: CRH und das durch CRH aktivierte Proopiomelanocortin (POMC) inhibieren die GnRH-, LH-Pulsatilität, reduzieren Estradiol und Progesteron und ändern die Empfindlichkeit der abhängigen Zielgewebe wie Endometrium auf Estradiol. Somit wirken der Anstieg von CRH und Cortisol sowie die Aktivierung von CRH-Rezeptoren im Reproduktionstrakt hemmend auf die Reproduktion (Magiakou et al., 1997). Ferner beteiligen sich CRH und Cortisol am reproduktiven Immunprozess von Ovulation, Luteolyse sowie Implantation und Menstruation (Kalantaridou et al., 2010). Stressbedingte Aktivierung der HHN-Achse mit Reduktion der Steroidhormone führt zur klinischen Störung von fertilem Zyklus und testikulärer Funktion. Chronischer Stress in der Schwangerschaft durch aversive Stimuli kann zu Frühgeburt, niederem Geburtsgewicht und späteren Erkrankungen des Ungeborenen wie metabolisches Syndrom und verschiedene neuronale Entwicklungsstörungen führen (Vrekoussis et al., 2010).

2.19.2 Biochemisch-morphologische Auswirkungen von chronischem Stress auf Gameten

Neben den endokrinen Auswirkungen werden durch chronischen, psychosozialen und molekular-physischen Stress zahlreiche Zellveränderungen provoziert. Im Vordergrund stehen die Auswirkungen von **oxidativem und nitrosativem Stress** mit dessen zellulären Folgen wie mitochondriale Dysfunktion, die insbesondere die Gametenfunktion bei beiden Geschlechtern betreffen. In der Literatur werden allerdings ausschließlich der oxidative Stress und seine Auswirkungen beschrieben (Agarwal et al., 2012).

- **Mitochondriale Störung in Oozyten:** Oozyten betreiben zur Erhaltung der DNA und einer präzisen Reproduktion einen hohen Energieaufwand mit kontinuierlicher Restitution des kompletten Genoms. Die Energie wird von ca. 200 000 – 300 000 (bis 800 000) Mitochondrien gewährleistet. Durch oxidativen Stress entstehen jedoch strukturelle Schäden an den Membranen mit Zerstörung der wichtigen für die oxidative Phosphorylierung wichtiger Enzyme. Die Folge sind vorzeitiger Verlust der komplexen, generativen Funktion der Oozyten, verbunden mit reduzierter Biogenese der Ovarialhormone

Progesteron und Estradiol (Klimacterium praecox). Den Funktionsverlust der Ovarien kann man am der Trias FSH (hypergonadotrope Werte > 25 IE/ml), Estradiol (erniedrigt bis nicht messbar) und Anti-Müller-Hormon (AMH) (Normalwerte in der fertilen Phase 1 – 8 µg/l, eingeschränkte Oozytenfunktion 0,4 – 1,0 µg/l, fehlende Oozytenkapazität < 0,4 µg/l) ablesen.

- **Gametendysfunktion bei Männern:** Chronischer Stress und damit einhergehender oxidativer Stress kann die DNA der Spermatozoen denaturieren und die Mobilität beträchtlich reduzieren (Asthenozoospermie), verbunden mit Problemen bei der Fusion mit der Oocyte (Tremellen, 2008). Als Ursache werden Faktoren wie erniedrigte Antioxidantien-Spiegel (meist ernährungsbeding), Lebensstil (Rauchen, Alkohol, Adipositas, Alter, schlechte Ernährung), Umweltbelastungen, chronische, urogenitale Infektionen, Autoimmunprozesse, hormonelle Störungen mit erniedrigtem Testosteron und chronische Erkrankungen sowie chronischer Stress beschrieben. Zahlreiche der genannten Komponenten haben per se einen starken Zusammenhang zu Stress oder sind gar typische Stresssymptome oder-Befunde (z. B. Nikotin, Alkohol, Adipositas) (Aitken et al., 2014). Neben einem kontinuierlichen Stressmanagement kann durch eine antioxidative Therapie nicht nur eine deutliche Besserung der Spermiogrammbefunde, sondern auch eine deutlich gesteigerte Schwangerschaftsrate erzielt werden. (Gharagozloo & Aitken, 2011).

Chronischer Stress ist eine häufige und komplexe Ursache von Zyklusstörungen bei Frauen (Poly-Oligo-Amenorrhoe, Polycystisches Ovar Syndrom – PCOS), von Hypogonadismus bei Männern und bei Sterilität und männlicher Infertilität. Aus diesem Grunde ist es ratsam, bei diesen Diagnosen ein evidenzbasiertes Diagnose- und Therapiekonzept zusätzlich zu den traditionellen Maßnahmen von gynäkologischer Reproduktionsmedizin und Andrologie einzusetzen. Die Details dieser Stressdiagnostik und -therapie entsprechen den im Buch beschriebenen Methoden.

Literatur

Agarwal A, Aponte-Mellado A, Premkumar BJ, Shaman A, Gupta S. The effects of oxidative stress on female reproduction: a review. Reprod Biol Endocrinol. 2012; 10:49.

Aitken RJ, Smith TB, Jobling MS, Baker MA, De Iuliis GN (2014). Oxidative stress and male reproductive health. Asian J Androl.; 16:31 – 8.

Ayrout M, Le Billan F, Grange-Messent V, Mhaouty-Kodja S, Lombès M, Chauvin S (2018). Glucocorticoids stimulate hypothalamic dynorphin expression accounting for stress-induced impairment of GnRH secretion during preovulatory period. Psychoneuroendocrinology; 99:47 – 56.

Boivin J, Schmidt L (2005). Infertility-related stresds in men and women predicts treatment outcome 1 year later. Fertil Steril; 83:1745 – 52.

Chrousos GP, Gold PW (1992). The concept of stress and stress system disorders. Overview of physical and behavioral homeostasis. JAMA; 267:1244 – 52.

Ciechanowska M, Łapot M, Antkowiak B, Mateusiak K, Paruszewska E, Malewski T, Paluch M, Przekop F. Effect of short-term and prolonged stress on the biosynthesis of gonadotropin-releasing hormone (GnRH) and GnRH receptor (GnRHR) in the hypothalamus and GnRHR in the pituitary of ewes during various physiological states. Animal Reproduction Science 2016; 174:65 – 72.

Dobson H, Ghuman S, Prabhakar S, Smith R (2003). A conceptual model of the influence of stress on female reproduction. Reproduction.; 125:151 – 63.

Domar AD, Backman K, Alper MM, Berger BM, Wiegand B, Nikolovski J (2009). The impact of group mind/body participation on pregnancy rates in ivf-patients. Fertil Steril; 92 Suppl:S2.

Ebbesen SM, Zachariae R, Mehlsen MY, Thomsen D, Højgaard A, Ottosen L, Petersen T, Ingerslev HJ (2009). Stressful life events are associated with a poor in-vitro fertilization (IVF) outcome: a prospective study. Hum Reprod.; 24:2173 – 82.

Fulghesu AM, Lanzone A, Apa R, Guido M, Ciampelli M, Cucinelli F, Caruso A, Mancuso S (1997). The hypothalamic-pituitary-luteal axis in women: effects of long-term orally active opioid antagonist (naltrexone) administration. J Endocrinol Invest.; 20:368 – 73.

Genazzani AR, Genazzani AD, Volpogni C, Pinazzi F, Li GA, Surico N, Petraglia F (1993). Opioid control of gonadotrophin secretion in humans. Human Reprod; 8 Suppl:151 – 3.

Gharagozloo P, Aitken RJ (2011). The role of sperm oxidative stress in male infertility and the significance of oral antioxidant therapy. Human Reproduction; 26:1628 – 40.

Gorzalka BB, Dang SS (2012). Endocannabinoids and gonadal hormones: bidirectional interactions in physiology and behavior. Endocrinol; 153:1016 – 24.

Gorzalka BB, Hill MN, Chang SCH (2010). Male-female differences in the effects of cannabinoids on sexual behavior and gonadal hormone function. Hormones and Behavior; 58:91 – 9.

Hjollund NH, Jensen TK, Bonde JP, Henriksen TB, Andersson AM, Kolstad HA, Ernst E, Giwercman A, Skakkebaek NE, Olsen J (1999). Distress and reduced fertility: a follow-up study of first-pregnancy planners. Fertil Steril.; 72:47 – 53.

Kalantaridou SN, Zoumakis E, Magrigiannakis A, Lavasidis LG, Vrekoussis T, Chrousos GP (2010). Corticotropin-releasing hormone, stress and human reproduction: an update. J Reprod Immunol; 85:33 – 9.

Kalantaridou SN, Zoumakis E, Makrigiannakis A, Lavasidis LG, Vrekoussis T, Chrousos GP (2005). Lancastle D, Boivin J. Dispositional optimism, trait anxiety, and coping: unique or shared effects on biological response to fertility treatment? Helth Psychology; 24:171 – 8.

Magiakou MA, Mastorakos G, Webster E, Chrousos GP (1997). The hypothalamic-pituitary-adrenal axis and the female reproductive system. Ann NY Acad Sci; 42 – 57.

Page-Wilson G, Smith PC, Welt CK (2006). Prolactin suppresses GnRH but not TSH secretion. Horm Res; 65:31 – 38.

Schenker JG, Meirow D, Schenker E (1992). Stress and human reproduction. Eur J Obstet Gynecol Reprod Biol.; 45:1 – 8.

Schmidt L, Holstein BE, Christensen U, Boivin J (2005). Communication and coping as predictors of fertility problem stress: cohort study of 816 participants who did not achieve a delivery after 12 months of fertility treatment. Hum Reprod.; 20:3248 – 56.

Skorupskaite K, George JT, Anderson RA (2014). The kisspeptin-GnRH pathway in human reproductive health and disease. Hum Reprod Update.; 20:485 – 500.

Tremellen L (2008). Oxidative stress and male infertility – a clinical perspective. Human Reproduction Update; 34:243 – 58.

Tsutsumi R, Webster NJG (2009). GnRH pulsatility, the pituitzary response and reproductive dysfunction. Endocrine J; 56:729 – 37.

Vrekoussis T, Kalantaridou SN, Mastorakos G, Zoumakis E, Makrigiannakis A, Syrrou M, Lavasidis LG, Relakis K, Chrousos GP (2010). The role of stress in female reproduction and pregnancy: an update. Ann NY Acad Sci; 1205:69 – 75.

Wischmann T (2010). Macht Stress subfertil? Psyche und Mythen in der Reproduktionsmedizin. Gynäkol Endokrin; 8:124 – 8.

Wischmann T (2006). Psychogenese von Fertilitätsstörungen: eine Übersicht. Geburtsh Frauenheilk; 66:34 – 43.

3 Diagnostische Verfahren

3.1 Warum Stressdiagnostik?

Stressdiagnostik hat das Ziel, die Art und das Ausmaß von Stressbelastung sowie die Auswirkungen auf Verhalten und neurobiologische Reaktion der Stressachsen festzustellen. Damit kann der Zusammenhang zwischen Stressexposition in Form von psychosozialem oder physischem Stress mit möglichen stressassoziierten Symptomen und Erkrankungen erfasst werden.

Die häufigsten stressassoziierten Erkrankungen betreffen psychische Störungen, wie Depression, Posttraumatische Belastungsstörung, Angst-/Panik-Störung, somatoforme Erkrankungen, Schmerzsyndrome und Essstörungen, welche häufig mit langer Krankheitsdauer und kostspieligen Behandlungsmaßnahmen verbunden sind.

Die deutliche Zunahme psychischer Erkrankungen zeigt sich einerseits in einer höheren Verordnungsrate für Psychopharmaka in den vergangenen Jahren. Andererseits hat die WHO (World Health Organisation) mentale Erkrankungen und insbesondere die Depression als Epidemie bezeichnet, welche innerhalb der nächsten 10–20 Jahre die häufigste nichtübertragbare Erkrankung werden wird und bereits heute weltweit die höchste Rate an Behinderung verursacht (WHO, 2017). Immerhin verliert eine Frau oder ein Mann mit einer Depression lebenslang durchschnittlich 9,8 gesunde Lebensjahre (Mathers & Loncar, 2006). Aber auch chronische Schmerzerkrankung, metabolische Störungen, kardiovaskuläre Pathologien, Hypertonie, Tinnitus und Schlafstörungen gehören zu den häufigen, nicht übertragbaren stressverursachten, chronischen Erkrankungen.

In den anfänglichen Publikationen über äthiopathogenetische Zusammenhänge sind keine direkten Stress-Biomarker gefunden und beschrieben worden (Folkman, 2011; Contrada & Baum, 2011; Cooper & Campbell, 2017). *Dies liegt vor allem daran, dass man sich vorwiegend an Symptomen (= Phänotypen) einer Krankheitsursache orientierte, während Pathophysiologie und naturwissenschaftlich gesicherte Biomarker (= Endophänotypen) keine entsprechende Bedeutung erhielten.* Ein anderer Grund ist die unterschiedliche Konnotation von Stress innerhalb der heterogenen Medizindisziplinen, die das gemeinsame biologische Grundkonzept von Stress in Form von psychosozialen, physischen, umweltbedingten oder ernährungsspezifischen Faktoren nicht integrieren konnten. Hinzu kommen die bis dato eher mangelhaften analytischen Techniken, verbunden mit einer ungenügenden Studienlage mit unzureichend gepowerten Studien und mit unklaren Endpunkten.

Inzwischen sind zahlreiche Testmethoden in Anwendung, die für die Fragestellung Stress nur unzureichend klinisch validiert wurden. So wurden in den letzten Jahren vorwiegend genetische oder epigenetische Tests empfohlen, die sich nicht mehr an dem Standard der besten klinischen Praxis orientieren, sondern eher hypothetisch-explorativ ausgerichtet sind (Poste, 2011). Vor diesem Hintergrund hat sich die **Translationale Medizin** zur Aufgabe gemacht, klinisch erarbeitetes Wissen und Erkenntnisse aus Tierexperimenten, In-vitro- und Humanexperimenten, klinischen Studien und die daraus erhaltenen belastbaren Ergebnisse auf die klinische Patienten-Arzt-Situation zu übertragen (Hellhammer et al., 2012).

Bei stressassoziierten Befunden besteht allerdings das Problem, dass die Diagnostik zahlreicher Marker unsicher ist, häufig außerhalb von stressbezogenen Belastungen stattfindet und dadurch mit nur geringer Aussage und Zuverlässigkeit verbunden ist. Hinzu kommt, dass die Diagnostiker mit den häufig komplexen Markerkonstellationen nur unzureichend vertraut sind und sie deshalb nicht immer sachgemäß anwenden, was zu Fehl- oder Überinterpretationen führen kann. Vor diesem Hintergrund lässt sich das Ziel der translationalen Medizin, des »applied clinical research«, nicht einfach realisieren (Woolf, 2008). Auch bieten die insbesondere im Bereich der psychischen Erkrankungen etablierten und verbindlichen Klassifikationssysteme ICD-10 oder DSM-5 zwar ein klares Diagnosegerüst, jedoch werden die häufig multifaktoriell bedingten, zur Erkrankung führenden Ursachen, wie die chronische Stresslast, nur unzureichend abgebildet.

Als einer der Ersten beschrieb Bruce McEwen (1998a) den Zusammenhang zwischen stressorischen Belastungen und der Aktivierung neuronaler, neuroendokriner und immunologischer Mechanismen und eröffnete damit eine erweiterte Denkweise zum Thema Stress.

3.2 Grundlagen der Integralen Testmethodik

In der Vergangenheit war die Stressdiagnostik vorwiegend auf psychische Ursachen und Symptome gerichtet, was man an der großen Zahl von psychologisch ausgerichteten Publikationen zum Thema Stress in den Jahren bis 1990 erkennen kann. Die Zusammenhänge zwischen psychischen Stresszeichen und biologischen Stressveränderungen wurden erst später im interdisziplinären Austausch zwischen Psychologie und Medizin entwickelt. Hieraus hat sich ein deutlich verbessertes Verständnis für die biologischen Prozesse von Stressauslösung und -antwort ergeben, in deren Folge auch diagnostische Methoden entwickelt wurden. Basierend auf dieser Zusammenschau konnten für die klinische Praxis mehrere Maßgaben erarbeitet werden.

Stressdiagnostik erfordert eine systematische Grundordnung ausgerichtet auf das Erkennen von:

- Stressor (Auslöser)
- Stressreaktion (oder Stressantwort)
- Stressfolgen (und stressbedingte Erkrankungen)

Dementsprechend sollte die Stressdiagnostik folgende Parameter erfassen:

1. **Stressor:**
   - *Psychosoziale Stressoren wie z. B.:*
   - negative Lebensereignisse, Trauma
   - starke stressorische Belastungen im beruflichen, persönlichen oder familiären Umfeld
   - Stressinduzierende, -aufrechterhaltende oder -verstärkende Denkmuster
   - *Physische Stressoren:* wie z. B. operative Eingriffe, Verletzungen, physische Traumata, Umwelteinflüsse, bestimmte Medikamenteneinnahme (z. B. Zytostatika), physische Gewalt, Schmerzsyndrome
2. **Stressreaktion:**
   - *Psychische Stresszeichen (= Phänotypen):* wie z. B. innere Unruhe, Erschöpfung, Aufmerksamkeits-, Konzentrations- und Gedächtnisstörungen.
   - *Somatisch, neurobiologische Zeichen (= Endophänotypen):*
   - Hypothalamus-Hypophysen-Nebennierenrinden-Achse (HHN-Achse): Parameter CRH, Cortisol (CAR, Tagesprofil), DHEAS (in Serum oder Speichel).
   - ZNS-Parameter: Bestimmung der Neurotransmitter Noradrenalin, Dopamin, Serotonin, Glutamat und GABA (im zweiten Morgenurin)
   - Stresszeichen des autonomen Nervensystems (Sympathikus, Parasympathikus): durch Herzratenvariabilität (HRV)
3. **Stressfolgen:**
   Stressfolgeparameter:
   - Brain-derived neurotrophic factor (BDNF) im Serum (= Indikator gesteigerter Vulnerabilität)
   - Lymphozyten-Differenzierung
   - Inflammationsmarker: CRPhs, TNF, IL-6, IL-1β (im Serum)
   - Parameter der gonadalen Inhibition: Estradiol (Frau), Testosteron (Mann) (in Serum)

   Erfassungsinstrumente für stressbedingte Erkrankungen:
   - Psychische Störungen: Patient Health Questionnaire (PHQ)
   - Burnout: Copenhagen Burnout Inventory (CBI)
   - Definition von Erschöpfungszeichen: Erschöpfungsskala nach Bell, CFS-Kriterien nach Carruthers et al. (2003)
   - Hypertonie: Blutdruck-Messung
   - Adipositas/metabolisches Syndrom: BMI und Taillenumfang, Fettstoffwechsel, HbA1c, oGT,
   - CVD-Risiken: Lp-PLA2, CRPhs, Fibrinogen, Omega-3-Index

3.2.1 Praxis der Stressdiagnostik

Die oben genannte inhaltliche Grundstruktur der Stressdiagnostik hat sich in zahlreichen Institutionen über viele Jahre bewährt. Die Grundlage bilden Bestimmungsmethoden und Analyseverfahren wie z. B.:

- Psychologische Fragebogen
- Neurobiologische Bestimmung von Zustandsindikatoren der Aktivität von

HHN-Achse und ZNS (Neurotransmitter) sowie Inflammation/Immunsystem im Sinne von Vulnerabilitätsmarkern
- Biophysikalische Parameter: HRV, Puls, Blutdruck

3.3 Fragebogen und Inventare

Fragebogen und Inventare dienen der Klärung individueller psychosozialer Stressbelastungen, wie z. B. Stresssymptomatik, berufliche, persönliche und familiäre Belastungen und stressverstärkende Denkmuster, und könnten am Ausgangspunkt einer psychotherapeutischen Intervention oder eines Coachings wertvolle Ansatzpunkte bieten.

Dafür steht eine Reihe von validierten psychometrischen Tests und Fragebögen zur Verfügung, die über unterschiedliche Verlage angeboten werden.

- **Stressfragebogen PSS14 zum subjektiv wahrgenommenen Stress (Perceived Stress Scale):** Die »Perceived Stress Scale« (Cohen, Kamarck & Mermelstein, 1983) ist einer der gängigsten Fragebögen, welcher subjektiv erlebten Stress mit 14 Fragen zu Überlastung, Unkontrollierbarkeit und Unvorhersehbarkeit von Stress im vergangenen Monat erfragt. Er untergliedert sich in zwei Teilbereiche (wahrgenommene Hilflosigkeit und wahrgenommene Selbstwirksamkeit), welche die Dualität des subjektiven Stressempfindens widerspiegeln sollen (deutsche Version PSS14 von Büssing, 2011)
- **Trierer Inventar zum chronischen Stress (TICS):** Diese Selbstbeurteilungsskala basiert auf einer Normstichprobe von n = 604 Probanden zwischen 16 und 70 Jahren und besteht aus 9 Skalen mit insgesamt 57 Fragen zur Arbeitsbelastung, sozialen Überlastung, Erfolgsdruck, Unzufriedenheit mit der Arbeit, Überforderung bei der Arbeit, Mangel an sozialer Anerkennung, sozialen Spannungen, sozialen Isolation und chronischen Besorgnis. Der Test ist zeitökonomisch und verfügt auch über eine computerisierte Auswertungsroutine (Schulz & Schlotz, 1999).
- **Screening-Skala zum chronischen Stress (SSCS):** Die SSCS ist als Untereinheit des TICS ein einfaches Globalmaß für erlebten Stress. Diese Skala besteht aus zwölf Items der Skalen Chronische Besorgnis, arbeitsbezogene und soziale Überlastung, Überforderung bei der Arbeit und Mangel an sozialer Anerkennung. Die Autoren legten keine Werte fest, welche als Zumutbarkeitsgrenze an chronischem Stress zu gelten haben. Vielmehr wird betont, dass hohe Werte in einer oder in mehreren der Skalen als Indikatoren eines starken chronischen Stressbelastung zu interpretieren sind. Hohe Skalenwerte bedeuten, dass die Person dem angesprochenen Stress häufig ausgesetzt ist (Schulz et al., 2004).
- **Effort-Reward-Imbalance-Fragebogen (ERI):** Sigrist und Mitarbeiter entwickelten auf Grundlage des Effort-Reward-Imbalance-Modells einen Fragebogen, in dem mittels 22 Items neben den Dimensionen »Verausgabung« und »Belohnung« auch der dispositionale, intrapsychische Faktor »übersteigerte berufliche Verausgabungsbereitschaft« erfasst werden.
  Zur Feststellung von arbeitsbedingtem Stress durch Analyse der wichtigen

beruflichen Stressoren werden Dimensionen wie Anstrengung, Belohnung in Form von Wertschätzung, Arbeitsplatzsicherheit und berufliches Fortkommen sowie Verausgabung durch Fragen erfasst. Aus den einzelnen Faktoren werden Quotienten gebildet, welche als Indikatoren für arbeitsbezogenen Stress dienen (Siegrist et al., 2004 und 2009).

Burnout-Fragebogen

- **Maslach Burnout Inventory (MBI):** Es ist das verbreitetste Inventar zum Thema Burnout. Darin werden Intensität und Frequenz dreier wichtiger Burnout-assoziierter Dimensionen wie emotionale Erschöpfung, Depersonalisation und reduzierte persönliche Leistungsfähigkeit in insgesamt 22 Fragen untersucht. Die Summen der einzelnen Dimensionen geben den jeweiligen Grad der in diesem Teilbereich bestehenden Erschöpfung an (Maslach & Jackson, 1981). Der Test fokussiert sehr einseitig auf Angestellte in Tätigkeiten mit anderen Menschen, zeigt eine unklare Beziehung zum biologischen Burnout-Konzept und ist in der Fragestellung stark US-amerikanisch kulturbezogen. Darüber hinaus ist der MBI im Hinblick auf Interventionen und Coaching weniger hilfreich.
- **Copenhagen Burnout Inventory (CBI):** Der Fragebogen besteht aus 3 Skalen, welche die wesentlichen Formen und Ursachen des Burnouts betreffen: persönliches (6 Fragen), arbeitsabhängiges (7) und patienten-/klientenbedingtes (6) Burnout. Das CBI berücksichtigt das heute anerkannte psychosoziale Entstehungsmodell von Erschöpfung. Durch die Antwortstruktur des Probanden in den drei Skalen können mögliche künftige krankheitsbedingte Abwesenheit, Schlafstörungen, Gebrauch von Schmerzmitteln und Berufsaufgabe eingeschätzt werden (Kristensen et al., 2005). Der Fragebogen wurde in zahlreichen Studien und unterschiedlichen Populationen und Ethnien eingesetzt.

Fragebogen zu psychischen Erkrankungen

- **Patient Health Questionnaire (PHQ-D):** Der Gesundheitsfragebogen für Patienten ist ein klinisch-psychodiagnostischer Fragebogen zur Erfassung psychischer Störungen. Er eignet sich zum Screening, zur Messung des Schweregrades und zur Verlaufsbeurteilung von psychischen Störungen (Spitzer et al., 2000).

  Der PHQ besteht aus Einzelmodulen zur Erfassung von somatoformen Störungen, Depressionen, Angst/Panik, Essstörungen, Alkoholmissbrauch, mit zusätzlichen Erhebungen zu psychosozialer Funktion, Stressoren, kritischen Lebensereignissen und bei Frauen zu Menstruation, Schwangerschaft und Geburt. Der Test besteht aus 78 Fragen, deren jeweilige Zustimmung in zwei- bis fünfstufigen Antwortskalen beantwortet werden. Die Testdauer wird mit 10–15 Minuten angegeben. Neben der Komplettversion existieren auch Kurzformen, die einzelne Subbereiche der psychischen Diagnostik (z. B. nur Depression = PHQ-9, nur Angst = GAD-7, Somatisierung = PHQ-15, Stress =

PHQ-Stressmodul) betreffen. Die erhaltenen Daten beruhen ausschließlich auf Selbstangaben der Patienten und dienen als flankierende Informationsquelle im klinisch-fachärztlichen Kontext. Die deutschsprachige Version, der PHQ-D, wurde praktisch und anwendungsfreundlich samt Auswertungsschablonen bereitgestellt und validiert (Löwe et al., 2002).

Fragebogen zur psychischen Resilienz

- **RS-13 Resilienzfragebogen**: Der Fragebogen ist die deutsche Version einer validierten Resilienzskala (RS) nach Wagnild und Young (1993). Diese erfasst die protektiven Persönlichkeitsmerkmale als personale Ressource für körperliches Wohlbefinden. Der Test besteht aus den drei Faktoren Gesamtresilienz, Kompetenz (9 Fragen) und Akzeptanz (4 Fragen), wurde an mehreren Populationen auf seine Wertigkeit und Aussage überprüft und ist für die Qualifizierung der persönlichen Resilienz geeignet (Leppert et al., 2008). Die ursprüngliche Version besteht aus 25 Items, die neu konstruiert und auf 11 Items (Fragen) reduziert wurde. Die beiden Versionen sind in der Publikation von Leppert et al. (2008) enthalten.

Stressfolgen: Schlafstörungen

- **Pittsburgh Sleep Quality Index (PSQI):** Der PSQI (Buysse et al.,1989) ist ein in mehreren Sprachen validierter Fragebogen zur Erfassung der Schlafqualität sowie zur Veränderungsmessung von Insomnien. Hierbei werden für einen retrospektiven Zeitraum von vier Wochen über insgesamt 18 Items die Häufigkeit schlafstörender Ereignisse, die Einschätzung der Schlafqualität, die gewöhnlichen Schlafzeiten, Einschlaflatenz und Schlafdauer, die Einnahme von Schlafmedikationen sowie die Tagesmüdigkeit erfragt. Zur quantitativen Auswertung werden die erfragten Items 7 Komponenten zugeordnet, die jeweils einen Wertebereich von 0 bis 3 annehmen können. Hierbei ergibt sich der Gesamtscore aus der Summation der Scores der Einzelkomponenten und kann von 0 bis 21 variieren, wobei eine höhere Ausprägung einer verringerten Schlafqualität entspricht. Es werden empirisch bestimmte Cut-off-Werte angegeben, die eine Einteilung in »gute« und »schlechte« Schläfer erlauben. Wenngleich der PSQI keine differentialdiagnostische Einteilung in verschiedene Schlafstörungsarten erlaubt, kann er eine rasche Übersicht über Art und Ausmaß der Störungsproblematik im Vorfeld der Anamnese bieten.

3.4 Neurobiologische Parameter – Neurotransmitter und Cortisol

Die neurobiologische Stressdiagnostik beruht auf wissenschaftlich erarbeiteten Parametern, die den klinischen Anwender bei der komplementären Stressdiagnostik unterstützen sollen.

Gerade wegen des im Individualfall lockeren Zusammenhangs zwischen psychischen und neurobiologischen Stressfolgen vermag die neurobiologisch orientierte Stressdiagnostik einen höheren Grad an Objektivität zu erbringen. Denn je nach individueller Einschätzung des Betroffenen werden dessen persönlicher Leidensdruck und die hieraus resultierende Stresserfahrung und der hieraus resultierende persönliche Leidensdruck unterschiedlich erlebt und sowohl auf der emotionalen als auch auf der somatischen Ebene unterschiedlich beschrieben. Deshalb ist eine Bewertung der aus der multidimensionalen Stressdiagnostik erhaltenen Daten, welche die anteilig betroffenen emotionalen und somatischen Antworten von Psyche, Nervensystem, Endokrinium und Immunsystem (PNEIS = Psycho-Neuro-Endokrino-Immun-System) widerspiegeln und die Art, Stärke und Wirksamkeit der Stressantwort besonders wertvoll. *Somit sollten stets Stresssymptome und neurobiologische Stressfolgen in der Zusammenschau bewertet werden.*

In der Anfangszeit der Stressmedizin war die Diagnostik durch aufwendige, häufige Arztbesuche und Blutentnahmen erschwert. Inzwischen wurde die Stressdiagnostik durch die einfache Bestimmung von Cortisol und DHEAS im Speichel sowie durch die Messung wichtiger stressbezogener Neurotransmitter, wie Noradrenalin und Serotonin im zweiten Morgenurin, und durch die ambulante Messung der Herzratenvariabilität (HRV) erheblich vereinfacht und erweitert.

Ein weiterer Vorteil der modernen Stressdiagnostik liegt in der *Durchführung der diagnostischen Prozeduren in der unmittelbaren, stressbezogenen Lebenswelt*, d.h. am Arbeitsplatz und/oder in der häuslichen Umgebung und damit in der realen, stressverursachenden Umgebung des Betroffenen. Dies gilt auch für die Durchführung der Herzratenvariabilität, die über mehrere Tage durch handliche und einfach zu bedienende EKG-Aufnahmegeräte realisiert werden kann. Auch aus zeitökonomischen Gründen kommt diese Vereinfachung der Diagnostik dem klinischen Alltag entgegen.

Trotz vereinfachter Datenerhebung durch Stressfragebögen sowie Speichel- und Urinanalyse in der häuslichen Umgebung ist nach Vorlage der Ergebnisse eine ärztliche Beratung des Patienten unerlässlich. Zahlreiche Institute bieten heute sowohl die Bestimmung von Cortisol im Speichel als auch die Messung der Neurotransmitter im Urin an, ohne allerdings die psychosozialen Faktoren und die möglichen zusätzlichen psychologischen Fragebögen als diagnostische Tools mit einzubeziehen. Dies schränkt die Beurteilung von stressbezogenen Befunden deutlich ein.

3.4.1 Parameter der komplexen Stressreaktion – HHN-Achse und Neurotransmitter

Die HHN-Achse

Beurteilung der dynamischen Cortisol-Diagnostik

Für die Beurteilung der adrenalen Stressantwort hat sich die *Bestimmung von Cortisol im Speichel* wegen der Einfachheit der Abnahme, Darstellung der »Echtzeit-Reaktion« der HHN-Achse und der Korrelation zum Stressgeschehen als Methode der Wahl durchgesetzt. Bestimmungen von Cortisol im Serum reflektieren stets Gesamt-Cortisol, also die Summe aus freiem, CBG- und Albumin-gebundenem Cortisol, und können durch Faktoren, welche CBG herauf- oder herabregeln (z. B. orale Kontrazeptiva, Stoffwechselfaktoren) die Werte und damit die Aussage verfälschen. Auch Sammelurinuntersuchungen sind als undynamische Summenformel und wegen der umständlichen Urinsammlung nicht mehr ratsam.

Mit der Einführung von Speichelbestimmungen des freien Cortisols waren Parameter für die instantane und dynamische Cortisol-Untersuchung unabhängig von einer Arztpraxis und insbesondere auch in der stressbelastenden Umgebung möglich.

In der Zwischenzeit hat sich die Speichel-Cortisol-Messung als diagnostisches Kriterium weltweit durchgesetzt. Zusätzlich zur erkennbaren diurnalen Dynamik war es ferner notwendig, rechnerische Grundparameter der Cortisol-Freisetzung wie Bestimmung der Gesamtsekretion durch Ermittlung der »Area Under the Curve« (AUC) (Prüssner et al., 2003) einzubeziehen.

Die Speichel-Cortisol-Sammlung und -Auswertung erfolgt nach zwei unterschiedlichen Methoden:

- Cortisol-Awakening-Response (CAR = Aufwach-Cortisol)
- Cortisol-Tagesprofil (CTP)

Cortisol-Awakening-Response (CAR = Aufwach-Cortisol)

Die CAR stellt eine Reaktion der NNR auf das Aufwachsignal dar, welche den diurnalen Rhythmus überlagert, abhängig von der spezifischen Schlaf-Wach-Transition. Maximalwerte zwischen 50 und 100 % der Ausgangswerte werden 30 – 45 Minuten nach dem Aufwachen erreicht. Die Messprozedur des CAR ist weitgehend standardisiert und wird vor allem für wissenschaftliche Analysen verbreitet angewendet (Kudielka et al., 2009).

In wissenschaftlichen Studien wurde vorzugsweise die CAR als Maßstab der Cortisol-Sekretion eingesetzt. Der Vorteil liegt in einer relativ hohen Stabilität der Methodik durch zeitlichen Bezug zum Aufwachen und der direkten Abhängigkeit des Cortisol-Anstiegs vom ersten Morgenstress in Form des Augenöffnens (Dockray et al., 2008). Obwohl die CAR auch durch circadiane Einflüsse beeinflusst ist, reflektiert sie doch eher den phasischen, psychophysiologischen Prozess der Schlaf-Wach-Transition (Kudielka et al., 2012).

Während unter Schlaflaborbedingungen bislang in keinem Fall die CAR ausgeblieben war, sind wohl in etwa 12–20 % der Fälle Komplettausfälle der CAR möglich (Clow et al., 2010). Obwohl sowohl Größe als auch Zeitverlauf der CAR zum Teil genetisch und situativ determiniert sind, verlaufen wiederholte CAR-Bestimmungen relativ stabil und bedingen eine gute Qualität der Methodik.

Methodisches Vorgehen beim CAR

Der/die zu Untersuchende benötigt eine klare Instruktion, da bei der CAR die zeitlich exakt terminierte Speichelentnahme für die Validität der Untersuchung maßgebend ist. Es ist ratsam, elektronische Wecksysteme (z. B. Alarmfunktion am Smartphone) einzusetzen, um eine möglichst präzise Festlegung der Speichelabnahme zu gewährleisten (Smyth et al., 2013). Zusätzlich sind Anweisungen für die Probenentnahme sinnvoll (direkte Speichelentnahme, Verwendung von Salivetten® usw., Probenabnahme stets im Abstand von > 30 Minuten nach Mahlzeiten, auf Etikettierung der Röhrchen achten), um verfälschende Fehler zu vermeiden (siehe auch Abschnitt »Probleme der Speicheldiagnostik).

Zusätzlich sollten mögliche psychosoziale Umstände (z. B. erhöhter subjektiver Stresspegel, physisches und soziales Aktivitätsniveau und Stimmung) in einem Protokoll festgehalten werden.

Die Speichel-Messung der CAR besteht aus (Stalder et al., 2016):

1. Aufwachwert (Speichelentnahme noch im Bett, unmittelbar nach dem Aufwachen),
2. wiederholte Messungen im Abstand von 15 Minuten, d. h. nach 0 (AW), 15, 30 (Peak), 45 Minuten. Das Cortisol-Maximum (= Peak) wird in der Regel 30 Minuten nach dem Aufwachen gemessen.

Die Ergebnisse bestehen aus dem Netto-Anstieg vom Aufwachen (AW) bis zum Peak (nach 30 Minuten) oder alternativ aus der Gesamtsekretion (AUC) des Cortisols während der Beobachtungszeit.

In zahlreichen Studien wurden signifikante Veränderungen des CAR bei unterschiedlichen klinischen Konstellationen gefunden:

- *Erhöhte Werte:* Bei KHK, respiratorischen Erkrankungen, Adipositas, bei bipolaren Störungen, Borderline-Persönlichkeiten und Depressionen.
- *Erniedrigte Werte:* Bei Schlafproblemen (wie primäre Insomnie) sowie bei Abendaktiven (»Eule«), Dauerschmerzen, Hypertonie, frühe Arteriosklerose, funktionelle gastrointestinale Störungen, Fatigue (CFS), Burnout, Fibromyalgie-Syndrom, Posttraumatischer Belastungsstörung (PTBS).

Bei Depressionen und Angststörungen waren sowohl erhöhte als auch erniedrigte CAR nachweisbar.

Cortisol-Tagesprofil (CTP)

Das diurnale Cortisol-Profil (= Cortisol-Tagesprofil) dokumentiert Einzelwerte zu unterschiedlichen Tageszeitpunkten und die relative Abklingquote der Cortisol-Konzentrationen über den Tag. Aus den erhaltenen Werten kann die Gesamtmenge des freigesetzten Cortisols (gemessen als Area Under the Curve = AUC) sowie die Steilheit der Abklingquote (Slope) als Marker des diurnalen endogenen Biorhythmus errechnet werden.

Zahlreiche klinische und experimentelle Studien belegen den Zusammenhang zwischen dem diurnalen Cortisol-Profil und chronischen Stressbelastungen (Kudielka et al., 2006).

Obwohl von zahlreichen Autoren die CAR wegen seiner klar definierten Auslösung und Funktion vorgezogen wird und auch zahlreiche Faktoren den Tagesverlauf des Cortisols beeinflussen können (wie z. B. Tagesschlaf, negative Affekte), erlauben die kontextuellen straffen Parameter, wie AUC und Slope, neben der Beurteilung der Verlaufsdynamik des Cortisols eine zuverlässig Diagnose der adrenalen Belastung durch Stress.

Der Vorteil der diurnalen Messung des Cortisol-Tagesprofils (CTP) ist die zeitliche Darstellung möglicher stressorischer Tagesbelastungen (unter Arbeitsbedingungen, mögliche Anpassungs- oder Habituationseffekte, Sport etc.) sowohl als ein Maß der aktuellen Belastung als auch zur Definition von Energie-Ressourcen unter bzw. nach einer Belastung.

Das Untersuchungsziel ist die quantitative Erfassung der Höhe des Cortisols zu unterschiedlichen Tageszeitpunkten (im Vergleich zu Referenzwerten), des diurnalen endogenen Biorhythmus mit Errechnung des Slope (als Abklingquote der Cortisolwerte vom Morgen zum Abend), der Gesamtsekretion über die Beobachtungszeit als Area Under the Curve (AUC) sowie Erkennung von stressori-

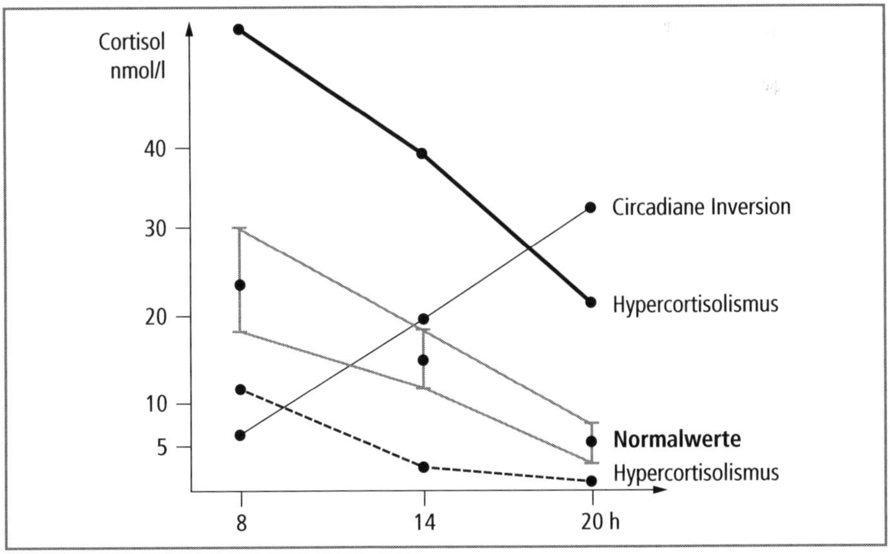

Abb. 3-1 Cortisol-Tagesprofil (im Speichel), gemessen um 8.00, 14.00 und 20.00 Uhr. Der Normalwertbereich wurde auf der Basis von n = 3004 männlichen und weiblichen Probanden mit Komplettmessungen errechnet. Die pathologischen Verlaufsformen wie Hyper- und Hypocortisolismus sowie die biochronologische Disruption mit Inversion der diurnalen Rhythmik ist beispielhaft eingezeichnet. Die Normalwerte wurden zwischen der 25. und der 75. Perzentile der Werteverteilung für jeden Beobachtungszeitpunkt festgelegt (Wolf & Wolf, 2017).

schen Aktivitäten während des Tages. Die Untersuchungsintervalle werden meist auf drei wesentliche Tagesphasen festgelegt, zumeist am Morgen (8.00 Uhr), Mittag (14.00 Uhr) und Abend (20.00 Uhr). Häufigere Abnahmen bringen für die praktische Stressdiagnostik nur wenige Vorteile, bedeuten aber größere Beanspruchung des/der Betroffenen (► Abb. 3-1).

Einflussfaktoren auf die Cortisol-Dynamik

CAR und Cortisol-Sekretion (AUC) werden durch zahlreiche Faktoren bestimmt (Kudielka et al., 2012):

- **Endogene sog. »trait«-Faktoren** sind: Genetik (der wichtigen Stressgene COMT, BDNF und 5-HTTLPR) und Epigenetik (insbesondere der Glucocorticoid-Rezeptor-Sensibilität), Geschlecht und Alter.
- **»State«-Faktoren** sind: Zeitpunkt des Aufwachens, Schlaf-Wach-Rhythmus, Alter (in der Jugend höhere Werte, mit zunehmendem Alter Vorverlegung von Maximum und Biorhythmus um 2–3 Stunden), Nikotin (höhere Werte bei Gewohnheitsrauchern), orale Kontrazeptiva und Schwangerschaft (flacherer Kurvenverlauf), Kaffee und Alkohol (höhere Werte) sowie individuelle Aktivitätsfaktoren (Morgen- versus Abendaktive) und intensiver Ausdauersport (Ross et al., 2014).
- **Abflachung des diurnalen Rhythmus** ist bei ca. 10 % gesunder Männer und Frauen nachweisbar (häufig im Rahmen einer Stressadaptation).
- **Psychosoziale Faktoren** von chronischem Stress (► Kapitel 1.6.1 »Psychosoziale Stressoren«).
- **Somatische Faktoren** sind: Malignome, Fatigue (CFS), Hypotonie während der Nacht.

Probleme der Speicheldiagnostik

Das Hauptproblem aller zeitlich definierten Messungen sind die mangelnde Compliance, die heute durch mehrere Vereinfachungen und Hilfen verbessert werden konnte, etwa durch den Gebrauch von elektronischen Erinnerungsgeräten (z. B. Alarmfunktion am Smartphone) und Vereinfachung der Speichelentnahme (z. B. durch Gebrauch von Salivetten®, d. h. Watterollen, die mit Zitronensäure versetzt sind zur Verstärkung des Speichelflusses). Zudem ist für das Gelingen einer qualitativ wertvollen Diagnostik eine instruktive Beratung, ergänzt durch anschauliche Videos, Fotos oder Schemazeichnungen, methodische Einführung und Erklärung der Sinnhaftigkeit der Untersuchung sehr förderlich (Poll et al., 2007).

Ein Problem stellt in jedem Fall die **Menge und die Qualität des Speichels** dar. Um den Speichelfluss zu optimieren, werden gustatorische oder kaubedingte Stimuli (Kaugummi usw.) vor der Speichelprobe empfohlen. Die gebräuchlichsten Hilfsmittel sind Paraffin-Film, Paraffin-Wachs, Gummibänder, zuckerfreier Kaugummi, während kommerzielle Mittel Zitronensäure beinhalten.

Zur Vermeidung falsch-positiver Befunde sollten Blutkontaminationen unbedingt vermieden werden. Vor der Abnahmeprozedur sollte wenn möglich der

Mund kurz mit Wasser gespült werden. Die einfachste Möglichkeit ist, den Speichel direkt oder mit einem Strohhalm in das Abnahmegefäß zu überführen (Methode SaliCaps®). Aber auch die Verwendung von Baumwoll- oder Watterollen (Salivetten®) zur Aufsammlung des Speichels ergibt verlässliche Cortisolwerte. Die meisten kommerziell verfügbaren Bestimmungsmethoden sind auf eine spezifische Speichelkollektion adaptiert. Die Speichel-Aliquots sind bis zu 21 Tage bei 0 Grad Celsius gut haltbar, bei Temperaturen größer 0 Grad sind nach 21 Tagen noch 62 % des Cortisols nachweisbar (Kudielka et al., 2006).

Vergleich der unterschiedlichen Methoden – CAR versus CTP

Während die CAR durch den stressinduzierenden ersten Lichteinfall auf die Retina beim Aufwachen entsteht, ist das Tagesprofil mit dem morgendlichen Cortisol-Hoch Ausdruck der biochronologischen Regulation des suprachiasmatischen Nucleus (SCN).

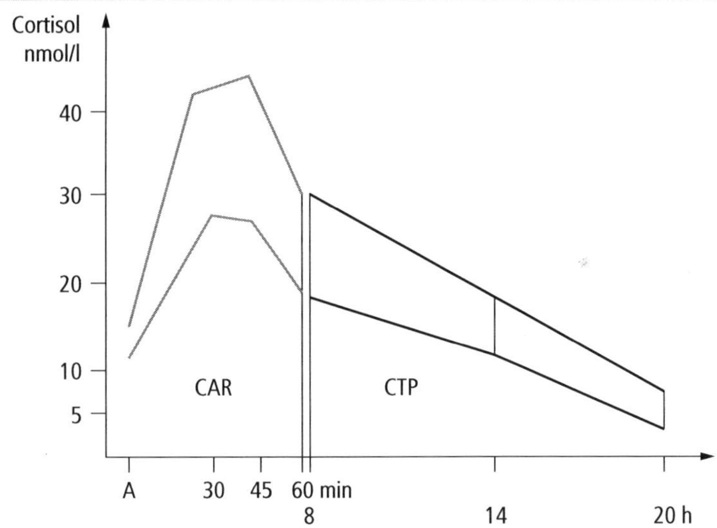

Abb. 3-2 Nebeneinander von Cortisol Awakening Response (CAR) und Cortisol-Tagesprofil (CTP). Die CAR wird durch kurzzeitige, zeitlich genau erfasste Speichelentnahmen vom Zeitpunkt des Aufwachens (A) sowie nach 30, 45 und 60 Min. gemessen. Dabei werden eher die allgemeinen, dauerhaft vorhandenen Stresseinflüsse analysiert. Das CTP wird durch 3 Speichelentnahmen im Tagesverlauf (8.00, 14.00, 20.00 Uhr) bestimmt und kann eher die Stresseinflüsse am Tage und den Grad der Stressadaptation anzeigen (Darstellung nach eigenen Befunden).

Im Prinzip sind beide Methoden, CAR und Cortisol-Tagesprofil, in ihrer Aussage gleichwertig. Bei 40 gesunden Erwachsenen waren hohe Werte des CAR mit hohen Werten der Gesamtsekretion von Cortisol über den Tag (AUC) korreliert. Je früher die Aufwachzeit am Morgen, desto höher sind CAR und AUC (Edwards et al., 2001).

In einer Übersicht von drei Studien mit insgesamt 324 vorwiegend jungen, gesunden weiblichen Versuchspersonen einer Altersspanne von 8 bis 62 Jahren wurden die dynamischen Cortisol-Parameter CAR mit Slope und AUC verglichen. Im Beobachtungszeitraum von einem Jahr zeigte der AUC gegenüber Slope und CAR einen höheren Stabilitätsindex. Das bedeutet, dass AUC bei unterschiedlichen Messungen des gleichen Individuums stabilere und gleichmäßigere Werte ermittelt. Sämtliche Werte waren am ehesten durch die aktuelle Verfassung (»state«) erklärbar (Ross et al., 2014).

Jedes Labor sollte eigene methodische Abnahmebedingungen und Referenzwerte festlegen. Dabei ist es nicht erforderlich, engmaschige, d. h. deutlich aufwendigere und vielzählige Cortisol-Speichelwerte zu bestimmen. Es genügt durchaus, ein Cortisol-Tagesprofil mit Einzelmessungen im Abstand von jeweils sechs Stunden, beginnend am Morgen um 8.00 Uhr, zu ermitteln.

Die Messmethoden des Cortisols im Speichel beruhen in den meisten Labors auf dem Verfahren des Elektro-Chemi-Luminiszenz Assay (ECLIA), was heute vollautomatisch durchführbar ist. Auf dieser Grundlage wird ein Referenzwertprofil für Cortisol ermittelt, welches der Maßstab für die Beurteilung von Einzelwerten und funktionellen dynamischen Parametern wie AUC, Slope etc. ist. Aus diesen Werten lässt sich mit den heutigen datentechnischen Verfahren auf einfache Weise sowohl AUC als auch der Slope errechnen.

Aus eigenen Messungen mit einer Datenbasis von 3004 Cortisol-Tagesprofilen (1450 Männer, 1554 Frauen) wurden die dynamischen Parameter der ungefilterten Daten beider Gruppen definiert. Sowohl Geschlecht als auch Alter erbrachten keine signifikanten Unterschiede. Nach Prüfung auf Normalverteilung wurden Mittelwert ± Standardabweichung der Einzelwerte, als auch von AUC und Slope sowie 25.–75. Perzentile, zur Festlegung des Referenzwertbereichs ermittelt (Wolf & Wolf, 2017; vgl. ► Abb. 3-1).

Weitere klinische Testmethoden der HHN-Achse

Experimenteller psychosozialer Test: Trier Social Stress Test (TSST)

Der Test besteht aus einem standardisierten Setting: Kurze Vorbereitung von drei Minuten, der Test und die Aufgabe selbst beinhalten eine fünfminütige freie Rede, im Sinne eines Job-Interviews und eine fünfminütige Rechenaufgabe, die vor einem eingeübten Auditorium absolviert werden muss. Dabei wird Speichel-Cortisol vor und unmittelbar nach dem Test bestimmt (Kirschbaum et al., 1993).

Messung der HHN-Feedback-Aktivität (Messung der Glucocorticoid-Rezeptor-Aktivität)

Zahlreiche Veränderungen der Cortisol-Sekretion wie Hypo- oder Hypercortisolismus sind durch eine Änderung der Glucocorticoid-Rezeptor-Aktivität (GR) und einer Aktivierung der Endocannabinoid-Freisetzung beschrieben. Die Aktivierung oder Hemmung des GR kann man in vereinfachender Weise durch einen Dexamethason-Hemmtest bewerten: Einnahme von 0,5 mg Dexamethason in Form von einer Tablette am Abend um 23.00 Uhr, Ermittlung von Speichel-Cortisol am Folgemorgen um 8.00 Uhr. Die Beurteilung des Testergebnisses wird rechnerisch durch die prozentuale Suppression des ursprünglichen morgendlichen 8-Uhr-Wertes zum Post-Dexamethason-Wert ermittelt.

Normalwerte der Cortisol-Suppression liegen zwischen 50 und 70 %, erhöhte Suppression spricht für hohe GR-Aktivität und findet sich häufig bei Posttraumatischer Belastungsstörung und Nebennierenschwäche. Eine verminderte Suppression < 50 % reflektiert eine deutlich verminderte GR-Aktivität. Zusätzlich kann man die GR-Aktivität auch in vitro im Zelllabor in Granulozyten oder Monozyten bestimmen.

Beurteilung der Cortisol-Werte

Erhöhte Werte von CAR, AUC, meist bei normalem Slope, findet man bei:

- wahrgenommenem subjektivem Stress (je nach Dauer und Intensität),
- sozialer Isolation, affektiven Störungen,
- kardiovaskulären Erkrankungen (CVD),
- Adipositas, COPD und
- an Arbeitstagen im Vergleich zur Freizeit.

Erniedrigte Werte findet man bei:

- Schlafstörungen (mangelhafte adrenale Regeneration),
- Chronischen Schmerzsyndromen, Hypertonie,
- CFS, PTBS, schweren persönlichen Verlusterlebnissen.

Sowohl erhöhte als auch erniedrigte Werte findet man bei:

- Angst-/Panik-Störungen
- Burnout (Backhaus et al., 2004; Kudielka & Wüst, 2010)

Auf exogene Reize kann die Stressantwort der HHN-Achse und von Cortisol unterschiedlich verlaufen:

- **Akutstress:** Kurzfristiger Cortisol-Anstieg nach 10 – 15 Minuten, mit verhältnismäßig rascher Abflachung und Rückkehr der Werte zu den Basiswerten vor Belastung
- **Chronischer Stress:** Bei dauerhafter oder chronisch repetitiver Stressexposition können sich entwickeln:
  - **Hypercortisolismus:** Als Zeichen findet man kontinuierlich erhöhte Werte, wie sie häufig bei bestimmten Varianten der Major Depression gefunden werden. Meist ist der Hypercortisolismus Ausdruck nicht nur der dauerhaften zentralen Stimulation, sondern auch eines Verlustes der Autoinhibition durch eine reduzierte GR-Aktivierung (z. B. epigenetisch).
  - **Hypocortisolismus:** Kennzeichen sind dauerhaft erniedrigte Werte über den Beobachtungszeitraum häufig als Zeichen der Stressadaptation.
  - **Verlust der biochronologischen Dynamik** und Linearität der Cortisol-Regression am Tage.
  - **Physische und psychische Erschöpfung, Burnout und chronische Inflammation** (Prüssner et al., 1999).
  - **Verstärkte Regression der Werte über den Tag:** normaler Morgenwert, ver-

stärkter Abfall auf erniedrigte Werte über Tag als Zeichen von Stressadaptation bzw. -habituation.

Zentrale Stressantwort: Bestimmungen der Neurotransmitter (NT)

Für die Diagnostik der zentralen Stressantwort wird von zahlreichen Autoren die Messung der NT im zweiten Morgenurin empfohlen. Während im ersten Morgenurin die diagnostisch unbedeutenden der nächtlichen, nicht stressbelasteten Neurotransmitter-Konzentrationen vorliegen, wird im zweiten Morgenurin nach dem Aufstehen und ausgelöst durch eine leichte Kreislauf-Stresslast (ähnlich den Abläufen bei der Kipptisch-Diagnostik) die erste reaktive NT-Antwort gemessen. Die Messmethode selber ist durch die Einführung von Trennungsmethoden der Analyte, wie z. B. die HPLC (high performance liquid chromatography) sowie die Verfeinerung der Bestimmungs- und Messmethoden der Analyte durch Radioimmunoassay oder Liganden-Immunoassay oder auch anderen sensiblen Verfahren verlässlich und sicher.

Seit vielen Jahren wird deshalb die Bestimmung von Neurotransmittern im Urin wegen der einfachen, untersucherunabhängigen Abnahme und damit der geringeren Verfälschung favorisiert.

Das Messverfahren wird wegen des komplexen renalen Transportes kritisch betrachtet (Hinz et al., 2010a). Neurotransmitter im Gehirn werden durch spezifische Transportersysteme über die Blut-Liquor-Schranke (BLS) transportiert, wobei die BLS bestehend aus der abluminalen Gefäßmembran, Astrozyten, Endothelzellen und luminalen Membranen aktiv überwunden wird. Spezifische Transporter existieren für Serotonin (SERT), Noradrenalin (NET), GABA (GAT) und exzitatorische Aminosäuren (EAAT). Die meisten dieser Transportersysteme funktionieren bidirektional, jeweils abhängig von der Höhe der Konzentration im jeweiligen Kompartiment, vorzugsweise jedoch vom ZNS in Richtung Endothelzellen und Kapillarlumen (Ohtsuki & Terasaki, 2007; Ailts et al., 2007).

Messungen und Bestimmungen von Neurotransmittern im Liquor, Blut/Serum oder Speichel sind entweder wegen zu geringer Konzentrationen (Speichel) oder wegen der komplexen und risikoreichen Entnahme (Liquor) gegenüber der unkomplizierten Bestimmung im Urin entweder aussageärmer oder aufwendiger und dementsprechend weniger praktikabel.

Beeinflussung der Neurotransmitter-Konzentrationen im Urin

Neurotransmitter durchlaufen bei ihrer Exkretion wie andere nierenpflichtige Körpersubstrate das anatomisch dafür vorgesehene Nephron und werden dort etappenweise durch funktionelle Strukturen zusätzlich beeinflusst (siehe Marc et al., 2011):

- **Glomeruläre Filtration:** Entsprechend den jeweiligen Konzentrationen erreichen die relativ kleinen Monoamine (Serotonin und Katecholamine) das glomeruläre Primärfiltrat.
- **Organische Kationentransporter (OCT):** Im unmittelbaren post-glomerulären proximalen Tubulusbereich finden sich Kationentransporter. Diese führen

nach ihrer Aktivierung zu einer zusätzlichen aktiven Exkretion von Neurotransmittern in den Urin. Dies bedeutet, dass kleine Moleküle, wie Serotonin, Katecholamine, Histamine und Cholin, durch diesen selektiven OCT3 im Urin angereichert werden. Diese Fähigkeit verläuft bidirektional, je nach Konzentration des Neurotransmitters im vorgeschalteten Gefäßbereich. Der für die Neurotransmitter-Sekretion bedeutsame OCT3 wird in der Niere und im Gehirngewebe exprimiert (Koepsell et al.; 2007).

- **Monoamintransporter (MAT):** Es ist ein dem OCT ähnlicher, zusätzlich wirksamer spezifischer Transporter, der sowohl im Gehirn als auch in Muskulatur, Leber, Niere und Herz exprimiert wird (Koepsell et al., 2007). Sowohl OCT als auch MAT sind abhängig von der Blutkonzentration der Neurotransmitter. Beide stellen offenbar einen Mechanismus zur Regulation der Neurotransmitter-Spiegel im Blut und Urin dar (Hinz et al., 2010a).
- **Neurotransmitter-Neusynthese und -Sekretion:** Das Nierengewebe ist reich an Enzymen zur eigenen Biosynthese von Neurotransmittern in nicht unbeträchtlicher Menge. Die Größenordnung variiert jedoch anscheinend stark. Studien an Kaninchen mit Injektion radioaktiv markierter Katecholamine zeigten, dass 100 % des Adrenalins, aber nur 68 % des Noradrenalins und 2,3 % des Dopamins im Urin aus dem Plasma stammten. Der jeweilige Rest muss durch Eigensynthese, Dekonjugation von Dopamin-Konjugaten oder durch Freisetzung nach Sympathikus-Aktivierung des Nierengewebes induziert worden sein (Graefe et al.; 1997)
- **Neurotransmitter-Sekretion, abhängig vom neuralen Input**: Dies bedeutet, dass die Stimulation des Sympathikus den Anteil der Katecholamine im Urin durch Eigensekretion steigern kann. Ein direkter Zusammenhang zwischen ZNS-Neurotransmittern und urinären Konzentrationen wurde nur im Zusammenhang mit Einnahme von NT-Vorstufen (Tyrosin, 5-Hydroxy-Tryptophan; Lynn-Bullock et al., 2004), und im Zusammenhang mit stressassoziierten Pathologien wie Hypertonie (Lechin & van der Dijs, 2006) beschrieben.

Durch den komplexen Mechanismus von Filtration, selektiver Exkretion und De-novo-Synthese durch Stimulation des Sympathikus wird eine eindeutige Zuordnung der gemessenen Neurotransmitter zu zentralnervösen Vorgängen erschwert. Die präzise Herkunft der Neurotransmitter kann trotz zahlreicher Erklärungsversuche (wie z. B. »dual-gate lumen model« nach Hinz et al., 2010b) nicht einwandfrei geklärt werden. Allerdings sprechen die klinische Praxis und empirische Stressmedizin für eine gute Korrelation von Stress und urinärer NT-Antwort zur Beurteilung der zentralnervösen Situation bei Stressexposition.

Die großen Unterschiede der Mengen- und Konzentrationsangaben in der Literatur ergeben sich aus der geringen Vergleichbarkeit der Messmethoden. So haben die wenigen Autoren, die sich mit dem Problem intensiv beschäftigt haben, ohne genaue Angabe des Zeitpunktes, z. B. stets am Nachmittag, die Urinproben entnommen. Empfehlenswert ist jedoch ein zeitlich und funktionell definiertes Abnahmeprotokoll, wie z. B. Urinproben am Morgen aus dem zweiten Morgenurin (2. MU), d. h. einer auch funktionell definierten Situation. Dies bedeutet, dass die Uringewinnung nach dem morgendlichen Aufstehen erfolgen sollte, was einer leichtgradigen physischen Stressprovokation gleichkommt. Die Testprozedur erfordert bei Stresspatienten ein identisches Abnahmeprotokoll hinsichtlich des morgendlichen Abnahmezeitpunktes.

Während der 1. MU den relativ ruhigen Zustand der Nacht reflektiert, repräsentiert der 2. MU durch den Prozess des Aufstehens eine erste stressorische Anpassungsleistung, ähnlich wie beim »Tilt-Test« (= Kipptischuntersuchung). Die Methodik ist verfahrenstechnisch standardisiert und die Ergebnisse damit intra- und interindividuell vergleichbar.

Neurotransmitter im Urin und Zusammenhänge mit klinischen Situationen

Für den klinischen Einsatz ist die Frage des Zusammenhangs zwischen zentralnervösen Zuständen und einer Abbildung in den Daten der Urin-Neurotransmitter bedeutsam. Im Tierexperiment an Ratten war zwei Stunden nach oraler Gabe von 5-Hydroxy-Tryptophan (5-HTP) immunreaktives 5-HTP, Serotonin und 5-OH-Indolessigsäure simultan sowohl in den dorsalen Raphe-Nuclei als auch im Urin angestiegen (Lynn-Bullock et al., 2004). Bei Hunden war nach Injektion von radioaktiv markiertem Noradrenalin in die Cisterna magna ein sofortiger Anstieg im Blut und rasche Clearance in den Urin festgestellt worden (Maas & Landis, 1965). Die Erkenntnisse aus Tierversuchen stärken zwar das Verständnis für die Vorgänge, sind jedoch nur eingeschränkt auf die Situation bei Menschen übertragbar.

Die Neurotransmitter im Urin werden heute als *Crosstalk zwischen zentralem Nervensystem und Peripherie* angesehen, wie z. B. der Zusammenhang zwischen adrenerger Hyperaktivität und Hypertonie zeigt (Lechin & van der Dijs, 2006). Unabhängig vom unmittelbaren Syntheseort sind die NT im 2. MU ein *standardisierter Ausdruck der funktionellen Stressantwort gesamter zentralnervöser und peripher aktivierter Kompartimente,* wie z. B. des exzitatorischen Sympathikus (NA, AD) und des regenerativen Systems (Vagus, inhibitorische NT).

Betrachtet man psychische Erkrankungen als langfristige Folgen von Vulnerabilität nach Stressbelastung, welche mit einer neurobiologischen Signatur einhergehen, dann können sich Neurotransmitter im Urin für die Einschätzung verschiedener, stressassoziierter psychischer Erkrankungen in Zukunft als kritische Indikatoren herausstellen. Vor diesem Hintergrund könnte ein therapeutischer Ansatz darin bestehen, bei Defiziten von Katecholaminen oder Serotonin das klinische Bild durch eine gezielte Substitution von Vorläufersubstraten zu beeinflussen. Diese Therapie kann mit NT-Diagnostik im Rahmen des Therapiemonitoring überwacht und individuell adjustiert werden (Marc et al., 2011).

Bestimmungen von Neurotransmittern im 2. MU scheinen vielversprechend, um die neurobiologischen Veränderungen, insbesondere durch akuten und chronischen Stress, anzuzeigen und damit die Möglichkeit für gezielte therapeutische, ressourcenorientierte Interventionen zu erhöhen. Allerdings ist der Zusammenhang zwischen ZNS-residenten und im Urin nachweisbaren Neurotransmitter nicht linear, sodass hierüber gewonnene Aussagen mit Vorsicht zu interpretieren sind.

Limitierung von Aussagen bei Neurotransmitter-Befunden im Urin

Bislang sind Urinbefunde von Neurotransmittern ausschließlich zu Phäochromozytom (Katecholamine) und Karzinoid (Serotonin) evidenzbasiert. Für sämtliche weiteren Diagnosen gibt es bislang nur schwache wissenschaftliche Evidenz.

Neurotransmitter-Befunde werden als Biomarker jedoch ganz besonders für ZNS-bezogene Diagnosen, also bei chronischem Stress und psychischen Erkrankungen, benötigt. Da Stress mit einem subjektiv gesteigerten Erregungsniveau einhergeht, ist die Diagnostik von sympatho-exzitatorischen Biomarkern sowie eine mögliche Balanceveränderung durch Minderung von inhibitorischen Neurotransmittern von Bedeutung.

Dies betrifft sowohl Konstellationen von deutlicher Hypersekretion der NT (oberhalb der Referenzwerte) als auch Hyposekretion als Zeichen der NT-Depletion (unterhalb der Referenzwerte).

Bei deutlicher Hyperexzitation oder Hyporeaktivität ist es sinnvoll, die Ursachen (das Stressproblem, Polymorphismen abbauender Enzyme etc.) zu analysieren und basierend auf der diagnostischen Zusammenschau ein komplettes holistisches Stressmanagement (einschließlich etwaiger Substitutionstherapie) zu entwickeln.

Vor diesem Hintergrund sind Neurotransmitter-Messungen geeignete Biomarker für die Auswahl einer gezielten Behandlung und zur Behandlungskontrolle sowie für das Monitoring und Überprüfung des Behandlungsergebnisses. Dabei muss der jeweilige Neurotransmitter-Befund mit den typischen klinischen Veränderungen, wie z. B. Beseitigung oder Besserung der Symptome (Phänotypen), einhergehen (vgl. ► Abb. 3-3).

Obgleich die genauen Assoziationen zwischen zentralnervöser Funktion und Quantität von Urin-Neurotransmittern nicht im Detail geklärt sind, stellen dennoch die Befunde ein wertvolles Werkzeug sowohl für die aktuelle Diagnostik als

Neurotransmitter	Ergebnis	Einheit	Norm-/Zielbereich
Kreatinin im Urin 2 (enzymat)	181,9	mg/dl	
pH-Wert im Urin	2,0		
Serotonin im Urin/Krea	41	µg/gKrea	55–97
Adrenalin im Urin/Krea	9	µg/gKrea	3–8
Noradrenalin im Urin/Krea	52	µg/gKrea	27–50
Dopamin im Urin/Krea	137	µg/gKrea	143–200

Abb. 3-3 Beispielhafte Darstellung von Neurotransmitter-Befunden im zweiten Morgenurin. Die Konzentrationen sind jeweils auf g Kreatinin bezogen. Im vorliegenden Beispiel einer 47-jährigen Frau ist Serotonin deutlich verknappt, das exzitatorische Noradrenalin und passend dazu das periphere Hormon Adrenalin sind deutlich gesteigert. Dopamin als Präkursor des NA ist reduziert, was durch den starken Metabolismus der Dopamin-β-Hydroxylase erklärt ist. Erniedrigtes Dopamin ist für Aufmerksamkeit, Motivation, kognitive Aufgaben und Gedächtnisfunktion nachteilig. Diagnose (im vorliegenden Fall): maladaptierter chronischer Stress mit deutlicher Minderung des inhibitorischen Serotonins und asymmetrischem Katecholamin-Stoffwechsel sowie exzitatorische Dominanz.

auch für den therapeutischen Nutzen oder das Versagen der gewählten Therapie dar.

3.5 Praktische Stressdiagnostik mit kompletten Diagnostiksystemen

Auf der Basis der jetzt beschriebenen Diagnostikstruktur gibt es derzeit drei verfügbare diagnostische Komplett-Systeme:

- **Integraler Stress Test (IST)** (Wolf & Wolf, 2014)
- **Neuropattern** (Hellhammer et al., 2012)
- **Allostatic Load Score (ALS)** (McEwen & Seeman, 1994; Juster et al., 2010)

3.5.1 Der Integrale Stress-Test (IST)

Die Diagnostik des IST beruht auf der Untersuchung von Symptomatik (Phänotypen) in Form einer fragebogenbasierten Evaluation der Stresssymptome (Phänotypen) sowie der Bestimmung von Biomarkern (Endophänotypen), wie Cortisol-Tagesprofil, Neurotransmitter (2. MU) und dreitägiger HRV als Basisuntersuchung. Bei indiziertem Bedarf wird die Diagnostik durch Messung von Hormonen, BDNF und Inflammationsmarkern sowie genetischer Analytik bestimmter Polymorphismen erweitert (Wolf & Wolf, 2014).

Die **Untersuchung der Phänotypen (Symptomatik)** erfolgt mittels Fragebögen, welche entweder mit Bleistift und Papier ausgefüllt und anschließend über Schablonen ausgewertet werden müssen, oder elektronisch unter Benützung einer IT-Plattform mit einer verschlüsselten SSL-Verbindung (entweder in der Praxis oder zu Hause) vom Patienten/-in ausgefüllt und dem Arzt/Ärztin, Psychotherapeuten/-in, Psychologen/-in, Coach oder anderem/-r Betreuer/-in sofort ausgewertet zur Verfügung gestellt werden.

Die Grundlagen bilden folgende Fragebögen

- **Stresssymptome:** Dabei werden 16 häufige Stresssymptome erfragt, unter denen in 2127 Auswertungen von IST (2015) Müdigkeit (65 %), Energielosigkeit (60 %), Muskelschmerzen (52 %), Schlafstörungen (49 %), Nervosität (47 %) und Ruhelosigkeit (46 %) am häufigsten genannt wurden. Die Stresssymptome kann man in drei Kategorien unterteilen: Erschöpfungszeichen, affektive (Stimmungsveränderungen) und organische Zeichen bzw. Schmerz. Bei spezifischen Untersuchungen mit erwerbstätigen Mitarbeitern in großen mittelständischen Betrieben waren die häufigsten Symptome chronische Müdigkeit (65 %), Energielosigkeit (60 %) und Schlafstörungen/nicht regenerativer Schlaf (49 %).
- **Fragebogen der täglichen Stressoren:** Die Grundlage dieser Skala sind einzelne bis häufige Belastungen, denen Männer oder Frauen im Beruf, im persönlichen/privaten Bereich oder durch die Familie ausgesetzt sind. Diese Para-

meter wurden nach der Stressbewältigungsskala von Kaluza (2011) ausgewählt und durch weitere, in der Stressliteratur beschriebene Stressoren vervollständigt.

- **Fragebogen zu stressverstärkenden Denkmustern:** Sechs bedeutsame stressverstärkende Denkmuster wie hohe Selbsterwartung (HS), Überforderung (Ü), Angst (A), Gratifikationskrise (G), Perfektionismus (P) und mangelnde Abgrenzung (MA) werden vom Untersuchenden bewertet und angekreuzt. Jeder Stressverstärker wird durch fünf Fragen mit 0 (nicht auftretend), 1 (gelegentlich) oder 2 (häufig) bewertet, sodass für jeden der einzelnen Teilaspekte insgesamt 10 Punkte vergeben werden können.
- **Weitere Fragebogentests:** Je nach Anlass, Symptomatik und Anamnese können zusätzliche Fragebogentests herangezogen werden:
  - **Copenhagen Burnout Inventory (CBI)** (Kristensen et al., 2005): Differenzierung von persönlichem, beruflichem oder durch Kunden-/Patientenarbeit verursachtem Burnout und Dokumentation des Schweregrades in einem Punktesystem.
  - **Effort-Reward-Imbalance-Fragebogen (ERI)** (Siegrist et al., 2004): Arbeitsbedingte Stressbelastungen werden in Form der Mitarbeiterzufriedenheit durch Beurteilung von Effort (Anstrengung) und Reward (Gratifikation) erfasst. Der Test besteht aus 10 Fragen zu Anstrengung und Belohnung, erweitert durch 6 Fragen zur Verausgabung des/der Einzelnen (overcommitment). Das Ergebnis wird durch die Kategorien Anstrengung, Gratifikation (mit den Unterkategorien Wertschätzung, Arbeitsplatzsicherheit und Aufstiegschancen) sowie dem Grad der Verausgabung numerisch erfasst und grafisch dargestellt.
  - **Patient Health Questionnaire (PHQ)** (Spitzer et al., 2000): Dieses Inventar lässt sich auch zur differenzialdiagnostischen Abgrenzung von stressassoziierten Belastungen und psychischen Erkrankungen einsetzen. In den verschiedenen Formaten des PHQ werden i. S. eines diagnostischen Screenings ICD-10-fähige Verdachtsdiagnosen von Major Depression, Angst-/Panik-Störungen, Suchterkrankungen, somatoformen Störungen, Essstörungen, Alkoholabhängigkeit und psychischem Trauma ermöglicht. Nach Ausfüllen der Fragebogen dient ein finaler Auswertungsbogen mit Unterdiagnosen als flankierende Hilfe zur Diagnosefindung.

Bei Fragebogenverfahren machen sich die zeitökonomischen Vorteile der elektronischen Erfassung bemerkbar. So ist z. B. die Auswertung des PHQ mit Papier und Bleistift ausgesprochen aufwendig und benötigt den Einsatz von Schablonen, während die elektronische Erfassung über einen geschützten Zugang für Patienten und Arzt und die anschließende elektronische Datenauswertung den Diagnoseprozess wesentlich vereinfacht und dem Patienten eine unmittelbare, datenbasierte Darstellung seiner psychologischen und neurobiologischen Stressdaten bietet. Selbstverständlich gehört zur kompletten digitalen Auswertung immer auch eine kompetente Beurteilung durch eine in der neurobiologischen Labordiagnostik erfahrene Fachkraft, verbunden mit entsprechenden Empfehlungen.

In einer neuen Darstellungsvariante des IST werden sämtliche Daten durch einen Gesamtscore quantifiziert. Score 100 bedeutet optimale Stresskompetenz, wobei keine auffälligen pathologischen Parameter angegeben oder bestimmt werden. Ein niederer Score < 75 bedeutet entsprechend Auffälligkeiten, die eine weitergehende Klärung und Diagnostik erfordern.

Labormedizinische Untersuchungen

Die neurobiologischen, endokrinen und immunologischen Untersuchungen werden heute vorwiegend in der stressbezogenen Lebenswelt des Einzelnen durchgeführt, ermöglicht durch vereinfachte Abnahmeprotokolle in Form von Speichelbestimmungen (Cortisol) oder 2. MU (Neurotransmitter) ohne aufwendige Praxisbesuche. Nur selten sind noch Bestimmungen im Blut/Serum erforderlich. Die gesamte Diagnostik ist rational aufgestellt, unter Vermeidung von unnötigen, für die Diagnose unerheblichen Prozeduren. Die Durchführung selbst erfolgt in der natürlichen Umgebung zu Hause oder im Berufsleben, wodurch sich geringe zusätzliche exogene Einflüsse oder Verfälschungen der Werte durch die jeweilige Situation der Analyse ergeben.

Sämtliche Diagnosemethoden haben eine solide wissenschaftliche Basis. Dabei sollte jede labormedizinische Einheit ihre eigene Datenbasis erstellen und nicht einfach die Referenzwerte der Hersteller der Bestimmungsmethoden übernehmen. Ein großer Datenpool sorgt dabei für eine höhere Ergebnissicherheit, da aus den eigenen Befunden Referenzwerte erstellt werden können, die auf Normalverteilung überprüft und statistisch quantifiziert werden können.

Die wesentlichen neurobiologischen Untersuchungen beruhen auf biochemischen und biophysikalischen Parametern:

- **Cortisol-Tagesprofil (im Speichel):** Die Untersuchung des Cortisols erfolgt in einem zeitlich abgestimmten Ablauf um 8.00, 14.00 und 20.00 Uhr. Zusätzlich kann mit dem Morgenwert DHEAS angefordert werden. Die Bestimmung des freien DHEA oder auch die Bestimmung von DHEAS und DHEA über den gesamten Tag erbringen keine zusätzlichen Informationen.
- **Neurotransmitter (im zweiten Morgenurin):** Bestimmung von Serotonin, Noradrenalin, Adrenalin, Dopamin, optional zusätzlich Glutamat und GABA. Grundlage für die Beurteilung der Cortisol- und NT-Werte im Rahmen der IST-Diagnostik sind Befunde von 3149 Patienten (1654 Frauen, 1495 Männer), die statistisch analysiert wurden und eine genderspezifische Referenzwert-Skalierung ermöglichten. Nur für Cortisol und Adrenalin gab es keine geschlechtsspezifischen Unterschiede. Dabei wurden auch Neurotransmitter-Balancen von exzitatorischen zu inhibitorischen NT (z. B. NA/Serotonin, Glutamat/GABA) berücksichtigt.
- **Herzraten-Variabilität (HRV):** Die Anwendung erfolgt über 72 Stunden mit Bestimmung von Sympathikus- (LF = Low Frequency-) und Vagus- (HF = High Frequency-)Aktivität, Regenerationsverhalten nach Stress, Sport und während der Nacht mit Messung von vagaler Aktivität (mithilfe des Parameters RMSSD) am Tag und in der Nacht.

Zusätzliche Parameter der Stressfolgen: biochemische Tests

- **Immunparameter**: Bei Bedarf erfolgt eine Lymphozyten-Differenzierung mit Bestimmung der relevanten, durch Stress beeinträchtigten Zellpopulationen (NKZ, zytotoxische LZ, TH-Z).
- **Inflammationsparameter**: CRPhs (akute Inflammation), INF-γ, TNF, IL-6, IL-1β (Parameter der chronischen Inflammation)
- **BDNF (Brain-derived neurotrophic factor**) im Serum: Das Neurotrophin wird durch chronische Stressbelastung erheblich vermindert, ist mit einem Verlust von Neuroplastizität vergesellschaftet. Eine Minderung findet sich auch bei bestimmten psychischen (z. B. Depression) und neurodegenerativen Erkrankungen (z. B. Alzheimer Krankheit). Dabei müssen die Präanalytik und Transportmodalitäten beachtet werden.
- **Hormonbestimmung:** Beim Mann Bestimmung von Gesamt-Testosteron, bei der Frau Estradiol, sowie gleichzeitige Bestimmung von DHEAS im Serum.

Parameter der Stressfolgeerkrankungen

- Hypertonie: Messung von Blutdruck
- Kardiovaskuläre Risiken: Bestimmung von Inflammationsmarkern, Lp-PLA2 (= Parameter inflammatorischer Veränderungen der Koronar- und Gehirngefäße), Fettstoffwechsel, Zuckerstoffwechsel
- Viszerale Adipositas/metabolisches Syndrom: BMI, Taillenumfang, Insulin

Jeder erhaltene Einzelwert wird heute auf klinische Plausibilität geprüft sowie mit der Symptomatik (Phänotypen) und den Stressparametern (Cortisol, NT) verglichen und schließlich wird eine Diagnose festgelegt. Typische Neurotransmitterbefunde müssen zur individuellen Symptomatik passen. Für die klinische Einordnung der entsprechenden Neurotransmitter-Befunde werden die typischen Symptome von serotonerger oder katecholaminerger Über- bzw. Unterfunktion herangezogen.

Bei generalisierten Neurotransmitter-Defiziten und/oder -Überfluss als komplexe Langzeitfolge von chronischem Stress ist eine Analyse von BDNF im Serum wegen der Vulnerabilitätssteigerung mit erhöhtem Risiko der Entwicklung von neurodegenerativen Spätfolgen ratsam.

3.5.2 Neuropattern™

Der von Hellhammer (Hellhammer et al., 2012) entwickelte psychobiologische Test ist vor allem auf die Charakterisierung der neurobiologischen Schnittstellen zwischen ZNS und Körperorganen ausgerichtet. Dieses klinisch erprobte diagnostische System fokussiert sowohl auf die Ermittlung von stressbezogener Symptomatik (Phänotypen) als auch auf biophysikalische und biochemische Markertests (Endophänotypen).

Die theoretische Grundlage basiert auf der sogenannten *Stress-Triangel*, welche die Funktionen Glandotropie (adrenale Funktion), Ergotropie (Katecholamine) und Trophotropie (Vagus-Aktivität) umfasst (Hellhammer, 2008).

Allein durch die zahlreichen möglichen Kombinationen dieser Faktoren ergibt sich ein vielgestaltiges Bild möglicher biologischer Stressantworten und Dysfunktionen, welche entweder als Ursache für eine erhöhte Stressvulnerabilität oder für eine Stressresilienz angesehen werden.

Neuropattern besteht aus einem psychischen Fragebogen und Biomarkertests:

- Die **Neuropattern-Questionnaires (NPQ)** bestehen aus dem NPQ-A (Anamnese), welcher durch den behandelnden Arzt ausgefüllt werden muss, dem NPQ-P (psychologische und symptomatische Merkmale), NPQ-S (Stressreaktionen, Erschöpfungsqualität, belastende Lebensereignisse), NPQ-PSQ (prä-, peri- und postnatale Stressoren), zusätzlich zu diesen nicht-validierten Verfahren wird der PHQ (Personal Health Questionnaire nach Spitzer et al., 2000) angewendet.
- **Biomarkeruntersuchungen** von Neuropattern bestehen aus Cortisol-Bestimmungen im Speichel durch 16 Messungen an drei aufeinander folgenden Tagen:
  - Tag 1: Tagesprofil (6 Proben)
  - Tag 2: Tagesprofil (6 Proben)
  - Tag 3: Aufwachreaktion (4 Proben), nach 0,25 mg Dexamethason oral

Die Cortisol-Speichel-Proben werden an zwei Tagen durch Ermittlung der CAR (direkt nach dem Erwachen) nach 30, 45 und 60 Minuten sowie um 15.00 und 20.00 Uhr erfasst. Am Abend des zweiten Tages einmalige Gabe von 0,25 mg Dexamethason, am Folgemorgen erneut CAR-Messung.

Herzratenvariabilität (siehe auch Kap. 3.6)

Neuropattern arbeitet mit mehreren HRV-Kurzzeitmessungen: Ein kleines, tragbares EKG-Gerät wird nach Anleitung am Abend angelegt für eine 10-minütige Abendmessung im Sitzen und während der gesamten Nacht. Am Folgemorgen erfolgt direkt nach dem Erwachen im Sitzen eine 10-minütige Morgenmessung. Die erhaltenen Daten werden ausgewertet und so Rückschlüsse auf Aktivität und Reaktivität des ergotropen (Sympathikus) und trophotropen (Vagus) Systems gewonnen.

Der Patient sendet die Speichelproben, die ausgefüllten Fragebögen und den Rekorder zur Auswertung an die Zentralstelle, wo die numerische Auswertung und die komplette Diagnostik stattfinden.

Das Neuropattern™-Testset wurde entwickelt, um den hierfür nicht geschulten und nur über geringe Zeitressourcen verfügenden Hausärzten die biologischen und psychologischen Messdaten zur Verfügung zu stellen. Der Arzt muss sich kein eigenes Expertenwissen aneignen. Ein Befundbericht mit Diagnose und Therapieempfehlungen sowie mit wirksamen praktischen Hilfen und Umsetzungen übersetzt das neurobiologische Wissen auf die Praxisebene, um eine entsprechende Therapiemaßnahme, sei es Psychotherapie, Verordnung von Selbsthilfemodulen oder auch Pharmakotherapie zu empfehlen und einzuleiten.

Die Studien zu Neuropattern™ sind evidenzbasiert in mehreren Veröffentlichungen beschrieben worden (Boyle & Hellhammer, 2013; Hellhammer et al., 2012; Hero et al., 2011).

Literatur zu Diagnostik

Ailts J, Ailts D, Bull M (2007). Urinary neurotransmitter testing: myths and misconceptions. Neuro Science; S 1 – 6. https://www.knowbalance.com/storage/app/media/EffectiveHPA Testing.pdf

Boyle KS, Hellhammer DH (2013). Neuropattern^{TM}: Sieben Schritte zu einer translationalen Stressmedizin. Verhaltenstherapie & Verhaltensmedizin; 34:237 – 50.

Büssing A (2011). German PSS. http://www.psy.cmu.edu/~scohen/scales.html

Buysse DJ, Reynolds CF 3rd, Monk TH, Berman SR, Kupfer DJ (1989). The Pittsburgh Sleep Quality Index: a new instrument for psychiatric practice and research. Psychiatry Res; 28:193 – 213.

Cohen S, Kamarck T, Mermelstein R (1983). A global measure of perceived stress. J Health and Social Behavior; 24:385 – 96.

Contrada RJ, Baum A (2011). The handbook of stress science: Biology, psychology and health. Springer Publishing Co, New York.

Cooper C, Campbell J (2017). The handbook of stress and health. A guide to research and practice. Wiley Blackwell, Oxford.

Folkman S (2011). The Oxford handbooks of stress, health and coping. Oxford Library of Psychology, Oxford.

Graefe KH, Friedgen B, Wölfel R, Bossle F, Russ H, Schömig E (1997). 1,1'-Diisopropyl-2,4'-cyanine (disprocynium24) a potent uptake$_2$ blocker, inhibits the renal excretion of catecholamines. Naunyn-Schmiedeberg's Arch Pharmacol; 356:115 – 25.

Hellhammer DH (2008). Priciples of the crosstalk between brain and body – glandotropy, ergotropy, and trophotropy. In: Hellhammer DH, Hellhammer J. (eds): Stress. The brain-body connection. Karger, Basel, p. 21 – 38.

Hellhammer DH, Hero T, Gerhards F, Hellhammer J (2012). Neuropattern: A new translational tool to detect and treat stress pathology. I. Strategical consideration. Stress; 15:479 – 87.

Hero T, Gerhards F, Thiart H, Hellhammer DH, Linden M (2011). Neuropattern: a new translational tool to detect and treat stress pathology. II. The Teltow study. Stress; 15:488 – 94.

Hinz M, Stein A, Trachte G, Uncini T (2010a). Neurotransmitter testing of the urine: a comprehensive analysis. Open Access J of Urology; 2:177 – 83.

Hinz M, Stein A, Uncini T (2010b). The dual-gate lumen model of renal monoamine transport. Neuopsychiatric Disease and Treatment; 6:387 – 92.

Juster R-P, McEwen BS, Lupien S (2010). Allostatic load biomarkers of chronic stress and impact on health and cognition. Neuroscience and Biobehavioral Rev; 35:2 – 16.

Kaluza G (2011). Stressbewältigung. Berlin, Heidelberg, New York, Springer.

Koepsell H, Lips K, Volk C (2007). Polyspecific organic cation transporters: structure, function, physiology, roles, and biopharmaceutical implications. Pharmaceutical Res. 24:1227 – 51.

Kristensen TS, Hannerz H, Hagh A, Borg V (2005). The Copenhagen Psychosocial Questionnaire – a tool for the assessment and improvement of the psychosocial work environment. Scand J Work Environ Health; 31:438 – 49.

Lechin F, van der Dijs B (2006). Central nervous system circuitry and peripheral neural sympathetic activity responsible for essential hypertension. Curr Neurovasc Res; 3:307 – 25.

Leppert K, Koch B, Brähler E, Strauß B (2008). Die Resilienzskala (RS) – Überprüfung der Langform RS-25 und einer Kurzform RS-13. Klinische Diagnostik und Evaluation; 2:226 – 43.

Löwe B, Spitzer RL, Zipfel S, Herzog W (2002). Manual Komplettversion und Kurzform PHQ-D. Gesundheitsfragebogen für Patienten. https://www.klinikum.uni-heidelberg.de/fileadmin/Psychosomatische_Klinik/pdf_Material/PHQ_Komplett_Fragebogen1.pdf

Lynn-Bullock CP, Welshhans K, Pallas SL, Katz PS (2004). The effect of oral 5-HTP administration on 5-HTP and 5-HAT immunoreactivity in monoaminergic brain regions of rats. J Chemical Neuroanatomy; 27:129 – 38.

Maas JW, Landis DH (1965). Brain norepinephrine and behavior. A behavioral and kinetic study. Psychosom Med; 27:399 – 407.

Marc DT, Ailts JW, Ailts Campeau DC, Bull MJ, Olson KL (2011). Neurotransmitters excreted in the urine as biomarkers of nervous system activity: validity and clinical applicability. Neurosci Biobehav Rev; 35:635 – 44.

Maslach C, Jackson SE (1981). The measurement of experienced burnout. J Occupational Behavior; 2:99 – 113.

Mathers CD, Loncar D (2006). Projections of global mortality and burden of disease from 2002 to 2030. PLoS Medicine; 3:2011 – 2030.

McEwen BS (1998a). Protective and damaging effects of stress mediators. N Engl J Med; 338:171 – 9

McEwen BS (1998b). Stress, adaptation, and disease. Allostasis and allostatic load. Ann NY Acad Sci; 840:33 – 44.

McEwen BS, Seeman T (1999). Protective and damaging effects of mediators of stress. Elaborating and testing the concepts of allostasis and allostatic load. Ann NY Acad Sci; 896:30 – 47.

Ohtsuki S, Terasaki T (2007). Contribution of carrier-mediated transport systems to the blood-brain barrier as a supporting and protecting interface for the brain; importance for CNS drug discovery and development. Pharm Res; 24:1745 – 58.

Poste G (2011). Bring on the biomarkers. Nature; 469:156 – 7.

Roy A, Pollack S (1994). Are cerebrospinal fluid or urinary monamine metabolite measures stringer correlates of suicidal behavior in depression? Neuropsychobiology; 29:164 – 7.

Siegrist J, Starke D, Chandola T, Godin I, Marmot M, Niedhammer I, Peter R (2004). The measurement of effort-reward imbalance at work: European comparisons. Soc Sci Med; 58:1483 – 99.

Siegrist J, Wege N, Puhlhofer F, Wahrendorf M (2009). A short generic measure of work stress in the era of globalization: effort-reward imbalance. Int Arch Occup Environ Health; 82, 1005 – 1013.

Spitzer RL, Williams JB, Kroenke K, Homyak R, McMurray J (2000). Validity and utility of the PRIME-MD patient health questionnaire in assessment of 3000 obstetric-gynecologic patients: the PRIME-MD Patient Health Questionnaire Obstetrics-Gynecology Study. Am J Obstet Gynecol; 183:759 – 69.

TICS (Trierer Inventar zum chronischen Stresserleben): Verlag Hogrefe. https://www.testzentrale.de/shop/trierer-inventar-zum-chronischen-stress.html

Wagnild GM, Young HM (1993). Development and psychometric evaluation of the Resilience Scale. J Nurs Meas; 1:165 – 78.

World Health Organization (2017). Depression and other common mental disorders: global health estimates. Geneva; Licence: CC BY-NC-SA 3.0 IGO.

Wolf A, Wolf F (2014). Der Integrale Stress-Test (IST). Psychologische Medizin; 25:23 – 28.

Woolf SH (2008). The meaning of translational research and why it matters. JAMA; 299:211 – 3.

Literatur zu Cortisol

Backhaus J, Junghans K, Hohagen F (2004). Sleep disturbances are correlated with decreased morning awakening salivary cortisol. Psychoneuroendocrinology; 29:1184 – 91.

Carruthers BM, Jain AK, Peterson DL, et al (2003). Myalgic encephalitis/Chronic fatigue syndrome: Clinical working case definition, diagnostic and treatment protocols. J Chron Fatigue Syndrome; 11:7 – 37.

Clow A, Hucklebridge F, Stalder T, Evans P, Thorn L (2010). The cortisol awakening response: More than a measure of HPA axis function. Neurosci and Biobehav Rev; 35:97 – 103.

Dockray S, Bhattacharyya MR, Molloy GJ, Steptoe A (2008). The cortisol awakening response in relation to objective and subjective measures of waking in the morning. Psychoneuroendocrinology; 33:77 – 82.

Edwards S, Clow A, Evans P, Hucklebridge F (2001). Exploration of the awakening cortisol response in relation to diurnal cortisol secretory activity. Life Sciences; 68:2093 – 2103.

Kirschbaum C, Pirke K-M, Hellhammer DH (1993). The Trier Social Stress Test – a tool for investigating psychobiological stress response in a laboratory setting. Neuropsychobiology; 28:76–81.
Kudielka BM, Wüst S (2010). Human models in acute and chronic stress: assessing determinants of individual hypothalamus-pituitary-adrenal axis activity and reactivity. Stress; 13:1–14.
Kudielka BM, Bellingrath S, Hellhammer DH (2006). Cortisol in burnout and vital exhaustion: an overview. G Ital Med Lav Ergon; 28:34–42.
Kudielka BM, Hellhammer DH, Wüst S (2009). Why do we respond so differently? Reviewing determinants of human salivary cortisol responses to challenge. Psychoneuroendocrinology; 34:2–18.
Kudielka BM, Gierens A, Hellhammer DH, Wüst S, Schlotz W (2012). Salivary cortisol in ambulatory assessment – Some dos, some don'ts and some open questions. Psychosom Med; 74:418–31.
Poll EM, Kreitschmann-Andermahr I, Langejuergen Y, Stanzel S, Gilsbach JM, Gressner A, Yagmur E (2007). Saliva collection method affects predictability of serum cortisol. Clin Chim Acta; 382:15–9.
Prüssner JC, Hellhammer DH, Kirschbaum DH (1999). Burnout, perceived stress, and cortisol responses to awakening. Psychosom Med; 61:197–204.
Prüssner JC, Kirschbaum C, Meinlschmid G, Hellhammer DH (2003). Two formulas for computation of the area under the curve represent measueres of total hormone concentration versus time-dependant change. Psychoneuroendocrinol 28:916–31.
Ross KM, Murphy MM, Adam EK, Chen E, Miller GE (2014). How stable are diurnal cortisol activity indices in healthy individuals? Evidence from three multi-wave studies. Psychoneuroendocrinology; 39:184–93.
Schulz P, Schlotz W (1999). Das Trierer Inventar zur Erfassung von chronischem Streß (TICS): Skalenkonstruktion, teststatistische Überprüfung und Validierung der Skala Arbeitsüberlastung. Diagnostica; 45:8–19.
Schulz P, Schlotz W, Becker P (2004). Trierer Inventar zum chronischen Stress (TICS). Hogrefe, Göttingen.
Smyth N, Clow A, Thorn L, Hucklebridge F, Evans P (2013). Delays of 5–15 min between awakening and the start of saliva sampling matter in assessment of the cortisol awakening response. Psychoneuroendocrinology; 38:1476–83.
Stalder T, Kirschbaum C, Kudielka BM, Adam EK, Pruessner JC, et al. (2016). Assessment of cortisol awakening response: Expert consensus guidelines. Psychoneuroendocrinology; 63:414–32.
Wolf A, Wolf F (2017). Eigene unpublizierte Daten.

3.5.3 Allostatic Load Score (ALS)

Das in ► Kap. 1.8.2 ausführlich beschriebene, in der Stressmedizin bedeutsame Konzept von Allostase (Sterling & Eyer, 1988) und Allostatic Load (= allostatische Belastung; McEwen & Seeman, 1999; McEwen, 2004) beschreibt die strukturelle Ordnung der durch Stress hervorgerufenen Folgen. Dabei werden in mehreren zeitlich aufeinanderfolgenden Stufen unterschiedliche Stressmediatoren freigesetzt, die in einer regelhaften Reihenfolge zunächst primäre, dann sekundäre und schließlich tertiäre Effekte oder Folgen auslösen.

Primäre Stressmediatoren sind:

- die Hormone der HHN-Achse CRH, ACTH, Cortisol (stressorische Parameter) und DHEA (sowie DHEAS) als stressantagonistische Hormone,

- Neurotransmitter wie Noradrenalin, der Sympathikus und das peripher wirksame Hormon Adrenalin (mit Verlust der Vagusfunktion) sowie
- die proinflammatorischen Zytokine (McEwen, 2003), welche für die primäre Stressreaktion ebenfalls mitverantwortlich sind.

Primäre Effekte: Die Mediatoren Noradrenalin, Sympathikus und Cortisol befördern zunächst eine kurzfristige primäre Stressreaktion, mit Anstieg von Blutdruck und Puls durch Katecholamine sowie Glukogenese durch Cortisol und Anstieg der Zytokine zur Induktion von immunogenen reparativen Vorgängen. Die Primäreffekte bestehen aus einer Vielzahl endokriner und zellulärer Ereignisse mit Enzymaktivierung, Bildung von Rezeptoren mit Bindung der Effektoren, direkter Genwirkung und epigenetischen Anpassungsreaktionen und Stimulation des Immunsystems.

Sekundäre Effekte: Die nachgeordneten Stresseffekte sind bereits Folgen einer tonischen, dauerhaften und/oder kumulativen Wirkungen der Primärsubstrate auf Organe und Zielgewebe, wie z. B. die Entwicklung von Atherosklerose als Folge einer stressbedingten Hypertonie (Schulz et al., 2005; McEwen & Stellar, 1993).

Bei chronischer, langfristiger Stressexpositionen (Allostatic State) sind tonische Effekte die Folge: Bei Zunahme von Frequenz, Intensität und/oder Stressdauer wird die Belastung zur Überlastung (Allostatic Overload) mit zwei unterschiedlichen Varianten (McEwen, 1998):
- *Primär:* Anforderung übersteigt Ressourcen
- *Sekundär:* Ein zusätzlicher psychosozialer Stress oder Überlastung (Sozialkonflikt etc.) beginnt während einer physiologischen Stressantwort und verstärkt diese.

Als sekundäre und tertiäre Stressfolgen (secondary and tertiary outcomes) werden die durch chronische und zeitlich protrahierte Stressexposition entstehenden Stressfolgen bezeichnet, welche häufig durch den andauernden, hohen Druck der primären Stresssubstrate entstehen. So ist beispielsweise die stressbedingte Hypertonie eine typische Sekundärfolge, während die nachfolgende durch Hypertonie verursachte Atherosklerose eine tertiäre Folge darstellt.

Bisher sind in der Literatur nur für bestimmte biologische Bereiche wie Gehirnfunktionen, Herz-Kreislauf, Stoffwechsel, Immunfunktion usw. sekundäre und tertiäre Folgen von chronischem Stress beschrieben (Schulz et al., 2005).

Tertiäre Effekte: Die häufigsten Tertiär-Effekte durch chronischen Stress sind bei kardiovaskulären Ereignissen (Myokardinfarkt) und psychiatrischen Erkrankungsbildern (Major Depression, Angst-/Panik-Störung, PTBS, somatoforme Störungen und Essstörungen) beschrieben. Die Assoziation von Erkrankungen mit dem Allostatic-Load-System weist auf eine Ursachen-Wirkungs-Beziehung hin, verbunden mit der Möglichkeit, diese Parameter den unterschiedlichen Klassen von Allostatic Load (AL) und Allostatic Overload (AOL) zuzuordnen (Schulz et al., 2005; Gallo et al., 2014).

In der Literatur wurde die Vorhersagekraft des AL für die Gesundheit allgemein sowie deren Störungen durch kardiovaskuläre Erkrankungen, Funktionsminderungen und Mortalität bestätigt (Beckie, 2012; Juster et al., 2010; Seeman et al., 2001). Dabei konnten Zusammenhänge von psychosozialen und sozioökonomischen Stressfaktoren und Minderung des Gesundheitsstatus dargestellt werden (Dowd et al., 2009). Selbst schwere Belastungen während der Kindheit sind mit einem erhöhtem AL verbunden, wenn die Stresslast im Erwachsenenalter fortbesteht (Slopen et al., 2014). Dies bedeutet ferner, dass neben den psychosozialen Ressourcen auch sozioökonomische Rückhalte die kindlichen Belastungen abmildern können (McEwen & Gianaros, 2010).

Zur Bestimmung des Allostatic Load wurde von McEwen (1998) der **Allostatic Load Score (ALS)** entwickelt, der einen klinischen Zusammenhang zwischen Primäreffekten von psychosozialem und physischem Stress zu sekundären und vor allem tertiären Krankheitsbildern herstellt. Der ALS beschreibt die Abnützung des Organismus im Sinne des »wear and tear«, also die kumulativen Kosten der chronischen, dauerhaften Stresslast für die unterschiedlichen organischen Biosysteme des Menschen (Gehirnfunktion, Herz-Kreislauf, Immunsystem, Stoffwechsel etc.). Er reflektiert aber auch den kumulativen Effekt jeglicher langanhaltenden psychosozialen und/oder physischen oder molekular wirksamen Belastung, die kaskadenförmig in gestaffelten Abläufen vonstattengeht (McEwen & Stellar, 1993). Unter Berücksichtigung der zu diesem Zeitpunkt messbaren primären und sekundären Allostatic-Load-Parameter wurde ein einfaches Score-System entwickelt und in verschiedenen Studien zu den tertiären Folgen (Alterung, Kognition, KHK, Adipositas und metabolisches Syndrom) korreliert (Juster et al., 2010; McEwen & Seeman, 1999). Die anfänglich verwendeten Parameter waren:

- Physische Messwerte:
  - systolischer, diastolischer Blutdruck
  - Taille-Hüft-Quotient und BMI
  - 5-Minuten-Ruhe-Herzratenvariabilität (HRV)
- Blutwerte:
  - Fettstoffwechselparameter (HDL, LDL, Cholesterin ges)
  - HbA1c, Proinsulin, Glukose
  - D-Dimere, Fibrinogen
  - DHEAS
- Urin-Analysen:
  - Cortisol (12-Stunden-Urin)
  - Noradrenalin und Adrenalin (12-Stunden-Urin)
  - Albumin

In den durchgeführten Studien erwiesen sich die Scores als Prädiktoren für Mortalität, Morbidität, physische und emotionale Lebensqualität und -funktion, insbesondere bei älteren Menschen. Auch war bei jüngeren Menschen ein niedriger ALS mit sozioökonomischen Defiziten assoziiert (McEwen, 1998).

In später durchgeführten Studien wurde der ALS um aktuellere analytische Methoden erweitert, angepasst und zu einem Messinstrument für den kumulativen Stressschaden weiterentwickelt (Juster et al., 2010; Duong et al., 2017) mit folgenden Einzelanalysen:

- Parameter der Primäreffekte:
  - Neurotransmitter im 2. Morgenurin: Noradrenalin und Adrenalin
  - Cortisol im Speichel: CAR oder CTP (= Cortisol-Tagesprofil mit Slope, Morgenwert, AUC)
  - DHEAS (Speichel oder Serum)
  - HRV: LF/HF-ratio, RMSSD, pNN50
  - Inflammation: CRPhs, TNF, IL-6, IL-1β
- Parameter der Sekundäreffekte:
  - Anthropomorphie: BMI, Taillen-Umfang (oder Taillen/Hüft-Ratio)
  - Fettstoffwechsel: Triglyzeride, Cholesterin ges, LDL-C, HDL-C
  - Zuckerstoffwechsel: HbA1c

Unter Zugrundelegung dieses aktualisierten Score-Systems konnten in mehreren Studien Risikozusammenhänge dargestellt werden. Der Vorteil dieses Ansatzes besteht vor allem in der Zusammenschau von funktionell-anatomischen Dysfunktionen, deren biologischen Ursachen und den psychosozialen Faktoren. Dies wiederum hat für die Therapie Bedeutung und reflektiert die biopsychosoziale Modellvorstellung von Stress und Gesundheit bzw. Krankheit (Seeman et al., 2001; Bellingrath et al., 2009; Juster et al., 2010; Duong et al., 2017).

Literatur

Beckie TM (2012). A systematic review of allostatic load, health and helth disparities. Biol Res Nurs; 14:311 – 46.

Bellingrath S, Weigl T, Kudielka BM (2009). Chronic work stress and exhaustion is associated with higher allostatic load in female school teachers. Stress; 12:37 – 48.

Dowd JB, Simanek AM, Aiello AM (2009). Socio-economic status, cortisol and allostatic load: a review of the literature. Int J Epidemiol; 38:1297 – 309.

Gallo LC, Fortmann AL, Mattei J (2014). Allostatic Load and the assessment of cumulative biological risk in Biobehavioral Medicine: Challenges and opportunities. Psychosom Med; 76:478 – 80.

Juster R-P, McEwen BS, Lupien SJ (2010). Allostatic Load biomarkers of chronic stress and impact on health and cognition. Neurosci Biobehav Rev; 35:2 – 16.

McEwen BS (1998). Stress, adaptation and disease. Allostasis and Allostatic Load. Ann NY Acad Sci; 840:33 – 44.

McEwen BS (2003). Interacting mediators of allostasis and allostatic load: towards an understanding of resilience in aging. Metabolism; 52 (Suppl 2):10 – 16.

McEwen BS (2004). Protection and damage from acute and chronic stress. Allostasis and allostatic overload and relevance to the pathophysiology of psychiatric disorders. Ann NY Acad Sci; 1032: 1 – 7.

McEwen BS, Gianaros PJ (2010). Central role of the brain in stress and adaptation: links to socioeconomic status, health and disease. Ann NY Acad Sci; 1186:190 – 222.

McEwen BS, Seeman T (1999). Protective and damaging effects of mediators of stress. Elaborating and testing the concepts of allostasis and allostatic load. Ann NY Acad Sci; 896:30 – 47.
McEwen BS, Stellar E (1993). Stress and the individual. Mechanisms leading to disease. Arch Int Med; 153:2093 – 101.
Schulz K-H, Heesen C, Gold SM (2005). Das Stresskonzept von Allostase und Allostatic Load: Einordnung psychoneuroimmunologischer Forschungsbefunde an Beispielen zur Autoimmunität und Onkologie. Psychother Psych Med; 55:452 – 61.
Seeman TE, McEwen BS, Rowe JW, Singer BH (2001). Allostatic Load as a marker of cumulative biological risk. MacArthur studies of successful aging. Proc Natl Acad Sci USA; 98:4770.
Slopen N, Non A, Williams DE, Roberts AL, Albert MA (2014). Childhood adversity, adult neighbourhood context, and cumulative biological risk for chronic diseases in adulthood. Psychosom Med; 76:481 – 90.
Sterling P, Eyer J (1988). Allostasis: A new paradigm to explain arousal pathology. In: Fisher S, Reason J (eds), Handbook of life stress, cognition and health. New York, Wiley, S. 629 – 49.

3.6 Herzratenvariabilität: Biophysikalische Diagnostik in der Stressmedizin

3.6.1 Grundlagen

Die Herzratenvariabilität (HRV) beschreibt die Modulation der Herzfunktion, sich durch ständige Änderung der Herzfrequenz auf unterschiedliche Versorgungsanforderungen anzupassen. Reguliert wird die HRV durch die sympathischen und parasympathischen Schenkel des Autonomen Nervensystems (ANS). Bei Aktivierung des sympathischen Schenkels des ANS unter Stress (»Kampf-oder-Flucht-Reaktion« bzw. »fight or flight«) werden Stresshormone bereitgestellt, um die Leistungsfähig zu steigern. Hierdurch werden die Herzfrequenz und der Blutdruck (Herzleistung) erhöht und die HRV verringert sich. Dagegen werden nach einer akuten Anstrengung bzw. Stressreaktion unter Einfluss des parasympathischen Schenkels die Herzfrequenz und der Blutdruck verringert, wodurch sich die HRV erhöht, d. h. der Körper kann sich erholen und neue Energie gewinnen (»rest and digest«) und die Homöostase wird wieder hergestellt. Durch dieses natürliche Wechselspiel der beiden antagonistisch wirkenden Systeme kann das Herz sich rasch an verschiedene Alltagsanforderungen anpassen.

Alle zur Verfügung stehenden Verfahren zur Messung der HRV sind nichtinvasiv und erfassen im jeweiligen Aufzeichnungszeitraum sowohl Anzahl (Herzrate) als auch Abstände (RR-Intervalle, »beat-to-beat«) der Herzschläge. Diese werden in Millisekunden aufgezeichnet und ausgewertet, wobei eine hohe Messgenauigkeit der Rekorder die Voraussetzung ist. Die Herzschläge werden durch Erfassung entweder der Kontraktionsakme (hörbarer Herzschlag), der Pulswelle (über Dopplersignale oder Pulsoximetrie) oder durch sensible Ableitung der R-Zacke des EKG aufgezeichnet und die jeweiligen Herzschlagintervalle in Millisekunden errechnet. Daraus entsteht ein Muster der kurzzeitigen oder diurnalen Herzratenaufzeichnung, die wegen ihrer typischen Variabilität als »Herzratenvariabilität (HRV)« bezeichnet wird.

Physiologische Regulation der Herzrate (Puls)

Der Sinusknoten des Vorhofs reguliert die Herzfrequenz durch Modulation entsprechend der Stimulation durch das ANS. Sympathikus (SNS) beschleunigt, Parasympathikus (PNS) verlangsamt die Herzrate. Die PNS-Funktion wird vor allem durch efferente Fasern des Nervus vagus umgesetzt, der wegen seiner Dicke und dichteren Myelinisierung, der schnelleren metabolen Verfügbarkeit von Acetylcholin im Vergleich zu Noradrenalin und der kürzeren Wege gegenüber dem SNS deutlich schneller und effektiver insbesondere am Herzen wirkt. So ist die Wirklatenz des Nervus vagus mit 200 – 400 msec deutlich schneller als die des Sympathikus (Fouradoulas et al., 2019). Das PNS ist somit der wichtigste Regulator der Herzfrequenz und damit der Abstände von Kontraktion zu Kontraktion.

Die aufeinanderfolgenden Abstände der RR-Intervalle (Zeitspanne von Herzschlag zu Herzschlag) sind Indikatoren von Sympathikus und Parasympathikus zum Erhalt der Homöostase verschiedener autonomer Regelsysteme wie des Herz-Kreislauf-Systems, der HHN-Stressachse und letztlich indirekt auch der Glukoseregulation und definieren zahlreiche physiologische und pathologische Prozesse im Körper. Das autonome Nervensystem hat dabei einen entscheidenden Anteil daran, lebenswichtige Herz-Kreislauf-Funktionen zu steuern und aufrechtzuerhalten, insbesondere durch Modulation des Herz-Kreislauf-Systems in unterschiedlichen Belastungssituationen. So besteht eine enge Assoziation zwischen der kurzfristigen Blutdruckregulation und den RR-Intervallen in der HRV (Eller-Berndl, 2010).

Die Herzratenvariabilität wird durch ein komplexes Spiel unterschiedlicher Einflussfaktoren geregelt, welche die Herzfrequenz und deren Intervalle regulieren. Die unterschiedlichen Frequenzmuster werden primär nach ihrer jeweiligen Frequenz unterschieden (Stauss, 2007; Wittling & Wittling, 2012):

- **High Frequency (HF)** bezeichnet eine hohe Frequenz der ständigen Wechsel der Herzrate und ist vorwiegend durch Effekte des PNS bestimmt.
- **Low Frequency (LF)** bedeutet geringe Änderungstendenz des Pulses als Zeichen der durch Blutdruckschwankungen und vorwiegenden Wirkung des SNS regulierten Herzfrequenz. Dabei spielen sensorische Informationen aus dem Herzvorhof, dem Carotissinus, von Lungenfunktion und Atmung, dem Baroreflex und der zentralen Gefäße eine wichtige Rolle.
- **Very low Frequency (VLF)** bezieht sich auf sehr langsame Frequenzänderungen, ausgelöst vorwiegend durch reaktionsträgere Systeme wie Hormone (ACTH, Cortisol, Renin/Angiotensin) und Thermoregulation.

Zentrale Regulation

Die Steuerung von ANS und damit auch der HRV wird im ZNS übergeordnet reguliert, wobei in verschiedenen Teilen des Großhirns, Cingulum, Insula und Amygdala die Herzfrequenz grob reguliert wird, durch Beförderung einer entweder mehr sympathikotonen oder parasympathikotonen Dominanz. Diese Grundeinstellung, durch Neurotransmitter vermittelt, wird an Neuronengruppen in der Pons wie Locus coeruleus (SNS) und dorsale Raphe-Nuclei (PNS) weitergeleitet, welche je nach Tageszeit und exogener Anforderung die sympathischen Ganglien des Halsmarks (IML) oder über den Nucleus tractus solitarius die parasympathischen Kerngruppen des Vaguskerns und Nucleus ambiguus stimulieren. Darüber hinaus existieren aber auch direkte Projektionen vom inhibitorisch wirkenden vmPFC zu den Vaguskernen (Lane et al., 2009; Thayer et al., 2012). *Das Autonome Nervensystem (ANS) reguliert am Herzen vornehmlich über den Parasympathikus (PNS) die basale Herzfrequenz und damit die RR-Abstände. Diese inhibitorische dominante Funktion des PNS wird durch chronischen Stress abgeschwächt bis ausgeschaltet, sodass eine sympatho-exzitatorische Dominanz die Folge ist* (Thayer & Brosschot, 2005).

Ausgehend von den exekutiven Signalen im Bereich von Pons (LC) und Hypothalamus (PVN) werden das adrenale Mark und die HHN-Achse stimuliert. HHN-Achse (Cortisol) und ANS (HRV) sind als Bioozillatoren des Akutstresses locker verknüpft. Bei starkem psychosozialem oder physischem Stress ist die Assoziation intensiver, d. h. je stärker der Stressor, desto gleichsinniger und stärker ist die Reaktion von Cortisol und LF in der HRV (Looser et al., 2010; Stalder et al., 2011), parallel zum Anstieg von Herzfrequenz und Blutdruck.

Praxis der HRV-Messung

Messgeräte

Für die Bestimmung der HRV hat sich als Goldstandard die Aufnahme der R-Zacke des EKG-Signals am besten bewährt und ist neben den unpräziseren optischen Sensoren heute Grundlage der meisten medizinisch genutzten HRV-Messgeräte. Unter diesen Verfahren wiederum hat sich die Signalaufnahme über zwei, maximal drei Ableitungen von Ein-Kanal-EKG-Aufnehmern mit Abtastraten von 500 – 1000 Hz als diejenige Methode herausgestellt, die eine sichere und exakte Signalaufnahme garantiert (Berntson et al., 2007). Die signalaufnehmenden Klebeelektroden werden einfach durch den Probanden an zwei vorgegebene Stellen geklebt und das leichte Aufnahmegerät über insgesamt 2 – 3 Tage in situ zur Registration belassen.

Alternativ können das Herzfrequenzsignal und die entsprechenden Herzschlagintervalle auch über Pulsuhren direkt am Handgelenk oder über einen Brustgurt registriert werden. Dabei werden die mechanischen Systolen entweder über lasergestützte plethysmografische oder optische Signale der darunter liegenden Gefäße signaltechnisch erfasst. Diese ebenfalls mittlerweile hochentwickelte Technik ermöglicht insbesondere Sportlern eine gezielte Trainingssteuerung durch eine zufriedenstellende Erfassung von Trainingsintensität und Regeneration über eine softwaregesteuerte Auswertung ihrer HRV. Entsprechend der jeweiligen Messdauer unterscheidet man zwischen Ultrakurzzeit- (10 – 120 sec), Kurzzeit- (2 – 15 min) und Langzeit-Messungen (24 – 72 Std).

Messgeräte zur hochwertigen Kurz- und Langzeit-HRV-Messung
Die Aufzeichnung des EKG über Kontaktaufnehmer in Brustgurten oder Klebelektroden wird von mehreren Herstellern angeboten (Hersteller: Biosign HRV Scanner, Firstbeat Bodyguard 2 mit integrierter Bewegungsmessung, Kubios HRV-Analyse, Schiller HRV Analyse; Autonomhealth).

Auswertungssysteme: Die IT-gestützten Auswertungsverfahren stellen im Prinzip die Herzstücke der HRV-Auswertung und -Darstellung dar, die meist von den Herstellern in einer eigens dafür entwickelten Software erstellt wird. Diese Technik verfügt über ein hochtaktiges Auslesen der RR-Signale und Zeitintervalle, Filterung von Artefakten, grafische Darstellung der Ergebnisse und Berechnung der wichtigsten numerischen Qualitätsparameter der HRV.

Die Anzahl der gespeicherten RR-Daten muss ausreichend groß sein, um eine stabile und reproduzierbare Auswertung und Analyse generieren zu können. Für die Auswertung und grafische Darstellung der HRV werden folgende Verfahren angewendet (▸ Abb. 3-4):

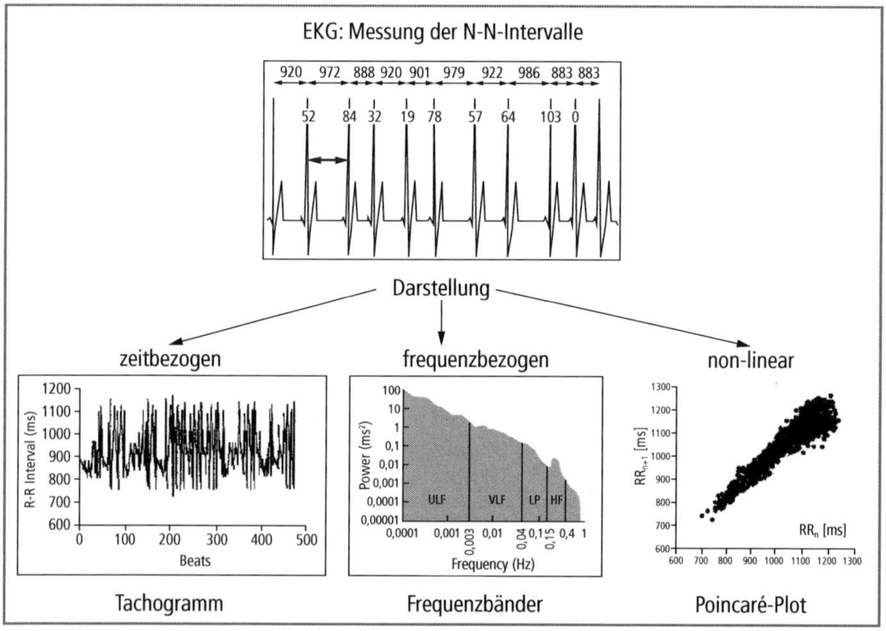

Abb. 3-4 Unterschiedliche Formen der Auswertung von HRV-Daten: Zunächst werden aus dem EKG die N-N-Intervalle (= Abstand der R-Zacken) in msec ausgelesen und mittels unterschiedlicher Rechenprogramme in unterschiedlicher Weise berechnet und dargestellt. Aus dem Tachogramm können die Werte wie SDNN und RMSSD errechnet werden. Aus den Frequenzbändern ergeben sich Darstellungen zu den typischen Frequenzen von LF (= low frequiency) als Parameter der sympathikotonen Aktivität, sowie HF (= high frequency) als Parameter des Parasympathikus. Die non-lineare Darstellung des Poincaré-Plots ergibt ein Streudiagramm durch orthogonale Regressionsanalyse. Es entstehen Punktwolken, die möglichst kometenartig weit gestreut erscheinen sollten, um eine »gesunde« Variabilität der Herzfrequenz-Abstände zu dokumentieren.

- **Zeitbezogene Auswertung** (Time Domain Analyse): Standardabweichungen der RR-Intervalle werden in Form eines Tachogramms dargestellt.
- **Frequenzbezogene Auswertung** (Frequency Domain Analyse): Mathematische Umwandlung der RR-Schwankungen in Frequenzbildern mit Darstellung des Spektrums der HRV. Die einzelnen Frequenzbänder werden quantitativ grafisch dargestellt.
  - Fast-Fourier Transformation
  - Autoregression
- **Nicht-lineare Auswertung** (Sammito et al., 2014)
  - Poincaré-Plot: Punktwolke

Neben der grafischen Darstellung gibt es einige gut validierte numerische, spezifische Qualitätsmarker der HRV, welche die jeweiligen Einflüsse des ANS auf die HRV beschreiben. Die numerisch erfassten Frequenzbänder können z.B. farblich markiert werden, um sympathikotone (z.B. rot) und parasympathikotone (z.B. grün) Zeitphasen darzustellen (▶ Abb. 3-5).

Numerische Marker und Parameter für Einzelfunktionen des ANS sind (Eller-Berndl, 2010; Stauss, 2007):

- **Sympathikus:**
  - LF (Low frequency = 0,05 – 0,15 Hz, mit geringem Anteil von PNS); Referenzwert (RW): 1170 ± 416 msec^2
  - SDNN (Standardabweichung der NN-Intervalle); RW: 141 ± 39 msec
- **Parasympathikus:**
  - HF (High frequency = 0,15 – 0,4 Hz); RW: 975 ± 203 msec^2
  - RMSSD (Quadratwurzel des Mittelwertes der Summe aller quadrierten Differenzen zwischen aufeinanderfolgenden NN-Intervallen); RW: 27 ± 12 msec
  - pNN50 (Prozentsatz aufeinanderfolgender NN-Intervalle, die mehr als 50 msec voneinander abweichen); RW: 9,1 – 12 %
- **Sympatho-vagale Balance** (Löllgen, 1999):
  - LF/HF-Ratio RW: 1,5 – 2,0
- **Zusatzparameter:**
  - TP (total HRV power = 0 – 0,5 Hz)
  - ULF (ultra-low frequency = 0 – 0,0033 Hz)
  - VLF (very low frequency = 0,0033 – 0,04 Hz)
  - VHF (very high frequency = 0,4 – 0,5 Hz)

Auswertung der HRV-Daten

Kurzzeit-HRV

Aus wissenschaftlicher Sicht ist die Langzeit-HRV über 24 – 72 Stunden der Kurzzeit-HRV über 5 – 20 Minuten überlegen. Kurzzeitig erworbene Daten sind den wechselhaften, akuten umgebungsspezifischen und individuellen Einflüssen des Individuums ausgesetzt und spiegeln damit nicht die dauerhafte stressbezogene Realität wider. Kurzzeit-HRV von 5 – 10 Minuten sind zu empfehlen, wenn die Messung pro Person mehrmalig unter standardisierten Bedingungen durchgeführt wird. Dies beinhaltet sowohl die Rahmenbedingung wie Umgebung,

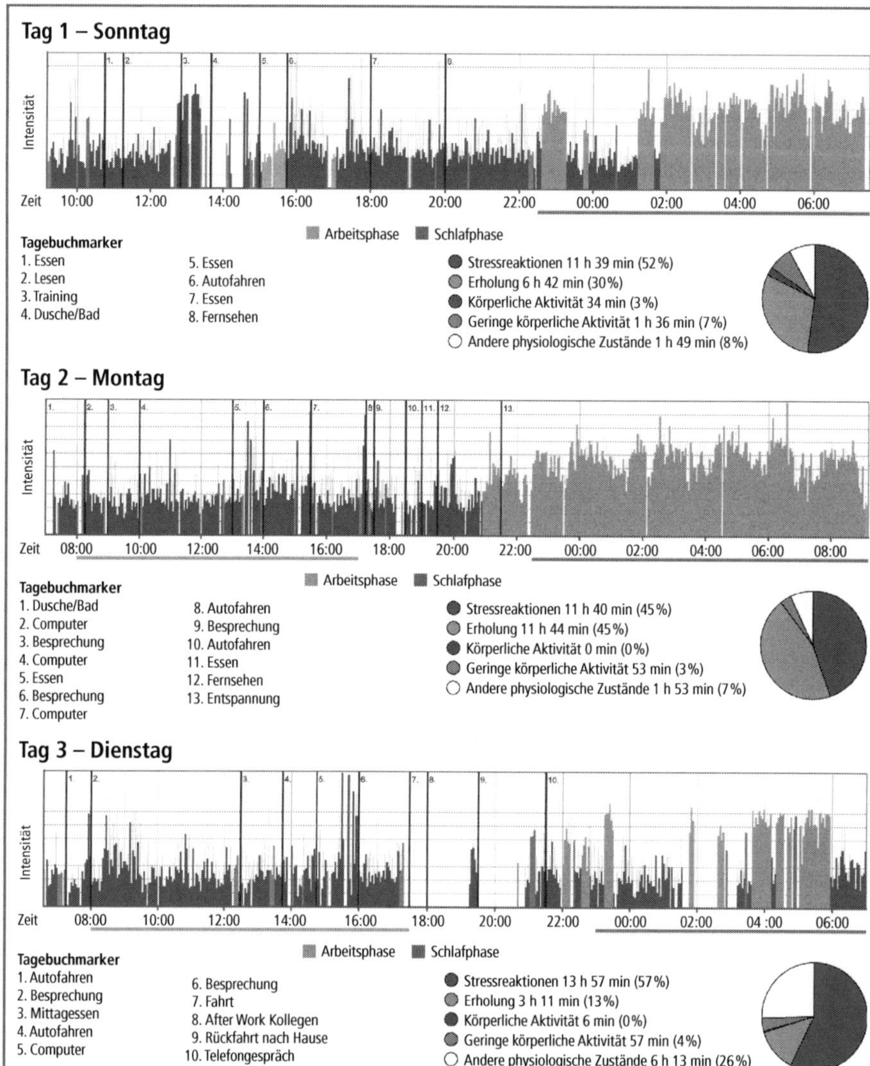

Abb. 3-5 Aufzeichnung von Frequenzbändern in einem Tachogramm über drei sukzessive Tage und Nächte. Man erkennt die Unterschiedlichkeit in der Verteilung von sympathikotonen (dunkelgrau) und parasympathikotonen (hellgrau) Frequenzmustern der einzelnen Tage und Nächte. An Tag 1 ist das Frequenzband (schwarz) einer physisch-sportlichen Aktivität an den hohen sympathikotonen Ausschlägen erkennbar. Duch Tagebuchmarker können die Einflüsse von Tagesereignissen auf die HRV terminiert werden. Die Scheibe rechts daneben dokumentiert die zeitlichen prozentualen Anteile von Stress, Erholung, körperliche Aktivität und anderen Bedingungen am gesamten HRV-Bild über 24 Stunden.

Körperposition, Örtlichkeit (innen/außen) als auch den Tageszeitpunkt der Diagnostik, um ultradiane Schwankungen zu reduzieren. Neueste Systeme sind auf Grundlage künstlicher Intelligenz entwickelt, um aus mehreren Messungen einer

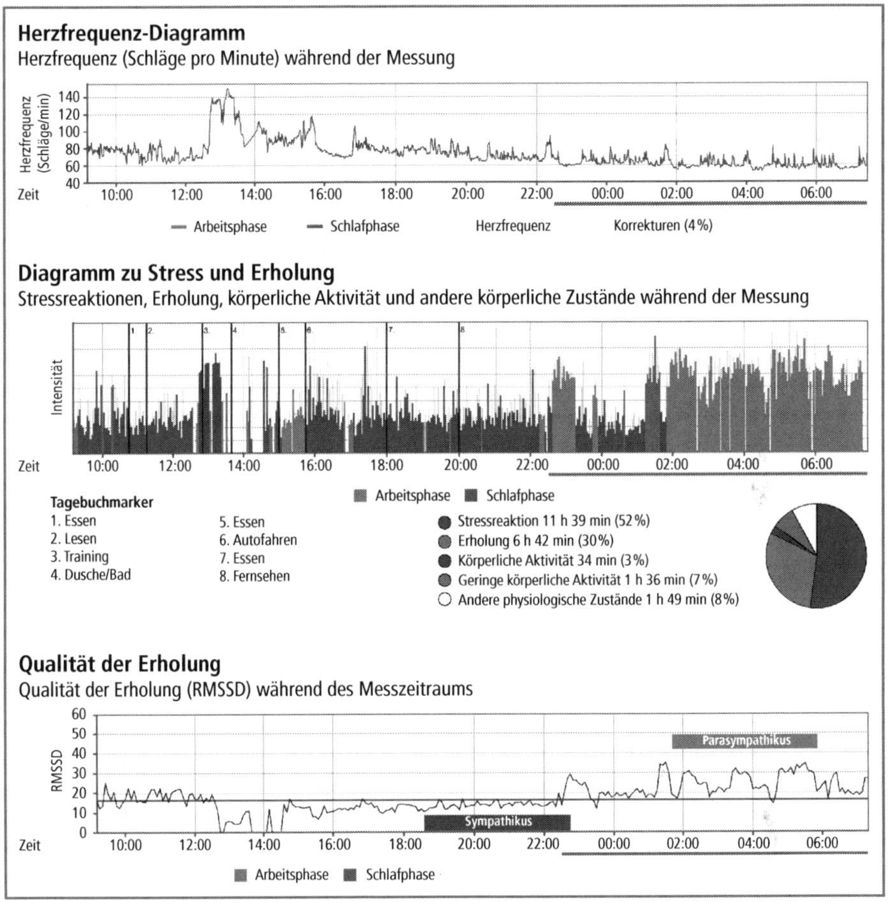

Abb. 3-6 Ausführlichere grafische Darstellung der HRV-Messung eines einzelnen registrierten Tages mit Aufzeichnung der Herzfrequenz (oben), der Frequenzbänder der HRV (mittig) und des simultanen Verlaufs des RMSSD als Indikator des Parasympathikus (unten). Dazwischen Angabe von Tagebuchmarkern und weiteren subjektiven Ereignissen (subjektiver Stress, Erholung, Sport, andere Aktivitäten oder Zustände) und Schlaf zur Kennzeichnung von möglichen Zusammenhängen zwischen Ereignissen und HRV. Rechts daneben ein Kreisdiagramm zur Beschreibung (in %) der anteiligen Phasen von Stress, Erholung, körperlicher Aktivität und anderer Einflüsse. Am Morgen sind die charakteristischen Auswirkungen von Morgensport auf die HRV am Anstieg der Herzfrequenz mit starkem Abfall des Parasympathicus (neg. RMSSD) erkennbar.

Person (ab 10 Messungen und mehr) unter immer gleichen Bedingungen und zu gleicher Uhrzeit einen individuellen Referenzbereich zu skalieren. Diese Systeme verändern sich mit der Anzahl von Messungen und können damit individuelle Schwankungen durch Extrapolieren eliminieren. Bei der Kurzzeit-HRV ist ein Brustgurt für die Erfassung der Daten ausreichend.

Die Kurzzeit-HRV kann insbesondere im Rahmen standardisierter Testbedingungen wie dem Tilt-Test (Kipptischuntersuchung), Orthostase-Test oder Valsalva-Manöver nützliche Informationen liefern. Bei diesen Tests wird durch Lageveränderungen eine Aktivierung des Sympathikus als normierte Testprozedur herbeigeführt, welche zu entsprechenden SNS-bedingten Anpassungen der HRV führt (Forleo et al., 2013). Durch die Beurteilung der HRV während der Atmung kann die respiratorische Arrhythmie Hinweise auf den Verlust der vagotonen Regulation geben.

Langzeit-HRV (24–72 Std)

Der große Vorteil von Langzeitanalysen über 24–72 Stunden ist die Aufzeichnung von realen Tagesbelastungen beim Aufstehen, im Beruf, beim Sport, durch abendliche Belastungen, Auswirkungen von Genussmittelkonsum (Alkohol, Nikotin, Drogen), Ernährungs- und Abendgewohnheiten (Fernsehen, PC- und andere Medien), jedoch auch von regenerativen Einflüssen durch Entspannungsmethoden (Meditation, Yoga) und Schlaf möglich. Diese Langzeitanalysen sind erst durch die verbesserte Aufnahmetechnik mit langer Batteriekapazität der kleinen, portablen Aufnahmegeräte, durch lange haftende Klebelektroden sowie die optimierte Signalverarbeitung und exzellente Auswertungssoftware möglich geworden. Die grafische Aufbereitung der resultierenden Frequenzbilder ist durch Einfärbung der unterschiedlichen Frequenzbänder für den Diagnostiker visuell gut bewertbar und für die notwendige Beratung der Klienten oder Patienten bestens geeignet. Die ausgedruckten HRV-Muster stellen ein geeignetes Medium für eine dem Diagnoseprozess nachgeschaltete Beratung dar.

Die wichtigsten Parameter sind: LF/HF-Quotient am Tag und während des Schlafs, RMSSD als Indikator des Parasympathikus, Herzfrequenz, SDNN und pNN50 (zur Diskriminierung SNS versus PNS).

Individuelle Modulatoren der HRV

Als wesentliche Einflussfaktoren für die HRV gelten:

- **Alter:** Die HRV steigt bis zum 1. Lebensjahr steil, dann bis zum 15. Lebensjahr langsamer kontinuierlich an, während gleichzeitig die Ruheherzfrequenz abfällt (Eyre et al., 2014). Danach vermindert sich die HRV durch den Alterungsprozess, der vor allem die empfindlichen und anfälligen Myelinscheiden des Nervus vagus stärker beeinflusst als den dünneren Sympathikus, sodass mit zunehmendem Alter ein Überwiegen des SNS und der damit verbundenen Minderung der HRV resultiert.
- **Geschlecht:** Erkennbare Unterschiede der HRV zwischen Männern und Frauen entsprechen der unterschiedliche PNS-/SNS-Balance und bestehen bis etwa zum 50. Lebensjahr. Danach werden die Unterschiede durch die zunehmende hormonelle Angleichung beider Geschlechter geringer (Sammito & Böckelmann, 2016; Li et al., 2009).
- **Diurnale, zirkadiane Rhythmik:** Am Tage ist die HRV geringer durch Dominanz des SNS, während in der Nacht eine Zunahme der HRV durch die regenerativen Impulse des PNS besteht, was z. B. bei Kurzzeitmessungen zu berücksichtigen ist.
- **Genetik:** Bislang wurden in Metaanalysen keine spezifischen, die HRV beein-

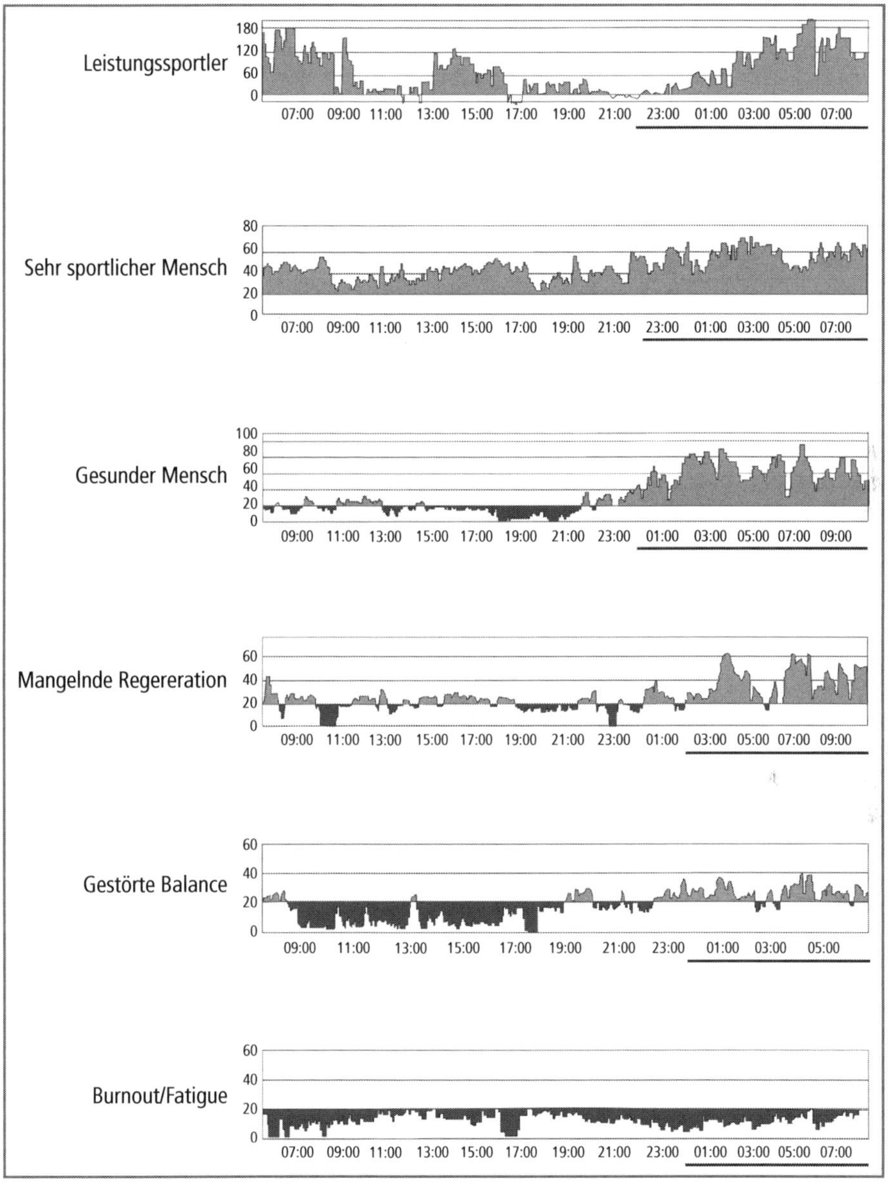

Abb. 3-7 Verlaufsdarstellung des Markers RMSSD (= Root Mean Square of Successive Differences, Einheit in millisek) als Indikator der parasympathischen Regulation: Die unterschiedlichen Verläufe bei Leistungssportlern (Ausdauerathleten), sportlichem Lebensstil, gesundem jungem Menschen sowie bei unterschiedlichen Konstellationen (mangelnde Regeneration, gestörte Sympathikus-/Parasympathikus-Balance und bei Fatigue bzw. Burnout) sind dargestellt. Die Kurvenverläufe wurden von Patienten/-innen mit entsprechenden Diagnosen extrahiert und zur besseren Übersichtlichkeit und Verständlichkeit aufeinander adjustiert. Die Schlafzeit ist als Strich unterhalb der Zeitangabe unterlegt. Positive altersbezogene RMSSD-Werte sind hellgrau, negative Abweichungen vom alter- und geschlechtsspezifischen Mittelwert schwarz dargestellt.

flussenden Genorte identifiziert, welche den Acetylcholin-Rezeptor betreffen (Riese et al., 2014). Dagegen wurden deutliche ethnische Unterschiede zwischen Afro-Amerikanern (mit höherer HRV in Kurzzeit-Tests) und Amerikanern mit europäischen Wurzeln gefunden (Hill et al.; 2015).

- **Ko- und Multimorbiditäten:** Zahlreiche Patienten mit Organerkrankungen zeigen im Vergleich zu Gesunden eine deutlich schlechtere HRV: Sepsis, Herzinsuffizienz, COPD, Niereninsuffizienz, psychiatrische Erkrankungen (affektive Störungen, Angst-/Panik-Störung, PTBS, Anorexie), Stoffwechselerkrankungen (Diabetes, metabolisches Syndrom) (Sammito & Böckelmann, 2016).
- **Lebensstil – Umweltnoxen, Genussmittel (Alkohol, Nikotin, Drogen), Medikamente**: Insbesondere Alkoholkonsum innerhalb einer Phase von 3 – 4 Stunden vor dem Schlafbeginn kann die schlafbedingte regenerationsförderliche Parasympathikotonie erheblich stören (Wolf et al., 2013). Ähnliches gilt für ZNS-wirksame Pharmaka und Umweltnoxen.
- **Körperliche Aktivität und Sport**: Jegliche körperliche Aktivierung ist in der HRV durch Anstieg der Herzfrequenz und Minderung der HRV-Qualität gut erkennbar. Entscheidend für die gesundheitliche Bewertung von Sport ist jedoch die Zeitphase der Erholung nach der sportlichen Aktivität zu sehen. Das Verfahren der HRV-Messung eignet sich somit für eine gezielte Trainingssteuerung auch im Breitensport. HRV-basierte Verfahren eignen sich nicht nur zur Analyse der Trainingsintensität, sondern erfassen auch die individuelle Regenerationsfähigkeit nach der sportlichen Belastung.
  Grundsätzlich kann man feststellen, dass Menschen, die in ihrer Jugend und im jungen Erwachsenenleben sehr aktiv waren, oder Personen, die regelmäßig und in höherer Intensität trainieren, deutlich höhere RMSSD-Werte als Wirkparameter der vagalen Aktivierung in der Nacht haben. Das belegt einmal mehr die These, dass körperliche Aktivität eine wichtige Therapieform für eine gute Stress-Balance ist. Allerdings sind im Breitensport häufig kontraproduktive Effekte von körperlicher Aktivität erkennbar.
- **Umweltfaktoren:** Klimatische Einflüsse, speziell Hitze, verstärken die SNS-Aktivität mit Minderung der HRV, während Kälte offenbar keine Auswirkungen hat. Ähnlich wirken auch Lärm und Schmerzen.

Klinische Beobachtungen und Zusammenhänge, die sich aus der HRV ergeben

- **Infradiane Variationen**: Bei mehrtägiger HRV-Ableitung können z. T. deutliche Unterschiede der HRV-Verläufe auftreten. Darin spiegeln sich neben dem Lebensstil Genussmittelkonsum, akute und chronische Stressbelastungen im Privat- und Berufsleben, körperliche Aktivität, Schichtarbeit sowie regeneratives Verhalten und viele weitere Lebensgewohnheiten und Alltagseinflüsse wider (Kim et al., 2018).
- **Schlaf- und Regenerationsqualität:** Durch Analyse der schlafassoziierten HRV und HR kann die Schlafqualität differenziert beurteilt werden. Dazu gehört einerseits die quantitative Beurteilung der vagalen Erholungsreaktionen (HF) im Schlaf (in Prozent). Diese vagotone Phase ist vor allem durch Verhal-

ten und Lebensstil in der Phase drei bis vier Stunden vor dem Zubettgehen beeinflusst. Die Qualität der nächtlichen Regeneration wird optimal mit dem Messwert des *RMSSD* während der Schlafphase erfasst, der mit Alters- und Geschlechtsnormwerten verglichen wird. Neben der Qualitätsbeschreibung des Schlafs ist dieser Wert auch ein Marker für langfristige, chronische Stressexposition. Des Weiteren werden in der Analyse Schlafdauer, Schlafarchitektur und damit Traumschlafphasen (REM-Phasen) durch entsprechende Herzfrequenzanstiege erkannt.
Durch die Berechnung der *LF/HF-Ratio* (Quotient aus SNS/PNS) während der Schlafphase lassen sich zusammen mit HR und RMSSD Hinweise auf nächtliche Sympathikus-Stimulation durch Immunaktivierung und proinflammatorische Signale gewinnen. Die HRV kann somit zusammen mit dem PSQI als wichtige Komponente der Schlafdiagnostik herangezogen werden und bietet auch die Grundlage für weitere biodiagnostische Analysen zur integralen Bewertung der Inflammation, des Neuroendokriniums (Cortisol als antiinflammatorisches Signal) und anderer Gesundheitsparameter (Blutdruck, Stoffwechsel usw.). Die Diagnostik der Regenerationsqualität ist ein wesentlicher Grund für die Empfehlung mehrtägiger (z. B. über drei Tage dauernder) HRV-Analysen, um bei unterschiedlichen Umgebungsbedingungen die jeweilige Schlafregeneration als wichtigste individuelle stressinhibitorische Ressource und als parasympathisches Gegenkonzept zum Stressgeschehen zu definieren. Innerhalb eines Zeitraums von 3–4 Stunden vor dem Schlafengehen wirken körperliche Aktivität/Sport, Alkohol (Grenze liegt bei ca. 30 g als Portion), psychosoziale Stressbelastung (je nach subjektiver Intensität) mit emotionaler Aktivierung (Lane et al., 2009), spätes Abendessen, aber auch Blaulichtexposition durch Fernsehen, Smartphone und PC-Arbeit als sympathikotone Noxen mit Auswirkung auf den Ein- und Durchschlafprozesses und gelten somit als wesentliche Störfaktoren für die Regenerationsqualität. Empfehlungen zur Schlafhygiene können in diesem Bereich relativ einfach umgesetzt werden.

- **Sympathikotone Einflüsse auf Schlafbeginn/Schlafeffizeinz**: Über die Betrachtung des HR-Verlaufs kann der Zeitpunkt des Einschlafens sowie die Schlafeffizienz beurteilt werden. Die Kennzeichen der Schlafökonomie sind Schnelligkeit und Grad der HR-Minderung beim Einschlafen sowie minimale und durchschnittliche HR während der gesamten Schlafphase. Als Grundregel gilt: Je größer die Absenkung der Herzrate bei gleichzeitig guter Aktivierung des Autonomen Nervensystems (sichtbar an dem RMSSD-Verlauf), desto besser sind Vagus-Aktivierung, Regeneration und Ressourcenaufbau.
- **Zusammenhang zwischen ANS (HRV) und adrenaler Funktion (Cortisol)**: Beide sind hochdynamische Systeme, welche die schnelle Stressantwort regulieren. Als Biooszillatoren sind sie zwar nur lose verknüpft und nur bei etwa einem Viertel der Individuen mit stressassoziierter Symptomatik findet man eine messbare Assoziation zwischen HR, HRV und Cortisol. Je höher jedoch die Intensität von physischem oder psychosozialem Stress, desto höher ist die Synchronität und Stärke der Stressantwort von HR, HRV und Cortisol (Looser

et al., 2010; Rusko et al., 2006). Regenerationsdefizite während der Schlafphase, erkennbar in der nocturnalen HRV, sind mit verminderten morgendlichen Cortisolwerten assoziiert (Backhaus et al., 2004).

- **HRV und subjektiv empfundene Symptomatik:** Je stärker und länger Stressoren und die subjektive Stressantwort persistieren, desto deutlicher ist die Reduktion der vagalen Aktivität mit Zunahme des SNS verbunden, erkennbar am Anstieg von LF und LF/HF-Ratio. Die Folgen sind eine Verschlechterung der Stresserholung und Zunahme von kardiovaskulären, endokrinen und inflammatorischen Markern (Weber et al., 2010; Hjortskov et al., 2004; de Couck et al., 2012). Mit der HRV können darüber hinaus stressorische Ursachen der Vulnerabilität für die Entstehung psychischer Erkrankungen erfasst werden (Kim et al., 2018). Gleichzeitig lassen sich mit dieser Methode der Erfolg von Therapiemaßnahmen und Stressmanagement monitorisieren.

Zusammengenommen stellt die HRV ein wichtiges Diagnostikum für die Beurteilung der autonomen Balance zwischen SNS und PNS dar und bildet damit einen integralen Bestandteil der modernen Stressdiagnostik. Chronischer Stress führt zur Imbalance des ANS mit Dominanz des Sympathikus als Reaktion auf psychophysische Herausforderungen, insbesondere körperlicher Dauerbelastung, Bedrohung und Unsicherheit. Diese Imbalance ist stets durch eine Hypoaktivität des Nervus vagus (PNS) als Zeichen der Allostase begleitet, wodurch die Anforderungen an das Biosystem gesteigert werden, mit deutlich erhöhtem Risiko für chronische Erkrankungen. Dies wird auch durch Assoziationen zwischen HRV und Markern von Inflammation, kardiovaskulären Risikoparametern und Diabetes belegt (Thayer & Brosschot, 2005). Die enge Koppelung zwischen der inhibitorischen Funktion des PFC und der gleichsam inhibitorischen Funktion des Parasympathikus deutet auf die Kontrolle und Beeinflussbarkeit des PNS durch den PFC und das Zentrale autonome Netzwerk (CAN), welches übergeordnet das ANS durch Verarbeitung physischer und psychosozialer Informationen beeinflusst.

Literatur

Backhaus J, Junghanns K, Hohagen F (2004). Sleep disturbances are correlated with decreased morning awakening salivary cortisol. Psychoneuroendocrinology; 29:1184 – 91.

Berntson GG, Cacioppo JT, Grossman P (2007). Whither vagal tone. Biol Psychol; 74:295 – 300.

De Couck M, Mravec B, Gidron Y (2012). You may need the vagus nerve to understand pathophysiology and to treat diseases. Clinical Science; 122:323 – 8.

Eller-Berndl D (2010). Herzratenvariabilität. Verlagshaus der Ärzte, Wien.

Eyre ELJ, Duncan MJ, Birch SL, Fisher JP (2014). The influence of age and weight status on cardiac autonomic control in healthy children: a review. Auton Neurosci; 188:8 – 21.

Firstbeat PRO Wellness Analysis Software (2005). Verfügbar unter: http://www.firstbeat.fi.

Forleo C, Guida P, Iacoviello M, Resta M, Monitillo F, Sorrentino S, Favale S (2013). Head-up tilt testing for diagnosing vasovagal syncope: a meta-analysis. Int J Cardiol; 168:27 – 35.

Fouradoulas M, von Känel R, Schmid J-P (2019). Herzfrequenzvariabilität – Stand der Forschung und klinische Anwendbarkeit. Praxis; 108:481 – 8.

Hill LK, Hu DD, Koenig J, Sollers JJ, Kapuku G, Wang X, Snieder H, Thayer JF (2015). Ethnic differences in resting heart variability: a systematic review and meta-analysis. Psychosom Med; 77:16–25.

Hjortskov N, Rissen D, Blangsted AK, Fallentin N, Lundberg U, Sogaard K (2004). The effect of mental stress on heart rate variability and blood pressure during computer work. Eur J Appl Physiol; 92:84–9.

Janda P, Wolf F, Wolf A (2013). Multi-day-HRV. Sensibler Indikator für optimale Regeneration und Leistungsoptimierung. Medical Sports Network; 6:6–10.

Kim H-G, Cheon E-J, Bai D-S, Lee YH, Koo B-H (2018). Stress and heart rate variability: a meta-analysis and review of the literature. Psychiatry Investig; 15:235–45.

Lane RD, McRae K, Reiman EM, Chen K, Ahern GL, Thayer JF (2009). Neural correlates of heart rate variability during emotions. NeuroImage; 44:213–22.

Löllgen H (1999). Herzfrequenzvariabilität. Neue Methoden in der kardialen Funktionsdiagnostik. Dtsch Ärztebl; 96:A2029–32.

Looser RR, Metzenthin P, Helfricht S, Kudielka BM, Loerbroks A, Thayer JF, Fischer JE (2010). Cortisol is significantly correlated with cardiovascular response during high levels of stress in critical care personnel. Psychosomatic Medicine; 72:281–9.

Riese H, Munoz LM, Hartman CA, Ding X, Su S, Oldehinkel AJ, van Roon AM, van der Most PJ, Lefrandt J, Gansevoort RT, van der Harst P, Verwej N, Lict CM, Boomsma DI, Hottenga JJ, Willemsen G, Pennix BW, Nolte IM, de Geus EJ, Wang X, Snieder H (2014). Identifying genetic variants for heart rate variability in the acetylcholine pathway. PLoS ONE; 9:e112476.

Rusko H, Rönkä T, Uusitalo A, Kinnunen U, Mauno S, Feldt T, Kinnunen M-L, Martinmäki K, Hirvonen A, Hyttinen S, Lindholm H (2006). Stress and relaxation during sleep and salivary cortisol after awakening. Poster presentation at NIVA-Seminar »Biomarkers of Stress in Relation to Occupational Health«, Schaeffergaarden Course Centre, Copenhagen. https://assets.firstbeat.com/firstbeat/uploads/2015/10/rusko_et_al_nes_2006_congress.pdf

Sammito S, Thielmann B, Seibt R (2014). AWMF Online; 002/042 – S2k-Leitlinie: Nutzung der Herzschlagfrequenz und der Herzfrequenzvariabilität in der Arbeitsmedizin und Arbeitswissenschaft. https://www.awmf.org/uploads/tx_szleitlinien/002-042l_S2k_Herzschlagfrequenz_Herzfrequenzvariabilit%C3%A4t_2014-07.pdf

Sammito S, Böckelmann I (2016). Factors influencing heart rate variability. Int Cardiovasc Forum J 6:18–22.

Stalder T, Evans P, Hucklebridge F (2011). Association between cortisol awakening response and heart rate variability. Psychoneuroendocrinology; 36:454–62.

Stauss HM (2007). Physiologic mechanisms of heart rate variability. Rev Bras Hypertens; 14:8–15.

Thayer JF, Ahs F, Frederickson M, Sollers Ill JJ, Wager TD (2012). A meta-analysis of heart rate variability and neuroimaging studies: Implications for heart rate variability as a marker of stress and health. Neurosci and Biobehav Rev; 36:747–56.

Thayer JF, Brosschot JF (2005). Psychosomatics and psychopathology: looking up and down from the brain. Psychoneuroendocrinology; 30:1050–8.

Ulrich-Lai YM, Herman JP (2009). Neural regulation of endocrine and autonomic stress responses. Nature Rev Neurosci; 10:397–409.

Weber CS, Thayer JF, Rudat M, Wirtz PH, Zimmermann-Viehoff F, Thomas A, Perschel FH, Arck PC, Deter HC (2010). Low vagal tone is associated with impaired post stress recovery of cardiovascular, endocrine, and immune markers. Eur J Appl Physiol; 109:201–11.

Wittling W, Wittling RA (2012). Herzschlagvariabilität: Frühwarnsystem, Stress- und Fitnessindikator. Eichsfeld, Heiligenstadt.

4 Grundlagen von Stressmanagement (SM)

Maßnahmen zur Behandlung und Prävention von Stressfolgen tragen unterschiedliche Bezeichnungen wie Stressmanagement, Stressbewältigung (Coping), Stressprävention und andere. Dabei wird zwischen primärem (Stress vorhanden, aber keine stressbezogenen Symptome oder Krankheitszeichen), sekundärem (Stresszeichen vorhanden) und tertiärem Stressmanagement (stressbezogene Erkrankung festgestellt) unterschieden. Ziel jedes SM ist der Erhalt oder die Wiederherstellung der physischen, seelischen und sozialen Gesundheit (Günthner & Batra, 2012).

Die zahlreichen unterschiedlichen Methoden beruhen im Kern auf der Minderung von Stressoren, Verbesserung der Regeneration und Restitution von neurobiologischen Funktionen. Sie sind vorwiegend an salutogenetische Konzepte angelehnt, arbeiten ressourcenorientiert und dienen der Stärkung von Resilienz. Diese wiederum ist durch starke individualpsychische Faktoren wie Selbstkontrolle (control), innere Haltung (commitment), Herausforderung und Wachstum (challenge) sowie Verbundenheit (connections) am Gelingen des Stressmanagements beteiligt (Esch & Esch, 2016).

Jeder stresstherapeutischen Intervention sollte eine umfangreiche, am biopsychosozialen Modell orientierte, multimodale Erfassung der stressrelevanten Symptomatik, von Stressoren aus persönlichem oder beruflichem Leben, sowie den stressverstärkenden Denkmustern und den hieraus resultierenden (dysfunktionalen) Verhaltensweisen gestellt werden (▸ auch Kap. 3). Beteiligte oder alleinig wirksame physische Stressoren wie körperliche Beeinträchtigungen, Umweltbelastungen, Medikamenteneinnahme, Alkohol-, Drogen- und Nikotinkonsum, oder andere endogen wirksame Stressoren wie chronische Infektion, Inflammation, Stoffwechselerkrankungen (Zucker- und Fettstoffwechsel) oder chronischer Schmerz sollten ebenfalls erfasst werden, um eine gezielte, individualisierte Behandlung zu ermöglichen.

Da subjektive Stresssymptome nicht notwendigerweise zu extern erkennbaren, biologischen und neurobiologischen Stresszeichen korreliert sind, ist es ratsam messbare neurobiologische Stressparameter zu erfassen, um eine zusätzliche somatische Sicherung der Diagnose »Stress« zu erhalten. Nicht immer sind Patienten in der Lage, Stresssymptome zu beschreiben oder zu benennen, sodass erst durch die neurobiologischen Parameter im Verbund mit standardisierten Fragebogenmethoden die Stressproblematik konkret eingegrenzt werden kann.

In der Praxis hat sich neben der psychosozialen Anamnese und verschiedenen psychologischen Untersuchungsmethoden die Bestimmung von Cortisol (CTP oder CAR im Speichel), Neurotransmitter im 2. Morgenurin (MU) (vorwiegend Katecholamine, Serotonin), Bestimmung der HRV (Diagnostik von Sympathikus und Parasympathikus) sowie evtl. von Inflammationsmarkern bewährt.

Hinzu kommen einfache Marker der langfristigen Stressfolgen, wie anthropomorphe Marker (BMI, Taillenumfang), und evtl. Parameter des Zucker- und Fettstoffwechsels.

Je umfangreicher und eindeutiger die Diagnose, desto höher sind die Erfolgschancen einer Stresstherapie.

Multimodale Stresstherapien sind vorwiegend integrativ unter Einbeziehung naturheilkundlicher, schulmedizinischer und psychologischer Ansätze und damit prinzipiell ganzheitlich ausgerichtet.

4.1 Konzepte von Stressmanagement

Die im Einzelfall zu wählenden Maßnahmen können entweder in ihren Einzelbausteinen oder als multimodales Gesamtkonzept angewandt werden. Die meisten Konzepte verwenden als Basis verhaltenstherapeutische, psycho-meditative und/oder mentale/physische Entspannungsverfahren.

Das biopsychosoziale Modell von Gesundheit und Krankheit (Engel, 1977; Egger, 2005) stellt auch die Basis der »Mind-Body-Medizin« (Esch, 2008) dar, deren Methoden (Entspannungsverfahren, Meditation, geführte Imagination, Hypnose, Biofeedback, kognitive Verhaltenstherapie, Psychoedukation) sämtlich für das Stressmanagement geeignet sind (Astin et al., 2003).

Allgemeine Maßnahmen zielen auf eine Wiederherstellung der inneren Balance des gestressten Individuums. Hinter dieser Maßnahme sind zunächst allgemeine Therapieformen zu sehen, die es ermöglichen, den potenziell stressinduzierenden Tagesrhythmus und Lebensstil, bestehend aus Arbeitsalltag, persönlichen Anforderungen, Familienleben und sozialen Beziehungen anzugehen und zu ordnen.

In der Literatur finden sich sowohl narrative Darstellungen von Methoden des Stressmanagements als auch Beschreibungen von Verfahren, welche auf randomisiert-kontrollierten Studienprotokollen basieren. Dabei wurden Stressmanagement-Methoden entweder einzeln oder in unterschiedlicher Kombination meist bei Personen aus Gesundheitsberufen (healthcare workers) überprüft (Edwards et al., 2002; Edward & Burnard, 2003; Ruotsalainen et al., 2015; Richardson & Rothstein, 2008; Shapiro et al., 2000). In einer Cochrane-Metaanalyse (Ruotsalainen et al., 2015) von insgesamt 58 Studien (54 randomisierte kontrollierte Studien [RCT], 4 Vergleichsstudien) mit insgesamt 7188 Teilnehmern wurden verschiedene Verfahren im Hinblick auf die Endpunkte Stress, Angst und allgemeine Gesundheit untersucht:

- Kognitive Verhaltenstherapie (cognitive behavioral treatment = CBT)
- Entspannungsverfahren (Relaxation mental-physisch)
- Achtsamkeitsbasierte Meditation (Mindfulness Based Stress Reduction = MBSR)
- Organisatorische Interventionen der Berufsbelastung
- Kombinationen (meist CBT und Relaxation).

Das Hauptproblem aller Untersuchungen war das zumeist kurze Follow-up-Intervall von 1–6 Monaten, welches nur eine begrenzte Aussage über die Langzeitwirkung dieser Behandlungsmaßnahmen erlaubt. Eine moderate Minderung von Stressempfinden bei den Interventionsgruppen gegenüber der jeweiligen Kontrollgruppe erreichten CBT (um 13 %) und mentale sowie körperorientierte Entspannungsverfahren (um 23 %). Mentale Entspannung war gegenüber körperlichen Entspannungsverfahren, CBT oder passiver Entspannung deutlich wirksamer. Von den Verfahren zur Änderung der beruflichen Arbeitsorganisation (wie Arbeitsbedingungen, Organisationssupport, Kommunikationsverbesserung, Änderung der Arbeitspläne) verminderte nur die »Kürzung der Tagesbelastung und Arbeitspausen« nachweislich die Stressfolgen (Ruotsalainen et al., 2015).

In einer früheren Metaanalyse von 24 Studien war bei Medizinstudierenden und Berufsanfängern (Studenten und Assistenzärzten) durch Stressmanagement eine Verbesserung der Immunfunktion, Minderung von Depression und Angst, Zunahme von Spiritualität und Empathie, verbessertes Wissen über alternative Therapien sowie über Auswirkungen von Stress, häufigerer Einsatz positiver Bewältigungsstrategien und Fähigkeit zur Lösung von Rollenkonflikten nachweisbar (Shapiro et al., 2000).

Die Ergebnisse der Cochrane-Metaanalyse (Ruotsalainen et al., 2015) deuten vor allem auf die Probleme eines nicht individualisierten Stressmanagements. Neben den methodischen Mängeln (zu wenige RCT, unterschiedliche Zeitdauer, Methodik, geringe statistische Power) fallen vor allem die mäßigen Erfolge der beschriebenen Interventionen auf. Dies kann als Zeichen einer zu gering auf den Einzelnen zugeschnittenen Maßnahme ohne Bestimmung relevanter neurobiologischer Endpunkte interpretiert werden.

Vor diesem Hintergrund wurden unabhängig voneinander Konzepte kombinierter, mehr auf das Individuum zugeschnittener Verfahren entwickelt. Wenngleich bislang noch keine klinisch-statistischen Analysen über deren Wirksamkeit vorliegen, wurden diese individuellen **Kombinationsverfahren von Stressmanagement** auf der Grundlage psychologischer und biomedizinischer Erkenntnisse entwickelt und formuliert.

BERN und VARESE

Das **BERN-Konzept** (**B**ehavior, **E**xercise, **R**elaxation, **N**utrition; Esch & Stefano, 2010) und das **VARESE-Konzept** (= **V**erhaltensänderung, **A**chtsamkeit, **R**elaxation, **E**rnährung, **S**port, **E**rgänzungs- und Ersatz-Substanzen), welches stark an das BERN-Konzept angelehnt ist, überschneiden sich in zahlreichen Komponenten. Grundlage beider Verfahren ist eine Selbstverpflichtung der Betroffenen zur konkreten Umsetzung (i. S. eines »Therapievertrages«), um ihre stressorischen Ursachen zu identifizieren und stressverursachende Denkmuster durch Verhaltensänderungen zu reduzieren. Diese stressverstärkenden Denkmuster umfassen Themen wie Perfektionismus, hohe Selbsterwartung, Überforderung, Angst, und/ oder mangelnde Abgrenzung (Kaluza, 2018), erweitert durch Denkmuster wie

Neigung zur Übertreibung, Katastrophisieren, Vorurteile, voreilige Schlussfolgerungen, mentaler Filter und Schwarz-Weiß-Denken (Esch & Esch, 2016).

In der Praxis hat es sich als erfolgreich erwiesen, dem/-r individuellen Klienten/-in die unterschiedlichen Methoden ausführlich im Hinblick auf Art, Wesen, Dauer der Anwendung und den möglichen Erfolg zu erklären und zu empfehlen und dann die praktische Umsetzung, das Erlernen oder Einüben entweder autodidaktisch (mit einem Übungsbuch, z. B. Esch & Esch, 2016), durch Lern- und Übungsgruppen oder über ein individuelles Stresscoaching zu vermitteln. Aus der Erkenntnis, dass zwar vielen Menschen »Stressreduktion und Entspannungsmethoden« im Wesentlichen bekannt sind, jedoch die Umsetzung der Übungsmethoden und Realisierung der Ziele im Alltag ohne professionelle Begleitung kaum gelingen, zeigt sich, dass häufig ein konkretes Stresscoaching sinnvoll ist. Das Coaching sollte die Hintergründe, welche die bisherige Umsetzung verhindert haben, erfragen sowie die Erweiterung von **Selbsterfahrung** und **Selbstwirksamkeit** als Schlüssel zum langfristigen Erfolg thematisieren und einüben.

Ziel ist die Stärkung von mentalen Ressourcen zur Förderung von Resilienz, Kohärenz (Lebenssinn) sowie Selbstregulation und Selbstwirksamkeit (Esch & Esch, 2016). Die Grundlagen der Verfahren basieren auf Erkenntnissen der Neurobiologie und des Embodiments. Beide gehen davon aus, dass Gedanken sowohl Gefühle als auch Verhaltensmuster anregen und diese wiederum sowohl auf funktioneller als auch auf molekularer Ebene Effekte auslösen und somit Körperreaktionen veranlassen, es sich also um ständige Wechselwirkungen von Top-down- und Bottom-up-Prozessen handelt.

Die in Kombination anzuwendenden Techniken entsprechen einander in beiden Konzepten weitgehend. Stressmanagement besteht aus den im Folgenden beschriebenen Einzelelementen.

4.1.1 Verhaltensänderung

Minderung von Stressoren und stressinduzierenden Denkmustern

Zunächst ist es sinnvoll, die unterschiedlichen psychosozialen Stressoren aus beruflichem, persönlichem und familiärem Umfeld zu ermitteln und abzustellen bzw. deren Wirkstärke zu reduzieren. Mit unterschiedlicher Methodik werden Stressoren und stressorisch wirksame Denkmuster hinterfragt, um die Ursachen der persönlichen Stressbelastung zu definieren. Die am häufigsten angebotenen und praktizierten Verfahren sind Coaching (▶ Kap. 4.3) und/oder psychotherapeutische Interventionen.

Dabei erfassen stressorientierte Verfahren in persönlichen Interviews sowohl die psychosoziale Vorgeschichte als auch wesentliche Elemente der aktuellen Lebenssituation wie Schlaf und Stimmung, psychosoziale Einbettung, Beruf, Familienleben, Partnerschaft, Sexualität, Freizeitverhalten und Lebensstil (Ernährung, Sport, Alkohol, Nikotin, Medikamenten- und Drogenkonsum).

Eine weitere wichtige individuelle Informationsquelle über Stressoren sind die Fragebogentests (▶ Kap. 3). Deren Ergebnisse (z. B. aus dem IST, Copenhagen

Burnout Inventory, PHQ, Neuropattern^{TM} etc.) werden gezielt in das Verfahren mit einbezogen (Wolf & Wolf, 2014).

In diesem Sinne ist Stresscoaching eng an psychotherapeutische Konzepte angelehnt und verfolgt folgende Ziele:

- **Minimierung der Stressoren** (nach Ergebnis der Stresstests)
- **Reframing,** d.h. Umstrukturierung der Denkmuster
- **Selbstentwicklung zur Verbesserung von Selbstwirksamkeit** (Corssen, 2004). Das bedeutet, die eigene Überzeugung über die Wirksamkeit von Maßnahmen an sich selbst (wieder) zu erlangen.
- **Kognitives Stressmanagement** mit bewusster Änderung von Einstellungen und Denkmustern sowie deren Bewertungen. Dies bedeutet, Schwierigkeiten als Herausforderung zu betrachten, Distanz herzustellen, die Realität zu akzeptieren, realistische Erwartungen an Dritte zu hegen, festgefahrene Vorstellungen zu verlassen, nicht in Selbstmitleid und Selbstabwertung zu verharren, fremdbestimmte Lebensbereiche zuzulassen, Neid abzulegen, Nachsicht zu üben sowie dem Grübeln entgegenzuwirken. Stressminderung bedeutet Spannungen zu lösen und damit bewusst zu regenerieren (Corssen, 2004; ► auch Kap. 4.3).

Das Vorgehen orientiert sich an folgender Sequenz: Zunächst Auflösen und Umstrukturieren (Reframing), dann Akzeptieren und Entwicklung von Mitgefühl, Stärkung von Selbstregulation und Stressprävention (Esch & Esch, 2016).

4.1.2 Achtsamkeit: Entwicklung einer achtsamen inneren Haltung

»Achtsamkeit« ist der bedeutendste Faktor des Stressmanagement für die tägliche Praxis. Dabei ist zunächst *nicht* die Achtsamkeitsmeditation gemeint, sondern vielmehr *Achtsamkeit als innere Einstellung, Haltung, Gesinnung und Philosophie.* Diese innere Konstellation ist die Voraussetzung für ein gelingendes Stressmanagement: ohne ständige Bewertung und Vorurteil, mit großer Gelassenheit und positiver Gesinnung, stets offen, humorvoll, positiv, gewinnend und resilient anderen Menschen und der Realität zu begegnen und die notwendige Verhaltensänderung einzugehen. Allerdings ist die Entwicklung von Achtsamkeit ein komplexer, meist langwieriger Prozess, der erst mühsam erworben und bewältigt werden muss. Der Weg zur Achtsamkeit wird meist durch entsprechende Relaxationsmethoden vermittelt.

Entwicklung von allgemeiner Achtsamkeit (= innerem Gewahrsein)

Achtsamkeit im Alltag bedeutet »entspannt im Hier und Jetzt« jede Tätigkeit, ob beruflich oder persönlich ohne Hetze, mit Sorgfalt, Muße und positiver Gesinnung zu absolvieren. Dabei spielt die Tages- und Lebensstrukturierung durch eine äußere und innere Lebensordnung eine wichtige Rolle. Unter diesen Kriterien wird auch der physiologische Rhythmus von Wachheit und Schlaf, der maßvolle Gebrauch von Bewegung und Ruhe, Nahrungsaufnahme, Nutzung des

Tages und des Sonnenlichtes verstanden. Etwas abgewandelt verstehen wir heute unter Therapiegesichtspunkten auch eine Re-Rhythmisierung des Tages, d.h. Verlegung der Haupttätigkeit auf den Sonnentag (ähnlich der Kneipp'schen Ordnungstherapie): Beginn des Tagewerkes mit dem Sonnenaufgang und deutliche Minderung der Beanspruchung vom Sonnenuntergang an. Dabei wird wegen der nachhaltigen und günstigen Wirkung auf die Regeneration ein mittäglicher Kurzschlaf von 15–30 Minuten als sinnvoll und regenerativ erachtet. Für den Abend bedeutet dies, weitgehender Verzicht auf Blaulichtexposition, d.h. wenn möglich Verzicht auf Fernsehen, PC-Arbeit, Smartphone-Tätigkeit, und deutliche Minderung von allen physischen oder psychosozialen Stressinhalten (z.B. Streit, aufregender Krimi, Abendsport etc.). Diese Maßnahmen der Ordnungstherapie sind insbesondere bei gestörtem Biorhythmus mit Disruption der Tag-Nacht-Rhythmik (erkennbar am Melatonin sowie an der Tagesdynamik des Cortisols) besonders indiziert.

In der Regel beginnt dieser Prozess mit einer auf offene Introspektion ausgerichteten Entwicklung, um die individuellen Stress- und Störfaktoren zu erkennen und sich für Veränderungen und Beseitigung der Stressoren zu öffnen. Begleitend wird ein Zeitmanagement aufgelegt und täglich eine Entspannungs- oder Meditationseinheit praktiziert.

Die **neurobiologischen Grundlagen von Achtsamkeit** wurde bislang nur bei und während der Achtsamkeitsmeditation studiert, aber als permanent praktizierter Inhalt per se noch nicht ausreichend erforscht. Das Problem besteht im Fehlen von unaufdringlichen, sensiblen und nicht verfälschenden diagnostischen Methoden. Am besten eignet sich die Darstellungen von Langzeit-Effekten durch MBSR, welche den aktiven Promotor der Achtsamkeitsentwicklung darstellt. Im Wesentlichen sind nach heutiger Erkenntnis bei Achtsamkeit und MBSR Anteile des limbischen und striatalen Systems betroffen, die für Stressreduktion, Motivation und Belohnung verantwortlich sind.

Während bei Stress Noradrenalin das wichtigste funktionelle Substrat darstellt, ist dies bei Achtsamkeit Dopamin, was sowohl direkt im Gehirn als auch im Serum erhöht nachweisbar ist (Jung et al., 2010; Kjaer et al., 2002), mit Hemmung der Dopamin-Hydroxylase und folglich verminderten Konzentrationen von Noradrenalin (Jung et al., 2010).

Für die stressinhibitorischen Neurotransmitter Serotonin und GABA ist die Datenlage unklarer: Für Serotonin wurden während der Ausübung von Entspannungsmethoden sowohl erhöhte als auch erniedrigte Blutwerte gemessen (Yu et al., 2011), während die Werte von GABA nach Langzeit-Meditation und Yoga erhöht waren (Streeter et al., 2007; Guglietti et al., 2013), bei gleichzeitiger Zunahme des Vagotonus, gemessen mittels HRV (Nesvold et al., 2011).

Psychologisch bedeutet das Trainieren und Erreichen von Achtsamkeit die Trennung vom »Ego« und die Hinführung zum »Selbst«, also die intransitive Bedeutung des Ich. Mithilfe von Achtsamkeitsübungen entsteht eine innere Autonomie mit Entwicklung von Selbsterkenntnis, Selbstwirksamkeit, Authentizität und Integrität, verbunden mit Gefühlen von Kohärenz und Verbundenheit (Esch, 2014). Im Wesentlichen kommt es zur »Entspannung« des autonomen

Nervensystems, Steigerung der Aufmerksamkeit sowie Konzentration und Regulation der Emotionen mit Steigerung von Mitgefühl und Akzeptanz (Ott & Hölzel, 2011).

Die Abgrenzung zum Ruhetonus oder »Resting State« des »Default Mode Network«, was mit Tagträumerei und innerer Einkehr in Zusammenhang gebracht wird, ist fließend. Achtsamkeit als wesentlicher Bestandteil von Meditation und effektiver Relaxation verbessert anscheinend die Fähigkeit der Selbstwahrnehmung, Selbst- und Autoregulation auf unterschiedlichen Ebenen und damit die Steuerung von stressminderndem Verhalten. Zudem werden Einfühlungsvermögen (Empathie) und emotionale Resonanz gesteigert (Esch, 2014).

Die Regulation von fokussierter Aufmerksamkeit und körperlicher Achtsamkeit ist die Grundlage der Emotionsregulation und damit jedes aktiven SM, um sowohl stressorische Gefühle wie körperlichen und seelischen Schmerz, Angst, Traurigkeit, Sucht und Abhängigkeit als auch stressorische Denkmuster zu erkennen und aus einer Metaebene anzugehen (Esch, 2014).

Die Entwicklung von Achtsamkeit erfordert Lernen, kontinuierliches Üben und Praktizieren. Darüber hinaus empfiehlt Kabat-Zinn (2017) neun weitere, wichtige Einstellungen und Haltungen, welche die persönlich empfundene Achtsamkeit während der entsprechenden Übungen begleiten sollte: positive Einstellung, unbelastete Offenheit, Nicht-Bewerten, Akzeptieren, Gehenlassen, Vertrauen, Geduld, Nonambition (»nach nichts streben«), Dankbarkeit und Großzügigkeit.

4.1.3 Relaxation (Entspannungsverfahren)

Die Vielfalt der heute verfügbaren und praktizierbaren Entspannungstechniken macht es unmöglich, auf sämtliche Methoden und deren Details einzugehen. Die bekanntesten, verbreitetsten und leicht zu erlernenden Verfahren sind:

- **Klassische meditative Verfahren** (► Kap. 4.2)
  - Meditation
  - Achtsamkeitsübungen und -meditation: Mindfulness Based Stress Reduction (MBSR; Kabat-Zinn et al., 1992)
  - Yoga-Meditation (z. B. Asana-Sitzungen)
  - Musiktherapeutisch basierte Verfahren
- **Andere Entspannungsmethoden:**
  - Autogenes Training
  - Progressive Muskelentspannung nach Jacobsen
  - Tai Chi, Qi Gong
  - Bio-, Neuro-Feedback (vgl. ► Kap. 4.4.2)

Für autodidaktisch lernende Personen ist es möglich, mithilfe von Instruktions-CDs oder Büchern diese Entspannungstechniken zu erlernen. Sehr viel erfolgreicher ist allerdings ein gezieltes Training durch eine Lehrperson innerhalb eines Kursprogramms, das von zahlreichen, meist lokal ansässigen Institutionen angeboten wird. Der individuelle methodische Lernprozess ist notwendig, um

Sinnhaftigkeit, Grundlage und technische Methodik der jeweiligen Verfahren kennenzulernen und einzuüben, um darüber die Entspannung und deren Auswirkungen an sich selbst erfahren zu können (Selbstwirksamkeit).

Musiktherapeutisch basierte Verfahren

Musiktherapie (insbesondere aktives Musizieren) wird in der Literatur neben Mindfulness und Massage als die »3 M der Stressreduktion« und als wirksame Säule der Stressreduktion beschrieben.

Musik hat ungeachtet, ob es sich um psychosoziale oder physische Stressbelastung handelt, eine stressreduzierende Wirkung. Dabei beeinflussen einige Variable den Musikeffekt zur Stressreduktion (Fancourt et al., 2014):

- Der auditiv wahrgenommene Gesamtklang, das Tempo, Tonalität, Lautheit und Instrumentation
- Die individuelle physische Beteiligung in Form von aktivem Musizieren, Chorsingen oder starke persönliche emotionale Teilhabe am gehörten Musikstück.
- Das dabei praktizierte soziale Engagement (in einer Gruppe, einem Orchester usw.), welches mit Anstieg von Vertrauen, Stolz und Selbstwert korreliert.
- Die persönliche Reaktion auf Musik als Musikliebhaber, ob Gefallen oder Missfallen an Musik oder ob überhaupt eine emotionale Resonanz entsteht.

Musik hat eine unabhängige vagusaktivierende und relaxierende Wirkung. Man kann den Musikeffekt individuell durch simultane Messung der HRV auf seine vagotrope und entspannende Funktion hin überprüfen. Musiktherapie hat bei zahlreichen stressbezogenen Krankheitsbildern bereits einen festen Platz im Behandlungsspektrum (Trappe, 2010).

Neurobiologische Grundlagen von Entspannung, Regeneration und Relaxation

Relaxation, Regeneration und Restitution der Systeme sind das physiologische Gegenprogramm zu Stress und der biologischen Stressantwort und sind somatisch charakterisiert durch Reduktion von Stoffwechsel, Herz- und Atemfrequenz, Blutdruck und Gehirnaktivität (Stefano et al., 2006). Die neurobiologischen Auswirkungen von Relaxationsverfahren wurden zumeist mit den Methoden von Yoga und Meditation untersucht, sodass man ausgehend von diesen Daten nur vage auf mögliche Effekte von autogenem Training und Muskelrelaxation schließen kann.

Jede Form von dauerhaft angewandter Relaxation bewirkt in Abhängigkeit von Anwendungsdauer, Intensität der Maßnahme und Erfahrung des praktizierenden Individuums zahlreiche messbare Effekte:

- **Psychische und emotionale Effekte**: Bei jeder Relaxation werden Hirnareale angeregt, die mit Aufmerksamkeit und Gedächtnis, Motivation und Belohnung, sensorischer Verarbeitung und Interozeption sowie Autoregulation wie

Emotions- und Impulskontrolle beschäftigt sind und globale Aktivität sowie Angstreaktionen und damit das Stressempfinden abschwächen (Hölzel et al., 2011; Esch, 2014). Im Wesentlichen werden das vegetative Nervensystem, Aufmerksamkeit und Emotionsregulation verbessert und reguliert (Ott & Hölzel, 2011).

- **Strukturelle Wirkungen**: Langfristige Meditation führt zu einer Zunahme der Kortexdicke (Lazar et al., 2005), insbesondere in Arealen, die im Zusammenhang mit Aufmerksamkeit, Gedächtnis, Interozeption, sensorischer Verarbeitung sowie von Selbst- und Autoregulation stehen (Hölzel et al., 2008; Lazar et al., 2005; Wang et al., 2011).
- **Funktionelle Wirkungen:** Bereits bei kurzzeitiger Meditation werden EEG-Veränderungen insbesondere der Theta-Wellen messbar. Bei langjährigen Anwendern von Relaxationsverfahren nehmen hochfrequente Gamma-Wellen im EEG zu, was auch als Qualität von Entspannungstiefe gilt und von Zeitdauer der Übung, Erfahrung und Persönlichkeit des Anwendenden abhängig ist (Lutz et al., 2004; Brefczynski-Lewis et al., 2007; Farb et al., 2007; Esch, 2014).
- **Molekulare Effekte:** Die Auswirkungen von Meditation auf die Bildung und Freisetzung der verschiedenen Neurotransmitter und Stresssubstrate verlaufen relativ einheitlich:
  - Dopamin steigt an (Jung et al., 2010; Esch et al., 2004),
  - Noradrenalin fällt ab (Jung et al., 2010),
  - Serotonin und Melatonin steigen an (Liou et al., 2010),
  - Cortisol-Werte und Cortisol-Dynamik werden eingeschränkt und vermindert (Brand, 2012),
  - Anstieg von Acetylcholin (Esch, 2014),
  - Stickstoffmonoxid steigt an (Dusek et al., 2006).

Dabei werden die Stress antagonisierenden Systeme bereits während der Stressbelastung aktiviert. Grundsätzlich stehen sich die komplexen Systeme von Stressantwort (= exzitatorische Funktion) und Relaxation/Regeneration (= inhibitorische Funktion) antagonisierend in Opposition gegenüber. Beide Systeme sind in Ruhe balanciert und können je nach Situation und Anforderung kurzfristig oder langzeitig durch funktionelle Aktivierung der beteiligten Systeme eine jeweilige Dominanz (exzitatorisch versus inhibitorisch) entwickeln (► Abb. 4-1).

Bei hohem Tonus des Sympathikus, welcher als ständig bereites Notfallsystem abrufbar ist, werden zunächst endogene Hemmmechanismen wie ECB und EOP aktiviert, welche eine überschießende Stressantwort eindämmen und begrenzen sollen. Für die Initiierung der Relaxation ist allerdings ein aktives Signal notwendig, wie z. B. eine Pause mit innerer Einkehr oder körperliche und innere Ruhe, z. B. durch eine Achtsamkeitsübung oder Ähnliches.

Im Verlauf der Meditation kommt es zu:

- Aktivierung von Motivation und Belohnung, Steuerung von Aufmerksamkeit, Interozeption und Stärkung autonomer Funktionen wie der Emotionskontrolle (Esch, 2014),

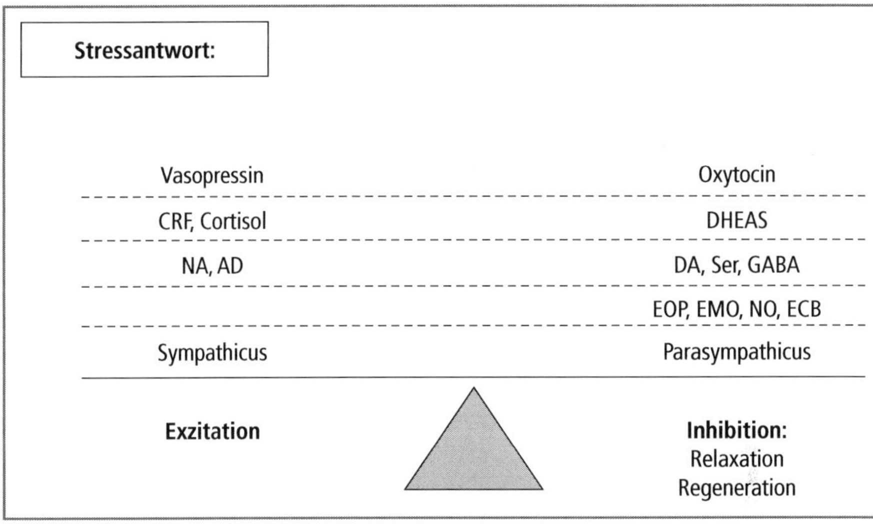

Abb. 4-1 Balance der molekularen Stressantwort durch Antagonisierung von Exzitation und Inhibition (Relaxation und Regeneration). Die jeweils entsprechenden antagonistisch wirksamen Stresssubstrate stehen jeweils in einer Zeile gegenüber: Cortisol Releasing Faktor (CRF), Noradrenalin (NA), Adrenalin (AD), Dehydroepiandrosteron-Sulfat (DHEAS), Dopamin (DA), Serotonin (Ser), Gamma-Amino-Buttersäure (GABA), endogene Opiate (EOP), endogene Morphine (EMO), Stickstoffmonoxid (NO), Endocannabinoide (ECB).

- Modulation der Ruheaktivität des Gehirns, dem »Resting State Network« (oder »Default Mode Network«), dem neuronalen System der inneren Ruhe, »wenn wir nichts denken« (Ott, 2010). Durch Meditation wird diese Grundaktivität noch weiter reduziert, verbunden mit Steigerung der Selbstregulation der Gehirnleistung und Selbstwahrnehmung (Lazar et al., 2005; Schnabel et al., 2010; Jang et al., 2010; Hölzel et al., 2011). Als Folge dessen verbessert sich die Verhaltenssteuerung, was zur Lebensstilmodifikation bei Stress oder Sucht grundlegend notwendig ist (Esch, 2014).

Nach initialem Primärimpuls durch den Parasympathikus mittels Acetylcholin wird ein reziprok agierendes Regulationssystem aktiviert: Zunächst wird der der Metabolismus von Dopamin zu Noradrenalin durch Hemmung der Dopamin-β-Hydroxylase blockiert (Jung et al., 2010), verbunden mit einem Abfall des Noradrenalins. Durch die höheren Dopamin-Werte wird die Bildung von endogenen Morphin-Alkaloiden (z. B. Reticulin; ► Kap. 1.5.5) eingeleitet, welche nach Bindung am spezifischen μ3-Opiat-Rezeptor die Stickstoffmonoxid-Synthase (cNOS) stimuliert mit verstärkter Freisetzung von Stickstoffmonoxid. NO ist somit das Schlüsselsubstrat, welches als Messenger Signale für die proinhibitorische Genexpression und Enzymaktivierung zur Bildung von endogenen Morphinen entwickelt (siehe detailliert bei Stefano & Kream, 2010).

Verschiedene neuroregulatorische Systeme befördern und differenzieren die Relaxation durch Stimulierung von belohnenden (reward), angenehmen (plea-

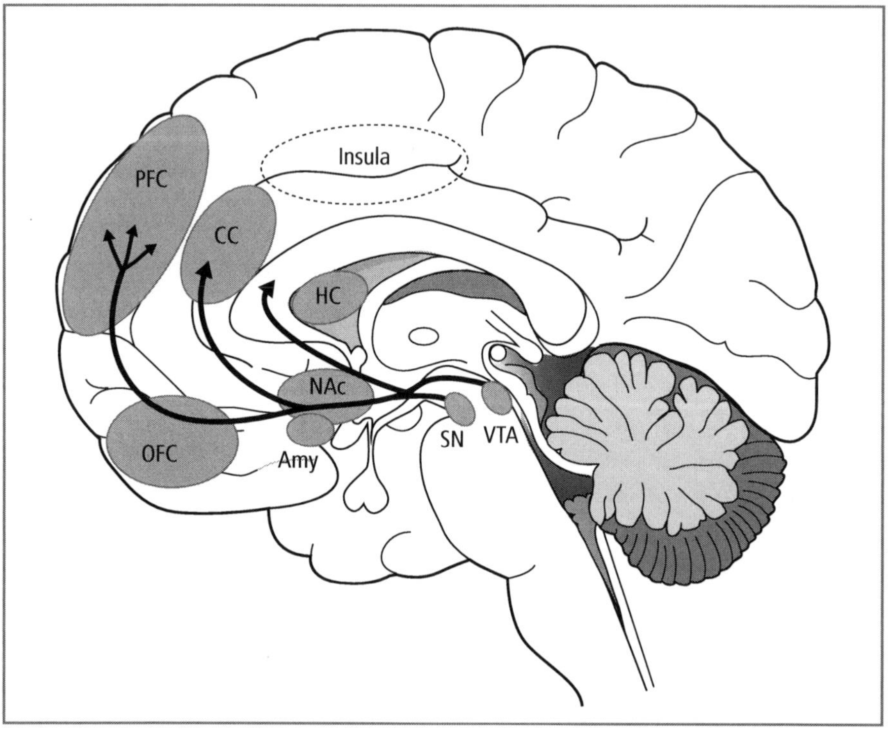

Abb. 4-2 »Hotspots« und Neuronenkreise für Belohnung (reward) und Genuss (pleasure): Präfrontaler Kortex (PFC), Cingulärer KCortex (CC), Orbitofrontaler KCortex (OFC), Hippocampus (HC), Amygdala (Amy), Nucleus accumbens (NAc), ventrale tegmentale- Area (VTA), Substantia nigra (SN);. Erläuterungen im Text (nach Michel-Chavez et al., 2015, und Castro & Berridge, 2015).

sure) und hedonischen Empfindungen. Grundlage dafür sind die entsprechenden Neuronenkreise, deren Funktion vor allem durch dopaminerge Neuronen in ventro-tegmentaler Area (VTA), Substantia nigra (SN), Nucleus accumbens (NAc), orbitofrontalem Kortex (OFC), Präfrontalem Kortex (PFC) sowie Amygdala (Amyg), Hippocampus (HC) und Cingulärem Kortex (CC) realisiert werden. Sie sind Teile eines Netzwerkes zur Regulation von gegensätzlichen psychischen und somatischen Funktionen von Bestrafung, Schmerz, Aversion einerseits, sowie Belohnung, Genuss und Hedonie andererseits, die durch Relaxation befördert werden (Leknes & Tracy, 2008; Berridge & Kringelbach, 2013). Erst durch die Wirkung der endogenen Opiate wird der Wunsch (»wanting«) zum Mögen (»liking«) (Castro & Berridge, 2014; Berridge & Kringelbach, 2015).

Folgende Systeme und deren steuernde Wirksubstanzen sind neuromodulatorisch beteiligt (► auch Kap. 1.5.5):

- **Endocannabinoide:** Anandamid (AEA) und 2-Arachidon-Glycerol (2-AG). Bindung an CB_1-Rezeptoren, Regulation über FAAH (Fettsäure-Hydroxilase)
  - *Wirkung:* Hemmung von CRH und HHN-Achse

- **Endogene Opiate (Peptide):** β-Endorphine, Enkephalin, Dynorphin, Entstehung aus POMC (Pro-Opio-Melano-Cortin). Bindung an μ-, δ-, ORL-, κ-Rezeptoren in PVN, LC, Amygdala.
  - *Wirkung:* Minderung des hohen Tonus von LC (NA), Sympathikus und HHN-Achse. Erst durch die Bindung von Opiaten an unterschiedlichen Rezeptoren im NAc werden die »liking«-Signale angeregt und dadurch das Genusssystem (pleasure) aktiviert. Dies ist eine bedeutsame Grundlage für die Entspannung.
- **Endogene Morphine (Alkaloide):** Narcocolarin, Reticulin etc., werden aus Katecholaminen (vor allem DA) gebildet, nachfolgende Bindung an μ-Rezeptor, führen über G-Protein-Aktivierung zur Stimulation der cNOS und zur Freisetzung von NO (Stefano & Kean, 2010).
  - *Wirkung:* Hemmung von NA, Sympathikus, Einleitung der Relaxation mit Freisetzung von Stickstoffmonoxid (NO): Folge ist Vasodilatation. Die dopamininduzierte Stimulation der eNOS mit Bildung und Freisetzung von

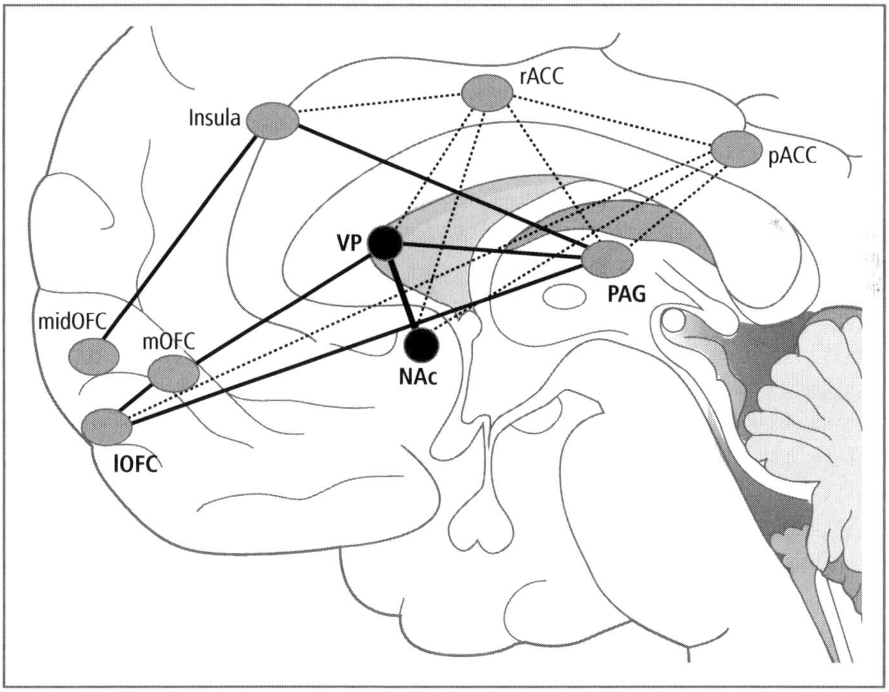

Abb. 4-3 Hotspots der Neuronenkreise für Genuss (pleasure): Die Hotspots wurden nach spezifischer Aktivierung (süßer Geschmack, Schokolade, angenehme Berührung oder Musik, monetäre Belohnung, usw.) im fMRT ermittelt. Die einzelnen Neuronengruppen verstehen sich als ein funktionelles Netzwerk, welches die hedonische »Genuss«-Beurteilung »liking« regelt (nach Leknes & Tracy, 2008, Berridge & Kringelbach, 2015). NAc = Nucleus accumbens; mOFC = medialer Orbitofrontaler Kortex; VP = Ventrales Pallidum; midOFC = mit-ant. Orbitofrontaler Kortex; PAG = Periaquaeductales Grau; OFC = lateraler Orbitofrontaler Kortex; rACC = rostrales Ant. Cingulum.

NO ist der wichtige Stimulus für die physischen Faktoren der Entspannung wie muskuläre Ruhe, Absenken des Blutdrucks und Pulses usw.

- **Parasympathikus (Vagus)**: Freisetzung von ACh an den Nervenendigungen, Aktivierung durch zentrale Stressvorgänge
  - *Wirkung:* Hemmung des Sympathikus

Im engeren Sinne versteht man unter Relaxation eine über die Stressbeendigung und Regeneration hinausgehende Tiefenentspannung, die meist bei Achtsamkeitsübungen und Meditation erreicht wird und die mit einem erheblichen Wohlgefühl, Erwärmung von Haut, Extremitäten und Akren einhergeht. Diese Wirkung wird vor allem durch das Stickstoffmonoxid (NO) vermittelt, welches zur Relaxation der glatten Muskulatur führt und selbst weitere und vielfältige immunologische, vaskuläre, neuronale, bakterizide/viruzide und antioxidative Funktionen besitzt. Die Freisetzung von NO wird durch Endocannabinoide, Estradiol, Acetylcholin und Nicotin zusätzlich befördert (Stefano & Kream, 2010).

Zu diesem Konzept gehören auch **Mikropausen** (jeweils von 3 – 7 Minuten Dauer), um mehrfach am Tage die stressorische Dauerbelastung zu begrenzen, den Parasympathikus zu aktivieren und zu trainieren und damit Impulse für die Regeneration zu setzen.

4.1.4 Ernährung im Rahmen des Stressmanagements

Menschen unter dauerhaftem, chronischem Stress neigen gehäuft zu »falscher, eher genussvoller Ernährung«, nämlich zu süß und zu fett, was durch hedonisch ausgerichtete limbische Motivations- und Belohnungszentren und speziell über genussförderliche, hedonisch ausgerichtete neuronale Kreise befördert und geregelt wird (Berridge & Kringelbach, 2015; Details ► Kap. 1.10). Andererseits können wohlschmeckende, meist fett- und kohlenhydratreiche Nutrienten das limbische System und die Amygdala durch Freisetzung von GABA und Oxytocin beruhigen, verbunden mit Aktivierung des Belohnungssystems und nachfolgender Entspannung (Esch & Stefano, 2010). Man kann daraus schließen, dass Stresswirkungen durch wohlschmeckende, schnell befriedigende Nutrienten vermindert werden.

Dahinter stehen enge Verknüpfungen von neuronalen Schaltkreisen für Stress mit dem limbischen Belohnungs- und Motivationssystem von Nucleus accumbens und VTA (Kringelbach, 2004) sowie den hypothalamischen Zentren zur Steuerung von Appetit und Hunger (Kelley et al., 2005).

Diese Systeme werden im Rahmen der Stressantwort aktiviert mit zahlreichen Partialfunktionen:

- **Aktivierung von opioiden Neuronen im Nucleus accumbens und Putamen**, durch Bindung von endogenen Morphinen und Enkephalinen an μ-Rezeptoren, welche die Freisetzung von GABA und Oxytocin zur Stimulation der hypothalamischen Zentren von Hunger und Appetit anregen. Diese wiederum begünstigen die Aufnahme von besonders wohlschmeckenden kohlenhydrat- und fettreichen Nutrienten (Peters et al., 2004; Esch & Stefano, 2010).

- Die freigesetzten **GABA und Oxytocin beruhigen** zusätzlich Amygdala und limbisches System und vermitteln Wohlgefühl und Anxiolyse (Esch & Stefano, 2010).
- **Dopamin (aus Nucleus accumbens)** als Grundstoff für die Biosynthese der Relaxation bestimmt und **fördert das allgemeine Wohlgefühl** (Stefano & Kream, 2010).
- Bei Adipositas ist durch Defizite von Serotonin und Dopamin das Sättigungsgefühl vermindert, sodass endogene Morphine Hunger und Freude am Essen verstärken, um Stress zu mindern (Tomasi et al., 2009). Zusätzlich befördert der starke Energiebedarf des Gehirns im Sinne des »brain-pull« die weitere Nahrungsaufnahme (Peters et al., 2004).
- **Bei maladaptiertem, chronischem Stress nimmt das viszerale Fettgewebe zu**, welches die hypothalamischen vegetativen Zentren hemmt, verbunden mit zahlreichen zusätzlichen gesundheitlichen Risiken (Peters et al., 2015; Tomiyama et al., 2011).
- Insbesondere stark Gestresste erfahren **deutlichere Anstiege von Cortisol und Insulin** und greifen bevorzugt zu »Komfort-Nutrienten« (= kohlenhydrat- und fettreich), mit erheblich gesteigerter Energieaufnahme und Entwicklung eines Circulus vitiosus (Dallman et al., 2005; Tomiyama et al., 2011; Peters et al., 2015).
- Der kalorische Wechsel von peripherer zu zentral gesteuerter Energieversorgung **vermindert die Autonomie** sowie den **Einfluss auf die Esskontrolle** und verursacht Stimmungsschwankungen, die wiederum eine zusätzliche Ursache für zusätzliche Nahrungsaufnahme sind, vermittelt durch die Wirkstoffe DA, EMO und Serotonin (Esch & Stefano, 2010).
- Die wesentlichen **beteiligten Gehirnregionen** sind (▸ Abb. 4-2): limbisches System, Orbitofrontaler Kortex, Nucleus accumbens und VTA, welche gemeinsam innerhalb des Belohnungs- und Genusskreises Empfindungen wie Appetit, Motivation, Muskelaktivität (durch Suche nach Nutrienten), Wohlgefühl und Belohnung regulieren.

Nahrungsmittel und Essen insbesondere von »Komfort-Nutrienten« (wie z. B. wohlschmeckende Snacks, Chips, Schokolade, Süßes etc.) sowie das dadurch vermittelte hedonische Wohlgefühl stellen einen relevanten stresshemmenden Faktor dar und sollten beim Stresscoaching und der notwendigen Ernährungsberatung von Übergewichtigen und Adipösen mit bedacht werden.

Generell ist bei der Stressberatung bzw. beim Stresscoaching eine eigene Informationseinheit zur Wahl sogenannter »gesunder Nahrungsmittel« ratsam. Meist wissen und kennen die Betroffenen ihre Ernährungsfehler, haben jedoch nicht die innere Kraft und Stabilität, den notwendigen Wechsel zu einer gesunden Ernährung und Trinkweise zu vollziehen. Aus diesem Grunde ist das Thema »gesunde Ernährung im Stress« ein wichtiger Baustein bei jedem Stresscoaching (Esch et al., 2006). Diese Beratung sollte optimal durch einen Ernährungsberater erfolgen.

4.1.5 Sport/aerobes Training (nicht belastend)

Physische, sportliche körperliche Belastung im aeroben Bereich hat immense Vorzüge für zahlreiche Körperfunktionen von Herz-Kreislauf, Lunge, Stoffwechsel und Gehirnfunktion. Moderater, aerober Sport steigert die Gehirnperfusion und Kognition, insbesondere Aufmerksamkeit, Prozessgeschwindigkeit, Exekutivleistungen (z. B. Arbeitsgedächtnis, Selbstkontrolle, Handlungsplanung, Aufmerksamkeitssteuerung usw.), Gedächtnis (Smith et al., 2010) und Lernen, verbunden mit einer ca. 40-prozentigen Risikominderung für die Entwicklung von kognitiven Störungen (Erickson et al., 2015). Körperliche Aktivität kann somit physische und kognitive Gesundheit selbst im Alter und nach schweren Erkrankungen wie z. B. nach Schlaganfall erhalten und verbessern (Voelcker-Rehage et al., 2006; Hillman et al., 2008). Zusätzlich kann aerober, nicht-kompetitiver Sport den Entspannungsvorgang und die Stressinhibition erheblich fördern. Die wesentlichen neurobiologischen Auswirkungen von aerobem Sport auf Stressreduktion und Gehirnfunktion sind:

1. **Steigerung der Stressinhibition durch EOP** (Endorphine und Enkephaline) **und EMO** (endogene Morphine) (Esch & Stefano, 2010): Die wesentlichen Effekte werden durch sportbedingte Steigerung der Opiat-Aktivität bei gleichzeitiger leichtgradiger Minderung der Opiatrezeptor-Verfügbarkeit im präfrontalen und limbischen/paralimbischen System zwei Stunden nach Ausdauerbelastung beschrieben (Boecker et al., 2008).
2. Deutliche **Steigerung des parasympathischen Grundtonus** nach sportlicher Betätigung, erkennbar an niederen Puls- und Blutdruckwerten und in der HRV (Kelley & Tran, 1995; Ashton et al., 2018).
3. **Anstieg glutamaterger Aktivität,** durch Anstieg sowohl von Glutamat als auch seiner spezifischen NMDA-Rezeptoren wird die basale neuronale Aktivität gesteigert und die Neuroplastizität, insbesondere im Hippocampus, verstärkt (van Praag, 2008).
4. **Anstieg von Monoaminen** wie Serotonin (van Praag, 2008).
5. **Steigerung der Neurotrophine wie BDNF,** insbesondere in Hippocampus und PFC, mit Zunahme von Neurogenese und Neuroplastizität (Rojas Vega et al., 2006; van Donkelaar et al., 2009).
6. Abfall während und **Anstieg nach sportlicher Leistung von NO** (Mantione et al., 2007). Damit wird die stimulierende Funktion von NO durch die cNOS zur Exekution der Wirkungen von Dopamin, Serotonin, Endocannabinoiden und Morphin durch sportliche Aktivität erklärbar. NO wirkt Noradrenalin entgegen, Dopamin steigert das Belohnungsverlangen und -empfinden beträchtlich (Berridge & Kringelbach, 2008).
7. **Zunahme der grauen Substanz** in Frontalhirn, Hippocampus und Nucleus caudatus (Erickson et al., 2015).
8. **Zunahme der Integrität der weißen Substanz**, verbunden mit verbesserter neuronaler Effektivität bei Denkaufgaben und besserer Konnektivität von Hippocampus, PFC und Cingulum. Im Vergleich von Sporttreibenden versus Ruhenden wurden bei Einzelaufgaben im fMRI neben den regional beschrie-

benen Gehirnaktivitäten stets auch deutliche Verbesserungen der Kognition gemessen (Erickson et al., 2015).

Die klinische Erfahrung belegt, dass aerobe körperlich-sportliche Aktivität bereits während der Sportbetätigung zu einem Wohlgefühl und gelegentlich sogar zu einem »Hochgefühl« beitragen kann, insbesondere aber nach dem Ende der sportlichen Betätigung (Blumenthal et al., 2005). Die wesentlichen Motoren dazu sind das Ansteigen der wichtigen Stressinhibitor-Systeme ECB, EOP und EMO, aber auch von Dopamin und Serotonin, wobei die Anstiege von EMO und Dopamin vor allem für die Erholungsphase verantwortlich sind.

Ähnlich wie die Notwendigkeit einer Ernährungsumstellung sind den meisten Gestressten auch die stresshemmenden Vorteile einer möglichst täglichen leichten sportlichen Betätigung völlig bewusst. Allein, es fehlen Motivation, Kraft und Veränderungsbereitschaft zur Umsetzung (»das Doing«). Aus diesem Grunde ist ein kontinuierliches Stresscoaching mit Entwicklung von Achtsamkeit für den eigenen Körper und Stärkung von Selbstverantwortung und Selbstwirksamkeit essenziell.

Literatur

Ashton RE, Tew GA, Aning JJ, Gilbert SE, Lewis L, Saxton JM (2018). Effects of short-term, medium-term and long-term resistance exercise training on cardiometabolic health outcomes in adults: systematic review with meta-analysis. Br J Sports Med; 0:1–9; doi: 10.1136/bjsports-2017-098970.

Astin JA, Shapiro SL, Eisenberg DM, Forys KL (2003). Mind-Body Medicine: state of the science, implications for practice. J Am Board Fam Pract 16:131–47.

Berridge KC, Kringelbach ML (2008). Affective neuroscience of pleasure: reward in humans and animals. Psychopharmacol; 199:457–80.

Berridge KC, Kringelbach ML (2013). Neuroscience of affect: brain mechanisms of pleasure and displeasure. Curr Opinion in Neurobiol; 23:294–303.

Berridge KC, Kringelbach ML (2015). Pleasure systems in the brain. Neuron Rev; 86:646–664.

Blumenthal JA, Sherwood A, Babyak MA, Watkins LL, Waugh R, Georgiades A, Bacon SL, Hayano J, Coleman RE, Hinderliter A (2005). Effects of exercise and stress management training on markers of cardiovascular risk in patients with ischemic heart disease: a randomized controlled trial. JAMA; 293:1626–34.

Boecker H, Sprenger T, Spilker ME, Henriksen G, Koppenhoefer M, Wagner KJ, Valet M, Berthele A, Tolle TR (2008). The runner's high: opioidergic mechanisms in the human brain. Cerebral Cortex; 18:2523–51.

Brefczynski-Lewis JA, Lutz A, Schaefer HS, Levinson DB, Davidson RJ (2007). Neural correlateds of attentional expertise in long-term practitioners. PNAS; 104:11483–8.

Castro DC, Berridge KC (2014). Opioid hedonic hotspots in Nucelus Accumbens Shell: Mu, Delta, and Kapp maps for enhancement of sweetness «liking« and »wanting«. J of Neurosci; 34:4239–50.

Corssen J (2004). Der Selbst-Entwickler. Das Corssen Seminar. Beust, Wiesbaden.

Dallman MF, Pecoraro NC, la Fleur SE (2005). Chronic stress and comfort foods: self-medication and abdominal obesity. Brain Behav Immun; 19:275–80.

Dusek JA, Chang BH, Zaki J, Lazar S, Deykin A, Stefano GB, Wohlhueter AL, Hibberd PL, Benson H (2006). Association between oxygen consumption and nitric oxide production during the relaxation response. Med Sci Monit; 12:1–10.

Dusek JA, Hibberd PL, Buczynski B, Chang BH, Dusek KC, Johnston JM, Wohlhueter AL, Benson H, Zusman RM (2008). Stress management versus lifestyle modification on systolic hypertension and medication elimination: a randomized trial. J Altern Complement Med; 14:129 – 38.

Edwards D, Burnard P (2003). A systemic review of stress and stress management interventions for mental health nurses. J of Advanced Nursing; 42:169 – 200.

Edwards D, Hannigan B, Fothergill A, Burnard P (2002). Stress management for mental health professionals: a review of effective techniques. Stress and Health; 18:203 – 15.

Egger J (2005). Das biopsychosoziale Krankheitsmodell. Grundzüge eines wissenschaftlich begründeten ganzheitlichen Verständnisses von Krankheit. Psychologische Medizin; 16:3 – 12.

Engel GL (1977). The need for a new medical model: a challenge for biomedicine. Science; 196:129 – 36.

Erickson KI, Hillman CH, Kramer AF (2015). Physical activity, brain, and cognition. Curr Opinion Behav Sci; 4:27 – 32.

Esch T (2008). Mind-Body-Medizin: Stress, Stressmanagement und Gesundheitsförderung. Komplement Integr Med; 1:35 – 39.

Esch T (2014). Die neuronale Basis von Meditation und Achtsamkeit. Sucht; 60:21 – 28.

Esch T, Esch SM (Hrsg) (2016). Stressbewältigung. Mind-Body-Medizin, Achtsamkeit, Selbstfürsorge. 2. Auflage, Medizinisch Wissenschaftliche Verlagsgesellschaft, Berlin.

Esch T, Stefano GB (2010). The neurobiology of stress management. Neuro Endocrinol Lett; 31:19 – 39.

Esch T, Guarna M, Bianchi E, Stefano GB (2004). Meditation and Limbic processes. Biofeedback; 32:22 – 32.

Esch T, Kim JW, Stefano GB (2006) Neurobiological implications of eating healthy. Neuro Endocrinol Lett; 27:21 – 33.

Fancourt D, Ockelford A, Belai A (2014). The psychoneuroimmunological effects of music: A systematic review and a new model. Brain, Behavior and Immunity; 36:15 – 26.

Farb NAS, Segal ZV, Mayberg H, Bean J, McKeon D, Fatima Z, Anderson AK (2007). Attending to the present: mindfulness meditation reveals distinct neural modes of self-reference. SCAN; 2:313 – 22.

Günthner A, Batra A (2012). Stressmanagement als Burn-out-Prophylaxe. Bundesgesundheitsbl; 55:183 – 9.

Guglietti CL, Daskalakis ZJ, Radhu N, Fitzgerald PB, Ritvo P (2013). Meditation-related increases in GABA modulated cortical inhibition. Brain Stimul; 6:397 – 402.

Hillman CH, Erickson KI, Kramer AF (2008). Be smart, exercise your heart: exercise effects on brain and cognition. Nat Rev Neurosci; 9:58 – 65.

Hölzel BK, Ott U, Gard T, Hempel H, Weygand M, Morgen K, Vaitl D (2008). Investigation of mindfulness meditation practitioners with voxel-based morphometry. Soc Cogn Affect Neurosci; 3:55 – 61.

Hölzel BK, Lazar SW, Gard T, Schuman-Olivier Z, Vago DR, Ott U (2011). How does mindfulness meditation work? Proposing mechanisms of action from a conceptual and natural perspective. Perspectives on Psychol Sci; 6:537 – 59.

Jang JH, Jung WH, Kang DH, Byun MS, Kwon SJ, Choi CH, Kwon JS (2010). Increased default mode network connectivity associated with meditation. Neurosci Letters; 487:358 – 62.

Jung YH, Kang DH, Jang JH, Park HY, Byun MS, Kwon SJ, Jang GE, Lee US, An SC, Kwon JS (2010). The effects of mind-body training on stress reduction, positive affect, and plasma catecholamines. Neurosci Lett; 479(2):138 – 42.

Jung YH, Kang DH, Byun MS, Shim G, Kwon SJ, Jang GE, Lee US, An SC, Jang JH, Kwon JS (2011). Influence of brain-derived neurotrophic factor and catechol O-methyl transferase polymorphisms on effects of meditation on plasma catecholamines and stress. Stress; 15:97 – 104.

Kaluza G (2018). Stressbewältigung. Trainingsmanual zur psychologischen Gesundheitsförderung. 4. Aufl. Springer, Berlin.

Kabat-Zinn J (2017) https://www.zentrum-fuer-psychosynthese.de/kultivierung-achtsamkeit-kabat-zinn.html

Kabat-Zinn J, Massion AO, Kristeller J, Peterson LG, Fletcher KE, Pbert L, Lenderking WR, Santorelli SF (1992). Effectiveness of a meditation-based stress reduction program in the treatment of anxiety disorders. Am J Psychiatry; 149:936 – 43.

Kelley AE, Baldo BA, Pratt WE, Will MJ (2005). Corticostriatal-hypothalamic circuitry and food motivation: integration of energy, action and reward. Physiol Behav; 86(5):773 – 95.

Kelley G, Tran ZV (1995). Aerobic exercise and normotensive adults: a meta-analysis. Med Sci Sports Exerc; 27:1371 – 7.

Kjaer TW, Bertelsen C, Piccini P, Brooks D, Alving J, Lou HC (2002). Increased dopamine tone during meditation-induced change of consciousness. Brain Res Cogn Brain Res; 13(2):255 – 9.

Kringelbach ML (2004). Food for thought: hedonic experience beyond homeostasis in the human brain. Neuroscience; 126:807 – 19.

Lazar SW, Kerr CE, Wasserman RH, Gray JR, Greve DN, Treadway MT, McGarvey M, Quinn BT, Dusek JA, Benson H, Rauch SL, Moore CI, Fischl B (2005). Meditation experience is associated with increased cortical thickness. Neuroreport; 16:1893 – 7.

Leknes S, Tracy I (2008). A common neurobiology for pain and pleasure. Nature Rev Neurosci; 9:314 – 20.

Liou CH, Hsieh CW, Hsieh CH, Chen DY, Wang CH, Chen JH, Lee SH (2010). Detection of night-time melatonin level in Chinese original quiet sitting. J Formosan Med Ass; 109:694 – 701.

Lutz A, Greischar LL, Rawlings NB, Ricard M, Davidson RJ (2004). Long-term meditators self-induce high-amplitude gamma synchrony during mental practice. Proc Natl Acad Sci USA; 101:16 369 – 73.

Mantione KJ, Esch T, Stefano GB (2007). Detection of nitric oxide in exhaled human breath: exercise and resting determinations. Med Sci Monit; 13:MT1-5.

Michel-Chavez A, Estanol-Vidal B, Senties-Madrid H, Chiquete E, Delgado GR, Castillo-Maya G (2015). Reward and aversion systems of the brain as a functional unit. Basic mechanisms and functions. Salud Mental; 38:299 – 305.

Nesvold A, Fagerlund MW, Davanger S, Ellingsen O, Solberg EE, Holen A, Sevre K, Atar D (2011). Increased heart rate variability during nondirective meditation. Prev Cardiol; 19:773 – 80.

Ott U (2010). Meditation für Skeptiker. OW Barth, München.

Ott U, Hölzel B (2011). Meditationsforschung: neuroanatomische Befunde. Dt Zeitschr f Akupunktur; 54:17 – 19.

Peters A, McEwen BS (2015). Stress habituation, body shape and cardiovascular mortality. Neurosci Biobehav Rev; 56:139 – 50.

Peters A, Schweiger U, Pellerin L, Hubold C, Oltmanns KM, Conrad M, Schultes B, Born J, Fehm HL (2004). The selfish brain: competition for energy resouces. Review. Neurosci Biobehav Rev; 28:143 – 80.

Peters A, Kubera B, Hubold C, Langemann D (2013). The corpulent phenotype – how the brain maximizes survival in stressful environments. Front Neurosci; 7:1 – 16.

Richardson KM, Rothstein HR (2008). Effects of occupational stress management intervention programs: a meta-analysis. J Occupational Health psychology; 13:69 – 93.

Rojas Vega S, Strüder HK, Vera Wahrmann B, Schmidt A, Bloch W, Hollmann W (2006). Acute BDNF and cortisol response to low intensity exercise and following ramp incremental exercise to exhaustion in humans. Brain Res; 1121:59 – 65.

Ruotsalainen JH, Verbeek JH, Marine A, Serra C (2015). Preventing occupational stress in healthcare workers (Review). Cochrane Database Syst Rev; 7(4).

Shapiro SL, Shapiro DE, Schwartz GER (2000). Stress management in medical education: a review of the literature. Academic Medicine; 75:748 – 59.

Smith PJ, Blumenthal JA, Hoffman BM, Cooper H, Strauman TA, Welsh-Bohmer K, Browndyke JN, Sherwood A (2010). Aerobic exercise and neurocognitive performance: a meta-analytic review of randomized controlled trials. Psychosom Med; 72(3):239–52.

Stefano GB, Kream RM (2010). Dopamine, morphine, and nitric oxide: an evolutionary triad. CNS Neurosci & Therapeutics 16:e124–37.

Stefano GB, Fricchione GL, Esch T (2006). Relaxation: Molecular and physiological significance. Med Sci Monit; 129:HY21–31.

Streeter CC, Jensen JE, Perlmutter JM, Cabral HJ, Tian H, Terhune DB, Ciraulo DA, Renshaw PF (2007). Yoga Ashana sessions increase brain GABA levels: a pilot study. J Altern Complemen Med; 13:419–26.

Tomasi D, Wang GJ, Wang R, Backus W, Geliebter A, Telang F, Jayne MC, Wong C, Fowler JS, Volkow ND (2009). Association of body mass and brain activation during gastric distention: implications for obesity. PLoS One; 4:e6847.

Tomiyama AJ, Dallman MF, Epel ES (2011). Comfort food is comforting to those most stressed: evidence of the chronic stress response network in high stress women. Psychoneuroendocrinology; 36:1513–9.

Trappe H-J (2010). Musik und Gesundheit. Musik-, Tanz- und Kunsttherapie; 21:1–6.

Van Donkelaar EL, van den Hove DLA, Blokland A, Steinbusch HWM, Prickaerts J (2009). Stress-mediated decreases in brain-derived neurotrophic factor as potential confounding factor for acute tryptophan depletion-induced neurochemical effects. Eur Neurpsychopharmacol; 19:812–21.

Van Praag H (2008). Neurogenesis and exercise: past and future directions. Neuromol Med; 10:128–40.

Voelcker-Rehage C, Godde B, Staudinger UM (2006). Bewegung, körperliche und geistige Mobilität im Alter. Bundesgesundheitsbl – Gesundheitsforsch- Gesundheitsschutz; 49:558–566.

Wang DJ, Korczykowski M, Wintering N, Pluta J, Khalsa DS, Newberg A (2011). Cerebral blood flow changes associated with different meditation practices and perceived depth of meditation. Psychiatry Research; 191:60–7.

Wolf A, Wolf F (2014). Der Integrale Stress-Test (IST). Psychologische Medizin; 25:23–28.

Yu X, Fumoto M, Nakatani Y, Sekiyama T, Kikuchi H, Seki Y, Sato-Suzuki I, Arita H (2011). Activation of the anterior prefrontal cortex and serotonergic system is associated with improvements in mood and EEG changes induced by Zen meditation practice. Int J Psychophysiol; 80:103–11.

4.2 Meditative Verfahren

Meditative Verfahren haben in der jüngeren Vergangenheit große Verbreitung gefunden. Meditative Formen des Yoga sowie andere unterschiedliche Meditationsformen werden vielerorts in großer Bandbreite und Vielfalt angeboten. Ob und inwieweit solche Methoden tatsächlich stressreduzierend wirksam sind, wurde erst in jüngster Vergangenheit wissenschaftlich untersucht und geklärt. Unter den ritualisierten Entspannungsmethoden unterscheidet man Verfahren mit

- **gleichbleibendem Fokus**, mit repetitiver Wiederholung desselben Gedankens, Satzes, Wortes oder Tons, wie z. B. Konzentration auf das Aus- und Einatmen oder das Aufsagen eines Gebetes oder eines Verses
- **wanderndem Fokus**, wie z. B. bei der Achtsamkeitsmeditation des »Body-

Scan«, bei Gedankenreisen (Yogameditation) und bei der Progressiven Muskelentspannung.

Andere Einteilungen differenzieren meditative Verfahren in Atem-, Klang-, Geh-, Mantra- und Objektmeditation oder passive und aktive Meditation.

4.2.1 Passive (kontemplative) Meditation

Unter passiver Meditation versteht man Verfahren in Ruhe, d.h. im Sitzen oder Liegen.

Die Achtsamkeitsmeditation (Mindfulness Based Stress Reduction = MBSR) nach Jon Kabat-Zinn (1990) ist am bekanntesten und heute am weitesten verbreitet. Die Grundlage dieser Meditation ist neben der meditativen Praxis die gleichzeitige, auf Achtsamkeit ausgelegte innere Haltung und Einstellung, mit besonderer Konzentration und Hingabe an den Augenblick im Sinne von »nicht wertender Aufmerksamkeit im Augenblick« und »Entspannt im Hier und Jetzt« (Kabat-Zinn, 1990). Die wesentlichen Komponenten von MBSR und deren assoziierten und aktivierten Gehirnareale sind die Entwicklung von

- Aufmerksamkeitskontrolle (im anterioren Cingulum),
- Selbstwahrnehmung von sensorischen Eindrücken, Atmung usw. (in Insula, temporo-parietalem Kortex),
- Emotionsregulation mit positiver Neubewertung, Exposition und Extinktion von zum Teil auch negativen Stresserlebnissen und Rekonsolidierung (in dPFC, vmPFC, Hippocampus, Amygdala) und
- Perspektivwechsel (in mPFC, posteriorem Cingulum, Insula, temporo-parietalem Kortex),

um damit die Selbstregulation zu befördern (Hölzel et al., 2011a).

Die Anfänge dieser Meditationsform entstammen den Lehren bekannter buddhistischer Lehrer und Zen-Meister. Kabat-Zinn kombinierte bekannte Elemente des Yoga mit buddhistischer Meditation, die er in weiteren Schritten verfeinerte und in das praktische Konzept der »Mindfulness Based Stress Reduction (MBSR)« integrierte. Kabat-Zinn hat zusammen mit anderen Autoren zahlreiche Bücher und Anleitungsbooklets, meist mit entsprechenden CDs, veröffentlicht, in denen diese Form der Meditation anschaulich angeleitet wird. Die Verfahren selber sind als »Body-Scan«, einer Achtsamkeitsmeditation im Liegen bzw. einer »Atemmeditation im Sitzen«, bekannt geworden (Kabat-Zinn & Lienhard, 2014). Das Wesen dieser Meditationsform liegt in einer intensiven »wandernden« Konzentration auf Körperteile »von der Großzeh bis zu den Haarspitzen« über jeweils drei bis fünf Atemzüge. Die ansonsten »kreisenden und einnehmenden vordergründigen Gedanken« werden dabei komplett zurückgedrängt, was vor allem in der Anfangszeit der Meditationspraxis nicht leichtfällt. Dieser Lernprozess durchläuft in der Regel drei Phasen: anfänglich mühevolle, dann weniger anstrengende Unterdrückung der Gedankenwanderung, schließlich mühelose Meditation.

Für MBSR sind zahlreiche wissenschaftliche Wirksamkeitsstudien zur Stressreduktion publiziert worden (► Kap. 4.2.3 »Wissenschaftliche Daten zu Entspannungsmaßnahmen«).

Transzendentale Meditation: Darunter versteht man die meist zweimal täglich sitzend, mit wachen Augen im Yogasitz praktizierte Maharishi Mahesh Yogi Meditation, bei welcher ein inneres Mantra die erzielte innere Stille und das Panoramabewusstsein, »das Einssein im Hier und Jetzt, frei von Gedanken«, vermittelt wird. Dafür sind eine intensive Schulung und ein langwieriges Training erforderlich.

Konzentrative Meditation: Bei dieser Form ist die Konzentration auf einen Gegenstand, ein Mantra oder auch andere Gebetsformen und so auf das Zentrum der inneren Wachheit gerichtet.

Meditative Verfahren, die in religiöse und/oder philosophische Lehren eingebunden sind, haben insbesondere im Rahmen der ost-westlichen Verschmelzung von Traditionen eine Renaissance erfahren. So kann man die meditativen Übungen im Hinduismus, Buddhismus und Daoismus den kontemplativen Gebetsübungen im Christentum in etwa gleichsetzen. Ihnen gemeinsam ist die ausgeprägte innere Konzentration, die Introspektion und Visualisierung, die Konzentration auf Atmung und unterschiedliche Bewusstseinszustände mit dem Ziel, die Einheit des physischen und spirituellen Selbst zu erreichen.

Mikropausen (jeweils von 3–7 Minuten Dauer) mit kurzen meditativen bzw. kontemplativen »Besinnungspausen« gehören ebenfalls dazu. Mikropausen sollen mehrfach am Tage die stressorische Dauerbefeuerung begrenzen, den Parasympathikus aktivieren und trainieren und damit Relaxationsimpulse setzen.

4.2.2 Aktive Meditation

Während die passiv-kontemplative Meditation im stillen Sitzen oder Liegen praktiziert wird, ist die aktive Meditation mit körperlicher Bewegung, achtsamem Handeln oder auch zum Teil lautem Rezitieren verbunden. Der Unterschied liegt also mehr in der äußeren Form und weniger am Inhalt oder dem Ziel.

Man findet diese aktive Form der Meditation in Zen-Buddhismus, Tandra, bei bestimmten Formen des Yoga, bei der Gehmeditation oder beim Mind-Posing. Aktive Meditationsformen fordern eine starke Konzentration auf körperliche Bewegungs- und Haltungsformen, in die zumeist »hineingeatmet« wird. Nach der meist komplexeren Einstellung der Körperhaltung oder -bewegung, verbunden mit einer gewissen Anspannung, entsteht durch das »Hineinatmen« eine weitreichende Entspannung.

Bei simultaner HRV-Messung beobachtet man beim Ausatmen einen stark parasympathischen und damit relaxierenden Impuls, der die Entspannung deutlich befördert. Umgekehrt steigt bei Inspiration die Herzfrequenz atemsynchron an (respiratorische Sinusarrhythmie).

Ungeachtet der verwendeten Technik sind die Auswirkungen der verschiedenen Methoden relativ ähnlich. Der Erfolg der Relaxation ist meist abhängig von der Dauer einzelner Übungseinheiten, der entstandenen Entspannungstiefe und der Dauer bisheriger Praxis.

4.2.3 Wissenschaftliche Daten zu Entspannungsmaßnahmen

Die Wirksamkeit von unterschiedlichen meditativen Entspannungsverfahren ist in den vergangenen Jahren intensiv untersucht und mit unterschiedlichen Methoden beforscht worden. Dabei wurden Daten zu unterschiedlichen, traditionell buddhistischen Langzeit-Meditationsformen buddhistischer Mönche der **tibetischen Meditationsform des Nyingmapa und Kagyupa**, mit 10000 – 50000 Meditationsstunden innerhalb von 15 – 40 Jahren untersucht. In einer elektroencephalographischen (EEG-)Analyse wurde während aktiver Meditation, im Vergleich zu einer nicht meditierenden Gruppe von Normalpersonen, eine starke Synchronisierung von hochamplitudigen Gamma-Wellen über dem fronto-temporalen Gehirn aufgezeichnet, also einem Frequenzbereich von 25 – 42 Hz, der typisch für eine starke Konzentration und für meditative Lernprozesse ist. Man findet diese vor allem bei der Top-down-Regulierung als Zeichen der übergeordneten Kontrolle von Hippocampus und PFC über das Stressgeschehen (Lutz et al., 2004).

Die **Achtsamkeitsmeditation** (MBSR) erhöht nicht nur signifikant Synchronisation und Aktivität der Gamma-Wellen, sondern aktiviert in gleichem Maße das Immunsystem, gemessen an der Antikörperzunahme gegen Vakzine (Davidson et al., 2003). Neben der klinischen Wirksamkeit zur Vermeidung von Depressionsrezidiven, Minderung des diastolischen Blutdrucks und Minderung von Sucht und Substanzabhängigkeit wurden im EEG eine Zunahme von Alpha- und Theta-Wellen und im fMRI eine deutliche Aktivierung des PFC und cingulären Kortex (CC) mit Erweiterung der Aufmerksamkeitsbereiche des Gehirns gefunden (Chiesa & Serreti, 2010).

In bildgebenden Untersuchungen mit unterschiedlichen Verfahren sieht man bei langzeitig Meditierenden einerseits eine Zunahme der Dichte der »grauen Zellmasse« (= grey matter) und damit eines Neuronenzuwachses (Ott et al., 2011; Hölzel et al., 2011b), mit Vergrößerung insbesondere von Hippocampus und Frontalhirn (PFC) (Luders et al., 2009) bei gleichzeitig entsprechender Funktionsoptimierung.

Die **Meditationstiefe** lässt sich funktionell durch unterschiedliche EEG-Muster unterscheiden:

- Theta-Frequenz (vorwiegend in der Mittellinie frontal und zentral) zeigt die Entspannungstiefe an, also den Grad von »innerer Einkehr und Versenkung«. Bei dieser EEG-Frequenz wird z. T. eine Entspannungstiefe in Höhe bis unterhalb des Ruhemodus des Gehirns erreicht (Slagter et al., 2009).
- Gamma-Frequenz (vorwiegend lateral, d.h. parietal, parieto-okzipital, temporal) ist Zeichen der Transzendenz und Entgrenzung (= Einheits- und/oder Kohärenzerleben). Gamma-Wellen über dem gesamten Gehirn sind ein Zeichen des »Einheitserlebens« (»global binding«) (Esch, 2014).

Darüber hinaus führt ein **Stressreduktionsprogramm** auch zu messbaren strukturellen Änderungen im ZNS: Nach einem achtwöchigem Training von MBSR hat bei 26 Gesunden die Graue Substanz der rechten basalen Amygdala im Grade der subjektiven Stressminderung, gemessen mit der Perceived Stress Scale (PSS), abgenommen (Hölzel et al., 2010). Bei anderen Studien wurden funktionelle Aktivierung sowie Zunahme von kortikaler Dichte und grauer Substanz im rechten Hippocampus, orbitofrontalen Kortex (OFC), anterioren Cingulären Kortex (ACC), Stammhirn, Insula, Posterioren Cingulären Kortex (PCC) und Precuneus sowie ebenfalls eine Funktionsminderung der Amygdala gefunden (▶ Abb. 4-4; Tang et al., 2015; Ott et al., 2011). Achtsamkeitsmeditation (Methode »Body-Scan«), jede andere Form von Meditation, integratives Body-Mind-Training, körperliche Entspannung oder Imaginationsübungen mit ausgewählter Musik verbessern Emotionsregulation, Gedächtnisfunktion (Gard et al., 2014), emotionale Bewertung, Erregungsregulierung, Präsenzgefühle, Gefühl von Freude und Verbundenheit, Verstärkung der Sinneswahrnehmung, Verstärkung von Aufmerksamkeit und Bewegungssteuerung sowie eine deutlich verbesserte Regulation von Atmung und Herz-Kreislauf-System (Ott & Hölzel, 2011). Allerdings ist die Wirksamkeit abhängig von der Meditationserfahrung des Praktizierenden (Lutz et al., 2008).

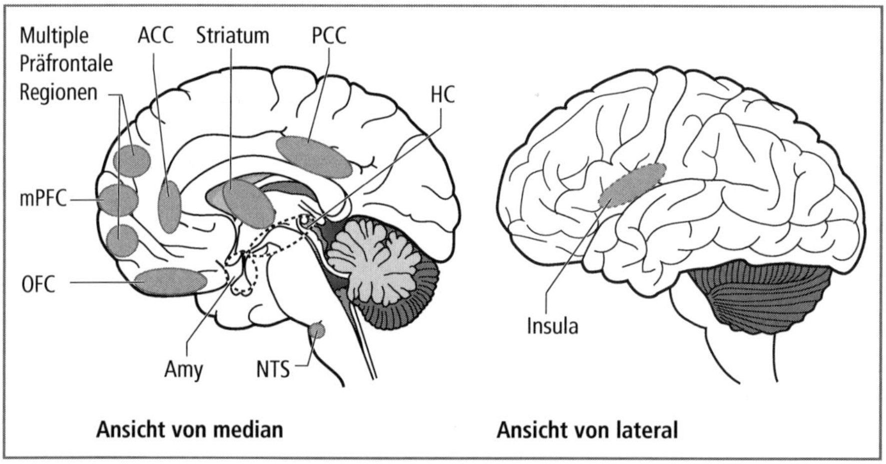

Abb. 4-4 Gehirnregionen, in denen unterschiedliche Aktivität zwischen Meditierenden (meist MBSR) und Nicht-Meditierenden gefunden wurden. Die Daten entstammen mehreren unterschiedlichen Publikationen, die in Metastudien zusammengefasst wurden (Ott & Hölzel, 2011; Ott et al., 2011; Tan et al., 2015). PFC: unterschiedliche Areale des Präfrontalen Kortex; mPFC: medialer Präfrontaler Kortex; OFC: Orbitofrontaler Kortex; ACC: anteriorer cingulärer Kortex; PCC: posteriorer cingulärer Kortex; HC: Hippocampus; Amy: Amygdala; NTS: Nucleus Tractus solitarius.

In einer Metaanalyse von 17 Studien wurden psychologische Auswirkungen einer MBSR mit einer Gesamtdauer von 8–32 Stunden, verbunden mit zusätzlichen häuslichen Übungen, nach vier, fünf oder acht Wochen analysiert. Die unterschiedlich angewandten Untersuchungswerkzeuge waren Stresswahrnehmungsskala, Selbstwahrnehmungsskala, Maslach-Burnout Inventory, teilweise auch HRV, Speichel-Cortisol und Blutdruckmessung. Obwohl nur fünf Studien randomisiert-kontrolliert konzipiert waren, war das bewertete subjektive Stressempfinden in 15 von 17 Studien deutlich vermindert und die allgemeine Gesundheit verbessert (Sharma & Rush, 2014). Dabei zeigten diejenigen mit vorangegangener MBSR-Erfahrung eine deutlich bessere Stressreduktion im Vergleich zu unerfahrenen Anwendern. Je kürzer die Anwendungsdauer, desto geringer sind die zu erwartenden positiven psychologischen Wirkungen (deVibe et al., 2013).

Die wesentlichen Effekte einer MBSR spielen sich in den neuronalen Regelkreisen der Stressantwort ab. Auswirkungen auf die Ausschüttung von Stresssubstraten wie z. B. von Cortisol zeigten uneinheitliche Daten. Zusammenfassungen der neuroanatomischen Wirkmechanismen sind ausführlich bei Hölzel et al. (2011b), Ott und Hölzel (2011) und Esch (2014) beschrieben.

Literatur

Chiesa A, Serreti A (2010). A systematic review of neurobiological and clinical features of mindfulness meditations. Psychological Medicine; 40:1239 – 52.

Davidson RJ, Kabat-Zinn J, Schumacher J, Rosenkranz M, Muller D, Santorelle SF, Urbanowski F, Harrington A, Bonus K, Sheridan JF (2003). Psychosomatic Medicine; 65:564 – 70.

De Vibe M, Solhaug I, Tyssen R, et al. (2013). Mindfulness training for stress management: a randomised controlled study of medical and psychology students. BMC Med Educ; 13:107.

Esch T (2014). Die neuronale Basis von Meditation und Achtsamkeit. Sucht; 60:21 – 28.

Esch T, Stefano GB (2010). The neurobiology of stress management. Neuro Endocrinol Lett; 31:19 – 39.

Gard T, Hölzel BK, Lazar SW (2014). The potential effects of mediatation on age-related cognitive decline: a systematic review. Ann NY Acad Sci; 1307:89 – 103.

Hölzel BK, Carmody J, Evans KC, Hoge EA, Dusek JA, Morgan L, Pitman RK, Lazar SW (2010). Stress reduction correlates with structural changes in the amygdala. Scan; 5:11 – 7.

Hölzel BK, Carmody J, Vangel M, Congleton C, Yerramsetti SM, Gard T, Lazar SW (2011a). Mindfulness practice leads to increases in regional brain grey matter density. Psychiatry Research Neuroimaging; 191:36 – 43.

Hölzel BK, Lazar SW, Gard T, Schuman-Olivier Z, Vago DR, Ott U (2011b). How does mindfulness meditation work? Proposing mechanisms of action from a conceptual and neural perspective. Perspectives on Psychological Science; 6:537 – 59.

Kabat-Zinn, J. (1990). Full catastrophe living. Delta Publishing, New York, NY.

Kabat-Zinn J, Lienhard V (2014). »Stressbewältigung durch die Praxis der Achtsamkeit«, Arbor.

Luders E, Toga AW, Lepore N, Gaser C (2009). The underlying anatomical correlates of long-term meditation: Larger hippocampal and frontal volumes of gray matter. NeuroImage; 45:672 – 8.

Lutz A, Grelschar LL, Rawlings NB, Ricard M, Davidson RJ (2004). Long-term meditators self-induce high-amplitude gamma synchrony during mental practice. PNAS; 101:16 369 – 73.

Lutz A, Brefczynski-Lewis J, Johnstone T, Davidson RJ (2008). Regulation of the neural circuitry of emotion by compassion meditation: Effects of meditative expertise. PLoSone; 3:e1897.

Ott U, Hölzel B (2011). Meditationsforschung: neuroanatomische Befunde. Dt Ztschr f Akupunktur; 54:17 – 9.

Ott U, Hölzel BK, Vaitl D (2011). Brain Structure and Meditation: How Spiritual Practice Shapes the Brain. In: Walach H, Schmidt S, Jonas W (eds). Neuroscience, Consciousness and Spirituality. Studies in Neuroscience, Consciousness and Spirituality, vol 1. Springer, Dordrecht.

Sharma M, Rush SE (2014). Mindfulness-Based Stress Reduction as a stress management intervention for healthy individuals: a systemic review. J of Evidence-Based Complementary & Alternative Medicine; 19:271 – 86.

Slagter HA, Lutz A, Greischar LL, Nieuwenhuis S, Davidson RJ (2009). Theta phase synchrony and conscious target perception. Impact of intensive mental training. J Cogn Neurosci; 21:1536 – 49.

Tang Y-Y, Hölzel BK, Posner MI (2015). The neuroscience of mindfulness meditation. Nature Rev Neuroscience; 16:213 – 25.

4.2.4 Achtsamkeitsmeditation und verwandte, fernöstliche Meditationstechniken zur Stressreduktion

Achtsamkeits- und Meditationsbasierte Methoden haben einen positiven Einfluss auf psychische Gesundheit und Wohlbefinden. Tatsächlich konnte gezeigt werden, dass achtsame Menschen eine positivere Einstellung zum Leben und eher Gefühle wie Freude und Dankbarkeit zeigen (Schuttle & Malouff, 2011; Hoffmann et al., 2011). Darüber hinaus sind achtsame Menschen eher gewissenhaft, offen gegenüber neuen Erfahrungen und weisen einen geringeren Grad an Neurotizismus auf (Giluk, 2009). Ferner haben sie eine bessere Emotionsregulation, da sie Emotionen als temporär und vergänglich wahrnehmen können (Hayes & Feldman, 2004; Goodall et al., 2012). Aufgrund dessen werden Interventionsmethoden wie *Achtsamkeitsmeditation* immer häufiger in psychotherapeutische Verfahren sowie im Rahmen von Coaching-Programmen integriert (Walsh & Shapiro, 2006). Aspekte der Meditation wurden unter anderem in Therapieprogrammen wie dem Programm Mindfulness-Based Stress Reduction (MBSR) von Kabat-Zinn (1982) angewandt. Viele Studien bestätigen die klinisch-therapeutische Effektivität von Achtsamkeitsmeditationen (Astin, 1997; Kabat-Zinn et al. 1992; Miller et al.,1995). Durch achtsamkeitsbasierte Programme können unter anderem Angststörungen und Depressionen reduziert werden (Carmody & Baer, 2008). Meditation hat allerdings nicht nur einen positiven Effekt auf das psychische Wohlbefinden und die Reduktion von psychischen Störungen, sondern auch auf physische Komponenten wie chronische Schmerzen, somatische Beschwerden und eine generelle Stressreduktion (Grossmann et al., 2004).

Insbesondere wenn allgemeinmedizinische Interventionen nicht mehr ausreichend wirken, wird nach alternativen Methoden gesucht. Genau an diesem Punkt setzen Achtsamkeitsübungen und Meditation als vielversprechende Behandlungsmethode an, um Stressreduktion zu erreichen (Michalsen, 2010). Die Bandbreite der verschiedenen Meditationsarten und -techniken ist dabei sehr groß. Bei der Meditation versetzt man sich in einen Zustand, bei dem man sich in innerer Ruhe befindet, während man automatisierte Gedankengänge ausblendet und somit das Stressempfinden reduziert (Grossmann et al., 2004; Chu, 2009). Achtsamkeitsmeditation besitzt neben der Risikominimierung für bestimmte Erkrankungen und die Reduktion von Stress aber noch weiteres Potenzial. Aktuelle Forschungsergebnisse zeigen, dass Meditation auch Auswirkungen auf die kognitiven Fähigkeiten (Tang et al., 2015) und die Neuroplastizität (Lazar et al., 2005; Hölzel et al., 2011) haben kann. Es kann außerdem durch Meditation eine Verbesserung der Entscheidungsfähigkeit (Gallant, 2016) und der Selbstregulation erreicht werden. Amihai und Kozhevnikov (2015) weisen ferner darauf hin, dass unterschiedliche Meditationstechniken spezifische Auswirkungen auf die Aufmerksamkeit haben. Bestimmte Arten von Meditation haben einen Effekt auf das Autonome Nervensystem und können dadurch die Aufmerksamkeit erhöhen (Amihai & Kozhevnikov; 2015). Das Interesse der Gesellschaft an der fernöstlichen buddhistischen Meditationstradition, egal ob im wissenschaftlichen oder im allgemeinen Sinne, nimmt also immer mehr zu. Auch wenn die wissenschaftliche Forschung und die östliche Tradition sehr gegensätzliche Ansätze zu sein scheinen, versuchen immer mehr moderne Wissenschaftler die alten Lehren zu definieren und zu erklären.

Das Wort *Meditation* kommt vom lateinischen *meditatio* (zur Mitte ausgerichtet) und *meditari* (sich üben, nachsinnen). Dabei handelt es sich um eine spirituelle Praktik, die in zahlreichen Religionen und Kulturen verbreitet ist. Ziel der bewussten Anwendungen von Meditation ist die Beruhigung und Sammlung des Geistes (Brockhaus, 2005). Eine allgemeingültige Definition des Begriffes Meditation gestaltet sich in der Forschungspraxis problematisch, da viele Forscher eine unterschiedliche Herangehensweise und Operationalisierung bevorzugen (Baer, 2003; Brown, 1977; Grossman et al., 2011). Westliche Definitionen sehen Meditation oft als Strategie zur Selbstregulation. Walsh und Shapiro (2006) definieren Meditation als selbstregulatorische Praktiken wie Achtsamkeits- und Konzentrationsübungen. Diese sollen das allgemeine Wohlbefinden sowie die Entwicklung von Fähigkeiten wie Klarheit, Ruhe und Konzentration fördern. Durch das Training von Aufmerksamkeit soll die willentliche Steuerung der mentalen Prozesse verbessert werden.

Andere selbstregulative Methoden, wie Selbsthypnose oder Visualisierung, versuchen dabei oft auf persönliche Gedanken, mentale Bilder oder Emotionen einzuwirken und diese zu transformieren. Davon lässt sich Meditation klar abgrenzen, da es nicht um eine Beeinflussung geht, sondern um ein Annehmen und Akzeptieren (Walsh & Shapiro, 2006). Meditation in ihrer ursprünglichen Tradition wird häufig verstanden als Fokussierung auf die eigenen Erfahrungen und das Erreichen eines Einheitserlebens (Erleuchtung) (Andresen, 2000). Meditation gilt in östlichen Kulturen als eine zentrale und grundlegende Übung, die das Bewusstsein erweitern soll. Je nach Tradition werden die angestrebten Bewusstseinszustände hier oft mit Begriffen wie »Leere«, »Stille«, »im Hier und Jetzt sein« oder »frei von Gedanken sein« beschrieben. Die zentralen Bausteine aller Meditationstechniken sind das bewusste Wählen der Erfahrung der Stille sowie das bewusste Unterbrechen von Gedankengewohnheiten und -prozessen (Goleman, 1988). Diese Gewohnheiten und Prozesse führen zu einer Schärfung der Wahrnehmung, einer geringeren Ablenkbarkeit, schnellerer Erholung nach Stress und einem allgemein niedrigen Anspannungsniveau.

Entwicklung und Herkunft meditativer Techniken

Meditation als Verfahren zur Befreiung von mentalem Ballast oder als Ausgleich des inneren Spannungsniveaus ist weit verbreitet und in vielen Kulturen und Religionen der Welt zu finden. Schon seit Jahrtausenden wird Meditation in der Traditionellen Chinesischen Medizin als wichtiger Teil zur Erhaltung von körperlicher und geistiger Gesundheit wertgeschätzt, da sie den Weg zur geistigen und mentalen Mitte bereitet (Cheers, 2007; Turner, 2005). Der Ursprung wird im Allgemeinen dem etwa im fünften Jahrhundert vor Christus entstandenen Buddhismus zugeschrieben und die Meditationstraditionen lassen sich in ihren Wurzeln nach Indien zurückverfolgen (Jha et al., 2007). Das höchste Ziel dieser Techniken ist das Erreichen von Nirvana, womit ein erleuchtetes Stadium des Praktizierenden beschrieben wird. Dieser Zustand wurde sprachlich nie eindeutig definiert oder umschrieben, denn es wird davon ausgegangen, dass jeder Mensch diesen Zustand individuell erfährt. Der Begriff »Nirvana« wird jedoch oft durch Umschreibungen wie »der nicht-leidende Zustand«, »das Friedliche«, »die Befreiung von Leiden«, »Freiheit«, »der Zustand ohne Tendenzen« oder »das Sichere« zu benennen versucht (Bodhi, 2000).

Eine der ältesten indischen Meditationstechniken stellt die *Vipassana*-Technik dar, die zum Ziel hat, Dinge so zu sehen, wie sie wirklich sind (Cheers, 2007). Sie impliziert eine Betrachtung der eigenen Umwelt und inneren Welt, ohne gleichzeitig eine Wertung abzugeben, wodurch sie zu einem gelösten Bewusstsein führen soll (Cheers, 2007).

In Japan hingegen ist die *Zen-Meditation* verbreitet. Diese hat ihren Ursprung in Indien. Teile dieser Methode stammen aus der Yoga-Tradition (Austin,1999), wobei die Meditation meistens im Sitzen und in Kombination mit einer aufrechten Körperhaltung stattfindet. Loslassen der Gedanken und Gefühle, tiefe und langsame Atmung in Kombination mit dem Sitzen vereinigt Geist und Körper, sodass der Praktizierende sich in seiner eigenen Gesamtheit und als in seiner Mitte befindlich wahrnimmt.

Eine weitere Technik ist die *Transzendentale Meditation* (TM), bei der ein individuell gewählter Satz (Mantra) solange wiederholt wird, bis ein tiefenentspannter Zustand erreicht wird. Die Worte müssen dabei keinerlei sprachliche Bedeutung besitzen, können aber durch die Wiederholung zu einer Steigerung des Fokus und einer Gedankenreduktion führen (Cheers, 2007). Die Methode wurde in den 1960er Jahren von Maharishi Mahesh Yogi entwickelt. Als therapeutische Maßnahme wurden Meditation und Achtsamkeit erst Ende der 1970er Jahre von Medizinern und Psychologen anerkannt (Jha et al., 2007). Achtsamkeitsbasierte Behandlungsmethoden werden oft als Ergänzung zu anderen Therapiemethoden angewendet. Dazu zählt beispielsweise die achtsamkeitsbasierte Stressreduktion von John Kabat-Zinn (1982).

Meditationstechniken

Meditationstechniken unterscheiden sich sowohl hinsichtlich ihrer Tradition und Herkunft als auch in ihrer Richtung und den Vermittlungsstrukturen verschiedener Schulen. Nicht selten variieren sie zudem durch die individuelle Vermittlungsweise der Lehrer innerhalb einer Schule. Meist werden auch abhängig vom Niveau des Meditierenden unterschiedliche Techniken gelehrt. Dadurch existiert eine Vielzahl verschiedener Meditationstechniken, die sich auch hinsichtlich ihrer Zielsetzungen unterscheiden (Goleman, 1988). Allgemein können Meditationstechniken anhand des unterschiedlichen Aufmerksamkeitsfokus in zwei Arten unterschieden werden: *achtsamkeitsbasierte* und *konzentrative Meditation* (Walsh & Shapiro, 2006; Cahn & Polich, 2006; Baer, 2003):

1. Bei der *Achtsamkeitsmeditation* (oder auch *Mindfulness Meditation*) ist der Aufmerksamkeits- und Bewusstseinsfokus sehr weit gefächert. Die Aufgabe ist es, die aufkommenden Gedanken, Gefühle und Emotionen zu beobachten und ihnen mit einer offenen, wertschätzenden und urteilsfreien Einstellung zu begegnen (Newberg & Iversen, 2003). Hierzu gehören unter anderem die Vipassana- und die Zen-Meditation.
2. Im Gegensatz dazu soll bei der *konzentrativen Meditation* die Aufmerksamkeit nur auf ein bestimmtes Objekt gerichtet werden. Dies kann entweder ein einzelnes Wort oder ein ganzer Satz (Mantra), ein Klang, ein imaginiertes Bild oder auch eine Empfindung sein. Der Aufmerksamkeitsfokus ist also eng gefasst. Zu dieser Methode zählen unter anderem transzendale Techniken oder auch Yoga.

Cahn und Polich (2006) vertreten allerdings die Meinung, dass trotz dieser Unterscheidung die Meditationstechniken nicht einfach der einen oder anderen Klasse zugeordnet werden können, da die meisten Techniken sich auf einem Kontinuum zwischen den beiden Kategorien befinden.

Im weiteren Verlauf wird der Schwerpunkt bei der Betrachtung von Meditation auf die Form der Achtsamkeitsmeditation gelegt. Im Folgenden soll vor allem näher auf die traditionellen Meditationstypen *Vipassana* und *Shamatha* eingegangen werden.

Mindfulness-Meditation

Die *Mindfulness-Meditation* wurde vor über 2500 Jahren entwickelt und hat ihre Wurzeln im Theravada-Buddhismus, im Mahayana-Buddhismus und in den Yoga-Traditionen (Nyanaponika, 1962). Zu den Theravada- und Mahayana-Meditationen gehören unter anderem die Vipassana-Meditation, die Shamatha-Meditation, aber auch moderne Achtsamkeitsmeditationen.

Kabat-Zinn (1982) entwickelte sein Achtsamkeitstraining (MBSR) aus den Wurzeln der drei Meditationsformen Yoga, Vipassana und Zen. In der Zen-Meditation sollen die Praktizierenden üben, die Erfahrungen des Alltags nicht wertend wahrzunehmen und die Wahrnehmung zu trainieren (Brenner, 2009;

Kahan & Simone, 2005). Die wichtigsten Elemente dieser Praktik sind die Atmung und die Harmonie zwischen Körper und Geist (Ospina et al., 2007). Hauptziel der Zen-Meditation soll dabei die Erhöhung der Aufmerksamkeit sein (Brenner, 2009; Chiesa & Malinowski, 2011; Kahan & Simone, 2005). Diese Form der Meditation findet meistens im traditionellen Lotus-Sitz statt. Dabei werden die Beine übereinander verschränkt und die Füße ruhen auf den Oberschenkeln. Es kann aber auch der Halb-Lotus-Sitz angewendet werden, wobei nur ein Fuß auf dem Oberschenkel ruht. Die Augen sind währenddessen halb geschlossen und der Körper ist aufgerichtet (Ospina et al., 2007). Zu den Zen-Meditationen gehören verschiedene Arten von Praktiken, die im Laufe der Ausübung mittels Erfahrungsfortschritt immer anspruchsvoller werden. Ein Anfänger versucht beispielsweise, sich nur auf seine Atmung zu konzentrieren (Chiesa, 2009b). Diese Praktik wird auch Shamatha genannt (Lutz et al., 2006).

Shamatha (oder auch *Samatha*) ist eine Meditationspraktik, bei der der Meditierende seine Aufmerksamkeit bewusst auf einen gewählten Stimulus auszurichten, beispielsweise den Atem, und versucht, diese Aufmerksamkeit aufrechtzuhalten. Dabei soll er lernen, seine Aufmerksamkeit von allen ablenkenden Dingen zu lösen, um sich anschließend wieder auf seinen Atem zu konzentrieren. Indem er den Fokus auf die Atmung legt, lernt der Praktizierende, die Aufmerksamkeit von den ablenkenden Gedanken und Ereignissen zu lösen (Suzuki, 2010). Alles wird von Augenblick zu Augenblick wahrgenommen und der Moment so akzeptiert, wie er ist, ohne emotional oder gedanklich daran festzuhalten (Buksbazen & Matthiessen, 2002). Die Shamatha-Praktik soll die Konzentrationsfähigkeit, Gelassenheit und Ruhe des Meditierenden erhöhen (Grossmann & Van Dam, 2011; Park, 2006). Ziel ist hierbei allerdings nicht nur die Fokussierung auf den Atem, sondern auch das Entwickeln eines Metabewusstseins. Das bedeutet, dass der Meditierende die Ablenkung mit seinem Bewusstsein erkennt und das Bewusstsein die Aufmerksamkeit daraufhin wieder zurück auf die Atmung lenkt (Chiesa & Malinowski, 2011; Lutz et al., 2006). So soll der Praktizierende lernen, seine Gedanken und Gefühle bewusst zu beobachten und selbst zu steuern (Chiesa, 2009a). Bei dieser Praktik ist es auch möglich, sich auf einen anderen Gegenstand als die Atmung zu fokussieren.

Vipassana gilt als eine der ältesten Meditationstechniken. Oft wird Vipassana auch als *Einsichtsmeditation* bezeichnet. Ihr Ziel ist es, durch eine neutrale Betrachtung der inneren und äußeren Welt ohne Wertung eine Einsicht in die wahre Natur der Realität zu bekommen und die Dinge so zu betrachten, wie sie sind (Cheers, 2007). Eine der wichtigsten Komponenten ist das innere Verstehen (Schmidt et al., 2004), welches einen verbesserten Umgang mit den eigenen Emotionen zum Ziel hat (Ospina et al., 2007). Die Meditation wird im Sitzen praktiziert, kann aber auch im Gehen, Liegen oder Stehen durchgeführt werden (Schmidt et al., 2004). Oft wird vor der Vipassana-Meditation eine Shamatha-Meditation durchgeführt. Bei der Vipassana-Methode geht es vor allem um ein offenes Beobachten der Gegenwart. Im Gegensatz zu der Shamatha-Meditation wird hierbei jedes Objekt wahrgenommen, allerdings ohne dabei zu lange bei diesem gedanklich zu verweilen oder über es zu urteilen (Park, 2006). Die Objekte der Wahrnehmung können dabei in vier Gruppen unterschieden werden (Ospina et al., 2007):

1. Mentale Prozesse
2. Emotionen und Gefühle
3. Gedanken
4. Körpersensationen

Die während der Meditation zugänglich gemachten Erfahrungen werden dabei nicht inhaltlich, sondern nur in ihrem Entstehen und Vergehen betrachtet. Dies mündet in einen Zustand, in dem alle Sensationen von dem Meditierenden als gleichwertig wahrgenommen werden sollen (Schmidt et al., 2004), wodurch nach buddhistischer Tradition Erkenntnis und Weisheit erreicht wird (Grossmann & Van Dam, 2011). Der Meditierende soll sich dabei auf die vorübergehende Natur seines Ichs und nicht nur auf sein starres Ich konzentrieren, was nach buddhistischer Tradition letztlich die Entstehung von Krankheiten verursacht (Emavardhana & Tori, 1997). Auch bei vielen anderen Interventionen ist ein wesentliches gesundheitsförderliches Element das Durchbrechen eines unveränderlichen Ichs, sodass alte starre Verhaltensmuster abgelegt und verändert werden können (Schmidt et al., 2004). Die Meditationsarten Shamatha und Vipassana haben also einige Gemeinsamkeiten und Überschneidungen. Beide stammen aus der buddhistischen Tradition und verfolgen das Ziel, die Aufmerksamkeit zu erhöhen.

4.2.5 Meditative Techniken und ihre Auswirkungen auf das subjektive Stressempfinden

Wie bereits dargestellt, kann Meditation zur Verbesserung des Wohlbefindens beitragen und sich auch positiv auf das Stressempfinden auswirken. Dauerhafter Stress erhöht das Risiko für Herzkreislauferkrankungen (de Kloet et al., 2005). Menschen, die unter ständigem Stress oder andauernder Angst leiden, können durch die ständige Aktivierung des Sympathikus einen arteriellen Hypertonus (Bluthochdruck) entwickeln (Klinke & Bauer, 2005; Krum et al., 2011). Deepak und Kollegen (2012) untersuchten in ihrer Studie 15 Meditierende sowie eine Kontrollgruppe mit 25 Nicht-Meditierenden. Dabei verglichen sie Herzfrequenz und Blutdruck der beiden Gruppen und stellten fest, dass die systolischen und diastolischen Blutwerte in der Kontrollgruppe mit dem Alter anstiegen, während bei der Meditationsgruppe die Blutwerte trotz des zunehmenden Alters relativ konstant blieben. In einer anderen Studie wurden 60 Krankenschwestern sowohl einer Meditations- als auch einer Kontrollgruppe zugeteilt. Nach sieben Tagen, in denen sie täglich 30 Minuten meditierten, konnte eine Senkung des Blutdrucks in der Interventionsgruppe festgestellt werden (Chen et al., 2013).

Meier-Limberg (2018) führte eine randomisiert kontrollierte Studie durch, bei der er drei siebenminütige Kurzzeitinterventionen zur Reduktion von Stress bei Studenten durchführte. Er verglich dabei eine »Achtsamkeits-Atemmeditation«, ein »Achtsamkeitsprinzip« und eine Imaginationsübung miteinander und konnte nachweisen, dass alle Praktiken eine signifikante Reduktion von Stress bewirkten. Meier-Limberg (2018) betonte in seinen Ergebnissen, dass die Intervention »Achtsame Atmungsmeditation« den anderen beiden Interventionen zur Stressreduktion überlegen sei. Chiesa (2009b) konnte in seinem Review nachweisen, dass Zen-Meditation zu einer Senkung des Blutdrucks und einer Verminderung des Stresses führen kann. Allerdings ist hierbei anzumerken, dass er bei seinem Review nur zwei Studien mit einbezog, von denen wiederum nur eine randomisiert kontrolliert durchgeführt wurde. Auch gibt es insgesamt nur wenig Forschung zur Wirksamkeit von Zen-Meditationspraktiken (Chiesa, 2009b). Chiesas Ergebnisse stehen allerdings im Einklang mit einem Großteil der vorliegenden Literatur, die ebenfalls häufig Bezug darauf nimmt, dass achtsamkeitsbasierte Interventionen zu einer Verringerung des wahrgenommenen Stresses führen (Chu, 2009; Grossman et al., 2004).

Agee, Danoff-Burg und Grant (2009) verglichen in ihrer fünfwöchigen Studie einen MBSR-Kurs mit einer Intervention mit Progressiver Muskelentspannung in einer gesunden Population. Sie konnten keinen signifikanten Unterschied zwischen den beiden Gruppen finden. Allerdings konnten Agee und seine Kollegen (2009) signifikante Verbesserungen hinsichtlich Achtsamkeit, Entspannung und psychologischen Disstresses nachweisen. Bormann und Kollegen (2005) konnten in ihrer nicht-kontrollierten, nicht-randomisierten Studie nachweisen, dass eine Mantra-Meditation (konzentrative Interventionsmethode) zu einer signifikanten Reduktion von Stress und Ängstlichkeit bei Kriegsveteranen führte. Gleichzeitig konnten sie eine Verbesserung der Lebensqualität feststellen.

Literatur

Agee JD, Danoff-Burg S, Grant CA (2009). Comparing brief stress management courses in a community sample: mindfulness skills and progressive muscle relaxation. Explore; 5(2):104 – 109.

Amihai I, Kozhevnikov M (2015). The Influence of buddhist meditation traditions on the autonomic system and attention. Biomed Res Int; ID 731579. Published online 2015 Jun 4. doi: 10.1155/2015/731579.

Andresen J (2000). Meditation meets behavioural medicine. The story of experimental research on meditation. Journal of Consciousness Studies; 7(11/12):17 – 73.

Astin JA (1997). Stress reduction through mindfulness meditation: effects on psychological symptomatology, sense of control, and spiritual experiences. Psychotherapy andpsychosomatics; 66, 97 – 106.

Austin JH (1999). Zen and the brain: Toward an understanding of meditation and consciousness. Cambridge, England: MIT Press.

Baer RA (2003). Mindfulness training as a clinical intervention: A conceptual and empirical review. Clinical Psychology: Science and Practice; 10, 125 – 143.

Bodhi B (2000). A comprehensive manual of Abhidhamma: the philosophical psychology of Buddhism. Onalaska: Buddhist Publication Society Pariyatti Editions.

Brenner MJ (2009). Zen practice: A training method to enhance the skills of clinical social workers. Social Work in Health Care; 48(4):462 – 470.

Brockhaus (2005). Brockhaus in 10 Bänden. Leipzig: FA Brinkhaus.

Brown DP (1977). A model for the levels of concentrative meditation. International Journal of Clinical and Experimental Hypnosis; 25(4):236 – 73.

Buksbazen JD, Matthiessen P (2002). Zen-Meditation. In plain English. Somerville, Massachusetts, Wisdom Publications.

Cahn BR, Polich J (2006). Meditation States and Traits: EEG, ERP, and Neuroimaging Studies. Psychological Bulletin; 132:180 – 211.

Carmody J, Baer RA (2008). Relationships between mindfulness practice and levels of mindfulness, medical and psychological symptoms and well-being in a mindfulness-based stress reduction program. Journal of Behavioral Medicine; 31, 23 – 33.

Cheers G (2007). Anatomica. Körper und Gesundheit. Das komplette Nachschlagewerk. Potsdam, Tandem.

Chen Y, Yang X, Wang L, Zhang X (2013). A randomized controlled trial of the effects of brief mindfulness meditation on anxiety symptoms and systolic blood pressure in Chinese nursing students. Nurse Educ Today; 33(10):1166 – 72.

Chiesa A (2009a). Vipassana meditation: Systematic review of current evidence. The Journal of Alternative and Complementary Medicine; 16(1):37 – 46.

Chiesa A (2009b). Zen meditation: An integration of current evidence. The Journal of Alternative and Complementary Medicine; 15(5):585 – 592.

Chiesa A, Malinowski P (2011). Mindfulness-based approaches: Are they all the same? Journal of Clinical Psychology; 67(4):404 – 424.

Chu LC (2009). The benefits of meditation vis-à-vis emotional intelligence, perceived stress and negative mental health. Stress and Health; 26(2):169 – 180.

De Kloet ER, Joels M, Holsboer F (2005). Stress and the brain: from adaptation to disease. Nature Reviews Neuroscience, 6(6):463 – 75.

Deepak D, Sinha AN, Gusain VS, Goel A (2012). A study on effects of me ditation on sympathetic nervous system functional status in meditators. Journal of Clinical and Diagnostic Research; 6(6):938 – 42.

Emavardhana T, Tori CD (1997). Changes in self-concept, ego defense mechanisms, and religiosity following seven-day Vipassana meditation retreats. Journal for Scientific Study of Religion; 36(2):194 – 206.

Gallant SN (2016). Mindfulness meditation practice and executive functioning: Breaking down the benefit. Consciousness and cognition, 40:116 – 130.

Giluk TL (2009). Mindfulness, Big Five personality, and affect: A meta-analysis. Personality and Individual Differences; 47:805 – 11.

Goleman D (1988). Wege zur Meditation. Innere Stärke durch östliche und westliche Lehren. München, Heyne.

Goodall K, Trejnowska A, Darlin S (2012). The relationship between dispositional mindfulness, attachment security and emotion regulation. Personality and Individual Differences; 52(5):622 – 26.

Grossman P, Niemann L, Schmidt S, Walach H (2004). Mindfulness-based stress re-duction and health benefits. A meta-analysis. Journal of Psychosomatic Research; 57:35 – 43.

Grossman P, Van Dam NT (2011). Mindfulness, by any other name: trials and tribulations of sati in western psychology and science. Contemporary Buddhism; 12(1):219 – 39.

Hayes AM, Feldman G (2004). Clarifying the construct of mindfulness in the context of emotion regulation and the process of change in therapy. Clinical Psychology: Science and Practice; 11(3):255 – 262.

Hofmann SG, Grossman P, Hinton DE (2011). Loving-kindness and compassion meditation: Potential for psychological interventions. Clinical Psychology Review; 31:1126 – 32.

Hölzel BK, Carmody J, Vangel M, Congleton C, Yerramsetti SM, Gard T, Lazar SW (2011). Mindfulness practice leads to increases in regional brain gray matter density. Psychiatry Research Neuroimaging; 191(1):36. doi: 10.1016/j.pscychresns.2010.08.006.

Jha AP, Krompinger J, Baime MJ (2007). Mindfulness training modifies sub systems of attention. Cogn Affect Behav Neurosci; 7(2):109-19.

Kabat-Zinn J (1982). An outpatient program in behavioral medicine for chronic pain patients based on the practice of mindfulness meditation: Theoretical considerations and pre-liminary results. General Hospital Psychiatry; 4:33 – 47.

Kabat-Zinn J, Massion AO, Kristeller J, Peterson LG, Fletcher KE,Pbert L, Lenderking WR, Santorelli SF (1992). Effectiveness ofa meditation-based stress reduction program in the treatment of anxietydisorders. American Journal of Psychiatry; 149:936 – 43.
Kahan TL, Simone PM (2005). Where neurocognition meets the master: Attention and metacognition in Zen. In K. Bulkeley (Hrsg.), Soul; psyche; brain: New directions in the study of religion and brain-mind science (113 – 137). New York, Palgrave MacMillan.
Klinke R, Bauer C (2005). Physiologie (5. Aufl.) Stuttgart: Thieme.
Krum H, Schlaich M, Sobotka P, Scheffers I, Kroon AA, de Leeuw, Peter W (2011). Novel procedure- and device-based strategies in the management of systemic hypertension. Eur Heart J, 32(5):537 – 44.
Lazar SW, Kerr CE, Wasserman RH, Gray JR, Greve DN, Treadway MT, et al. (2005). Meditation experience is associated with increased cortical thickness. Neuroreport, 16(17):1893 – 97.
Lutz A, Dunne JD, Davidson RJ (2006). Meditation and the neuroscience of consciousness: An introduction. In P. Zelazo, E. Thompson (Hrsg.), The Cambridge Handbook of Consciousness. New York, NY, Cambridge University Press, S 497 – 550.
Meier-Limberg C (2018). Randomisiert kontrollierte Pilotstudie zur Wirksamkeit Kurzzeitinterventionen gegen Stress bei Studierenden. doi: 10.13140/RG.2.2.14131.94247.
Michalsen A (2010). Stressed patients, stressed physicians and the need for mind-body medicine. Forsch Komplementmed; 17(5):237 – 39.
Miller JJ, Fletcher K, Kabat-Zinn J (1995). Three-year follow-up and clinical implications of a mindfulness meditation-based stress reduction intervention in the treatment of anxiety disorders. General Hospital Psychiatry; 17, 192 – 200.
Newberg AB, Iversen J (2003). The neuronal basis of the complex mental task of meditation: neurotransmitter and neurochemical considerations. Medical Hypotheses; 61(2):282 – 91
Nyanaponika T (1962). The heart of Buddhist Meditation. London: Rider.
Ospina MB, Bond K, Karkhaneh M, Tjosvold L, Vandermeer B, Liang Y, et al. (2007). Meditation practices for health: State of the research. Evidence Report Technology Assessment; 155(155):1 – 263.
Park JK (2006). Die Lehren des Gautama Buddha. Eine Einführung in den Buddhismus. LitVerlag, Berlin.
Schmidt S, Buchheld N, Niemann L, Grossman P, Walach H (2004). Achtsamkeit und Achtsamkeitsmeditation. Die Erfassung des Konstruktes und seine klinische Bedeutung. In C. Zwingmann, H. Moosbrugger (Hrsg.), Religiosität: Messverfahren und Studien zu Gesundheit und Lebensbewältigung. Neue Beiträge zur Religionspsychologie. Münster, Waxmann, S 157 – 83.
Schuttle NS, Malouff JM (2011). Emotional intelligence mediates the relationship be-tween mindfulness and subjective well-being. Personality and Individual Differences; 50: 1116 – 1119.
Suzuki S (2010). Zen mind; beginner's mind. Boston, MA: Shambhala Publications.
Tang YY, Hölzel BK, Posner MI (2015). The neuroscience of mindfulness meditation. Nature Reviews Neuroscience, 16(4):213.
Turner L (2005). Meditation. Bath, Parragon.
Walsh R, Shapiro SL (2006). The meeting of meditative disciplines and Western psychology: a mutually enriching dialogue. Am Psychol; 61(3):227 – 39.

4.3 Coaching im Rahmen der Stressmedizin

»Coaching« stellt einen übergeordneten Sammelbegriff unterschiedlicher Beratungsmethoden dar, welche je nach Zielgruppe (Einzel- oder Teamcoaching) und thematischem Inhalt (Projekt-, Gesundheits-, Sport-, Burnout- oder Stresscoaching) entwickelt wurden. Es beinhaltet strukturierte Gespräche zwischen Coach und Klient (= Coachee) zu Fragen von Alltag, speziellen Projekten und Zielen, Führung und Personalverantwortung, sportlicher Leistungsoptimierung und/oder Gesundheit sowie Stressfolgen und Burnout. Coaching ist eine zumeist lösungs- und ergebnisorientierte Beratungsform, welche auf die individuellen Bedürfnisse abgestimmt das erklärte Ziel der Prozessoptimierung anvisiert. Das Coaching-Verfahren wird in unterschiedlicher Weise – zum Teil rein empirisch oder aber wissenschaftlich basiert auf der Grundlage von Persönlichkeitsdiagnostik – zur Stützung und Stimulation von eigenen Fähigkeiten und Ressourcen angeboten und praktiziert, um dem Klienten die Entwicklung eigener Lösungen zu ermöglichen (Greif, 2014a).

In der Definition von Greif (2008) ist »Coaching eine intensive und systematische Förderung ergebnisorientierter Problem- und Selbstreflexion sowie Beratung von Personen oder Gruppen zur Verbesserung der Erreichung selbstkongruenter Ziele oder zur bewussten Selbstveränderung und Selbstentwicklung. Ausgenommen sind die Beratung und Psychotherapie psychischer Störungen«.

Coaching ist geprägt durch eine kurze Historie mit dynamischer Entwicklung: In der Pionierzeit der 1970er Jahre wurden psychologische Erkenntnisse auf Entscheidungen in Wirtschaft und Gesellschaft angewandt. Durch Veröffentlichungen, Therapieberichte und Ausbildungskonzepte wurde die Professionalisierung vorangetrieben und durch wissenschaftliche Analysen das »evidenzbasierte Coaching« entwickelt (Greif, 2014b), welches heute die Grundlage des seriös praktizierten Coachings darstellt.

Obgleich es zwar nationale und internationale Interessensvertretungen und Verbände von Coaches gibt, ist im Gegensatz zu Ärzten, Psychologen oder Psychotherapeuten die Coachingausbildung nicht einheitlich geregelt, der Titel selbst nicht geschützt und die Ausbildungsvoraussetzungen nicht definiert. Dementsprechend variiert die Qualität der angebotenen Coachingmaßnahmen erheblich. Auch sind die Methoden des Coachings ausgesprochen heterogen, sodass eine wissenschaftliche Bewertung der Methodenwirksamkeit allein durch zahlreiche methodische Studienmängel erschwert wird.

Dennoch fand Künzli (2005) in einer Analyse von 22 unterschiedlichen Publikationen zur Wirksamkeit des Coachings deutliche Effekte der Methode im Hinblick auf psychische Entlastung, Entwicklung neuer Sichtweisen, erhöhte Kompetenz in der Selbstreflexion, Kommunikation und Führung, effektiveres Handeln und Ertragssteigerung in der betreffenden Organisation, jedoch auch zahlreiche ungeklärte Mängel des Verfahrens..

4.3.1 Wirkprinzipien von Coaching

Die wissenschaftliche Erforschung der Wirkungen von Coaching wurde lange Zeit vernachlässigt. Seit etwa 10 Jahren werden jedoch Fragestellungen des Coachings stärker wissenschaftlich bearbeitet und auf das Ziel eines »evidenzbasierten Coachings« ausgerichtet, was sich langsam durchsetzt. Danach sollen sich die Entscheidungen über die Anwendung praktischer Coachingkonzepte auf wissenschaftlich gesicherte Erkenntnisse stützen und kontinuierlich nach wissenschaftlichen Methodenstandards überprüft werden (Greif, 2011). Dazu werden standardisierte quantitative Evaluationsinstrumente wie Fragebögen zur Erfassung von Struktur-, Prozess- und Ergebnisqualität (Greif, 2014a) und/oder zur Faktorenanalyse benötigt und angewendet (wie z. B. Self-Reflection and Insight Scale nach Grant et al., 2002). Eine andere Form der Bewertung von Coachingmethoden bietet die Auswertung von Niederschriften strukturierter Interviews oder Videodokumentationen von Coachingsitzungen. Unter dem Strich wurden für die meisten wissenschaftlich gesicherten Coachingansätze in Kontrollgruppen-Untersuchungen in der Praxis und mit Studierenden günstige Wirkungen nachgewiesen. Auch war der wirtschaftliche Gewinn nach Coaching von Führungskräften, berechnet als Return of Invest (ROI) gestiegen, allerdings mit sehr unterschiedlichen numerischen Ergebnissen (Greif, 2011). Zahlreiche nationale und internationale Coachingorganisationen fordern bereits in ihrem Verhaltenscodex für Coaches und deren Ausbilder, ihre Tätigkeit auf forschungsbasiertes, wissenschaftlich gesichertes Wissen zu stützen. Coaching-Evaluationsmodelle, z. B. das Modell nach Greif (2014b), welches auf wissenschaftlichen Grundkenntnissen ruht, können einen Coachingprozess gut charakterisieren und beschreiben und damit zur Objektivierung des Prozessergebnisses beitragen. Die wissenschaftliche Coachingforschung ist für die Legitimation, Verbreitung und weitere Professionalisierung von Coaching unabdingbar (Fietze, 2011).

Moderne Coachingansätze bestehen aus integrativ kombinierten Maßnahmen von unterschiedlichen psychotherapeutischen und somatischen Verfahren. Dies ist wegen der hohen Komplexität der Befunde bei Stressexposition, insbesondere an den Schnittstellen zwischen somatisch-medizinischen Befunden und psychischen Inhalten auch notwendig, wie z. B. bei der engen Verflechtung zwischen psychischen Stresszeichen und neurobiologischen Befunden. Die Bereitschaft zur Veränderung bedingt wiederum eine grundsätzliche Offenheit, die durch endogene neurobiologische Gehirnprozesse (Neurotransmitter, Genetik, Epigenetik usw.) und psychische Faktoren gesteuert werden. Die notwendige Aktivierung von Selbstwirksamkeit erwächst aus Erkenntnis, Perspektivwechsel, neurobiologischer Stressinhibition und insbesondere aus der Entwicklung der inneren Haltung, um positive und nachhaltige Effekte auf die Gesundheit des Klienten zu erzielen (Lauterbach, 2014).

Die von Greif (2008) erarbeitete integrative Coaching-Theorie stützt sich auf Erkenntnisse der allgemeinen psychologischen Grundlagenforschung und formulierte einzelne »Coaching-Wirkfaktoren«, die insbesondere die ergebnisorientierte Problem- und Selbstreflexion als Grundfunktion fokussierten (Gassmann & Grawe, 2006). Abgeleitet aus den Wirkprinzipien der Psychotherapie (Grawe, 2004) und dem »Zürcher Ressourcen Modell (ZRM)« (Storch & Krause, 2005) wurden folgende »Coaching-Wirkfaktoren« postuliert (ausführlich bei Greif et al., 2012):

- **Wertschätzung** und emotionale Unterstützung des Klienten durch den Coach.
- **Affektaktivierung und -kalibrierung**: Vergegenwärtigung von negativen Affekten bei der Schilderung und Bewältigung durch Entspannungsübungen, verbunden mit Fragen nach dem emotionalen Erleben bei der Schilderung von negativen Ereignissen.

- **Ergebnisorientierte Problemreflexion:** Analyse und Reflexion über die subjektive Wahrnehmung einer Problemsituation, verbunden mit Nachfragen im Hinblick auf zukünftige ähnliche Situationen.
- **Ergebnisorientierte Selbstreflexion:** Diese bezieht sich auf das »Selbstkonzept des Klienten«, seine Werte, Stärken und Schwächen, individuelles Erleben und Verhalten sowie die persönlichen Entwicklungsmöglichkeiten. Diese Selbstreflexion soll neue Ziele, Einsichten und/oder Pläne zur Veränderung von Empfinden und Handeln entwickeln. Dabei soll ergebnisloses Grübeln angehalten werden, um zu Ergebnissen zu kommen. Blinder Aktionismus mit vorschnellen Entscheidungen kann durch ergebnisorientierte Reflexion abgestellt werden.
- **Zielklärung** bedeutet konkrete Beschreibung und Definition von Zielen und Intentionen des Klienten, einschließlich der Beschreibung von Erwartungen der sozialen und organisationalen Umgebung, am besten durch klare Ansprüche an Zielvorgaben, die nach dem SMART-Prinzip »spezifisch, messbar, attraktiv und erreichbar, realistisch« sein und zeitnah erreicht werden sollen. Dabei dürfen die Zielbeschreibungen anfangs vager und mit fortschreitendem Coaching klarer definiert werden.
- **Aktivierung von Ressourcen:** Dabei werden innere Ressourcen (Energie, Wissen und Erfahrungen, Persönlichkeitseigenschaften, Fähigkeiten, Kompetenzen und Entwicklungspotenziale) von externen Ressourcen (Expertenwissen, Beratungsmöglichkeiten, emotionaler Support, Hilfen durch Familie, Freunde oder durch Personen im Arbeitsumfeld) unterschieden (Gassmann & Grawe, 2006).
- **Unterstützung bei der Umsetzung und Realisierung:** Im Sinne der Problembewältigung bedeutet dies im Coaching auf folgende Faktoren zu fokussieren: Lösungsentwicklung und Bewältigung des Problems, Durchführung konkreter, praktischer Maßnahmen, sowie Unterstützung des Klienten/-in (Coachee) zur Erreichung der Ziele.

Die beschriebenen, angenommenen Wirkfaktoren insbesondere im Blick auf die Rolle des Coaches bei der Interaktion Coach–Klient wurden in wissenschaftlichen, interaktiven Prozessanalysen bestätigt (Ianiro et al., 2013). Offenheit und Empathie des Coachs haben für die Coachingbeziehung und damit für den Erfolg des Coachings eine grundlegende Bedeutung (Greif, 2012). Coaching bietet somit den notwendigen Raum für Selbstreflexion und Schaffung von Ressourcen.

4.3.2 Abgrenzung von Coaching zur Psychotherapie

Coaching hat gegenüber der Psychotherapie eine positivere Konnotation, da mit dem Begriff Psychotherapie Krankheit, Defizit und Pathologie assoziiert wird. Generell liegt der Fokus von Coaching stärker auf der Rolle des Individuums im beruflichen und persönlichen Kontext, während Psychotherapie schwerwiegende persönliche Probleme mit den dazugehörigen Symptomen angeht (Lippmann,

2013). Im Gegensatz zur Psychotherapie fokussiert Coaching vorrangig auf die individuellen Probleme von persönlichen Bereichen wie Beruf, Gesundheit, Führungsfähigkeit, innere Haltung usw. gesunder Personen. Menschen mit psychischen Erkrankungen oder Abhängigkeitserkrankungen, bei denen die Selbststeuerung eingeschränkt ist, benötigen eine psychotherapeutische Unterstützung (Albrecht et al., 2018). Dennoch werden zahlreiche erfolgreiche Methoden der Psychotherapie auch im Coaching angewendet (Lippmann, 2013).

Ungeachtet zahlreicher inhaltlicher Überschneidungen (therapeutische Beziehung, Problemaktualisierung, Ressourcenaktivierung, motivationale Klärung, Unterstützung bei aktiver Problembewältigung) lässt sich Coaching gegenüber psychotherapeutischen Maßnahmen klar abgrenzen. Beide – Psychotherapeut und Coach – benötigen für einen Behandlungserfolg ein fruchtbares Verhältnis des Therapeuten bzw. Coachs zum Klienten auf der Grundlage von Vertrauen, Wertschätzung, Authentizität, Empathie, Fürsorge und Interesse für den anderen. Während beim Coaching subjektiver Leidensdruck und Problembewusstsein meist viel geringer sind und deshalb der Coachingprozess in übersichtlichem Zeitaufwand abgeschlossen werden kann, sind für die Veränderungsarbeit in der Psychotherapie meist tiefergehende, länger dauernde Therapien erforderlich (Winiarski, 2014).

Sobald eine klinische Diagnose oder auch ein Verdacht, z. B. auf eine psychische Störung wie eine Depression oder eine Angststörung, vorliegt, muss ein Arzt, Psychiater bzw. Psychotherapeut hinzugezogen werden (Albrecht et al., 2018). Auf Wunsch des Klienten können jedoch beide Prozesse auch parallel verlaufen. Dies bedingt jedoch eine enge Absprache von Coach und Arzt/Therapeut. Grundsätzlich kann ein Coaching durchgeführt werden, wenn der Klient über die notwendigen endogenen emotionalen Ressourcen für einen erfolgreichen Coachingprozess verfügt.

Der Coach wird somit eher als Unterstützer und Lebensberater, nicht als Therapeut gesehen (Albrecht et al., 2018). Coaching bedeutet im Prinzip »Hilfe zur Selbsthilfe«, in dem Sinne, dass Coaches die vorhandenen Potenziale und Ressourcen des Klienten (oder »Coachees«) aktivieren. Dies steht im Gegensatz zur einfachen, eher direktiven Beratung (Rauen, 2001).

4.3.3 Das Setting im Coaching

Je nach Fragestellung und Komplexität des zugrunde liegenden Problems verläuft ein Coachingsetting idealerweise in mehreren Stufen ab (Vale et al., 2002; Greif, 2014a):

1. Erarbeitung der Fragestellung, Erfassung von Wissen, Haltung und Einstellung des Klienten, Besprechung evtl. vorliegender Daten und Erkenntnisse aus Vortests und Befunden;
2. Erklärung der Zusammenhänge und Definition der Coachingrationale (Selbstwirksamkeit, Selbstmanagement);
3. Durchsetzungsübungen, um das Ziel zu erreichen (Verhaltensübung bestimmter Risikosituationen usw.);

4. Fokussierung des Ziels (z. B. selbstwirksame Änderung in Hinblick auf körperliche Aktivität, Denkmustern, Gewicht, Genussmittel usw.);
5. Neufestlegung der genannten Ziele bei nachfolgender Coachingsitzung.

Mit diesem Coachingmuster wurde bei einer Studie von 245 Männern mit etablierter kardiovaskulärer Erkrankung (Bypass von Koronararterien oder perkutane Koronarintervention) durch Coaching eine signifikant niedrigere Konzentration von Gesamt-Cholesterin und LDL-C gegenüber nicht gecoachten Männern gemessen, vergleichbar mit der Statin-therapierten Gruppe (Vale et al., 2002). Das Erreichen der Coachingziele ist dabei stark abhängig von der Wertschätzung und Unterstützung, der Ressourcenaktivierung und Umsetzungsbegleitung des Coaches (Greif et al., 2012), aber auch in starkem Maße von der Motivation und dem damit verbundenen »Willen« des einzelnen Klienten (Broonen et al., 2011).

4.3.4 Coaching-Konzepte

Die historische Entwicklung des Coachings ist von zahlreichen unterschiedlichen Konzepten geprägt mit meist psychoanalytischen oder psychodynamischen Wurzeln. Daneben wurden auch weniger wissenschaftlich fundierte Konzepte (z. B. Neurolinguistisches Programmieren) angeboten. Heute werden vor allem ergebnis- oder lösungsorientierte sowie positiv-psychologische und narrative Coachingformen präferiert (vgl. Greif et al., 2018).

Gesundheitscoaching (Health Coaching)

Gesundheitscoaching ist ein professionell praktiziertes Verfahren im Gesundheitswesen zur Vermittlung von Selbstentwicklung und Selbstwirksamkeit in gesundheitlichen Fragen. Im systemischen Gesundheitscoaching wird die Entwicklung einer gesunden Lebenspraxis zusätzlich mit einem tieferen Verstehen von Gesundheit durch Kombination verschiedener methodischer Verfahren entwickelt (Lauterbach, 2008). Die Grundlage ist ein modern interpretierter Gesundheitsbegriff, nämlich Wohlbefinden zu verbessern, persönliche Gesundheitsziele zu erreichen, Sicherung von Leistungsfähigkeit und Schutz vor Überlastung (Uhle & Treier, 2013) sowie Entwicklung von Kompetenzen und Selbstwirksamkeitsüberzeugungen (Greif, 2012).

Für das Gesundheitscoaching wurden Konzepte mit jeweils ähnlichen Definitionsmerkmalen entwickelt:

- **Life-Coaching** (niederschwellige »Lebensberatung«) und
- **Stressmanagement-Coaching**: Fokussiert auf die Zusammenhänge von subjektiver Belastung und objektiven Parametern. Die Assoziationen zwischen Stresssymptomen und Grad des Arbeitsstresses sind wissenschaftlich belegt (Nixon et al., 2011; Ford et al., 2011; siehe auch unter »Stresscoaching).
- Das **integrale Health-Coaching** stellt eine aktuelle Entwicklung dar, die derzeit in der Prüfphase ist, wobei Coaching eng an eine medizinische/ärztliche

Beratung gekoppelt ist. Die psychischen Stressfaktoren (wie psychosoziale Stressoren, psychische Symptome) und neurobiologische somatische Befunde ergänzen sich und ergeben ein kompletteres Bild der psychisch-somatischen Stressfolgen, ganz im Sinne der biopsychosozialen Modellvorstellung von Gesundheit und Krankheit. Das erweiterte Bild von Stressfolgen lässt bei eingeleiteten Maßnahmen von Coaching und gleichzeitiger somatischer Therapie einen höheren Therapieerfolg erwarten. Dementsprechend können auch Ärzte mit guten Coachingkenntnissen diese Funktionen ausfüllen. Diese neue Entwicklung des »Medical Health-Coaching« beruht auf der Tatsache, dass psychosoziale Stressursachen und neurobiologische Befunde gerade bei Stressfolgen zwar logisch eng verknüpft erscheinen, jedoch gelegentlich nur schwach assoziiert sind. Im integrativen Sinne sind deshalb spezifische Kenntnisse von Diagnostik und Therapie in beiden Bereichen von sprechender und naturwissenschaftlicher Medizin nützlich und erforderlich.

Die Organisationsform eines wirksamen Gesundheitsmanagements besteht aus einem funktionierenden Netzwerk unterschiedlicher Gesundheitsdienstleister von Ärzten, Psychotherapeuten und/oder Coaches, die in der praktischen Umsetzung der Behandlungsziele vernetzt sind und Klienten in dem gemeinsam definierten Prozess von Diagnostik und Therapie begleiten. Dabei sind eine klare Definition und Trennung der Kompetenzen und Tätigkeitsbereiche vorab nötig:

Dem **behandelnden Arzt** obliegt die Aufgabe von Anamnese und stressspezifischer Labordiagnostik (aus Urin, Speichel, Blut) und die Kenntnis physischer Behandlungsoptionen (z. B. bei stressassoziierten Krankheitsbildern). Dabei spielen in zunehmendem Maße auch Stressoren wie Umweltbelastungen (Metalle, Chemikalien), chronische Infektion, Stoffwechselerkrankungen (Diabetes, metabolisches Syndrom etc.) oder chronischer Schmerz eine Rolle. Die notwendige Diagnostik liegt im Aufgabenbereich des Mediziners oder Arztes.

Der **Psychotherapeut** übernimmt im Falle einer krankheitswertigen, stressassoziierten psychischen Störung die psychotherapeutische Behandlung unter Berücksichtigung des biopsychosozialen Stressmodells und unter Rückgriff auf klinisch etablierte psychotherapeutische Methoden.

Der **Coach** kann bei Ausschluss krankheitswertiger und psychotherapeutisch behandlungsbedürftiger Störungen die wirksame Umsetzung des »Change-Management« mit Änderung von Lebensgewohnheiten wie Ernährung, körperlicher Aktivität, Genussmittelkonsum, Einbettung von Haltungs- und Verhaltensänderungen wie Achtsamkeit oder Regeneration in den Alltag, Motivation und Aufbau von Ressourcen übernehmen. Dabei steht die Entwicklung einer durch Achtsamkeit geprägten Haltung zunächst im Vordergrund. Diese ermöglicht eine tiefere Selbstinspektion und schafft Zugang zur Wahrnehmung eigener Werte und Bedürfnisse. Diese Klarheit ist Grundlage für intrinsisch motivierte Ziele bezüglich Lebensstils und Lebensgewohnheiten (Bosch & Michel, 2018).

Stresscoaching und Stressmanagement-Coaching: Sonderformen von Health Coaching

Stress und dessen Folgen sind häufige Anlässe für Coaching-Maßnahmen. Bei einer Umfrage unter Deutschen Coaches waren 2014 von 399 befragten Institutionen 28 % der Coachingmaßnahmen durch Stress oder Burnout veranlasst, 2017 bereits 39,75 % (Middendorf, 2014, 2018).

Bei Clienten mit Stress, Burnout und/oder Erschöpfung ist zunächst eine fundierte, objektive medizinische Analyse mit Ausschluss von manifesten Erkrankungen und Gefährdungsbeurteilung durch eine ärztliche Fachperson angezeigt, bevor an ein Coaching gedacht werden kann. Da bei mangelnden körperlichen Ressourcen oder gar manifesten organischen Erkrankungen die mentalen oder emotionalen Reserven nur eingeschränkt verfügbar sind, ist dementsprechend von einem nur engen Veränderungspotenzial auszugehen. Für die erfolgreiche Bewältigung einer umfassenden Problemkonstellation, wie sie z. B. bei chronischer Stressbelastung, Burnout oder Erschöpfung vorliegt, ist die simultane Beurteilung der psychosozialen Situation einerseits und der neurobiologischen und evtl. sogar der immunologischen Konstellation unabdingbar, da die unterschiedlichen Regelkreise teilweise sehr eng verknüpft sind. Im gemeinsamen Setting muss sodann auf der Basis der diagnostischen Befunde und ihrer Einschätzung über eine Priorisierung der Maßnahmen entschieden werden.

Stress gerät damit als ein wichtiger Gesundheitsfaktor des beruflichen Alltags verstärkt in den Fokus vor allem der beruflichen Gesundheitsfürsorge. Für diesen grundlegenden Gesundheitsprozess wurden verschiedene, vielversprechende Formate entwickelt, die jedoch weiterhin einer wissenschaftlichen Evaluierung bedürfen:

Coaching bei Stress und Burnout:

Zur Diagnostik werden validierte Screening-Fragebogen empfohlen: Trierer Inventar zum Chronischen Stress (= TICS; Schulz et al., 2004), Instrument zur stressbezogenen Tätigkeitanalyse (ISTA; Semmer et al., 1999), Irritationsskala (IS; Mohr et al., 2007) sowie IST (Wolf & Wolf, 2014) sind praktische, standardisierte Fragebögen zur Vordiagnostik, welche auch beim Klienten die Selbstreflexion zum Thema Stress fördern. Der Vorteil einer Basisdiagnostik besteht in der Erfassung von Merkmalen des Klienten, dessen individuellem Stressempfinden, subjektiver Bewertung und Stress-Bewältigungskompetenz. Darüber hinaus werden stressbedingte Situationen diagnostisch fokussiert sowie Handlungsspielräume und sozialer Support als wichtige Ressourcen identifiziert (Greif, 2013).

Die therapeutischen Verfahren im Coaching bestehen aus zwei unterschiedlichen Zielen und Ansätzen. Generell sind Coaching-Maßnahmen ressourcenorientiert, diese sollen positiv erlebt und angenommen werden. Im beruflichen Kontext unterscheidet man therapeutische Maßnahmen mit unterschiedlicher Zielrichtung:

- **Verhaltensorientiertierung**, d. h. Verhaltensänderung der subjektiven Bewertung (Denkmuster), Entwicklung von Bewältigungs- und Relaxationskompetenz, von Selbstwirksamkeit sowie Resilienz und Optimismus. Davon unterschieden sind Methoden der

- **Verhältnisorientierung,** d. h. Änderung durch Umgestaltung von Arbeit und Tätigkeit sowie organisationaler Prozesse und Strukturen (Greif, 2013). Je nach Ausgangssituation wird der gesamte Coachingprozess in Richtung »Stressmanagement-Coaching« oder »Coaching zur Burnout-Prävention« ausgerichtet.
- **Kombination von Gesundheitscoaching mit neurobiologischen Analysen IST^{TM} (z. B. Integraler Stress Test^{TM})** (Wolf, 2019): Es handelt sich um eine integrative Methodenkombination, welche Daten von psychologischer Evaluierung mittels Fragebögen (die online abgerufen und ausgefüllt werden können) und neurobiologischer Analyse von Stressparametern mit dem Gesundheitscoaching verbinden. Dieses eng am biopsychosozialen Modell orientierte Format des Gesundheitscoachings trägt der Forderung Rechnung, dass ein psychologisches Coaching nicht ohne eine profunde psychische Evaluierung und neurobiologische Diagnostik durchzuführen ist (Greif, 2014b). Die Kombination von psychologischen Eigenbewertungen und biologischen Labordaten, die von Ärzten evaluiert werden, begründet sich durch den teilweise lockeren Zusammenhang der beiden Dimensionen, der Ermittlung objektiver Befunde im Vergleich zu »selbst wahrgenommenen, evtl. subjektiv verfälschten« Eigenbeobachtungen. Dies eröffnet die Möglichkeit, einerseits belastbare Befunde als »Türöffner« für Coachinggespräche einzusetzen, andererseits auch Kontrollmöglichkeiten von Verbesserung und/oder Verschlechterung zu erfassen und möglicherweise durch die Diagnose dem Eintritt einer »Stresserkrankung« vorzubeugen, die zur Arbeitsunfähigkeit führen könnte. Die Diagnostik des IST^{TM} besteht aus drei Untersuchungsebenen (Wolf & Wolf, 2014):
  - Psychologische Fragebögen (Stressoren, Denkmuster, berufliche Stressoren),
  - neurobiochemische Analysen der Neurotransmitter Noradrenalin, Dopamin und Serotonin (im 2. MU) sowie Cortisol-Tagesprofil (im Speichel) und
  - Analyse der Herzratenvariabilität (HRV) über drei Tage.

Dabei können anstelle der HRV auch andere neuartige Verfahren der Echtzeit-Stressdiagnostik zur Verbesserung und Präzisierung des Coachings eingesetzt werden, wie z. B. Pulsmessung (HR), Galvanische Hautwiderstandmessung (galvanic skin response = GSR) oder Gesichtsausdruck-Diagnostik als Gradmesser für erlebten Stress. Diese dienen dem coachingbezogenen Ziel der Stressreduktion durch Minderung von Stressoren wie z. B. Verpflichtungen und Belastungen und durch Verbesserung von Entspannung (Bakker et al., 2012).

Das anschließende Coaching integriert sämtliche Befunde, da biochemische und physiologische Daten eine Ergänzung der subjektiven Symptome darstellen. Nicht selten werden Symptome verschwiegen oder dissimuliert, die bei Nachfragen wegen auffälliger objektiver Messwerte erst zutage treten und/oder erstmals angegeben werden.

Nach einem standardisierten Muster von Fragebogentests und standardisiertem persönlichem Interview werden im IDP/IST in einem derzeit in Erprobung befindlichen Verfahren **unterschiedliche Themenbereiche** abgefragt (Wolf, 2019):

- aktuell auftretende Symptome (Erschöpfung, Stimmung, Organ/Schmerz
- persönliche Belastungen/Stressoren (privat und beruflich)
- stressverstärkende Gedanken (persönliche Denkmuster, Motive und Reaktanzmuster)
- Verausgabungsneigung und Gratifikationskrise, Wertschätzung im Beruf
- Verhalten und Balance während normaler Arbeitstage und im privaten Umfeld
- Burnout-Risiko
- biografische Daten
- psychische Gesundheit
- neurobiologische Befunde
- Qualität und Quantität der Regeneration im Schlaf, Schlafqualität und -effizienz

Durch gezielte Befragung des Klienten können zahlreiche systemische Gründe für die Ursache wie innere Unruhe, Angstzustände, Schlafstörungen oder Erschöpfung identifiziert werden. Dies bildet wiederum die Grundlage für einen im Anschluss stattfindenden Coachingprozess, der in den meisten Fällen zunächst auf ca. 6 – 8 Zeitstunden angelegt wird.

Der **Changeprozess** des integralen Coachings umfasst Erarbeitung und Entwicklung von neuen Inhalten mit

- verbesserter Kenntnis der eigenen Persönlichkeitsstruktur, Selbst- und Fremdwahrnehmung,
- veränderten Glaubenssätzen und Reaktanzmustern,
- Erkennen und Lösen von Wertekonflikten,
- optimiertem Umgang mit Emotionen, wirkungsvoller Änderungen des Lebensstils,
- *Achtsamkeit (Mindfulness Based Stress Reduction = MBSR)* als neu zu erlernende Einstellung und Haltung sowie Grundlage für Entscheidungsoptionen (Bosch & Michel, 2018); dazu bestehen zahlreiche Möglichkeiten der täglichen Umsetzung für Klienten entweder im Selbststudium (Kabat-Zinn, 2006) oder achtsamkeitsbezogenen Gruppensitzungen mit den entsprechenden Therapiemethoden (ausführlicher bei Ernst et al., 2009),
- regelmäßigen *Mikropausen* mehrfach am Tage von > 3 Minuten sind Methoden der Regenerationsinduktion und des Vagustrainings.
- Das Erlernen von *Entspannungsmethoden* steht am Ende des Prozesses von Veränderung und Selbstentwicklung, wobei die individuell geeignete Methode aus dem großen Angebot von Yoga, MBSR, Meditation, Neuro- oder Biofeedback, Tai-Chi, Qi Gong, autogenem Training, Progressiver Muskelentspannung usw. gefunden werden muss.

Coaching ermöglicht eine 360-Grad-Perspektive auf Persönlichkeitsfaktoren und auf die Gründe, welche für chronischen Stress und/oder Erschöpfung ursächlich sind. Ressourcenverluste sind ein häufiges ursächliches Merkmal, welches sich wiederum durch Biografie, Lebensstil und vulnerable Lebensumstände bestimmt. Dieser umfassende Blick ermöglicht dem Coach, mit sensibler Hand einen gezielten und langfristig wirkungsvollen Veränderungsprozess in die Wege zu leiten.

Das vorliegende Konzept basiert auf einem integralen, potenzial- und erfahrungsorientierten Ansatz: Grundlage bildet z. B. der Integrale Stress Test™, als ein standardisiertes Instrument für die objektive Erfassung von Stress, Stressoren sowie von Ressourcenverlusten und Leistungspotenzialen (▸ Kap. 3.5.1). Für die Gesundheit und Leistungsfähigkeit von Führungskräften und Mitarbeitern bedeutet dies vor allem das Herausarbeiten und Aktivieren von körperlichen, psychisch-mentalen sowie sozialen Kompetenzen und Fähigkeiten durch praktische Erfahrungen und Übungen. Durch diese selbst erlebten Erfahrungen entsteht sukzessive eine positive Grundhaltung im beruflichen und privaten Umfeld, welche gerade in schwierigen und belastenden Situationen zu stressärmeren Reaktionen, mehr Gelassenheit, Souveränität und Widerstandskraft führt (Gyllenstein & Palmer, 2005).

Bei **Beratung und Gesundheitsmanagement von Führungskräften** bedeutet dies, eine Verbindung von Methoden der Präventionsmedizin mit dem modernen Managementalltag herzustellen. Jede Empfehlung muss für den gecoachten Klienten real umsetzbar sein und darf eben nicht durch erschwerende Umstände, mangelnde Praxistauglichkeit und Umsetzbarkeit scheitern. Das holistisch angelegte und wissenschaftlich begründete Konzept ermöglicht eine aktuelle Standortbestimmung für den Klienten und zielt auf erlebbare und erfahrbare Lösungen, welche praktisch in den Alltag eingebracht werden.

Die Kombination von neurobiologischen, biochemischen Daten (wie solche zu Neurotransmittern und Cortisol-Spiegel sowie physikalische Befunde wie HRV) mit den geschilderten Stresssymptomen und deren Ursachen ermöglicht es, sowohl die wichtigen Ziel- und Handlungsfelder wie *Selbstentwicklung des Klienten* als auch die jeweiligen *neurobiologischen Stressprozesse* positiv zu beeinflussen.

Stressmanagement-Coaching: Holistisch orientierte Programme von Stressmanagement sind zumeist aus multimodalen Komponenten zusammengesetzt. Dabei werden programmatische Stressmanagement-Verfahren nach Esch & Stefano (2010), z. B. nach dem »BERN-Konzept« (**B**ehavior, **E**xercise, **R**elaxation, **N**utrition), praktiziert. In Abwandlung und Anlehnung sowie empirischer Ergänzung wurde das VARESE-Konzept entwickelt (**V**erhalten, **A**chtsamkeit, **R**elaxation, **E**rnährung, **S**portaktivität, **E**rgänzungs-/Ersatzsubstrate). Für die Umsetzung dieses aufwendigen Konzeptes ist ein begleitendes Stresscoaching erforderlich, das an den oben beschriebenen Grundsätzen ausgerichtet ist.

Coaching und speziell Stresscoaching ist wegen des niederschwelligen Zugangs zu einem verbreiteten Betreuungswerkzeug von psychisch gesunden Menschen mit hohem Stressdruck, Burnout und typischen Stresszeichen geworden. Das Problem liegt vor allem in der uneinheitlichen Ausbildung, den nicht selten unwissenschaftlichen Therapieangeboten und den damit schwer zu kontrollierenden Ergebnissen. Durch die Entwicklung von evidenzbasierten Coachingmethoden kann die Methodik eine erhebliche Bereicherung des Behandlungsangebotes darstellen.

Literatur

Albrecht A, Hillert A, Albrecht E (2018). Burnout: Coaching versus Psychotherapie. Psychother im Dialog. 19:80-84.

Andersson G (2016). Internet-delivered psychological treatments. Annu Rev Clin Psychol. 12:157 – 79.

Bakker J, Holenderski L, Kocielnik R, Pechenizkiy M, Siderova N (2012). Stress@worl: From measuring stress to its understanding, prediction and handling with personalized coaching. IHI; 12:673 – 7.

Bosch C, Michel A (2018). Achtsamkeit und Coaching. In: Greif S, Möller H, Scholl W (Hrsg). Handbuch Schlüsselkonzepte im Coaching. Springer Verlag, Berlin. S. 23 – 31.

Broonen J-P, Marty M, Legout V, Cedraschi C, Henrotin Y (2011). Au nom de la Section Rachis de la SFR et de la Belgian Back Society. Is volition the missing link in the management of low back pain? Joint Bone Spine; 78:364 – 7.

Coaching Center Berlin. Modell-Navigator. http://developmenthub.eu/development-tools-3/

Corssen J (2004). Der Selbstentwickler. Das Corssen Seminar. Beust, Wiesbaden.

Ernst S, Esch SM, Esch T (2009). Die Bedeutung achtsamkeitsbasierter Interventionen in der medizinischen und psychotherapeutischen Versorgung. Forsch Komplementmed; 16:296 – 303.

Esch T, Stefano GB (2010). The neurobiology of stress management. Neuroendocrinol Lett 31:19 – 39.

Fietze B (2011). Chancen und Risiken der Coachingforschung – eine professionssoziologische Perspektive. In: Wegener R, Fritze A, Loebbert M (Hrsg): Coaching entwickeln. Forschung und Praxis im Dialog. VS Verlag für Sozialwissenschaften, Springer Fachmedien, Wiesbaden, S. 24 – 33.

Ford M, Cerasoli CP, Higgins JA, Decesare AL (2011). Relationships between psychological, physical, and behavioural health and work performance: A review and meta-analysis. Work & Stress; 25:185 – 204.

Gassmann D, Grawe K. (2006). General change mechanisms: the relation between problem activation and resource activation in successful and unsuccessful therapeutic interactions. Clinical Psychology & Psychotherapy, 13:1 – 11.

Grawe, K. (2004). Neuropsychotherapie. Göttingen: Hogrefe.

Grant AM, Franklin J, Langford P (2002). The self-reflection and insight scale: a new measure of private self-consciousness. Soc Behavior and Personality 30:821 – 36.

Greif S (2008). Coaching und ergebnisorientierte Selbstreflexion. Hogrefe, Göttingen.

Greif S (2011) Die wichtigsten Erkenntnisse aus der Coachingforschung für die Praxis aufbereitet. In: Wegener R, Fritze A, Loebbert M (Hrsg): Coaching entwickeln. Forschung und Praxis im Dialog. VS Verlag für Sozialwissenschaften, Springer Fachmedien, Wiesbaden S. 34 – 43.

Greif S (2014a). Coaching bei Stress und Burnout: Nicht ohne Diagnostik. In: Möller H, Kotte S (Hrsg), Diagnostik im Coaching. Springer, Berlin, Heidelberg, S .217 – 32.

Greif S (2014b). Coaching und Wissenschaft – Geschichte einer schwierigen Beziehung. Organisationsberat Superv Coach 21:295 – 311.

Greif S, Schmidt F, Thamm A (2012). Warum und wodurch Coaching wirkt. Ein Überblick zum Stand der Theorieentwicklung und Forschung über Wirkfaktoren. Organisationsberat Superv Coach; 19:375 – 90.

Greif S, Möller H, Scholl W (2018). Coachingdefinitionen und -konzepte. In: Greif S, Möller H, Scholl W (Hrsg). Handbuch Schlüsselkonzepte im Coaching. Springer Verlag, Berlin. S. 1 – 9.

Gyllensten K, Palmer S (2005). Can coaching reduce workplace stress? The Coaching Psychologist; 1:15 – 6.

Ianiro PM, Schermuly CC, Kauffeld S (2013). Why interpersonal dominance and affiliation matter: an interaction analysis of the coach-client relationship. Coaching: An International Journal of Theory, Research and Practice. 6:25 – 46.
Kabat-Zinn J (2006). Gesund durch Meditation. Das große Buch der Selbstheilung. Barth, Bern.
Künzli H (2005). Wirksamkeitsforschung im Führungskräfte Coaching. OSC Organisationsberatung, Supervision, Coaching; 3: 231 – 44.
Lauterbach M (2008). Einführungin das systemische Gesundheitscoaching. Heidelberg, Auer.
Lauterbach M (2014). Systemisches Gesundheitscoaching in Aktion. Z Psychodrama Soziom 13:199 – 209.
Lippmann E (2013). Grundlagen auf der Basis eines systemisch-lösungsorientierten Beratungsansatzes. In: Lippmann E (Hrsg) Coaching. Angewandte Psychologie für die Beratungspraxis. Springer-Verlag, Berlin, Heidelberg.
Middendorf J (2014). 13. Coaching-Umfrage Deutschland 2014.
Middendorf J (2018). 16.Coaching-Umfrage Deutschland 2017.
Mohr, G., Rigotti, T. & Müller, A. (2007). Irritations-Skala zur Erfassung arbeitsbezogener Beanspruchungsfolgen. Göttingen: Hogrefe.
Nixon A, Mazzola J, Bauer J, Krueger J, Spector P (2011). Can work make you sick? A meta-analysis of the relationships between job stressors and physical symptoms. Work & Stress; 25:1 – 22.
Rauen C (2001). Coaching. Hogrefe, Göttingen.
Schulz, P., Schlotz, W. & Becker, P. (2004). Trierer Inventar zum chronischen Stress (TICS). Göttingen: Hogrefe.
Semmer, N., Zapf, D. & Dunckel, H. (1999). Instrument zur stressbezogenen Tätigkeitsanalyse (ISTA). In H. Dunckel (Hrsg.), Handbuch psychologischer Arbeitsanalyseverfahren (S. 179 h psychZürich: vdf.
Storch M, Krause (2005). Selbstmanagement – ressourcenorientiert. Grundlagen und Trainingsmanual für die Arbeit mit dem Zürcher Ressourcen Modell. 3. korr. Auflage. Huber, Bern.
Uhle T, Treier M (2013). Betriebliches Gesundheitsmanagement: Gesundheitsförderung in der Arbeitswelt – Mitarbeiter einbinden, Prozesse gestalten, Erfolge messen. Heidelberg: Springer.
Vale MJ, Jelinek MV, Best JD, Santamaria JD (2002). Coaching patients with coronary heart disease to achieve the target cholesterol: A method to bridge gap between evidence-based medicine and the »real world« – randoized trial. J Clin Epidemiol; 55:245 – 52.
Winiarski R (2014). Der Beratung suchende Patient: Kognitive Beratung in Ambulanz und Klinik. In: Stavemann HH (Hrsg), KVT-Praxis. 2. Auflage. Beltz, Weinheim, Basel, S. 448.
Wolf A, Wolf F (2014). Der Integrale Stress-Test (IST). Psychol Med; 25:23 – 8.
Wolf F (2019). Integrales biopsychosoziales Stresscoaching. www.yourprevention.com

4.4 Stress und Betriebliches Gesundheitsmanagement (BGM)

Das Wissen um die Zusammenhänge zwischen beruflichem oder arbeitsspezifischem Stress und verminderter Leistungsfähigkeit bis hin zu Burnout, Fatigue, psychischen Störungen und Herz-Kreislauf-Erkrankungen hat viele Arbeitgeber veranlasst, Gesundheitsförderungsmaßnahmen zu erwägen oder zu implementieren (Badura, 2001). Während die klassische Gesundheitsförderung (GF) nur auf punktuelle, betriebs- oder organbezogene (z. B. Herzgesundheit, EPC) Gesundheitsbeeinträchtigungen fokussierte, wurde daraus unter Beanspruchung von Managementsystemen ein zielorientiertes, strategisch geplantes, auf Kennzahlen basiertes, verantwortungsbezogenes professionelles System des Betrieblichen Gesundheitsmanagements (BGM) entwickelt (Faller, 2009).

Bislang fehlen allerdings allgemein gültige Konzepte: Strategische Entwicklungen mit Festlegung von Gesundheitszielen, Handlungsfeldern und Prozessen, orientiert an Managementsystemen (wie z. B. Arbeitsschutz), haben sich wegen der Komplexität der Fragestellungen bisher nicht durchsetzen können. Bislang lag das Problem meist an der falschen Ausrichtung der notwendigen Maßnahmen, z. B. durch Fokussierung der Stresswirkungen auf Herz-Kreislauf-Erkrankungen statt auf psychische Erkrankungen, die weit häufiger sind. Vor diesem Hintergrund wurden in der Vergangenheit zahlreiche BGM-Programme entwickelt, die über das Internet aufrufbar und aktuell noch im Praxistest sind.

Zahlreiche Institutionen und Coachinginstitute haben dabei sehr unterschiedliche, zum Teil wissenschaftlich gestützte Programme zur Realisierung von BGM-Maßnahmen gegen Arbeitsstress entwickelt, die sich mit unterschiedlichen Mitteln und Methoden für die Betriebliche Gesundheit und vor allem für die Stressreduktion einsetzen. Alle weiteren gesundheitlichen Fragen bleiben wie bisher der Arbeitsmedizin vorbehalten.

Stress und Stressfolgen sind die häufigsten Ursachen für akuten und dauerhaften Arbeitsausfall und verminderte Arbeitsleistung. Insofern können präventive Leistungen die damit verbundenen wirtschaftlichen Schäden und Einbußen deutlich reduzieren. Auf der Grundlage von Literaturangaben und hierauf basierenden Kalkulationen (de Meuse et al., 2009) werden für die Investition in betriebliche Prävention von 1 Euro ein Return of Invest (ROI) von 5 – 16 Euro (mindestens im Verhältnis 1 : 5) errechnet, je nach Art und Umfang der eingeleiteten Maßnahme. Die Summe setzt sich zusammen aus Einsparungen durch Verringerung von Abwesenheit (Arbeitsunfähigkeitstage) und ersparten Krankheitskosten (Behandlungskosten, Medikamente), wobei zwei Drittel der Einsparungen auf die Senkung des Absentismus entfallen (Booz & Co, 2011). Die Kosten von Präsentismus gingen bislang wegen fehlender Rechengrundlagen noch nicht in diese Kennzahlen ein.

Die bisherigen Bemühungen, durch Präventionsgesetzte wirksame Gesundheitsfürsorge zu erreichen, sind unzureichend. Aus diesem Grunde haben zahlreiche Institutionen eigene und spezifisch zielgerichtete Projekte zum betrieblichen Gesundheitsmanagement entwickelt.

4.4.1 Integration von Coaching-Konzepten im betrieblichen Gesundheitsmanagement

Bei der großen Bedeutung von Stress, Burnout und Erschöpfung durch berufliche Stressoren ist für viele Unternehmen, aber auch für einzelne Führungskräfte oder stresserkrankte Mitarbeiter, ein auf Gesundheitsfürsorge ausgerichtetes Coachingkonzept eine große Hilfe. Das gesamte Leistungsspektrum eines betrieblichen Health-Managements gliedert sich in mehrere modulare Schritte, die eine psychosoziale und medizinische Komponente in Diagnostik und Coaching beinhalten (► Abb. 4-5). Während sich der medizinisch-ärztliche Teil auf Daten der neuro-endokrinen Biochemie und Selbstauskünfte (Fragebogen) stützt, besteht der Coachingprozess aus mehrheitlich weichen, rein persönlichen Fakten, Erkenntnissen, Denkmustern und Überzeugungen. Dieser duale Prozess ermöglicht das bereits beschriebene integrative Vorgehen, das sowohl auf Achtsamkeit, Selbstentwicklung und Selbstwirksamkeit ausgerichtet ist, als auch die neurobiologische Integrität durch Ressourcenstärkung wiederherstellen soll.

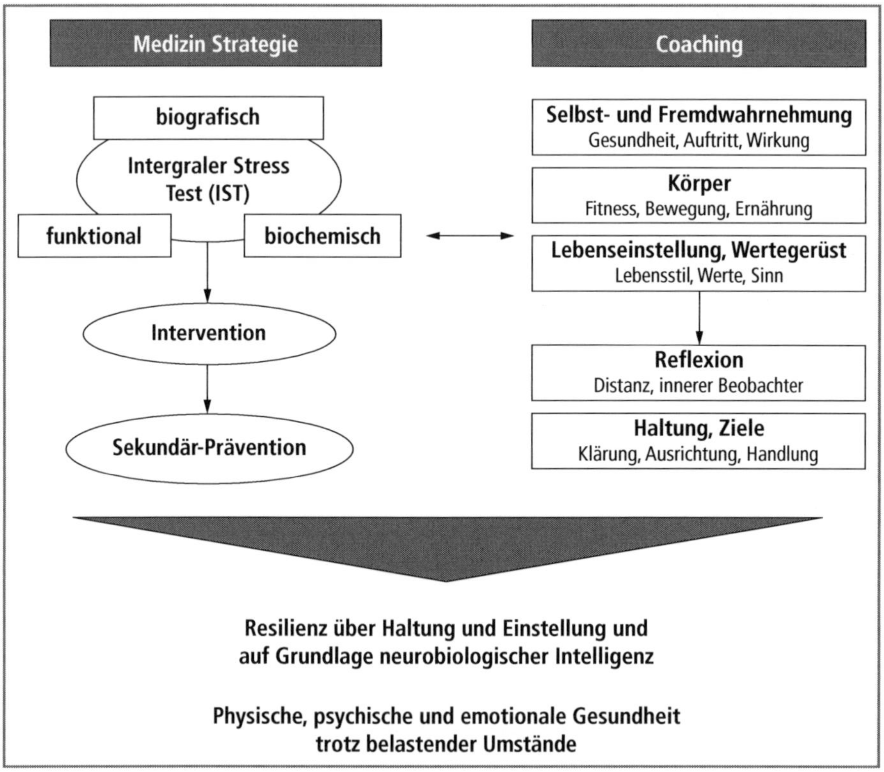

Abb. 4-5 Die duale Struktur von Screening und Maßnahmen beruht auf einer ganzheitlichen Strategie: Medizinisch ausgerichtete Analysen (z. B. IST) mit entsprechenden interventionellen und sekundär präventiven Maßnahmen. Parallel dazu wird im Coaching mit Methoden der Mind-Body-Medizin über Haltung und Einstellung Resilienz befördert. Dabei werden möglichst sämtliche Akteure in einem Unternehmen integriert.

Das Coaching kann entweder on-site im Unternehmen, oder – was sich wegen der knappen verfügbaren Zeit vor allem bei Führungskräften durchgesetzt hat – in Form des Telefoncoachings erfolgen. Auch das Videocoaching unter Nutzung der modernen Übertragungsmöglichkeiten hat sich sehr bewährt, da mit der simultanen visuellen Begleitung ein Höchstmaß an empathischer Beobachtung ermöglicht wird. Unter den internetbasierten Coachingmaßnahmen werden »Face-to-face«-Angebote und »Blended therapy« (gemischte Form) unterschieden. Überwiegend werden heute internetbasierte »Face-to-face«-Angebote vorgezogen. Der Vorteil besteht in der leichten und verbreiteten Zugänglichkeit, Vermeidung von Zeitverlusten durch Anfahrten zum und vom Coach und der Möglichkeit der empathischen, direkten Betreuung des Klienten. Weniger individuell sind automatisierte, webbasierte Selbsthilfeprogramme, die entweder allgemeine oder themenzentrierte, konkrete, angeleitete Selbsthilfe anbieten (Details bei Andersson, 2016). Wissenschaftlich bewertet sind angeleitete (also auch Face-to-face-Interventionen) gegenüber nichtangeleiteten Programmen wirksamer und erfolgreicher (Andersson, 2016).

Diese Methoden ermöglichen einem Unternehmen, ein ökonomisches und zielgerichtetes betriebliches Gesundheitsmanagement zu organisieren, welches eine gezielte Auswahl von Maßnahmen je nach Fragestellung, Zahl der zu betreuenden Klienten, Durchführbarkeit und verfügbarem Budget ermöglicht. Die Durchführung kann meist zu jeder Zeit in enger Abstimmung mit Prozessen und Abläufen im Unternehmen erfolgen. Dabei kann entweder das gesamte Programm oder ein stufenweise angelegtes Konzept realisiert werden. Die aus einem integrativen Ansatz gewonnenen Befunde (z. B. IST) ermöglichen eine verlässliche Einschätzung, welche Mitarbeiter des Betriebes akut ausfallgefährdet sind (Absentismus) und wer wegen der ausgeprägten Symptomatik einen deutlichen Verlust an Produktivität verursacht (Präsentismus). Diese Personen benötigen vorrangig eine intensivere Betreuung entweder durch einen Arzt und/oder einen Coach. Nur durch diese Objektivierung kann man das akute Risiko für Absentismus und Präsentismus deutlich minimieren und die eingesparten finanziellen Ressourcen anderweitig gezielt und effektiv einsetzen.

Ziel ist es, trotz »belastender Umstände« das Ausfallsrisiko von leitenden Angestellten, Führungskräften und Mitarbeitern durch stressbezogene Krankheiten zu vermindern, was sich schließlich in deutlichen ökonomischen Gewinnen für den Betrieb oder die Institution niederschlägt.

4.4.2 Entwicklung der inneren Haltung von Mitarbeitern bzw. Unternehmen

Im Rahmen eines Betrieblichen Coaching-Programms ergibt sich zunächst die Möglichkeit der Resilienzverbesserung von Mitarbeitern in Unternehmen durch workshopbasierte Lernprogramme mit einem hohen Anteil an praktischen Übungen. Der Fokus liegt zunächst auf einem »Mehr an Achtsamkeit« mit Konzentration auf das »Ich«. Idealerweise wird zunächst in Workshops über das Erlernen von Halten und Steuern der Aufmerksamkeit, von vertiefter Wahrnehmung und schließlich dem Transfer dieser Fähigkeiten in den Alltag Klarheit, Entscheidungsqualität und Achtsamkeit als eine innere Haltung erfahren. Achtsamkeit ermöglicht es Menschen, die Gegenwart in offener, nicht wertender Weise bewusst zu erleben und befähigt zum selbstregulierten Umgang mit Gedanken und Gefühlen, einer wesentlichen Voraussetzung für erfolgreiches Coaching (Bosch & Michel, 2018).

Im zweiten Schritt des Coachingprogramms wird der Fokus auf eine verbindende und wertschätzende Kommunikation gelegt. Neben dem »Ich« wird nun das »Du« beleuchtet. Dabei werden Fragen bearbeitet wie: »Wie gehen wir mit dem Anderen um?«. Dieser Ansatz betont bewusst die innere Haltung »Ich bin wichtig, du bist wichtig« und ermöglicht durch einen großen Übungsanteil den Transfer in den Alltag.

Im letzten Schritt fokussiert man dann das »Wir«, was auch eine kulturelle Dimension in einem Unternehmen beinhaltet. Auf diese Weise können sich sowohl die einzelnen Personen als auch die Organisation oder Firma stärken, Resilienz aufbauen und eine neue Form und Qualität des Umgangs mit sich sowie den anderen, sowohl Kunden als auch Mitarbeitern, etablieren (Ruppi-Lang, 2018).

4.4.3 Umsetzung von BGM in der Praxis

Die Einhaltung höchster Standards des Datenschutzes bei der Betreuung von Firmen durch externe Institutionen ist eine notwendige Voraussetzung im Betrieblichen Gesundheitsmanagement. Dabei können je nach Bedarf und Auswahl der anfragenden Institution einzelne bis zu sämtlichen Maßnahmen ausgewählt und realisiert werden mit folgenden Vorschlägen zur Prozessplanung (Wolf & Wolf, 2019):

- Zu Beginn steht immer die primäre **Vereinbarung mit den Institutionen oder Betrieben** über Form, Intensität, Umfang, Zielgruppe, Budget und Finanzierung, Ort der Durchführung, Organisation und Ziele des BGM-Projekts.
- Die **Auftakt-Veranstaltung** wird meist vor Ort organisiert. Zumeist werden im Vorfeld Aufgaben und Ziele auf einer speziellen Website oder Intranetseite formuliert, auf der die Beteiligten auch eingeladen werden, die Projektverantwortlichen kennenzulernen und mit den ersten Inhalten in Kontakt zu kommen. Dabei ist das Thema Datenschutz essenziell wichtig, da die Teilnahmequote maßgeblich an das Vertrauen der Teilnehmer in den Projektpartner und den Datenschutz gekoppelt ist.
- Eine Einführungs- oder Auftaktveranstaltung kann aber auch in Form eines ein- oder mehrtägigen Workshops stattfinden. Dieser kann dann schon mit den ersten Tests kombiniert werden. Das Ziel dieser Veranstaltung ist es, eine erste Wissensbasis zu schaffen und die Motivation der Teilnehmer zu evozieren, sodass Sie an dem weiteren Programm teilnehmen.
- Die **Durchführung des BGM** startet oft mit einer gezielten Befragung, möglichst einer standardisierten stressbezogene Analyse (z. B. psychologische Fragebögen des Integralen Stress Tests^{TM}), zusätzliche Fragebögen zur Arbeitszufriedenheit (z. B. ERI nach Siegrist) und Burnout-Tests (CBI nach Kristensen). Diese Tests können über einen geschützten Internetzugang elektronisch einfach und unkompliziert abgeleistet werden. Das Ergebnis steht dann jedem Einzelnen im Detail zur Verfügung und kann entweder zur Auftaktveranstaltung ausgegeben oder auch schon mit einem ersten persönlichen Feedbackgespräch kombiniert werden. Bewährt hat sie hier die Kombination aus allgemeinen Informationen vorab über Videos auf einer geschützten Webseite und einem individuellen Feedbackgespräch.
- Für **ausgedehntere Analysen** insbesondere mit wissenschaftlichen Fragestel-

lungen kommt zusätzlich das erweiterte psychosoziale Testsystem des **Copenhagen Psycho Social Questionnaire (COPSOQ)** zur Anwendung (Nübling et al., 2005, 2013). Bei dem COPSOQ handelt es sich um einen wissenschaftlich validierten Fragebogen zur Erfassung psychischer Belastungen und Beanspruchungen bei der Arbeit, der insbesondere im Rahmen der betrieblichen Gefährdungsbeurteilung eingesetzt wird. Den Kern bildet das arbeitswissenschaftliche Modell der Ursache-Wirkungs-Beziehung zwischen Merkmalen der Arbeitsbelastung und den Reaktionen der Arbeitenden (Belastungsfolgen bzw. Beanspruchungen). Die Basis der Referenzwerte resultiert aus Ergebnissen von mehr als 250 000 Beschäftigten aller Branchen und Berufe. Die Standardversion besteht aus 85 Fragen bzw. 26 Skalen (COPSOQ, 2019).

- **Neurobiologische Untersuchung:** Als Einstieg eignet sich die dreitägige HRV am besten, weil damit die prozedurale Hemmschwelle niedrig gehalten wird und gleichzeitig relativ hochwertige Daten generiert werden, die zusammen mit dem psychologischen Fragebogen viele Empfehlungen zur Verbesserung von Regeneration, Schlafhygiene, sportlicher Aktivität und Tagesstress ermöglichen.
- Zur Vertiefung und Präzisierung der Stressdiagnostik bei besonders Betroffenen werden **Untersuchungsmethoden wie Cortisol-Tagesprofil und Neurotransmitter im zweiten Morgenurin** wegen der noninvasiven Methodik und der Einfachheit der Untersuchung angeboten. Diese Diagnostikmaßnahmen runden das Bild zur »Stressbelastung des Einzelnen« ab. Diese Tests werden nur bei denjenigen Personen angefordert, bei denen beide vorangehenden Tests auffällig waren und deren Ergebnisse auf eine schwergradige Stressbelastung oder sogar Ausfallsgefährdung hindeuten. Das Gesamtbild von neurobiologischen Stressmarkern ermöglicht die Erstellung komplexer Vulnerabilitäts- und Resilienzprofile, welche eine gezielte Betreuung und individuelles Coaching erfordern.
- Neurobiologische Marker stellen die objektive Größe in einem solchen Testverfahren dar, weil Sie häufig Veränderungen anzeigen bei ansonsten eher unauffälligen Werten aus den Fragebögen und der HRV. Zudem sind die Erkenntnisse über die Veränderung des neurobiologischen Gleichgewichts ein Beleg für neurobiologische Ursachen von Symptomen wie veränderter Stimmung, Angst und Unruhe, Schlafstörungen sowie Schmerz und/oder Erschöpfung. Die entstandene Diagnose ist auch Grundlage für die zu wählenden Therapiekonzepte.
- Unter Berücksichtigung eines **gesamtbiologischen Konzeptes** ist der **Allostatic Load Score (ALS)** zu sehen, bei dem in Ergänzung zu den oben genannten diagnostischen Methoden auch Parameter von Inflammation, Metabolismus (Glukose-, Fettstoffwechsel), anthropomorphe Messungen (BMI, Taillenumfang) sowie kardiovaskuläre Befunde (Blutdruck, Puls) aufgenommen werden (► auch Kap. 1.8.2).
- Die **Gesamtheit der Ergebnisse** wird nach Vorliegen der Analysen mit jedem Einzelnen im persönlichen Feedbackgespräch entweder vor Ort oder alternativ über elektronische Medien (je nach Wunsch des Teilnehmers über Telefon,

Skype, diverse Web-Konferenz-Tools, Facetime) besprochen. Weitere Gespräche sollten je nach Indikation nach weiteren 4 – 8 Wochen und evtl. auch noch nach weiteren 6 – 12 Monaten stattfinden.
- Im **Nachgespräch** werden die wichtigsten Probleme fokussiert, Lösungen der Selbstentwicklung angestoßen und Faktoren der Umsetzung (Selbstwirksamkeit) besprochen. Sollten konkrete biologische Risikofaktoren vorliegen, ist ein konkreter Verweis auf die Weiterbehandlung durch den Haus- oder Facharzt (z. B. eines Präventionsnetzwerkes) notwendig.
- Mit diesem standardisierten Verfahren kann vor allem die Ausfallsgefährdung von einzelnen Mitarbeitern erfasst werden.

Bei eigenen Untersuchungen im Rahmen von betrieblichem Gesundheitsmanagement wurden mit diesen Methoden in den Jahren 2010 – 2013 insgesamt 2041 Personen (1000 Frauen = 49 %, 1041 Männer = 51 %) im erwerbsfähigen Alter von 28 bis 64 Jahren erfasst, die wegen subjektivem, vorwiegend beruflich verursachtem verstärktem Stressempfinden zur Untersuchung kamen (Wolf & Wolf, 2019). Im Hinblick auf das Stresssymptom Erschöpfung wurden folgende Zahlen erhoben:
- 65 % kamen wegen chronischer Erschöpfung und Müdigkeit,
- 49 % zeigten deutliche Defizite der Schlafregeneration,
- 68 % hatten mindestens zwei pathologisch erniedrigte Cortisol-Werte innerhalb des Tagesprofils,
- 43 % zeigten im Effort-Reward-Imbalance-Test (nach Siegrist, 2009), erhöhte Werte von beruflicher Verausgabung, was nahezu obligat mit chronischem Stress assoziiert ist,
- 45 % litten unter mangelnder Anerkennung der Arbeitsleistung,
- 95 % empfanden die Unvereinbarkeit von Familie und Beruf als größten Stressor

Die relativ hohen Werte nachweisbarer Stressbelastung sind nur ein Teil der komplexen Datenstrukturen, die bei Untersuchungen im Rahmen des BGM innerhalb von Unternehmen gefunden werden. Sie sind je nach Intensität und Grad der Pathologie der Befunde Hinweise auf eine anstehende Ausfallsgefährdung, entweder in Form von Absentismus (Krankschreibung) oder Präsentismus, was mit deutlich geringerer Arbeitsleistung und damit Minderung der Wertschöpfung durch Arbeit verbunden ist.

Im Feedbackgespräch werden auch wichtige Gesundheitsparameter wie gesunde Ernährung (vitamin- und ballaststoffreich, Low Carb, ketogene Ernährung, komplette Ernährungsempfehlung, insbesondere bei Übergewicht und Adipositas), Mikronährstoffversorgung und -substitution, konkrete Beratung hinsichtlich körperlicher Aktivität und Sport sowie Genussmittelgebrauch (Alkohol, Nikotin, ggf. Substanzgebrauch) und Schlafberatung thematisiert. Das notwendige Stressmanagement erfordert darüber hinaus eine intensive, meist länger anhaltende Betreuung, wobei auf der Basis der vorliegenden Ergebnisse sowohl psychosoziale Maßnahmen (Coaching, Verhaltenstherapie, Psychotherapie) und biologisch wirksame Substitute (Vorläufer von Neurotransmittern, Substitution der defizitären adrenalen Leistung mittels Hydrocortison) als auch die Inflammationshemmung (via antiinflammatorische Ernährung, natürliche Antiinflammatoria) im Vordergrund stehen.

Ab ca. 20 Teilnehmern ist es möglich, einen anonymisierten Gruppenbericht zur Stressbelastung der Teilnehmer zu erstellen. Dabei kann man die erforderlichen Maßnahmen des betrieblichen Gesundheitsmanagements entsprechend der identifizierten Probleme gezielter auf das Unternehmen zuschneiden. Diese Art von objektiver Erfassung von Mitarbeitergesundheit und Gefährdungsbeurteilung stellt eine neue Dimension im BGM dar, weil Maßnahmen auch hinsichtlich ihrer Wirksamkeit und dem ökonomischen Nutzen für das Unternehmen durch nachfolgende Evaluation und Längsschnittanalysen geprüft und dargestellt werden können.

Modernes Gesundheitsmanagement ist somit in der Lage, über die bereits etablierte betriebliche Arbeitsmedizin und über die gesetzten Gesundheitsziele hinaus nicht nur die gesundheitliche Situation des Einzelnen, sondern des gesamten betrieblichen Zusammenlebens erheblich zu verbessern. Zusätzlich kann man die Wertschöpfung des Betriebes optimieren und die Zukunftsfähigkeit der Institution fundiert verbessern.

Literatur

Andersson G (2016). Internet-delivered psychological treatments. Annu Rev Clin Psychol. 12:157–79.

Badura B (2001). Betriebliches Gesundheitsmanagement. Was ist das, und wie läßt es sich erfolgreich praktizieren? Bundesgesundheitsbl-Gesundheitsforsch-Gesundheitsschutz; 44:780–7.

Bosch C, Michel A (2018). Achtsamkeit und Coaching. In: Greif S, Möller H, Scholl W (Hrsg). Handbuch Schlüsselkonzepte im Coaching. Springer Verlag, Berlin. S. 23–31.

Booz & Co (2011). Vorteil Vorsorge. Die Rolle der betrieblichen Gesundheitsvorsorge für die Zukunftsfähigkeit des Wirtschaftsstandortes Deutschland. Felix Burda Stiftung

Coaching-Center Berlin. coachingcenterberlin.eu

COPSOQ (2019). Was ist COPSOQ ?. www.copsoq.de/was-ist-copsoq/inhalt-des-copsoq/

De Meuse KP, Dai G, Lee RJ (2009). Evaluating the effectiveness of executive coaching: beyond ROI. Coaching: An International Journal of Theory, Research and Practice; 2:1752–1890.

EPC. www.epc-checkup.de

Faller G (Hrsg) (2009). Lehrbuch Betriebliche Gesundheitsförderung. Huber, Hogrefe, München-Bern.

Fürstenberg Institut. www.fuerstenberg-institut.de

Kristensen TS, Hannerz H, Hagh A, Borg V (2005). The Copenhagen Psychosocial Questionnaire—a tool for the assessment and improvement of the psychosocial work environment. Scand J Work Environ Health; 31:438–49.

NeuroPioneers. www.neuro-pioneers.com

Nübling M, Stößel U, Hasselhorn H-M, Michaelis M, Hofmann F (2005). Methoden zur Erfassung psychischer Belastungen. Erprobung eines Messinstrumentes (COPSOQ), Fb 1058. Bundesanstalt für Arbeitsschutz und Arbeitsmedizin. Dortmund, Berlin, Dresden; ISBN 3-86509-394-9.

Nuebling M, Seidler A, Garthus-Niegel S, Latza U, Wagner M, Hegewald J, Liebers F, Jankowiak S, Zwiener I, Wild PS, Letzel S (2013). The Gutenberg Health Study: measuring psychosocial

factors at work and predicting health and work-related outcomes with the ERI and the COPSOQ questionnaire. Public Health; 13:538.
Ruppi-Lang G (2018). Resiliente Unternehmenskultur durch Betriebliches Gesundheitsmanagement. In: Herget J, Strobl H (Hrsg), Unternehmenskultur in der Praxis. Springer Fachmedien, Wiesbaden.
Siegrist J (1996). Adverse health effects of high effort/low reward conditions. J Occup Health Psychol; 1:27-41.
World Health Organization (WHO) (2017). Depression and other common mental disorders. Global health estimates. Geneva World Health Organization, Licence CC BY-NC SA 3.0 IGO.
Wolf F, Wolf A (2019) unpublizierte Daten von Yourprevention. www.yourprevention.com

4.5 Biofeedback und Neurofeedback

Unter dem Begriff Biofeedback wird zunächst die natürliche »Rückmeldung« ansonsten unbewusster körperlicher Prozesse, z. B. von Herzfrequenz, Muskel- und Schweißdrüsenaktivität, Atmung, Hautwiderstand und Gehirnaktivität auf psychische und emotionale Zustände oder Stimulationen verstanden. Diese organischen Rückmeldungen stellen einen Prozess dar, auf psychische oder physische Auslöser mit spezifischen, meist durch das ANS gesteuerten Reaktionen zu antworten (Wiedemann, 2013a). Mit der Methode Biofeedback werden Körpersignale gemessen und auditiv oder visuell in Form von dynamisch modulierbaren, häufig optisch und farblich unterlegten Skalen oder Kurven (z. B. der HRV, Herzfrequenz, Hautwiderstand, EEG usw.) dargestellt. Dadurch erhält diese »verborgene Körperfunktion«, die meist auf Erregung und Entspannung reagiert, eine sensorisch und kognitiv wahrnehmbare Dimension. Erregung mit Aktivierung einerseits und Entspannung mit Deaktivierung andererseits sind Schlüsselkomponenten dieser Regulation. Für die im Bio- oder Neurofeedback verlangte übergeordnete Selbstkontrolle ist die intakte Funktion von PFC und Hippocampus unverzichtbar. Das Ziel ist, unbewusste Körpervorgänge wahrzunehmen und deren Beeinflussung zu erlernen (Ott, 2018).

In beiden Verfahren spielt die lerntheoretisch entwickelte »Operante Konditionierung«, d. h. das »Erfahren positiver Konsequenzen«, eine große Rolle. Ein konstant trainiertes, bestimmtes Verhalten, z. B. hinsichtlich der Atmung, der muskulären Entspannung oder der Konzentration auf bestimmte Körperregionen, kann eine spezielle Gehirnfunktion wie das Autonome Nervensystem (ANS) beeinflussen. Solche operanten Effekte verblassen ohne dauerhafte Re-Konditionierung allerdings wieder, sodass die beschriebene Technik kontinuierlich angewandt und regelrecht erlernt werden muss.

4.5.1 Peripheres Biofeedback

Während beim Neurofeedback direkte Antworten des Gehirns durch Aufzeichnung des EEG abgeleitet werden, erfasst das *periphere Biofeedback* die Verhaltensantwort des Betroffenen in der Peripherie, vorwiegend des Sympathikus durch Messung von Hautwiderstand, elektrodermaler Aktivität, Fingertemperatur, Schweißsekretion, Vasokonstriktion der Schädelgefäße, Elektromyogramm oder Herzratenvariabilität (HRV). Biofeedback ist ein effektives psychobiologisches Entspannungsverfahren zur Reduktion von sympatho-exzitatorischen Attacken, die sich in vielfachen Symptomen (hohe Erregbarkeit, Angst, Aggression) und Auslösung von Erkrankungen auswirken. Die Ziele dieser Methode liegen in der Entspannung sowie in der Förderung von Wachsamkeit, Aufmerksamkeit und Konzentration (Wiedemann, 2013b).

Biofeedback eignet sich auch dafür, die Wirksamkeit von Entspannungsverfahren (Meditation, MBSR, Yoga, autogenes Training und andere) beim Individuum auf Wirksamkeit zu überprüfen.

4.5.2 Neurofeedback zur Stressreduktion

Bei der Methode Neurofeedback (= EEG-Feedback) wird die direkte Kontrolle der Gehirnaktivität durch die Ein- oder Mehrkanal-Elektroencephalographie erreicht. Die Erfassung von Echtzeitanalysen der EEG-Wellen durch eine oder mehrere Elektroden mit Übertragung der Frequenzmuster auf einen PC, ein Tablet oder ein Smartphone verschafft dem zu Untersuchenden die Möglichkeit, diese Frequenzverteilung im EEG entsprechend der Zielvorstellung, mehr Aufmerksamkeit und Bewusstsein, innere Ruhe und/oder Gelassenheit zu erzielen, zu beeinflussen und zu optimieren. Damit werden Eigenschaften wie wach, schlafend, aufmerksam, entspannt oder gestresst zu sein, durch ständige EEG-Kontrolle selbst überwacht und kontrolliert.

Die meisten der zu behandelnden funktionellen Störungen beruhen auf

- Über- oder Untererregung (Over- oder Underarousal),
- mangelnde Hemmung (Disinhibition) und
- Instabilität.

Praktische Durchführung

Es wird dringend geraten, einen in der Methode erfahrenen Psychologen/Therapeuten als Instruktor aufzusuchen, um die Methode intensiv zu studieren und in der Anwendung versiert zu sein.

Zunächst werden in einem *Anamnesegespräch* das Problem und die Symptomatik (z. B. erhöhte Erregbarkeit, Schlafstörungen, Aufmerksamkeitsdefizit, Migräne, Tinnitus etc.) erörtert, am besten nach einer vorherigen Stressanalyse (IST oder Neuropattern). Anhand der Anamnese und Symptomatik kann man bereits auf Hyper- oder Hypo-Arousal schließen und entsprechende grobe Ersteinstellungen vornehmen.

Für die Laienanwendung sind konfektionierte EEG-Systeme mit wenigen (1–5) Kanälen und Trockenelektroden auf Stirn und Schläfen verfügbar. Daneben gibt es semiprofessionelle Systeme mit 8–16 Kanälen, meist gut sitzendem Headset und entsprechender Software. Bislang fehlen allerdings Vergleichsstudien, welche den Nutzen jenseits von Übungsmotivation belegen (Ott, 2018).

Das Therapieziel fokussiert zumeist darauf, die vorteilhaften EEG-Frequenzanteile zu konsolidieren oder zu verbessern und schädliche zu reduzieren. Die Ziele der Maßnahme (z. B. Stressminderung, Reduktion von Anspannung – Steigerung von Gelassenheit, Verbesserung von Konzentration und Aufmerksamkeit) sollten mit Blick auf die angestrebten EEG-Frequenzen konkret definiert und eingegrenzt werden. In der Umsetzung werden unvorteilhafte EEG-Frequenzen (und Amplituden) durch entsprechendes Training zugunsten günstigerer Kombinationen reduziert, was im Display durch entsprechende Balkendiagramme angezeigt wird.

Im praktischen Gebrauch wird zumeist ein Ein-Kanal-EEG-Aufzeichnungsgerät verwendet (z. B. Mind Wave, Muse, Mind Band, Nexus-10 MKII oder andere). Das EEG wird beim Einkanal-Aufnahme-Modus meist frontal an der Stirn abgegriffen, verstärkt und auf PC, Tablet oder Smartphone (über eine App) simultan übertragen mit dem Ziel, durch ein Konditionierungsverfahren (z. B. synchrones Atmen, Imaginationstraining, Achtsamkeitsübung etc.) die aktuell aufgezeichneten und dargestellten EEG-Frequenzen in die erwünschten »Zielfrequenzen« zu verändern.

Empfohlen werden Trainingseinheiten von je einer Stunde zweimal pro Woche, mit einem Tag Pause nach jeder Trainingseinheit.

In einer Studie an 13 Gesunden über 6 Wochen führte ein tägliches 10-minütiges auf Achtsamkeit orientiertes Neurofeeback-Training (N-tsMT) gegenüber Online-Mathematik-Training zu einer Verbesserung von Aufmerksamkeit und Reaktionsvermögen (im Stroop-Test) sowie von Wohlbefinden, Körperwahrnehmung und Ruhe im Vergleich zum Zustand vor dem Experiment (Bhayee et al., 2016).

Folgende Trainingsziele können angesteuert werden:

- **Alpha-Enhancement-Training:** Erreichen von entspanntem ruhigem Zustand, mit Aufgabe von Körper- und Zeitbewusstsein, Minderung von störenden Gedanken und Ich-Auflösung (Kamiya, 2011), was allerdings wissenschaftlich umstritten ist (Plotkin, 1979).
- **Support von Meditation oder anderen Entspannungsverfahren:** Ziel ist die Steigerung der frontalen Theta-Aktivität im EEG als Zeichen einer »tiefen Absorption, ohne in Gedanken abzudriften« (Brandmeyer & Delorme, 2018).
- **Abnahme von Gamma-Wellen** bei »anstrengungsloser Bewusstheit« kann sowohl bei unerfahrenen als auch erfahrenen Meditationspraktikern eine Zielvorgabe sein (van Lutterveld et al., 2017).

Bei sämtlichen hier beschriebenen Methoden, die zur Entspannung propagiert werden, kann der praktizierende Klient/-in oder Patient/-in den Entspannungsverlauf entweder auf der Basis der gleichzeitig gemessenen HRV (Biofeedback), über die Messung des Hautwiderstandes mit Klebesonden oder mit einem speziellen EEG-Aufzeichnungsgerät überprüfen und kontrollieren. Technische Hilfsmittel können somit sowohl mittels einfacher Sensoren (z. B. Hautsensoren oder HRV beim Biofeedback) als auch im komplexeren Setting (z. B. EEG beim Neurofeedback) eine wertvolle Hilfe zur Steigerung von Selbstwahrnehmung und

Selbstwirksamkeit im Rahmen von Entspannung, Entstressen und Relaxation darstellen.

Literatur

Bhayee S, Tomaszewski P, Lee DH, Moffat G, Pino L, Moreno S, Farb NAS (2016). Attentional and affective consequences of technology supported mindfulness training: a randomised, active control, efficacy trial. BMC Psychology; 4:60.

Brandmeyer T, Delorme A (2018). Reduced mind wandering in experienced meditators and associated EEG correlates. Exp Brain Res; 236:2519–28.

Kamiya J (2011). Historical Archives. The first communications about operant conditioning of the EEG. J of Neurotherapy; 15:65–73.

Ott U (2018). Meditation und Biofeedback: Möglichkeiten und Nutzen physiologischer Messungen während der Praxis. Präsentation Tagung »Meditation und Wissenschaft«, Berlin.

Plotkin WB (1979). The alpha experience revisited: biofeedback in the transformation of psychological state. Psychol Bull; 86:1132–48.

van Lutterveld R, Houlihan SD, Pal P, Sacchet MD, McFarlane-Blake C, Patel PR, Sullivan JS, Ossadtchi A, Druker S, Bauer C, Brewer, JA (2017). Source-space EEG neurofeedback links subjective experience with brain activity during effortless awareness meditation. NeuroImage; 151:117–27.

Wiedemann M (2013a). Biofeedback und Neurofeedback. In: Haus K-M, Held C, Kowalski A, Nowak M, Schneider E, Strauß G, Wiedemann M (Hrsg): Praxisbuch Biofeedback und Neurofeedback. Springer, Berlin, Heidelberg, S. 3--21.

Wiedemann M (2013b). Peripheres Biofeedback. In: Haus K-M, Held C, Kowalski A, Nowak M, Schneider E, Strauß G, Wiedemann M (Hrsg): Praxisbuch Biofeedback und Neurofeedback, Springer, Berlin, Heidelberg, S. 25–43.

4.6 Restitutive Substitutionstherapie bei Stressmanagement

Stresstherapie hat in der Schulmedizin eine meist starke pharmakologische Ausrichtung: Die meisten Ansätze propagieren die Verordnung von Pharmaka zur Stressinhibition an oberster Stelle, wie z. B. von Benzodiazepinen, Somnifera, Beta- oder Alpha-1/2-Blockern sowie von Psychopharmaka. Aufgrund des nicht unwesentlichen Nebenwirkungsprofils werden heute auf andere Ressourcen ausgerichtete, restitutive Ansätze verfolgt.

Somatische, substitutive Behandlungsansätze in der Stressmedizin orientieren sich an den Grundsätzen:

- Klare Diagnostik der betroffenen Biosysteme
- Auffüllen und Stärkung von Ressourcen
- Verwendung möglichst physiologisch wirkender, bioidentischer Substanzen und Präkursor-Moleküle
- Wiederherstellung von Neurotransmitter-Balancen
- Stärkung der regenerativen Systeme (Parasympathikus, inhibitorische Neurotransmitter)
- Biorhythmische, diurnale Verordnung (falls erforderlich)
- Pharmakologische Therapie nur bei klarer, klinischer Indikation

Die hier beschriebenen Vorschläge zur restitutiven Substitution beruhen auf empirischen, langjährigen Erfahrungen und haben nur geringe Evidenz. Sie wurden nach gründlichen Studien zum Metabolismus der stressbeteiligten Metaboliten und mit dem Wissen um deren biochemische Reaktionen entwickelt und in der klinischen Anwendung kritisch überprüfend begleitet.

Die unterschiedlichen Maßnahmen und Mittel werden entsprechend den vorausgegangenen diagnostischen Befunden ausgewählt.

4.6.1 Restitutionstherapie bei adrenaler Dysfunktion

Die Wahl der erforderlichen Behandlung richtet sich nach den Daten der aktuellen NNR-Funktion von CAR oder Cortisol-Tagesprofil (CTP).

Wegen der häufigen Störung der Aktivierung der Glucocorticoid-Rezeptoren (GR) bei adrenalen Dysfunktionen als Ursache eines Hypo- oder Hypercortisolismus ist ein **Dexamethason-Test** angezeigt. Dexamethason besitzt eine hohe Bindungsaffinität zum GR, mit starkem Suppressionseffekt auf die adrenale Cortisol-Freisetzung. Physiologisch wird Cortisol nach Dexamethason um 50–75 % vermindert, sodass geringere Suppressionswerte (< 49 %) für eine verminderte, höhere S-Werte (> 75 %) für eine erhöhte Sensibilität des GR sprechen.

Vorgehen: Bei CAR oder CTP mit erniedrigten oder erhöhten Befunden Verordnung von einmalig Dexamethason 0,5 mg abends um 23.00 Uhr, Messung von Speichel-Cortisol am Folgemorgen um 8.00 Uhr. Subtraktion des »Nach-Dexa-Wertes« vom »Vor-Dexa-Wert«, Umrechnung der Differenz auf Prozent der Dexamethason-Effektivität. Beurteilung entsprechend dem angegebenen Schema: Suppressionswerte von GR-Sensibilität normal 50–75 %, erniedrigt < 49,9 %, erhöht > 75,1 %.

Behandlungsformen orientiert an Cortisol-Werten

Die weitere Strategie der Substitution orientiert sich an den CTP – oder CAR-Werten. Das CTP beschreibt anders als der CAR den diurnalen Cortisol-Verlauf, damit können Veränderungen der endogenen Biorhythmik, wie wellenförmige Alteration des Tagesprofils (z. B. bei Mittagsstress) oder Inversion der Cortisol-Dynamik, bei gestörtem Biorhythmus erkannt werden. Die Maßnahmen richten sich nach den folgenden Basiswerten von Cortisol:

Morgen-Cortisol erniedrigt

Es besteht eine Assoziation zwischen erniedrigtem Morgen-Cortisol und Schlafstörungen, mangelnder Regeneration und NRS (Non-Regenerative Sleep; Backhaus et al., 2004). Insofern wäre im ersten Schritt eine weitergehende Schlafdiagnostik (z. B. Diagnose-Tools wie Pittsburgh Sleep Quality Index [PSQI] zur Qualifizierung der Schlafstörung und Schlafpathologie), evtl. eine weitergehende apparative Schlafdiagnostik (z. B. 3-tägige HRV, Actigraphie oder ambulante Somnographie) zur Diagnostik von REM-/Non-REM-Schlaf und nächtlicher

Regeneration sowie ggf. Melatonin-Nachtprofil evtl. neben den Neurotransmittern sinnvoll.

Die Therapie besteht in der morgendlichen Gabe von Hydrocortison 2,5 – 7,5 mg (8.00 Uhr), je nach Cortisol-Wert.

Ein erniedrigtes Morgen-Cortisol kann wegen der häufig assoziierten Schlafstörung mit einer Absenkung des Brain-derived neurotrophic factor (BDNF) einhergehen. Insofern ist die Bestimmung von BDNF im Serum morgens zwischen 8.00 und 9.00 Uhr (Präanalytik beachten!) angezeigt.

Mittag-Cortisol erniedrigt

Ein deutlicher Abfall ausgehend von einem regulären Morgen-Cortisol auf erniedrigte Mittagswerte steht häufig im Zusammenhang mit dauerhafter, häufig beruflicher Stressbelastung und ist ein häufiges Zeichen von Stressadaptation bei chronischem Stress. Die Behandlung besteht vor allem aus einem holistischen Stressmanagement, unter Einschluss von verhaltenstherapeutischen Maßnahmen (CBT) und Coaching mit dem Ziel des »self-development«. Zusätzlich Einführen einer Mittagspause mit Kurzschlaf oder regenerativer Einheit von 20 – 30 Minuten sowie je nach Cortisol-Defizit Verordnung von Hydrocortison 2,5 – 5 mg zwischen 12.00 und 13.00 Uhr.

Abend-Cortisol erniedrigt

Dieser Befund ist als Zeichen einer deutlichen Tagesbelastung ein häufiges Alltagsphänomen, das mit physischer und auch psychischer Erschöpfung einhergeht. Ähnlich wie beim erniedrigten Mittag-Cortisol sind entsprechende Verhaltensstrategien angezeigt.

Morgen-Cortisol deutlich erhöht

Der morgendliche Cortisol-Exzess ist sehr häufig mit starker psychosozialer und/oder physischer Morgenbelastung und morgendlicher Stresserwartung assoziiert oder ein Zeichen des chronischen »Stressrauschens«, also Zeichen der andauernden Überlastung.

Für solche Situationen ist es ratsam, neben dem allgemeinen Stressmanagement die häufig verbundenen stressorischen Denkmuster (Überforderung, mangelnde Abgrenzung, Perfektionismus, hohe Selbsterwartung) zu thematisieren und diese verhaltenstherapeutisch oder im Rahmen des Coachings mit dem Ziel der individuellen Selbstentwicklung anzugehen. Geeignet ist eine verstärkte vorabendliche strukturelle Vorplanung des Folgemorgens, am Morgen selbst Praxis von Achtsamkeitsübungen (z. B. MBSR) bzw. Kurzmeditation im Sitzen oder Liegen über 15 – 20 Minuten.

Biorhythmus verändert oder invers

Den pathologisch veränderten bis inversen endogenen Biorhythmus erkennt man an morgens niederen und abends höheren Cortisol-Werte. Numerisch kann man die biorhythmische Disruption am negativen »Slope« (Morgenwert minus Abendwert/Std) erkennen, was dringend behandelt werden sollte. Ein weiterer wichtiger Indikator ist der erniedrigte Melatonin-Wert bei der Messung von Melatonin/Melatonin-Sulfat am Morgen oder im Rahmen eines Melatonin-Nachtprofils im Speichel mit ausbleibender Akrophase.

Therapie: Ordnungstherapie mit Wiederherstellung des endogenen Biorhythmus mit Verlegung der Haupttätigkeit beruflich und persönlich auf den Sonnentag, verbunden mit deutlicher Minderung von psychosozialen oder physisch-stressorischen Belastungen (Abendsport) ab 17.00 – 18.00 Uhr. Dazu zählen auch Meidung bis deutliche Reduktion von Blaulichtbelastungen, wie Fernsehen, PC- und Smartphone-Tätigkeit. Vorteilhaft sind abendliche Achtsamkeitsübungen und Meditation.

Hypocortisolismus

Beim Hypocortisolismus sind sämtliche Cortisolwerte sowie die adrenale Gesamtsekretion von Cortisol (AUC) unterhalb der unteren Referenzwertgrenze. Die klinische Symptomatik besteht aus der hypocortisolistischen Triade: Müdigkeit, Schmerzen und verminderte Erregbarkeit.

Weitergehende Diagnostik:

- Ausschluss einer somatischen Störung der HHN-Achse durch Bestimmung von ACTH (Serum), ggf. bildgebende Untersuchung von Nebenniere und/oder Hypothalamus/Hypophyse.
- Dexamethason-Test zur Bestimmung der GR-Aktivität.
- Erkennen von häufigen, assoziierten Krankheitsbildern, wie Posttraumatische Belastungsstörung (PTBS), Chronic Fatigue Syndrome (CFS), Burnout und Fibromyalgie (FMS).

Therapie-Maßnahmen:

- Holistisches Stressmanagement (BERN/VARESE) zur Reduktion der chronischen Stressbelastung.
- Substitution von Hydrocortison, tageszeitspezifisch (diurnal), entsprechend den gemessenen Cortisol-Defiziten, z. B. 7,5/5/0 mg. Alternativ können Hydrocortison-Slow-Release-Präparate, wie Plenadren®, 10 – 20 mg, verordnet werden, die eine diurnal entsprechende Freisetzung von Hydrocortison ermöglichen.

In der naturheilkundlich restitutiven Therapie werden zahlreiche **Mikronährstoffe** zur adrenalen Stimulation beschrieben mit fehlender oder nur geringer Evidenz:

- Vitamin C: Zusammen mit Bioflavonoiden sollen 500 – 750 mg Vitamin-C-Komplex (Acerola-C, mikronisiertes Vitamin C) die adrenale Aktivität verbessern.
- 5-HTP: Die vermutete Wirkung scheint offenkundig mit der Verbesserung der Tiefschlafphase und der damit optimierten adrenalen Erholung funktionieren.
- Magnesium (Magnesiumcitrat oder Magnesiumorotat): mit ähnlicher Wirkung.

- Lakritz (Süßholzwurzel): Ihr wird eine spezifische NNR-Wirkung zugeschrieben, ähnlich wie Cordyceps (ein chinesischer Pilz).
- Indirekt wirken: Gammaaminobuttersäure (GABA), Vitamin E und essenzielle Fettsäuren.

Hypercortisolismus

Beim Hypercortisolismus liegen sämtliche gemessenen salivalen Cortisol-Werte oberhalb der Referenzwerte. Hypercortisolismus ist ein häufiges ko-faktorielles Zeichen bei der melancholischen Form der Major Depression (durch fehlende GR-Aktivierung).

Die Therapie besteht vor allem in der deutlichen Minderung des sympatho-adrenal-exzitatorischen Exzesses, insbesondere der starken Effekte von Noradrenalin und des deutlichen Defizits von Serotonin. Insofern ist die Behandlung mit 5-HTP/L-Tryptophan und eine Absenkung von Noradrenalin, nach vorangegangener Neurotransmitter-Diagnostik, essenziell (▶ Kap. 4.6.3 zur Neurotransmitter-Therapie). Zusätzlich sind Neuromodulatoren (sog. Adaptogene) wie Rhodeola rosea nützlich.

Verminderte Werte von DHEAS (und DHEA)

Vor allem DHEAS, als konjugiertes Sulfat des adrenalen DHEA, ist in großen Mengen (im Mikrogramm-Bereich) im Serum und im Speichel messbar. Bedingt durch die höheren Konzentrationen ist DHEAS ein deutlich besserer Indikator der adrenalen Neutralsteroid-Funktion der Zona reticularis als das freie DHEA.

DHEA und DHEAS haben eine gesichert stressmindernde Funktion sowie eine Wirkung auf Immunzellen (Makrophagen und TH-Zellen mit Stimulation der TH1-Reaktivität) sowie zahlreiche kognitive Funktionen (DHEA wird in vierfach höhere Konzentration durch Gliazellen synthetisiert). Männer haben deutlich höhere Werte von DHEAS und DHEA als Frauen.

Erniedrigte DHEAS-Werte sind ein Beleg für eine länger bestehende chronische Stressbelastung und Allostatic Overload (McEwen & Giannaros, 2010; Schulz et al., 2005).

Bei geschlechtsspezifisch verminderten Werten (Frauen $< 1{,}2\ \mu g/ml$, Männer $< 3{,}2\ \mu g/ml$ im Serum) ist eine Substitution von DHEA angezeigt. Bei Frauen wird das verordnete DHEA vorwiegend in DHEAS, Testosteron (Androgene) und Estron, beim Mann vorzugsweise in Östradiol und Östron metabolisiert. Bei Frauen kann die Metabolisierung von DHEA zu Östron und Östron-Sulfat mammotrope Wirkung entfalten, was bei höherem Risiko für Mammakarzinom, bei Mastopathie und Mastodynie berücksichtigt werden sollte.

Die Tagesdosis liegt je nach DHEAS-Wert bei Frauen bei 5 – 25 mg, bei Männer bei 15 – 50 mg.

4.6.2 Restitutionstherapie bei stressbedingtem Hormonmangel von Frauen und Männern

Chronischer Stress führt bei Männern bedingt durch EOP-Freisetzung und erhöhte Cortisolwerte zu einer Minderung der testikulären Testosteron-Biogenese.

Insofern ist die Diagnostik von Testosteron im Speichel (weniger genau), besser im Serum am Morgen (wegen der diurnalen Testosteron-Dynamik) angezeigt, insbesondere wenn typische Androgenmangelerscheinungen (Verlust von Antrieb, Libido, Gewichtszunahme im subkutanen Fett, Verlust von Volumen und Kraft der Muskulatur) bestehen. Dabei sollten Gesamt-Testosteron und SHBG bestimmt und aus den beiden Parametern das freie Testosteron nach der ISSAM-Formal berechnet werden.

Bei **Hypogonadismus des Mannes** (Gesamt-Testosteron beim Mann < 3,4 ng/ml) ist je nach Basiswert eine Substitution entweder mit Testosteron-Gel oder Testosteron-Injektionen i.m. (z. B. Testosteron-Undecanoat) je nach Ausgangswert zu überlegen. Zusätzlich kann eine Stimulation der endogenen Testosteronbiosynthese durch Substitution von Mikronutrienten wie Vitamin-B-Komplex, Zink und leichtem aerobem Ausdauersport sowie Bereinigung der stressorischen Ursachen und Pathologien im Glukose- und Fettstoffwechsel sinnvoll sein.

Östradiol-Mangel bei Frauen: Der Östradiol-Mangel bei Frauen ist häufiger durch die menopausale Transition, deutlich weniger durch stressorische Einflüsse bedingt. Die einzige heute sinnvolle Substitution besteht in der Verordnung von Östradiol transdermal in Form von Gel oder Pflaster, welches nicht nur menopausale Symptome beseitigt und osteo- und vasotrop wirksam ist, sondern synergistisch auch die Serotonin-Biogenese steigert.

4.6.3 Restitutionstherapie bei Neurotransmitter-Dysfunktionen

Auch bei diesen Verfahren handelt es sich um empirische Angaben, eine Evidenz besteht nicht. Die Grundlagen für das Vorgehen bilden Fachwissen zur Biochemie und Biogenese der Neurotransmitter aus ihren jeweiligen Präkursor-Molekülen und der promovierenden Funktion von Mikronutrienten zur Optimierung der entsprechenden Enzymleistungen. Zur Restitution der Neurotransmitter-Biogenese kann man sowohl bei erhöhten als auch bei erniedrigten Werten zunächst eine ex-juvantibus Gabe von Mikronutrienten, bestehend aus Vitamin B3, B6, B12 und Folsäure verordnen (Gröber, 2000; Gröber 2014).

Optimal ist jedoch die vorangehende Bestimmung der Neurotransmitter im 2. MU, welche eine gezielte Substitution ermöglicht. Aus den erhaltenden Daten ergeben sich unterschiedliche Konstellationen der Neurotransmitter-Konzentrationen:

Noradrenalin erhöht

Es handelt sich um eine intensive, stressbezogene und maladaptierte sympatho-exzitatorische Belastung, die in der Regel das gesamte System emotional und physisch-funktionell beeinträchtigt. Die typischen adrenergen Symptome sind: erhöhte Erregbarkeit, Steigerung von Puls und Blutdruck, Neigung zu Ängstlichkeit, Angst, Panik, verstärkte Neigung zu Aggression und Aggressivität und mangelnde Impulskontrolle. In diesem Falle ist eine Therapie angezeigt.

Sie besteht aus allgemeinen und spezifischen Maßnahmen:

- Wegen der häufigen assoziierten Co-Exzitation durch Glutamat, welches selbst wieder stark exzitotoxisch (neuronotoxisch), insbesondere im Hippocampus, wirkt, ist es ratsam, die Bestimmung von Glutamat und GABA nachzufordern.
- Häufig ist mit einem adrenergen Exzess eine Aktivitätsminderung der abbauenden Enzyme COMT (Catechol-O-Methyltransferase) durch Gen-Polymorphismus (SNP) Met 158 Val, homozygot oder heterozygot assoziiert, häufig kombiniert mit SNPs in der MAO-A (Monoaminooxidase A). Diese gentechnologische Diagnostik ist ratsam, um Patienten für den weiteren Verlauf eine dauerhafte Therapie zu empfehlen. Die gentechnologische Diagnostik von COMT und MAO-A ist erforderlich, wenn sowohl NA (und AD bzw. auch DA) als auch Serotonin erhöht sind. Ist nur Noradrenalin erhöht und Serotonin normal/niedrig, ist ein SNP (Single Nucleotide Polymorphism) der MAO-A eher unwahrscheinlich. COMT-Polymorphismen treffen Frauen im Vergleich zu Männern deutlich massiver, sodass bei Frauen kontinuierliche therapeutische Maßnahmen angezeigt sind (Müller, 2010).

Maßnahmen und Methoden

- **Intensives Stressmanagement**: Ein *auf Regeneration und Restitution ausgerichtetes holistisches Stressmanagement* sollte langfristig umgesetzt werden, optimal begleitet durch Stresscoaching. Dazu gehören auch die tägliche Anwendung von Entspannungsmaßnahmen wie Yoga, Achtsamkeitsübungen, MBSR, Meditation oder Bio-/Neurofeedback über 45 – 60 Minuten. Auch Autogenes Training und Progressive Muskelentspannung können wirksam sein.
- **Neuromodulatoren:** Zur allgemeinen Minderung der sympatho-exzitatorischen Dominanz (vor allem der Katecholamine) ist die Verordnung von Neuromodulatoren wie Rhodiola rosea (Rosenwurz) angezeigt. Seine adaptogene Wirkung besteht in der Förderung der »Stress-Adaptation« durch Steigerung der Freisetzung von neuromodulatorisch wirksamen Peptiden wie ECBs und EOPs (Senst & Bains, 2014), welche die Aktivität der HHN-Achse (Freisetzung von CRH und Cortisol), Freisetzung von NO und Defense-Proteinen (heat shock protein Hsp 70 und FoxO/DAF-16) befördern (Panossian et al., 2010). Überhaupt spielt die Neuromodulation im Rahmen des Stressmanagement eine bedeutsame Rolle (Details zur Neuromodulation bei Marder, 2012). Rhodiola enthält ca. 140 unterschiedliche wirksame Moleküle wie Monoterpene, Glykoside, Flavonoide, Proanthocyanide und Gallensäure-Derivate, welche einzeln oder in Kofunktion neuromodulatorisch wirken (Hovhanissyan et al.,

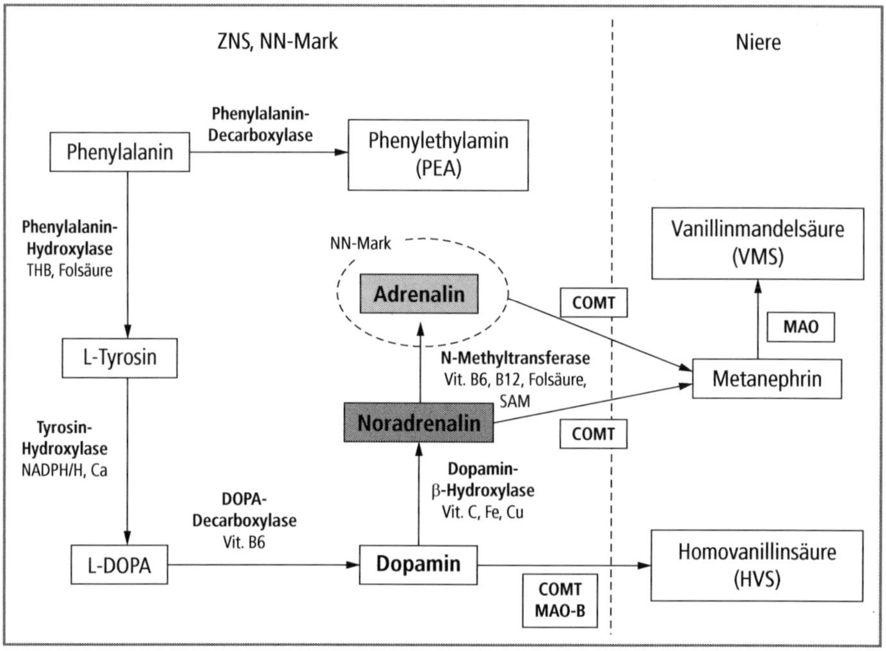

Abb. 4-6 Schrittweiser Metabolismus bei der Biogenese der wichtigen Katecholamine Dopamin, Noradrenalin und Adrenalin. Ausgehend von den Grundstoffen Phenylalanin und Tyrosin sind die einzelnen metabolen Schritte, deren Enzyme (oberhalb der Pfeile fettgedruckt) und deren Kofaktoren (darunter) beschrieben.
Der Abbau der einzelnen Katecholamine sowie den daraus entstehenden Endprodukten Metanephrin, Vanillinmandelsäure (VMS) und Homovanillinsäure (HVS) durch die Enzyme Catechol-O-Methyltransferase (COMT) und Monoaminoxydase (MAO) sind ebenfalls dargestellt.
THB = Tetrahydrobiopterin, Ca = Calcium, SAM = S-Adenosylmethionin, Fe = Eisen, Cu = Kupfer, NADPH = Nicotinamid-adenin-dinucleotid-phosphat

2015). In den heute verfügbaren käuflichen Extrakten finden sich bis 5 % Rosavin und Salisodrosid bei einer Gesamt-Dosis von 250 – 300 mg. Dabei kann man von dem Präparat täglich 2- bis 4-mal 200 – 300 mg verordnen.

- **Degradation von NA durch Methylierung**: Die globale Methylierungsfunktion kann durch Messung des Methylierungsmarkers Homocystein überprüft werden. Auch ohne diese Analyse ist eine Verordnung von Vitamin B6, B12 und Folsäure zur Aktivierung der Methylierung sinnvoll. Zusätzlich Gabe von Methyldonatoren wie S-Adenosyl-Methionin (SAMe) 1- bis 2-mal 200 mg, oder alternativ Betain (Trimethylglycin) 1- bis 2-mal 750 mg (Gröber, 2011).
- **Anhebung der inhibitorischen Neurotransmitter:** Bei erniedrigtem Serotonin und/oder erniedrigten GABA-Werten sollte zur Restitution der Noradrenalin/Serotonin-Balance (exzitatorische/inhibitorische Neurotransmitter-Balance) Serotonin und GABA auf hochnormale angehoben werden.

Noradrenalin vermindert

Bei **erniedrigten Werten von Noradrenalin** ist es zunächst sinnvoll, darauf zu achten, ob eine ausreichende Menge des Präkursors Dopamin im 2. MU gefunden wird. Bei der Konstellation Dopamin hoch und Noradrenalin niedrig ist eine Insuffizienz der Dopamin-β-Hydroxylase, also des Enzyms, welches Dopamin (DA) in Noradrenalin (NA) metabolisiert, anzunehmen. Die Hemmung der DA-β-Hydroxylase ist eine häufige spezifische metabole Adaptationsreaktion des stressregulierenden Systems, welche durch diese Hemmung den Abbau des DA zu NA verhindert. Diese Enzymhemmung wird durch Freisetzung von EMOs und NO initiiert und befördert die positive Lösungseinstellung und Motivation für ein Stress-Management.

Bei deutlichen Noradrenalin-Mangelerscheinungen ist eine Verbesserung der DA-β-Hydroxylase durch Mikronutrienten empfehlenswert: Zur Enzymstimulation eignen sich Vitamin-C-Komplex in Form von mikronisiertem Vitamin C oder Vitamin-C-Ester 2- bis 4-mal 250 mg, Eisen (nach Ferritinwert) und Kupferpiccolinat bzw. Kupfergluconat 15 mg täglich.

Bei **gleichzeitig erniedrigtem Adrenalin** muss man allerdings darauf achten, durch die Methylierungsstimulation den Gehalt an NA nicht zu weit abzusenken, was man klinisch am Auftreten von Katecholamin-Mangelzeichen (verminderte Aufmerksamkeit, Kognitionsprobleme usw.) erkennen kann. In diesem speziellen Fall kann man das Katecholamin-Defizit durch adrenerge Präkursoren, wie L-Tyrosin, Phenyalanin oder Mucuna pruriens (L-Dopa-haltiges Substrat), anheben.

Bei einem gleichmäßigen, sog. »symmetrischen« Defizit sämtlicher Katecholamine mit deutlicher **Entspeicherung von Katecholaminen** ist eine kontinuierliche Verordnung von adrenergen Vorstufen angezeigt. Geeignet wäre wegen seiner unmittelbaren Verstoffwechselung das Präparat Mucuna pruriens (Juckbohne), welche 3–6 % L-Dopa enthält und wenig 5-HTP. Die Dosierung beträgt 1- bis 3-mal 200 mg Kpsl, bei L-Tyrosin 500 mg täglich. Mucuna pruriens und das darin enthaltene L-Dopa ist ein direkter Präkursor des Dopamins. Im Samen der Juckbohne sind allerdings auch andere zahlreiche und unterschiedliche Alkaloide (Mucunadine, Mucunine, Prurienidine, Sisterol, Nikotin, Epoxifettsäuren und andere) sowie Lecithin enthalten, die ebenfalls schwache Kowirkungen entfalten (Sathiyanarayanan & Arulmozhi, 2007). Bei Patienten mit Bewegungsstörungen ist wegen etwaiger dopaminerger Behandlung hierbei Zurückhaltung angezeigt.

Serotonin erniedrigt

Primär sollten die Kofaktoren des Serotonin-Defizits geklärt werden:

- Einnahme von Psychopharmaka (sämtliche Psychopharmaka, jedoch speziell SSRI und NSRI)
- Bestehende Inflammation (akute Inflammation: Bestimmung von CRPhs sowie Marker der chronischen Inflammation IFN-γ, TNF, IL-6, IL-1β).

- Endokrine Promotoren der Serotonin-Biogenese: Estradiol (bei Frauen), Testosteron und DHEAS (bei Männern). Bei entsprechenden Defiziten ist eine Substitution dieser Hormone angezeigt.
- Einnahme von oralen Kontrazeptiva (OK): bei Frauen mindern artifizielle Progestagene, welche in OK enthalten sind, über die Reduktion des endogenen Estradiols und Anstieg der Inflammationsmarker (Akute-Phase-Reaktion der Leber) die Serotonin-Biogenese.

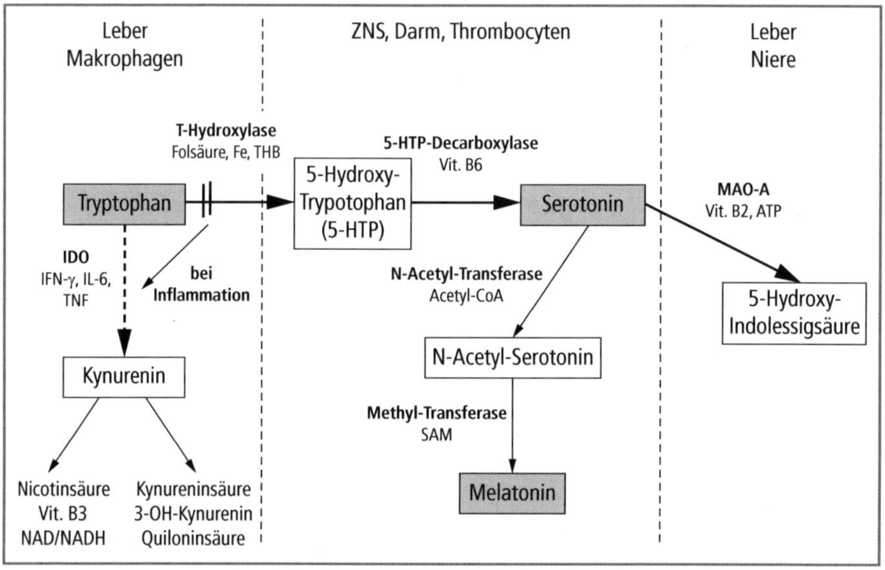

Abb. 4-7 Metabolische Schritte der Biogenese von Serotonin und Melatonin: ausgehend vom Grundstoff Tryptophan sind die einzelnen Stoffwechselschritte einschließlich der entsprechenden Enzyme (Fettdruck) und deren aktivierende Kofaktoren (darunter) dargestellt. Zu beachten ist die Besonderheit, dass im Rahmen von Inflammation durch die Zytokine IFN-γ, IL-6 und TNF der metabole Schritt vom Tryptophan zum 5-HTP durch die Tryptophan-Hydroxylase weitestgehend blockiert wird zugunsten der Aktivierung der Indolamin-2,3-dioxygenase (IDO) zur Bildung von Kynurenin und dessen weitere Metabolite.
THB = Tetrahydrobiopterin, ATP = Adenosintriphosphat, SAM = S-Adenosyl-Methionin

Als Grundsatz bei erniedrigten Serotonin-Werten gilt: Kein L-Tryptophan bei bestehender Inflammation, weil durch die Wirkung der oben beschriebenen Zytokine IFN-γ, TNF, IL-6 die Biogenese von Serotonin massiv vermindert und L-Tryptophan zu 99 % in Kynurenine (mit neurotroper, häufig neurotoxischer Wirkung) metabolisiert wird (Müller, 2012).

Verbesserung der Serotonin-Werte

Die Anhebung des inhibitorisch wirkenden Serotonins ist für die molekulare Stresstherapie von großer Bedeutung. Ziel ist es, Serotonin auf hochnormale Werte anzuheben. Bei zu hohen Werten kann durch verstärkte Bindung an den

HT-2 A-Rezeptor eine eher aktivierende bis exzitatorische Wirkung entstehen, was vermieden werden sollte. Folgende Maßnahmen sind sinnvoll:

1. Verordnung der Mikronutrienten Vitamin B3, B6, Folsäure, welche für die Biogenese mit Aktivierung der Decarboxylase benötigt werden (Gröber, 2011).
2. Verordnung von Serotonin-Präkursoren, wie 5-Hydroxy-Tryptophan (5-HTP) 50–100 mg, 3- bis 5-mal täglich, was wegen seiner eindeutigen metabolen Kinetik den Vorrang besitzt (Westenberg et al., 1982). Bei non-inflammatorischer Situation ist die Kombination L-Tryptophan/5-HTP in der Relation 5:1 (z. B. Serochron®) möglich (Turner et al., 2006).
3. Bei Männern und Frauen oberhalb des 45. Lebensjahres sollten zunächst die entsprechenden Sexualhormone im Serum diagnostiziert und falls erforderlich bei Frauen eine Substitution von Estradiol transdermal, bei Männern DHEA und evtl. Testosteron erfolgen.

Gammaaminobuttersäure (GABA) erniedrigt

Bei erniedrigten Werten von GABA sind wichtige stressinhibitorische Funktionen verlangsamt oder abgeschaltet. Dazu gehört die zentrale Stresskontrolle durch den PFC und die Schlafinitiation.

Therapieziel ist somit die Verbesserung der GABAergen Funktion. Dabei gibt es mehrere Therapiewege:

- **Aktivierung des GABA-A-Rezeptors** durch Verordnung von spezifischen Substraten mit Wirkung auf die GABA-A-Rezeptor-Aktivität:
  - **Theanin** (= N-Ethyl-Glutamin, Stoff des grünen Tees), Dosis 150–300 mg täglich. Die Wirkung besteht in einer Erhöhung von zentralnervösem GABA (und Dopamin) und Inhibition der Exzitotoxizität von Glutamat (Gomez-Ramirez et al., 2007).
  - **Taurin:** steigert die GABA-A-Rezeptor-Aktivierung (Alramadhan et al., 2012).
- **Anheben von Serotonin:** stimuliert die GABA-Synthese.
- **Verordnung von GABAerg wirksamen Substanzen:**
  - **Natives Progesteron** (200–300 mg täglich abends, insbes. bei Schlafstörungen. Cave: Beeinflussung der Endometriumfunktion, zahlreiche non-genomische ZNS-Wirkungen), wird zu Allopregnanolon metabolisiert (gesicherte Bindungsdomäne am GABA-A-Rezeptor) mit anxiolytisch sedierender Wirkung.
  - **GABA-Substitution:** Da GABA im Magen nicht resorbiert und zerstört wird, sind Rezepturen zur buccalen Resorption entwickelt worden, bei denen nach Angabe der Hersteller geringe Konzentrationen von GABA von buccal ins ZNS transportiert werden. Dies gelingt durch spezielle Zubereitungen wie GABA-Lozenges, Verordnung von 1- bis 3-mal 400 mg, über den Tag, insbesondere 1 Stunde vor dem Schlafengehen (Nemeroff et al., 2003b).
  - **GABA Derivate: Kavinace** ist ein industriell hergestelltes Kombinationspräparat aus mehreren Einzelstoffen. Es besteht aus einem ein Niacin-gekoppeltes lipophiles GABA-ähnlichen Substrat (4-Amino-3-Phenylbutter-

säure = Beta-Pheny-GABA), welches die Blut-Hirnschranke passiert und endogene GABA-Spiegel anhebt. Es inhibiert Phenylethylamin (PEA) einen exzitatorisch wirksamen Neurotransmitter. Es enthält ferner Taurin, welches ebenfalls inhibitorisch wirksam ist und die GABA-Biosynthese anregt, mit neuroprotektivem Charakter als Antioxidanz, und Hemmung der Exzitotoxizität (des Glutamats). Darüber hinaus ist Vitamin B6 als Kofaktor der GABA-Synthese enthalten.

- Das GABA-Derivat **Beta-Hydroxybuttersäure** (auch als K.-o.-Tropfen bekannt) unterliegt dem Betäubungsmittelverordnungsgesetz und ist damit für den allgemeinen Gebrauch nicht zugelassen.
- **Glutamin oder Glutaminsäure** wird als Prämetabolit zur Umwandlung in GABA verwendet (Wang et al., 2007).

Glutamat deutlich erhöht

Diese Diagnose bedeutet ein hohes Risiko durch die dem Glutamat eigene Exzitotoxizität. Normalweise besteht eine Balance zwischen GABA und Glutamat, die allein durch die Aktivität der Glutamat-Decarboxylase (welche Glutamat in GABA metabolisiert) im Gleichgewicht gehalten wird. Bei deutlich erhöhten Glutamat-Werten, wie sie häufig im Rahmen von sympatho-exzitatorischen Dauerlasten auftreten können, kann Exzitotoxizität resultieren, die vorwiegend sensible Neuronen insbesondere des Hippocampus betreffen. Durch Überaktivierung von NMDA- und AMPA-Rezeptoren durch Glutamat und andere Agonisten (wie Kainsäure) kann die intrazelluläre Calcium-Konzentration stark ansteigen. Calciumabhängige Enzyme wie Phospholipasen, Endonukleasen und Proteasen werden stark aktiviert, was eine Apoptose von Neuronen aktiviert. Eine gleichzeitige Neuro-Inflammation (mit Anstieg von TNF) kann diesen Vorgang noch befördern (Puyal et al., 2013). Vor diesem Hintergrund sind neuroprotektive Maßnahmen ausgesprochen wichtig, um Langzeitschäden des ZNS zu vermeiden. Sie bestehen aus:

1. **Meidung von Nahrungsmittel-Additiva** in kommerziell oder industriell hergestellter Nahrung, Verzicht auf Nahrungsmittelanbieter, die mit Geschmacksverstärkern in Form von Glutamat arbeiten (z. B. chinesische Restaurants).
2. **Verordnung von Magnesium-Ionen** (z. B. Magnesiumsalze) in hoher Dosierung. Magnesiumcitrat ist die Magnesiumverbindung mit höchster endogener Bioverfügbarkeit. In einer Dosis von 300 mg, 2- bis 4-mal täglich bis zu 1200 mg/Tag verordnet, wird das freigesetzte Magnesium den NMDA-Rezeptor, welcher als Ionenkanal-Rezeptor die Überladung der Neuronen mit Calcium zulässt, blockieren. Die Gabe von Magnesium ist durch die intestinale Toleranz limitiert, da bei hohen Mg-Tagesmengen Durchfälle auftreten können. In diesem Fall sind liposomale Mg-Präparaten eine Alternative.
3. **ATP-Produktion messen und normalisieren**: ATP ist der wichtigste Degradationsfaktor des Glutamats. Seine Bestimmung lässt erkennen, inwieweit die GAD durch ATP aktivierbar ist. Bei verminderter ATP-Produktion ist eine

erweiterte Diagnostik ratsam, um den Glukose-Stoffwechsel mit Bestimmung von Lactat und Pyruvat zu referenzieren und anschließend mit Vitamin B1 (oder Benfotiamin), Vitamin B2, B3, Biotin, CoQ10, Alpha-Liponsäure und Acetylcarnitin zu substituieren. Gezielte Maßnahmen zur Steigerung der ATP-Biogenese sind angezeigt.

4. **Inflammationsreduktion**: Da systemische und speziell Neuro-Inflammation die Präsenz und die Wirksamkeit von Glutamat noch verstärkt, sind neben einer inflammationsreduzierenden Ernährung (ketogene Diät, Kohlenhydrat-Reduktion, insbesondere Verwendung von Omega-3-Fettsäuren) auch die direkte Inflammationsreduktion durch Optimierung der Vagotonie und Verordnung von Inflammationsinhibitoren wie Curcumin, Resveratrol, Quercetin und Grüntee zur Reduktion von Prostaglandinen, Thromboxan und Leukotrienen bedeutsam (Gröber, 2014). Allerdings stehen für diese Verfahren die wissenschaftlichen Belege aus.
5. **Beseitigung des oxidativen Stresses**: Anstieg von Sauerstoff- und Stickstoff-Radikalen geht häufig mit Calcium-Exzess einher. Diese Situation kann man durch Verordnung von wasserlöslichen und fettlöslichen Antioxidantien wie Vitamin C (hohe ZNS-Konzentration), Vitamin E, CoQ10, Vitamin B12, NADH, Selen und Zink entgegnen (Gröber, 2011).
6. Bei deutlich oder massiv gesteigerten Glutamat-Werten ist wenigstens vorübergehend die Verordnung von NMDA-Antagonisten wie Amantadin oder Memantine sinnvoll.
7. Bei jedem Glutamat-Exzess ist es erforderlich, die Funktion von GABA durch eine **GABAerge Therapie** anzuregen und zu optimieren.

Literatur

Alramadhan E, Hanna MS, Hanna MS, Goldstein TA, Avila SM, Weeks BS (2012). Dietary and botanical anxiolytics. Med Sci Monit; 18:RA40 – RA48.

Backhaus J, Junghans K, Hohagen F (2004). Sleep disturbances are correlated with decreased morning awakening salivary cortisol. Psychoneuroendocrinology; 29:1184 – 91.

Gomez-Ramirez M, Higgins BA, Rycroft JA, Owen GN, Mahoney J, Shpaner M, Foxe JJ (2007). The deployment of intersensory selective attention: a high electrical mapping study of the effects of theanine. Clin Neuropharmacol; 30:25 – 38.

Gröber U (2000) Orthomolekulare Medizin. Ein Leitfaden für Apotheker und Ärzte. Wiss Verlagsgesellschaft mBH, Stuttgart.

Gröber U (2011) Mikronährstoffe. Metabolic Tuning – Prävention – Therapie. Wiss Verlagsgesellschaft, Stuttgart.

Gröber U (2014) Arzneimittel und Mikronährstoffe. Wiss Verlagsgesellschaft, Stuttgart.

Hovhannisyan A, Nylander M, Wikman G, Panossian A (2015) Efficacy of adaptogenic supplements on adapting to stress: a randomized controlled trial. J Athl Enhancement 4:1 – 19.

Marder E (2012) Neuromodulation of neuronal circuits: back to the future. Neuron 76:1 – 11.

McEwen BS, Giannaros PJ (2010). Central role of the brain in stress and adaptation: links to socioeconomic status, health, and disease. Ann NY Acad Sci; 1186:190 – 222.

Müller KE (2010) Depression bei umweltmedizinischen Erkrankungen. Umwelt Medizin Gesellschaft 23:294 – 308.

Müller KE (2012). Verursachung psychischer Symptome durch chronisch entzündliche dentale Erkrankungen. Fiktion oder Realität? ZWR – Das Deutsche Zahnärzteblatt 121:572 – 9.

Nemeroff CB (2003a). Anxiolytics: past, present and future agents. J Clin Psychiatry; 64 Suppl 3:3 – 6.

Nemeroff CB (2003b). The role of GABA in the pathophysiology and treatment of anxiety disorders. Psychopharmacol Bull; 37:133 – 46.

Panossian A, Wikman G, Sarris J (2010) Rosenroot (Rhodiola rosea): traditional use, chemical composition, pharmacology and clinical efficacy. Phytomedicine 17:481 – 93.

Puyal J, Ginet V, Clarke PG (2013) Multiple interacting cell death mechanisms in the mediation of excitotoxicity and ischemic brain damage: a challenge for neuroprotection. Prog Neurobiol 105:24 – 48.

Sathiyanarayanan L, Arulmozhi S (2007) Mucuna pruriens Linn. – A comprehensive Review. Pharmacognosy Rev 1:157 – 62.

Schulz K-H, Heesen C, Gold SM (2005). Das Stresskonzept von Allostase und Allostatic Load: Einordnung psychoneuroimmunologischer Forschungsbefunde an Beispielen zur Autoimmunität und Onkologie. Psychother Psych Med; 55:452 – 61.

Senst L, Bains J (2014). Neuromodulators, stress and plasticity: a role for endocannabinoid signaling. J of Experimantal Biology 217:102 – 8.

Shaw KA, Turner J, Del Mar C (2002) Tryptophan and 5-Hydroxytryptophan for depression. Cochrane Systematic Review. Cochrane Database Syst Rev, CD003198.

Turner EH, Loftis JM, Blackwell AD (2006). Serotonin a la carte: Supplementation with the serotonin precursor 5-hydroxytryptophan. Pharmacol Ther 109:325 – 38.

Wang L, Maher TJ, Wurtman RJ (2007). Oral L-glutamine increases GABA levels in striatal tissue and extracellular fluid. FASEB J; 21:1227 – 32.

Westenberg HGM, Gerritsen TW, Meijer BA, van Praag HM (1982). Kinetics of l-5-hydroxytryptophan in healthy subjects. Psych Res 7:373 – 85.

Sachverzeichnis

S

T

U

V

W

Z